S. Klöppel, F. Jessen (Hrsg.)

Praxishandbuch Gerontopsychiatrie und -psychotherapie

Stefan Klöppel, Frank Jessen (Hrsg.)

Praxishandbuch Gerontopsychiatrie und -psychotherapie

Diagnostik und Therapie im höheren Lebensalter

3. Auflage

Mit Beiträgen von: Prof. Dr. Christian Albus, Köln; Prof. Dr. Hans-Jörg Assion, Dortmund; Prof. Dr. Borwin Bandelow, Göttingen; Prof. Dr. Claudio L.A. Bassetti, Bern/Schweiz; PD Dr. Jens Benninghoff, Haar b. München; Prof. Dr. Thomas Berger, Bern/Schweiz; Prof. Dr. Michael Berner, Karlsruhe; Prof. Dr. Peter Brieger, Haar b. München; Dr. Maximilian Bröse, Chur/Schweiz; Dr. Ute Brüne-Cohrs, Witten; PD Dr. Heinrich Burkhardt, Mannheim; Prof. Dr. Michael Falkenstein, Bochum; Prof. Dr. Simon Forstmeier, Siegen; PD Dr. Lukas Frase, Freiburg; Dr. Tobias Freyer, Schlangenbad; Prof. Dr. Lutz Fröhlich, Mannheim; Dr. Dan Georgescu, Windisch/Schweiz; Prof. Dr. Heidrun Golla, Göttingen, Köln; Prof. Dr. Armin von Gunten, Prilly-Lausanne/Schweiz; PD Dr. Henning Hachtel, Basel/Schweiz; Melina Hasler, Bern/Schweiz; Dr. Anna Hegedüs, Bern/Schweiz; Dr. Bernhard Heimbach, Emmendingen; Prof. Dr. Sabine Hellwig, Freiburg; PD Dr. Bernd Ibach, Kreuzlingen/Schweiz; Prof. Dr. Jan Philipp Klein, Lübeck; Prof. Dr. Stefan Klöppel, Bern/Schweiz; Dr. Eric Lenouvel, Bern/Schweiz; Claudia Lötscher, Basel/Schweiz: Prof. Dr. Tobias Luck, Erfurt; PD Dr. Swantje Matthies, Freiburg; Prof. Dr. Stephan Mühlig, Chemnitz; Prof. Dr. Christoph Nissen, Genf/Schweiz; Prof. Dr. Robert Perneczky, München; Dr. Klaus Maria Perrar, Merzenich; Dr. Iliya Petkov Peyneshki, Bern/Schweiz; Dr. Klaus Pfeiffer, Stuttgart; Prof. Dr. Steffi Riedel-Heller, Leipzig; Prof. Dr. Dieter Riemann, Freiburg; Dr. Bernadette Ruhwinkel, Winterthur/Schweiz; Prof. Dr. Alexander Sartorius, Mannheim; Prof. Dr. Egemen Savaskan, Zürich/Schweiz; Dr. Björn Schmitz-Luhn, Bonn; Dr. Brooke C. Schneider, Hamburg; Prof. Dr. Tillmann Supprian, Düsseldorf; Prof. Dr. Sefik Tagay, Köln; Prof. Dr. Ludger Tebartz van Elst, Freiburg; Prof. Dr. Oliver Tüscher, Halle (Saale); Dr. Heinz Unger, Liestal/Schweiz; Prof. Dr. Axel Wollmer, Hamburg; Dr. Dirk K. Wolter, Flensburg

ELSEVIER

Elsevier GmbH, Bernhard-Wicki-Str. 5, 80636 München, Deutschland
Wir freuen uns über Ihr Feedback und Ihre Anregungen an kundendienst@elsevier.com

ISBN 978-3-437-21155-3 eISBN 978-3-437-05674-1

Aus Gründen der Barrierefreiheit sind die Bilder in elektronischen Ausgaben dieses Buches mit Alt-Text-Beschreibungen (Alternativ-Text) versehen, die von Elsevier bereitgestellt werden. Mehr Informationen erhalten Sie unter https://www.elsevier.com/about/accessibility.

Bücher und Zeitschriften, die von Elsevier veröffentlicht werden, entsprechen den geltenden Produktsicherheitsanforderungen. Für etwaige Bedenken oder Fragen zur Produktsicherheit wenden Sie sich bitte an unseren autorisierten Vertreter, Elsevier B.V., productsafety@elsevier.com.

Elsevier nimmt eine neutrale Position in Bezug auf territoriale Meinungsverschiedenheiten oder Zuständigkeitsansprüche in seinen veröffentlichten Inhalten ein, einschließlich Landkarten und institutionellen Zugehörigkeiten.

Wichtiger Hinweis: Die medizinischen Wissenschaften unterliegen einem sehr schnellen Wissenszuwachs. Der stetige Wandel von Methoden, Wirkstoffen und Erkenntnissen ist allen an diesem Werk Beteiligten bewusst. Sowohl der Verlag als auch die Autorinnen und Autoren und alle, die an der Entstehung dieses Werkes beteiligt waren, haben große Sorgfalt darauf verwandt, dass die Angaben zu Methoden, Anweisungen, Produkten, Anwendungen oder Konzepten dem aktuellen Wissensstand zum Zeitpunkt der Fertigstellung des Werkes entsprechen.
Der Verlag kann jedoch keine Gewähr für Angaben zu Dosierung und Applikationsformen übernehmen. Es sollte stets eine unabhängige und sorgfältige Überprüfung von Diagnosen und Arzneimitteldosierungen sowie möglicher Kontraindikationen erfolgen. Jede Dosierung oder Applikation liegt in der Verantwortung der Anwenderin oder des Anwenders. Die Elsevier GmbH, die Autorinnen und Autoren und alle, die an der Entstehung des Werkes mitgewirkt haben, können keinerlei Haftung in Bezug auf jegliche Verletzung und/oder Schäden an Personen oder Eigentum, im Rahmen von Produkthaftung, Fahrlässigkeit oder anderweitig übernehmen.

Für die Vollständigkeit und Auswahl der aufgeführten Medikamente übernimmt der Verlag keine Gewähr.
Geschützte Warennamen (Warenzeichen) werden in der Regel besonders kenntlich gemacht (®). Aus dem Fehlen eines solchen Hinweises kann jedoch nicht automatisch geschlossen werden, dass es sich um einen freien Warennamen handelt.

Bibliografische Information der Deutschen Nationalbibliothek
Die Deutsche Nationalbibliothek verzeichnet diese Publikation in der Deutschen Nationalbibliografie; detaillierte bibliografische Daten sind im Internet über https://www.dnb.de abrufbar.

26 27 28 29 30 5 4 3 2 1

In ihren Veröffentlichungen verfolgt die Elsevier GmbH das Ziel, genderneutrale Formulierungen für Personengruppen zu verwenden. Um jedoch den Textfluss nicht zu stören sowie die gestalterische Freiheit nicht einzuschränken, wurden bisweilen Kompromisse eingegangen. Selbstverständlich sind **immer alle Geschlechter** gemeint.

Planung: Ursula Jahn; Projektmanagement: Cornelia von Saint Paul
Redaktion: Isabella de la Rosée, Den Haag/NL
Rechteklärung. Katja Sieger-Schauer, München
Herstellung: Dietmar Radünz, Leipzig
Satz: Thomson Digital, Noida/Indien;
Druck und Bindung: Drukarnia Dimograf Sp. z o. o., Bielsko-Biała/Polen
Umschlaggestaltung: SpieszDesign, Neu-Ulm * Firefly-AI / Fotos: colourbox

Aktuelle Informationen finden Sie im Internet unter **www.elsevier.de**

Vorwort zur 3. Auflage

Sehr geehrte Leserin, sehr geehrter Leser,
wir freuen uns, Ihnen das Praxishandbuch in der 3. Auflage vorlegen zu können. Alle Kapitel wurden auf den aktuellen Wissensstand gebracht. Neu hinzugekommen sind Kapitel zur Resilienz und zu digitalen Therapeutika. Wir hoffen, dass unser Lehrbuch auch in der 3. Auflage ein für Sie hilfreiches, praxisnahes und übersichtliches Lehrbuch ist.

Wir möchten uns an erster Stelle bei den zahlreichen Mitautorinnen und -autoren bedanken, die alle Kapitel im Rahmen dieser Neuauflage angepasst haben. Ganz besonders danken möchten wir Frau Sandra Habegger von der Alterspsychiatrie Bern für ihre großartige Unterstützung bei der Koordinierung mit den Autorinnen und Autoren. Danken möchten wir erneut auch Frau Uschi Jahn und Frau Cornelia von Saint Paul vom Elsevier Verlag sowie Frau Isabella de la Rosée, die uns hilfreich zur Seite standen.

Bern, Köln, Oktober 2025
Prof. Dr. Stefan Klöppel, Prof. Dr. Frank Jessen

Vorwort zur 1. Auflage

Sehr geehrte Leserinnen, sehr geehrte Leser, die Zahl älterer Menschen steigt an. Wenngleich dies größtenteils mit einer Zunahme der Jahre in Gesundheit einhergeht, nimmt auch die Zahl von Menschen mit Demenz und andere psychische Erkrankungen zu, oft gepaart mit schwerwiegenden somatischen Begleiterkrankungen. Es altert zudem eine Generation, die bereit ist, sich selber psychiatrische Erkrankungen einzugestehen und deren Behandlung zu akzeptieren. Schließlich hat die zunehmende Zahl von speziell auf Ältere fokussierende Therapiestudien und der technische Fortschritt insbesondere in der Diagnostik zu wesentlichen Weiterentwicklungen geführt. Vor diesem Hintergrund gewinnt die Psychiatrie des höheren Lebensalters stark an Bedeutung, was sich auch in der zunehmenden Zahl von Schwerpunktkliniken zeigt. Die ärztliche Tätigkeit in diesem Feld bedeutet eine Arbeit in der Schnittmenge zwischen psychischen und körperlichen Erkrankungen.

Das vorliegende Praxishandbuch trägt diesem Rechnung und gibt einen aktuellen Überblick. Beiträge von Psychiatern, Psychologen, Geriatern und Neurologen sorgen für eine praxisnahe Darstellung des Feldes. Wichtige psychiatrische Kernkompetenzen wie die Behandlung von affektiven Störungen oder Suchterkrankungen werden mit einem Schwerpunkt auf den Besonderheiten älterer und hochaltriger Patienten dargestellt. Darüber hinaus fließen wichtige Elemente aus den angrenzenden Fächern, wie das geriatrische Assessment, altersspezifische Besonderheiten bei der Pharmakotherapie und palliativmedizinische Aspekte ein.

Die kompetente und praxisnahe Darstellung all dieser Bereiche ist den zahlreichen Mitautoren dieses Buchs zu verdanken. Bedanken möchten wir uns aber auch bei den Mitarbeitern des Elsevier Verlags, allen voran Frau Uschi Jahn, Frau Dr. Christine Brackmann und Frau Hennhöfer.

Bern, Köln, Oktober 2017
Prof. Dr. Stefan Klöppel, Prof. Dr. Frank Jessen

Benutzerhinweise

MERKE
Wichtige Hinweise oder Aussagen

CAVE
Bitte unbedingt beachten

PRAXISTIPP
Tipps aus dem Praxisalltag

HILFREICHE LINKS
Weiterführende Internetlinks

SITUATION/RECHTSLAGE IN ÖSTERREICH/DER SCHWEIZ
Informationen zur Situation bzw. Rechtslage in Österreich bzw. der Schweiz

Fallbeispiel
Fallbeispiel aus der Praxis

Zusammenfassung/Bewertung
Kurze Zusammenfassung des Kapitelinhaltes bzw. Bewertung der Aussagen eines Abschnittes

Hinweis zu den Patientenfällen

Die Namen der Patientinnen und Patienten, die Beschreibungen ihrer Erkrankungen, die Orte und Situationen sind alle realitätsnah, aber frei erfunden. Jegliche Ähnlichkeiten mit echten Personen und Geschehnissen sowie Orten und Institutionen sind daher rein zufällig und nicht beabsichtigt.

Fehler gefunden?

An unsere Inhalte haben wir sehr hohe Ansprüche. Trotz aller Sorgfalt kann es jedoch passieren, dass sich ein Fehler einschleicht oder fachlich-inhaltliche Aktualisierungen notwendig geworden sind.

Sobald ein relevanter Fehler entdeckt wird, stellen wir eine Korrektur zur Verfügung. Mit diesem QR-Code gelingt der schnelle Zugriff.

https://else4.de/9783437211553

Wir sind dankbar für jeden Hinweis, der uns hilft, dieses Werk zu verbessern. Bitte richten Sie Ihre Anregungen, Lob und Kritik an folgende E-Mail-Adresse: kundendienst@elsevier.com

Adressen

Herausgeber

Prof. Dr. med. Stefan Klöppel
Universitäre Psychiatrische Dienste Bern (UPD) AG
Universitätsklinik für Alterspsychiatrie und Psychotherapie
Bern
Schweiz

Prof. Dr. med. Frank Jessen
Universität zu Köln
Klinik für Psychiatrie und Psychotherapie
Köln

Autorinnen und Autoren

Prof. Dr. med Christian Albus
Universitätsklinikum Köln
Klinik und Poliklinik für Psychosomatik und Psychotherapie
Köln

Prof. Dr. Hans-Jörg Assion
LWL-Klinik Dortmund
Dortmund

Prof. Dr. med. Dipl.-Psych. Borwin Bandelow
Klinik für Psychiatrie und Psychotherapie
Universitätsmedizin Göttingen (UMG)
Göttingen

Prof. Dr. med. Claudio L. A. Bassetti
Medizinische Fakultät Universität Bern
Dekanat
Bern
Schweiz

PD Dr. Jens Benninghoff
kbo-Zentrum für Altersmedizin und Entwicklungsstörungen
kbo-Isar-Amper-Klinikum Haar
Haar bei München

Prof. Dr. Thomas Berger
Universität Bern
Institut für Psychologie
Bern
Schweiz

Prof. Dr. med. Michael M. Berner
Mental Health Institute Karlsruhe
Karlsruhe

Prof. Dr. Peter Brieger
kbo-Isar-Amper-Klinikum Region München
Haar bei München

Dr. med. Maximilian Bröse
Psychiatrische Dienste Graubünden
Chur
Schweiz

Dr. med. Ute Brüne-Cohrs
Gemeinschaftskrankenhaus Herdecke
Universität Witten/Herdecke
Witten

PD Dr. med. Heinrich Burkhardt
Universitätsklinikum Mannheim
IV. Medizinische Klinik
Mannheim

Prof. Dr. Michael Falkenstein
Bochum

Prof. Dr. Simon Forstmeier
Universität Siegen
Department Psychologie
Siegen

PD Dr. med. Lukas Frase
Klinik für Psychosomatische Medizin und Psychotherapie
Universitätsklinikum Freiburg
Freiburg

Dr. med. Tobias Freyer
Oberberg Parkklinik Wiesbaden Schlangenbad
Schlangenbad

Prof. Dr. med. Lutz Fröhlich
Abteilung für Gerontopsychiatrie
Zentralinstitut für Seelische Gesundheit
Mannheim

Dr. med. Dan Georgescu
Psychiatrische Dienste Aargau AG
Klinik für Konsiliar-, Alters- und Neuropsychiatrie
Windisch
Schweiz

Prof. Dr. med. Heidrun Golla
Klinik für Palliativmedizin
Universitätsmedizin Göttingen
Göttingen
und
Zentrum für Palliativmedizin
Uniklinik Köln
Köln

Prof. Dr. med. Armin von Gunten
Service Universitaire de Psychiatrie de l'Age Avancé
Centre Hospitalier Universitaire Vaudois
Prilly-Lausanne
Schweiz

PD Dr. med. Henning Hachtel
Klinik für Forensik
Universitäre Psychiatrische Kliniken Basel
Basel
Schweiz

Melina Hasler, Dipl. Pflegefachfrau BSc
Berner Fachhochschule, Angewandte Forschung & Entwicklung Pflege
Bern
Schweiz

Dr. rer. medic. Anna Hegedüs
Stiftung Lindenhof Tenure Track ambulante psychiatrische Pflege
Berner Fachhochschule, Angewandte Forschung & Entwicklung Pflege
Bern
Schweiz

Dr. Bernhard Heimbach
Zentrum für Psychiatrie Emmendingen
Emmendingen

Prof. Dr. Sabine Hellwig
Klinik für Psychiatrie und Psychotherapie
Universitätsklinikum Freiburg
Freiburg

PD Dr. med. Bernd Ibach
Praxis für Alterspsychiatrie und Alterspsychotherapie
Basel
Schweiz

Prof. Dr. med. Jan Philipp Klein
Zentrum für Integrative Psychiatrie, ZiP gGmbH
Universität zu Lübeck
Lübeck

Dr. med. Eric Lenouvel
Universitätsklinik für Alterspsychiatrie und Psychotherapie
Bern
Schweiz

Claudia Lötscher, MScN/RN
SPITEX BASEL
Basel
Schweiz

Prof. Dr. rer. med. habil. Tobias Luck
Fakultät Angewandte Sozialwissenschaften
Fachhochschule Erfurt
Erfurt

PD Dr. med. Swantje Matthies
Klinik für Psychiatrie und Psychotherapie
Universitätsklinikum Freiburg
Freiburg

Prof. Dr. Stephan Mühlig
Institut für Psychologie
Professur und Hochschulambulanz für Klinische Psychologie und Psychotherapie
Technische Universität Chemnitz
Chemnitz

Prof. Dr. med. Christoph Nissen
Service des spécialités psychiatriques
Hôpitaux Universitaires de Genève
Genf
Schweiz

Prof. Dr. med. Robert Perneczky
Klinik und Poliklinik für Psychiatrie und Psychotherapie
LMU Klinikum
Ludwig-Maximilians-Universität München
München

Dr. med. Klaus Maria Perrar
Merzenich

Dr. med. Iliya Petkov Peyneshki FEBN
Universitätsklinik für Alterspsychiatrie und Psychotherapie
Bern
Schweiz

Dr. rer. nat. Klaus Pfeiffer (Dipl.-Psych.)
Abteilung für Geriatrie
Robert Bosch Krankenhaus GmbH
Stuttgart

Prof. Dr. med. Steffi G. Riedel-Heller, MPH
Institut für Sozialmedizin, Arbeitsmedizin und Public Health (ISAP)
Medizinische Fakultät
Universität Leipzig
Leipzig

Prof. (i. R.) Dr. rer. soc. Dipl. Psych. Dieter Riemann
Klinik für Psychiatrie und Psychotherapie
Universitätsklinikum Freiburg
Freiburg

Dr. med. Bernadette Ruhwinkel
Praxis Römerhof
Winterthur
Schweiz

Prof. (apl.) Dr. Alexander Sartorius
Klinik für Psychiatrie und Psychotherapie
Zentralinstitut für Seelische Gesundheit
Mannheim

Prof. Dr. med. Egemen Savaskan
Klinik für Alterspsychiatrie und Psychotherapie
Psychiatrische Universitätsklinik Zürich
Zürich
Schweiz

RA Dr. Björn Schmitz-Luhn
Center for Life Ethics
Rheinische Friedrich-Wilhelms-Universität
Bonn

Dr. phil. Brooke C. Schneider
Universitätsklinikum Hamburg Eppendorf
Zentrum für Psychosoziale Medizin
Klinik und Poliklinik für Psychiatrie und Psychotherapie
Hamburg

Prof. (apl.) Dr. med. Tillmann Supprian
LVR-Klinikum Düsseldorf
Kliniken der Heinrich-Heine-Universität Düsseldorf
Düsseldorf

Prof. Dr. habil. Sefik Tagay
Fakultät für Angewandte Sozialwissenschaften
TH Köln
Köln

Prof. Dr. Ludger Tebartz van Elst
Klinik für Psychiatrie und Psychotherapie
Universitätsklinikum Freiburg
Freiburg

Prof. Dr. med. Oliver Tüscher
Universitätsklinik und Poliklinik für Psychiatrie, Psychotherapie und Psychosomatik
Deutsches Zentrum für Psychische Gesundheit (DZPG), Standort Halle-Jena-Magdeburg
Universitätsmedizin Halle
Halle (Saale)

Dr. med. Heinz L. Unger
Kantonsspital Baselland
Zentrum Altersmedizin & Rehabilitation
Liestal
Schweiz

Prof. Dr. med. M. Axel Wollmer
Klinik für Gerontopsychiatrie
Klinik für Psychiatrie und Psychotherapie
Asklepios Klinik Nord – Ochsenzoll
Hamburg

Dr. Dirk K. Wolter
Flensburg

Abkürzungen

ACE-III	Adenbrooke's Cognitive Examination
AchE-I	Acetylcholinesterase-Inhibitoren
ACT	Advancing Caregiver Training
ACT	Akzeptanz- und Commitment Therapie
ACT	Assertive Community Treatment
ACTH	Adrenocorticotropes Hormon
AD	Alzheimer-Demenz
ADBR	aberrant drug-related behaviors
ADHS	Aufmerksamkeitsdefizit-/Hyperaktivitätsstörung
ADHS-E	ADHS Screening für Erwachsene
ADL	Activities Of Daily Living
AGR	Ambulante Geriatrische Rehabilitationsmaßnahme
AHI	Apnoe-Hypopnoe-Index
AKE	Österreichische Arbeitsgemeinschaft für klinische Ernährung
AMDP	Arbeitsgemeinschaft für Methoden und Dokumentation in der Psychiatrie
AMG	Arzneimittelgesetz
APA	American Psychiatric Association
APN	Advanced Practice Nurse
ARIA	Amyloid-Related Imaging Abnormalities
ASRS	Adult-ADHD-Self-Report-Scale
ASRS	Augmentation Severity Rating Scale
ASS	Acetylsalicylsäure
ASS	Autismus-Spektrum-Störungen
AWMF	Arbeitsgemeinschaft der wissenschaftlichen medizinischen Fachgesellschaften
BÄK	Bundesärztekammer
BAP	British Association for Psychopharmacology
BESD	Skala zur Beurteilung von Schmerzen bei Demenz
BfArM	Bundesinstitut für Arzneimittel und Medizinprodukte
BGA	Blutgasanalyse
BGB	Bürgerliches Gesetzbuch
BGH	Bundesgerichtshof
BI	Barthel-Index
BIA	Bioelektrische Impedanzanalyse
BIS	Berlin Initiative Study
BISAD	Beobachtungsinstrument für das Schmerzassessment bei alten Menschen mit Demenz
BIZA-D	Berliner Inventar zur Angehörigenbelastung-Demenz
BMI	body mass index
BPSD	Behavioural and Psychological Symptoms of Dementia
bvFTD	Verhaltensvariante der frontotemporalen Demenz
BZD	Benzodiazepine
BzgA	Bundeszentrale für gesundheitliche Aufklärung
CAARS	Conners Skalen zu Aufmerksamkeit und Verhalten für Erwachsene
CADL	komplexe Aktivitäten des täglichen Lebens
CAM	Confusion Assessment Method
CAM-ICU	CAM für Intensivstation
CBS	Caregiver Burden Scale
CC	Community Care
CCT	kraniale Computertomogaphie
CERAD	Consortium to Establish a Registry for Alzheimer's Disease
CES-D	Center for Epidemiologic Studies Depression Scale
CGI	Clinical Global Impression Scale
CMAI	Cohen-Mansfield Agitation Inventory
cMRT	kraniale Magnetresonanztomographie
CNTS	nicht-tumorbedingte Schmerzen
COPE	Care of Persons with Dementia in their Environment
CORE	Consortium on Research in ECT
CPAP	continous positive airway pressure
DBS	tiefe Hirnstimulation
DBT	Dialektisch-Behaviorale Therapie
DD	Differenzialdiagnose
DEGS	Studie zur Gesundheit Erwachsener in Deutschland
dGA	digitale Gesundheitsanwendungen (Schweiz)
DGBS	Deutsche Gesellschaft für Bipolare Störungen
DGEM	Deutsche Gesellschaft für Ernährungsmedizin
DGG	Deutsche Gesellschaft für Geriatrie
DGN	Deutsche Gesellschaft für Neurologie
DGPPN	Deutsche Gesellschaft für Psychiatrie, Psychotherapie und Nervenheilkunde
DGSM	Deutsche Gesellschaft für Schlafforschung und Schlafmedizin
DHA	Docosahexaensäure
DHEA	Dehydroepiandrosteron
DHS	Deutschen Hauptstelle für Suchtgefahren
DIA-S	Depression im Alter-Skala

DiGA	digitale Gesundheitsanwendungen
DLB	Lewy-Body-Demenz
DLPFC	dorsolateraler präfrontalen Kortex
DM	Diabetes mellitus
DO-PTSD	Delayed-Onset PTSD
DOS	Delirium Observation Screening Scale
DRAT	Delirium Risk Assessment Tool
DRS-R-98	Delirium Rating Scale, Revision 1998
DSM	Diagnostic and statistical manual of mental disorders
DVG	digitales Versorgungsgesetz
DXA	dual energy X-ray absorptionmetry
EBM	Evidence-Based Medicine
EEG	Elektroenzephalogramm
EKG	Elektrokardiogramm
EKT	Elektrokonvulsionstherapie
EMG	Elektromyographie
EO	early onset
EOG	Elektrookulographie
EPA	Entrustable Professional Activities
EPS	extrapyramidal motorische Störungen
EUGMS	European Union Geriatric Medicine Society
EX-IN	Experten durch Erfahrung in der Psychiatrie
FASTER	Freiburger autismusspezifisches Therapiekonzept für Erwachsene
FDG-PET	Fluordesoxyglucose Positronen-Emissions-Tomographie
FES-I	Falls-Efficacy Scale International
FIRDA	frontale intermittierende rhythmische Delta-Aktivität
FLAIR	Fluid Attenuated Inversion Recovery
FP-CIT SPECT	123I-N-ω-fluoropropyl-2β-carbamethoxy-3β-(4-iodophenyl) Single-Photon-Emissionscomputertomographie
FSH	Follikelstimulierendes Hormon
FTD	Frontotemporale Demenz
FU	Fürsorgerische Unterbringung
GAS	generalisierte Angststörung
GDS	Geriatrische Depressionsskala
GESKES	Gesellschaft für klinische Ernährung der Schweiz
GKV	gesetzliche Krankenversicherung
GnRH	Gonadotropin releasing hormone
HAROLD	Hemispheric Asymmetry Reduction in Older Aadults
HASE	Homburger ADHS-Skalen für Erwachsene
HMPAO-SPECT	Hexamethylpropylenaminooxim-Single Photon Emission Computer Tomography
HOPES	Helping Older People Experience Success
HosPalFG	Hospiz- und Palliativfondgesetz
HPG	Gesetz zur Verbesserung der Hospiz- und Palliativversorgung
HWZ	Halbwertszeit
i. v.	intravenös
IADL	Instrumental Activities Of Daily Living
ICD	International classification of diseases
ICDSC	Intensive Care Delirium Screening Checklist
IDA	Integrierte Diagnose der ADHS im Erwachsenalter
IFT	Institut für Therapieforschung
IPT	interpersonelle Psychotherapie
IQCODE	Informant Questionnaire on Cognitive Decline in the Elderly
IRLS	Internationaler Beurteilungsbogen zum Schwergrad des RLS
ISAR	Identification of Seniors at Risk
ISBD	International Society for Bipolar Disorders
J.	Jahre
KATE	Kölner ADHS-Test für Erwachsene
KESB	Kinder- und Erwachsenenschutzbehörde
KHK	koronare Herzkrankheit
KI	Konfidenzintervall
KJP	Kinder- und Jugendpsychiatrie
KKP	Klinischer Konsensuspunkt
KS	Korsakow-Syndrom
KVG	Krankenversicherungsgesetz
KVT	kognitive Verhaltenstherapie
LATE	Limbic-predominant Age-related TDP-43 Encephalopathy
LATR	Later-adulthood trauma reengagement
LEILA75+	Leipziger Langzeitstudie in der Altenbevölkerung bei über 75-Jährigen
LH	Luteinisierendes Hormon
LLD	late-life depression
LO	late onset
LOD	late-onset depression
LOSS	Late-Onset Stress Symptomatology
MAOH	Monoaminooxidase-Hemmer
MBCT	Achtsamkeitsbasierte Kognitive Therapie
mCAM-ED	Modified CAM for the Emergency Department
MCI	Mild Cognitive Impairment
MHCE	Mental Health Care for the Elderly
MiGeL	Mittel- und Gegenständeliste
MMPI	Minnesota Multiphasic Personality Inventory
MMST	Mini Mental Status Test
MNA	Mini Nutritional Assessment
mNCD	leichte neurokognitive Störung
MNS	Malignes neuroleptisches Syndrom
MoCA	Montreal Cognitive Assessment
MPH	Methylphenidat

MRT	Magnetresonanztomographie
MSLT	Multipler Schlaflatenztest
N.	Nervus
NaSSA	Noradrenerg spezifisch serotonerge Antidepressiva
Ncl.	Nucleus
NDB	Need-Driven Dementia-Compromised Behavior-Model
nf-avPPA	nicht-flüssige, agrammatische Variante der primär progressiven Aphasie
NIA-AA	National Institute on Aging – Alzheimer's Association
NICE	National Institute for Health and Clinical Excellence
NO	Nitrit-Monoxid
NOAK	neue orale Antikoagulantien
NOSGER	Nurses' Observation Scale for Geriatric patients
NPH	Normaldruck-Hydrozephalus
NPI	Neuropsychiatric Inventory
NSAID	Nichtsteroidale Entzündungshemmer
OA	Opioidanalgetikum
OKP	obligatorische Krankenpflegeversicherung
OSA	Obstruktives Schlafapnoesyndrom
OTC-Medikamente	over the counter-Medikamente
p. o.	per os
PAIC	Pain Assessment in Impaired Cognition
PART	Primary Age-Related Tauopathy
PATH	Problem Adaption Therapy
pAVK	periphere arterielle Verschlusskrankheit
PDD	Parkinson-Demenz
PDE-5-Inhibitoren	Phosphodiesterase-5-Inhibitoren
PDPT	psychodynamische Psychotherapie
PE	Psychoedukation
PEG	perkutane endoskopische Gastrostomie
PIMs	potential inappropiate medication
PLMD	Periodic Limb Movement Disorder
PS	Persönlichkeitsstörung
PSEN1	Präsenilin-1
PSEN2	Präsenilin-2
PsychKG	Psychisch-Kranken-Gesetz
pTau	phosphoryliertes Tau
PTSD	posttraumatische Belastungsstörung
RBD	REM-Schlaf-Verhaltensstörung
RCT	randomized controlled trial, randomisierte kontrollierte Studie
RDOC	Research Domain Criteria
RLS DI	Restless-Legs-Diagnose-Index
RLS	Restless-Legs-Syndrom
RLS-6	Restless Legs Syndrome-6 Scale
ROT	Realitätsorientierungstraining
RR	Blutdruck nach Riva-Rocci
rTMS	repetitive transkranielle Magnetstimulation
s. c.	subkutan
s. l.	sublingual
SAMW	Schweizerische Akademie der Medizinischen Wissenschaften
SAPV	spezialisierte ambulante Palliativversorgung
SAS	Schlafapnoesyndrom
Selbstauskunftsfragebogen AUDIT-C	die Kurzform des Alcohol Use Disorder Identification Test
SGB	Sozialgesetzbuch
SHARE	Survey of Health, Ageing and Retirement in Europe
SHE	schlaf-assoziierte hypermotorische Epilepsie
SHUTi-OASIS	Sleep Healthy Using the Internet for Older Adult Sufferers of Insomnia and Sleeplessness
SIA	soziale interaktive Agenten
SIADH	Syndrom der inadäquaten ADH-Sekretion
SKAT	Schwellkörper-Autoinjektionstherapie
SKID	Strukturiertes klinisches Interview für DSM IV
SMT	Snellgrove Maze Test
SNRI	selektive Serotonin-Nordadrenalin-Wiederaufnahmehemmer
SOK-Modell	Modell der selektiven Optimierung mit Kompensation
SSRI	selektive Serotonin-Wiederaufnahmehemmer
STäB	stationsäquivalente Behandlung
STAC-R	Scaffolding Theory of Aging and Cognition-Revised
StaKogS	Stadienspezifische Kognitive Stimulation für Patienten mit leichtgradiger Alzheimer-Demenz
StGB	Strafgesetzbuch
svPPA	semantic variant Primary Progressive Aphasia
tACS	transkranielle Wechselstromstimulation
tDCS	transkranielle Gleichstromstimulation
TDM	therapeutisches Drug Monitoring
TIA	transitorische ischämische Attacke
TMS	Transkranielle Magnetstimulation
TMT	Trail Making Test
TSH	Thyreoidea-stimulierendes Hormon
TUG	timed-up-and-go-test
TZA	trizyklische Antidepressiva
UAW	unerwünschte Arzneimittelwirkung

UEMS European Union of Medical Specialists
UN-BRK UN-Behindertenrechtskonvention
UP-COF Updated Perceived Control over Falling Scale
VT-Manual Verhaltenstherapie-Manual
WE Wernicke-Enzephalopathie
WFSBP World Federation of Societies for Biological Psychiatry
WHO World Health Organisation
WIdO Wissenschaftliches Institut der AOK
WPA World Psychiatric Association
WZW Wirksamkeit, Zweckmäßigkeit und Wirtschaftlichkeit
ZGB Schweizerisches Zivilgesetzbuch
ZNS zentrales Nervensystem
ZOPA Zurich Observation Pain Assessment
ZVT Zahlenverbindungstest

Abbildungsnachweis

Der Verweis auf die jeweilige Abbildungsquelle befindet sich bei allen Abbildungen im Werk am Ende des Legendentextes in eckigen Klammern. Alle nicht besonders gekennzeichneten Grafiken und Abbildungen © Elsevier GmbH, München.

F201-011	Schaefert R et al. Non-specific, functional, and somatoform bodily complaints. Dtsch Arztebl Int. 2012;109(47):803–813. doi:10.3238/arztebl.2012.0803
F508	Yesavage JA et al. Development and validation of a geriatric depression screening scale: a preliminary report. J Psychiatr Res. 1982;17(1):37–49. doi:10.1016/0022-3956(82)90033-4
F963-002	Volkert D, Sieber CC. Mangelernährung in der Geriatrie. In: Aktuelle Ernährungsmedizin, 36 (3), p175, Thieme 2011
G870	Mühlig S et al. (2015). Epidemiologie und Versorgungsepidemiologie. In: Maercker, A. (eds) Alterspsychotherapie und klinische Gerontopsychologie. Springer, Berlin, Heidelberg. https://doi.org/10.1007/978-3-642-54723-2_2
G871	Wolter DK. Entzugssyndrome und Entzugsdelirien (Pages 191-208) In: Hewer W, Thomas C, Drach LM (Hrsg.) „Delir beim alten Menschen – Grundlagen – Diagnostik – Therapie - Prävention". W. Kohlhammer GmbH, © 2016, all rights reserved
H054-004	Becker H, Fischer J, Fietze I et al. S3-Leitlinie Nicht erholsamer Schlaf. Somnologie 2009 13:4–160. DOI 10.1007/s11818-009-0430-8 © Springer-Verlag 2009
H058-003	Bauer JM, Sieber CC. Geriatrie 2007 [Geriatrics 2007]. Dtsch Med Wochenschr. 2007;132(25–26):1414–1416. doi:10.1055/s-2007-982047
L231	Stefan Dangl, München
P553	Univ.-Prof. Dr. med. Oliver Tüscher, Mainz
P1611	Dr. Bernhard Heimbach, Freiburg
P1612	Dr. Björn Schmitz-Luhn, Bonn
T1089	Recover – Klinik und Poliklinik für Psychiatrie und Psychotherapie, Universitätsklinikum Hamburg-Eppendorf
T1090	Prof. Dr. Karl Mann, Zi-Mannheim, Zentralinstitut für Seelische Gesundheit, Mannheim
W1016	Bühren A et al. Medikamente – schädlicher Gebrauch und Abhängigkeit. Leitfaden der Bundesärztekammer (Hrg.), Berlin 2007
W1125	Deutsche Gesellschaft für Geriatrie e.V., Berlin

Inhaltsverzeichnis

I Allgemeine Grundlagen

KAPITEL

Stefan Klöppel, Dan Georgescu

1 Warum ist eine spezifische Gerontopsychiatrie erforderlich?

1.1 Demografischer Wandel und somatische Multimorbidität

Die demografischen Veränderungen werden vor dem Hintergrund der Häufigkeit psychischer Störungen im Alter zu einem Mehrbedarf an gerontopsychiatrischen Therapien führen (➤ Kap. 2). Dieser Effekt dürfte sich noch dadurch verstärken, dass Generationen altern, die eher bereit sind, negative Stereotypen und stigmatisierende Haltungen abzulehnen und psychische Erkrankungen zu akzeptieren und behandeln zu lassen.

Die Alterung der Bevölkerung wird die Gesundheitssysteme in Europa stark – wenn auch in unterschiedlichem Maße – beeinflussen. Die Angebote von psychosozialen Leistungen für ältere Menschen und die Systeme der sozialen Unterstützung und der Gesundheitsversorgung sind in Europa sehr unterschiedlich. Während es in einigen Ländern bereits ein gut entwickeltes System der gerontopsychiatrischen Versorgung gibt, erfolgt die Betreuung in südlichen und östlichen Ländern derzeit noch häufig im familiären Rahmen.

1.2 Fachliche Gründe für eine spezifische Alterspsychiatrie

Parallel zur Entwicklung der Geriatrie hat sich mit der Gerontopsychiatrie ein Fachgebiet entwickelt, das den Bedürfnissen älterer Menschen Rechnung trägt.

Wie in vielen der folgenden Kapitel ausgeführt und in ➤ Kap. 17 zusammengefasst, treten für alternde Menschen typische Erkrankungen wie die Demenzen auf, aber auch das klinische Bild vieler psychischer Störungen ändert sich im Alter. Gut bekannt ist dies z. B. für die Depression. Betroffen sind aber auch die Abhängigkeitserkrankungen mit einem Rückgang exzessiven Konsums und stattdessen oft über Jahre andauernd eine *Low-Dose*-Abhängigkeit. Im Alter ändert sich jedoch nicht nur die Manifestation psychischer Krankheiten, sondern auch deren spezifische Behandlung. Viele psychische Erkrankungen (z. B. Angststörungen, Depressionen, Missbrauch von Alkohol oder Schlafmitteln) sind mit altersspezifischen Risikofaktoren verbunden: soziale Benachteiligung gepaart mit Einsamkeit, schlechte Lebensqualität, Behinderung, abnehmende kognitive Fähigkeiten, körperliche Erkrankungen und Funktionseinschränkungen.

Die Behandlung psychischer Erkrankungen bei älteren Patienten unterscheidet sich von der Behandlung jüngerer Personen. Die Unterscheidungen sind weitreichend und betreffen alle Ebenen des Behandlungsansatzes: die biologische, die psychologische, die soziale und die spirituelle Dimension. Die körperlichen Gegebenheiten, die emotionalen, beziehungsmäßigen und sozialen Bedürfnisse, aber auch die spirituell-existenziellen Bedürfnisse unterscheiden sich sowohl in den verschiedenen Lebensphasen als auch in den verschiedenen Generationen und soziokulturellen Prägungen.

Im Bereich der Psychotherapie haben diese Anpassungen u. a. dazu geführt, dass beispielsweise eine spezifische *Late-Life*-Spezialisierung der Dialektisch-Behavioralen Therapie (DBT) entwickelt wurde, in welcher Themen wie der Rollenwechsel im Kontext der Pensionierung oder der Verlust des Freundeskreises im Fokus stehen (➤ Kap. 9). Schwierigkeiten bei der praktischen Umsetzung bereitet in vielen Einrichtungen die Psychotherapie bei Abhängigkeitserkrankungen. In deren Gruppentherapien werden oft die Rückkehr ins Berufsleben oder andere spezifische Rollenerwartungen, z. B. als Elternteil, als Motivatoren für Abstinenz thematisiert. Diese sind aber natürlich für Menschen über 65 Jahre nicht mehr in gleicher Weise relevant. Neben den thematischen Anpassungen benötigen ältere Menschen aber auch ein angepasstes Setting. Dies beinhaltet adaptierte Versorgungsstrukturen wie z. B. spezialisierte aufsuchende Dienste und stationäre Einrichtungen, aber auch Therapieformen (➤ Kap. 4). Dazu gehören z. B. kürzere und dafür häufigere Therapiesitzungen, eine an die individuellen Möglichkeiten angepasste kognitive und wissensvermittelnde Komponente, aber auch der Einbezug basaler Zugangsmöglichkeiten wie die kognitive Stimulation. Hierzu gehört u. a. die Arbeit mit Gegenständen oder Musik aus jüngeren Jahren des Patienten. Für die kognitive Stimulation besteht in allen Phasen der Demenz eine gut belegte Wirksamkeit auf übergeordnete Variablen wie u. a. der Stresslevel von Patienten und Angehörigen.

Spezifische Herausforderungen gibt es auch bei der Diagnose von psychischen Erkrankungen im Alter, z. B. durch Überschneidungen mit Demenz. Die Prozesse im Rahmen der Diagnostik von psychischen Erkrankungen oder von Hirnleistungsstörungen sind klar definiert und in Form von Leitlinien oder Empfehlungen festgehalten. Diagnostische Abklärungen benötigen meist das Zusammenwirken von Spezialistinnen und Spezialisten mehrerer Fachgebiete, koordiniert von einem Facharzt oder einer Fachärztin für Alterspsychiatrie. Ohne eine Spezialisierung in diesem Fachgebiet können die Herausforderungen in Diagnostik und Therapie nicht gemeistert werden.

Noch umfangreicher sind die Anforderungen an die Gerontopsychiatrie durch die oft bestehenden somatischen Begleiterkrankungen, da die somatopsychische Komorbidität die diagnostischen und Behandlungsprozesse erschwert. Die somatischen Erkrankungen und die funktionellen Einschränkungen nehmen generell mit dem Alter zu, Patienten mit psychischen Erkrankungen sind aber besonders gefährdet, somatische Begleiterkrankungen zu entwickeln (z. B. durch einen mit den psychischen Erkrankungen verbundenen ungünstigen Lebensstil oder durch metabolisch negative Effekte einiger Psychopharmaka). Insbesondere bei der Erforschung medikamentöser psychiatrischer Therapieverfahren bestehen aber große Wissenslücken, da viele Studien ältere Menschen und insbesondere solche mit somatischen Begleiterkrankungen ausgeschlossen haben. Von großer Bedeutung sind jedoch die im Alter regelhaft auftretenden Veränderungen bei der Pharmakokinetik und -dynamik (➤ Kap. 10).

Wegen der oft dauerhaft vorhandenen kognitiven Einschränkungen und der Multimorbidität müssen die spezialisierten Kliniken und Heime spezifische Qualitätsanforderungen erfüllen, die neben der Infrastruktur auch die medizinische Versorgung betreffen. Diese Konstellation führt aber auch zu besonderen Herausforderungen bei der Anwendung von freiheitsbeschränkenden Maßnahmen (Behandlungen ohne Zustimmung sowie bewegungseinschränkende Maßnahmen). Beide Aspekte wurden kürzlich für die Schweiz eingehend diskutiert.

Durch die Ansiedlung des Fachs im Schnittbereich zwischen Psychiatrie und Somatik ist die interdisziplinäre Zusammenarbeit von großer Bedeutung. Dies gilt insbesondere für die Geriatrie, die Neurologie, die Neuropsychologie und das *Neuroimaging* (Neuroradiologie und Neuronuklearmedizin). Sowohl bei den psychiatrischen wie auch den psychotherapeutischen Ansätzen sollte die Heterogenität der älteren Patienten berücksichtigt werden (➤ Kap. 5). Die an vielen Standorten noch vorhandene räumliche Trennung zwischen Psychiatrie und Somatik stellt hierbei eine wesentliche Hürde für die optimale Behandlung dar.

Als Folge des Fachkräftemangels haben zahlreiche Alters- und Pflegeheime Mühe, die psychiatrische Versorgung sicherzustellen. Dadurch ergibt sich die Gelegenheit für die alterspsychiatrischen Kliniken, ihren (rein beratenden) Konsiliardienst in einen aufsuchenden Behandlungsdienst umzuwandeln und die Therapien in den Heimen selbst und in eigener Verantwortung anzubieten.

In den letzten Jahren sind zahlreiche Abklärungs- und Behandlungsleitlinien und -empfehlungen veröffentlicht worden. Im Gegensatz zu früheren *Guidelines* wurden die neueren nicht mehr monodisziplinär entwickelt, sondern versuchen, verschiedene Ansätze und Sichtweisen interprofessionell zu integrieren. Außerdem sind sie bestrebt, verfügbare wissenschaftliche Evidenz angemessen zu berücksichtigen. Allerdings handelt es sich dabei meistens um nationale Leitlinien, denn auf internationaler Ebene ist es weniger gelungen, gerontopsychiatrische Behandlungsempfehlungen zu entwickeln.

1.3 Die Alterspsychiatrie in den europäischen Weiterbildungssystemen

Die Weiterbildung in Alterspsychiatrie hat ihren Ursprung in den angelsächsischen Ländern und blieb bis auf relativ wenige Ausnahmen (die Schweiz, Frankreich, Schweden, Holland, Tschechien, Rumänien) beschränkt. Richtungsweisend waren die Empfehlungen der UEMS: Einerseits gab es die Empfehlung, die Alterspsychiatrie als Subspezialität innerhalb des Gesamtfachs Psychiatrie mit eigenen Weiterbildungsprogrammen und Zertifizierungen zu etablieren. Andererseits wurde die Empfehlung ausgesprochen, die Alterspsychiatrie in den *Common Trunk* einzugliedern, welcher das Wissen und die klinischen Fertigkeiten, die von allen angehenden Psychiaterinnen und Psychiatern gefordert werden und die somit den obligatorischen Teil der Weiterbildung ausmachen, bezeichnet. Im deutschsprachigen Raum sind diese beiden Empfehlungen allerdings nur in der Schweiz umgesetzt worden.

1.4 Medizindidaktische Aspekte

Durch die Verortung der Alterspsychiatrie an der Schnittstelle zwischen Somatik und Psychiatrie ergeben sich auch für die medizinische Lehre besondere Herausforderungen. Typische Themen sind die Ausgestaltung von Curricula und die spezifischen Ansätze zur Vermittlung von Kompetenzen. Gerade die Weiterentwicklung von bereits aus dem Medizinstudium bekannten *Entrustable Professional Activities* (EPA) bietet für die Alterspsychiatrie interessante Ansätze zur Entwicklung einer auf Kompetenzen basierenden Weiterbildung.

1.5 Gesundheitspolitische Aspekte

Die gesellschaftlichen und gesundheitspolitischen Herausforderungen, welche durch die demografische Alterung hervorgerufen worden sind, haben auch zu einer Reihe von nationalen und internationalen Initiativen, Projekten, Positionspapieren und Konsenserklärungen geführt, welche die *Mental Healthcare for the Elderly* (MHCE) betreffen. Mit Ausnahme von Ländern wie Großbritannien, Kanada, Australien oder Neuseeland beschränken sich nationale Strategien und Aktionspläne oft auf die Demenz und wurden meistens von medizinischen Vereinigungen und national agierenden gemeinnützigen Organisationen entwickelt. Internationale Stellungnahmen entstanden entweder unter politischer Schirmherrschaft (z. B. *European Silver Paper, Mental Health and Wellbeing in Older People)* oder durch das Wirken internationaler Organisationen (z. B. Alzheimer Europe, WHO, WPA, UEMS) und decken ein breiteres Themenspektrum innerhalb der MHCE ab: Versorgungsmodelle, Implementierungsstrategien, Angebotsstrukturen für die ältere Bevölkerung, Unterstützung der betreuenden Angehörigen, Behandlungskonzepte, Aus- und Weiterbildung des Fachpersonals, Interprofessionalität, Förderung der psychischen Gesundheit und des Wohlbefindens älterer Menschen, Prävention, Stigma u. a. m.

1

Zusammenfassung

Die gesellschaftlichen Veränderungen haben dazu geführt, dass die Psychiatrie und Psychotherapie für den alternden Menschen heute nicht mehr eine Randexistenz innerhalb der Medizin fristet. Sowohl in Bezug auf das Versorgungsangebot als auch auf den Status der Fachdisziplin an den Universitäten und in der medizinischen Gemeinschaft bestehen von Land zu Land zwar teils noch erhebliche Unterschiede. Grundsätzlich ist aber ein Zusammenhang zwischen dem *Standing* der Disziplin innerhalb der Ärzteorganisationen und der universitären Lehrpläne und den Angeboten des jeweiligen Gesundheitsversorgungssystems erkennbar. Trotz der unbestrittenen Emanzipation in den letzten beiden Jahrzehnten muss die Alterspsychiatrie noch weitere Schritte unternehmen, um den Rang zu erreichen, der ihr in unserer Gesellschaft eigentlich zustehen sollte.

LITERATUR

Camus V et al.; World Psychiatric Association section on old age psychiatry (2003). Teaching and training in old age psychiatry: a general survey of the World Psychiatric Association member societies. Int J Geriatr Psychiatry 18: 694–699.

Commission of the European Communities (2009). Communication from the commission to the European parliament and the council on a European initiative on Alzheimer's disease and other dementias http://ec.europa.eu/health/ph_information/dissemination/documents/com2009_380_en.pdf (letzter Zugriff: 09.05.2025).

Cruz-Jentoft AJ et al. (2009). European silver paper on the future of health promotion and preventive actions, basic research, and clinical aspects of age-related disease. Eur J Ageing 6:51–57.

Draper B, Low L (2004). What is the effectiveness of old-age mental health services? Copenhagen, WHO Regional Office for Europe.

European Communities (2010). Mental Health and Well-Being in Older People – Making it Happen. Conclusions from the Thematic Conference. https://health.ec.europa.eu/document/download/e7f72142-263e-48cb-af67-ebbe2db715db_en?filename=ev_20100628_report__en.pdf (letzter Zugriff: 12.06.2025)

Graham N et al. (2003). Reducing stigma and discrimination against older people with mental disorders: a technical consensus statement. Int. J. Geriat. Psychiatry 18: 670–678.

Gustafson L et al. (2003). Skill-based objectives for specialist training in old age psychiatry. Int J Geriatr Psychiatry 18: 686–693.

Katona C et al. (2009). World psychiatric association section of old age psychiatry consensus statement on ethics and capacity in older people with mental disorders. Int J Geriatr Psychiatry 24: 1319–1324.

Klöppel S, von Gunten A, Georgescu D (2022). Qualitätsstandards in der Alterspsychiatrie. Praxis. 111 (12): 660–666.

Klöppel S, Georgescu D (2023). Freiheitsbeschränkende Massnahmen in der Alterspsychiatrie. Praxis. 112(13): 652–658.

Pinilla S, Matthes O, Gehret A et al. (2021). Entrustable Professional Activities in der psychiatrischen Weiterbildung: Ein vielversprechendes Konzept. Praxis. 110(1): 30–36.

Pinilla S, Lerch S, Nendaz M, Huwendiek S, Klöppel S (2025). Weiterbildungsdidaktik in der Alterspsychiatrie und -psychotherapie – Eine Literaturübersicht. Fortschr Neurol Psychiatr. 93(04): 138–146.

UEMS Section for Psychiatry (2001). Report of the UEMS Section for Psychiatry: Old Age Psychiatry.

UEMS Section for Psychiatry/European Board of Psychiatry (2003). Charter on Training of Medical Specialists in the EU (Chapter 6): Requirements for the Specialty of Psychiatry.

www.europsy.net/app/uploads/2024/07/ETR_UEMS_2024.pdf (letzter Zugriff: 12.06.2025)

UEMS Section of Psychiatry (2013) Old Age Psychiatry in Europe.

https://static1.squarespace.com/static/60bcce6f16d6b011fa363469/t/634ef288e1b28662c3683ce1/1666118280577/2013Oct-Old-Age-Psych-in-Europe.pdf (letzter Zugriff: 12.06.2025)

UEMS Section of Psychiatry (2017). Training Requirements for the Specialty of Psychiatry. https://static1.squarespace.com/static/60bcce6f16d6b011fa363469/t/65be9f460ba5792db96b9024/1706991431577/ETR2022+%28compiled%29+.pdf (letzter Zugriff: 12.06.2025)

UEMS Section of Psychiatry (2018). The profile of a psychiatrist. https://static1.squarespace.com/static/60bcce6f16d6b011fa363469/t/634ef2c202606e4159e6fa54/1666118339542/UEMS-PS-PROFILE-OF-A-PSYCHIATRIST-2018-1.pdf (letzter Zugriff: 12.06.2025)

World Health Organization and World Psychiatric Association (1996). Psychiatry of the Elderly: a consensus statement. Geneva: WHO.

World Health Organization and World Psychiatric Association (1997). Organization of care in psychiatry in the elderly: a technical consensus statement. Geneva: WHO.

World Health Organization (2009). Improving health systems and services for mental health. Geneva, WHO.

World Health Organization and Alzheimer's Disease International (2012). Dementia: a health public priority. Geneva: WHO.

World Psychiatric Association (2002). WPA Institutional Program on the Core Training Curriculum for Psychiatry. Yokohama: WPA.

KAPITEL

2 Epidemiologie gerontopsychiatrischer Erkrankungen

Steffi Riedel-Heller, Tobias Luck

2.1 Die Häufigkeit psychischer Störungen im Alter

Deutschland ist ein Land der Langlebigen geworden, und ältere Menschen werden unsere Gesellschaft, unsere Wartezimmer und unsere Kliniken zunehmend prägen. Der aktuelle Anteil der Personen ab 60 Jahren an der Gesamtbevölkerung betrug 2014 27 %, wird im Jahr 2030 auf 35 % und 2050 auf 38 % steigen. Überproportional wird der Anteil der hochaltrigen Personen ab 80 Jahren zunehmen. Waren es 2014 nur 6 %, werden es 2050 13 % sein. Die Zahlen in anderen deutschsprachigen Ländern und Regionen sind ähnlich. Die Verschiebung der Altersstruktur wird als demografischer Wandel bezeichnet und speist sich aus niedrigen Geburtenraten und steigender Lebenserwartung. Ende 2014 lebten in Deutschland ungefähr 17.000 Senioren, die 100 Jahre oder älter waren. Da Frauen eine höhere Lebenserwartung haben, ist das Geschlechterverhältnis im Alter zugunsten der Frauen verschoben und erreicht bei den über 100-Jährigen 85 % (Statistisches Bundesamt 2016).

Angaben zur Häufigkeit von Erkrankungen, die ausschließlich in medizinischen Settings, d. h. in ambulanten oder stationären Einrichtungen, gewonnen werden, sind mit einer Unterschätzung der Krankheitslast verbunden. Goldberg und Huxley haben diesen Umstand als „Pyramide erkannter und unerkannter psychischer Störungen in der Bevölkerung" konzeptualisiert (Goldberg und Huxley 1980). Diejenigen Menschen mit psychischen Erkrankungen, die wir in den Kliniken sehen, bilden dabei die Spitze; mehr sind in fachspezifischer ambulanter Behandlung oder erkannt und unerkannt beim Hausarzt. Die psychiatrische Epidemiologie beschäftigt sich mit der Basis dieser „Pyramide" und wirft einen Blick auf die Häufigkeit der Erkrankungen in der Bevölkerung, ganz unabhängig von ihrem Diagnose- und Behandlungsstatus. Klassische Zugänge sind Feldstudien, die idealerweise im Längsschnitt als Kohortenstudie eine meist große bevölkerungsrepräsentative Stichprobe untersuchen.

Solche Studien geben Auskunft über die Häufigkeit psychischer Störungen im Sinne des Krankenstandes, also der **Prävalenz** oder der Neuerkrankungsrate, der **Inzidenz.** Unter der Prävalenz, dem häufigsten Krankheitsmaß, versteht man **die Gesamtzahl aller Krankheitsfälle,** die in einer definierten Population zu einem bestimmten Zeitpunkt (Punktprävalenz) oder während einer Zeitperiode (Periodenprävalenz), meist einem Jahr, auftreten. Davon zu unterscheiden ist die lebenslange *(Life-time-)* Prävalenz, sie umfasst den Anteil der an einem bestimmten Stichtag lebenden Bevölkerung, die jemals in ihrem Leben eine bestimmte Krankheit hatte. Als Inzidenz wird die **Häufigkeit der neu aufgetretenen Krankheiten** innerhalb eines bestimmten Zeitraums (z. B. eines Jahres) beschrieben. Dies ist ganz unabhängig davon, ob die Erkrankungen zum Ende der Zeitperiode noch bestehen oder nicht. Inzidenzen lassen sich nur im Rahmen von Längsschnittstudien erfassen. Die Inzidenzrate wird berechnet als der Quotient der im Intervall neu Erkrankten dividiert durch die Anzahl der Personen, die vor und während der ersten und zweiten Erhebung nicht an der betreffenden Krankheit litten. Die Prävalenz ist eine Funktion der Inzidenz einer Krankheit und ihrer Dauer (Weyerer und Bickel 2007).

Wenn man Aussagen zur Häufigkeit einer Erkrankung machen will, muss man klar definieren, was ein „Fall" ist. Dabei orientiert sich die Forschung zum einen an den aktuellen Klassifikationssystemen wie dem *International Classification of Diseases* (ICD) und dem amerikanischen Manual *Diagnostic and statistical manual of mental disorders* (DSM) **(kategorialer Ansatz).** Klassifikationssysteme von psychischen Erkrankungen sind einem ständigen Wandel unterworfen und werden permanent angepasst, was die Vergleichbarkeit von Studienergebnissen einschränkt. Als Alternative zum diagnostisch kategorialen Vorgehen bei der Falldefinition wird für bestimmte Störungsbereiche ein **dimensionaler Ansatz** verfolgt. Durch den Einsatz bestimmter Skalen oder Testverfahren wird die Position der Studienteilnehmer auf einem Kontinuum der Funktionsbeeinträchtigung ohne Bezug zu nosologischen und kategorialen Konzepten bestimmt. Beispiele sind hier die Anzahl und Schwere depressiver Symptome oder das Ausmaß kognitiver Einbußen. Dieses Vorgehen ist naheliegend, da psychische Störungen regelhaft nicht als leicht identifizierbare und abgrenzbare Entitäten in der Bevölkerung vorkommen, sondern entsprechend einem Schweregradspektrum mit Übergängen zwischen gesund und krank. Auch unter Verwendung dieses dimensionalen Ansatzes können über *Cut-off*-Werte auf der Basis empirischer Befunde Fälle definiert werden. Die Fallfindung in der psychiatrischen Epidemiologie basiert auf standardisierten diagnostischen Instrumenten, die sich in erster Linie auf Probandenbefragungen stützen und die um testpsychologische Untersuchungen oder Fremdbeurteilungsskalen ergänzt werden können.

Ausgehend von dem Problem psychiatrischer Klassifikationssysteme zielt das neue Forschungskonzept der *Research Domain Criteria* (RDOC) auf die dimensionale Beschreibung umschriebener Dysfunktionalitäten (Cuthbert und Insel 2013). Parallelen zum traditionellen dimensionalen Ansatz in der epidemiologischen Forschung werden hier deutlich, obgleich die RDOCs im engeren Sinne noch keinen Eingang in Feldstudien gefunden haben.

2.2 Demenzerkrankungen – steiler Anstieg mit dem Alter

Der Begriff **Demenz** beschreibt zunächst ein ätiologisch unspezifisches Syndrom. Als Kernmerkmale fungieren erworbene Beeinträchtigungen in mehr als einem kognitiven Bereich (typisch sind insbesondere Gedächtnisbeeinträchtigungen wie auch Beeinträchtigungen in anderen Bereichen, so beispielsweise der Aufmerksamkeit, der Sprache oder exekutiver Funktionen), die so schwerwiegend sind, dass die Betroffenen ihre Alltagsanforderungen nicht mehr selbstständig meistern können. Hinzu kommen häufig Verhaltensänderungen (WHO 2024a). Feldstudien treffen vornehmlich eine Unterscheidung nach den beiden häufigsten Demenztypen, der Alzheimer-Demenz (AD) und der vaskulären Demenz, wobei gerade im höheren Alter zunehmend Mischformen dieser beiden Typen vorliegen (Custodio et al. 2017). Auch gibt es eine ganze Reihe an weiteren Grunderkrankungen bzw. Ursachen für die Entwicklung einer Demenz, wie beispielsweise die Frontotemporale Demenz, Demenzen durch Morbus Parkinson oder die Lewy-Körper-Krankheit sowie Demenzen verursacht durch Alkohol und andere psychoaktive Substanzen (WHO 2024a). Grundsätzlich wird jedoch die **Alzheimer-Krankheit** nach wie vor als wichtigste Ursache für die Entstehung einer Demenz angesehen, da sie geschätzt zu 60–70 % aller Demenzfälle (mit) beiträgt (WHO 2023).

Demenzen treten selten unterhalb von 65 Jahren auf und sind wegen ihres steilen Altersanstiegs die wichtigsten neurologisch-psychiatrischen Alterskrankheiten. Zur Häufigkeit von Demenzerkrankungen gibt es inzwischen gut gesicherte Wissensbestände, die eine verlässliche Beschreibung von Häufigkeit und Verteilung gestatten. Metaanalysen führen die Ergebnisse verschiedener einzelner Studien zusammen. Unstrittig ist der steile Altersgang der Demenzprävalenz. Während in der Altersgruppe der 65–69-Jährigen etwas mehr als 1 % der Bevölkerung unter Demenzen leidet, ist rund ein Drittel der über 90-Jährigen betroffen (WHO 2015). In der Leipziger Langzeitstudie in der Altenbevölkerung, bei der 1.265 Senioren (75 Jahre und älter) systematisch im häuslichen Umfeld untersucht wurden, war bei den über 90-Jährigen sogar jeder Zweite betroffen (Riedel-Heller et al. 2001). Analog zu den Prävalenzraten steigen auch die Neuerkrankungs- oder Inzidenzraten von Demenzen mit dem Alter stark an. So zeigte sich beispielsweise in einer systematischen Übersichtsarbeit der WHO eine Verdopplung der Inzidenz alle 5,9 Altersjahre – beginnend bei 3,1 Fällen pro 1.000 Personenjahren unter Risiko bei 60- bis 64-Jährigen ansteigend auf 175,0 Fälle pro 1.000 Personenjahren unter Risiko bei über 95-Jährigen (WHO 2015). Bezogen auf Alterseinflüsse gibt es allerdings auch seit vielen Jahren Studien, die darauf hindeuten, dass sich der exponentielle Anstieg in Prävalenz und Inzidenz von Demenz bei den Hochaltrigen über 90 Jahren zumindest etwas abflacht (z. B. Jorm et al. 1987, Miech et al. 2002). Menschen, die dieses hohe Alter erreichen, scheinen möglicherweise von einer besonderen Kombination aus genetischen und evtl. auch Umweltfaktoren beeinflusst zu sein, die zumindest ein noch weiteres Ansteigen der Raten verhindert. Bezogen auf Einflüsse des Geschlechts zeigen aktuelle Metaanalysen ein höheres Demenzrisiko bei Frauen. Die diskutierten möglichen Ursachen für diese Unterschiede sind jedoch vielgestaltig, komplex und bedürfen weiterer Forschungsanstrengungen (Gong et al. 2023).

In den letzten Jahren gab es einige interessante Hinweise aus Feldstudien, die ihre Untersuchungen im selben Gebiet mit nahezu identischen Instrumentarien im Abstand von Dekaden untersuchten, dass später geborene Senioren ein etwas geringfügigeres Demenzrisiko aufweisen könnten als früher Geborene (z. B. Matthews et al. 2013; Satizabal et al. 2016). Studien verweisen auf einen sogenannten Kohorteneffekt, der allerdings möglicherweise auf die westlichen Industrienationen beschränkt bleibt (Roehr et al. 2018). Es wird angenommen, dass Veränderungen der letzten Jahre mit einer substanziellen Reduktion der Risikofaktoren für Demenz einhergingen, die sich ihrerseits auf die Häufigkeit von Demenzen in der Altenbevölkerung auswirkten. Von Beginn der beobachteten Veränderungen an werden hier u. a. bessere Bildung, eine stärker stimulierende Umwelt im Kindesalter und ein besseres Management kardiovaskulärer Risikofaktoren wie auch Lebensstilveränderungen in diesem Zusammenhang stark diskutiert (Riedel-Heller 2014). Entsprechend potenziell beeinflussbare Faktoren finden sich daher auch in Empfehlungen der WHO zur individuellen Risikoreduktion von kognitivem Abbau und Demenz (WHO 2019, 2023).

2.3 Leichte kognitive Störungen

MERKE

Leichte kognitive Störung ist ein Sammelbegriff zur Bezeichnung einer erworbenen Minderung der kognitiven Leistungsfähigkeit, die jedoch noch nicht so schwerwiegend ist, dass sie die Kriterien einer Demenz erfüllt, gleichwohl aber über einen altersgemäßen Leistungsrückgang hinausgeht. In den internationalen Klassifikationssystemen ICD-11 und DSM-5 diesbezüglich neu aufgeführte spezifischere Diagnosen der Leichten Neurokognitiven Störung könnten dazu beitragen, die entsprechend klinisch relevanten Phänomene besser zu erfassen.

Mit **leichten kognitiven Störungen** werden allgemein solche Zustände charakterisiert, bei denen kognitive Leistungen von Menschen zwischen den Leistungen von gesunden und den Leistungen von an Demenz erkrankten Personen liegen. In der Literatur fanden sich in den letzten Jahrzehnten dutzende verschiedene Begrifflichkeiten für solche leichten kognitiven Störungen, die auf sehr verschiedenen Konzepten mit zum Teil stark unterschiedlichen Kriterien basieren (Stokin et al. 2015). Als gemeinhin bedeutsamstes dieser Konzepte sei hier das **Mild Cognitive Impairment** (MCI) genannt, welches deutlich auf die CharakterPetersenisierung einer möglichen Vorstufe einer Demenz ausgelegt war (Winblad et al. 2004, Petersen et al. 2004). Anlehnend an das MCI-Konzept wurden in den aktuellsten Versionen der internationalen Klassifikationssysteme – ICD-11 und DSM-5 – Diagnosen einer **leichten neurokognitiven Störung** spezifiziert, welche die Erfassung klinisch relevanter Zustände leichter kognitiver Störungen in Abgrenzung von nicht pathologischen Zuständen (z. B. rein altersbedingten kognitiven Beeinträchtigungen) verbessern und vereinheitlichen sollen (American Psychiatric Association 2013, 2022; WHO 2024b). Beide Diagnosen betonen entsprechend einen nachweisbaren Abbau kognitiver Leistungen in einem oder mehreren Bereichen, der eine Verschlechterung gegenüber einem früheren Funktionsniveau darstellt, jedoch nicht auf das „normale" Altern zurückzuführen ist. Die kognitiven Leistungseinbußen sind nicht so schwerwiegend, dass sie die Fähigkeit zur unabhängigen Bewältigung der Alltagsaktivitäten substanziell beeinträchtigen. Diagnoseabhängig werden bestimmte Erkrankungen, Störungen und Zustände als Ursachen im Sinne einer Differenzialdiagnose (z. B. Delir, akute Substanzintoxikation, andere psychische Störungen) ausgeschlossen. Zugleich werden verschiedene mögliche zugrunde liegenden Ätiologien spezifiziert, so beispielsweise erworbene Erkrankungen des zentralen Nervensystems, wie z. B. die Alzheimer-Krankheit, vaskuläre Erkrankungen oder Infektionen, wie z. B. HIV.

Zu den neuen Diagnosen leichter kognitiver Störungen liegen aufgrund deren Aktualität bisher nur wenige epidemiologische Ergebnisse vor. Eine erste Feldstudie aus Leipzig, welche dieDSM-5-Diagnose der leichten neurokognitiven Störung zugrunde legte, ergab eine Prävalenz von 20,3 % bei 60- bis79-jährigen Erwachsenen (Luck et al. 2016). Bezieht man auch Vorgängerkonzepte wie MCI mit ein, so zeigt sich insgesamt, dass leichte kognitive Störungen in der Altenbevölkerung häufig sind. So wurde z. B. in der Leipziger Langzeitstudie in der Altenbevölkerung ebenfalls bei etwa jeder fünften Person (19,3 %) ab 75 Jahren eine leichte kognitive Störung nach MCI-Kriterien diagnostiziert (Busse et al. 2006). Die deutsche AgeCoDe-Studie und internationale Arbeiten kamen zu ähnlichen Ergebnissen (Luck et al. 2007, Petersen et al. 2016). Weniger Studien gibt es zur Inzidenz von leichten kognitiven Störungen (Luck et al. 2010). Die jährliche Inzidenz von MCI betrug in der Leipziger Langzeitstudie in der Altenbevölkerung bei den über 75-Jährigen 76,5 pro 1.000 Personenjahre unter Risiko, wobei sich auch hier analog zu den epidemiologischen Demenzergebnissen signifikant höhere Inzidenzraten in den höheren Altersgruppen zeigten.

Zentrales Kriterium für den weiteren Verlauf ist der Übergang zur Demenz, der als **Konversion** bezeichnet wird. Dabei wird einerseits deutlich, dass leichte kognitive Störungen durchaus eine **Risikogruppe für die Demenzentwicklung** darstellen. So entwickelten beispielsweise von den Personen mit leichten kognitiven Störungen zu Beginn der Leipziger Langzeitstudie in der Altenbevölkerung 40,2 % eine klinisch manifeste Demenz innerhalb des Studienverlaufs (mittlere Beobachtungslänge = 4,3 Jahre). Die Konversionsrate war damit deutlich höher als bei den kognitiv unbeeinträchtigten Teilnehmern (15 %; Luck et al. 2008). Mitchell und Shiri-Feshki (2009) geben in einer Metaanalyse eine jährliche Konversionsrate von 5–10 % an. Andererseits sind die Verläufe heterogen. Obgleich fast alle Menschen, die an einer Demenz erkranken, zuvor Prodromalsyndrome in Form einer leichten kognitiven Störung zeigen, gibt es viele Menschen mit einer leichten kognitiven Störung, die letztlich nicht zur Demenz voranschreitet, sondern entweder stabil bleibt oder sich sogar zurückbildet, weil beispielsweise keine demenzbezogene Ätiologie vorliegt. Eine Metaanalyse auf der Grundlage populationsbasierter Studien zeigte diesbezüglich, dass 23 % der Menschen mit MCI wieder zu einer normalen kognitiven Leistung zurückkehrten (Canevelli et al. 2016). Die klinische Relevanz der aktuellen DSM-5- bzw. ICD-11-Diagnosen leichter kognitiver Störungen ist daher auch in hohem Maße davon abhängig, inwieweit die zugrunde liegende Ätiologie zuverlässig erfasst werden kann.

2.4 Delir – in der Bevölkerung selten, in der stationären Versorgung häufig

Delirien sind akut auftretende Störungen der Aufmerksamkeit, der Orientierung und des Bewusstseins, begleitet von Störungen des Denkens, des emotionalen Erlebens, des Verhaltens und des Schlaf- und Wachrhythmus (WHO 2024c). Angaben zum Vorkommen von Delirien in der Allgemeinbevölkerung sind mit großer Unsicherheit verbunden, da diese vorübergehenden Störungen von oft kurzer Dauer im Rahmen von epidemiologischen Feldstudien nur schwer erfasst werden können (Davis et al. 2013). Was wir über die Häufigkeit von Delirien wissen, stammt daher hauptsächlich aus Untersuchungen an stationär behandelten Krankenhauspatienten. Einhergehend mit verschiedenen – gerade auch mit zunehmendem Alter wahrscheinlicheren – Risikofaktoren (akute Erkrankungen oder Verschlechterung chronischer Erkrankungen, Infektionen, starke Schmerzen, Operationen/Anästhesie, Gabe von Medikamenten insbesondere von Sedativa/Hypnotika und Anticholinergika etc.) ist das Risiko für die Entwicklung von Delirien im Krankenhaussetting besonders hoch (Marcantonio 2017). So zeigten sich in einer Studie von Boettger et al. (2021) bei Intensivpatienten Raten von 47–84 % und bei Patienten der Mehrheit der anderen Fachbereiche Raten von immerhin noch 20–40 %. Höheres Alter der Patienten war mit einem substanziell erhöhten Risiko für ein Delir verbunden. Entgegen der verbreiteten Auffassung, dass es sich bei Delirien um vorübergehende und vollständig reversible Störungen handelt, gibt es eine wachsende Zahl von Studien, die beträchtliche Risiken für persistierende Störungen und die nachfolgende Entwicklung einer Demenz nahelegen (Pereira et al. 2021, Whitby et al. 2022).

2.5 Depression – bevölkerungsmedizinische Bedeutung im Alter bisher unterschätzt

Depressive Störungen im Alter sind häufig und folgenschwer. Sie sind mit Funktionsbeeinträchtigungen, einer reduzierten Lebensqualität, erhöhten Suizidraten sowie einer erhöhten nicht-suizidalen Mortalität verbunden. Die bevölkerungsmedizinische Bedeutung von depressiven Störungen bei Hochaltrigen wurde lange unterschätzt. Da die depressiven Störungen ein Kontinuum bilden von leichtesten Verstimmungen bis hin zu schwersten Störungen, sind Angaben der Prävalenz sehr stark von den verwendeten Falldefinitionen abhängig. So verwenden einige Studien standardisierte diagnostische Interviews entsprechend der gängigen Klassifikationssysteme (kategoriale Diagnose). Eine Metaanalyse bevölkerungsbasierter Studien ergab eine Prävalenz von 7,2 % (95 %-KI 4,4–10,6 %) für Major Depression bei über 75-Jährigen (Luppa et al. 2012). Andere Studien verwenden Skalen wie zum Beispiel die die Geriatric Depression Scale (GDS) oder die Center for Epidemiologic Studies Depression Scale (CES-D) mit festgelegten Cut-offs, um depressive Symptomatik abzubilden (dimensionaler Ansatz). Diese skalenbasierten Prävalenzen zur Erfassung depressiver Symptomatik liegen oft höher als Prävalenzen der Major Depression, die mittels standardisierter Interviews auf der Grundlage der gängigen Klassifikationssysteme erfasst wurden. So ergab eine Metaanalyse für über 75-Jährige eine Prävalenz für eine depressive Symptomatik von 17,1 % (95 %-KI 9,7–26,1 %). Eine deutsche bevölkerungsrepräsentative populationsbasierte Studie berichtete eine Prävalenz depressiver Symptomatik von 14 % (95 %-KI 12–17 %; Luppa et al. 2012). Aktuelle Metaanalysen weltweiter Studien, die methodisch hinsichtlich der Repräsentativität der Stichproben als auch im Hinblick auf die verwendeten Falldefinitionen sehr heterogen sind, berichteten eine Prävalenz für eine Depression bei älteren Menschen von 13,3 % (95 %-KI 8,4–20,3 %) bzw. 19,2 % (95 %-KI 13,0–27,5 %; Abdoli et al. 2022, Jalali et al. 2024). Eine Übersicht zu Neuerkrankungsraten für depressive Störungen bei über 75-Jährigen erbrachte heterogene Befunde mit Inzidenzen für Major Depression von 0,2–14,1 pro 100 Personenjahren (Büchtemann et al. 2012). Eine aktuelle deutsche Studie fand eine Inzidenz depressiver Symptomatik von 3,9 pro 100 Personenjahren (95 %-KI 3,6–4,2; Maier et al. 2022). Ein substanzieller Teil der depressiven Erkrankungen im Alter verläuft **chronisch.** Über einen Beobachtungszeitraum von acht Jahren zeigten 40 % der Studienteilnehmer in einer deutschen bevölkerungsrepräsentativen Studie einen intermittierenden oder chronischen Verlauf (Luppa et al. 2012). Comijs et al. (2015) zeigten in einer niederländischen Kohorte mit depressiven alten Menschen die in psychiatrischen und primärärztlichen Settings rekrutiert wurden, dass nach zwei Jahren noch fast die Hälfte depressiv waren. Depressive Störungen treten bei Frauen etwa doppelt so häufig auf wie bei Männern. Man geht von einem U-förmigen Altersgang mit erneutem Ansteigen der Rate jenseits des 75. Lebensjahres aus (Sutin et al. 2013).

2.6 Suizide im Alter

Suizide treten bei älteren Menschen wesentlich häufiger auf als bei jüngeren, das gilt auch für Deutschland. Bei den 65- bis 70-Jährigen waren es im Jahr 2023 18,1 Suizide pro 100.000 Einwohner, die Zahl steigt bis zu den über 90-Jährigen auf 55,4 pro 100.000 Einwohner (Statistisches Bundesamt 2024a). Männer sind besonders gefährdet. Gerade bei alten Menschen ist zudem mit einer höheren Dunkelziffer zu rechnen. Für die Suizidraten gibt es in Deutschland erhebliche regionale Unterschiede. Gab es über die letzten Jahrzehnte insgesamt einen kontinuierlichen und deutlichen Rückgang der Suizidraten, lässt sich seit 2019 wieder ein leichter Anstieg beobachten (Statistisches Bundesamt 2024b). Über die Gründe hierfür kann nur spekuliert werden.

2.7 Angsterkrankungen – im Alter zu wenig beachtet

Obgleich **Angststörungen** im jungen und im mittleren Lebensalter zu den häufigsten psychischen Störungen zählen, fanden diese im hohen Lebensalter bisher wenig Beachtung. Im ICD-10 werden phobische Störungen, zu denen die Agoraphobie, die soziale Phobie und die spezifische Phobie zählen, von anderen Angststörungen wie der Panikstörung oder der generalisierten Angststörung unterschieden. Allen phobischen Störungen ist gemeinsam, dass sie sich in anhaltender unangemessener Angst vor bestimmten Situationen und Objekten ausdrücken. Schätzungen zufolge sind relevante Angstsymptome in der Altenbevölkerung weit verbreitet und erreichen eine Prävalenz von über 15–52 % in Bevölkerungsstudien (Bryant et al. 2008). Eine aktuelle Übersichtsarbeit und Metaanalyse schätzt die globale Prävalenz von Angstsymptomen bei älteren Menschen auf 28 % (Shafiee et al. 2024). Eine deutsche Studie bei Hochaltrigen berichtet über eine Prävalenz von Angstsymptomatik von 14,5 % (95 %-KI 12,4–16,8; Welzel et al. 2019). Die Diagnosekriterien für eine Angststörung werden hingegen seltener erfüllt. Die Schätzungen liegen hier bei 1–17 % (Bryant et al. 2008, Canuto et al. 2018). Den größten Anteil haben generalisierte Angststörungen, Phobien und Agoraphobien (Witlox et al. 2021). Eine systematische Übersicht wies ein hohes Rückfall- und Persistenzrisiko aus (Sami et al. 2015). Die Neuerkrankungsraten im Alter sind sehr niedrig, wobei die Studienlage für die Altersgruppe älterer Menschen bisher gering ist. Es muss davon ausgegangen werden, dass die meisten Störungen überwiegend in der Jugend oder im frühen bis mittleren Erwachsenenalter auftreten und einen chronischen Verlauf bis ins hohe Alter nehmen. Zu beachten ist jedoch, dass sich die Ausprägung von Ängsten mit dem Alter verändert, was die Diagnosestellung erschweren kann (Wolitzky-Taylor et al. 2010). So erleben ältere Menschen mit generalisierter Angststörung beispielsweise mehr Schlafstörungen und zeigen zugleich ein geringeres Bedürfnis nach Beruhigung im Vergleich zu jüngeren Erwachsenen (Altunoz et al. 2018). Daneben äußern sich Ängste bei älteren Menschen zum Teil stärker in somatischen Symptomen (Bryant et al. 2008) oder Gedächtnisbeschwerden (Williams et al. 2017). Komorbiditäten mit Depression, somatoformen Störungen, aber auch körperlichen Erkrankungen sind häufig. Im Vergleich zu Männern sind Frauen fast doppelt so häufig von einer Angsterkrankung betroffen (Riedel-Heller et al. 2006).

2.8 Somatoforme Störungen in der Bevölkerung

Somatoforme Belastungsstörungen oder somatoforme Störungen bei alten Menschen verschiedener Schwere sind verbreitet und drücken sich durch die exzessive Beschäftigung mit wechselnden körperlichen

Symptomen aus. Die somatischen Symptome können hierbei durchaus körperliche Ursachen haben. Charakteristisch für Betroffene sind nicht die somatischen Symptome an sich, sondern vielmehr die Art und Weise, wie Betroffene diese darbieten und interpretieren. Die genaue Erfassung der Prävalenz ist schwierig, da die vorhandenen Diagnoseinstrumente nur bedingt für die Altenbevölkerung geeignet sind. Hilderink et al. (2013) berichten in einer Übersichtsarbeit von Raten zwischen 1,5 bis 13 %. In einer hochwertigen Studie von Leiknes et al. (2007) werden für schwere akute somatoforme Störungen im Alter Prävalenzen von 3,5 % für Männer und 6,5 % für Frauen berichtet. Möglicherweise nehmen die Raten mit dem Alter ab, methodische Gründe sind für diesen Befund allerdings nicht ausgeschlossen (Hilderink et al. 2013).

2.9 Schizophrenie und psychotische Syndrome im Alter

Die **Schizophrenie** ist eine schwerwiegende psychiatrische Erkrankung mit einer Lebenszeitprävalenz von 0,5–1 %. Studien, die sich mit Spätmanifestationen der Schizophrenie befassten, fanden einen Anteil von 7–25 % der Patienten mit einem Erkrankungsbeginn nach dem 40. Lebensjahr. Nach dem 65. Lebensjahr sind schizophrene Neuerkrankungen extrem selten, insbesondere, wenn paranoide und andere wahnhafte Störungen sorgfältig ausgeschlossen werden (Hambrecht 2003; Riecher-Rössler 2003).

Psychotische Syndrome im Alter sind eine sehr heterogene Gruppe von Störungen. Ihre Erfassung in Feldstudien ist schwierig. Wenige Studien richteten ihr Augenmerk direkt auf psychotische Symptome und nutzten verschiedene Quellen der Information auch durch nahe Angehörige. Dabei wurde eine Prävalenz psychotischer Symptome bei nicht demenzkranken alten Menschen von bis zu 10 % gefunden (Riedel-Heller et al. 2006).

2.10 Zwangsstörungen im Alter

Zwangsstörungen sind mit einer Prävalenz von 0,5 % im Alter sehr selten und deshalb auch in Feldstudien schwer zu quantifizieren. Skoog & Skoog (1999) legten eine Studie zum Langzeitverlauf von Zwangsstörungen vor. Sie untersuchten Menschen, die 47 Jahre zuvor wegen einer Zwangserkrankung behandelt wurden. Bei über 80 % fand sich nach dieser langen Zeit eine Zustandsverbesserung, eine völlige Remission fand sich bei 20 %. Die meisten Patienten wiesen eine Residualstörung mit subklinischer Symptomatik auf. Ungünstiger war der Ausgang, wenn sowohl Zwangsgedanken als auch Zwangshandlungen vorlagen.

Zusammenfassung

Deutschland gehört zu den alternden Gesellschaften, charakterisiert durch eine steigende Lebenserwartung, eine konstant niedrige Geburtenrate und damit einen steigenden Anteil älterer Menschen in der Gesellschaft. Psychische Störungen im Alter sind häufig und folgenschwer für den Einzelnen, aber auch für die Solidargemeinschaft im Hinblick auf die Krankheitskosten. Das trifft besonders auf die Demenzerkrankungen zu. Aktuelle Daten legen nahe, dass die bevölkerungsmedizinische Bedeutung der Depressionen im Alter bisher unterschätzt wurde. Die Datenbasis zur Häufigkeit weiterer psychischer Störungen im Alter, wie z. B. den Angsterkrankungen und somatoformen Störungen im Alter, ist ausbaufähig. Psychische Störungen im Alter zählen zu den zentralen Versorgungsherausforderungen der Zukunft.

LITERATUR

Abdoli N et al. (2022). The global prevalence of major depressive disorder (MDD) among the elderly: A systematic review and meta-analysis. S.Neurosci Biobehav Rev. 132: 1067–1073.

Altunoz U, Kokurcan A, Kirici S, Bastug G, Ozel-Kizil ET (2018). Clinical characteristics of generalized anxiety disorder: older vs. young adults. Nord J Psychiatry. 72: 97–102.

American Psychiatric Association. (2013). Diagnostic and statistical manual of mental disorders (5th ed.).

American Psychiatric Association. (2022). Diagnostic and statistical manual of mental disorders (5th ed., text rev.).

Boettger S et al. (2021). The prevalence rates and adversities of delirium: Too common and disadvantageous. Palliat Support Care. 19(2): 161–169.

Büchtemann D et al. (2012) Incidence of late-life depression: A systematic review. J Affect Disord. 142(1–3): 172–179.

Busse A, Angermeyer MC, Riedel-Heller SG (2006). Progression of mild cognitive impairment to dementia: A challenge to current thinking. Br J Psychiatry. 189: 399–404.

Bryant C, Jackson H, Ames D (2008). The prevalence of anxiety in older adults: Methodological issues and a review of the literature. J Affect Disord. 109 (3): 233–250.

Canevelli M et al. (2016). Spontaneous Reversion of Mild Cognitive Impairment to Normal Cognition: A Systematic Review of Literature and Meta-Analysis. J Am Med Dir Assoc. 17(10): 943–948.

Canuto A et al. (2018). Anxiety Disorders in Old Age: Psychiatric Comorbidities, Quality of Life, and Prevalence According to Age, Gender, and Country. Am J Geriatr Psychiatry. 26 (2):174–85.

Comijs HC et al. (2015). The two-year course of late-life depression; results from the Netherlands study of depression in older persons. BMC Psychiatry. 15: 20.

Custodio N, Montesinos R, Lira D, Herrera-Pérez E, Bardales Y, Valeriano-Lorenzo L (2017). Mixed dementia: A review of the evidence. Dement Neuropsychol. 11(4): 364–370.

Cuthbert BN, Insel TR (2013). Toward the future of psychiatric diagnosis: The seven pillars of RDoC. BMC Med. 11: 126.

Davis DH et al. (2013). The epidemiology of delirium: Challenges and opportunities for population studies. Am J Geriatr Psychiatry. 21(12): 1173–89.

Goldberg D, Huxley P (1980). Mental health in the community: The pathways to psychiatric care. London: Tavistock Publications.

Gong J et al. (2023). Cohort Studies of Memory in an International Consortium (COSMIC). Sex differences in dementia risk and risk factors: Individual-participant data analysis using 21 cohorts across six continents from the COSMIC consortium. Alzheimers Dement. 19(8): 3365–3378.

Hambrecht M (2003). Chronische Schizophrenie und Residualzustände im Alter. In: Förstl H (Hrsg). Lehrbuch der Gerontopsychiatrie und -psychotherapie. Stuttgart: Thieme: S. 410–413.

Hilderink PH, Collard R, Rosmalen JG, Oude Voshaar RC (2013). Prevalence of somatoform disorders and medically unexplained symptoms in old age populations in comparison with younger age groups: a systematic review. Ageing Res Rev. 12(1): 151–156.

Hofman A et al. (1991). The prevalence of dementia in Europe: A collaborative study of 1980–1990 findings. Eurodem Prevalence Research Group. Int J Epidemiol. 20(3): 736–748.

Jalali A et al. (2024). Global prevalence of depression, anxiety, and stress in the elderly population: a systematic review and meta-analysis. BMC Geriatr. 24(1): 809.

Jorm AF, Korten AE, Henderson AS (1987). The prevalence of dementia: A quantitative integration of the literature. Acta Psychiatr Scand. 76(5): 465–479.

Leiknes KA, Finset A, Moum T, Sandanger I (2007). Current somatoform disorders in Norway: Prevalence, risk factors and comorbidity with anxiety, depression and musculoskeletal disorders. Soc Psychiatry Psychiatr Epidemiol. 42(9): 698–710.

Luck T et al. (2007). Mild cognitive impairment in general practice: Age-specific prevalence and correlate results from the German study on ageing, cognition and dementia in primary care patients (AgeCoDe). Dement Geriatr Cogn Disord. 24(4): 307–316.

Luck T, Busse A, Hensel A, Angermeyer MC, Riedel-Heller SG (2008). Mild cognitive impairment and development of dementia. Psychiatr Prax. 35(7): 331–336.

Luck T, Luppa M, Briel S, Riedel-Heller SG (2010). Incidence of mild cognitive impairment: A systematic review. Dement Geriatr Cogn Disord. 29(2): 164–175.

Luck T et al. (2017). Prevalence of DSM-5 Mild Neurocognitive Disorder in Dementia-Free Older Adults: Results of the Population-Based LIFE-Adult-Study. Am J Geriatr Psychiatr. 25(4): 328–339.

Luppa M et al. (2012). Age- and gender-specific prevalence of depression in latest-life – Systematic review and meta-analysis. J Affect Disord. 136(3): 212–221.

Maier A et al. (2022). Incidence and risk factors of depressive symptoms in the highest age groups and competing mortality risk. Evidence from the AgeCoDe-AqeQualiDe prospective cohort study. J Affect Disord. 308: 494–501.

Marcantonio ER (2017). Delirium in Hospitalized Older Adults. N Engl J Med. 377(15): 1456–1466.

Matthews FE et al. (2013). A two-decade comparison of prevalence of dementia in individuals aged 65 years and older from three geographical areas of England: Results of the Cognitive Function and Ageing Study I and II. Lancet. 382(9902): 1405–1412.

Miech RA, Breitner JC, Zandi PP, Khachaturian AS, Anthony JC, Mayer L (2002). Incidence of AD may decline in the early 90 s for men, later for women: The Cache County study. Neurology. 58(2): 209–218.

Mitchell AJ, Shiri-Feshki M (2009). Rate of progression of mild cognitive impairment to dementia – meta-analysis of 41 robust inception cohort studies. Acta Psychiatr Scand. 119(4): 252–265.

Pereira JV, Aung Thein MZ, Nitchingham A, Caplan GA (2021). Delirium in older adults is associated with development of new dementia: a systematic review and meta-analysis. Int J Geriatr Psychiatry. 36(7): 993–1003.

Petersen RC, Caracciolo B, Brayne C, Gauthier S, Jelic V, Fratiglioni L (2014). Mild cognitive impairment: A concept in evolution. J Intern Med. 275(3): 214–228.

Riechel-Rössler A (2003). Spät beginnende Schizophrenie und paranoide Psychosen. In: Förstl H (Hrsg). Lehrbuch

der Gerontopsychiatrie und -psychotherapie. Stuttgart: Thieme: S. 414–423.
Riedel-Heller SG, Busse A, Aurich C, Matschinger H, Angermeyer MC (2001). Prevalence of dementia according to DSM-III-R and ICD-10: Results of the Leipzig Longitudinal Study of the Aged (LEILA75+) Part 1. Br J Psychiatry. 179: 250–254.
Riedel-Heller SG, Busse A, Angermeyer MC (2006). The state of mental health in old-age across the "old" European Union – a systematic review. Acta Psychiatr Scand. 113(5): 388–401.
Riedel-Heller SG, Luppa M (2013). Depression im Alter – was trägt die aktuelle epidemiologische Forschung bei? Psychiatr Prax. 40(4): 173–175.
Riedel-Heller SG (2014). Decreasing dementia incidence rates? Implications for public health and prevention. Psychiatr Prax. 41(8): 407–409.
Ritchie K, Kildea D (1995). Is senile dementia "age-related" or "ageing-related"? – evidence from meta-analysis of dementia prevalence in the oldest old. Lancet. 346(8980): 931–934.
Roehr S, Pabst A, Luck T, Riedel-Heller SG (2018). Is dementia incidence declining in high-income countries? A systematic review and meta-analysis. Clin Epidemiol. 10: 1233–1247.
Sami MB, Nilforooshan R (2015). The natural course of anxiety disorders in the elderly: A systematic review of longitudinal trials. Int Psychogeriatr. 27: 1061–1069.
Satizabal CL, Beiser AS, Chouraki V, Chêne G, Dufouil C, Seshadri S (2016). Incidence of Dementia over Three Decades in the Framingham Heart Study. N Engl J Med. 374(6): 523–532.
Shafiee A, Mohammadi I, Rajai S, Jafarabady K, Abdollahi A (2024). Global prevalence of anxiety symptoms and its associated factors in older adults: A systematic review and meta-analysis. J of Gen and Family Med. 00:1–12.
Skoog G, Skoog I (1999). A 40-year follow-up of patients with obsessive-compulsive disorder. Arch Gen Psychiatry. 56(2): 121–127.
Statistisches Bundesamt (2016). Ältere Menschen in Deutschland und in der EU. Wiesbaden: Statistisches Bundesamt.
Statistisches Bundesamt (2024a). Anzahl der Sterbefälle durch vorsätzliche Selbstbeschädigung (Suizide) in Deutschland in den Jahren von 1980 bis 2023. https://de.statista.com/statistik/daten/studie/583/umfrage/sterbefaelle-durch-vorsaetzliche-selbstbeschaedigung/ (letzter Zugriff: 30.10.2024)
Statistisches Bundesamt (2024b). Präventionstag gegen Suizid: Jeder 100. Todesfall in Deutschland ist ein Suizid. www.destatis.de/DE/Presse/Pressemitteilungen/2024/09/PD24_N046_23211.html (letzter Zugriff: 30.10.2024)
Stokin GB, Krell-Roesch J, Petersen RC, Geda YE (2015). Mild Neurocognitive Disorder: An Old Wine in a New Bottle. Harv Rev Psychiatry. 23(5): 368–376.
Sutin AR, Terracciano A, Milaneschi Y, An Y, Ferrucci L, Zonderman AB (2013). The trajectory of depressive symptoms across the adult life span. JAMA Psychiatry. 70(8): 803–811.
Weyerer S, Bickel H (2007). Epidemiologie psychischer Erkrankungen im höheren Lebensalter. Grundriss Gerontologie, Bd. 14. Stuttgart: Kohlhammer.
Welzel FD et al. (2019). Prevalence of Anxiety Symptoms and Their Association With Loss Experience in a Large Cohort Sample of the Oldest-Old. Results of the AgeCoDe/AgeQualiDe Study. Front Psychiatry. 10: 285.
Williams MW et al. (2017). Anxiety symptoms bias memory assessment in older adults. Int. J. Geriat. Psychiatry. 32(9): 983–990.
Whitby J, Nitchingham A, Caplan G, Davis D, Tsui A (2022). Persistent delirium in older hospital patients: an updated systematic review and meta-analysis. Delirium (Bielef). 1: 36822.
WHO (2015). World Alzheimer Report 2015 – The global impact of dementia: An analysis of prevalence, incidence, cost and trends. https://www.alzint.org/resource/world-alzheimer-report-2015/ (letzter Zugriff: 04.11.2024)
WHO. Risk Reduction of Cognitive Decline and Dementia. WHO Guidelines. Geneva: World Health Organization, 2019.
WHO (2023). Dementia. https://www.who.int/news-room/fact-sheets/detail/dementia (letzter Zugriff: 04.11.2024)
WHO (2024a). ICD-11 for Mortality and Morbidity Statistics (Version: 01/2024) – Dementia. https://icd.who.int/browse/2024-01/mms/en#546689346 (letzter Zugriff: 04.11.2024)
WHO (2024b). ICD-11 for Mortality and Morbidity Statistics (Version: 01/2024) – Mild Neurocognitive Disorder. https://icd.who.int/browse/2024-01/mms/en#195531803 (letzter Zugriff: 18.11.2024)
WHO (2024c). ICD-11 for Mortality and Morbidity Statistics (Version: 01/2024) – Delirium. https://icd.who.int/browse/2024-01/mms/en#897917531 (letzter Zugriff: 04.11.2024)
Winblad B et al. (2004) Mild cognitive impairment – beyond controversies, towards a consensus: Report of the International Working Group on Mild Cognitive Impairment. J Intern Med. 256(3): 240–246.
Witlox M et al. (2021). Prevalence of anxiety disorders and subthreshold anxiety throughout later life: Systematic review and meta-analysis. Psychol Aging. 36(2): 268–287.
Wolitzky-Taylor KB, Castriotta N, Lenze EJ, Stanley MA, Craske MG (2010). Anxiety disorders in older adults: a comprehensive review. Depress Anxiety. 27(2): 190–211.

KAPITEL

3

Oliver Tüscher, Stefan Klöppel

Prävention psychischer Störungen im Alter

Die Prävention psychischer Störungen im Alter kann entsprechend altersspezifischer Resilienzphänomene in die Prävention kognitiver Störungen (kognitiver Abbau und Demenz) und emotionaler (Stress-assoziierter) Störungen (Depression und Ängste) gegliedert werden. Bedeutsam im Hinblick auf die Stress-assoziierte Resilienz ist die Beobachtung, dass das subjektive Wohlbefinden im Alter stabil bleibt oder sogar zunimmt, obwohl Altern mit zahlreichen körperlichen und sozialen Einschränkungen einhergeht. Dieser sogenannte **Positivitätseffekt im Alter** (Carstensen und DeLiema 2018) geht sowohl mit einer geringeren Häufigkeit schwerer Depressionen im Alter (Busch et al. 2013) als auch mit einer höheren selbstberichteten psychischen Resilienz (Kunzler et al. 2018) einher. Dies weist auf altersspezifische Resilienzphänomene hin (d. h. kognitive und emotionale Resilienz im Alter) und bietet spezifische Ansatzpunkte für resilienzfördernde Präventionsmaßnahmen. Im Einklang mit modernen Resilienzkonzepten (Kalisch et al. 2017) werden sowohl kognitive als auch emotionale Resilienz im Folgenden als ergebnisorientierte Phänomene („Outcome-basiert"; als Ergebnis eines individuellen Entwicklungsprozesses) und nicht als unveränderliche Eigenschaften diskutiert. Abschließend werden universelle Präventionsmaßnahmen wie Ernährung und Bewegung betrachtet.

MERKE

Die Prävention psychischer Störungen im Alter kann entsprechend altersspezifischer Resilienzphänomene in die Prävention kognitiver Störungen (kognitiver Abbau und Demenz) und emotionaler (Stress-assoziierter) Störungen (Depression und Ängste) gegliedert werden.

3.1 Kognitive Resilienz im Alter

Sind Altern und altersbedingte Funktionsverluste „normale" physiologische Prozesse (Mendoza-Núñez und Mendoza-Soto 2024) oder sind biologische Alterungsprozesse und Funktionsverluste, sogenannte „*Hallmarks of Aging*" (López-Otín et al. 2023), grundsätzlich pathologisch? Für die kognitive Resilienz im Alter lassen sich entsprechend zwei Resilienzbereiche operationalisieren: die Resilienz gegenüber dem altersdurchschnittlichen kognitiven Abbau und die Resilienz gegenüber demenziellen Erkrankungen (Wolf et al. 2019).

Welches Präventionsziel soll also verfolgt werden? Soll die Funktionsfähigkeit des individuellen mittleren Lebensalters erhalten bleiben, oder orientiert sich das Ziel am durchschnittlichen psychosozialen Funktionsniveau der entsprechenden Altersgruppe? Die Beobachtung, dass 10–20 % älterer Menschen eine Funktionsfähigkeit auf oder nahe dem Niveau des mittleren Lebensalters erreichen (z. B. Sebastian et al. 2013, Wolf et al. 2014), hat zur Entwicklung verschiedener **Konzepte** wie **des gesunden Alterns** *(„Healthy Aging“,* Menassa et al. 2023) oder **der Resilienz im Alter** *(„Resilient Aging“,* Wolf et al. 2019, Stern et al. 2023) geführt. Beide Konzepte zielen darauf ab, die (kognitive) Funktionsfähigkeit trotz biologischer Alterungsprozesse zu erhalten und die Anzahl der Lebensjahre ohne oder mit nur geringen Funktionseinschränkungen zu erhöhen. Sie stehen damit im Einklang mit dem WHO-Ziel des gesunden Alterns und sind unabhängig von der Debatte darüber, ob Altern eine Krankheit oder ein „normaler“ physiologischer Prozess ist (Mendoza-Núñez und Mendoza-Soto 2024).

3.1.1 Kognitive und neuronale Veränderungen im Alter

Im Vordergrund der kognitiven Veränderungen stehen dabei fluide Intelligenzleistungen mit einer Verlangsamung der Denkgeschwindigkeit und einer Verschlechterung des Arbeitsgedächtnisses, der exekutiven Funktionen, der komplexeren Aufmerksamkeitsprozesse sowie, weniger stark, des episodischen Gedächtnisses. Dagegen bleibt die kristalline Intelligenz, also beispielsweise das Wortwissen, bis ins hohe Alter weitgehend erhalten (Park und Reuter-Lorenz 2009). Resilienz gegenüber kognitivem Abbau bedeutet nicht, die neurobiologischen Alterungsprozesse aufzuhalten, sondern trotz alters- oder krankheitsbedingter Veränderungen eine relativ gute kognitive Leistungsfähigkeit zu bewahren (Wolf et al. 2019). Während nachfolgend Ansätze aus der Hirnforschung abgeleitet werden, bestehen kumulierte Belege für handlungstheoretische, psychologische Modelle wie dem SOK-Ansatz (Selektion, Optimierung, Kompensation) nach Baltes & Baltes (1990). Durch die Beschränkung auf wesentliche Funktionen (Selektion) und deren intensives Üben (Optimierung) können sich entwickelnde Defizite kompensiert werden.

Die **Aufrechterhaltung komplexer Hirnfunktionen** auf der neuronalen Netzwerkebene hängt maßgeblich von der **strukturellen und funktionellen Vernetzung der beteiligten Hirnregionen** ab, welche durch die Integrität der Nervenfasern und deren Myelinisierungsgrad bestimmt wird. Mit zunehmendem Alter verringern sich sowohl die Nervenverbindungen als auch die Myelinisierung. Besonders betroffen sind die frontalen Assoziationskortizes, die als evolutionsgeschichtlich jüngste Hirnregionen zuerst altern, was zu einem altersbedingten Abbau von frontal nach parietal führt. Parallel dazu kommt es zu Veränderungen der Gehirndurchblutung, insbesondere in den kleineren Gefäßen. Dieser biologische vaskuläre Alterungsprozess wird durch **kardio-vaskuläre Risikofaktoren (v. a. Hypertonus)** verstärkt.

Die spezifischen pathologischen Veränderungen (z. B. β-Amyloid), die zur Entwicklung einer Demenz führen, werden in ➤ Kap. 18.2 ausführlich dargestellt.

3.1.2 Zentrale Konzepte zu kognitiver Resilienz im Alter

Zentrale mechanistische Konzepte zu kognitiver Resilienz im Alter sind die der *„Cognitive Reserve“* (Stern et al. 2023), der **„Scaffolding Theory of Aging and Cognition-Revised“** (STAC-R, Reuter-Lorenz und Park 2024) und das mathematisch hergeleitete Modell genereller und dynamischer Resilienzfaktoren (Wolf et al. 2019). Allen Konzepten gemein ist die Idee, dass sowohl aktive als auch passive kognitive und neuronale Netzwerkmechanismen intrinsische (z. B. Genetik oder Proteostase mit Proteinaggregaten) als extrinsische (psychosoziale Stresserfahrungen, nutritiv-toxische Einflüsse) Belastungen aktiv oder passiv kompensieren. Ebenso wie aktuelle Theorien und Modelle zu (allgemeiner) psychologischer Resilienz (Kalisch et al. 2015), fordern die drei genannten Konzepte inzwischen eine longitudinale (z. T. lebenslange) Betrachtung von Resilienzfaktoren, -mechanismen und -prozessen, welche, auch empirisch belegt, zwingend erforderlich ist (Fischer et al. 2024).

Das **Konzept der kognitiven Reserve („Cognitive Reserve“)** von Stern (2023) befasst sich mit individuellen Unterschieden in kognitiven Verläufen, die mit aktiven Veränderungen der neuronalen Ressourcen oder der Neuropathologie einhergehen. Komplementär dazu ist die Erhaltung des Gehirns *(„Brain Maintenance“)* verantwortlich für individuelle Unterschiede in kognitiven Verläufen, die mit Unterschieden in der Geschwindigkeit der Gehirnveränderung verbunden sind. Im Gegensatz dazu befasst sich die

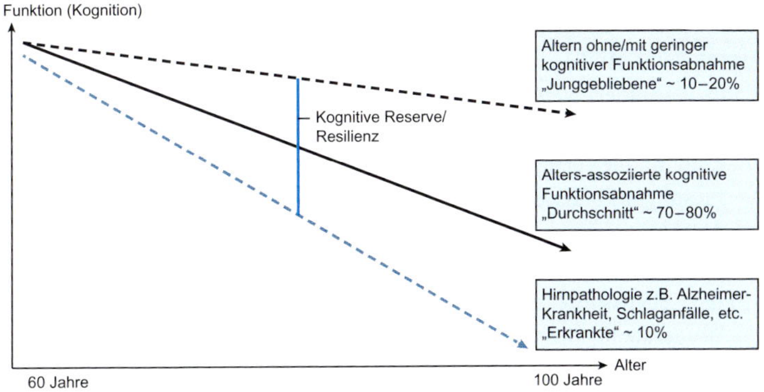

Abb. 3.1 Konzept der kognitiven Reserve [P553, L231]

Hirnreserve *(„Brain Reserve")* mit dem neurobiologischen Zustand des Gehirns (Anzahl der Neuronen, Synapsen usw.) zu einem beliebigen Zeitpunkt. Die Hirnreserve beinhaltet keine aktive Anpassung der funktionellen kognitiven Prozesse. Kognitive Reserve, Gehirnerhaltung und Hirnreserve sind nach diesem Konzept komplementäre Teile kognitiver Resilienz (➤ Abb. 3.1).

Das **Konzept der STAC-R** besagt, dass kognitive Funktionen durch die Aktivierung zusätzlicher (meist frontaler) Hirnareale unterstützt werden können (Reuter-Lorenz und Park 2024). Zentraler Teil einer Reihe von (lebenslangen) Kompensationsmechanismen ist die **„Hemispheric Asymmetry Reduction in Older Adults" (HAROLD)** als funktioneller und struktureller Netzwerkmechanismus. Während junge Erwachsene bei kognitiven Aufgaben hauptsächlich eine Gehirnhälfte nutzen, aktivieren ältere Erwachsene verstärkt beide Hemisphären, um die gleiche Leistung zu erzielen (z. B. Sebastian et al. 2013). Ältere Personen, die eine unilaterale Verarbeitung beibehalten, schneiden in diesen Aufgaben schlechter ab als jene, die bihemisphärische Prozesse nutzen.

Neuere, empirisch getriebene Modelle deuten darauf hin, dass zwischen **globalen Resilienzfaktoren** wie Bildung und **dynamischen Resilienzfaktoren** wie der Größe des Hippocampus in Abhängigkeit von neurodegenerativen Pathologien (z. B. Tau-Belastung), unterschieden werden kann (Wolf et al. 2019). Während globale Faktoren in allen Stadien der Gehirnalterung Schutz bieten, werden dynamische Faktoren erst bei fortschreitender Pathologie relevant. Ein zentraler neuronaler Netzwerkmechanismus ist die strukturelle Netzwerkeffizienz, d. h. das Ausmaß der strukturellen Vernetztheit des Gehirns, das den Erhalt der kognitiven Leistungsfähigkeit trotz β-Amyloid-Belastung voraussagt (Fischer et al. 2021)

Eine zentrale Herausforderung der aktuellen Forschung zu kognitiver Resilienz ist es, herauszufinden, ob und inwieweit aktive **Resilienzmechanismen** wie die kognitive Reserve, HAROLD oder dynamische **Resilienzprozesse** gefördert werden können, um kognitive Resilienz zu stärken. Ein Beispiel für eine gezielt-mechanistische, indizierte Präventionsintervention auf molekularer Ebene ist die Stimulation der Amyloid-α-Sekretase, die das Gleichgewicht von „schlechtem" zu „gutem" β-Amyloid verschiebt und so, im Tierexperiment, die Amyloidpathologie und den kognitiven Abbau verhindert und im Menschen durch Retinoide induzierbar ist (Endres et al. 2014).

3.1.3 Risikofaktoren für kognitiven Abbau und Demenz

Neben der oben beschriebenen Forschung zu den Mechanismen kognitiver Resilienz bietet aktuell vor allem die epidemiologische Forschung evidenzbasierte Ansätze zur Prävention von kognitivem Abbau und Demenz. Zentral ist als Referenz hier der regelmäßig aktualisierte Bericht der Lancet Commission for Dementia prevention, intervention, and care (Livingston et al. 2024, Livingston et al. 2025), wenn auch methodisch sicher nicht unumstritten (Livingston et al. 2025). Die aktuelle Version benennt 14 modifizierbare Risikofaktoren, die fast die Hälfte (45 %) der Demenzfälle verhindern oder verzögern könnte. Für die Alterspsychiatrie relevant sind dabei insbesondere die folgenden, für deren Modifikation auch in der 2. Lebenshälfte noch Evidenz besteht (in Klammern die Prozent Demenzfälle, die durch die Modifikation des Faktors verhindert werden können):

- Früh im Leben:
  - Eine für alle verfügbare qualitativ hochwertige Bildung und Förderung kognitiv stimulierender Aktivitäten in der Lebensmitte zum Schutz der Kognition (5 %)
- In der Lebensmitte (ab der 2. Lebenshälfte):
  - Hörgeräte für Menschen mit Hörverlust und Verringerung schädlicher Lärmbelastung, um Hörverluste zu reduzieren (7 %)
  - Erkennung und Behandlung eines hohen LDL-Cholesterinspiegels ab der Lebensmitte (7 %)
  - Depressionen wirksam behandeln (3 %)
  - Förderung des Tragens von Helmen und Kopfschutz bei Kontaktsportarten und auf Fahrrädern (3 %)
  - Fördern von Bewegung (2 %)
  - Verringerung des Zigarettenkonsums (2 %)
  - Vorbeugung oder Reduzierung von Bluthochdruck und Aufrechterhaltung eines systolischen Blutdrucks von ≤ 130 mm Hg ab einem Alter von 40 Jahren (3 %)
  - Ein gesundes Gewicht halten und Übergewicht sowie Fettleibigkeit (1 %) so früh wie möglich behandeln, was auch zur Vorbeugung von Diabetes (2 %) beiträgt
  - Verringerung des hohen Alkoholkonsums (2 %; z. B. durch Preiskontrolle und stärkere Sensibilisierung für das Ausmaß und die Risiken eines übermäßigen Konsums)
- In höherem Lebensalter:
  - Vorrang für ein altersfreundliches und unterstützendes kommunales Wohnumfeld und Verringerung der sozialen Isolation (5 %) durch Erleichterung der Teilnahme an Aktivitäten und des Zusammenlebens mit anderen
  - Verringerung der Belastung durch Luftschadstoffe (3 %)
  - Screening und Behandlung von Sehkraftverlust (2 %) für alle zugänglich machen

Zudem gibt es gute empirische Evidenz dafür, dass die **Ernährung einen relevanten Modulator des Demenzrisikos** darstellt. Die Datenlage ist mittlerweile konsistent und neuronal-mechanistisch belegt für die sogenannte **mediterrane Diät** (Ballarini et al. 2021), mit der sich die kognitive Leistungsfähigkeit besser aufrechterhalten und das Demenzrisiko reduzieren lässt. Obwohl es eine Reihe positiver Befunde gibt, bleiben die Erkenntnisse für andere Diätanweisungen und Nahrungsergänzungsmittel empirisch schwach oder inkonsistent (Vitamin B, D, C, E, Fischöl, mehrfach ungesättigte Fettsäuren, grüner Tee, Resveratrol).

Ein Beispiel, wie neurokognitive Resilienzmechanismen mit epidemiologisch nachgewiesenen Resilienzfaktoren auch noch innerhalb des Alters differenziell zusammenhängen, ist der **Einfluss von Bewegung auf die Konnektivität** des Gehirns speziell in höherem Lebensalter (Wolf et al. 2020). Dies illustriert auch die Notwendigkeit einer differenzierten Erforschung von Resilienz und Prävention **innerhalb** des höheren Lebensalters.

MERKE
Risiko und Resilienz für kognitive und emotionale Störungen sind auch im Lebensabschnitt über 65 Jahre nicht homogen verteilt. Eine altersspezifische Resilienzförderung und Prävention sind notwendig.

3.2 Emotionale Resilienz im Alter – Resilienz- und Risikofaktoren

Obwohl das Altwerden oft mit negativen psychosozialen Veränderungen verbunden ist, die Selbstwert und soziale Aktivitäten einschränken, weisen ältere Menschen insgesamt ein **hohes Maß an Wohlbefinden und eine erstaunlich gute Lebensqualität** auf (Carstensen und DeLiema 2018). Überraschenderweise ist die Häufigkeit von zumindest schweren Depressionen bei älteren Menschen tendenziell niedriger (Busch et al. 2013) und die selbstberichtete Resilienz sogar größer als bei jüngeren Erwachsenen (Kunzler et al. 2018). Dies lässt die Vermutung zu, dass ältere Menschen **resilienter gegenüber stressbedingten Störungen** sein könnten als jüngere (Kunzler et al. 2018).

Als psychologische Dimension der emotionalen Resilienz im Alter werden altersspezifische emotionale Prozesse wie der **Positivitätseffekt** und die **sozioemotionale Selektivitätstheorie** beschrieben (Carstensen und DeLiema 2018). Im Alter verschiebt sich der Fokus stärker auf positive Reize, unter anderem im stärkeren Bewusstsein der Endlichkeit des Lebens. Studien deuten auf ein steigendes Wohlbefinden im späten mittleren und höheren Erwachsenenalter hin, das sich neueren metaanalytischen Studien zufolge jedoch nur bis etwa 70 Jahre zeigt, was die Notwendigkeit altersspezifischer Forschung unterstreicht (Übersicht in Geschke und Wuttke 2024). Alternative psychologische Mechanismen könnten schlicht Lerneffekte und damit eine Art emotionaler Intelligenz ähnlich der erhöhten kristallinen Intelligenz im Alter sein: Ein langes Leben trainiert eben auch **Resilienzmechanismen** wie die **positive Bewertung** und die **Stressinokulation** und mag so zur verbesserten Resilienz gegenüber Stress bzw. stressassoziierten psychischen Störungen beitragen (Kalisch et al. 2015).

Nichtsdestotrotz sind gerade depressive Störungsbilder, insbesondere in alterstypischer Ausprägung (siehe hierzu auch ➤ Kap. 17 und ➤ Kap. 21.1), ein wesentliches Ziel präventiver Maßnahmen. Depressionen im Alter haben erhebliche negative Folgen wie Funktionseinschränkungen, reduzierte Lebensqualität, kognitive Beeinträchtigungen, soziale Isolation, erhöhte Mortalität und Suizidrate sowie höhere Krankheits- und Pflegekosten.

Als **Risikofaktoren für stressassoziierte Störungen wie Depressionen im Alter** in Deutschland werden unter anderem Alter, Armut, chronische Erkrankungen, Einsamkeit, niedrige Bildung, schlechter subjektiver Gesundheitsstatus, funktionale und kognitive Beeinträchtigungen sowie stressvolle Lebensereignisse genannt. Diese Faktoren erfordern erfolgreiches Coping, um psychisch gesund zu bleiben, und hier können das Wissen über Resilienz und entsprechende Strategien helfen. **Einsamkeit** nimmt einen in der aktuellen Forschung besonders beachteten Risikofaktor ein. **Soziale Kontakt** nehmen zwar insgesamt **mit dem Alter** ab, Einsamkeit zeigt aber einen stark nicht-linearen Verlauf über die Lebensalter **mit der geringsten gefühlten Einsamkeit,** man beachte, **um das 75. Lebensjahr** (Luhmann und Hawkley 2016). Lebenszeitlich ist dies parallel zur Entwicklung des subjektiven Wohlbefindens, was die Notwendigkeit altersspezifischer Forschung unterstreicht.

Ein alternsspezifisch **besonders häufiger psychosozialer Stressor** ist die **Pflege Angehöriger,** vor allem von Menschen mit Demenz. Zahlreiche Studien zeigen ein deutlich erhöhtes biopsychologisches Stressniveau auf sowie ein erheblich erhöhtes Risiko für Depression und kognitiven Abbau (Geschke und Wuttke 2024). Zu den Resilienzfaktoren in dieser Gruppe zählen neben einem starken Gefühl der Selbstwirksamkeit auch eine positive Beziehungsgestaltung, Selbstfürsorge und eine bedarfsgerechte soziale Unterstützung – vorausgesetzt, diese wird von den pflegenden Angehörigen auch akzeptiert (Geschke und Wuttke 2024).

Ein besseres, individuell angepasstes Verständnis der spezifischen Stressbelastung sowie der Mechanismen, die zu resilientem Verhalten beitragen, ist entscheidend. Dies kann helfen, gezielte präventive Unterstützungsprogramme für diese besonders gefährdete Gruppe zu entwickeln. Diese trainierbaren Strategien zur emotionalen Resilienzförderung umfassen unter anderem **„aktiv bleiben"** und **„Positives bewusst wahrnehmen".** Soziale Strategien beinhalten **„sozial verbunden bleiben"** sowie **„Annehmen von Hilfs- und Unterstützungsmöglichkeiten"** (Geschke und Wuttke 2024).

Neben der individuellen Ebene spielen auch gesellschaftliche Faktoren eine Rolle für die Resilienz älterer Menschen. Dazu gehören insbesondere die Wertschätzung älterer Menschen in der Gesellschaft und verbesserte Möglichkeiten zur Teilhabe.

Zusammenfassung

- Die als **kognitive Resilienz** bezeichneten Kompensationsmechanismen gegenüber alters- und hirnpathologieassoziiertem kognitivem Abbau besitzen ein **hohes Potenzial zur Prävention von Demenzerkrankungen.**
- Ältere Menschen besitzen möglicherweise ein **höheres Potenzial für resilientes Verhalten** als Jüngere zur Vermeidung stressassoziierter psychischer Störungen. **Emotionale Resilienz** lässt sich trainieren.
- Es besteht noch **erheblicher Forschungsbedarf** zum besseren Verständnis von **altersspezifischen Resilienzmechanismen** und daraus abzuleitenden präventiven Programmen zur Reduktion psychischer Störungen in der älteren Bevölkerung.

LITERATUR

Ballarini T et al. (2021). Mediterranean Diet, Alzheimer Disease Biomarkers and Brain Atrophy in Old Age. Neurology. 96(24): e2920–e2932.

Baltes PB, Baltes MM (1989). Erfolgreiches Altern: Mehr Jahre und mehr Leben. In: Baltes MM, Kohli M, Sames K (Hrsg.). Erfolgreiches Altern: Bedingungen und Variationen. Bern: Huber: S. 5–10.

Baltes PB, Baltes MM (1990). Psychological perspectives on successful aging: The model of selective optimization with compensation. In: Baltes PB, Baltes MM (Hrsg.). Successful Aging: Perspectives from the Behavioral Sciences. Cambridge: Cambridge University Press (European Network on Longitudinal Studies on Individual Development): S. 1–34.

Busch MA, Maske UE, Ryl L, Schlack R, Hapke U (2013). Prevalence of depressive symptoms and diagnosed depression among adults in Germany: results of the German Health Interview and Examination Survey for Adults (DEGS1). Bundesgesundheitsblatt, Gesundheitsforschung, Gesundheitsschutz 56 (5–6): 733–739.

Carstensen LL, DeLiema M (2018). The positivity effect: a negativity bias in youth fades with age. Current opinion in behavioral sciences. 19: 7–12.

Endres K et al. (2014). Increased CSF APPs-α levels in patients with Alzheimer disease treated with acitretin. Neurology 83 (21): 1930–1935.

Fischer FU, Gerber S, Tüscher O (2024). Mathematical model of the Alzheimer's disease biomarker cascade demonstrates statistical pitfall in identifying surrogates of cognitive reserve. iScience 27 (11): 111188.

Fischer FU, Wolf D, Tüscher O, Fellgiebel A (2021): Structural Network Efficiency Predicts Resilience to Cognitive Decline in Elderly at Risk for Alzheimer's Disease. Frontiers in aging neuroscience. 13: 637002.

Geschke K, Wuttke A (2024). Positives Altern – Wie geht das? Zeitschrift für Gerontologie und Geriatrie. 57(3): 179–185.

Kalisch r et al. (2017). The resilience framework as a strategy to combat stress-related disorders. Nature human behaviour 1(11): 784–790.

Kalisch R, Müller MB, Tüscher O (2015). A conceptual framework for the neurobiological study of resilience. The Behavioral and brain sciences. 38: e92.

Kunzler AM et al. (2018). Construct Validity and Population-Based Norms of the German Brief Resilience Scale (BRS). European journal of health psychology. 25(3): 107–117.

Livingston G et al. (2024). Dementia prevention, intervention, and care: 2024 report of the Lancet standing Commission. Lancet. 404(10452): 572–628.

Livingston G et al. (2025). Reflections on The Lancet's Commission on dementia prevention, intervention, and care - Authors' reply. Lancet. 405(10479): 625–626.

López-Otín C, Blasco MA, Partridge L, Serrano M, Kroemer G (2023). Hallmarks of aging: An expanding universe. Cell. 186(2): 243–278.

Luhmann M, Hawkley LC (2016): Age differences in loneliness from late adolescence to oldest old age. Developmental psychology. 52(6): 943–959.

Menassa M et al. (2023). Concepts and definitions of healthy ageing: a systematic review and synthesis of theoretical models. EClinicalMedicine 56: 101821.

Mendoza-Núñez VM, Mendoza-Soto AB (2024). Is Aging a Disease? A Critical Review Within the Framework of Ageism. Cureus. 16(2): e54834.

Park DC, Reuter-Lorenz P (2009). The adaptive brain: aging and neurocognitive scaffolding. Annual review of psychology. 60: 173–196.

Park DC, Reuter-Lorenz P (2024). Cognitive aging and the life course: A new look at the Scaffolding theory. Current opinion in psychology. 56: 101781.

Sebastian A et al. (2013). Differential effects of age on subcomponents of response inhibition. Neurobiology of aging. 34(9): 2183–2193.

Stern Y et al. (2023). A framework for concepts of reserve and resilience in aging. Neurobiology of aging. 124: 100–103.

Wolf D et al. (2020). The Impact of Age on the Association Between Physical Activity and White Matter Integrity in Cognitively Healthy Older Adults. Frontiers in aging neuroscience. 12: 579470.

Wolf D, Fischer FU, Fellgiebel A (2019). A methodological approach to studying resilience mechanisms: demonstration of utility in age and Alzheimer's disease-related brain pathology. Brain imaging and behavior. 13(1): 162–171.

Wolf D et al. (2014). Age-related increases in Stroop interference: delineation of general slowing based on behavioral and white matter analyses. Human brain mapping. 35(5): 2448–2458.

KAPITEL

4 Sozialpsychiatrische Konzepte und ambulante Versorgungsstrukturen

Anna Hegedüs, Melina Hasler, Armin von Gunten, Claudia Lötscher

Die **Sozialpsychiatrie** ist eine Arbeits- und Betrachtungsweise innerhalb der Psychiatrie, die anstrebt, das soziale Umfeld von psychischen Störungen mit zu verstehen und mit einzubeziehen (Ciompi et al. 2011). Die sozialen Bezüge und die familiären und gesellschaftlichen Lebensumstände der Patientinnen und Patienten werden gleichberechtigt neben den biologischen Aspekten berücksichtigt.

4.1 Sozialpsychiatrie

Die angemessene **fachliche und soziale Begleitung** psychisch erkrankter älterer Menschen außerhalb der Klinik geschieht in der Regel in Versorgungsstrukturen, die nach sozialpsychiatrischen Modellen konzipiert sind. Der große Nutzen sozialpsychiatrischer Arbeit besteht darin, dem Menschen in seinem bio-psycho-sozialen Lebenskontext zu begegnen (Ciompi et al. 2011). Das bedeutet, die sozialen Dimensionen des Leids mit den bio-psychopathologischen Aspekten zu begreifen und einen Zugang zu den individuellen Lebenswelten des psychisch erkrankten Menschen und seiner Angehörigen[1] zu gewinnen. Damit trägt die Sozialpsychiatrie zur Förderung der Teilhabe und Integration von Betroffenen in die Gesellschaft bei und unterstützt die Wahrung von Würde und Autonomie, wie sie in der UN-Behindertenrechtskonvention (UN-BRK) gefordert werden.

MERKE

Die sozialpsychiatrische Arbeit unterstützt psychisch akut oder chronisch erkrankte Menschen darin, ein Leben als integriertes Mitglied der Gesellschaft zu führen. Sie betrachtet die Wechselbeziehungen zwischen sozialen, psychologischen und biologischen Komponenten und integriert das soziale Umfeld (wie Angehörige, Hobbies, Wohnen etc.) in die Behandlung (Clausen und Eichenbrenner 2016).

4.1.1 Sozialpsychiatrisches Denken und Handeln

Eine psychische Erkrankung ist häufig auch mit einer psychosozialen Notlage verbunden, die einen Ort der

[1] Mit Angehörigen werden alle verwandten, vertrauten, nahestehenden oder freundschaftlichen Beziehungen eines Menschen umschrieben.

Begegnung, Begleitung und Unterstützung erfordert. Ein umfassendes sozialpsychiatrisches Konzept verfolgt das Ziel, die Lebenssituation von Menschen mit psychischen Erkrankungen zu verstehen, zu respektieren und, wenn möglich, zu erhalten oder zu verbessern (Clausen und Eichenbrenner 2016).

Sozialpsychiatrisches Denken und Handeln betrachtet den Menschen ganzheitlich in seinem sozialen Umfeld und setzt eine personzentrierte Haltung sowie eine konsequente Parteinahme für die Betroffenen und ihre Angehörigen voraus. Dadurch wird der gesellschaftlichen Ausgrenzung von Menschen mit psychischen Beeinträchtigungen entgegengewirkt (Clausen und Eichenbrenner 2016; Gühne et al. 2019).

Gesundheit und Krankheit werden aus sozialpsychiatrischer Sicht nebeneinander und nicht getrennt voneinander betrachtet. Dabei werden sowohl die therapeutischen Möglichkeiten als auch das Verständnis für die Entstehung psychischer Erkrankungen und deren Auswirkungen auf den Alltag in die Behandlung einbezogen (Clausen und Eichenbrenner 2016).

Die Arbeitsweise ist geprägt durch eine Recovery-orientierte und personzentrierte Haltung, die Empowerment, Partizipation und Inklusion fördert (➤ Box 4.1). Ziel ist es, gemeinsam mit der betroffenen Person individuelle Lebensqualität und Wohlbefinden, soziale Einbindung und Alltagsbewältigung zu erreichen oder zu erhalten (Schöny 2018). Dabei wird ein ausgewogenes Zusammenspiel biologischer, psychologischer und sozialtherapeutischer Methoden angestrebt. Trialogische Ansätze können diesen Fokus stärken: In einem partnerschaftlichen Austausch zwischen Betroffenen, Angehörigen und Fachpersonen entsteht ein umfassendes Verständnis der Erkrankung und der individuellen Bedürfnisse, was eine gezielte Unterstützung und Versorgung ermöglicht (Schöny 2018).

BOX 4.1

Begriffserklärungen

- **Recovery** („Genesung") beschreibt einen Prozess von persönlichem Wachstum und Entwicklung. In diesem lernen Betroffene, die persönlichen, sozialen und gesellschaftlichen Folgen einer psychischen Erkrankung so zu gestalten, dass sie trotz und mit der Erkrankung ein erfülltes, sinnhaftes und selbstbestimmtes Leben führen können (Gühne et al. 2019).
- **Personzentrierung** stellt den Menschen mit seiner Biografie, seinen Ressourcen, Zielen und Wünschen in den Mittelpunkt und nicht die Symptome oder gar die Krankheit. Die Beziehung zu den Betroffenen ist gekennzeichnet durch positive Wertschätzung, Empathie und Kongruenz (Echtheit, Wahrhaftigkeit, Respekt). Unterstützungsleistungen werden ausgehend von den Bedürfnissen der betroffenen Person entwickelt.
- **Empowerment** wird als Selbstbefähigung oder Selbstermächtigung verstanden (Schöny 2018). Selbstbestimmung und Autonomie der Betroffenen stehen im Vordergrund, sowie die Orientierung an den individuellen Ressourcen und Kompetenzen.
- **Inklusion** bezieht sich auf die Teilhabe und die Einbindung in die Gesellschaft. Ziel ist es, ein möglichst selbstbestimmtes Leben zu führen, bei dem notwendige Unterstützung bereitgestellt wird (Schöny 2018).

4.1.2 Sozialpsychiatrie im Alter

Sozialpsychiatrische Ansätze sind auch im Alter wichtig, da neben den psychischen auch altersbedingte, körperliche Beeinträchtigungen auftreten können. Somatische Erkrankungen stehen im Alter oft im Vordergrund, weshalb psychische Symptome häufig übersehen oder dem Alter selbst zugeschrieben werden. Die Erkennung und differenzierte Diagnostik sind essenziell, um eine adäquate Behandlung zu gewährleisten (Leyhe et al. 2018).

Zu den zentralen Herausforderungen im höheren Lebensalter gehören funktionelle Beeinträchtigungen, die Bewältigung chronischer Erkrankungen sowie Multimorbidität. Gleichzeitig erhöhen Einsamkeit, der Verlust nahestehender Personen, chronische körperliche Erkrankungen und Armut das Risiko für psychische Erkrankungen (Thoma et al. 2023). Viele ältere und hochaltrige Menschen sind nicht mehr in der Lage, schwerwiegende – gesundheitliche – Herausforderungen eigenständig zu bewältigen (Gühne et al. 2019).

Im höheren Lebensalter – und vor allem bei langer Wohndauer – erhalten Wohnung und näheres Wohnumfeld eine große emotionale Bedeutung und werden zu einem zentralen, vertrauten Teil des eigenen Lebens. Der Verbleib im eigenen Haus oder in der eigenen Wohnung bedeutet gerade für hilfs- und pflegebedürftige Personen die Wahrung der Intimsphäre und die Möglichkeit, das Leben nach eigenen Rhythmen und Vorstellungen zu gestalten (Bundesministerium für Familie, Senioren, Frauen und Jugend 2025). Daher sollten Pflege, Betreuung und Therapie möglichst im häuslichen Umfeld stattfinden, um den Wünschen der Betroffenen und ihrer Angehörigen gerecht zu werden.

Wohnortnahe Versorgungsangebote, eine kontinuierliche Betreuung sowie eine wertschätzende, personzentrierte, Recovery-orientierte therapeutische Haltung sind essenzielle Elemente der sozialpsychiatrischen Versorgung älterer Menschen. Dabei sollte stets auch die Gesundheit pflegender Angehöriger im Blick bleiben (Gühne et al. 2019). Denn Angehörige sind oft schon über Jahre hinweg verfügbar, unterstützen die betroffene Person und stoßen dabei nicht selten an ihre physischen und psychischen Grenzen. Angehörige von Demenzbetroffenen etwa ziehen sich häufig aus dem sozialen Leben zurück, weshalb sie in die Behandlung einbezogen und gezielt entlastet werden sollten. Gleichzeitig muss vermieden werden, dass ihre häusliche Belastung weiter steigt.

4.2 Ambulante Versorgungsstrukturen

Der Artikel 25 der UN-BRK regelt das Recht von Menschen mit Behinderungen auf das erreichbare Höchstmaß an Gesundheit ohne Diskriminierung. Gefordert werden Gleichberechtigung, eine möglichst gemeindenahe Versorgung und Leistungen zur Behandlung, aber auch Früherkennung und Frühintervention, um Behinderung möglichst gering zu halten. In den deutschsprachigen Ländern zeigt die Versorgungslage noch Mängel auf, wie z. B. fehlender Zugang, Gewalt und Missbrauch bei/in Heimunterbringungen, Mangel einer umfassenden Versorgung und Unterstützung für ein unabhängiges Leben in der Gemeinschaft, Hindernisse bei der Wahl des Wohnortes und von Unterstützungsdiensten. Zur Umsetzung der Forderungen der UN-BRK braucht es niederschwellige Versorgungsstrukturen, welche mit verschiedenen ambulanten Angeboten flächendeckend und ohne Zwang Betroffene erreichen (Richter et al. 2024).

Für die ambulante Versorgung von älteren Menschen mit psychischen Erkrankungen gibt es eine breite Palette an **gemeindepsychiatrischen Versorgungsmodellen,** welche sich in den letzten Jahren weiterentwickelt und differenziert hat. Gemeindeintegrierte Behandlungen bieten gegenüber einer vollstationären Akutbehandlung häufig Vorzüge. Sie schneiden weniger tiefgreifend in das Alltagsleben der Betroffenen ein, sind weniger stigmatisierend, können stationäre Behandlungszeiten reduzieren und die Behandlungsbereitschaft und Lebensqualität verbessern (Clausen und Eichenbrenner 2016).

Ein gemeindeintegriertes Versorgungssystem ist die Basis für ein kontinuierliches Ineinandergreifen verschiedener Präventions-, Behandlungs- und Rehabilitationsmaßnahmen und damit für eine insgesamt ganzheitlichere Versorgung (Renz und Meinck 2018). Das wären z. B. gestufte Behandlungsansätze **(Stepped Care,** ➤ Abb. 4.1), welche eine auf den Schweregrad und die Präferenzen der Betroffenen und Angehörigen angepasste Unterstützung anbietet, außerdem pflegegeleitete Angebote wie die ambulante psychiatrische Pflege, stationsäquivalente Behandlungen (StäB), oder auch Konsiliar- und Liaisondienste oder integrative Behandlungskonzepte in Form von Case Management oder präventiven Hausbesuchen (Martin et al. 2019).

➤ Abb. 4.1 gibt eine Idee über eine mögliche stufengerechte Behandlung und welche aufsuchenden Behandlungsangebote wie und zu welchem Zeitpunkt eingesetzt werden sollten.

Nachfolgend werden verschiedene ambulante Versorgungsmodelle für ältere Menschen mit psychischer Erkrankung beschrieben.

4.2.1 Pflegegeleitete Modelle

Pflegefachpersonen bilden die größte Berufsgruppe in der mobilen psychiatrischen Versorgung. Die ambulante psychiatrische Pflege ist auch ein zentraler Bestandteil der Sozialpsychiatrie, da sie deren Grundprinzipien – wie die Unterstützung in der Lebenswelt der Betroffenen, personzentrierte und Recovery-orientierte Ansätze sowie die Förderung von Empowerment und Inklusion – unmittelbar umsetzt.

Ambulante psychiatrische Pflege findet mehrheitlich im häuslichen Umfeld der Betroffenen statt und gilt als ein niederschwellig zugängliches, personzentriertes Angebot. Die Versorgung erfolgt durch öffentliche oder private Spitexorganisationen (Spitex = spitalexterne Pflege) sowie von freiberuflich tätigen Pflegefachpersonen. Bereits 2018 wurde in der Schweiz rund 78 % der mobilen psychiatrischen

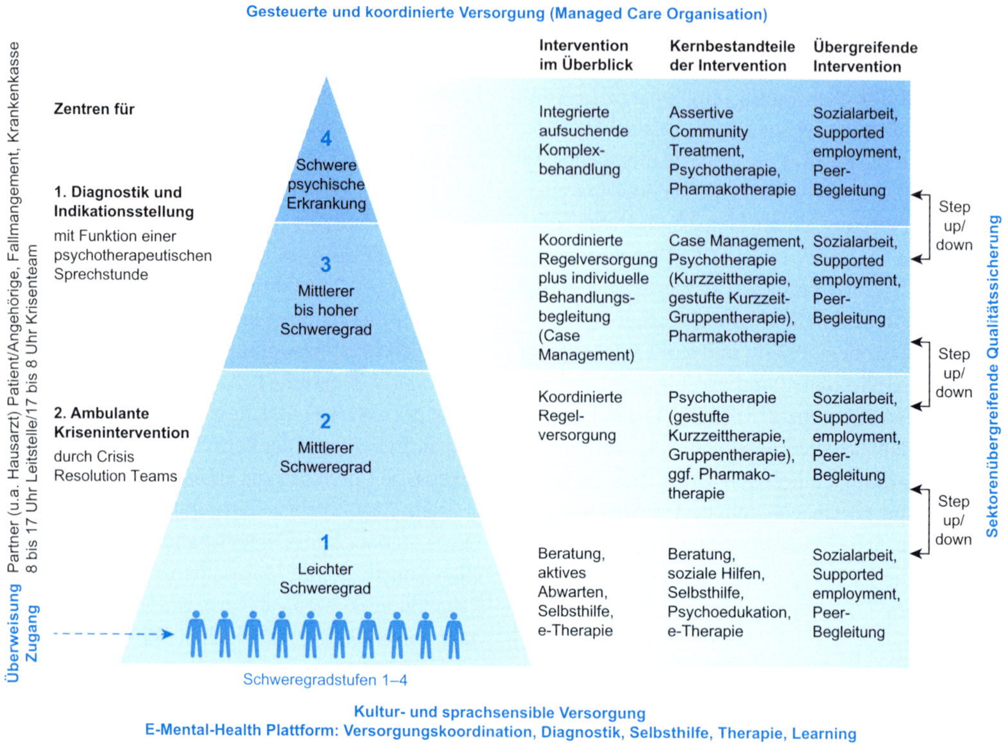

Abb. 4.1 RECOVER-Modell des Universitätsklinikums Hamburg-Eppendorf [T1089, L231]

Versorgung durch diese Anbieter erbracht (Stocker et al. 2018).

Die ambulante psychiatrische Pflege orientiert sich an gemeinsam mit den Betroffenen und Angehörigen vereinbarten Zielen. Sie verfolgt Ansätze, die auf die Förderung, Stabilisierung und Verbesserung des psychischen Gesundheitszustands der Betroffenen ausgerichtet sind. Dabei stehen sowohl die Bewältigung der psychischen Erkrankung als auch die Unterstützung bei der Entwicklung individueller Bewältigungsstrategien im Fokus (Expertengruppe Psychiatriespitex 2025). Besonders ältere Menschen, welche möglicherweise bereits wegen körperlichen Einschränkungen in Kontakt mit der Spitex sind oder waren, können einen niederschwelligen Zugang zur psychiatrischen Pflege erhalten. So können psychische Beschwerden frühzeitig erkannt und die spezialisierten psychiatrischen Pflegefachpersonen involviert werden.

Der internationale Forschungsstand zur Wirksamkeit ambulanter psychiatrischer Pflege ist bisher begrenzt. Die wenigen vorhandenen Studien liefern widersprüchliche Ergebnisse, und die Qualität der Untersuchungen wird häufig als unzureichend eingestuft. Eine aktuelle Studie aus der Schweiz bietet jedoch neue Erkenntnisse. Durch die Analyse von Routinedaten konnte gezeigt werden, dass die psychiatrische Spitex das Risiko einer psychiatrischen Hospitalisierung signifikant reduzieren konnte (Hegedüs und Richter 2025).

In Zukunft werden auch vermehrt Pflegerollen mit erweiterter Expertise im sozialpsychiatrischen Setting eingesetzt, wie beispielsweise **Advanced Practice Nurses** (APN). Eine APN ist eine Pflegefachperson, die sich durch akademische Ausbildung Expertenwissen, Fähigkeiten zur Entscheidungsfindung bei hoch komplexen Sachverhalten und klinische Kompetenzen für eine erweiterte pflegerische Praxis angeeignet hat (DBfK, ÖGKV und SBK 2013). APN mit Spezialisierung in psychiatrischer Pflege arbeiten u. a. in Spitexorganisationen, Konsiliar- und Liaisondiensten, in Arztpraxen und Gesundheitszentren.

4.2.2 Multiprofessionelle Teams

In den letzten Jahren haben sich multiprofessionelle Teams etabliert, die schwer psychisch erkrankte Menschen begleiten und eine kurzfristige Akutbehandlung im häuslichen Umfeld anbieten, sogenannte **Home Treatment-Teams** (in Deutschland auch Stationsäquivalente Behandlung, StäB, genannt). Ergänzend dazu gewährleisten **Assertive Community Treatment Teams** eine längerfristige nachgehende Betreuung.

Home Treatment kann eine Alternative zur stationären Behandlung für Betroffene mit akuten psychischen Erkrankungen bieten. Multiprofessionelle, mobile Teams sorgen für eine durchgehende Verfügbarkeit und mehrmals tägliche Hausbesuche (Mötteli et al. 2021). Das Team begleitet die Betroffenen in ihrem gewohnten Lebensumfeld und unterstützt sie im Umgang mit ihrer Erkrankung. Äquivalent zu einer psychiatrischen Akutstation werden Assessments, psychotherapeutische Interventionen, medikamentöse und pflegerische Versorgung, Ergotherapie sowie Unterstützung durch Fachkräfte der Sozialen Arbeit angeboten. In Deutschland gehört Home Treatment/StäB zur Regelfinanzierung. Dies ermöglicht es allen Krankenhäusern mit Pflichtversorgung, Behandlung im Lebensumfeld anzubieten. Diese werden gefördert, insbesondere wenn es der Behandlungskontinuität dient oder aus Gründen der Wohnortnähe sachgerecht ist (Mötteli et al. 2021). Die Möglichkeit der Erbringung stationsäquivalenter Leistungen im Lebensumfeld der Patienten stellt eine Ergänzung der aktuell bestehenden Versorgung von Menschen mit psychischen Erkrankungen dar.

Das **Assertive Community Treatment** (ACT) ist eine evidenzbasierte, intensive und gemeindenahe Versorgung für Menschen mit schweren psychischen Erkrankungen, die wiederholte stationäre Aufenthalte hinter sich haben. Im Laufe der letzten Jahrzehnte hat sich ACT erfolgreich weiterentwickelt. Durch das Ermöglichen von eigenständigem Wohnen, Arbeit und Ausbildungen und den Einbezug des sozialen Netzwerks werden die Betroffenen in die Gemeinschaft (wieder-)eingegliedert. Wie auch im Home Treatment, sind ACT-Teams multiprofessionell und vereinen unter anderem die Fachdisziplinen der Pflege, Medizin, sozialen Arbeit und Psychologie (Thorning und Dixon 2020).

Neben diesen intensiven Versorgungsmodellen gibt es auch gerontopsychiatrische oder geriatrische **Tagesstätten** oder **Ambulatorien.** Einige Tagesstätten weisen ein niederschwelliges Angebot und Zugänge auf, andere machen Angebote für feste, geschlossene Patientengruppen. Ziel der Tagesstätten sind Aufbau und/oder Erhalt einer aktivierenden Tagesstruktur sowie die Entlastung des sozialen Umfelds (Clausen und Eichenbrenner 2016). Gerontopsychiatrische Ambulatorien bieten Gedächtnissprechstunden, ambulante Therapiegruppen wie Kunst-, Musik- sowie Bewegungstherapien an, welche die persönlichen Ressourcen und Fähigkeiten der Betroffenen fördern. Zudem vermitteln Beratungsstellen Wissen, dienen zur Früherkennung von psychischen Erkrankungen und unterstützen Angehörige sowie Fachpersonen.

MERKE

Angebote der multiprofessionellen Teams zusammengefasst:

- Multiprofessionelle Teams bestehen u. a. aus Pflegefachpersonen, Ärztinnen und Ärzten, Psychologen und Psychologinnen, Fachkräften der Sozialen Arbeit und weiteren therapeutischen Berufen.
- Im aufsuchenden/mobilen Setting ist das Assertive Community Treatment (ACT) und das Home Treatment, auch stationsäquivalente Behandlung (StäB) genannt, angesiedelt.
- Ambulante multiprofessionelle Behandlungen ermöglichen den Betroffenen, stationäre Aufenthalte zu verkürzen bzw. zu verhindern.
- Ambulatorien und Tagesstätten sind Teil des psychosozialen Angebots für ältere Menschen.

4.2.3 Konsiliar- und Liaisontätigkeit

Psychische Belastungen treten häufig als Folge körperlicher Erkrankungen auf, können aber auch umgekehrt durch psychische Störungen ausgelöst werden, die zu somatischen Folgeproblemen führen (Hepp 2022). Diese wechselseitige Beziehung stellt eine erhebliche Herausforderung dar: eine geringere Therapietreue, längere Krankenhausaufenthalte, häufigere Rehospitalisationen und damit verbundene höhere Behandlungskosten. Diese Problematik verdeutlicht die Notwendigkeit von **Konsiliar- und Liaisondiensten,** um eine umfassende und koordinierte Versorgung sicherzustellen (Hepp, 2022).

Der **Konsiliardienst** unterstützt die behandelnden Fachpersonen durch Beratung und Behandlungsempfehlungen. Im Rahmen eines Konsilangebots werden Therapien gemeinsam formuliert und interdisziplinär umgesetzt (La Marca-Ghaemmaghami et al. 2021). Ein altersmedizinisches Konsilium umfasst in der Regel geriatrische, neurologische und psychiatrische Aspekte. Besonders in komplexen, herausfordernden Situationen, in denen psychiatrische und somatische Symptome sich gegenseitig beeinflussen oder schwer voneinander zu unterscheiden sind, können geriatrische Assessments und eine gezielte Abklärung durch Fachspezialisten wertvolle Unterstützung bieten.

4

Die **Liaisonarbeit** unterscheidet sich vom Konsiliardienst durch regelmäßige Präsenz der Liaisonmitarbeitenden auf einer Abteilung oder in einem Team auch ohne vorliegende ärztliche Verordnung. Im Gegensatz zum Konsiliardienst sehen die Liaisonmitarbeitenden alle Patienten und identifizieren gemeinsam mit dem Team diejenigen, die eine gerontopsychiatrische Beratung benötigen. Darüber hinaus umfasst die Liaisonarbeit auch die Weiterbildung des Personals, etwa durch Schulungen oder Fallbesprechungen, was zur Verbesserung der interdisziplinären Versorgung beiträgt (La Marca-Ghaemmaghami et al. 2021).

Die wissenschaftliche Evidenz zeigt, dass Konsiliar- und Liaisondienste kosteneffizient sind und die Aufenthaltsdauer verkürzen, wenn sie frühzeitig in Anspruch genommen werden (Wood und Wand 2014). Das Fachpersonal kann durch einen Liaisondienst, der niederschwellig und eingegliedert im Behandlungsteam mitwirkt, entlastet werden (Hepp 2022).

4.2.4 Case Management

Die Versorgung älterer psychisch erkrankter Menschen ist medizinisch, pflegerisch und psychosozial komplex. Aufgrund der Mehrdimensionalität psychischer und psychosozialer Krisen sind von Anfang an verschiedene Professionen in die Betreuung involviert. Dabei entstehen die größten Herausforderungen häufig an den Schnittstellen zwischen unterschiedlichen Settings, Sektoren und Regelungen der Sozialgesetzbücher. Eine **enge interprofessionelle Zusammenarbeit** ist daher essenziell, um die Versorgungsqualität für ältere Menschen mit psychischen Erkrankungen sicherzustellen.

Zur Bewältigung dieser Komplexität eignet sich das Case Management. Case Management ist eine Methode zur strukturierten und koordinierten Gestaltung von Unterstützungs- und Beratungsprozessen. In einem systematisch geführten, kooperativen Prozess werden Betroffene ressourcen- und lösungsorientiert unterstützt und erhalten auf ihren individuellen Bedarf abgestimmte Dienstleistungen (Netzwerk Case Management 2022).

Case Manager arbeiten in unterschiedlichen Settings; darunter sind Krankenhäuser, häusliche Pflegedienste, Krankenversicherungen, Medizinische Versorgungszentren und Pflegestützpunkte. Der Erfolg des Case Managements hängt maßgeblich von der Zusammenarbeit der involvierten Berufsgruppen ab, die über Sektorgrenzen hinweg Hand in Hand arbeiten und die individuellen Bedürfnisse ihrer Patientinnen und Patienten konsequent in den Mittelpunkt stellen.

Ziel des Case Managements ist es, die **Grenzen zwischen Organisationen und Professionen zu überwinden** und eine organisationsübergreifende Steuerung des Unterstützungsprozesses zu gewährleisten. Durch diese koordinierte Zusammenarbeit kann eine bessere Steuerung und Integration der Versorgung erreicht werden, was insbesondere für ältere Menschen mit komplexen Krankheitsbildern von großer Bedeutung ist. Betroffene sollen dabei unterstützt werden, relevante formelle und informelle Ressourcen zu nutzen. Angehörige und Fachpersonen werden befähigt, unter komplexen Bedingungen Hilfsangebote abzustimmen und die vorhandenen Ressourcen optimal zu verwenden. Dazu gehören unter anderem die Gestaltung des Wohnumfelds, die Förderung eines sozialen Netzwerks und die Einbindung in öffentliche soziale Angebote. Auch Interventionen, die Strukturen an die individuellen Bedürfnisse älterer Menschen mit psychischen Erkrankungen anzupassen versuchen, spielen eine wichtige Rolle (Dörr 2020).

Im wissenschaftlichen Diskurs gilt das Case Management als vielversprechender, effektiver und effizienter Ansatz. Studien belegen, dass es den Schweregrad von Depressionen und die damit einhergehenden Beeinträchtigungen bei älteren Menschen reduzieren kann (Hollister et al. 2022). Bei Menschen mit Demenz kann Case Management mittelfristig sowohl die Einweisungsraten in Pflegeheime als auch die Gesamtkosten der Gesundheitsversorgung senken (Reilly et al. 2014).

4.2.5 Beratung

Die zugehende, mobile Beratung oder präventive Hausbesuche sind eine spezielle Art von Entlastungsangeboten und bieten (Kurz-)Beratungen hinsichtlich der Integration im häuslichen Setting von psychisch erkrankten älteren Patientinnen und Patienten und bei Menschen mit Demenz an. Zielgruppen sind sowohl Betroffene wie auch deren Angehörige oder Fachpersonen. Coaching und Begleitung in herausfordernden Situationen sind ebenso das Ziel, wie die Beziehung zu den Betroffenen und ihren Angehörigen aufzubauen und zu pflegen.

Zugehende Beratungsangebote zielen darauf ab, den Zugang zu einer schwer erreichbaren Gruppe zu ermöglichen. Bei der zugehenden oder mobilen Beratung besucht die beratende Person die betroffene Person meist Zuhause. Dort erfolgt eine möglichst umfassende Analyse und Integration vorhandener sozialer Netzwerke, des Wohnumfeldes, des Gesundheitszustands, der Selbstpflegekompetenz und der Gemeinwesensqualität. Mit der proaktiven, frühen, bzw. präventiven Einleitung und lang andauernden Aufrechterhaltung des Kontakts zu den Betroffenen und Angehörigen soll möglichst der ganze Krankheitsprozess begleitet werden (Renz und Meinck 2018).

In diversen Befragungen erleben die Angehörigen die aufsuchende Beratung als situativ, kognitiv und emotional stärkend. Sie fühlen sich unterstützt und besser im Stande, mit krankheitsbedingten Veränderungen im Alltag umzugehen. Dies kann zur Stabilisierung der häuslichen Betreuung beitragen (Martin et al. 2019).

4.2.6 Peer-Begleitung

Peerarbeit ist ein zentraler Bestandteil der Sozialpsychiatrie (Schöny 2018). **Peers** – auch als Genesungsbegleitende oder Expertinnen oder Experten aus Erfahrung bezeichnet – sind Menschen mit eigener Krankheitserfahrung, die Betroffene unterstützen. Sie haben eine spezielle Weiterbildung, wie „EX-IN“ (Experten durch Erfahrung in der Psychiatrie) oder „Angehörigenbegleitung“ absolviert und arbeiten sowohl stationär als auch ambulant, etwa in Spitexorganisationen (Burr et al. 2024). Zur Unterstützung von Angehörigen gibt es zunehmend sogenannte „Angehörigenpeers“. Dabei handelt es sich um nahestehende Personen, die durch eigene Erfahrungen mit psychischen Erkrankungen im sozialen Umfeld andere Angehörige unterstützen.

Ziel der Peerarbeit ist es, Betroffene in ihrer individuellen Genesung zu unterstützen, basierend auf ihren persönlichen Bedürfnissen und frei von Vorurteilen. Die Aufgaben von Peers umfassen emotionale Unterstützung, Hilfe beim Verstehen der eigenen Erfahrungen, Unterstützung beim Zugang zu Sozialleistungen und Aktivitäten zur Förderung der sozialen Teilhabe sowie Interessenvertretung und Sensibilisierungsarbeit (World Health Organization 2021). Sie helfen etwa bei der Wohnungssuche, der beruflichen Eingliederung oder der Förderung gesunder Gewohnheiten wie Bewegung und Selbstfürsorge (Burr et al. 2024). Peers tragen durch ihre Arbeit dazu bei, soziale und unterstützende Netzwerke aufzubauen, und stärken Hoffnung sowie die Fähigkeit zur Selbsthilfe bei den Betroffenen (World Health Organization 2021).

Studien zur Wirkung von Peerarbeit konnten zeigen, dass sie einen signifikant positiven Effekt auf Recovery, Hoffnung und das Empowerment der Betroffenen hatte, aber keinen oder nur einen geringen Einfluss auf die klinischen Symptome oder die Inanspruchnahme von Dienstleistungen (White et al. 2020).

4.2.7 *Caring Communities*

Caring Communities („sorgende Gemeinde/Gemeinschaft“) können eine Ergänzung zu den oben erwähnten professionellen Angeboten darstellen. Ihr Ziel ist es, die Solidargemeinschaft zu stärken und gesellschaftspolitische Herausforderungen wie Einsamkeit im Alter anzugehen. Sie schaffen gemeinsame Räume, fördern Netzwerke und stärken das Miteinander. Dabei liegt der Fokus auf der geteilten Verantwortung aller Beteiligten innerhalb einer Gemeinde sowie auf der Förderung sozialer Teilhabe. Im Gegensatz zu gezielten Maßnahmen für bestimmte (marginalisierte) Gruppen richten sich Caring Communities an alle Menschen innerhalb einer Gemeinschaft (Wegleitner und Schuchter 2021). Die Verantwortung für andere und sich selbst wird gemeinschaftlich getragen. Mit ihrem integrativen und inklusiven Ansatz entsprechen sie dem Grundgedanken der Sozialpsychiatrie.

Caring Communities haben einen **präventiven Nutzen,** da lokale Unterstützungsangebote bekannter werden und die Hemmschwellen sinken, Hilfe anzunehmen. Die Gesundheitskompetenzen werden erweitert und der zwischenmenschliche Zusammenhalt gestärkt. Im Hinblick auf den Aspekt Alter(n) möchten Caring Communities zum Umdenken anregen und positive Assoziationen mit der Thematik verknüpfen, indem ältere Menschen ihre Lebenserfahrungen teilen und im sozialen Geschehen partizipieren können (Wegleitner und Schuchter 2021).

Professionelle, gerontopsychiatrische Angebote und Caring Communities ergänzen sich wechselseitig. Während professionelle Hilfesysteme gezielte Unterstützung und Fachwissen bereitstellen, erweitern Caring Communities das soziale Netzwerk und stärken informelle Unterstützungssysteme.

Zusammenfassung

- Bei der Versorgung von älteren Menschen mit psychischen Erkrankungen spielen komplexe Interaktionen zwischen Patientenmerkmalen, Gesundheitsfaktoren und sozioökonomischen Variablen eine Rolle.
- Die sozialpsychiatrische Haltung ist **personzentriert und Recovery-orientiert.** Sie fokussiert auf Empowerment, individuelle Lebensqualität und die aktive Teilhabe Betroffener, basierend auf deren Ressourcen und Bedürfnissen.
- Nicht nur der objektiv feststellbare Schweregrad einer Erkrankung, sondern auch die Belastbarkeit des Unterstützungsnetzwerks entscheidet über das Aufrechterhalten der ambulanten Versorgungssituation von älteren Menschen.
- Die **Begleitung Angehöriger** ist integraler Bestandteil sozialpsychiatrischer Behandlung und Begleitung.
- Gemeindeintegrierte Behandlungen schneiden weniger tiefgreifend in das Alltagsleben der Betroffenen ein und sind weniger stigmatisierend als stationäre Behandlungen.
- Pflegegeleitete Modelle, multiprofessionelle Teams, Konsiliar- und Liaisondienste, Case Management, Peer-Begleitung, Beratungen und Caring Communities sind effektive Maßnahmen der sozialpsychiatrischen Versorgung.

LITERATUR

Bundesministerium für Familie, Senioren, Frauen und Jugend (2025). Neunter Bericht zur Lage der älteren Generation in der Bundesrepublik Deutschland Alt werden in Deutschland – Vielfalt der Potenziale und Ungleichheit der Teilhabechancen. www.bmfsfj.de/resource/blob/254238/0d174579dacc7e92f965d1205f56659d/neunter-altersbericht-bundestagsdrucksache-data.pdf (letzter Zugriff: 20.05.2025)

Burr C, Ambord N, Rühle Andersson S, Hasler M, Hegedüs A (2024). Ambulante psychiatrische Pflege und aufsuchende Peerarbeit (APPeer): Qualitative Untersuchung zur Implementierung von Peers in Spitexorganisationen. Schlussbericht. Berner Fachhochschule Departement Gesundheit Innovationsfeld Psychische Gesundheit und Psychiatrische Versorgung.

Ciompi L, Hoffmann H, Broccard M (2011). Wie wirkt Soteria?: Eine atypische Psychosenbehandlung kritisch durchleuchtet. Heidelberg: Carl-Auer.

Clausen J, Eichenbrenner I (2016). Soziale Psychiatrie: Grundlagen, Zielgruppen, Hilfeformen. Stuttgart: Kohlhammer.

DBfK, ÖGKV und SBK (2013). Advanced Nursing Practice in Deutschland, Österreich und der Schweiz. Eine Positionierung von DBfK, ÖGKV und SBK [Positionspapier].

Dörr M (2020). Soziale (Alten-)Arbeit in der Gerontopsychiatrie. In: Aner K, Karl U (Hrsg.). Handbuch Soziale Arbeit und Alter. 2. Aufl. Berlin: Springer: S. 187–196.

Expertengruppe Psychiatriespitex (2025, unveröffentlicht). Grundlagenpapier Ambulante Psychiatrische Pflege.

Gühne U, Weinmann S, Riedel-Heller SG, Becker T (2019). S3-Leitlinie Psychosoziale Therapien bei schweren psychischen Erkrankungen: S3-Praxisleitlinien in Psychiatrie und Psychotherapie. Berlin: Springer.

Hegedüs A, Richter D (2025). Effectiveness of community mental health nursing in Switzerland: Mirror-image analysis of psychiatric hospitalizations.

Hepp U (2022). Situation der konsiliar- und liaisonpsychiatrischen Versorgung in der Akutsomatik im Raum Zürich. Bericht im Auftrag des Gesundheitsnetzes 2025.

Hollister B, Crabb R, Kaplan S, Brandner M, Areán P (2022). Effectiveness of Case Management with Problem-Solving Therapy for Rural Older Adults with Depression. The American Journal of Geriatric Psychiatry. 30(10): 1083–1092.

La Marca-Ghaemmaghami P, Ditzen B, Ehlert U (2021). Konsiliar- und Liaisonarbeit im Dorsch Lexikon der Psychologie. https://dorsch.hogrefe.com/stichwort/konsiliar-und-liaisonarbeit (letzter Zugriff: 20.05.2025)

Lambert M et al. (2019). Innovative Versorgungsmodelle für Menschen mit schizophrenen Erkrankungen. Bundesgesundheitsblatt - Gesundheitsforschung - Gesundheitsschutz. 62(2): 163–172.

Leyhe T, Melcher T, Linnemann C, Klöppel S, Hampel H (2018). Demenz und Altersdepression. Swiss Archives of Neurology, Psychiatry and Psychotherapy. 169(03): 70–74.

Martin G, Grunder L, Schletti B, Stinimann S, Stutzmann N (2019). Zuhause in der Nachbarschaft: Schlussbericht des

Socius-Projekts Bern. www.programmsocius.ch/fileadmin/user_upload/files/08_Bern/AVA_Bericht_Zuhause_in_der_Nachbarschaft.pdf (letzter Zugriff: 20.05.2025)

Mötteli S et al. (2021). Home Treatment for Acute Mental Healthcare: Who Benefits Most? Community Mental Health Journal. 57(5): 828–835.

Netzwerk Case Management (2022). Definition und Standards Case Management.

Reilly N, Harris S, Loxton D, Chojenta C, Forder P, Austin M-P (2014). The impact of routine assessment of past or current mental health on help-seeking in the perinatal period. Women and Birth. Journal of the Australian College of Midwives. 27(4): e20-7.

Renz J-C, Meinck M (2018). Wirksamkeit präventiver Hausbesuche bei älteren Menschen. Zeitschrift für Gerontologie und Geriatrie. 51(8): 924–930.

Richter D et al. (2024). Konvention über die Rechte von Menschen mit Behinderungen der Vereinten Nationen (UNO-BRK) – Umsetzungsstand und Reformbedarf in der schweizerischen Psychiatrie (Innovationsfeld Psychische Gesundheit und Psychiatrische Versorgung - Arbeitspapier).

Schöny W (2018). Sozialpsychiatrie – theoretische Grundlagen und praktische Einblicke. Berlin: Springer.

Stocker D, Jäggi J, Legler V, Künzi K (2018). Erfolgskriterien mobiler Dienste in der Psychiatrie [Schlussbericht]. Bern: Büro für Arbeits- und Sozialpolitische Studien BASS AG.

Thoma MV, Salas Castillo AN, Maercker A (2023). Psychische Störungen im Alter und ihre psychotherapeutische Behandlung. Psychotherapie, Psychosomatik Medizinische Psychologie. 73(12): 12.

Thorning H, Dixon L (2020). Forty-five years later: The challenge of optimizing assertive community treatment. Current Opinion in Psychiatry. 33: 1.

Wegleitner K, Schuchter P (2021). Handbuch Caring Communities, Sorgenetze stärken – Solidarität leben. Zentrum für Interdisziplinäre Alterns- und Care-Forschung (CIRAC) & Institut für Pastoraltheologie der Universität Graz. https://fgoe.org/handbuch_caring_communities (letzter Zugriff: 20.05.2025)

White S et al. (2020). The effectiveness of one-to-one peer support in mental health services: A systematic review and meta-analysis. BMC Psychiatry. 20(1): 534.

Wood R, Wand APF (2014). The effectiveness of consultation-liaison psychiatry in the general hospital setting: A systematic review. Journal of Psychosomatic Research. 76(3): 175–192.

World Health Organization (2021). Peer support mental health services: Promoting person-centred and rights-based approaches. www.who.int/publications/i/item/9789240025783 (letzter Zugriff: 20.05.2025)

KAPITEL

5

Bernhard Heimbach

Der geriatrische Patient in der Gerontopsychiatrie

Der Zivilisationsgrad einer Gesellschaft wird daran gemessen, wie sie mit ihren Betagten umgeht.

Albert Einstein

Mit zunehmendem chronologischem Alter nehmen unabhängig von parallel bestehenden Erkrankungen **(Multimorbidität)** oder Vorliegen **geriatrischer Syndrome** die funktionellen Reserven ab (Sieber 2007). Daher nimmt mit dem Alter, insbesondere bei Hochbetagten (> 80 Jahre, *oldest old*), das Risiko zu, das geriatrische Syndrom „*Frailty*" zu entwickeln, welches in ➤ Kap. 5.6 gemeinsam mit der oft assoziierten **„Sarkopenie"** dargestellt wird. Denn aufgrund des Nachlassens altersbezogener Funktionsreserven steigt die alterstypische Vulnerabilität assoziiert mit dem steigenden Risiko für Behinderung, Hospitalisierung oder Tod. Die Chronifizierung der alterstypischen Symptomkomplexe verschlechtert den Selbsthilfestatus und erhöht so das Risiko, die Autonomie zu verlieren.

Weiter zu berücksichtigen ist, dass sich Akuterkrankungen mit zunehmendem Lebensalter häufig **atypisch** präsentieren, z. B. können beim älteren Menschen typische Symptome, wie Fieber und Tachypnoe bei Pneumonie, fehlen und stattdessen mit plötzlicher Verwirrtheit bzw. einem Delir imponieren. Dieser Logik folgend können in der Gerontopsychiatrie Patienten mit Erstauftreten einer Depression im Alter („Altersdepression") statt der depressionstypischen Symptome (➤ Kap. 21.1) das klinische Bild einer Denkverlangsamung, einer vorzeitigen körperlichen Erschöpfbarkeit, des Motivationsverlusts, der Verschlechterung eines vorbekannten oder Manifestation eines erstmals auftretenden Schmerzsyndroms präsentieren (Depping 2023). Zielführendes Screening, Anamnese und ein multiprofessionelles geriatrisches Assessment unter Berücksichtigung alterstypischer Veränderungen und differenzialdiagnostischer Möglichkeiten sind essenziell, um die für die gerontopsychiatrische Diagnose unterhaltenden Faktoren zu

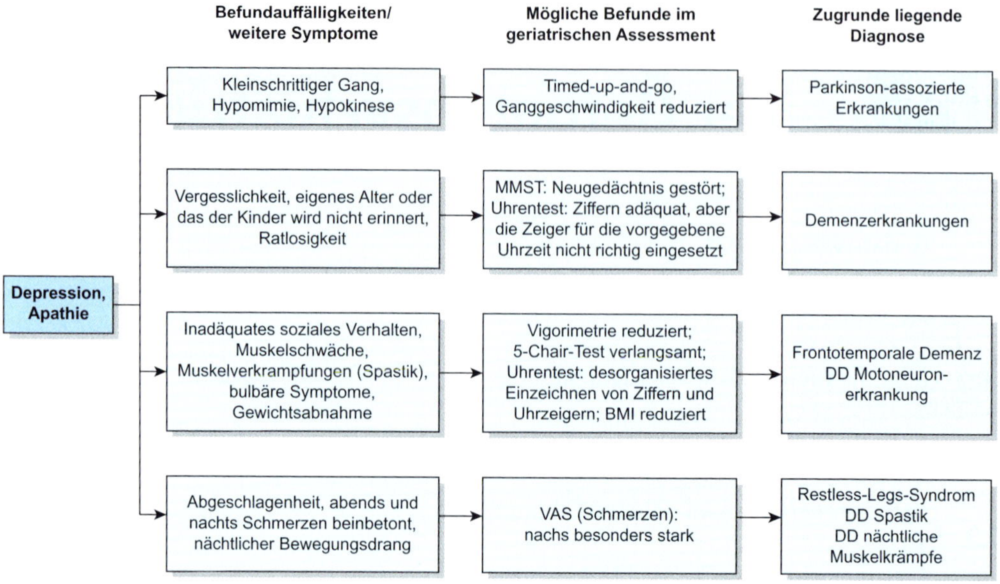

Abb. 5.1 Mögliche Differenzialdiagnosen bei Erstvorstellung aufgrund von Depression oder Apathie [P1611, L231]

identifizieren oder Hinweise für die zugrundeliegende Erkrankung – also eine **primär somatische Grunderkrankung oder Teilsyndrom einer anderen Erkrankung** – zu erkennen (➤ Abb. 5.1, ➤ Kap. 5.7).

5.1 Geriatrischer Patient

Höheres Lebensalter und Multimorbidität sind zwar ein zentrales Merkmal geriatrischer Patienten, stellen jedoch per se kein ausreichendes Identifikationsmerkmal dar. Relevant und hilfreich im Sinne einer Gesamtbewertung ist die Ermittlung des Funktionsstatus, der sich unabhängig vom Alter grob einteilen lässt (Balducci 2000) (➤ Box 5.1). Erst das Vorliegen einer **geriatrietypischen Multimorbidität** (➤ Kap. 5.4) oder einer **erhöhten Vulnerabilität,** z. B. wegen des Auftretens von Komplikationen und Folgeerkrankungen, der Gefahr der Chronifizierung sowie des erhöhten Risikos eines Autonomieverlusts mit Verschlechterung des Selbsthilfestatus zeichnen den geriatrischen Patienten aus.

BOX 5.1

Einteilung	Funktionsstatus	Lebenserwartung	Komorbidität
Go-go (nicht geriatrisch)	Gut: funktionell unabhängig, mobil gut, frei gehfähig	> 5–10 Jahre	Geringe Komorbidität
Slow-go (geriatrisch)	Eingeschränkt: mobil eingeschränkt, z. B. Rollator gebunden	< 5–10 Jahre	Eingeschränkt in 1 oder 2 IADLs und/oder eine oder 2 Co-Morbiditäten, mäßig bis hohe Morbidität
No-go (geriatrisch)	Extrem eingeschränkt: immobil, z. B. bettlägerig oder vorwiegend im Rollstuhl	< 2 Jahre	Hohe Multimorbidität, mittel bis schwer dement,-gebrechlich/fragil

MERKE

Definition geriatrischer Patient

- Höheres Lebensalter (überwiegend 70 Jahre oder älter) **und**
- Geriatrietypische Multimorbidität (➤ Kap. 5.4): Vorliegen mehrerer behandlungsbedürftiger Krankheiten nebeneinander **oder** durch
- Alter 80 + *(oldest old)*
- aufgrund der alterstypisch erhöhten Vulnerabilität, z. B. für
  - das Auftreten von Komplikationen oder Folgeerkrankungen,
  - die Gefahr der Chronifizierung sowie
  - ein erhöhtes Risiko des Verlustes der Autonomie und der Verschlechterung des Selbsthilfestatus.

5.2 Epidemiologie

Während die Verlängerung der Lebenserwartung im Laufe des gesamten 20. Jahrhunderts auf die Reduktion der Säuglingsmortalität zurückgeführt wird, ist seit Mitte des 20. Jahrhunderts eine Steigerung der Lebenserwartung auch im höheren Lebensalter zu verzeichnen. So beträgt die verbleibende mittlere Lebenserwartung für eine 80-jährige Frau 9,4 Jahre, für einen 80-jährigen Mann 7,9 Jahre.

5.3 Identifikation geriatrischer Patient

Orientierend an der aktuellen S3-Leitlinie (AWMF 2024) haben sich in Kliniken mit Abteilungen für Notaufnahme und chirurgischen Abteilungen verschiedene Instrumente etabliert, den geriatrischen Patienten frühzeitig zu identifizieren, mit dem Ziel, durch eine rechtzeitige bedarfsgerechte Diagnostik und Behandlung Mortalität zu begrenzen, die Institutionalisierungsrate zu reduzieren und das Leben zuhause zu verbessern. Diese Instrumente umfassen u. a. ISAR-Screening (➤ Box 5.2; Warburton 2004), Geri-Check BW (Gerhard 2021), GeriNot (Feist 2022), Screening nach Lachs (Lachs 1990), siehe auch www.kcgeriatrie.de/assessments-in-der-geriatrie/geriatrische-screenings. Diese Screenings sind auch in der Gerontopsychiatrie relevant, um frühzeitig „geriatrische“ Unterstützungsbedarfe zu identifizieren und im therapeutischen Setting zu adressieren. Für weitere geriatrische Settings wird die Anwendung der S1-Leitlinie „Geriatrisches Assessment der Stufe 2“ empfohlen (➤ Kap. 5.7).

BOX 5.2

Screening geriatrischer Patient in der Notaufnahme

Identification of Seniors at Risk (ISAR) nach Thiem 2012

Hilfebedarf	Waren Sie **vor** der aktuellen Erkrankung oder Verletzung, die Sie in die Klinik geführt hat, auf regelmäßige Hilfe im Alltag angewiesen?	Ja = 1 Nein = 0
Akute Veränderung des Hilfebedarfs	Benötigten Sie in den letzten 24 Stunden mehr Hilfe als zuvor?	Ja = 1 Nein = 0
Hospitalisation	Waren Sie innerhalb der letzten 6 Monate für einen oder mehrere Tage im Krankenhaus?	Ja = 1 Nein = 0
Sensorische Einschränkungen	Haben Sie unter normalen Umständen erhebliche Probleme mit dem Sehen, die nicht mit einer Brille korrigiert werden können?	Ja = 1 Nein = 0
Kognitive Funktionen	Haben Sie ernsthafte Probleme mit dem Gedächtnis?	Ja = 1 Nein = 0
Multimorbidität	Nehmen Sie pro Tag 6 oder mehr verschiedene Medikamente ein?	Ja = 1 Nein = 0

Auswertung: 1 Punkt für jedes „Ja“. Geriatrischer Behandlungsbedarf, wenn 2 oder mehr Punkte

Tab. 5.1 Übersicht zur geriatrietypischen Multimorbidität nach AGAST-Kriterien (1995) [G635]; *Giants of Geriatric Medicine* oder *4 I's*

Merkmalkomplexe	Beispiele für assoziierte Diagnosen
Mobilitätsstörung	Inaktivitätsatrophie der Muskulatur Ataktischer Gang
Sturzneigung/ Schwindel	Unspez. Sturzneigung/Schwindel/ Taumel
Kognitive Defizite	U.a. demenzielle oder delirante Syndrome
Inkontinenz	Dranginkontinenz Organische Stuhlinkontinenz
Dekubitus/Wunden	U.a. Dekubitus; pAVK mit Ulzera
Fehl-/Mangelernährung	Kachexie *Frailty* Adipositas durch Überernährung
Instabilität: Störung Flüssigkeits-/ Elektrolythaushalt	Störung der Homöostase: Dehydration Hyponatriämie
Depression/Angst-/ Verhaltensstörung	Rezidivierende depressive StörungVernachlässigung der Körperpflege
Schmerz	Chronisches Schmerzsyndrom; Post-Zoster-Neuralgie, Restless-Legs-Syndrom
Sensibilitätsstörung	Hemihypästhesie Kribbelparästhesien der Füße bei Polyneuropathie
Frailty/herabgesetzte Belastbarkeit	*Frailty* Sarkopenie (allgemeine Muskelschwäche)
Seh-/Hörstörung-Stimm-/Sprech-/ Sprachstörung	Schwere Sehstörung Beidseitige Schallempfindungsstörung Kommunikationsstörung als Sender/Empfänger bei Dysarthrie und/oder Aphasie
Medikationsprobleme	Unerwünschte Interaktionen bei Polypharmazie
Hohes Komplikationsrisiko	Verzögerte Rekonvaleszenz, z.B. nach chirurgischem Eingriff/Gastrostoma

pAVK = periphere arterielle Verschlusskrankheit

5.4 Geriatrietypische Multimorbidität

Als geriatrietypisch gilt Multimorbidität dann, wenn sie **behandlungsbedürftig ist und zu alltagsrelevanten Beeinträchtigungen der Selbstständigkeit** führt. Der Begriff der geriatrietypischen Merkmalkomplexe ist weitgehend synonym mit dem der geriatrischen Syndrome und bezeichnet zunächst alterstypische Symptomkonstellationen unabhängig von ihren Ursachen. Einerseits können dem geriatrischen Syndrom mehrere Erkrankungen zugrunde liegen, andererseits können Krankheitsfolgen mit mehreren geriatrischen Syndromen einhergehen. So kann beispielsweise dem häufigsten geriatrischen Syndrom – dem Schwindel – eine sensorische Störung zugrunde liegen. Diese kann z. B. verursacht sein durch eine Polyneuropathie, eine vestibuläre Störung, beispielsweise bedingt durch einen nicht vollständig abgeklungenen Lagerungsschwindel oder Angst zu stürzen, z. B. phobische Komponente oder *Post-Fall-Syndrom*, d. h. Angst erneut zu stürzen nach stattgehabtem Sturz ➤ Kap. 22.2. Erst nach allgemein körperlicher, neurologischer und psychiatrischer Untersuchung sowie geriatrischem Assessment (➤ Kap. 5.7) werden die für die Störung unterhaltenden Teilaspekte sichtbar und einer differenzierten Behandlung zugänglich.

Die relevanten geriatrischen Syndrome sind in ➤ Tab. 5.1 gelistet. Mithilfe des geriatrischen Assessments werden diese detektiert und mit Blick auf Beschwerdekontext und Syndromkomplex nach den für den Patienten relevanten Therapieschwerpunkten priorisiert. Besondere Bedeutung kommt aufgrund ihrer Häufigkeit den Krankheitsfeldern **Immobilität, Instabilität, Inkontinenz und intellektueller Abbau** zu. Diese werden auch als *Giants of Geriatric Medicine* oder *4 I's* zusammengefasst (Isaacs 1964). Diese klassischen *4 I's* werden heute oft um die Begriffe **Isolation** (z. B. Depression) und **iatrogene Komplikationen** (z. B. durch Polypharmazie) erweitert.

5

5.5 Herausforderungen im höheren Lebensalter

Aufgrund der stetig steigenden Lebenserwartung dehnt sich die Altersphase immer weiter aus; so kann die weitere Lebenserwartung noch 20–30 Jahre nach Renteneintritt betragen. Vor dem Hintergrund individueller Prägungen und Gesundheitsüberzeugungen ist es schon im Erstkontakt (Notaufnahme/Station/ Praxis) nötig, für den Vertrauensaufbau neben den organischen Diagnosen auch Biografie, Haltung und Lebensphase des Patienten in das Beschwerden- und Leidensbild klinisch einzubeziehen. Diese Aspekte umfassen zum einen die aktuelle Lebensphase des Betroffenen, zum anderen die individuelle Haltung und die damit verbundenen Präferenzen und Erwartungen.

Lebensphasen

Auch im höheren Lebensalter gibt es unterschiedliche Lebensphasen, die durch Statuspassagen (Statusübergänge) charakterisiert und mit besonderen Vulnerabilitäten (kritische Lebensereignisse) verbunden sind (Kricheldorff 2015). Diese Phasen werden eingeteilt in 3. Alter: selbständige Lebensphase; 4. Alter: verlustgeprägte Lebensphase; 5. Alter: pflegeabhängige Lebensphase.

3. Alter

1. **Auszug der Kinder („Empty Nest"):** Phase der Neuorientierung; Veränderung zeitlicher Ressourcen; Veränderungen in der Partnerschaft; Lebenssinnfrage
2. **Großelternschaft:** neue Generationsbeziehungen; Veränderung der Eltern-Kind-Relation, Eingebundensein und neue Aufgaben, aber auch Ferne zu den Enkelkindern
3. **Übergang in den Ruhestand:** aktiver und produktiver Ruhestand?; Verlust der Berufsidentität und sozialer Kontakte?; Gefühl des Alterns aufgrund gesellschaftlicher Zuschreibung?; Gefühl der Wertlosigkeit?; Entfallen der Tagesstruktur?

4. Alter

Auftreten von Verlusten und chronischen Erkrankungen: Versterben von Partner/Partnerin/Freunden; Auftreten chronischer Erkrankungen (z. B. Demenz, Parkinson, Makuladegeneration); nachlassende Autonomie und Auseinandersetzung mit deren Bewältigung; Auseinandersetzung mit dem Lebensende

5. Alter

Heimeintritt oder Pflege: Autonomieverlust; Aufgeben der Häuslichkeit; hohe körperliche und/oder kognitive Beeinträchtigungen; Abhängigkeit von Pflege und Hilfe; Endlichkeit

Haltung/Präferenzen/Erwartungen/ Verhalten/Krankheitsverarbeitung

- Bei der Anamnese können positive Selbsteinschätzung *(„Enduring")* oder Nichtberichten relevanter Beschwerden *(„Underreporting")* die Behandelnden dazu verleiten, selbst gravierende Befunde zu übersehen (z. B. bei Blut im Stuhl aus Angst vor Konsequenzen wie OP oder Koloskopie; fehlende Schilderung von Beschwerden aufgrund einer zugrundeliegenden Demenz; Aushalten von Schmerzen, z. B. nach Stürzen, aus Angst, ins Pflegeheim zu müssen; ➤ Tab. 5.2) (Renteln-Kruse 2004; Krupp 2013)
- Ältere Menschen wünschen (häufig ab Übergang vom 3. in das 4. Lebensalter; s. o.) im Gegensatz zu einer leitliniengerechten organischen Versorgung eine patientenorientierte Versorgung, die ihre psychophysische Vulnerabilität adressiert, insbesondere folgende Aspekte: Einsamkeit, steigende Symptomlast (geriatrische Syndrome), Gebrechlichkeit *(Frailty)*, Autonomieverlust (Kanat 2021).
- Die Untersuchung geriatrischer Patienten erfordert daher Zeit, Geduld und Empathie (Warren 1943). Aufgrund der „konfluierenden" Symptomüberlappung geriatrischer Syndrome, funktioneller Alterseinschränkungen, Gesundheitsüberzeugungen älterer Menschen und individueller Wahrnehmung eigener Beschwerden

Tab. 5.2 Ursachen des altersspezifischen Underreportings [G635]

Mögliche Gründe für fehlendes Nichtberichten relevanter Beschwerden	Mögliche Ursachen (Beispiele)
Frage nicht verstanden	Schwerhörigkeit?
Fehlende Wahrnehmung der Auffälligkeit	Störung des Sehens oder der Wahrnehmung (sieht oder spürt Wunde nicht)
Angst vor Konsequenzen/ Vermutung, dass Krankheiten nicht behandelbar sind	Blut im Stuhl → Darmspiegelung oder Operation?
Akzeptanz als „normales" Alterungszeichen ohne Krankheitswert	Schmerzen? Vergesslichkeit?
Vergessen der Beschwerden	Demenz?
Scham	Inkontinenz, vaginaler Juckreiz?
Keine Motivation zur Anpassung des Lebensstils	Unerwünschte ärztliche Aufforderungen zu mehr Bewegung oder gesünderer Ernährung
Scheu oder „falscher Stolz" bei Inanspruchnahme medizinischer oder sozialer Dienste	Wünscht weiterhin zuhause zu bleiben
Verleugnen von Problemen aus Furcht vor eingreifender Diagnostik und Therapie sowie sozialer Folgen (Umzug ins Pflegeheim)	Angst vor Autonomieverlust

kommt daher neben der gründlichen körperlichen Untersuchung einer aktiven Nachfragestrategie eine besondere Bedeutung zu (➤ Tab. 5.2). Relevante Symptome müssen vom geriatrischen Team aktiv erfragt bzw. herausuntersucht werden (➤ Kap. 5.7)

5.6 Sarkopenie und *Frailty*

Sarkopenie und *Frailty* haben unter den geriatrischen Syndromen einen wichtigen Platz eingenommen, da sie mit ausgeprägten Einschränkungen der Alltagskompetenz, Lebensqualität und der Lebenserwartung einhergehen. Sarkopenie und *Frailty* können durch nachlassende körperliche Aktivität Stürze begünstigen und bei Menschen, die bereits einmal gestürzt sind, einen weiteren Rückzug mit Depression aufgrund des progredienten Autonomieverlusts befördern *(Post-Fall-Syndrom).* Im Gegensatz zur Sarkopenie, welche die Muskelkraftverlust-assoziierte Minderung der Alltagskompetenz fokussiert, kann *Frailty* alle Organsysteme und sogar psychische und soziale Faktoren miterfassen. Die exakte Definition der beiden Begriffe ist im Fluss und kann unterschiedliche Aspekte betonen. *Frailty* betrifft vor allem ältere Menschen nach dem 65. Lebensjahr mit steigender Inzidenz (7 % bei über 65-Jährigen; 25–40 % bei über 80-Jährigen) und ist mit einem erhöhten Risiko für den Verlust der Selbstständigkeit, Hospitalisierung und Mortalität verbunden (➤ Abb. 5.2).

MERKE

Unter **Sarkopenie** (*sarx* [Fleisch]; *penia* [Mangel]) wird der **Verlust von Muskelmasse, Muskelkraft und Körpergewicht** verstanden. Die Muskelmasse nimmt ab dem 30. Lebensjahr ca. 3–8 % pro Dekade ab; ab dem 60. Lebensjahr sogar 25–50 % (Melton et al. 2000; Visser et al. 2002). Dadurch wird das Risiko für Stürze und Immobilität erhöht (Mayer et al. 2011). Sarkopenie ist abzugrenzen von **Mangelernährung** (Verlust von Fettgewebe und Körpergewicht) und **Kachexie** (Verlust von Muskel-, Fettgewebe und Körpergewicht). Die Muskelmasse kann apparativ mithilfe der Doppelröntgenabsorptiometrie *(Dual Energy X-ray Absorptiometry,* DXA) sowie klinisch untersucht werden: **Muskelfunktion (Ganggeschwindigkeit normal > 0,8 m/s)** und **Muskelkraft (Handkraft normal: ♂ ≥ 30,3 kg ♀ ≥ 19,3 kg)** (Maetzler 2015). Sarkopenie kann seit Oktober 2016 mit der ICD-10-Ziffer: M62.84 verschlüsselt werden.

MERKE

Physisches *Frailty*-Konzept nach Fried, weiterentwickelt nach Sieber und Bauer 2007

Frailty („Gebrechlichkeit") stellt ein unabhängiges geriatrisches Syndrom dar. *Frailty* beschreibt den Zustand älterer Menschen, der durch **verminderte Belastbarkeit gegenüber inneren und äußeren Faktoren** gekennzeichnet ist. Zum einen wird eine neuroendokrine Dysregulation beobachtet, insbesondere eine gestörte Balance zwischen anabolen und katabolen Hormonen (Dehydroepiandrosteron [DHEA] ↓, Testosteron ↓, Cortisol ↑) sowie inflammatorische Prozesse. Andererseits tragen zur Entstehung eine verminderte Energiezufuhr (< 21 kcal/kg Körpergewicht), sowie der Mangel an Mikronährstoffen bei (Vitamin B_6, Vitamin B_{12}, Vitamin D, Vitamin E, Folsäure, Retinol etc.).

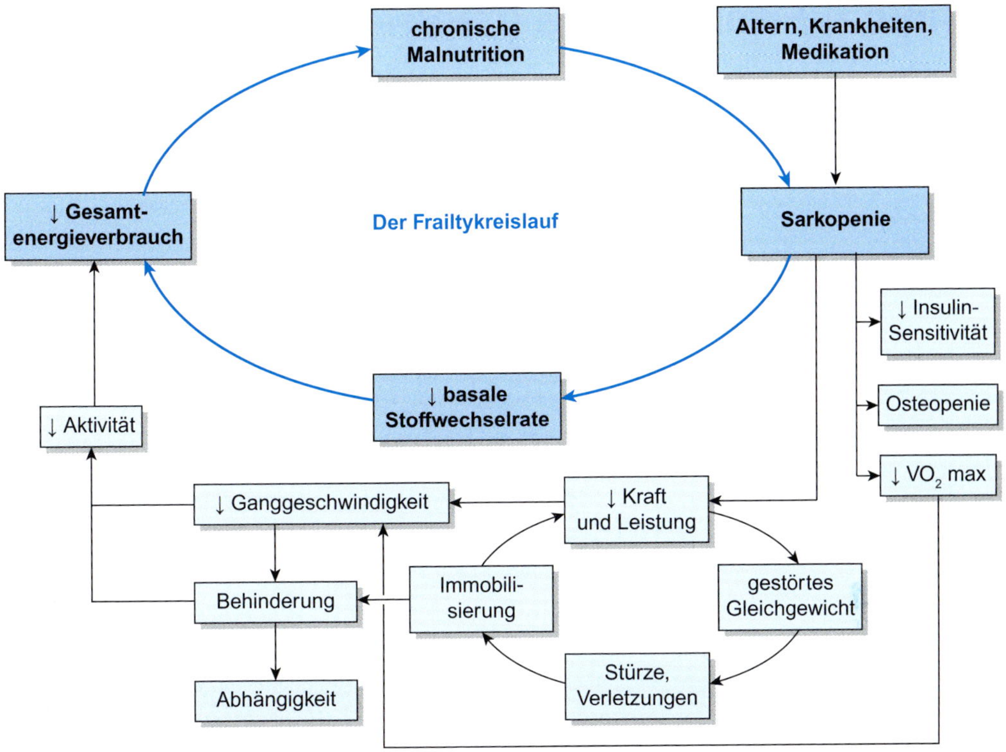

Abb. 5.2 Einflussfaktoren auf die Entstehung von *Frailty* und ihre Auswirkungen [H058-003, L231]

Aktuell existieren zwei dominierende *Frailty*-Konzepte:

1. Physisches *Frailty*-Konzept nach Fried mit Erfassung von objektiver und subjektiver Leistungsfähigkeit sowie Gewichtsverlust nach Morley et al. (2012; ➤ Box 5.3).
2. *Frailty*-Konzept nach Rockwood (2005): Erfassung kumulativer Defizite aus funktionellen, sozialen und kognitiven Komponenten sowie Morbidität (➤ Abb. 5.3). Durch intuitive Icons und Kurzbeschreibungen lässt sich der funktionelle Zustand unabhängig von der Berufsgruppenzugehörigkeit des geriatrischen Behandlungsteams graduieren, indem Krankheitssymptome, Funktionsverluste, kognitive Einschränkungen und Lebenserwartung zwei Wochen vor dem Akutereignis erfasst werden.

BOX 5.3

***Frailty*-Screening – orientiert nach Morley et al. (2012)**

Kriterien	Befragung/Korrelat zum Alltag	Untersuchung
Erschöpfung/Müdigkeit	Sind Sie oft erschöpft?	Subjektive Einschätzung
Gewichtsverlust	> 5 % in den letzten 6 Monaten?	Wiegen
Muskelkraft	Können Sie eine Treppe (10 Stufen) hinaufgehen?	Messung des 5-Chair-Tests Messung der Handkraft
Muskelfunktion	Können Sie um einen Häuserblock (ca. 400 m) gehen?	Messung der Ganggeschwindigkeit
Multimorbidität	Liegen mehr als 5 Krankheiten vor?	Anamnese; Studium der Akte; ggf. Fremdanamnese

Bewertung der *Frailty*-Kriterien nach Fried: Vorliegen von 3 positiven Kriterien: *Frailty* Vorliegen von 1–2 positiven Kriterien: *Prefrailty* (intermediäre *Frailty*)

Clinical Frailty Scale (CFS)

DGG Deutsche Gesellschaft für Geriatrie e.V.

›› Warum?

Mehrere nationale und internationale Empfehlungen, unter anderem die „Entscheidungen über die Zuteilung von Ressourcen in der Notfall- und der Intensivmedizin im Kontext der COVID-19-Pandemie" der Deutschen Interdisziplinären Vereinigung für Intensiv- und Notfallmedizin (DIVI) heben klar die Bedeutung der Verwendung der **Clinical Frailty Scale (CFS)/deutsch: Klinischen Frailty Skala** hervor.

Ziel ist die Identifizierung von Patienten mit einem erhöhten Risiko für einen ausbleibenden Behandlungserfolg, welche nicht von einer intensivmedizinischen Intervention profitieren dürften.

›› Wie?

Die CFS **(deutsch: Klinische Frailty Skala)** kann von allen adäquat geschulten Fachkräften im Gesundheits- oder Pflegedienst durchgeführt werden. Die Skala besteht aus 9 Kategorien.

› Fragen Sie den Patienten, Angehörige, Pflegende, betreuende Personen und/oder Heimpersonal, welche Fähigkeiten die betreffende Person vor ZWEI Wochen hatte.

› **Gründen Sie Ihre Einschätzung NICHT auf den Ist-Zustand, in dem sich die betreffende Person in der akuten Erkrankungsphase befindet.**

› Entscheidungsträger, welche die Klinische Frailty Skala (CFS) verwenden, MÜSSEN die erhobene Kategorie überprüfen, um sicherzustellen, dass diese korrekt ist.

› **Bedenken Sie, dass die Klinische Frailty Skala nur bei älteren Personen (≥65 Jahren) umfangreich validiert ist.** Die Skala ist nicht bei Personen mit stabilen dauerhaften Behinderungen, wie z.B. frühkindlichen Hirnschädigungen, validiert, da deren Prognose stark von derer älterer Menschen mit progredienten Behinderungen differieren könnte.

› Die Klinische Frailty Skala sollte nicht isoliert verwendet werden; sie ist ein Instrument, welches im Rahmen einer ganzheitlichen Betrachtung und gemeinsamer Entscheidungen eingesetzt werden sollte.

Deutsche Gesellschaft für Geriatrie e.V. www.dggeriatrie.de

Klinische Frailty Skala

DGG Deutsche Gesellschaft für Geriatrie e.V.

1 Sehr fit

Personen in dieser Kategorie sind robust, aktiv, voller Energie und motiviert. Sie trainieren üblicherweise regelmäßig und sind mit die Fittesten innerhalb ihrer Altersgruppe.

2 Durchschnittlich aktiv

Personen in dieser Kategorie zeigen **keine aktiven Krankheitssymptome**, sind aber nicht so fit wie Personen in Kategorie 1. Sie sind durchschnittlich aktiv oder **zeitweilig sehr aktiv**, z.B. saisonal.

3 Gut zurechtkommend

Die **Krankheitssymptome** dieser Personengruppe sind gut kontrolliert, aber außer Gehen im Rahmen von Alltagsaktivitäten **bewegen sie sich nicht regelmäßig**.

4 Vulnerabel

Auch wenn sie **nicht auf externe Hilfen im Alltag** angewiesen sind, sind Personen in dieser Kategorie **aufgrund ihrer Krankheitssymptome oft in ihren Aktivitäten eingeschränkt**. Häufig klagen sie über Tagesmüdigkeit und/oder berichten, dass Alltagsaktivitäten mehr Zeit benötigen.

5 Geringgradig frail

Personen in dieser Kategorie sind **offensichtlich in ihren Aktivitäten verlangsamt** und **benötigen Hilfe bei anspruchsvollen Alltagsaktivitäten**, wie finanziellen Angelegenheiten, Transport, schwerer Hausarbeit und im Umgang mit Medikamenten. Geringgradige Frailty beeinträchtigt das selbständige Einkaufen, Spazierengehen sowie die Essenszubereitung und Haushaltstätigkeiten.

6 Mittelgradig frail

Personen in dieser Kategorie benötigen **Hilfe bei allen außerhäuslichen Tätigkeiten und bei der Haushaltsführung**. Im Haus haben sie oft Schwierigkeiten mit Treppen, **benötigen Hilfe beim Baden/Duschen** und eventuell Anleitung oder minimale Unterstützung beim Ankleiden.

7 Ausgeprägt frail

Personen in dieser Kategorie sind aufgrund körperlicher oder kognitiver Einschränkungen bei der Körperpflege **komplett auf externe Hilfe angewiesen**. Dennoch sind sie **gesundheitlich stabil**. Die Wahrscheinlichkeit, dass sie innerhalb der nächsten 6 Monate sterben, ist gering.

8 Extrem frail

Komplett von Unterstützung abhängig und sich ihrem Lebensende nähernd. Oft erholen sich Personen in dieser Kategorie auch von leichten Erkrankungen nicht.

9 Terminal erkrankt

Personen in dieser Kategorie haben eine **Lebenserwartung <6 Monate**. Die Kategorie bezieht sich auf Personen, die **anderweitig keine Zeichen von Frailty** aufweisen.

Klinische Einstufung von Frailty bei Personen mit Demenz

Der Schweregrad der Frailty entspricht der Schwere der Demenz. Typische Symptome einer **leichten Demenz** sind Vergesslichkeit bezüglich Details jüngster Ereignisse, auch wenn man sich an das Ereignis selbst noch erinnert, sowie das Wiederholen von Fragen und Gesagtem sowie sozialer Rückzug.

Bei **mittelgradiger Demenz** ist das Kurzzeitgedächtnis stark beeinträchtigt, obwohl die Personen sich augenscheinlich noch gut an Ereignisse der Vergangenheit erinnern können. Die Körperpflege erfolgt selbstständig mit verbaler Unterstützung.

Personen mit **schwerer Demenz** sind nicht in der Lage, ihre Körperpflege ohne Hilfestellung auszuführen.

Mod. nach Version 1.2_EN. Forschungsabteilung Geriatrie, Dalhouse Universität, Halifax, Kanada

Quellen:
1. Kanadische Studie über Gesundheit und Altern 2008
2. K. Rockwood et.al. CMAJ 2005; 173:489-495.

Deutsche Gesellschaft für Geriatrie e.V. www.dggeriatrie.de

Abb. 5.3 Clinical Frailty-Scale nach Rockwood (2005); Singler (2020) [W1125]

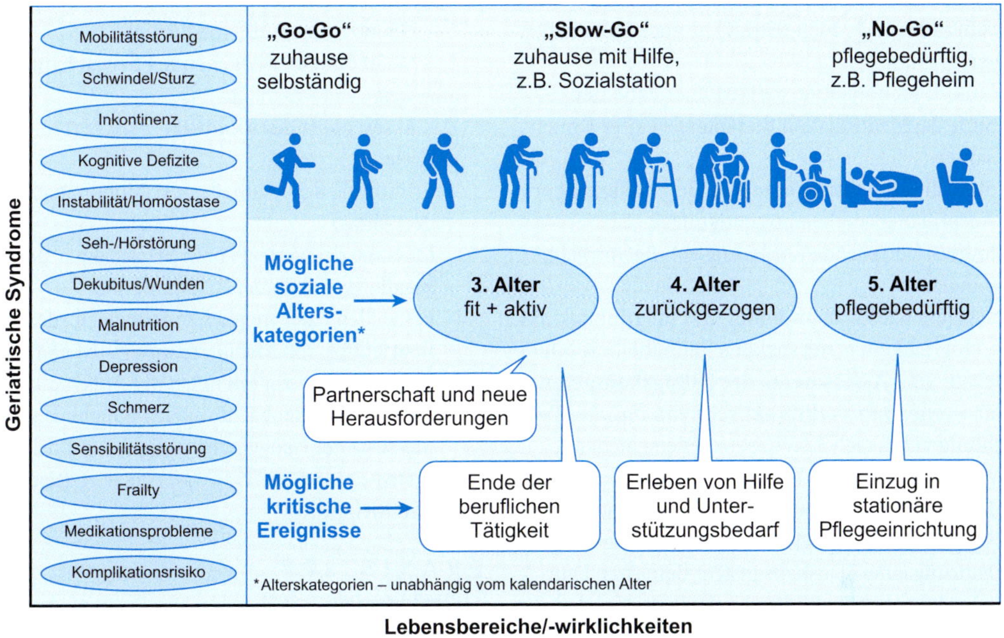

Abb. 5.4 Geriatrische Syndrome und altersrelevante Veränderungen mit Einfluss auf Selbständigkeit und *Frailty* [P1611, L231]

Fazit: Bei jeder Befunderhebung sind, wie in ➤ Abb. 5.4 dargestellt, Aspekte des Funktionsstatus', der Lebensphase, kritischer Lebensereignisse und *Frailty* (v. a. individuelle Reservekapazität und Vulnerabilität) zu erfassen und entlang der priorisierten behandlungsbedürftigen geriatrischen Syndrome mithilfe des geriatrischen Assessments (➤ Kap. 5.7) in Diagnostik und Behandlung weiter zu berücksichtigen.

5.7 Geriatrisches Assessment

Wie eingangs dargestellt, stehen in der Altersmedizin weniger einzelne Krankheiten im Fokus, sondern vielmehr die Auswirkungen chronischer Erkrankungen und Multimorbidität, die sich auf Autonomie und Lebensqualität niederschlagen. Ziel des multidimensionalen **geriatrischen Assessments** ist es, frühzeitig und reproduzierbar alltagsrelevante funktionelle Defizite zu erfassen und diese in ihrer Ausprägung zu quantifizieren (Ellis 2011; Nikolaus 1992; Rubenstein 1984).

MERKE

Das **geriatrische Assessment** ist als multidimensionaler und longitudinaler Prozess zu verstehen, in den alle Berufsgruppen im geriatrischen Behandlungsteam eingebunden sind (➤ Kap. 5.8). Dieses umfasst unter anderem Physiotherapeuten, Ergotherapeuten, Logopäden, (Neuro-)Psychologen, Sozialarbeiter, Pflegefachpersonen und Ärzte. Screening-Verfahren zur Identifikation des geriatrischen Patienten sowie geriatrischer Syndrome mit nachfolgendem geriatrischen Assessment sind aufeinander aufgebaut. Die Kernelemente sind in ➤ Box 5.4 dargestellt. Im Einzelfall muss das geriatrische Assessment um ein spezifisches Assessment erweitert werden, z. B. um krankheitsbezogene Skalen bei Patienten mit Parkinson-Erkrankung oder Schlaganfallfolgen.

Diese Aspekte sind in der S1-Leitlinie („Geriatrisches Assessment der Stufe 2“) berücksichtigt. Hierbei wird im Sinne einer sich an der *International Classification of Functioning, Disability and Health* (WHO 2005) aufbauenden Logik in einem ersten Schritt mithilfe von Screening-Verfahren der geriatrische Patient identifiziert, in einem zweiten Schritt die therapierelevanten Dimensionen sowie deren Ausprägung ermittelt und in einem dritten Schritt die vertiefende Abklärung der für den Patienten relevanten Beeinträchtigung verfolgt (084-002l_S1_Geriatrisches-Assessment-Stufe-2_2025-02.pdf), s. auch Fallbeispiel (➤ Kap. 5.8).

- Stufe 1: Identifikation geriatrischer Patienten
- Stufe 2a: Identifikation therapierelevanter Dimensionen
- Stufe 2b: Dimensionsbezogene Beschreibung der Ausprägung von Beeinträchtigungen
- Stufe 3: Vertiefende Abklärung von Beeinträchtigungen

Besonders häufig angewendet und im Hinblick auf die Möglichkeiten zur sozialen Teilhabe besonders relevant sind **Assessments der Alltagskompetenz.** Hier werden *haushaltspraktische* von *basalen* Verrichtungen des täglichen Lebens unterschieden:

- *Haushaltspraktische* Verrichtungen werden mit der **IADL-Skala nach Lawton und Brody*** gemessen. Dabei wird die Fähigkeit zur selbstständigen Führung eines Haushalts in acht Bereichen beurteilt: Telefonieren, Einkaufen, Kochen, Haushalt, Wäschewaschen, Transport (Autofahren oder Nutzung öffentlicher Verkehrsmittel), Bewältigung administrativer Angelegenheiten (z. B. Umgang mit Geld, Behörden), Medikamenteneinnahme.
- *Basale Aktivitäten des täglichen Lebens* werden mit dem **Barthel-Index (BI) nach Mahoney und Barthel*** ermittelt entweder durch Eigen- bzw. Fremdanamnese oder durch Beobachtung im (Klinik-)Alltag. Der BI ist in Deutschland am weitesten verbreitet und dient nicht nur zur Ermittlung des Unterstützungsbedarfs im Bereich der Rehabilitation, sondern auch zur Einschätzung des Pflegebedarfs bei geriatrischen Patienten.
  - *Körperhygiene und Kontinenz* (fünf Domänen: selbstständige Körperpflege, Fähigkeit zu duschen/baden, Toilettenbenutzung sowie Beherrschung der Notdurft bzgl. Harn- und Stuhlinkontinenz)
  - *Mobilität* (drei Domänen: Bett-Stuhltransfer, selbstständiges Gehen oder Bedienen eines Rollstuhls sowie Treppensteigen)
  - *Alltagskompetenzen* (zwei Domänen: Essensaufnahme und sich An-/Auskleiden)
  - Der BI wurde für geriatrische Patienten weiter spezifiziert (siehe Hamburger Einstufungsmanual zum Barthel-Index: www.kcgeriatrie.de/assessments-in-der-geriatrie)
    - 100 Punkte: Zustand kompletter Selbstständigkeit in den untersuchten Items
    - 85–95 Punkte: punktuelle Hilfsbedürftigkeit
    - 35–80 Punkte: Hilfsbedürftigkeit
    - 0–30 Punkte: weitgehende Pflegeabhängigkeit
- Das **Assessment der Mobilität** fokussiert folgende Ziele:
  - Ermittlung des Ausmaßes der Mobilität auf den Alltag
  - Messung des Verlaufs bzw. Erfolgs einer Behandlung, z. B. in der Rehabilitation
  - Feststellen einer möglichen Sturzgefährdung
  - Beurteilung von *Mobilität, Sturzrisiko und Auswirkungen auf Einbußen der Alltagskompetenz* durch Beobachtung des Gangbilds und Messung der Ganggeschwindigkeit mit dem *Timed-up-and-go-Test* (TUG) nach Podsiadlo und Richardson*

PRAXISTIPP

Timed-up-and-go-Test

Der Proband wird aufgefordert, von einem Stuhl (46 cm über dem Boden) aufzustehen, drei Meter zu gehen, sich um 180° zu drehen, zum Stuhl zurückzugehen und sich wieder auf den Stuhl zu setzen. Die Ganggeschwindigkeit nimmt mit dem Alter ab. Demnach liegen die *Cut-off*-Werte bei **10–15 Sekunden.** Patienten mit einer Sturzbiografie haben mit einem TUG > 15 Sekunden ein erhöhtes Risiko, zu stürzen und Einbußen in der Selbstständigkeit zu erleiden. Durch zusätzliche Beobachtung des Gangbildes kann eine relevante Ko-Erkrankung Berücksichtigung finden: z. B. Kleinschrittigkeit bei Parkinson-Erkrankung oder wackeliges (ataktisches) Gangbild bei Polyneuropathie.

- Beurteilung des *Sturzrisikos und der Kraftminderung der axialen Muskelkette und der unteren Extremitäten* mit dem *Five-Chair-Test* oder **Stuhl-Aufstehtest** („5-C-T"): Der Proband wird aufgefordert, ohne Benutzung der Armlehnen fünfmal hintereinander aufzustehen und sich wieder hinzusetzen. Benötigt er mehr als 15 Sekunden, gilt er als sturzgefährdet (Guralnik et al. 1994).
- Beurteilung des *Sturzrisikos und der posturalen Stabilität* mit dem **modifizierten Romberg-Test:** Der Proband wird aufgefordert jeweils 10 Sekunden engbasig, im Semi- und Tandemstand zu stehen. Kann der Semi- oder Tandemstand nicht eingenommen werden, gilt er als sturzgefährdet (Agrawal et al. 2011).
- Beurteilung der *Sturzgefahr, drohenden Pflegeabhängigkeit und Mortalität* durch **Messung der**

5

Ganggeschwindigkeit: Eine Ganggeschwindigkeit unter 0,8 m/s gilt als prognostisch ungünstig auf Erhalt der Gangsicherheit und Alltagskompetenz (Guralnik et al. 2000).

Anmerkung: Das Testtriplett aus Ganggeschwindigkeit, Aufstehtest und Balancetest ist im *Short Physical Performance Battery* zusammengefasst sowie auf Validität und Reliabilität geprüft (Freiberger 2012).

BOX 5.4

Geriatrisches Assessment – „Einbettung im Alltag"

Indikation	Assessment-Instrumente	Bemerkung
Erfassen der geriatrischen Multimorbidität	Geriatrisches Screening nach Lachs*	Oft verzichtbar, da schon in ähnlicher Form in der geriatrischen Untersuchung erfasst
Assessment der Selbstständigkeit	*Instrumental Activities of Daily Living* (IADL)*	Beurteilung der haushaltspraktischen (instrumentellen) Alltagsverrichtungen
	Barthel-Index (basale ADL)*	Beurteilung der basalen Selbsthilfefähigkeit (eingesetzt zur Selbst- und Fremdbeurteilung)
Assessment der Motorik (Mobilität, Gleichgewicht, Transfersicherheit & Feinmotorik)	*Timed-up-and-go-Test* (TUG)*	Erfassen der Sicherheit beim Aufstehen, Hinsetzen vom Stuhl; Gehen und Wendemanöver
	Stuhl-Aufstehtest *(Five-Chair-Test)**	Schneller Überblick über axiale Muskelkraft (Rücken-/Hüft-/Kniestrecker)
	Modifizierter Romberg-Test:breitbasiger, engbasiger Stand; Semitandem- und Tandemstand*	Schnelle Prüfung der posturalen Stabilität durch die schrittweise Rückführung der Unterstützungsfläche
	Berg Balance Scale[1]	Differenzierte Beurteilung der posturalen Stabilität beim Aufstehen und im Stand
	Balance-and-Gait-Test nach Tinetti*	Differenzierte Beurteilung der posturalen Stabilität und Gangsicherheit
	Esslinger Transferskala[2]	Beurteilung des Hilfebedarfs beim Umsetzen von einem Stuhl
	Geldzähltest nach Nikolaus *(Timed Test of Money Counting)**	Beurteilung von Kognition, Visus, Feinmotorik (➤ Kap. 10)
Assessment der Muskelkraft (Sarkopenie)	Handmuskelkraft (Vigormetrie)* Five-Chair-Test	Ermittlung der allgemeinen Muskelkraft Messung der axialen Muskelkraft (siehe oben)
Assessment der Muskelfunktion (Sarkopenie)	Messung der Gehgeschwindigkeit[3]	Messung der Muskelfunktion und Ausdauer
Assessment der Schmerzen	Visuelle Analogskala[4]	Messung der Schmerzintensität, evtl. Darstellung als senkrechte Skala („Schmerzthermometer")
	Beurteilung von Schmerzen bei Demenzkranken (BESD-Skala)[5]	Beurteilung der Schmerzen bei Demenzkranken durch Beobachtung (Atmung, negative Lautäußerung, Gesichtsausdruck, Körpersprache, Trost)
Assessment der Emotion	Geriatrische Depressionsskala (GDS)*	Differenzierte Selbstbeurteilungsskala zur Ermittlung der Depression, welche eine höhere Introspektionsfähigkeit des Patienten voraussetzt (CAVE: demenzielle Entwicklung)
	Depression im Alter-Skala (DIA-S)[6]	Leicht verständliche und zügig durchführbare Selbstbeurteilungsskala zur Ermittlung der Depression

Indikation	Assessment-Instrumente	Bemerkung
Assessment der Kognition ➤ Kap. 18.2	Dem-Tect*	Früherkennung demenzielle Entwicklung (Aufmerksamkeit, Neugedächtnis, Sprachproduktion)
	Mini-Mental-Status* (MMST)	Beurteilung von Orientierung (Zeit und Ort), Rechenfähigkeit, Aufmerksamkeit, Gedächtnis, sprachliche und visuell-räumliche Leistungen
	Uhrentest nach Shulmann[7]	Beurteilung visuell-räumlicher Leistungen und Exekutive
Assessment des Ernährungssituation	*Mini Nutritional Assessment**	➤ Kap. 14
Assessment der sozialen Situation	Sozialerhebungsbogen nach Nikolaus et al. (SoS)*	Ermittlung des sozialen Umfelds, rechtlicher Verfügungen, des Wohnumfeldes, häuslicher und außerhäuslicher Aktivitäten sowie des Pflege- und Hilfsmittelbedarfs
Assessment der Lebensqualität	*Medical Outcome Study Short Form Health Survey* (SF-12)[8]	Schneller Überblick zur gesundheitsbezogenen Lebensqualität mit Blick auf körperliche, kognitive, mentale, soziale und verhaltensbezogene Aspekte
	Nürnberger Lebensqualitäts-Fragebogen (NLQ)[9, 10]	Umfangreichere Befragung zu körperlichen Beschwerden (Schmerzen, Dyspnoe, Schwindel) und emotionalem Befinden

* www.kcgeriatrie.de/assessments-in-der-geriatrie (inkl. Literaturhinweise auf die o. g. Testuntersuchungen).
[1] Berg K, Wood-Dauphinee S, Williams JI (1995). The Balance Scale: Reliability assessment with elderly residents and patients with an acute stroke. Scand J Rhabil Med 27(1): 27–36.
[2] Runge M, Rehfeld G. Geriatrische Rehabilitation im Therapeutischen Team (2001). 2. Auflage Stuttgart: Thieme Verlag. 64.
[3] Studenski S, Perera S, Patel K et al. (2011). Gait speed and survival in older adults. JAMA. 305(1): 50–58.
[4] Gagliese L, Weizblit N, Ellis W et al. (2005). The measurement of postoperative pain: A comparison of intensity scales in younger and older surgical patients. Pain. 117(3):412–420.
[5] Basler HD, Hüger D, Kunz R et al. Beurteilung von Schmerz bei Demenz (BESD) (2006). Untersuchung zur Validität eines Verfahrens zur Beobachtung des Schmerzverhaltens. Schmerz. 20: 519–526.
[6] Heidenblut S, Zank S (2009). Entwicklung eines neuen Depressionsscreenings für den Einsatz in der Geriatrie. Die Depression-im-Alter-Skala (DIA-S). Z Gerontol Geriat. 43: 170–176.
[7] Shulman KI, Gold DP, Cohen CA, Zucchero CA (1993). Clock-drawing and dementia in the community: A longitudinal study. International Journal of Geriatric Psychiatry. 8: 487–496.
[8] Ware J Jr, Kosinski M, Keller SD (1996). A 12-Item Short-Form Health Survey: Construction and preliminary tests of reliability and validity. Med Care. 34(3): 220–233.
[9] Oswald WD, Fleischmann UM (1999). Nürnberger-Alters-Inventar: (NAI); NAI-Testmanual und -Textband. 4. Aufl. Göttingen: Hogrefe.
[10] Oswald WD, Fleischmann UM (1985). Psychometrics in aging and dementia: Advances in geropsychological assessments. Arch Gerontol Geriatr. 4(4): 299–309.

5.8 Das multiprofessionelle Team

Das multiprofessionelle Team steht bei der Untersuchung und Behandlung älterer Menschen und geriatrischer Patienten im Zentrum. Es bringt bei Anamnese und Intervention die verschiedenen Perspektiven im Sinne einer bio-psycho-sozialen Fallbetrachtung ein. Dabei fließen die Ergebnisse der organspezifischen Diagnostik und des geriatrischen Assessments zusammen. Die Teammitglieder und die Teamleitung müssen sich deshalb Kompetenzen aneignen, die jeweils spezifischen medizinischen, psychosozialen und funktionellen Einschränkungen und Ressourcen zu erfassen, die relevanten geriatrischen Syndrome zu detektieren und ihre Erkenntnisse einer zielgerichteten Behandlung zuzuführen. Wichtig für die Teilnehmenden ist zu wissen:

MERKE

Eine am multiprofessionellen geriatrischen Assessment ausgerichtete Behandlung führt im Vergleich zur üblichen Behandlung zu weniger Pflegeheimeinweisungen, reduziert die Wahrscheinlichkeit einer weiteren gesundheitlichen Verschlechterung, verringert die Sterblichkeit und verbessert die kognitive Leistungsfähigkeit (Warren 1943; Ellis 2011).

Mit Blick auf die interprofessionelle Zusammenarbeit zwischen den korrespondierenden Berufsgruppen wird das Verständnis der Ko-Therapie zugrunde gelegt (Schütz 1995). Darunter ist die Tatsache zu verstehen, dass im Rahmen der Interdisziplinarität eindeutig definierte Tätigkeiten von einer anderen Berufsgruppe teilweise übernommen werden. Beispiele sind Übernahme von Transfer-/Mobilisationsübungen aus dem Zuständigkeitsbereich der Physiotherapie durch Pflege oder Ergotherapie oder Übernahme des Hirnleistungstrainings der Neuropsychologie durch die Logopädie. Dieses Prinzip der Ko-Therapie hat einen interaktiven Charakter und wird in der Regel in der Teamarbeit in geriatrischen und gerontopsychiatrischen Einrichtungen gepflegt. Das Konzept stellt zudem sicher, dass eine 24-Stunden-Behandlung aufrechterhalten, der Personaleinsatz flexibler gestaltet und täglich wechselnden Bedürfnissen angepasst werden kann (Schütz 1980). Dieser Aspekt wurde im Wesentlichen durch die Europäische Geriatriegesellschaft 2008 bestätigt und heute gelebt (*European Union Geriatric Medicine Society* [EUGMS] Definition Geriatrie Malta 2008; Hofmann 2009). Aufgrund der Relevanz werden die Aspekte der interprofessionellen Teamarbeit zunehmend in den relevanten Studiengängen integriert, entsprechende Lernfelder geschaffen, um die interprofessionelle Teambildung für die berufliche Praxis zu etablieren (Kricheldorff et al. 2022). Während die multiprofessionelle Teamarbeit im stationären Sektor fest etabliert ist, bestehen im ambulanten Setting größere Hürden, Abstimmungsprozesse zwischen den Berufsgruppen zeitökonomisch zu gestalten. Jedoch kann es gelingen, sich situativ mit den multiprofessionellen Ressourcen einer geriatrischen Institutsambulanz (Medizin, Psychotherapie, Soziale Arbeit), dem Hausärzteteam, involvierten ambulant tätigen Therapeuten und Pflegenden zu vernetzen, um die verschiedenen Ebenen der Therapie zielführend zu adressieren (➤ Kap. 4).

FALLBEISPIEL

Anamnese

Die 83-jährige verwitwete, alleine lebende Patientin stellt sich notfallmäßig in der Ambulanz vor. Ihr gehe es schlecht. Ihr Nachbar habe sie hergefahren. Sie sei innerlich unruhig. Plötzlich würden die Muskeln zittern. Sie könne sich zu nichts aufraffen. Schwierigkeiten überforderten sie. Sie sei massiv belastet durch belastungsabhängige Schmerzen in der Lendenwirbelsäule (LWS), weswegen sie zwei Morphin-Pflaster jeden 3. Tag klebe ohne lindernde Effekte; wegen Schlafstörungen nehme sie schon 30 Jahre Rohypnol – ebenso ohne Effekte. Auf Nachfrage erzählt sie, dass ihr Mann vor zwei Jahren verstorben sei, den sie wegen einer Polio-Erkrankung und Dialyse die letzten acht Jahre vor seinem Tod gepflegt habe. Zu einem Telefonat mit ihrer in Bayern lebenden Tochter fehle ihr die Kraft. Zur Stimmungsaufhellung sei ihr von einem Vertretungsarzt Lamotrigin 50 mg verordnet worden, was aber auch nicht helfe. Beim Gang vom Stuhl zur Untersuchungsliege beginnt die Patientin bei einschießenden LWS-Schmerzen zu weinen und teilt mit, dass sie schon überlegt habe „Schluss zu machen", am besten indem sie alle Schlaftabletten auf einmal nehme. Sie habe in den letzten zwei Jahren 10 kg abgenommen. Ihr sei stetig übel. Sie habe keinen Appetit und nehme wegen Verstopfung einen „Abführsaft". Es falle ihr schwer, ihren Nachbarn nun zu beanspruchen. Zuhause könne sie sich nur mit Festhalten an den Schränken bewegen („furniture-walking"). Kein Pflegegrad. Rollator vorhanden, den sie nicht nutzen wolle. Eine stationäre Aufnahme lehne sie ab.

Aktuelle Medikation

Oxycodon 10/5 mg 1-0-1, Fentanyl 12 µg/h alle 3 Tage, Fentanyl 25 µg/h alle 3 Tage, Lamotrigin 50 mg abends, Rohypnol 1 mg ½ Tbl. zur Nacht, L-Thyroxin 50 µg 1-0-0, Pantoprazol 40 mg 1-0-1, Sumatriptan 100 mg bei Migräneanfall, HCT 12,5 mg 1-0-1, Timolol-AT abends

Psychischer Befund

Schwerer depressiver Affekt, Durchschlafstörung mit Früherwachen, Gedankenkreisen und Grübelneigung, Zukunftsängste und Überforderungsgefühle (DIA-S: 8/10 Punkte)

Gerontopsychiatrische Diagnose

Schwere depressive Episode

Geriatrisches Assessment (GA)

- Geriatrisches Screening (ISAR): Hilfebedarf im letzten halben Jahr, abrupte Zunahme vor Vorstellung, Multimorbidität (> 6 Medikamente); ISAR = 3 Punkte; Funktionsstatus: „slow go".
- *Frailty*-Syndrom nach Morley 4/5 Punkte; Clinical *Frailty*-Scale (CFS): im Übergang vom vulnerablen (Stadium 4) in geringgradiges *Frailty*-Stadium (Stadium 5)

- Multimodales Schmerzsyndrom mit im Fokus stehenden muskuloskelettalen Schmerzen.
- Schweres Immobilitätssyndrom mit Einschränkungen im Sitz-Stand-Transfer, Gangsicherheit, Balance:
  → GA: Ganggeschwindigkeit in Begleitung 0,6 m/s; Timed-up-and-go: 24 s mit Festhalten an Armlehnen beim Aufrichten vom und Hinsetzen auf den Stuhl sowie Festhalten am Schrank bei 180°-Drehung mit 4 Schritten; 5-Chair-Test (mit Armlehnen) mit Abbruch nach 3 Versuchen; modifizierter Romberg: breitbasiger Romberg: 3 s; Semitandem- und Tandemstand nicht möglich
- Selbsthilfefähigkeit:
  - Instrumentelle ADL: Telefonieren mit Tochter und Nachbarn möglich; Hilfe beim Einkauf, Zubereiten der Mahlzeiten, Hauswirtschaft, Wäsche waschen, Mobilität (wird gefahren), Einnahme der Medikation in korrekten Dosierungen, Administrative Tätigkeiten (Finanzen) würden mit Tochter und Nachbarn geregelt
  - Basale ADL: Unterstützung beim Treppensteigen und Gehen im Außenbereich, max. 40 m (in Begleitung mit Nachbarn); beim Duschen; An-/Ausziehen in unteren Extremitäten.

  → GA: Instrumentelle Alltagsverrichtungen (Lawton & Brody) 3/8 Punkte; Barthel-Index 80/100.
- Malnutrition: Appetitverlust und Gewichtsabnahme um 10 kg
  → GA aktuell: 47 kg/165 cm/BMI 17; Wadenumfang bds. 27 cm (n > 31 cm).
- Kognition: psychomotorisch verlangsamt, Konzentration reduziert
  → GA: MMSt: zeitlich und örtlich voll orientiert, Nachsprechen 3/3 Begriffen, beim Rechnen (serial-7) 3/5 richtig; 2/3 Begriffen erinnert. Weitere Testung wegen Konzentrationsstörungen abgebrochen. Sprache, Praxis, Gnosis intakt.
- Polypharmazie/Polypragmasie: u.a. 7 Medikamente; 2 verschiedene Morphinpräparate mit gastrointestinalen Nebenwirkungen
- Lebensphase (Übergang vom 3. ins 4. Lebensalter):
  - Verlust des Ehepartners, Verschlechterung chronischer Erkrankungen (Schmerzsyndrom und Mobilität), nachlassende Autonomie, Auseinandersetzung mit dem Lebensende.
  - Neigung zum *„underreporting"* und tendenzielle Zurückhaltung gegenüber personeller und apparativer Hilfen bei schwieriger Statuspassage nach Verlust des Ehemannes und fehlendem Lebensmut bzgl. Neuorientierung, das Leben „nun alleine" gestalten zu müssen.

Nach Vertrauensaufbau, Non-Suizid-Versprechen, Vereinbarung einer engmaschigen ambulanten Therapie, Übersendung der medizinischen Vorberichte und einem Team-abgestimmten Vorgehen mit den in die Behandlung einbezogenen Akteuren (Hausarzt, Therapeuten, Pflegende, Psychotherapie, Soziale Arbeit) Vereinbarung folgender Therapieziele:

1. Wiedergewinnen einer zuversichtlichen Haltung und Besserung der vegetativen Symptome bei schwerer depressiver Episode bei nachlassenden körperlichen Reserven bei häuslicher Grenzkompensation
2. Multiprofessionelle Behandlung bei komplexem geriatrischem Syndrom mit interagierender Multimorbidität o.g. geriatrischer Syndrome in Abstimmung mit Hausarzt, Therapeuten, Psychotherapie, Soziale Arbeit, pflegenden Nachbarn
3. Wiederaufnahme und Pflege bedeutender sozialer Kontakte (u.a. Tochter, befreundete Nachbarn) bei neuer Lebenssituation („4. Alter")
4. Geriatrische Assessments (GA) zu Beginn (s.o.), nach 2 Wochen und nach einem halben Jahr

Multimodale Therapie

Psychotherapie

Vertrauensaufbau, Psychoedukation, Reflexion der neuen Lebensphase

Medikation

- Depression und Schmerz: Venlafaxin 37,5 mg morgens (Indikation: antidepressiv und schmerzdistanzierende Eigenschaften) und Mirtazapin 7,5 mg zur Nacht (Indikation: depressives Syndrom mit Durchschlafstörungen);
- Schlafstörung: Rohypnol abgesetzt zugunsten Pipamperon bei Bedarf 5–15 mg
- Ausschleichen von Lamotrigin wegen fehlender Rationale
- Schmerzen: Ausschleichen von Fentanyl von 37,5 μg/h auf 12,5 μg/h (Indikation: opiatinduzierte NW [Übelkeit, Appetitminderung, opiatinduzierte Myoklonien]); Oxycodon 10/5 mg zunächst noch belassen

Mobilität

- Tagesplan mit regelmäßigen Besuchen durch Nachbar und drei Spaziergänge/Woche in Begleitung
- Physiotherapie mit Wärme (Indikation: Schmerzlinderung)

Soziale Arbeit

Unterstützung bei Beantragung eines Pflegegrades

Procedere

Umsetzung der genannten Maßnahmen und Durchführung eines geriatrischen Assessments (GA) ein halbes Jahr nach Erstvorstellung

Follow-up und geriatrisches Assessment

Medikation

- Depression:
  - Venlafaxin alle 2 Wochen um 37,5-mg-Schritte erhöht bis 75 mg morgens und mittags

- Mirtazapin ausgetauscht gegen Trazodon 50 mg vor dem Schlafengehen
- Lamotrigin abgesetzt
- Schmerzen (RLS):
  - Pramipexol mit 0,08 mg aufdosiert in 0,08-mg-Schritten alle 2 Wochen auf 0,18 mg abends und zur Nacht; nach Ausschluss von Ödemen, bei stabiler GFR im Verlauf 60 ml/min und Symptombesserung im Verlauf zurückgeführt 0,18 mg abends
  - Oxycodon 10/5 mg auf zunächst 3 x tgl. wieder angesetzt, im Verlauf auf 10/5 mg spätnachmittags und zur Nacht zurückgeführt

→ GA: Medikation gut vertragen mit sehr gutem Effekten auf Stimmung, Schlaf, Schmerz und RLS

Depression

Psychotherapeutisch nach SOK-Model (➤ Kap. 9) besseres Verständnis für aktuelle Lebensphase mit zunehmender Akzeptanz unterstützender Systeme zur *Kompensation* nachlassender Reserven (Haushalts- und Nachbarschaftshilfe, Nutzung von Hilfsmitteln), *Selektion* besonders vulnerabler Systeme (muskuloskelettale Fehlbelastung der Stützmuskulatur), *Optimierung* durch wiederholtes alltagsbezogenes Üben (Physiotherapie und Training der Stützmuskulatur).

→ GA: Stabilisierung der Stimmung DIA-S: 2/10 (leichte Grübelneigung, leichte Zukunftsängste)

Mobilität

Schrittweise Ausbau der Belastbarkeit mit täglichen Spaziergängen bei nachlassenden Schmerzen in LWS. Physiotherapie modifiziert zugunsten von Kraft- und Balance-Übungen. Übungsprogramm für zuhause erarbeitet.

→ GA: 5-Chair-Test: 20 s mit Festhalten an Armlehnen; Timed-up-and-go: 19 s mit Festhalten an Armlehnen; ansonsten frei; Ganggeschwindigkeit 0,8 m/s; Tandemstand und Semitandemstand kurz möglich (2 s)

Schmerzen

Besserung der Lumboischialgien und des RLS nach Anpassung o. g. Medikation, Physiotherapie mit balneophysikalischen Maßnahmen zu Beginn und Adaption zugunsten aktiven Maßnahmen nach Besserung der Schmerzsituation (s. o.)

→ GA: VAS 1–3/10

Malnutrition

Nach Anpassung der Opiate komplette Remission der Übelkeit und Besserung des Appetits mit Wiederaufnahme warmer Kost mit regelmäßiger Einnahme von 2–3 Mahlzeiten über den Tag

→ GA: Gewichtskonsolidierung auf 50 kg/165 cm/BMI 18

Selbsthilfefähigkeit

Pflegegrad 2 zuerkannt, Einkauf mit Nachbarn am Rollator wohnortnah, Hauswirtschaft zusammen mit Haushaltshilfe, Einnahme der Medikation in korrekten Dosierungen, administrative Tätigkeiten (Finanzen) selbst wieder möglich. Wäsche waschen an guten Tagen selbst wieder möglich; weiterhin unterstützungsbedürftig in der Mobilität im Außenbereich (wird von anderen gefahren) sowie bei der Zubereitung von Mahlzeiten. Kann zuhause Treppe am Geländer gehen, im Außenbereich max. 100 m pausenfrei (mit Rollator); beim Duschen; An-/Ausziehen in unteren Extremitäten.

→ GA: IADL (Lawton & Brody) 5/8 Punkte; Barthel-Index (90/100)

Kognition

Weiterhin psychomotorisch leicht verlangsamt, ansonsten kognitiv stabil

→ GA: MMSt: 28/30 Punkte; Uhrentest unauffällig

Lebenssituation

- Bessere Bewältigung des Alltages mit Zulassen von Hilfen (Haushaltshilfe, Nachbarn, Freunde)
- Wiedererlangung der Autonomie im Sinne eines zwar in manchen Teilen unterstützungsbedürftigen, aber selbstbestimmten Lebens (Funktionsstatus: „slow-go"; CFS: Stadium 4)
- Nach eigener Aussage habe sie die Lebensqualität wiedergefunden, die sie sich nach dem Tod ihres Ehemannes und ihrer neuen Lebenssituation erhofft habe.

Zusammenfassung

Die **nachlassende funktionelle Reservekapazität und die gleichzeitige Zunahme des Risikos für Multimorbidität** können sich neben der **gerontopsychiatrischen Grunderkrankung** zusätzlich auf **Mobilität, Kognition und seelisches Wohlbefinden und damit auf Autonomie und selbstständige Lebensführung** auswirken. Die aktive Exploration unausgesprochener, evtl. tabuisierter Themen sowie das Erheben eines kontextbezogenen geriatrischen Assessments unter Berücksichtigung der aktuellen Lebensphase und individuellen Präferenzen können helfen, die für den Patienten notwendigen Gesichtspunkte zu erfassen und in das Behandlungskonzept förderlich zu integrieren.

LITERATUR

Agrawal Y, Carey JP, Hoffman HJ, Sklare DA, Schuber MC (2011). The modified Romberg Balance Test: Normative data in U.S. adults. Otol Neurotol. 8: 1309–11.

Balducci L, Extermann M (2000). Management of cancer in the older person: a practical approach. Oncologist. 5(3): 224–237.

5

Bauer JM, Sieber CC (2007). Geriatrie 2007. Dtsch Med Wochenschr. (25–26): 1414–6.
Depping MS, Köhler-Ipek L, Ullrich P, Hauer K, Wolf RC (2023). Depression im Alter und Frailty – epidemiologische, klinische und neurobiologische Zusammenhänge. Nervenarzt. 94: 234–239
Ellis G, Whitehead MA, Robinson D et al. (2011). Comprehensive geriatric assessment for older adults admitted to hospital: Meta-analysis of randomised controlled trials. BMJ. 343: d6553.
Feist B et al. (2023) Prüfung des Screening-Tools GeriNOT: Identifikation geriatrischer Risikopotenziale bei Aufnahme ab 70-Jäahriger in die Krankenhausversorgung. Z Fur Gerontol Geriatr. 56: 201–208.
Freiberger E et al. (2012). Performance-based physical function in older community-dwelling persons: A systematic review of instruments. Age Ageing. 41: 712–721.
Fried LP et al. (2001). Frailty in older adults: evidence for a phenotype. J Gerontol A Biol Sci Med Sci. 56(3): M146–M156.
Gerhard T et al. (2021) Validierung des Geriatrie-Checks zur Identifikation geriatrischer Patienten in der Notaufnahme. Z Fur Gerontol Geriatr. 54: 106–112.
Guralnik JM et al. (1994). A short physical performance battery assessing lower extremity function: Association with self-reported disability and prediction of mortality and nursing home admission. J Gerontol. 49(2): M85–94.
Guralnik JM et al. (2000). Lower Extremity Function and Subsequent Disability: Consistency Across Studies, Predictive Models and Value of Gait Speed Alone Compared With the Short Physical Performance Battery. J Gerontol MedSc. 55A(4): M221 – M231. Lehrvideo: www.nia.nih.gov/research/labs/leps/short-physical-performance-battery-sppb (letzter Zugriff: 20.05.2025)
Hofmann W (2009). Demenz – Herausforderung für eine interdisziplinäre Versorgung. Med Welt. 60: 2–3.
Isaacs B (1964). Current achievements in geriatrics, morbidity in elderly hospital patients. In: Anderson WF, Isaacs B (Hrsg.). Current Achievements in Geriatrics. London: Cassell.
Kanat M et al. (2021). Patient-centeredness in the multimorbid elderly: a focus group study. BMC Geriatr. 21(1):567.
Kompetenzzentrum Geriatrie. Assessments in der Geriatrie. www.kcgeriatrie.de/assessments-in-der-geriatrie (letzter Zugriff:13.06.2025).
Kricheldorff C, Aner K, Himmelsbach I, Thiesemann R (2015). [Principles in social gerontology]. Z Gerontol Geriatr. 48(8): 747–8; 759–60.
Kricheldorff C, Heimbach B, Himmelsbach I, Schumann H. (2022); Interprofessional team building - An interuniversity qualification program. Z Gerontol Geriatr. 55(3): 197–203.
Krupp S (2013). Geriatrisches Assessment. In: Willkomm M (Hrsg.): Praktische Geriatrie. Stuttgart: Thieme.
Lachs MS et al. (1990). A simple procedure for general screening for functional disability in elderly patients. Ann Intern Med. 112: 699–706.
Mayer F, Scharhag-Rosenberger F, Carlsohn A, Cassel M, Müller S, Scharhag J (2011). The intensity and effects of strength training in the elderly. Dtsch Arztebl Int. 108(21): 359–64.
Maetzler W, Drey M, Jacobs AH (2015). Sarkopenie und Frailty in der Neurologie. Nervenarzt. 86: 420–430.
Melton LJ et al. (2000). Epidemiology of sarcopnia. J Am Geratr Soc. 48(6): 625–630.
Morley JE, Malmstrom TK, Miller DK (2012). A simple frailty questionnaire (FRAIL) predicts outcomes in middle aged African Americans. J Nutr Health Aging. 16(7): 601–608.
Nikolaus T, Specht-Leible N (1992). Das geriatrische Assessment. München: MMV Medizin Verlag.
Renteln-Kruse W v (2004). Geriatrische Syndrome – eine diagnostische und therapeutische Herausforderung. In Renteln-Kruse W v (Hrsg.): Medizin des Alterns und des alten Menschen. Heidelberg: Springer.
Rockwood K et al. (2005). A global clinical measure of fitness and frailty in elderly people. CMAJ. 173(5):489–95.
Rockwood K, Mitnitski AJ (2007). Frailty in relation to the accumulation of deficits. Gerontol A Biol Sci Med Sci. 62(7): 722–727.
Rubenstein LZ, Josephson KR, Wieland GD, English PA, Sayre JA, Kane RL (1984). Effectivness of a geriatric evaluation unit. A randomized clinical trial. N Engl J Med. 311: 1664–70.
Schütz RM (1995). Das Team der geriatrischen Tagesklinik. Z Geronol Geriat. 28: 93–95.
Schütz RM (1980). Die Bedeutung der Intervention im Sinne der Prävention und Rehabilitation bei geriatrischen Patienten. Z Gerontol. 14: 153–159.
Sieber CC (2007). Der geriatrische Patient – wer ist das? Internist. 48: 1190–1194.
S1-Leitlinie „Geriatrisches Assessment der Stufe 2", Stand 19. Juni 2019; AWMF-Register-Nr. 084 002. 084-002l_S1_Geriatrisches-Assessment-Stufe-2_2025-02.pdf (letzter Zugriff: 13.06.2025)
S3-Leitlinie Umfassendes Geriatrisches Assessment (Comprehensive Geriatric Assessment CGA) bei hospitalisierten Patientinnen und Patienten; https://register.awmf.org/de/leitlinien/detail/084-003 (letzter Zugriff: 13.06.2025)
Singler K, Gosch M, Antwerpen L (2020) https://www.dgge-riatrie.de/ueber-uns/aktuelle-meldungen/1682-covid-19-dgg-ver%C3%B6ffentlicht-poster-zur-klinischen-frailty-skala-cfs#tm-main (letzter Zugriff: 16.02.2025).
Thiem U et al. (2012). Positionspapier zur Identifizierung geriatrischer Patienten in Notaufnahmen in Deutschland. Z Gerontol Geriat. 45:310–314.
Visser M et al. (2002). Leg muscle mass and composition relation to lower extremity performance in men and women an aged 70 to 79: The health, aging and body composition study. J Am Geriatr Soc. 50: 897–904.
Warburton RN, Parke B, Church W, McCusker J (2004). Identification of seniors at risk: Process evaluation of a scree-

5

ning and referral program for patients aged >or =75 in a community hospital emergency department. Int J Health Care Qual Assur Inc Leadersh Health Serv. 17: 339–348.

WHO (2005). Internationale Klassifikation der Funktionsfähigkeit, Behinderung und Gesundheit. Deutsches Institut für 1339 Medizinische Dokumentation und Information, DIMDI (Hrsg): 1340; www.bfarm.de/SharedDocs/Downloads/DE/Kodiersysteme/klassifikationen/icf/icfbp2005_zip.html (letzter Zugriff: 13.06.2025)

Warren MW (1943). Care of the chronic sick. A case for treating chronic in blocks in a general hospital. Br Med J. 2: 822–823.

KAPITEL

6 End of Life Treatment und Palliativversorgung

Klaus Maria Perrar, Heidrun Golla

6.1 Palliativmedizin und Gerontopsychiatrie

Die *World Health Organization* (WHO 2002) definiert **Palliative Care**[1] als „Ansatz zur Verbesserung der Lebensqualität von Patienten und ihren Familien, die mit Problemen konfrontiert sind, welche mit einer lebensbedrohlichen Erkrankung einhergehen. Dies geschieht durch Vorbeugen und Lindern von Leiden, durch frühzeitiges Erkennen, sorgfältige Einschätzung und Behandlung von Schmerzen und anderen körperlichen Symptomen sowie anderen Problemen körperlicher, psychosozialer und spiritueller Art."

Der palliative Ansatz erstreckt sich über alle Zeitpunkte lebensbedrohlicher Erkrankungen, wenn auch die Behandlung und Betreuung von Menschen am Lebensende sein zentrales Merkmal ist. Nicht

[1] Im weiteren Text wird der Begriff Palliativmedizin bzw. Palliative Care in diesem Sinne verstanden.

die zugrunde liegende Krankheit, sondern hiermit einhergehende, leidvolle Symptome in physischer, psychischer, sozialer oder spiritueller Hinsicht sind für ihn ausschlaggebend. Palliativversorgung endet nicht mit dem Tod des Patienten, sondern schließt die Begleitung der trauernden Angehörigen[2] mit ein.

Die **Gerontopsychiatrie** ist als Altersdisziplin naturgemäß mit Fragen des endenden Lebens und letztlich des Sterbens konfrontiert. Sie befasst sich wesentlich mit chronischen, meist progredienten Krankheitsverläufen, bei denen ein rein kurativer Ansatz oft nicht mehr möglich ist. In der Behandlung steht ebenso das soziale Bezugssystem des Erkrankten im Fokus, und der Gerontopsychiatrie ist – wie der Palliativmedizin – ein multiprofessioneller und ganzheitlicher Ansatz eigen. Insofern kann von einer großen Übereinstimmung im Grundverständnis beider Disziplinen ausgegangen werden (Perrar und Golla 2016). Je nach Selbstverständnis und Versorgungsauftrag gerontopsychiatrischer Abteilungen werden dort auch Patienten behandelt, die im Rahmen einer infausten körperlichen Erkrankung psychiatrische Symptome entwickeln oder die zusätzlich zu einer vorbestehenden psychischen Erkrankung an einer onkologischen oder generell terminalen somatischen Erkrankung leiden (vgl. Perrar 2005).

6

Der Begriff „palliativ" als Kontrapunkt zu „kurativ" kann in zweierlei Hinsicht verstanden werden. Meist wird er in einem **engeren Sinne** mit der Versorgung am Lebensende oder mit der Begleitung im Sterbeprozess assoziiert. Der Begriff „palliativ" kann jedoch auch in einem **weitergehenden Sinne** als „lindernder, nicht kurativer Zugang" bei jeglicher nicht heilbaren Erkrankung verstanden werden. In der Folge erhebt die Palliativmedizin zunehmend den Anspruch, bereits bei Diagnosestellung einer nicht heilbaren, fortschreitenden Erkrankung im Sinne einer *„Early Integration"* mit in die Behandlung einbezogen zu werden. Diese Sichtweise besitzt in den somatischen, insbesondere onkologischen Fachdisziplinen mittlerweile einen anerkannten Stellenwert, zumal eine Studie bei palliativ betreuten Lungenkarzinompatienten sogar eine längere Überlebenszeit bei besserer Lebensqualität gefunden hat als ohne diese Begleitung (Temel et al. 2010).

[2] Unter Angehörigen werden im weiteren Text auch Zugehörige wie sonstige nahestehende Personen verstanden.

Allerdings ist nun gerade die (Geronto-)Psychiatrie eine Fachdisziplin, der ein **palliativer Zugang** in diesem weitergehenden Verständnis ebenso eigen ist. Nach wie vor stellt die nicht-kurative, letztlich lindernde Behandlung von Betroffenen mit einer fortschreitenden bzw. chronifizierten psychiatrischen Erkrankung wie z. B. Demenz, Schizophrenie oder Depression einen wesentlichen Kern psychiatrischen Handelns und psychiatrischer Haltung dar. Insofern sind ein palliatives Denken und eine palliative Haltung für die (geronto-) psychiatrisch Tätigen nicht neu.

6.2 Nahtstellen

Die Zusammenarbeit zwischen (Geronto-)Psychiatrie und Palliativmedizin hat sich in den letzten Jahren intensiviert. So hat sich in der Deutschen Gesellschaft für Palliativmedizin eine Arbeitsgruppe „Palliativversorgung und Psychiatrie" etabliert. In Österreich ist ihr Pendant als Arbeitsgemeinschaft bei der Österreichischen Gesellschaft für Psychiatrie, Psychotherapie und Psychosomatik angesiedelt. Das Schweizer Bundesamt für Gesundheit hat bereits 2016 die Ergebnisse zweier Studien zum Thema *„Palliative Care und psychische Erkrankungen"* veröffentlicht (Bundesamt für Gesundheit 2016). Die Deutsche Gesellschaft für Gerontopsychiatrie und -psychotherapie veranstaltet seit 2010 auf ihren Fachkongressen regelmäßig Symposien zu palliativen Themen, meist in enger Kooperation mit den österreichischen und schweizerischen Fachgesellschaften für Alterspsychiatrie.

Mittlerweile hat sich durchgesetzt, die Schnittmenge zwischen (Geronto-)Psychiatrie und Palliativmedizin in **drei Gruppen** einzuteilen:

1. Somatisch, meist onkologisch schwer erkrankte Patienten in einer palliativen Situation mit psychischen Symptomen bzw. Syndromen. Diese können sein:
   - Delir, terminale Unruhe
   - Ängste
   - Schlafstörung
   - Depressive Symptomatik unterschiedlicher Ausprägung (z. B. Anpassungsstörung, Demoralisation, depressive Episode, organische Depression)

- Agitiertheit (z. B. rein motorisch, ängstlich, psychotisch, depressiv)
- Organische Halluzinose oder organisch wahnhafte Störung
- Organische Wesensänderung (z. B. bei zerebraler Beteiligung).

2. Patienten mit einer psychiatrischen Erkrankung, die zusätzlich unter einer schweren und nicht heilbaren onkologischen Erkrankung leiden. Hierzu können letztlich alle psychischen Störungen bzw. psychiatrischen Krankheiten zählen.
3. Patienten, die sich aufgrund einer schweren psychischen Krankheit in einer palliativen Situation befinden. Darunter werden insbesondere folgende Störungen gefasst:
   - Chronische, therapierefraktäre Depression mit wiederholten Suizidversuchen
   - Chronisch verlaufende schizophrene oder schizoaffektive Störungen mit aus Sicht der Betroffenen ungenügender Lebensqualität, oft zusammengefasst unter dem Konzept der *Severe Persistant Mental Illness*
   - Anorexie mit schwerem, persistierendem Verlauf
   - Abhängigkeitserkrankungen mit chronischem, schwerem Verlauf und ggf. abhängigkeitsbedingten somatischen Komorbiditäten
   - Schwere Zwangsstörung oder schwere Persönlichkeitsstörungen
   - Schwere, fortgeschrittene Demenzen.

Gerade diese dritte Gruppe wird **kontrovers diskutiert,** da einerseits der Begriff „therapierefraktär" als zu unspezifisch und undefiniert abgelehnt wird. Bemängelt werden die oft nicht ausgeschöpften therapeutischen Optionen, und es fehlen außerdem im Vergleich zu onkologischen Erkrankungen konsentierte Stadieneinteilungen mit belastbaren Prognoseabschätzungen. Andererseits bleibt die Operationalisierung der palliativen Versorgung selbst – mit Ausnahme der Begleitung in der Sterbephase – im konkreten Alltag meist unklar, außer, dass sich durch diese Versorgung die „therapeutische Haltung" ändern würde und „ethischer Rat" hinzugezogen werden solle.

Über diese drei Gruppen hinaus ist davon auszugehen, dass auch in der Gerontopsychiatrie Begutachtungen der Freiverantwortlichkeit im Zusammenhang mit Anfragen nach einer assistierten Selbsttötung zunehmen werden.

6.3 Gesundheitliche Versorgungsplanung

Ein wesentlicher Aspekt eines gelingenden *End of Life Treatments* ist, – soweit möglich – den Patienten perspektivisch auf das Lebensende vorzubereiten bzw. rechtzeitig dafür vorzusorgen. Die Relevanz dieses Themas zeigt sich in Deutschland im § 132 g Sozialgesetzbuch V (SGB V). Er regelt die gesundheitliche **Versorgungsplanung für die letzte Lebensphase** in stationären (Pflege-)Einrichtungen inklusive der Erstellung von Notfallplänen durch die an der Pflege und Behandlung beteiligten Personen. Zusätzlich wurde eine Beratungspflicht seitens der Krankenkassen in das SGB XI aufgenommen. Das offene Gespräch über den weiteren Krankheitsverlauf ist am Lebensende eher entlastend für die Betroffenen. Oft wünschen sie sich nämlich ein solches Gespräch, ohne dass die Behandelnden dies jedoch von sich aus angeboten hätten (z. B. Bücken et al. 2012).

Das Abfassen von Vorausverfügungen wie einer Vorsorgevollmacht oder Patientenverfügung ermöglicht es den Betroffenen, sich grundlegend mit Wünschen bezüglich des Lebensendes auseinanderzusetzen. Diese Option sollte frühzeitig besprochen werden. Hierbei sind floride psychische Symptome bzw. kognitive Beeinträchtigungen sicherlich für die Beurteilung der Urteils- und Einsichtsfähigkeit zu bedenken. Umso mehr sollten symptomfreie oder -arme Intervalle für die Erstellung von Vorausverfügungen genutzt werden. Gewünschte oder zu unterlassende Maßnahmen, die je nach Art der zugrunde liegenden Erkrankung diskutiert werden sollten, sind Aspekte wie Reanimationsmaßnahmen, Beatmung, künstliche Ernährung, Anlage einer Ernährungssonde, Beginn oder Beendigung von intensivmedizinischen Maßnahmen, einer Dialyse oder lebenserhaltenden Maßnahmen bzw. Therapien, antibiotische Behandlung von Infekten, Zustimmung oder Ablehnung einer Krankenhauseinweisung oder der Wunsch des Sterbeorts. Niemand kann jedoch zur Abfassung einer Patientenverfügung gezwungen werden.

MERKE

Je präziser die **Patientenverfügung** formuliert ist und je konkreter sie auf die aktuelle Entscheidungssituation zutrifft, desto verbindlicher ist sie für die Behandelnden. Abzuwägen ist dabei, dass sich Patientenwünsche im Verlaufe der Erkrankung ändern können und dass deshalb bei konkret anstehenden Entscheidungen auch die aktuellen verbalen und nonverbalen Patientenäußerungen berücksichtigt werden müssen. Es ist jedoch in jedem Fall entscheidend, ob es in der jeweiligen Situation überhaupt eine Indikation für eine ärztliche (und/oder pflegerische) Maßnahme gibt. Dies gilt insbesondere für den Sterbeprozess.

HILFREICHE LINKS

www.bmj.de/SharedDocs/Publikationen/DE/Broschueren/Patientenverfuegung.html?nn=17134
www.bundesaerztekammer.de/patienten/patientenverfuegung/
www.bmj.gv.at/themen/Zivilrecht/Erwachsenenschutz.html#q=erwachsenenschutzrecht&pg=1&t=simple&po=-&mi
https://tg.prosenectute.ch/de/beratung/recht-vorsorge/vorsorgedokumente.html

6.4 Ethische Fallbesprechung

Bei komplexen ethischen Fragestellungen – meist in Zusammenhang mit dem Beginn oder der Einstellung der Sondenernährung, der Beendigung lebenserhaltender Maßnahmen (z. B. Dialyse, Beatmung) oder der Verlegung ins (somatische) Krankenhaus bei multimorbiden Patienten – besteht am Lebensende nicht selten ein Interpretations- und Ermessensspielraum. **Unterschiedliche Wertesysteme** können aufeinanderstoßen oder die Betroffenen können z. B. bei einer Demenz nicht oder nur noch eingeschränkt über ihre Vorstellungen Auskunft geben. So ist es bei anstehenden Entscheidungen dieser Art oft eine Herausforderung, den mutmaßlichen Willen der Betroffenen zu eruieren. Hier ist es hilfreich, im Behandlungsteam ethische Fallbesprechungen durchzuführen oder ethische Konsile einzuholen.

HILFREICHE LINKS

www.aok.de/fileadmin/user_upload/Universell/05-Content-PDF/peg_entscheidungshilfe.pdf
www.malteser.de/fileadmin/Files_sites/Fachbereiche/Krankenhaeuser/Downloads/ethische_fallbesprechung.pdf

6.5 Sterbephase

Der Beginn der letzten Lebensphase bzw. des Sterbeprozesses ist bei Betroffenen mit einer gerontopsychiatrischen Erkrankung wie z. B. einer Demenz wegen der Dauer der Krankheitsverläufe oft nicht leicht zu erkennen.

MERKE

Hinweise auf das bevorstehende Lebensende können sein (Mitchell 2015; Eisenmann et al. 2020):
- Zunehmende körperliche Schwäche
- Erhöhtes Ruhebedürfnis
- Schluckbeschwerden mit rezidivierender Aspiration und konsekutiven Pneumonien
- Abnehmendes Interesse an Essen und Trinken
- Gewichtsabnahme
- Zunehmende Reduktion des Allgemeinzustands
- (Gesteigerte) körperliche Unruhe
- Zunehmende, komplexe Symptome wie Schmerzen und/oder Atemnot.

Reversible Ursachen sind dabei diagnostisch – vor allem bei fehlenden therapeutischen Konsequenzen – in gebotenem, jedoch gerade bei multimorbiden, weit fortgeschrittenen Krankheitsbildern in nur vertretbarem Maße abzuwägen (Leitlinienprogramm Onkologie 2020).

HILFREICHE LINKS

www.leitlinienprogramm-onkologie.de/fileadmin/user_upload/Downloads/Leitlinien/Palliativmedizin/Version_2/LL_Palliativmedizin_Langversion_2.2.pdf[3]
www.bundesaerztekammer.de/fileadmin/user_upload/downloads/Sterbebegleitung_17022011.pdf

6.5.1 Anzeichen des Versterbens

MERKE

Die Sterbephase – i. d. R. verstanden als die letzten 7–3 Lebenstage – kündigt sich bei Ausschluss reversibler Ursachen an durch
- den Interessenverlust an Nahrungs- und Flüssigkeitsaufnahme,
- eine zunehmende körperliche Schwäche,
- eine Veränderung der Atmung (z. B. flach, schnell, Cheyne-Stokes-Atmung mit Wechsel von tiefen Atemzügen und Atempausen),

[3] Die Leitlinie wird ab Frühjahr 2026 in aktualisierter Fassung zur Verfügung stehen (https://register.awmf.org/de/start).

- ein vermindertes Bewusstsein (z. B. somnolent, soporös),
- Hautveränderungen (z. B. Marmorierung der Extremitäten, Facies hippocratica)
- oder fast regelmäßig durch delirante Symptome an (z. B. Perrar et al. 2012).

Bei eingeschränkter verbaler Kommunikation ist auf nonverbale Änderungen der Lautäußerung, Atmung, Mimik, Gestik, im Blickkontakt, im Muskeltonus, im motorischen Bewegungsmuster oder in den Reaktionen auf bestimmte Reize zu achten. Ein valides Instrument zur Feststellung des Beginns der Sterbephase existiert nicht. Hilfreich kann jedoch die sogenannte *Surprise Question* sein, nämlich die Frage danach, ob Pflegende und Behandler überrascht wären, wenn der Erkrankte nach wenigen Tagen (oder wenigen Wochen) verstorben sein würde. Wird diese Frage im multiprofessionellen Diskurs überwiegend verneint, so ist kritisch zu reflektieren, ob sich die Prognose des Patienten nicht verschlechtert und ob die Sterbephase begonnen hat (Leitlinienprogramm Onkologie 2020). Dies trifft besonders zu, wenn kein reversibler Prozess vorliegt, der mit vertretbarer (!) Diagnostik und Therapie verbunden ist, bei der eine konkrete Aussicht auf eine Verbesserung der Lebensqualität besteht. Die *12-Monats-Surprise-Question* kann durch Aspekte wie eine persistierende Dysphagie, die möglicherweise zu rezidivierenden Aspirationspneumonien führt, und/oder einem sich (stark) verschlechternden Allgemeinzustand unterstützt werden (Ebke et al. 2018).

Wo kognitiv (noch) möglich, sollte mit dem Betroffenen und seinen Angehörigen über den möglichen Beginn der Sterbephase gesprochen werden. Es sollte geprüft werden, ob es ihm möglich gemacht werden kann, an dem von ihm präferierten Ort zu versterben. Hierzu stehen sowohl in Deutschland, Österreich als auch in der Schweiz unterschiedliche Versorgungssysteme zur Verfügung. Wenn es von dem Sterbenden und seinen Angehörigen gewünscht ist, sollten letztere sich an der Begleitung während des Sterbens beteiligen können.

6.5.2 Therapie- und Pflegezieländerung

In der Sterbesituation sind die Indikationen aller therapeutischen und pflegerischen Maßnahmen **kritisch zu prüfen,** entsprechend anzupassen bzw. bei fehlender Indikation zu beenden. Eine ständige Messung bzw. Dokumentation von Blutdruck, Puls, Atemfrequenz, Blutzucker, Körpertemperatur oder Sauerstoffsättigung kann in dieser Situation unterlassen werden, vor allem da sie keine therapeutischen Konsequenzen nach sich zieht. Die Annahme, dass es sich um die Sterbephase handelt, ist regelmäßig zu reevaluieren. Geänderte oder beendete Behandlungen und Maßnahmen sind zu dokumentieren und sollten allen in die Behandlung involvierten Personen bekannt sein. Oft limitiert bereits die Unfähigkeit der oralen Einnahme die Fortführung einer oralen Therapie (Leitlinienprogramm Onkologie 2020).

6.5.3 Verzicht auf Krankenhausverlegung

Ist man durch die **vorausschauende Planung** vorbereitet (allen an der Behandlung und Pflege Beteiligten zugänglicher Notfallplan!), so wird häufig eine unnötige Verlegung in ein somatisches oder psychiatrisches Krankenhaus in der Sterbephase verhindert.

HILFREICHE LINKS

Beispiele für Notfallformulare:
www.unimedizin-mainz.de/fileadmin/kliniken/ethik/Dokumente/Patientenverfuegung_bei_Notfalleinsaetzen.pdf
https://tuebinger-hospizdienste.de/files/luxe/img/ehd_NotfallplanPalliativ.jpg

6.5.4 Nahrungs- und Flüssigkeitsaufnahme

In der Sterbephase sind Nahrungs- und Flüssigkeitsaufnahme i. d. R. nicht mehr indiziert. Künstlich zugeführte Nahrung und Flüssigkeit können in dieser Situation **nicht mehr ausreichend umgesetzt und verwertet werden.** Vielmehr kann es zu belastenden Symptomen wie Flüssigkeitsansammlungen (periphere und zentrale Ödeme, verstärktes tracheales Rasseln) bzw. Übelkeit oder Erbrechen kommen. Zudem äußern die Betroffenen in dieser Situation i. d. R. kein Hunger- oder Durstgefühl mehr. Es gehört zur Akzeptanz des Sterbeprozesses dazu, dass die Betroffenen auf Nahrungs- bzw. Flüssigkeitsaufnahme verzichten dürfen, auch wenn dies kulturell unterschiedlich gesehen werden kann. Durstgefühl kann durch intensive Mundpflege gut gelindert werden, d. h. durch regelmäßige Benetzung der Lippen und der Mundschleimhaut mit seitens des Sterbenden präferierten Ölen oder Flüssigkeiten. Diese Aufgabe kann idealerweise durch Angehörige übernommen werden. Hierdurch verringert sich oft deren Gefühl der Hilflosigkeit bzw. Ohnmacht angesichts des unaufhaltsamen Sterbeprozesses.

6.6 Betreuung Sterbender

Sterbende bedürfen einer hohen Aufmerksamkeit in der Wahrnehmung und Betreuung sowie einer ihren Bedürfnissen und Wünschen entsprechenden personalen Präsenz. Grundvoraussetzung hierfür sind Kompetenz bzw. Qualifikation der Betreuenden und geeignete institutionelle Rahmenbedingungen. Die pflegerischen und medizinischen Maßnahmen sollten sich am reduzierten Allgemeinzustand des Sterbenden orientieren. Ziel ist **die Symptom- und Leidenslinderung.** Die entsprechenden Standards zur Ernährung, Dekubitusprophylaxe, Flüssigkeitszufuhr usw. sind der veränderten Situation anzupassen und zu dokumentieren.

Die Angehörigen sollen frühzeitig über das mögliche Versterben verständigt werden. Es soll ihnen angeboten werden, beim Sterbenden zu bleiben. Konkrete Informationen über das, was im Sterben geschieht, und die Bedeutung ihrer Anwesenheit für sie selbst, für den Sterbenden und die Zeit nach dem Versterben können unterstützend sein. Zusätzlich kann der Kontakt zu einem Hospizdienst helfen. Diese Unterstützung bietet sich besonders im ambulanten Bereich an. Eine religiöse bzw. konfessionelle Begleitung sollte angeboten werden, jedoch gelten die Wünsche und Bedürfnisse des Sterbenden. Sind diese nicht mehr zu ermitteln, ist die Einbindung der Angehörigen unerlässlich.

MERKE

Schlüsselelemente der bestmöglichen Betreuung Sterbender (nach Ellershaw und Lakhani 2013)

1. Erkennen, dass der Patient stirbt.
2. Kommunikation mit dem Patienten (wenn möglich) und immer mit der Familie sowie nahen Angehörigen
3. Angebot der spirituellen Begleitung bzw. Seelsorge
4. Vorausschauende Verschreibung bzw. Verordnung symptomlindernder Medikamente gegen Schmerzen, Atemwegssekretion, Unruhe, Übelkeit und Erbrechen, Atemnot
5. Überprüfung der klinischen Interventionen im besten Interesse für den Patienten
6. Überprüfung der Flüssigkeitszufuhr, einschließlich der Notwendigkeit für ihren Beginn oder ihre Beendigung
7. Überprüfung der Nahrungszufuhr, einschließlich der Notwendigkeit für ihren Beginn oder ihre Beendigung
8. Ausführliche Diskussion der weiteren Versorgungsplanung mit dem Patienten (soweit noch möglich) sowie Angehörigen oder Pflegenden
9. Regelmäßige Neubewertung des Zustands des Patienten
10. Würde- und respektvolle Begleitung nach dem Tod

6.7 Medikamente in der Sterbephase

Da kaum Studien zur medikamentösen Therapie in der Sterbephase vorliegen, stellen die Therapieoptionen oder subkutanen (s. c.) Applikationswege meist einen *Off-Label-Use* dar. Die häufigsten in der Sterbephase verwendeten Medikamente sind: **Opioide, Benzodiazepine, Antipsychotika** sowie **bei Rasselatmung muskarinerge Anticholinergika.** Symptomlindernde Medikamente in der Sterbephase werden meist parenteral (s. c., ggf. i. v.) oder manchmal auch transmukosal bzw. nasal verabreicht, da i. d. R. ein Unvermögen vorliegt, die Medikation oral zu sich zu nehmen. Dies trifft auch zu, wenn eine Ernährungssonde liegt, da Resorption und Magen-Darm-Passage verändert sind. Nicht jeder sterbende Patient benötigt die Gabe von Opioiden. Diese sollten nur verabreicht werden, wenn der begründete Eindruck besteht, dass Atemnot oder ein Schmerzerleben vorliegen (verbale und nonverbale Zeichen wie körperliche Unruhe mit Ausdrucksformen von Unwohlsein und Anspannung, erhöhtem Muskeltonus, Atemveränderungen oder Grimassieren).

Mundtrockenheit

Mundtrockenheit ist bedingt durch Atmung durch offenen Mund, Sauerstoffgabe, mangelnde Benetzung der Mundschleimhaut oder Medikamente. Durch Flüssigkeitszufuhr (s. c., i. v., PEG) wird sie nicht ausreichend gelindert. Vielmehr liegt das Hauptaugenmerk auf einer **konsequenten Mundpflege** mit Wasser oder öligen Lösungen, sodass sich ein Flüssigkeitsfilm bildet, der i. d. R. ausreichend ist, um das Gefühl der Mundtrockenheit und das damit verbundene Durstgefühl zu lindern. Hierbei sollten die Vorlieben der Betroffenen für die verwendeten Flüssigkeiten beachtet werden.

Angst und Unruhe

Neben Maßnahmen wie der Anwesenheit **vertrauter Personen bzw. einer personalen Kontinuität in der Betreuung** kann eine medikamentöse Behandlung mit Benzodiazepinen (z. B. Lorazepam, beginnend mit 0,5–1,0 mg s. l. oder Alprazolam 0,25–0,5 mg; z. B. Midazolam, beginnend mit 1–2,5 mg s. c.; ggf. i. v.) oder ggf. mit Promethazin (beginnend mit 25 mg s. c.; ggf. i. v.) indiziert sein. Unzureichend behandelte Symptome wie z. B. Schmerzen, Dyspnoe, Delir oder Harnverhalt sollten adäquat behandelt werden.

Terminales Delir

Das Delir ist mit fast 90 % der Fälle ein **häufiges Symptom am Lebensende** (z. B. Bush et al. 2018). Ein reizarmes, Orientierung gebendes und beruhigendes Milieu mit angemessener Kommunikation, Anwesenheit vertrauter Personen und Kontinuität in der Betreuung ist angeraten. Wenn erforderlich, sollte eine Sturzprophylaxe (z. B. Niederflurbetten, statt des Pflegebetts eine Matratze direkt auf den Boden legen, Bettalarmsysteme wie Signalmatten) erfolgen. Als Mittel der Wahl für eine medikamentöse Therapie gilt die Gabe von Haloperidol (z. B. 0,5–2 mg p. o., s. c. alle 2–12 Stunden; max. 4–10 mg pro Tag), ggf. kombiniert mit niederpotenten Antipsychotika, z. B. Pipamperon, Melperon oder Prothipendyl p. o., bei sehr starker Unruhe mit Levomepromazin (s. c.) oder Benzodiazepinen (s. l., über PEG, ggf. i. v.). Studienergebnisse (z. B. Agar et al. 2017) stellen die Verabreichung von Antipsychotika jedoch infrage und es wird ein Schwerpunkt auf nicht-medikamentöse Strategien gelegt. Als pragmatischer Konsens wird eine symptomorientierte Auswahl der Medikation empfohlen (Meagher et al. 2018), d. h. bei Schlafstörungen bzw. psychomotorischer Unruhe die Gabe von sedierenden Substanzen wie Midazolam bzw. die orale Gabe von niederpotenten Antipsychotika (z. B. Pipamperon, Melperon, Prothipendyl) oder bei psychotischem Erleben die Gabe von niedrig dosierten Antipsychotika wie Quetiapin, Olanzapin oder Haloperidol. Bei anhaltender Agitiertheit und Unruhe kann auch die bedarfsadaptierte Gabe des α-2-Agonisten Clonidin (beginnend mit 0,75 µg alle 8–12 Stunden s. c.) indiziert sein. Sind Antipsychotika wie bei Morbus Parkinson oder Lewy-Körperchen-Demenz kontraindiziert, ist Mittel der Wahl Midazolam, z. B. beginnend mit 1–2,5 mg s. c. alle 2–4 Stunden oder als s. c.-Dauerinfusion.

Rasselatmung

Rasselatmung ist **nicht mit Atemnot gleichzusetzen.** Das Geräusch entsteht dadurch, dass der sterbende Patient nicht mehr in der Lage ist, Speichel zu schlucken oder Schleim hochzuräuspern und abzuhusten. Dieses beständige Geräusch kann für Angehörige oder professionell Helfende sehr belastend sein. Durch Seiten- oder Oberkörperhochlagerung kann es verringert werden. Bei ausgeprägtem Rasseln kann es sinnvoll sein, frühzeitig anticholinerg wirkende Medikamente wie Butylscopolamin oder Glycopyrroniumbromid zu verabreichen. Ein Absaugen des Sekrets ist für den Sterbenden äußerst unangenehm. Eher wird die Sekretbildung dadurch noch angeregt.

Atemnot

Gegen Atemnot, die sich auch indirekt z. B. durch Schwitzen, Zyanose und schnelle, flache Atmung zeigen kann, erfolgt eine symptomadaptierte, regelmäßige (und zusätzlich bedarfsweise) Verabreichung von **kurz wirksamen Opioiden,** z. B. beginnend mit 0,25–0,5 mg Hydromorphon s. c. oder 1–2,5 mg Morphin s. c. alle 4 Stunden sowie einer Bedarfsgabe von 1/6 der verordneten Tagesdosis. Da Atemnot an Angst gekoppelt ist, ist häufig eine kombinierte Behandlung mit Benzodiazepinen erforderlich, z. B. mit Lorazepam s. l. oder Alprazolam p. o. Maßnahmen wie spezielle Lagerungen, basale Stimulation oder Aromapflege können hilfreich sein, ebenso wie die Anwesenheit vertrauter Personen.

Schmerzen

In der Sterbephase können sich Qualität und Intensität von Schmerzen ändern. Die Eindosierung von und Behandlung mit Opioiden erfolgt nach der WHO-Stufe 3 (vgl. zuvor „Atemnot"). Vorbestehende Behandlungen mit transdermalen Pflastersystemen sind meist auf ein anderes, kurz wirksames Opioid (dosisäquivalente subkutane Gabe, in festen Zeitintervallen bzw. symptomadaptiert verabreicht) zu rotieren und einzudosieren, wenn der Eindruck besteht, dass der Sterbende schlecht symptomkontrolliert ist. Eine **engmaschige Reevaluation** der Medikation und ggf. eine Dosisanpassung sind erforderlich.

HILFREICHE LINKS

Fremdbeobachtungsinstrumente zur Einschätzung des Schmerzerlebens bei kognitiver Beeinträchtigung:

- **Be**urteilung von **S**chmerzen bei **D**emenz (BESD)
- **B**eobachtungs**i**nstrument für das **S**chmerzassessment bei **a**lten Menschen mit **D**emenz (BISAD)
  Beide: www.schmerzgesellschaft.de/topnavi/die-gesellschaft/arbeitskreise/schmerz-und-alter/downloads
- **P**ain **A**ssessment in **I**mpaired **C**ognition (PAIC 15): https://paic15.com/ Seit April 2025 steht mit dem PAIC6 eine evaluierte zeitökonomische Kurzversion zur Verfügung.
- **Z**urich **O**bservation **P**ain **A**ssessment (ZOPA): www.pflegeportal.ch/pflegeportal/ZOPA_Das_Zurich_Observation_Pain_Assessment.php

Eine differenzierte Bewertung der Schmerzskalen findet sich in der S3-Leitlinie „Schmerzmanagement bei Geriatrischen Patienten" (https://register.awmf.org/de/start).

Therapeutische (palliative) Sedierung

Bei **therapierefraktärem Leid** – z. B. durch nicht beherrschbare Schmerzen, Dyspnoe oder unstillbares Erbrechen bei Ileussymptomatik – kann eine therapeutische Sedierung mit dem Ziel der Symptomlinderung durch Herabsetzung des Bewusstseins durchgeführt werden, wenn dies dem (vorausverfügten) Wunsch des Patienten entspricht. Bei Schwierigkeiten in der Entscheidungsfindung – wie z. B. bei der Beurteilung von existenziellem Leid – ist eine ethische Fallbesprechung sinnvoll. Das Hinzuziehen eines Palliativmediziners in den Entscheidungsprozess wird empfohlen. Die Durchführung der therapeutischen bzw. palliativen Sedierung soll durch in der Palliativmedizin erfahrene und kompetente Ärzte und Pflegefachkräfte erfolgen (Leitlinienprogramm Onkologie 2020).

HILFREICHE LINKS

Zur therapeutischen (palliativen) Sedierung:
www.ccc-netzwerk.de/fileadmin/Inhalte/Bilder_und_pdf/Arbeitsgruppen/Palliativmedizin/SOP_Palliative_Sedierung.pdf
www.palliativ.at/die-opg/arbeitsgruppen/ethik-in-palliative-care/leitfaden-palliative-sedierung/
www.hospiz.at/wordpress/wp-content/uploads/2017/09/Leitlinie_zur_Palliativen_Sedierung.pdf

6.8 Hospizliche und palliative Versorgung

Hospizliche und palliative Versorgungsstrukturen beinhalten Angebote der allgemeinen und spezialisierten Versorgung und **können gerontopsychiatrische Strukturen sinnvoll ergänzen.** Sie stehen ambulant und stationär zur Verfügung, wobei die Vernetzung und die Berücksichtigung von Schnittstellen in den sektorenübergreifenden Konzepten eine besondere Rolle spielen. Man geht davon aus, dass ca. 90 % der Patienten mit lebenslimitierenden Erkrankungen, die eine palliative Versorgung benötigen, durch allgemeine palliative Versorgungsstrukturen versorgt werden können und ca. 10 % dieser Patienten Strukturen der spezialisierten Palliativversorgung bedürfen. Letztlich muss an dieser Stelle aber auch betont werden, dass nicht jedes endende Leben einer hospizlichen oder palliativen Versorgung bedarf, um würdevoll zu sterben.

HILFREICHE LINKS

Überblick über hospizliche und palliative Versorgungsstrukturen:
www.wegweiser-hospiz-palliativmedizin.de/
www.hospiz.at/einrichtungsuebersicht/
https://palliativkarte.ch/

6.8.1 Allgemeine Palliativversorgung

Die **allgemeine Palliativversorgung** oder Grundversorgung wird durch Ärzte und Pflegepersonen geleistet, die zwar palliativmedizinisch basisqualifiziert sind, deren Hauptarbeitsfeld i. d. R. aber nicht die Palliativversorgung ist. Die allgemeine ambulante Palliativversorgung steht Palliativpatienten mit einer **niedrigen bis mittleren Versorgungsnotwendigkeit** zur Verfügung. Hausärzte, sonstige niedergelassene Fachärzte und Pflegedienste mit qualifizierten Mitarbeitern arbeiten mit anderen Leistungserbringern der ambulanten Palliativversorgung, z. B. Hospizdiensten und Apotheken, zusammen. Neben einer entsprechenden Qualifikation sind Hausbesuche und eine 24/7-Erreichbarkeit Grundvoraussetzungen. Auch die **stationäre Altenpflege** ist Teil der allgemeinen Palliativversorgung. Sie wird durch entsprechend qualifizierte Pflegepersonen – empfohlen wird eine Palliativpflegefachkraft pro zehn Bewohner – in den Einrichtungen in Zusammenarbeit mit den Hausärzten bzw. qualifizierten Palliativärzten durchgeführt. Die **allgemeine stationäre Palliativversorgung** erfolgt auf Stationen und Einheiten in Krankenhäusern, in denen Palliativpatienten betreut werden, die keiner spezialisierten Versorgung bedürfen. Oft werden die Stationsteams durch einen Palliativmedizinischen Dienst unterstützt.

Ambulante Hospizdienste sind ehrenamtliche Gruppen von befähigten Hospizmitarbeitern, geleitet durch eine hauptamtliche Hospizkoordination. Patienten und deren Angehörige erhalten Begleitung und Alltagshilfe bei schwerer, unheilbarer Krankheit und Beratung bei Fragen rund um die Palliativ- und Hospizbetreuung, ferner psychosoziale Unterstützung im Sterbe- und Trauerprozess. Diese Dienste können an ein Krankenhaus angegliedert sein. Ambulante Hospizdienste übernehmen häufig Koordinations- und Steuerungsaufgaben im regionalen Netzwerk. Diese ehrenamtlichen Strukturen werden in Deutschland durch die Krankenkassen bezuschusst. Für die Betroffenen und ihre Familien entstehen keine Kosten.

6.8.2 Spezialisierte Palliativversorgung

Seit dem 01.01.2023 sind die Vorgaben zur Erbringung einer spezialisierten ambulanten Palliativversorgung in Deutschland in einem Rahmenvertrag bundeseinheitlich geregelt. Demnach dient eine palliative Begleitung „dem Ziel, die Lebensqualität und die Selbstbestimmung schwerstkranker und sterbender Menschen zu erhalten, zu fördern und zu verbessern und ihnen ein menschenwürdiges Leben bis zum Tod in ihrer häuslichen Umgebung, in einer stationären Pflegeeinrichtung oder in einer Einrichtung der Eingliederungshilfe für Menschen mit Behinderung sowie in einem stationären Hospiz zu ermöglichen" (GKV-Spitzenverband 2022, § 1 S. 4). Die gesetzliche Grundlage im SGB V wurde bereits 2007 geschaffen.

Die **spezialisierte ambulante Palliativversorgung** (SAPV) erfolgt i. d. R. durch ein speziell qualifiziertes, multiprofessionelles Team. Es werden **besonders aufwendige Palliativpatienten mit komplexen Symptomen** versorgt, für deren Behandlung spezifische palliativmedizinische und palliativpflegerische Kenntnisse und/oder besondere Koordinationsleistungen erforderlich sind. Verordnen können die SAPV alle Vertragsärzte, bei Entlassung aus einer Krankenhausbehandlung auch die dortigen Ärzte (i. d. R. für 7 Tage). Bei Privatversicherten sollte vorab eine Genehmigung der Krankenkasse eingeholt werden.

MERKE

Die Situation ist komplex, wenn mindestens eines der nachstehenden Kriterien erfüllt ist:
Jeweils ausgeprägte
- Schmerzsymptomatik
- respiratorische/kardiale Symptomatik
- gastrointestinale Symptomatik
- urogenitale Symptomatik
- ulzerierende/exulzerierende Wunden/Tumore
- neurologische/psychiatrische/psychische Symptomatik
- und/oder sonstiges komplexes Symptomgeschehen.

6

Die Entität der Grunderkrankung steht nicht im Vordergrund. Erfüllen die Betroffenen die Voraussetzungen, haben sie in Deutschland einen gesetzlichen Anspruch auf eine SAPV.

Die **spezialisierte stationäre Palliativversorgung** erfolgt in speziellen Stationen und Versorgungseinheiten (Palliativstationen, stationäre Hospize) oder durch konsiliarische Palliativdienste in Kliniken, die die Teams auf den Nicht-Palliativ-Stationen unterstützen. **Palliativstationen** sind spezialisierte Krankenhausabteilungen zur Versorgung von Patienten mit komplexen unheilbaren, lebensbedrohlichen Erkrankungen, die wegen belastender Symptome anderweitig nicht ausreichend behandelt werden können. Ziel ist eine Verbesserung oder Stabilisierung und die anschließende Entlassung, wenn möglich nach Hause. Als Krankenhausbehandlung werden die Kosten von den Krankenkassen übernommen.

Sofern ein Sterben zu Hause nicht möglich ist, kann die Aufnahme in einem **stationären Hospiz** als spezialisierte Pflegeeinrichtung erfolgen. Voraussetzung für die Aufnahme ist, dass der Betroffene an einer Erkrankung leidet, die weit fortgeschritten ist, progredient verläuft und bei der eine infauste und finale Prognose besteht. Als Kriterium wird oft ein prognostiziertes Versterben innerhalb von drei Monaten angeführt. Für den Gast, wie die Betroffenen im stationären Hospiz genannt werden, fallen keine Kosten an.

Manche stationären Hospize sind zurückhaltend bei der Aufnahme von (geronto-)psychiatrisch erkrankten Menschen, da die psychiatrische Mitbetreuung oft fehlt. Wegen der Unvorhersehbarkeit ihres Sterbeverlaufes werden Menschen mit Demenz meist von der Aufnahme ausgeschlossen, zumindest in den Fällen, in denen keine fortgeschrittene komorbide onkologische Erkrankung vorliegt. Eine z. T. mehrmonatige Verweildauer im Unterschied zu Aufenthalten von üblicherweise 2–3 Wochen kann nämlich zu einer Fehlbelegung der Hospizbetten führen. In diesen Fällen ist eine palliative Versorgung in der stationären Altenpflege notwendig, auch wenn für die Betroffenen durch den zu zahlenden Eigenanteil erheblich höhere Kosten anfallen. Die Hinzuziehung eines SAPV-Teams ist ratsam und wird bei vorliegender Indikation von der gesetzlichen und i. d. R. auch von der privaten Krankenkasse übernommen.

Befindet sich der Patient bereits in einer stationären Altenpflegeeinrichtung, so ist der Wechsel in ein stationäres Hospiz nur in Ausnahmefällen möglich. Hierzu bedarf es der Zustimmung der zuständigen Krankenkasse. Alternativ ist die Hinzuziehung einer spezialisierten ambulanten Palliativversorgung ratsam. Dadurch ist i. d. R. eine 24/7-Versorgung gewährleistet.

SITUATION IN ÖSTERREICH

Seit 2022 ist die hospizliche und palliative Versorgung in Österreich im Hospiz- und Palliativfondgesetz (HosPalFG) landeseinheitlich geregelt. In der Folge haben sich vergleichbare Strukturen wie in Deutschland entwickelt bzw. befinden sich im Aufbau. Wie in Deutschland wird zwischen der (allgemeinen) Grundversorgung und spezialisierten Angeboten unterschieden. Die stationären Hospize sind anders als in Deutschland an Alten- und Seniorenheime angegliedert. Die hospizlichen Zugangsvoraussetzungen sind gleich denen in Deutschland. Die Kosten werden ebenso wie die für die ambulante Versorgung über den Hospiz- und Palliativfond erstattet. Im stationären Hospiz fällt für die Betroffenen allerdings ein geringer Tagessatz an, der die sogenannten Hotelkosten abdeckt. Die Spitalbehandlung auf einer Palliativstation wird von den Krankenkassen finanziert. Je nach Bundesland sind die Versorgungsstrukturen unterschiedlich weit umgesetzt. So gibt es z. B. noch keine flächendeckende ambulante 24/7-Versorgung. Es ist jedoch davon auszugehen, dass sich diese Situation auf der Basis des HosPalFG in den nächsten Jahren stark verbessern wird.

SITUATION IN DER SCHWEIZ

Die gesetzlichen Rahmenbedingungen und daraus resultierend Umfang und Struktur palliativer Angebote weichen erheblich von der Situation in Deutschland und in Österreich ab. Hospize existieren deutlich seltener und sind, da finanziert wie die Alters- und Pflegeheime der Schweiz, mit erheblichen Kosten für die Betroffenen verbunden. Die Spitalbehandlung in einer Palliativstation ist über das Krankenversicherungsgesetz (KVG) als Regelleistung abgedeckt. Es bestehen mobile Palliativdienste, die jedoch kantonal sehr unterschiedlich gestaltet sind.

6.9 Palliativversorgung und Demenz

Laut Statistischem Bundesamt sind in Deutschland im Jahr 2023 rund 70.000 Menschen an einer Demenz verstorben (rd. 6,8 % der Todesfälle). In Österreich starben im selben Jahr laut Statistik Austria rund 4.500

Menschen an einer Demenz (rd. 5 % der Todesfälle), in der Schweiz waren dies laut Bundesamt für Statistik rund 6.400 Menschen (rd. 9 % der Todesfälle). Angesichts von etwa 1,8 Millionen Menschen mit Demenz allein in Deutschland ist davon auszugehen, dass ein erheblicher Teil nicht an, sondern mit einer Demenz verstirbt. In diesen Fällen werden meist Pneumonien, zerebrovaskuläre oder Herz-Kreislauf-Erkrankungen als Todesursache genannt (z. B. Dasch et al. 2018).

Der Anteil von Menschen mit Demenz in der (spezialisierten) hospizlichen und palliativen Versorgung schwankt in Deutschland zwischen 0,8 % und 2,2 % im stationären Setting und bis zu 4,3 % im ambulanten Setting (Escobar et al. 2013; Dasch et al. 2018; Donath et al. 2024). Deren weit überwiegender Sterbeort ist – auch in Österreich und in der Schweiz – das eigene Zuhause bzw. das Seniorenheim, d. h. die Begleitung am Lebensende findet mehrheitlich primär- bzw. hausärztlich statt. Um der Vielzahl betroffener Menschen und ihrer Angehörigen gerecht zu werden, sollte ein Austausch zwischen (geronto-)psychiatrischen sowie primär- und hausärztlichen Versorgungsstrukturen mit denen der spezialisierten palliativen Versorgung gefördert werden. Die S3-Leitlinie „Demenzen" empfiehlt, „zur Verbesserung der Lebensqualität von Menschen mit fortgeschrittener Demenz nichtmedikamentöse und medikamentöse Maßnahmen der Palliativversorgung zur Linderung belastender Symptome wie Schmerzen, Dyspnoe und Schluckstörungen regelmäßig durchzuführen" (DGN und DGPPN 2025, S. 279).

Sicherlich ist es für die Betroffenen und ihre Angehörigen sinnvoll, sich bereits im Rahmen der Diagnosestellung Gedanken über den weiteren Krankheitsverlauf zu machen. Wann bzw. bei welcher Symptomatik allerdings eine palliative Versorgung von Menschen mit Demenz beginnen sollte, ist noch ungeklärt und im kontroversen Diskurs. Obwohl sie schon seit Jahren angemahnt werden, existieren diesbezüglich keine einheitlichen bzw. validen Kriterien, zumal Menschen selbst mit einer schweren Demenz an ihrem Lebensende noch umfassende und differenzierte Bedürfnisse besitzen (Schmidt, Eisenmann und Perrar 2017; Schmidt et al. 2018). Dies führt dazu, dass die Ergebnisse und die Qualität palliativer Interventionen bei Menschen mit fortgeschrittener Demenz nur sehr eingeschränkt beurteilt werden können (Walsh et al. 2021).

Vor dem Hintergrund der langjährigen ambulanten und stationären Erfahrungen des Autors und der Autorin können folgende Fragestellungen hilfreich sein, wann eine palliative Versorgung indiziert sein kann oder sollte:

1. Liegt ein **absehbarer Sterbeprozess** mit komplexer Symptomatik wie Schmerzen, Atemnot oder terminaler Unruhe vor (Palliativversorgung im engeren Sinn)?

Liegt dieser Sterbeprozess (noch) nicht vor:

2. Besteht eine Situation, in der die *Surprise Question* dahingehend beantwortet werden kann, dass in einem prognostizierten Zeitraum mit einem Versterben gerechnet werden kann, bei Demenz bezogen auf den Zeitraum von 6–12 Monaten (Palliativversorgung im weitergehenden Sinn)?
3. Liegt im Rahmen dieser prognostizierten Lebens- bzw. Sterbeerwartung eine komplexe Symptomatik im Sinne des SAPV-Rahmenvertrags vor und steht **keine krankheitsmodifizierende Behandlung,** sondern die **Verbesserung bzw. der Erhalt der Lebensqualität** im Fokus? Vor allem schmerzbedingte Verhaltensänderungen, Erschwernisse bei der Nahrungsaufnahme, insbesondere anhaltende Dysphagie mit daraus resultierenden Aspirationspneumonien, rasch aufeinanderfolgende Krankenhausaufenthalte mit Verschlechterung des Allgemeinzustandes usw. können eine solche Symptomatik begründen.
4. Ist den betroffenen Personen (soweit noch möglich den Betroffenen selbst, aber insbesondere den Angehörigen, professionell Pflegenden und den behandelnden Ärzten) bewusst, dass es sich um **eine Situation des endenden Lebens** handelt, oder anders formuliert, sind die Betroffenen bereit, sich auf eine Situation einzulassen, in der sie das endende Leben akzeptieren und begleiten bzw. sich damit auseinandersetzen (z. B. keine Reanimation, keine intensivmedizinischen oder krankheitsmodifizierenden Maßnahmen, keine Krankenhausverlegung, Bereitschaft zur Auseinandersetzung mit dem Sterben und – soweit noch nicht geschehen – Erstellung eines spezifischen *Advanced Care Plannings,* bei fehlender Patientenverfügung auf der Grundlage des mutmaßlichen Willens)?
5. Ist die palliative (und hospizliche) Versorgung mit seinen umfassenden Strukturen auch deshalb

nötig, weil andere Strukturen der Komplexität der Versorgung nicht gerecht werden?
6. Verfügt die palliative (und hospizliche) Versorgung über die notwendige (gerontopsychiatrische) Expertise, um der Komplexität des Falles gerecht zu werden oder besteht eine enge Absprache mit entsprechenden (geronto-)psychiatrischen Versorgungsstrukturen?

Zu bedenken ist, dass hospizliche und palliative Versorgungsstrukturen i. d. R. über umfassendere Möglichkeiten und Ressourcen verfügen als die reguläre (geronto-)psychiatrische Versorgung.

6.10 Zukünftige Herausforderungen

Die demografische Entwicklung und die Zunahme der Anzahl psychisch kranker Menschen erfordern an ihrem Lebensende die Intensivierung und den Ausbau interdisziplinärer Versorgungsmodelle. Hindernisse in der Umsetzung einer Palliativversorgung in der Gerontopsychiatrie sind oft noch vielfältig. So wird die Begleitung des Sterbeprozesses oft (noch) nicht als Aufgabe einer gerontopsychiatrischen Versorgung angesehen. Nicht zuletzt fehlt es mancherorts an der nötigen Offenheit für das Thema. Hierbei spielt die (bei Therapie lege artis, d. h. vor allem korrekte Indikation, bedarfsadaptierte Eindosierung der Medikation und sachgerechte Dokumentation) **unbegründete Angst** vor juristischen Konsequenzen eine Rolle. In diesem Zusammenhang wird auch die Sorge vor einer Restriktion notwendiger Diagnostik und therapeutischer Angebote in der Versorgung angeführt, wenn die Patienten „nur noch palliativ" begleitet werden.

Für eine **zeitgemäße Implementierung** einer Palliativversorgung in gerontopsychiatrische Strukturen lassen sich folgende Maßnahmen formulieren:

- Entwicklung eines Klinikkonzepts zur hospizlichen und palliativen Versorgung unter Einbeziehung von extramuralen, hospizlichen und palliativen Strukturen
- Erwerb einer multiprofessionellen palliativmedizinischen (Basis-)Qualifikation in allen Bereichen (Medizin, Pflege, Psychologie, Sozialer Dienst, Seelsorge usw.)
- Umsetzung eines reflektierten und konsequenten *Deprescribing* bzw. *Choosing Wisely* in der Therapie
- Verbindliche Hinweise und Regelungen zum Umgang mit Sterben, Tod und Trauer
- Sensibilisierung für eine palliative Haltung
- Regelmäßige ethische Fallbesprechungen zu palliativen Fragestellungen
- Gemeinsame Fallbesprechungen mit Palliativversorgenden.

Hospizliche und palliativmedizinische Versorgungsstrukturen können von der Kooperation mit gerontopsychiatrisch Tätigen sehr profitieren. So ist das Wissen um psychische Störungen in hospizlichen und palliativen Settings oft noch unzureichend. Dadurch wird ein nicht pathologisches Anders-Sein der Betroffenen vorschnell als psychische Störung gewertet (und dann auch falsch behandelt). Die Intensivierung der Zusammenarbeit kann diese Wissensdefizite vermindern und darüber hinaus Wissen zu medikamentösen sowie nicht-medikamentösen Therapien psychischer Störungen und Symptome vermitteln. Hierzu zählt auch die Vermittlung von grundlegenden Ein-Sichten in psychodynamische Zusammenhänge oder Kenntnisse im Umgang mit Krisensituationen.

Gelingt dieser wechselseitige Austausch, so wird dies die Versorgungsqualität psychisch kranker alter Menschen an ihrem Lebensende deutlich verbessern.

LITERATUR

Agar MR et al. (2017). Efficacy of Oral Risperidone, Haloperidol, or Placebo for Symptoms of Delirium Among Patients in Palliative Care: A Randomized Clinical Trial. JAMA Intern Med. 177(1): 34–42.

Bücken R et al. (2012) Patients feeling severely affected by multiple sclerosis: How do patients want to communicate about end-of-life issues? Patient Educ Couns. 88(2): 318–24.

Bundesamt für Gesundheit. Psychische Erkrankungen und Palliative Care. 2016. www.bag.admin.ch/bag/de/home/das-bag/publikationen/forschungsberichte/forschungsberichte-palliative-care/psychische-erkrankungen-und-palliative-care.html (letzter Zugriff 10.03.2025).

Bush SH et al. (2018). Delirium in adult cancer patients: ESMO Clinical Practice Guidelines. Ann Oncol. 29(Suppl 4): iv143-iv165.

Dasch B, Bausewein C, Feddersen B (2018). Place of death in patients with dementia and the association with comorbidities: a retrospective population-based observational study in Germany. BMC Palliat Care. 17(1): 80.

6

DGN e. V., DGPPN e. V. (Hrsg.) (2025). S3-Leitlinie Demenzen, Version 5.1. https://register.awmf.org/de/leitlinien/detail/038-013 (letzter Zugriff 30.04.2025).

Donath C, Ostgathe C, Heckel M (2024). Dementia patients in palliative care according to data from the German National Hospice and Palliative Care Register (2009–2021). BMC Palliat Care. 23(1): 185.

Ebke M, Koch A, Dillen K, Becker I, Voltz R, Golla H (2018). The "Surprise Question" in Neurorehabilitation – Prognosis Estimation by Neurologist and Palliative Care Physician; a Longitudinal, Prospective, Observational Study. Front Neurol. 24(9): 792.

Ellershaw JE, Lakhani M (2012). Best care for the dying patient. BMJ. 347: f4428.

Eisenmann Y, Golla H, Schmidt H, Voltz R, Perrar KM (2020). Palliative Care in Advanced Dementia. Front Psychiatry. 11: 699.

Escobar Pinzon LC, Claus M, Perrar KM, Zepf KI, Letzel S, Weber M (2013). Dying With Dementia. Symptom Burden, Quality of Care, and Place of Death. Dtsch Arztebl Int. 110(12): 195–202.

GKV-Spitzenverband. Rahmenvertrag nach § 132d Abs. 1 Satz 1 SGB V. 2022. § 1 S. 4. www.gkv-spitzenverband.de/media/dokumente/krankenversicherung_1/hospiz_palliativversorgung/sapv/20221026_SAPV-Erwachsene-Rahmenvertrag.pdf (letzter Zugriff 31.01.2025).

Leitlinienprogramm Onkologie der AWMF, Deutschen Krebsgesellschaft und Deutschen Krebshilfe. Erweiterte S3-Leitlinie Palliativmedizin für Patienten mit einer nicht heilbaren Krebserkrankung. Vers. 2.2. Stuttgart: Kohlhammer, 2020. www.dgpalliativmedizin.de/images/stories/pdf/LL_Palliativmedizin_Langversion_2.2.pdf (letzter Zugriff 28.01.2025).

Meagher D, Agar MR, Teodorczuk A (2018). Debate article: Antipsychotic medications are clinically useful for the treatment of delirium. Int J Geriatr Psychiatry. 33(11): 1420–1427.

Mitchell SL (2015). CLINICAL PRACTICE. Advanced Dementia. N Engl J Med. 372(26): 2533–2540.

Perrar KM (2005). Gerontospsychiatrie und Sterbebegleitung. Hospizzeitschrift Sonderausgabe. 1: 15–19.

Perrar KM, Golla H (2016). Psychiatrie, Psychotherapie und Palliativversorgung. Psychotherapie im Alter. 13(2): 177–187.

Perrar KM, Golla H, Voltz R (2012). Verwirrtheit – Das delirante Syndrom in der Palliativmedizin. Z Palliativmed. 13: 177–190.

Schmidt H, Eisenmann Y, Golla H, Voltz R, Perrar KM (2018). Needs of people with advanced dementia in their final phase of life: A multi-perspective qualitative study in nursing homes. Palliat Med. 32(3): 657–667.

Schmidt H, Eisenmann Y, Perrar KM (2017). Abschlussbericht: Palliative Care und Demenz. https://palliativzentrum.uk-koeln.de/forschung/neuro-palliativ/implementierung-arbeitshilfe-bei-demenz/ (letzter Zugriff 28.05.2025).

Temel JS et al. (2010). Early palliative care for patients with metastatic non-small-cell lung cancer. N Engl J Med. 363(8): 733–42.

Walsh SC et al. (2021). Palliative care interventions in advanced dementia. Cochrane Database Syst Rev. 9(9): CD011513.

World Health Organization. WHO Definition of palliative care. www.who.int/news-room/fact-sheets/detail/palliative-care (letzter Zugriff 20.01.2025).

KAPITEL

7

Iliya Petkov Peyneshki[1]

Gerontopsychiatrie, Migration und Transkulturalität

Die Zahl der älteren Menschen mit Migrationshintergrund nimmt stetig zu. Gemäß der Daten des Statistischen Bundesamtes lebten im Jahr 2023 in Deutschland etwa 24,9 Millionen Menschen mit Migrationshintergrund (im weiteren Sinne); dies entspricht einem Anteil von 29,7 % an der Gesamtbevölkerung. Innerhalb dieser Gruppe sind ca. 2,659 Millionen Personen 65 Jahre oder älter. Neben den vielerorts erforschten Herausforderungen des Migrationsprozesses treten mit zunehmendem Lebensalter auch die spezifischen gerontopsychiatrischen Erkrankungen hinzu. Alternde Migranten sehen sich zusätzlich spezifischen psychologischen Belastungen ausgesetzt, die häufig mit migrationsbedingten Lebenserfahrungen und den Herausforderungen des Alterns in einem fremden sozialen und kulturellen Umfeld verbunden sind. Diese Belastungen können ein erhöhtes Risiko für psychische Beschwerden bedingen. Die demografische Entwicklung sowie die spezifischen Lebenssituationen älterer Menschen mit Migrationshintergrund stellen eine zunehmende Herausforderung für Kliniken und Gesundheitssysteme dar. Die Optimierung der Therapie und Versorgung dieser Bevölkerungsgruppe erfordert den gezielten Einsatz kultursensitiver Ansätze in der Psychiatrie. Die Berücksichtigung kultureller Hintergründe, Werte und Traditionen ist dabei essenziell, um eine bedarfsgerechte, effektive und würdevolle Behandlung sicherzustellen.

7.1 Historische Eckdaten zur Migration im deutschsprachigen Raum

Migrationshintergrund wird im Mikrozensus folgendermaßen definiert: „Eine Person hat einen Migrationshintergrund, wenn sie selbst oder mindestens ein Elternteil die deutsche Staatsangehörigkeit nicht durch Geburt besitzt." Die Generation der älteren Migranten, d. h. derer, die heute 65 Jahre oder älter sind, setzt sich aus Personen verschiedener Immigrationsphasen zusammen. Zum Teil besteht diese Altersgruppe aus Menschen, die teils durch die Wirren des Ersten

[1] In der Vorauflage erschien das Kapitel unter dem Titel „Gerontopsychiatrie und Migrationshintergrund" von Michael Rapp und Marion Aichberger

und Zweiten Weltkriegs, teils durch die nachkriegsbedingten politischen Veränderungen zur Migration gezwungen waren. Manche von ihnen haben mehr als einmal die Erfahrung der Migration gemacht. Einige haben ihr Heimatland auf der Flucht verlassen müssen, andere wiederum, um sich und ihrer Familie das wirtschaftliche Überleben zu sichern. Viele sind bereits als junge Erwachsene, vielleicht sogar als Kinder, emigriert und leben schon viele Jahrzehnte in der neuen Heimat, einige hingegen sind erst im höheren Alter zu Migranten geworden, wie z. B. viele (Spät-) Aussiedler oder Menschen, die ihren Kindern in deren „neue Heimat" gefolgt sind.

Ein Rückblick in die Geschichtsbücher zeigt auf, dass Migration kein modernes Phänomen ist – bereits nach den Verwüstungen des Dreißigjährigen Krieges (1618–1648) wurden Personengruppen aus dicht besiedelten Regionen, u. a. die reformierten „Hugenotten", aus Frankreich angezogen. Nach der Mitte des 18. Jahrhunderts dominierte vor allem die kontinentale Abwanderung: Mehr als eine halbe Million Menschen wanderten nach Ost- und Südeuropa, sowie fortlaufend auch in die USA aus (rund 5,5 Millionen Deutsche wanderten zwischen 1816 und 1914 in die Vereinigten Staaten von Amerika aus).

Das sogenannte „Jahrhundert der Flüchtlinge" begann mit und nach dem 1. Weltkrieg. Zunächst kamen in der Weimarer Republik hunderttausende Schutzsuchende nach der Russischen Revolution 1917, allerdings wurde insbesondere durch die systematische Verfolgung von diversen Minderheiten im 3. Reich ebenfalls diverse Bevölkerungsgruppen vertrieben oder ermordet. Erst nach dem **Zweiten Weltkrieg** zeichnete sich wieder eine Zunahme der Zahl der innereuropäischen Zuwanderer nach Deutschland ab. Die „Wirtschaftwunderphase" der 1950er-Jahre ermöglichte die wirtschaftliche und soziale Integration von Geflüchteten und Vertriebenen und brachte Arbeitskräfte aus den stark unter wirtschaftlichen Nachkriegskrisen leidenden südlichen Staaten nach Deutschland. Durch zwischen den beteiligten Staaten ausgehandelte Verträge wurden zuerst Arbeitnehmer aus Italien (1955), Spanien und Griechenland (1960), der Türkei (1961), Marokko (1963), Portugal (1964), Tunesien (1965) und Jugoslawien (1968) angeworben (Steinert 1995). Ein Jahrzehnt später kam es jedoch zu einer entscheidenden Wende. Die Rezession der **1970er-Jahre** führte zu einer Änderung der Politik der größten Aufnahmeländer mit der Einführung von restriktiveren Immigrationsrichtlinien. Infolgedessen kam es zu einer Abnahme der Zahl an Arbeitsmigranten aus Südeuropa (Venturini 2004). Der Zustrom brach jedoch nicht gänzlich ab, lediglich änderten sich die Herkunftsländer der Migranten. Zwischen 1950 und 2002 wanderten über vier Millionen Aussiedler in die BRD und ins vereinigte Deutschland ein. In den 1990er-Jahren gab es einen größeren Zustrom von Geflüchteten aus dem früheren Jugoslawien. Gleichzeitig kam es insbesondere seit 2014 zu einem Anstieg der Zahl der Asylsuchenden aus **aktuellen Krisen- und Konfliktregionen,** darunter vor allem aus Syrien, Afghanistan und dem Irak (BAMF 2016). Eine weitere Migrationswelle wurde durch den Ausbruch des russisch-ukrainischen Krieges 2022 ausgelöst, der zum Zeitpunkt der Erstellung dieses Lehrbuches noch andauert.

Heute stellt die Population der Menschen mit Migrationshintergrund im engeren Sinne (also die Personen, die selbst migriert sind oder noch bei ihren Eltern leben, die selbst migriert sind; s. Definition Destatis), die 55 Jahre oder älter sind, eine heterogene Gruppe dar. Die prominentesten Herkunftsländer wurden in ➤ Tab. 7.1 zusammengefasst. Mehr als ⅔ dieser Personen lebt seit 15 Jahren oder länger in der Bundesrepublik (Destatis 2023). Der Anteil der Personen mit Migrationshintergrund im weiteren Sinne (Migranten sowie deren Kinder und Enkelkinder), welche älter als 65 Jahre sind, betrug 2023 ungefähr 14,7 % der zu diesem Zeitpunkt in der Bundesrepublik berenteten Personen (Destatis 2023).

7.2 Postmigrantische Gesellschaft: spezifische Vulnerabilität gerontopsychiatrischer Patienten

Senioren mit Migrationshintergrund sehen sich genauso wie die einheimische Bevölkerung mit einer zunehmenden Verschlechterung ihrer Gesundheit konfrontiert. Somatische Beschwerden wie Erkrankungen des Herz-Kreislauf-Systems, orthopädische Leiden, Diabetes mellitus sowie Lungen- und Atemwegserkrankungen sind auch in der Gruppe der älteren

Tab. 7.1 Personen mit Migrationshintergrund im engeren Sinne in Deutschland in 1.000 (Quelle: Mikrozensus 2023 Statistisches Bundesamt, Hochrechnung anhand den Rohdaten, definitiver Bericht ausstehend)

Herkunft	Alter (Jahre)			
	55–65	65–75	75–85	> 85
EU-27	971	630	414	105
Polen	236	86	53	11
Italien	128	82	43	8
Rumänien	107	74	37	11
Griechenland	70	33	29	sehr wenige
Bulgarien	16	9	sehr wenige	sehr wenige
Sonstiges Europa	777	528	270	83
Türkei	332	146	93	14
Russische Föderation	167	185	56	30
Ukraine	73	60	36	17
Asien	506	289	70	12
Naher und Mittlerer Osten	363	218	49	10
Afrika	80	33	8	sehr wenige
Nordamerika	31	18	sehr wenige	sehr wenige
Mittel- und Südamerika	41	9	sehr wenige	sehr wenige

Menschen mit Migrationshintergrund vorherrschend (Bundesministerium für Gesundheit und Soziale Sicherung 2021). Hinzu kommt noch eine Reihe von zusätzlichen **migrationsspezifischen Belastungen,** die für diese Bevölkerungsgruppe einzigartig sind: vor und während der Migration auftretende Gesundheitsrisiken, eine sozioökonomisch benachteiligte Position, Sprachbarrieren und eine geringe Gesundheitskompetenz, kulturelle Faktoren, die das Gesundheitsverhalten beeinflussen, sowie psychosoziale Vulnerabilität und Diskriminierung, die sich auf die Gesundheit und die Lebensqualität auswirken (Kristiansen et al. 2016). Das psychologische Akkulturationsmodell von Berry (2005) sowie diverse Akkulturationsstressmodelle (obwohl wenig spezifisch für ältere Migranten) wurden entwickelt, um psychologische Erklärungsansätze dieser Phänomene zu liefern.

Die Datenlage zu psychischen Beschwerden und Erkrankungsbildern bei Menschen mit Migrationshintergrund im mittleren und höheren Alter (≥ 60 Jahre) ist immer noch gering. Der Großteil der durchgeführten Untersuchungen bezieht sich auf kleine ausgewählte Kollektive auf nationaler Ebene. Insgesamt ist anzunehmen, dass diese Bevölkerungsgruppe eine schlechtere psychische Gesundheit hat, insbesondere durch die hohe Prävalenz von Depressionen, Angststörungen, somatoformen Störungen und Traumafolgestörungen (Siddiq et al. 2023) sowie durch die häufigere Erfahrung mit Einsamkeit, Armut und Vernachlässigung (BMGS 2021).

7.3 Depression im Alter und Migrationshintergrund

MERKE

Depressionen im Alter bleiben oft unerkannt, sind aber mit schwerwiegenden Folgen verbunden. Dabei scheint es, dass der Migrantenstatus einen unabhängigen Risikofaktor für die Entwicklung einer Altersdepression darstellt.

In einem Bericht des Robert Koch-Instituts zur Gesundheit von älteren Menschen mit Migrationshintergrund wird darauf hingewiesen, dass in der Altersgruppe ab 65 Jahre die Zahl der kranken und unfallverletzen Migrantinnen (27,2 %) und Migranten (24,9 %) höher liegt als bei Menschen ohne Migrationshintergrund (Frauen: 23,2 %, Männer: 22,5 %; Destatis und WZB 2018). Eine Untersuchung der Hamburger Behörde für Arbeit, Gesundheit und Soziales erfasste neben somatischen Beschwerden auch psychische Probleme bei älteren Menschen mit Migrationshintergrund (BAGS Hamburg 1998). In dieser Studie zeigte sich, dass ein größerer Anteil der ausländischen Staatsangehörigen in ärztlicher Behandlung war (62,6 % der Befragten versus 46,5 % der einheimischen Deutschen), außerdem berichteten die ausländischen Befragten häufiger über Beschwerden wie Schlaflosigkeit, Vergesslichkeit und Gereiztheit.

Eine Studie von Aichberger et al. 2012 untersuchte den **Zusammenhang zwischen Migrationsstatus und depressiven Symptomen** in der älteren Bevölkerung Deutschlands anhand der deutschen Teilstichprobe der SHARE-Studie (N = 2890; *Survey of Health, Ageing and Retirement in Europe,* einer Erhebung zu Gesundheit, sozioökonomischem Status und sozialen und familiären Netzwerken von Menschen im Alter von 50 Jahren oder älter). Die Ergebnisse zeigen auf, dass depressive Symptome bei Migranten häufiger auftraten (28 %) als bei Nicht-Migranten (19 %, $p < 0{,}001$), wobei der Migrationsstatus auch nach Anpassung an soziodemografische Faktoren, Indikatoren der körperlichen Gesundheit und kognitiver Funktion ein signifikanter Risikofaktor blieb (OR = 1,50, 95 % KI 1,11–2,01). Allgemein zeigte sich, dass v. a. die weiblichen über 50-jährigen Migranten und diejenigen, die dauerhaft somatisch erkrankt oder behindert waren, ein erhöhtes Risiko aufwiesen, an Depressionen zu erkranken.

Frühere Ergebnisse aus populationsbezogenen Studien zu depressiven Erkrankungen ergaben ein erhöhtes Risiko bei älteren mexikanischen Migranten in den Vereinigten Staaten von Amerika (Gonzalez et al. 2005), ein erhöhtes Risiko für chronische Depression bei älteren karibisch-stämmigen Einwanderern *(Caribbean black)* in Großbritannien (Williams et al. 2007) sowie ein stark erhöhtes Risiko für depressive Erkrankungen bei türkischen und marokkanischen älteren Migranten in den Niederlanden (van der Wurff et al. 2004) und Belgien (Levecque et al. 2007).

Abgesehen von den wenigen Studien zur Prävalenz psychischer Störungen in der Allgemeinbevölkerung in Deutschland fehlen diese Daten im deutschsprachigen Raum weitgehend, sodass Einschätzungen zu Belastungen in unterschiedlichen Herkunftsgruppen nur anhand von Inanspruchnahmedaten getroffen werden können. So zeigte eine Analyse der Inanspruchnahme der Transkulturellen Ambulanz der Universitätsklinik für Psychiatrie in Wien im Jahr 2012 Unterschiede in der Verteilung der Diagnosegruppen zwischen Migranten aus den alten und neuen EU-Ländern, wobei Migranten aus den alten EU-Ländern häufiger Diagnosen von Belastungsstörungen erhielten; statistisch signifikante Unterschiede in der Häufigkeit von Depressionen wurden hier nicht berichtet und auch keine Aussagen zu unterschiedlichen Altersgruppen getroffen (Stompe 2014).

Ähnlich wie bei Geflüchteten (Bhui et al. 2003; Gerritsen et al. 2006; Schweityer et al. 2006; Mamartin et al. 2006) können traumatische Erlebnisse vor der Migration, gezwungene Migration, Anpassung an ein kulturell unvertrautes Umfeld, Aufenthaltsstatus und die Trennung von Freunden und Verwandten als **Belastungsfaktoren** die Anfälligkeit für psychische Störungen erhöhen. Zusätzlich beeinflussen auch die strukturellen und gesellschaftlichen Voraussetzungen im Aufnahmeland, der Grad der Vernetzung mit Menschen aus dem Heimatland, die kulturellen Ähnlichkeiten bzw. Gegensätze der „neuen Heimat" und die Frage, ob jemand durch die Migration die persönlichen Ziele erreichen konnte, den Grad der emotionalen Belastung (Porter et al. 2005; Gruesser et al. 2005) und die Erkrankungshäufigkeit und -schwere.

FALLBEISPIEL

Eine 87-jährige Patientin, die seit 1991 mit ihrem Mann und ihrem Sohn in Deutschland lebt und ursprünglich aus einem kleinen Ort der Türkei stammt, wird in der Rettungsstelle mit Schlafstörungen, Appetitminderung sowie allgemeiner Unruhe aufgenommen. Fremdanamnestisch ergeben sich seit 3 Wochen bestehende Symptome, die frühere psychiatrische Vorgeschichte ist blande. Als Anlass der Vorstellung werden eigen- und fremdanamnestisch plötzliche Kopfschmerzen angeben. Die Patientin wirkt sichtlich unsicher und apathisch. In Anwesenheit der Angehörigen spricht die Patientin kaum, auch nicht nach Hinzuziehen eines Dolmetschers. Sie als Arzt bestehen auf eine Anamneseerhebung unter vier Augen. Nach langem Zögern berichtet die Patientin, dass sie und ihr Mann durch den spielsüchtigen Sohn teilweise tagelang ohne Verpflegung oder ausreichende körperliche Pflege gelassen werden und die Wohnsituation aktuell prekär sei. Sie identifizieren den Fall einer Vernachlässigung und ziehen die zuständigen Behörden hinzu, auch organisieren sie einen Pflegedienst für das schwer somatisch erkrankte Ehepaar.

7.4 Demenz und Migration

Eine Großzahl der Migranten, welche in den 1960er- und 1970er-Jahren zugewandert sind, sowie die älteren Migranten aus den aktuellen Krisengebieten kommen in das Alter, in welchem das Risiko für eine demenzielle Erkrankung oder eine Pflegebedürftigkeit hoch ist. Der Migrationshintergrund wurde im deutschsprachigen Raum allerdings wenig und meist nur als Co-Variante wissenschaftlich untersucht. Erfahrungen aus dem Praxisalltag lassen jedoch darauf schließen, dass Migranten einem höheren Risiko ausgesetzt sind, an einer Demenz zu erkranken (Steinhoff und Wrobel 2004). Schätzungsweise ging man 2019 von ca. 100.000 an Demenz erkrankten Migranten aus (Monsees et al. 2019).

Im klinischen Alltag ist den demenziellen Syndromen bei Menschen mit Migrationshintergrund besondere Aufmerksamkeit zu widmen, da die krankheitsbedingten Verständigungsprobleme durch Sprachbarrieren zusätzlich erschwert werden. Diese können zu unüberwindbaren Hürden in Diagnostik und Therapie werden, wenn kein geschulter Sprach- und Kulturmittler oder im Notfall kein sprachkompetentes Personal zur Verfügung steht. Insbesondere für die psychiatrische und psychologische Exploration und Therapie ist es von zentraler Bedeutung, dass geschultes Personal eingesetzt wird und nach Möglichkeit immer zertifizierte Sprach- und Kulturmittler (z. B. Gemeindedolmetscher oder andere Sprachmittler mit einer Ausbildung in kulturellen Unterschieden) hinzugezogen werden. Der Einsatz von Angehörigen, insbesondere von Kindern, ist zu vermeiden, da Hemmungen bestehen können, über schwierige Themen und emotional belastete familiäre Systemzusammenhänge zu berichten. Bei Angehörigen kann es zu einem Interessenkonflikt kommen, wenn das, was die Betroffenen berichten, von ihrer Wahrnehmung abweicht. Dennoch sollte eine Fremdanamnese durchgeführt werden, sofern der Patient dies nicht ablehnt.

Neben der klinischen, labormedizinischen und bildgebenden Diagnostik sind es vor allem die biografische Anamnese und **die neuropsychologische Testung** als wesentliche Bestandteile der Demenzdiagnostik, die den Kliniker bei älteren Patienten mit Migrationshintergrund vor Probleme stellen können. Für das am häufigsten eingesetzte Screening-Instrument für Demenz, den Mini Mental Status Test (MMST), und auch für andere weit verbreitete Instrumente wurden ethnische und kulturelle Unterschiede der Leistung sowohl vor (Mast et al. 2001) als auch nach Kontrolle des Bildungsstandes (Escobar et al. 1996; Salman et al. 1989; Ng et al. 2007) festgestellt. Die Interpretation von komplexeren, umfangreicheren neuropsychologischen Testbatterien ist herausfordernd, da ethnische und kulturelle Faktoren relevante Interaktionseffekte bedingen könnten. Es ist anzumerken, dass ethnische Unterschiede auch bei nonverbalen Fähigkeiten eine Rolle spielen. So stellten Jacobs und Mitarbeiter fest, dass ältere spanischsprachige Personen in Tests zur nonverbalen Abstraktionsfähigkeit signifikant schlechter abschnitten als ältere englischsprachige Personen, die ihrem Alter und Bildungsniveau entsprachen (Jacobs et al. 1997). Eine valide Alternative bietet hier der interkulturell validierte Montreal Cognitive Assessment (MoCA) Test an (Larner 2012; Nasreddine et al. 2005).

Die eingehenden Kenntnisse über den kulturellen Hintergrund und damit verbundene gesundheitsrelevante Veränderungen des Sozialverhaltens erscheinen somit für das Verhindern von Missverständnissen in der Kommunikation und dadurch bedingte Fehlinterpretationen zentral (➤ Kap. 18.2). Die Stärkung der eigenen interkulturellen Kompetenzen ist unabdingbar und sollte bestenfalls bereits in der Aus- und Weiterbildung stattfinden. Der EU-Atlas Demenz und Migration von Monsees et al. (2021) stellt einen wichtigen Versuch dar, dieses entscheidende Thema auf internationaler Ebene zu vergleichen.

FALLBEISPIEL

Ein 68-jähriger Mann, der seit 1983 bei einer Automobilfirma in der Produktion tätig war und jetzt seit 4 Jahren berentet ist, wird von den Angehörigen in die Gedächtnissprechstunde gebracht. Er habe sich in seinem Wohnumfeld verlaufen, zuletzt nicht mehr gegessen und sich nicht mehr um seine Körperpflege gekümmert. Die **Fremdanamnese** durch die beiden Söhne ergibt, dass der Patient seit etwa einem Jahr zurückgezogen gelebt habe, die Söhne bisweilen verkannt und optisch halluziniert habe (er habe die seit 12 Jahren verstorbene Ehefrau im Raum gesehen), aber an manchen Tagen auch sehr klar und bei gutem Gedächtnis gewesen sei. Die Familie habe sich diese Symptome nicht erklären können, ihren Vater aber aus Sorge, er könne „verrückt" geworden sein, nicht zum Arzt gebracht. Die in der neuropsychologischen und neuroradiologischen Untersuchung bestätigte vaskuläre

Demenz wird von der Familie ambivalent aufgenommen – die Tatsache, dass ihr Vater an einer körperlichen Erkrankung leidet, eröffnet für die Familie neue Perspektiven, die eine Rückkehr ins häusliche Umfeld mit Betreuung durch einen muttersprachlichen Pflegedienst unter Beteiligung der Söhne und ihrer Familien ermöglicht.

Tipp für die klinische Praxis: Kultursensitive Angebote für an Demenz erkrankte Migranten sind rar und in Großzentren räumlich konzentriert. Andererseits bestehen auch nicht zu unterschätzende Ressourcen, die meist durch die enge familiäre Gebundenheit der Erkrankten an ihre Herkunftsfamilie bedingt sind.

MERKE

Es ist bedeutend, dass die einzelnen Behandler im Umgang mit Menschen mit Migrationshintergrund agieren. Dazu gehört neben der Frage nach kulturspezifischen Verhaltens- und Interaktionsnormen klinisch vor allem die Kenntnis des Migrationshintergrundes und der Migrationsgeschichte. Der Fremdanamnese kommt eine besondere Bedeutung zu, ebenso der neuropsychologischen Testung mit kulturadäquaten Verfahren. Muttersprachliche Kollegen sind enorm hilfreich; im Einzelfall müssen jedoch Gemeindedolmetscher herangezogen werden, um Anamnese, Testung und Therapieplanung mit den Patienten absichern zu können.

7.5 Klinisches Vorgehen bei Menschen mit Migrationshintergrund in der Gerontopsychiatrie

Die mangelnde Datenlage zur gesundheitlichen Situation älterer Menschen mit Migrationshintergrund erschwert die Analyse der Situation und damit ein zielgerichtetes Vorgehen bei der Entwicklung von Pflegeeinrichtungen und der klinischen Versorgung. Zentrale Problembereiche auf Seiten der Betroffenen sind vor allem teils geringen Sprachkenntnisse, eingeschränkte Flexibilität im Umgang mit neuen „kulturellen Normen“, fehlende Informationen über rechtliche Ansprüche und den Zugang zum Gesundheitssystem sowie wenig Kontakte zu Einheimischen der gleichen Altersgruppe und zu anderen Bevölkerungsgruppen. Zu den strukturellen Problembereichen gehört wiederum ein Gesundheitssystem, das nur sehr eingeschränkt auf die Bedürfnisse älterer Menschen mit Migrationshintergrund ausgerichtet ist. So kann ein ausgeprägter Mangel an kostenneutralen Dolmetscherdiensten ein gravierendes Problem im medizinischen und pflegerischen Alltag darstellen. Darüber hinaus besteht die weit verbreitete Vorstellung, dass die pflegerische und soziale Versorgung von Menschen mit Migrationshintergrund durch den Familienverband erfolgt (Schopf und Naegele 2005).

Seit längerem besteht in Deutschland die Einsicht, dass die medizinischen Versorgungsstrukturen, insbesondere die Pflegeinfrastruktur, für die Population der älteren Menschen mit Migrationshintergrund verbessert werden müssen. Durch Vernetzung, Kooperation und Auf- bzw. der Ausbau von Strukturen der Altenhilfe sollten zügig Angebote für die medizinische und pflegerische Versorgung von Migranten geschaffen werden. Der Einsatz von kulturkompetentem, teilweise muttersprachlichem Personal im ambulanten und stationären Rahmen sollte dabei eine zentrale Stellung spielen. Die enge Zusammenarbeit mit der Familie, mit Kultur- und Religionsvereinen kann dazu beitragen, die verschiedenen Lebensbereiche älterer Menschen mit Migrationshintergrund einzubeziehen (SEEM 2004).

LITERATUR

Aichberger MC et al. (2010). Depression in middle-aged and older first generation migrants in Europe: results from the Survey of Health, Ageing and Retirement in Europe (SHARE). Eur Psychiatry. 25(8): 468–75.

Aichberger MC, Neuner B, Hapke U, Rapp MA, Schouler-Ocak M, Busch MA (2012). Association between migrant status and depressive symptoms in the older population in Germany. Psychiatr Prax. 39(3): 116–21.

Bade K J, Oltmer J (2003). Zwischen Aus- und Einwanderungsland: Deutschland und die Migration seit der Mitte des 17. Jahrhunderts. Zeitschrift für Bevölkerungswissenschaften 28 (2–4): 799–842.

BAMF (2016). Aktuelle Zahlen zu Asyl. Oktober 2016. Bundesamt für Migration und Flüchtlinge.

Bartig S (2022). Alter(n) und Migration in Deutschland. Ein Überblick zum Forschungsstand zur Lebenssituation älterer Menschen mit Migrationsgeschichte in Deutschland. DeZIM Research Notes 9. Berlin: Deutsches Zentrum für Integrations- und Migrationsforschung (DeZIM).

7

Berry JW (2005). Acculturation: Living successfully in two cultures. International Journal of Intercultural Relations. 28(6): 697–712.

Bhui K, Stansfeld S, Hull S (2003). Ethnic variations in pathways to and use of specialist mental health services in the UK. British Journal of Psychiatry. 182: 105–116.

Bundesministerium für Gesundheit und Soziale Sicherung (2021). Lebenslagen in Deutschland – Der 6. Armuts- und Reichtumsbericht der Bundesregierung. Anhang. www.bmas.de/SharedDocs/Downloads/DE/Soziale-Sicherung/6-arb-langfassung.pdf?__blob=publicationFile&v=4 (letzter Zugriff: 21.05.2025).

Castro-Costa E et al. (2007). Prevalence of depressive symptoms and syndromes in later life in ten European countries: the SHARE study. Br J Psychiatry. 191: 393–401.

Destatis und WZB (2018). Datenreport 2018. Ein Sozialbericht für die Bundesrepublik Deutschland www.bpb.de/system/files/dokument_pdf/dr2018_bf_mit_korrekturseite_142_200525.pdf

Destatis (2023). Bevölkerung und Erwerbstätigkeit. Bevölkerung mit Migrationshintergrund. Ergebnisse des Mikrozensus 2005. Wiesbaden: Statistisches Bundesamt.

Escobar JI, Burnam A, Karno M, Forsythe A, Landsverk J, Golding JM (1986). Use of the Mini-Mental State Examination (MMSE) in a community population of mixed ethnicity. Cultural and linguistic artifacts. J Nerv Ment Dis. 174(10): 607–614.

Freie und Hansestadt Hamburg, Behörde für Arbeit, Gesundheit und Soziales (1998). Älter werden in der Fremde: Wohn- und Lebenssituation älterer ausländischer Hamburgerinnen und Hamburger. Sozialempirische Studie. Hamburg.

Gerling V. (2003). SEEM Final Report(Phase I). Personal Social Services for Elders from Black and Minority Ethnic Groups in Leeds (Great Britain), Lille (France), Dortmund (Germany) und Gothenburg (Sweden). Dortmund. www.iat.eu/aktuell/veroeff/2003/gerling05.pdf (letzter Zugriff: 21.05.2025).

Gerritsen AAM, Bramsen I, Devillé W, Van Willigen LHM, Hovens JE, Van der Ploeg HM (2006). Use of health care services by Afghan, Iranian, and Somali refugees and asylum seekers living in The Netherlands. European Journal of Public Health. 16(4): 394–399.

Gonzalez HM, Haan MN, Hinton L (2001). Acculturation and the prevalence of depression in older Mexican Americans: baseline results of the Sacramento Area Latino Study on Aging. J Am Geriatr Soc. 49: 948–953.

Grüsser SM, Wölfling K, Mörsen CP, Albrecht U, Heinz A (2005). Migration-associated variables and substance dependence. J Stud Alcohol. 66: 98–104.

Jacobs DM, Sano M, Albert S, Schofield P, Dooneief G, Stern Y (1997). Cross-cultural neuropsychological assessment: a comparison of randomly selected, demographically matched cohorts of English- and Spanish-speaking older adults. J Clin Exp Neuropsychol. 19(3): 331–339.

Kristiansen M et al. (2016). Aging and health among migrants in a European perspective. Public Health Rev. 37: 20.

Larner AJ (2012). Screening utility of the Montreal Cognitive Assessment (MoCA): in place of – or as well as – the MMSE? International Psychogeriatrics. 24(3): 391–396.

Levecque K, Lodewyckx I, Vranken J (2007). Depression and generalised anxiety in the general population in Belgium: a comparison between native and immigrant groups. J Affect Disord. 97: 229–239.

Mast BT, Fitzgerald J, Steinberg J, MacNeill SE, Lichtenberg PA (2001). Effective screening for Alzheimer's disease among older African Americans. Clin Neuropsychol. 15(2): 196–202.

Monsees J, Hoffmann W, Thyrian JR (2019). Prävalenz von Demenz bei Menschen mit Migrationshintergrund in Deutschland. Z Gerontol Geriat. 52: 654–660.

Monsees J et al. (2021). EU-Atlas: Dementia & Migration - Estimated number, care situation, and policies regarding people with a migration background with dementia in the EU, EFTA, and UK. Rostock/Greifswald: Deutsches Zentrum für Neurodegenerative Erkrankungen (DZNE).

Momartin S, Steel Z, Coello M, Aroche J, Silove DM, Brooks R (2006). A comparison of the mental health of refugees with temporary versus permanent protection visas. Med J Aust. 185(7): 357–361.

Nasreddine ZS et al. (2005). The Montreal Cognitive Assessment, MoCA: a brief screening tool for mild cognitive impairment. Journal of the American Geriatrics Society. 53(4): 695–699.

Ng TP, Niti M, Chiam PC, Kua EH (2007). Ethnic and educational differences in cognitive test performance on mini-mental state examination in Asians. Am J Geriatr Psychiatry. 15(2): 130–139.

Porter M, Haslam N (2005). Predisplacement and postdisplacement factors associated with mental health of refugees and internally displaced persons: a meta-analysis. Jama. 294(5): 602–612.

Robert Koch-Institut (2008). Schwerpunktbericht der Gesundheitsberichterstattung des Bundes. Migration und Gesundheit. Berlin: RKI: S. 95–105.

Salmon DP, Riekkinen PJ, Katzman R, Zhang MY, Jin H, Yu E (1989). Cross-cultural studies of dementia. A comparison of mini-mental state examination performance in Finland and China. Arch Neurol. 46(7): 769–772.

Schopf C, Naegele G (2005). Age and migration – an overview. Z Gerontol Geriatr. 38(6): 384–395.

Schweitzer R, Melville F, Steel Z, Lacherez P (2006). Trauma, post-migration living difficulties, and social support as predictors of psychological adjustment in resettled Sudanese refugees. Aust N Z J Psychiatry. 40(2): 179–187.

Siddiq H, Ajrouch K, Elhaija A, Kayali N, Heilemann M (2023). Addressing the mental health needs of older adult refugees: Perspectives of multi-sector community key informants. SSM Qual Res Health. 3: 100269.

Steinhoff G, Wrobel D (2004). Vergessen in der Fremde. Zur Lebenssituation dementiell erkrankter MigrantInnen in der Bundesrepublik und Interventionsstrategien in der Beratungspraxis. Migration und Soziale Arbeit. 2(4): 214–222.

van der Wurff FB et al. (2004). Prevalence and risk-factors for depression in elderly Turkish and Moroccan migrants in the Netherlands. J Affect Disord. 83: 33–41.

Venturini A (2004). The Evolution of Migration in Southern European Countries. In: Postwar migration in Southern Europe, 1950–2000. An economic analysis. Cambridge: Cambridge University Press.

Williams DR et al. (2007). Prevalence and distribution of major depressive disorder in African Americans, Caribbean blacks, and non-Hispanic whites: results from the National Survey of American Life. Arch Gen Psychiatry. 64: 305–315.

KAPITEL

8 Rechtlicher Rahmen und Fahrtüchtigkeit

Björn Schmitz-Luhn, Henning Hachtel, Michael Falkenstein, Ute Brüne-Cohrs

8.1 Einwilligungsfähigkeit und Stellvertretung

Björn Schmitz-Luhn[1], Henning Hachtel[2]

Eine hinreichende Selbstbestimmungsaufklärung und die darauf fußende informierte Einwilligung des Patienten sind fundamentale Voraussetzungen für die Rechtmäßigkeit jedes ärztlichen Handelns. Liegen beim Patienten kognitive Störungen vor, gewinnt diese Voraussetzung besondere praktische Bedeutung: Häufig ist die Einwilligungsfähigkeit eingeschränkt, sodass diese zu bestimmen und ggf. eine stellvertretende Einwilligung einzuholen ist. In diesem Abschnitt werden die rechtlichen Grundlagen für den rechtssicheren Umgang mit solchen Situationen in wesentlichen Grundzügen dargestellt. Zur Vertiefung sind die einschlägigen Rechtsquellen angegeben; eine ausführliche strukturierte Darstellung kann z. B. der S3-Leitlinie Demenzen entnommen werden (DGN/DGPPN 2023).

[1] Gesamtdarstellung zur Rechtslage in Deutschland

[2] Anmerkungen zur Rechtslage in der Schweiz

8.1.1 Einwilligungsfähigkeit

Jedweder Eingriff in die körperliche Integrität des Patienten (ohne Rücksicht auf Dauer und Intensität, also auch etwa Blutentnahmen oder die Verabreichung von Medikamenten) wird erst durch eine zum Zeitpunkt des Eingriffs vorliegende wirksame **Einwilligung** des Patienten rechtmäßig (§ 630d Abs. 1 BGB und ständige Rechtsprechung, RGSt 1894).

Voraussetzung für die wirksame Einwilligung ist wiederum eine vorangegangene hinreichende **Aufklärung** (§ 630e Abs. 1 BGB und ebenfalls bereits zuvor ständige Rechtsprechung, BGH 1989). Die Aufklärung soll dem Patienten alle Informationen vermitteln, die für ihre Entscheidung über die Einwilligung von wesentlicher Bedeutung sind (näher DGN/DGPPN 2023). Grund ist, dass es letztlich dem Patienten überlassen bleiben soll, ob er sich diagnostizieren oder behandeln lassen will und für welche Risiken und Chancen alternativ zur Verfügung stehender diagnostischer Verfahren oder Therapien er sich entscheidet. Den Arzt als Spezialisten trifft die Pflicht, dem Patienten die wesentlichen Entscheidungsprämissen hierfür zu vermitteln.

Gerade beim Vorliegen kognitiver Störungen kann die Fähigkeit, diese Entscheidung zu treffen, eingeschränkt sein. Voraussetzung für eine wirksame

Einwilligung ist daher auch die **Einwilligungsfähigkeit** des Patienten.

Einwilligungsunfähigkeit kann jedoch nicht allein aus einer medizinischen Diagnose oder Funktionsstörung oder allein aus dem Vorliegen einer Vorsorgevollmacht (➤ Kap. 8.1.3) abgeleitet werden. Auch ist sie nicht gleichzusetzen mit der Geschäftsunfähigkeit (§ 104 BGB). Entscheidend ist vielmehr, ob der Patient die Fähigkeit besitzt, die Komplexität und Erforderlichkeit des Eingriffs, inklusive aller möglichen Risiken, erfassen zu können. Es ist daher im Einzelfall zu prüfen, ob dies für die jeweilige diagnostische oder medizinische Maßnahme der Fall ist; ergänzend stehen standardisierte Instrumente wie das MacCAT-T zur Verfügung (DGN/DGPPN 2023).

RECHTSLAGE IN DER SCHWEIZ

Zentral für Behandlungsfragen, aber auch zivilrechtliche psychiatrisch-gutachterliche Fragestellungen im Personen-, Ehe- sowie im Kindes- und Erwachsenenschutzrecht ist die Urteilsfähigkeit (Art. 16 schweizerisches ZGB), aus welcher u. a. die Einwilligungsfähigkeit abgeleitet wird.

Im Schweizerischen Zivilrecht gilt die Einwilligungsfähigkeit als Urteilsfähigkeit auf einen Einwilligungsgegenstand bezogen, was eine vorherige Aufklärung im Sinne eines *Informed Consent* mit einschließt. Thommen (2004) führt dazu aus, dass, sobald ein Patient hinsichtlich der Dimensionen eines Eingriffes urteilsfähig ist, er unabhängig von seiner Mündigkeit alleine gültig einwilligen kann. Urteils- und Einwilligungsfähigkeit sind somit wechselseitig aufeinander bezogen.

Auch in der Schweiz setzt die rechtsgültige Einwilligung die Informiertheit des Betroffenen voraus *(Informed Consent)*. Näheres dazu kann den Richtlinien „Urteilsfähigkeit in der medizinischen Praxis" entnommen werden (SAMW 2019), die u. a. einen Verweis zur Evaluation und Dokumentation (das sogenannte U-DOC) der Urteilsfähigkeit beinhalten.

8.1.2 Vorgehen bei Einwilligungsunfähigkeit

Unaufschiebbare Maßnahmen

In **Notfällen,** in denen z. B. wegen Bewusstlosigkeit des Patienten eine Einwilligung in eine unaufschiebbare Maßnahme nicht rechtzeitig eingeholt werden kann, darf diese ohne Einwilligung durchgeführt werden, wenn sie deren mutmaßlichem Willen (s. u.) entspricht (§ 630d Abs. 1 Satz 4 BGB). Die Behandlung im Notfall ist jedoch immer auf die Erhaltung des Lebens und bestmögliche medizinische und pflegerische Versorgung gerichtet, soweit sie für die unmittelbare Abwehr von Gefahren für das Leben und die Gesundheit der Person erforderlich sind. Daher sind Maßnahmen nach Beendigung der Notfallsituation daraufhin zu überprüfen, ob sie weiter indiziert und vom Willen bzw. Wunsch des Patienten umfasst sind. Dies umfasst auch die Einholung einer stellvertretenden Einwilligung in die Fortsetzung der Behandlung, sobald diese möglich wird. Zur Unterbringung zum Schutze Dritter s. u. (➤ Maßnahmen gegen den natürlichen Willen).

RECHTSLAGE IN DER SCHWEIZ

Auch in der Schweiz können die Notwehr (Art. 15 StGB) sowie der Notstand (Art. 17 StGB) ein objektiv strafbares Verhalten (in casu medizinische Behandlung als Eingriff in die körperliche Integrität; erfüllt den Tatbestand der Tätlichkeit oder einfachen/schweren Körperverletzung) rechtfertigen. Von rechtfertigender Notwehr wird ausgegangen, wenn ein rechtswidriger Angriff unmittelbar vorliegt und der Angegriffene oder Dritte den Angriff in angemessener Weise abwehrt. Rechtfertigender Notstand liegt bei jener Person vor, die eine mit Strafe bedrohte Tat begeht (medizinische Handlungen, vgl. Klammer zuvor), um ein eigenes oder das Rechtsgut einer anderen Person aus einer unmittelbaren, nicht anders abwendbaren Gefahr zu retten. Beispielsweise kann der Arzt als Dritter eine Maßnahme (z. B. Unterbringung) bei einem fremdgefährlichen Patienten durchführen. Das zu schützende Interesse muss dabei höherwertig sein als dasjenige, in welches zu dessen Rettung eingegriffen wird.

Einwilligung durch Stellvertretung

Vorgehen zur Einholung stellvertretender Einwilligung

Ist eine Person bezogen auf die geplante medizinische Maßnahme einwilligungsunfähig, so muss zunächst geprüft werden, ob eine Patientenverfügung vorliegt und (unabhängig davon), ob eine Vertretung (vorsorgebevollmächtigte oder betreuende Person) bestellt ist (➤ Abb. 8.1).

Zu den Voraussetzungen im Einzelnen:

8

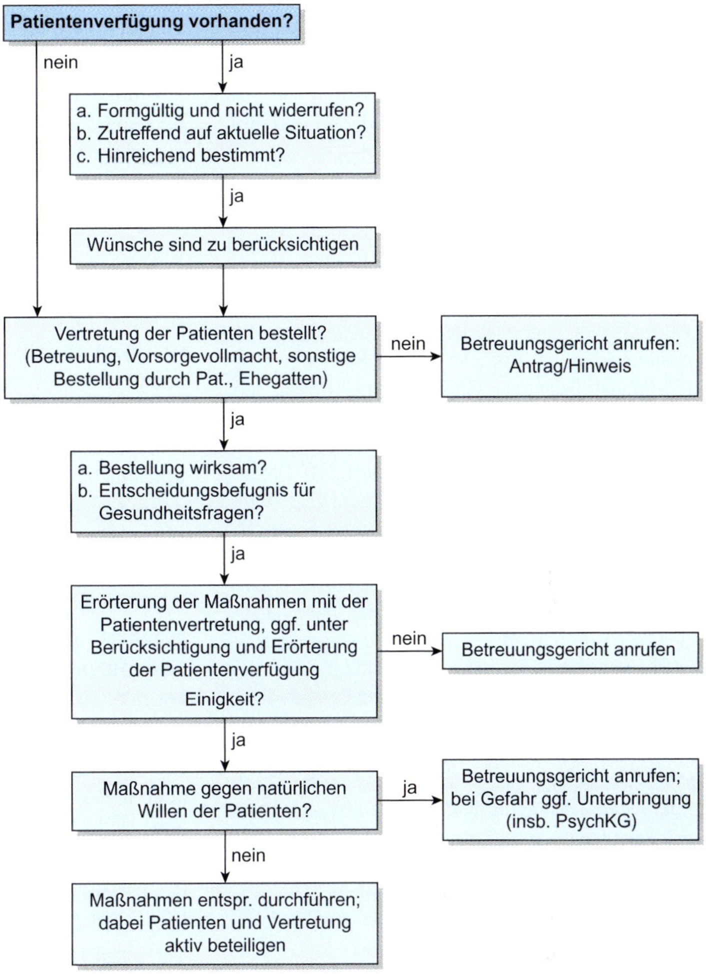

Abb. 8.1 Vorgehen zur Einholung stellvertretender Einwilligung [P1612, L231]

Patientenverfügung

Mit einer schriftlichen **Patientenverfügung** können Personen für den Fall ihrer Einwilligungsunfähigkeit in medizinischen Angelegenheiten vorsorglich festlegen, dass in einer bestimmten Situation bestimmte medizinische Maßnahmen durchzuführen oder zu unterlassen sind. Sie muss schriftlich vorliegen und unterschrieben sein (§ 1827 Abs. 1 BGB), nicht notwendig notariell beurkundet. Sie ist jederzeit formlos widerruflich (§ 1827 Abs. 1 S. 3 BGB).

Eine Patientenverfügung ist nur dann gültig, wenn die verfassende Person zum Zeitpunkt der Abfassung einwilligungsfähig und volljährig war. Bei Zweifeln kann das Betreuungsgericht angerufen und eine Überprüfung beantragt werden.

Der in der Patientenverfügung geäußerte **Wille** ist nur dann verbindlich, wenn er auf die aktuelle Lebens- und Behandlungssituation (noch) zutrifft. Seit Abfassung dürfen sich also die Umstände nicht so erheblich verändert haben, dass die frühere Entscheidung mit der jetzigen Lebenssituation nicht mehr korrespondiert. Dies ist auch während der fortdauernden Behandlung zu prüfen, ggf. im Zusammenwirken mit der Vertretung des Patienten.

Die Patientenverfügung muss außerdem hinreichend bestimmt sein (vgl. BGH 2016; BGH 2017), also konkret die Behandlungssituationen beschreiben, in der die Verfügung gelten soll, und andererseits die ärztlichen Maßnahmen genau bezeichnen, in die die erstellende Person einwilligt oder die sie untersagt (z. B. Angaben zur Schmerz- und Symptombehandlung, künstlichen Ernährung und Flüssigkeitszufuhr, Wiederbelebung, künstlichen Beatmung, Antibiotikagabe oder Dialyse). Soweit die Patientenverfügung hiernach keine Bindungswirkung entfaltet, kann die Patientenverfügung jedoch ggf. als Indiz für den mutmaßlichen Willen herangezogen werden.

RECHTSLAGE IN DER SCHWEIZ

Es bestehen weitgehende Analogien zum schweizerischen Zivilgesetzbuch hinsichtlich der Ausführungen zur Patientenverfügung im deutschen Rechtsraum. Die Patientenverfügung (Art. 370 ff. ZGB) kann von jeder urteilsfähigen Person in Schriftform (inkl. Datum und Unterschrift) errichtet werden. Die Patientenverfügung ist jederzeit widerrufbar, dies sollte entsprechend den Formvorschriften der Errichtung schriftlich (inkl. Datum und Unterschrift) geschehen (Art. 371 Abs. 3 ZGB i.V.m. Art. 362 ZGB) oder durch die Vernichtung des Dokuments. Ein formloser Widerruf birgt die Gefahr, dass der Arzt keine Kenntnis von diesem hat und so auch nicht dem aktuellen mutmaßlichen Willen des Patienten Rechnung tragen kann (Aebi-Müller 2014). Ein wichtiger Unterschied zum deutschen Recht besteht darin, dass in Notfällen und bei der Behandlung psychischer Störungen im Rahmen einer fürsorglichen Unterbringung einer Patientenverfügung von Gesetzes wegen eine eingeschränkte Bedeutung zukommt, d.h., sie ist bei der Behandlungsplanung (anders als bei somatischen Kontexten; Art. 372 Abs. 2 ZGB) zu „berücksichtigen" und nicht vorbehaltlos umzusetzen (Art. 433 Abs. 3 zweiter Satz ZGB). Eingeforderte sinnlose oder medizinisch nicht indizierte Maßnahmen (z.B. übertriebene Dosierungen von Medikamenten) müssen dabei nicht umgesetzt werden.

Vertretung

Eine **Vertretung** des Patienten kann sein:

A) eine gerichtlich bestellte betreuende Person (Betreuer, § 1814 Abs. 1 BGB) oder

B) eine vom Patienten bevollmächtigte, in der Praxis vor allem mittels Vorsorgevollmacht (§ 1820 BGB) beauftragte Person (Vertretung).

Ehegatten und Lebenspartner in einer eingetragenen Lebensgemeinschaft können sich in Angelegenheiten der Gesundheitssorge auch ohne ausdrückliche Vollmacht bis zu 6 Monate gegenseitig vertreten, wenn aufgrund von Bewusstlosigkeit oder Krankheit der andere Ehepartner entscheidungsunfähig ist (zu Einschränkungen s. § 1358 BGB).

Die Vertretung des Patienten (betreuende oder bevollmächtigte Person) ist nur dann befugt, eine Einwilligung des Patienten zu ersetzen, wenn die Vorsorgevollmacht oder der Aufgabenkreis einer rechtlich betreuenden Person die **Gesundheitsfürsorge** umfassen (§§ 167, 1815 BGB). Ist dies nicht der Fall, sollte ggf. eine Erweiterung des Aufgabenkreises oder die Einrichtung einer (weiteren) Betreuung angeregt werden.

Ist eine Vertretung wirksam bestellt und befugt, so ist mit ihr in einem **gemeinsamen Gespräch** oder sonstigen Austausch (z.B. per E-Mail) einschließlich entsprechender Aufklärung (§ 630e Abs. 4 BGB) zu erörtern, welche Behandlungsentscheidung getroffen werden soll (§ 1828 Abs. 1 BGB). Nahen Angehörigen und sonstigen Vertrauenspersonen des Patienten soll dabei Gelegenheit zur Äußerung gegeben werden, sofern dies ohne erhebliche Verzögerung möglich ist.

Liegt eine Patientenverfügung vor, ist diese zu berücksichtigen und ggf. zu ermitteln, ob der dort geäußerte Wille unverändert ist und nicht zurückgenommen wurde. Liegt keine Patientenverfügung vor oder ist der Wille des Patienten nicht eindeutig, so ist gemeinsam zu ermitteln, welchen (natürlichen) Behandlungswunsch er hat, sowie schließlich, wenn auch dieser nicht ermittelbar ist, welcher mutmaßliche Wille zu berücksichtigen ist.

Kommen der behandelnde Arzt und die Vertretung des Patienten zu einer übereinstimmenden Feststellung, wird die Maßnahme durch die Einwilligung der Vertretung rechtmäßig. Anderenfalls ist das Betreuungsgericht anzurufen.

Vorsorgevollmacht

Mit der **Vorsorgevollmacht** kann vorsorglich eine Vertrauensperson bevollmächtigt werden, die im Bedarfsfall die rechtlichen Angelegenheiten der vertretenen Person im Umfang der erteilten Vollmacht wahrnimmt.

Für einfache ärztliche Maßnahmen genügt grundsätzlich eine entsprechende formlose, etwa mündliche, Beauftragung. Besonders gefährliche medizinische Maßnahmen oder Unterbringungen (vgl. §§ 1820 Abs. 2 BGB) erfordern jedoch die Schriftform und die konkrete Bezeichnung der umfassten Maßnahmen.

RECHTSLAGE IN DER SCHWEIZ

In der Schweiz kann ein **Vorsorgeauftrag** durch eine handlungsfähige Person erstellt werden. Dabei wird eine natürliche oder juristische Person beauftragt, im Fall ihrer Urteilsunfähigkeit die Personen- oder die Vermögenssorge zu übernehmen oder sie im Rechtsverkehr zu vertreten. Dabei können Weisungen für die Erfüllung der Aufgaben erteilt werden (Art. 360 ZGB).

Gesetzliche Betreuung

Für Volljährige, die ihre Angelegenheiten aufgrund von Krankheit oder Behinderung ganz oder teilweise rechtlich nicht besorgen können, kann, soweit erforderlich, das (jeweils beim Amtsgericht ansässige) zuständige Betreuungsgericht eine **rechtliche Betreuung** bestellen.

Ist bei einwilligungsunfähigen Patienten also keine für die vorgesehene Maßnahme vorsorgebevollmächtigte Person bestimmt, so kann ggf. das **Betreuungsgericht** auf Antrag der betroffenen Person oder von Amts wegen auf entsprechenden Hinweis eine betreuende Person bestellen (§ 1814 BGB).

Auch unter Betreuung sind stets der Wille und die Wünsche der betroffenen Person zu berücksichtigen; diese festzustellen ist Aufgabe der betreuenden Person. Ist dies nicht möglich, so ist der mutmaßliche Wille des Betreuten aufgrund konkreter Anhaltspunkte zu ermitteln und ihm Geltung zu verschaffen. Lediglich solchen Wünschen ist nicht zu entsprechen, soweit sie Person oder Vermögen der betreuten Person erheblich gefährden würden (§ 1821 BGB).

Bei der Bestellung der Betreuung wird diese für bestimmte **Aufgabenkreise** vorgenommen, darunter etwa die Gesundheitssorge und das Aufenthaltsbestimmungsrecht. Für Einwilligungen in medizinische Maßnahmen oder Unterbringungen muss die betreuende Person also zwingend zur Entscheidung in diesen Aufgabenkreisen befugt sein. Bei besonders gefährlichen Eingriffen, wenn insb. die begründete Gefahr besteht, dass der Betreute aufgrund der Maßnahme stirbt oder einen schweren und länger dauernden gesundheitlichen Schaden erleidet, ist zudem eine gesonderte Genehmigung des Betreuungsgerichts erforderlich, wenn nicht mit dem Aufschub Gefahr verbunden ist (§ 1829 Abs. 1 BGB).

RECHTSLAGE IN DER SCHWEIZ

Im schweizerischen Erwachsenenschutzrecht existiert anstelle der gesetzlichen Betreuung die **Beistandschaft** (Art. 390 ff. ZGB), die in verschiedenen Erscheinungsformen mit unterschiedlich weit reichenden Kompetenzen (von Begleit- bis zu umfassenden Beistandschaften) maßgeschneidert angeordnet werden kann. Dabei können dem Beistand spezifische Aufgabenbereiche, wie für das gesundheitliche Wohl oder eine hinreichende medizinische Betreuung des/der Verbeiständeten zu sorgen, übertragen werden.

Liegt keine Patientenverfügung vor und wurde weder in einer Patientenverfügung noch einem Vorsorgeauftrag eine bestimmte Person bezeichnet, ist der Beistand (sofern mit Vertretungsrecht bei medizinischen Maßnahmen ausgestattet) berechtigt, zu medizinischen Maßnahmen die Zustimmung zu erteilen oder die Behandlung abzulehnen (Art. 378 ZGB).

Mutmaßlicher Wille

Bei der Ermittlung des **mutmaßlichen Willens** ist zu beurteilen, wie der Patient für sich selbst in der Situation entscheiden würde, wenn er dies könnte – in der Regel würde er sich z. B. für zwingende lebenserhaltende Maßnahmen entscheiden. Es kann aber auch sein, dass etwa eine anderslautende Patientenverfügung (s. o.) vorliegt, die dann vorrangig zu beachten ist.

Bei der **Ermittlung** des mutmaßlichen Willens (§ 1827 Abs. 2 BGB) sind insbesondere auch konkrete Anhaltspunkte etwa aus früheren Äußerungen der betroffenen Person oder ethischen/religiösen Überzeugungen und Wertvorstellungen zu berücksichtigen, zum Beispiel durch Aussagen von nahen Angehörigen oder Vertrauenspersonen (§ 1828 Abs. 2 BGB).

Es ist nicht erforderlich, dass die frühere Willensäußerung der betroffenen Person genau die nun eingetretene Situation beschreibt. Vielmehr müssen auch allgemein gehaltene oder der konkreten Situation nicht vollständig entsprechende frühere Willensäußerungen auf die eingetretene Situation angemessen übertragen werden.

RECHTSLAGE IN DER SCHWEIZ

Auch in der Schweiz kann der mutmaßliche Wille des einwilligungsunfähigen Patienten eine medizinische Behandlung rechtfertigen. Dies gilt unbeschränkt bei dringlichen Fällen (Art. 379 ZGB): Hier sind der vom Arzt eruierte mutmaßliche Wille und die Interessen der zu behandelnden Person Richtgrößen des ärztlichen Handelns. Außerhalb dringlicher Fälle kann der mutmaßliche Wille eine medizinische Behandlung nur legitimieren, wenn keine gültige Patientenverfügung (Art. 370 ff. ZGB) vorliegt. Ist dies der Fall (d.h. keine oder keine gültige Patientenverfügung), gestaltet sich das Verfahren wie folgt: In Art. 378 ZGB wird die Reihenfolge der Personen benannt, die berechtigt sind, eine urteilsunfähige Person bezüglich der Zustimmung allfälliger medizinischer Behandlungen zu vertreten. Diese Vertreter erteilen oder verweigern die Zustimmung zu einem medizinischen Eingriff dem mutmaßlichen Willen (subjektive Komponente) und den objektiven Interessen (u.a. Gesundheitsinteressen und Menschenwürde) der urteilsunfähigen Person entsprechend (Art. 378 Abs. 3 ZGB). Dabei ist vom Gesetzgeber nicht bestimmt worden, welches der beiden Kriterien (subjektive oder objektive Komponente) den Vorrang genießt.

Maßnahmen gegen den natürlichen Willen

Ärztliche Zwangsmaßnahme

Auch wenn bei Einwilligungsunfähigkeit die Bildung eines umfassend freien Willens ausgeschlossen ist, kann ein „natürlicher Wille“ vorhanden sein, der sich oft durch ein bestimmtes Verhalten äußert, etwa der Wunsch zur Nahrungsaufnahme, ein erkennbarer Besitzwille o. ä. Er kommt auch zum Ausdruck, wenn sich der Patient strikt gegen eine Behandlung wehrt.

Steht ein solcher natürlicher Wille des Patienten einer Behandlung entgegen, die mit seiner Vertretung erörtert wurde, so muss eine betreuungsgerichtliche Genehmigung nach § 1832 Abs. 2 BGB in Bezug auf die **Zwangsbehandlung** eingeholt werden.

Für notwendig können dabei nur solche Zwangsmaßnahmen erachtet werden, deren Durchführung einem breiten medizinisch-wissenschaftlichen Konsens entspricht, und zwar sowohl was die Therapie als solche als auch was deren Durchführung im Weg der Zwangsbehandlung der betroffenen Person betrifft (BGH 2020).

Ambulante Zwangsbehandlungen sind ausgeschlossen, damit die gebotene medizinische Versorgung des Patienten einschließlich einer erforderlichen Nachbehandlung stationär sichergestellt ist (§ 1832 Abs. 1 S. 1 Nr. 7 BGB; dabei gelten ggf. zusätzlich die Voraussetzungen für eine Zwangsunterbringung gem. § 1831 BGB).

RECHTSLAGE IN DER SCHWEIZ

Eine **Behandlung ohne Zustimmung** (Art. 434 ZGB) muss folgende formelle Voraussetzungen erfüllen:
- Vorliegen eines schriftlichen Behandlungsplans.
- Ohne die Behandlung der betroffenen Person droht ein ernsthafter gesundheitlicher Schaden oder das Leben und die körperliche Integrität Dritter sind ernsthaft gefährdet.
- Die betroffene Person ist bezüglich ihrer Behandlungsbedürftigkeit urteilsunfähig.
- Keine angemessene Maßnahme, die weniger einschneidend ist, steht zur Verfügung.

Zuständig für die Anordnung einer psychiatrischen Behandlung ist der Chefarzt der zuständigen Abteilung. Je nach kantonalem Recht kann die Anordnungskompetenz in größeren Kliniken an Oberärzte delegiert werden. In einer Notfallsituation können die zum Schutz der betroffenen Person oder Dritter unerlässlichen medizinischen Maßnahmen gemäß Art. 435 Abs. 1 ZGB sofort ergriffen werden.

Unterbringung nach dem Betreuungsrecht

Die **Unterbringung** nach dem Betreuungsrecht (§ 1831 BGB) umfasst freiheitsentziehende Maßnahmen und dient ausschließlich dem **Schutz und Wohl der betreuten Person selbst** und ist nicht zum Schutz Dritter, also bei reiner Fremdgefährdung, vorgesehen. In solchen Fällen kann eine Unterbringung nach den landesrechtlichen Vorschriften erfolgen (s. u.).

Eine Unterbringung bedarf grundsätzlich der vorherigen **Genehmigung** durch das Betreuungsgericht, selbst wenn eine bevollmächtigte Person vorhanden ist. In akuten Gefahrensituationen, bei denen ein Aufschub nicht möglich ist, kann die Genehmigung unverzüglich nachträglich eingeholt werden (§ 1831 Abs. 2 BGB).

Voraussetzung für die Unterbringung ist eine psychische Krankheit oder eine geistige bzw. seelische Behinderung (§ 1831 Abs. 1 BGB). Das Gesetz sieht diese Maßnahme vor, wenn andernfalls die Gefahr besteht, dass sich die betreute Person selbst tötet, erheblichen gesundheitlichen Schaden zufügt oder ein drohender erheblicher gesundheitlicher Schaden nicht abgewendet werden kann (§ 1831 Abs. 1 BGB).

Die Unterbringung erfolgt in der Regel in einer psychiatrischen Klinik. Der Freiheitsentzug kann sich nicht nur auf den Aufenthaltsort beziehen, sondern weitere Sicherungsmaßnahmen umfassen, etwa mechanische Vorrichtungen, Medikamente oder den längeren oder regelmäßigen Freiheitsentzug auf andere Weise (§ 1831 Abs. 4 BGB).

Bei der landesrechtlichen Unterbringung (s. u.) hat das Bundesverfassungsgericht zudem einen Richtervorbehalt für schwerwiegende Einzelmaßnahmen aufgestellt (BVerfG 2018). Die betreuungsrechtliche Unterbringung nach § 1831 BGB erfordert demgegenüber bereits die Genehmigung des Betreuungsgerichts für die Einwilligung in die Maßnahme durch die betreuende Person, sodass dem richterlichen Gehör in anderer Weise Rechnung getragen wird (vgl. auch BVerfG 2024).

Generell stehen aber Zwangs- und Sicherungsmaßnahmen unter dem Vorbehalt der **Verhältnismäßigkeit,** der angesichts der erheblichen Freiheitseinschränkung etwa durch längerfristige Fixierungen in besonderem Maße Rechnung zu tragen ist. Entsprechend sind stets auch alternative Zwangsmaßnahmen wie Festhalten, Isolierung und medikamentöse Ruhigstellung zu erwägen.

RECHTSLAGE IN DER SCHWEIZ

Die Fürsorgerische Unterbringung (FU) beinhaltet im engeren Sinne die eigentliche Unterbringung gegen bzw. ohne den Willen der schutzbedürftigen Person (Art. 426 ZGB) und im weiteren Sinne die medizinischen Maßnahmen bei einer psychischen Störung (Art. 433 ff. ZGB) bzw. die persönliche Betreuung (Art. 426 ZGB) und Maßnahmen zur Einschränkung der Bewegungsfreiheit (Art. 438 ZGB). Neben der Voraussetzung einer psychischen Störung, geistigen Behinderung oder schweren Verwahrlosung kann eine Unterbringung in einer Einrichtung nur angeordnet werden, wenn die nötige Behandlung oder Betreuung nicht anders erfolgen kann (Art. 426 ZGB). Dabei sollen die Belastung und der Schutz von Angehörigen und Dritten berücksichtigt werden, was im Gegensatz zum deutschen Recht weiter gefasst ist (beinhaltet u. U. auch Schäden und Einwirkungen, die nicht unmittelbar gesundheitsschädlich sind). Für die Anordnung der FU im engeren Sinne ist die Kinder- und Erwachsenenschutzbehörde (KESB und nicht mehr der altrechtliche Vormund zuständig (Art. 428 ZGB). Neben der KESB können die Kantone gemäß Art. 429 ZGB Ärzte bestimmen, welche befristet für eine Dauer von maximal 6 Wochen eine Person in einer Einrichtung unterbringen können. Aufgrund der Schwere des Eingriffs soll die KESB gemäß Art. 431 ZGB nicht nur auf Gesuch hin tätig werden, sondern von Amtes wegen periodisch die Einweisungsvoraussetzungen und die Geeignetheit der Einrichtung überprüfen. Ebenso können freiwillig eingetretene und an einer psychischen Störung leidende Personen für höchstens 3 Tage zurückbehalten werden, sofern sich die Person in einer besonderen Gefahrensituationen befindet (Art. 427 ZGB).

Unterbringung und Zwangsbehandlung auf der Grundlage der Gesetze zum Schutz psychisch Kranker (PsychKG)

Von der betreuungsrechtlichen Unterbringung zum Schutz des Betroffenen selbst (s. o.) ist die Unterbringung nach den Gesetzen der einzelnen Bundesländer zum Schutz psychisch kranker Menschen (PsychKG) zu unterscheiden, die als Regelungszweck den Schutz auch vor **Fremdgefährdungen,** also Gefährdungen Dritter durch die Betroffenen, zum Gegenstand haben. Die PsychKG regeln die Ergreifung von freiheitsentziehenden und sichernden Maßnahmen in Fällen, in denen bei Vorliegen einer psychischen Erkrankung, die die freie Willensbildung erheblich beeinträchtigt, eine unmittelbare Gefahr für das Leben, die Gesundheit oder die Sicherheit der betroffenen Person oder anderer besteht.

Die landesrechtliche Unterbringung erfordert grundsätzlich eine **richterliche Anordnung.** Auch eine vorläufige Unterbringung durch die zuständigen Behörden, etwa die sozialpsychiatrischen Dienste oder die Ordnungsbehörden, kann häufig erfolgen, die jedoch umgehend richterlich zu überprüfen ist.

Auch nach landesrechtlichen Vorschriften sind die ergriffenen Sicherungsmaßnahmen verhältnismäßig zu wählen und auf den Zweck der Gefahrenabwehr sowie für die Dauer der bestehenden Gefahr begrenzt. Die Diskussion um die Abwägung individueller Freiheit und öffentlicher Sicherheit in der landesrechtlichen Unterbringung ist in stetem Fluss, die Länder haben zur laufenden Beurteilung häufig Landesfachbeiräte eingerichtet.

RECHTSLAGE IN DER SCHWEIZ

In der Schweiz existieren keine nach Vorbild der PsychKG konstruierten Erlasse. Maßgebliche Grundlage für eine Unterbringung von psychisch kranken Menschen ist die vorangehend erwähnte fürsorgerische Unterbringung (Art. 426 ff. ZGB). Diese darf allerdings nach geltender Rechtslage nicht bei „bloßer" Fremdgefährdung angeordnet werden. Vielmehr bleibt die in Art. 426 ZGB umschriebene Selbstgefährdung Anknüpfungspunkt der fürsorgerischen Unterbringung.

8.1.3 Sterben lassen

Gerade bei schweren chronischen gerontopsychiatrischen Erkrankungen, etwa einer weit fortgeschrittenen Demenz, stellt sich oftmals insb. beim Hinzutreten weiterer chronischer, altersbedingter oder akuter die Lebensqualität einschränkender Beeinträchtigungen die Frage nach dem vorhandenen Lebenswillen des Patienten. Oft ist es schwierig, einerseits der ärztlichen Aufgabe des Lebensschutzes gerecht zu werden, andererseits Sterbenden bis zum Tod beizustehen, Leiden zu lindern und ihnen ihm Falle eines Todeswunsches bei der Ausübung ihres Selbstbestimmungsrechts zur Seite zu stehen.

Rechtliche Grundlagen

Das „Sterben lassen" bezieht sich meist auf die Frage, ob lebensverlängernde Maßnahmen wie eine künstliche Ernährung oder Beatmung fortgeführt werden sollen. Das Unterlassen oder der Abbruch von Maßnahmen fällt dabei regelmäßig unter die sog. **„Passive Sterbehilfe".** Diese ist nach deutschem Recht grundsätzlich erlaubt, da dem natürlichen Kausalverlauf des Sterbens hier lediglich nicht (mehr) aktiv entgegengetreten wird. Sie umfasst grundsätzlich auch die **„indirekte Sterbehilfe"**, bei der etwa entsprechend dem Patientenwillen Medikamente verabreicht werden, die primär der Linderung von Schmerzen oder Leiden dienen, aber als Nebenwirkung möglicherweise den Todeseintritt beschleunigen (BGH 1996).

Verboten war hingegen die sog. **„Beihilfe zur Selbsttötung"** (§ 217 StGB), bei der den Betroffenen aktiv, etwa durch die Bereitstellung eines entsprechenden Medikamentes, geholfen, das für das Sterben unmittelbar ursächliche Handeln jedoch vom Betroffenen selbst vorgenommen wurde. Diese blieb nur straffrei, wenn sie nicht geschäftsmäßig und von einer nahestehenden Person, etwa Angehörigen, erfolgte. Weil es daher praktisch nicht möglich war, „sich das Leben zu nehmen und hierbei auf die freiwillige Hilfe Dritter zurückzugreifen", verstieß das Verbot gegen die Garantie des allgemeinen Persönlichkeitsrechts und wurde für verfassungswidrig und daher nichtig erklärt (BVerfG 2020).

In der Folge wird die jahrzehntelange Debatte um die Sterbehilfe in Deutschland wieder mit neuer Dynamik geführt. Zwischenzeitlich vorgelegte Reformentwürfe (Bundestags-Drucksachen 20/2332, 20/2993, 20/1121, 20/904), die z. T. eine Beratungslösung vorschlagen, stießen bislang nicht auf eine parlamentarische Mehrheit, die politische Diskussion bleibt derweil im Fluss.

Entscheidungsfindung

Die Entscheidung über das weitere Vorgehen ist gerade bei Patienten schwierig, die nach einem langen chronisch-psychiatrischen Krankheitsverlauf in der sodann konkreten Situation nicht mehr in der Lage sind, ihre Wünsche eindeutig zu äußern. Liegt eine **Patientenverfügung** vor und gibt sie in hinreichend bestimmter Weise Aufschluss über den Wunsch des Patienten in der gegebenen Lage, ist dieser unter Erörterung mit ggf. vorhandenen Patientenvertretern und weiteren Angehörigen zu berücksichtigen (➤ Kap. 8.1.3). Anderenfalls ist im Einzelfall zu ermitteln, welcher Wille beim Betroffenen vorliegt, und ansonsten der mutmaßliche Wille zu bestimmen (➤ Kap. 8.1.3). Ziel ist es stets, sicherzustellen, dass die Entscheidungen im besten Interesse des Patienten getroffen werden, der nicht mehr in der Lage ist, sich selbst zu äußern.

Besondere Bedeutung bei der Abwägung und der Ermittlung des Patientenwillens haben auch die jeweils gegebenen Möglichkeiten der palliativen Versorgung. Auch die Unterstützung durch Ethikkommissionen sollte in Erwägung gezogen werden. Die Bundesärztekammer hat Hinweise zum Umgang mit Todeswünschen (BÄK 2011, BÄK 2021) und zu Patientenverfügungen bei Demenzerkrankungen herausgegeben (BÄK 2018).

RECHTSLAGE IN DER SCHWEIZ

Zu den verschiedenen Formen der Sterbehilfe und ihrer strafrechtlichen Einordnung vgl. www.bj.admin.ch/bj/de/home/gesellschaft/gesetzgebung/archiv/sterbehilfe/formen.html. Sterbehilfe im Sinne eines assistierten Suizides ist, solange der Hilfeleistende nicht aus selbstsüchtigen Motiven handelt, in der Schweiz straffrei (Art. 115 StGB e contrario). Bei Anhaltspunkten für eine psychische Störung ist bei einer Person mit Sterbewünschen stets ein Fachgutachten zur Frage der Urteilsfähigkeit notwendig. Gerontopsychiatrische Krankheitsbilder und deren Implikationen für einen dauerhaften Suizidwunsch sind somit analog zu anderen Rechtsgegenständen und der damit zu beantwortenden gutachterlichen Frage der Urteilsfähigkeit zu handhaben.

Die Schweizerische Akademie der Medizinischen Wissenschaften (SAMW) veröffentlichte 2018 eine Richtlinie zum Umgang mit Sterben und Tod. Darin wurde formuliert, dass neben der „Wohlerwogenheit" und der Dauerhaftigkeit des Suizidwunsches eine Voraussetzung der Gewährung von ärztlicher Unterstützung beim Suizid „unerträgliches Leiden" ist. Mit dem Hinweis, dass „unerträgliches Leiden" wie in den Richtlinien selbst ausgeführt nicht objektiviert werden könne und somit die Gefahr von uneinheitlicher Handhabung und Rechtsunsicherheit bestehe, wurde die Integration besagter Richtlinie in das Standesrecht der Ärztevereinigung FMH später abgelehnt. Im Fazit wurde ausgeführt, dass die Bestimmung zur ärztlich assistierten Suizidbeihilfe zu unbestimmt war. Bei der Anpassung der SAMW-Richtlinie 2021 handelt es sich um eine Präzisierung der Vorgängerversion. Es wurde betont, dass einerseits die Autonomie der Patienten ein Kernanliegen der Ärzte ist, andererseits müssen nicht urteilsfähige Patienten geschützt werden. Betroffene Urteilsfähige hingegen müssen davor geschützt werden, dass andere Druck auf sie ausüben. Von zentraler Bedeutung sind das Berufsethos und die Suizidprävention. Unter diesen Prämissen stimmte die Ärztekammer den überarbeiteten Richtlinien der SAMW im Mai 2022 zu und diese wurden folglich in die Standesordnung der FMH übernommen.

LITERATUR

Aebi-Müller R. Der urteilsunfähige Patient – eine zivilrechtliche Auslegeordnung, in: Jusletter 22. September 2014.

Bundesärztekammer, Grundsätze der Bundesärztekammer zur ärztlichen Sterbebegleitung, 18.02.2011, Dtsch Arztebl 2011; 108(7): A-346.

Bundesärztekammer, Hinweise und Empfehlungen der Bundesärztekammer zu Patientenverfügungen und anderen vorsorglichen Willensbekundungen bei Patienten mit einer Demenzerkrankung, 16.03.2018, Dtsch Arztebl 2018; 115(19): A-952.

Bundesärztekammer, Hinweise der Bundesärztekammer zum ärztlichen Umgang mit Suizidalität und Todeswünschen nach dem Urteil des Bundesverfassungsgerichts zu § 217 StGB, 25.06.2021, Dtsch Arztebl 2021; 118(29–30): A-1428.

Bundesgerichtshof, Urt. v. 14.02.1989 - VI ZR 65/88 - BGHZ 106, 391, 397 f. = NJW 1989, 1533 (tödliche Infektion nach Schulterinjektion).

Bundesgerichtshof, Urt. v. 15.11.1996–3 StR 79/96 - BGHSt 42, 301 = NJW 1997, 807 (Straflosigkeit der indirekten Sterbehilfe).

Bundesgerichtshof, Beschl. v. 06.07.2016 - XII ZB 61/16 - BGHZ 211, 67 = NJW 2016, 28 (Anforderungen an Vorsorgevollmacht und Patientenverfügung im Zusammenhang mit dem Abbruch lebenserhaltender Maßnahmen).

Bundesgerichtshof, Beschl. v. 08.02.2017 - XII ZB 604/15 - BGHZ 214, 62 = NJW 2017, 1737 (Voraussetzungen einer für den Abbruch lebenserhaltender Maßnahmen bindenden Patientenverfügung).

Bundesgerichtshof, Beschl. v. 15.01.2020 - XII ZB 381/19 - BGHZ 224, 224, 231 = NJW 2020, 1581 (Zwangsbehandlung von Schizophrenie durch Elektrokrampftherapie).

Bundesverfassungsgericht, Urt. v. 24.7.2018–2 BvR 309/25 und 502/16 - BVerfGE 149, 293 = NJW 2018, 2619 (Zu den verfassungsrechtlichen Anforderungen an die Fixierung von Patienten in der öffentlich-rechtlichen Unterbringung).

Bundesverfassungsgericht, Urt. v. 26.02.2020–2 BvR 2347/15 etc. - BVerfGE 153, 182 = NStZ 2020, 528 (Verbot der geschäftsmäßigen Förderung der Selbsttötung verfassungswidrig).

Bundesverfassungsgericht, Beschl. v. 16.1.2024–2 BvR 1114/23 (5-Punkt-Fixierung im Rahmen einer Unterbringung; zu § 1906 BGB a. F.).

DGN e.V. & DGPPN e.V. (Hrsg.) (2025). S3-Leitlinie Demenzen, Version 5.1. https://register.awmf.org/de/leitlinien/detail/038-013 (letzter Zugriff: 23.05.2025).

Reichsgericht, Urt. v. 31.05.1894 - Rep. 1406/94 - RGSt 25, 375 (Amputation eines Fußes).

SAMW Medizinisch-ethische Richtlinien Urteilsfähigkeit in der medizinischen Praxis, 2019.

SAMW Medizinisch-ethische Richtlinien Umgang mit Sterben und Tod, 2021.

Thommen M. Medizinische Eingriffe an Urteilsunfähigen und die Einwilligung der Vertreter. Basler Studien zur Rechtswissenschaft 2004, 15.

8.2 Fahreignung

Michael Falkenstein, Ute Brüne-Cohrs

Eine spezielle Fragestellung, die häufig im diagnostischen und therapeutischen Prozess einer Demenzerkrankung auftritt, betrifft die Eignung des an einer Demenz Erkrankten, ein Kraftfahrzeug zu führen. Im klinischen Alltag ist diese Frage sowohl bei Erstdiagnose einer Demenz als auch in deren weiteren Krankheitsverlauf, u. U. aber auch bereits im Falle einer leichten neurokognitiven Störung (mNCD) relevant.

8.2.1 Rechtsvorschriften

Die Fahrerlaubnisverordnung (FeV) regelt im § 11 die Zulassung von Personen zum Straßenverkehr. „Schwere Altersdemenz und schwere Persönlichkeitsveränderungen durch pathologische Alterungsprozesse" werden als Gründe genannt, kein Fahrzeug mehr führen zu können, ohne dass eine weitere Präzisierung erfolgt.

8.2.2 Einschätzung der Fahreignung bei Demenzerkrankungen

Die Fahreignung im verkehrsrechtlichen Sinne beschreibt die grundlegende körperliche und geistige Eignung von Personen zum Führen von Kraftfahrzeugen im öffentlichen Verkehrsraum und beinhaltet damit eine prognostische Festlegung im Sinne einer geringen Unfallwahrscheinlichkeit. Die spezifischen Symptome, die die Fahreignung bei einer Demenz beeinträchtigen können, betreffen insbesondere die räumliche Aufmerksamkeit und die Fähigkeit, komplexe Situationen schnell zu erfassen, Risiken abzuschätzen und schnell und zielgerichtet zu reagieren. Der Grad der Beeinträchtigung hängt von Subtyp und Schweregrad der Demenz sowie psychischer oder physischer Komorbiditäten ab (Töpper und Falkenstein 2019). Andererseits variieren die Anforderungen an einen Autofahrer regional und in Abhängigkeit von Tageslicht, Verkehrsdichte und Straßentypen. Manche an einer Demenz erkrankte Fahrer können kognitive Defizite durch umsichtiges und vorausschauendes Fahren eine Zeit lang kompensieren. In komplexen Verkehrssituationen jedoch demarkieren sich meist Probleme. Sinnvoll zur Bewertung der Fahreignung ist es daher, durch geschulte Fahrlehrer das Fahrverhalten der Patienten in verschiedenen Verkehrssituationen beobachten zu lassen. Ebenfalls geeignet, aber technisch aufwändiger, ist eine Verhaltensbeobachtung im Fahrsimulator. Bei solchen Beobachtungen zeigen Patienten mit mittelschwerer bis schwerer Demenz deutliche Einschränkungen im Vergleich zu Gesunden. Mehr als die Hälfte der Patienten würde eine Fahrprüfung nicht bestehen (Hird et al. 2016; Piersma et al. 2016; Chee et al. 2017; Töpper und Falkenstein 2019).

Für den Arzt in der klinischen Praxis bieten sich als weitere Methoden neuropsychologische Testverfahren und klinische Interviews inklusive einer fahrbezogenen Anamnese an. Im klinischen Alltag ist es meist lediglich möglich, auf der Basis kurzer papierbasierter kognitiver Tests (s. u.) zu ersten Einschätzungen der Fahreignung zu gelangen. Diese Tests sollten jedoch generell mit einer fahrspezifischen Anamnese und der Empfehlung einer Fahrverhaltensbeobachtung kombiniert werden. Komplexere kognitive Tests sollten spezialisierten Einrichtungen überlassen werden.

Insgesamt ist also die valideste Methode zur Beurteilung der Fahreignung bei Demenzen eine **mehrdimensionale Diagnostik** aus Fahrverhaltensbeobachtung, kognitiver Testung (➤ Box 8.1) und fahrbezogener (Eigen- und Fremd-)Anamnese (➤ Box 8.2).

Außerdem sollten stets somatische Einschränkungen und Komorbiditäten, wie z. B. Diabetes mellitus mit Neigung zu Hypoglykämien, vaskuläre Erkrankungen, Hör- und Sehstörungen sowie additive psychische Symptome, wie unbehandelte affektive Störungen, delirante Symptome, Suchterkrankungen, Tagesschläfrigkeit und Pharmakotherapie in die Beurteilung der Fahreignung mit einbezogen werden (Falkenstein, Karthaus und Brüne-Cohrs 2020).

MERKE

Bei schwerer oder mittelschwerer Demenz ist die Fahreignung in aller Regel nicht mehr gegeben. Auch im leichten Demenzstadium und bei mNCD/MCI *(Mild Cognitive Impairment)* sollte die Fahreignung überprüft und engmaschig kontrolliert werden.

Die Methoden zur Überprüfung der Fahreignung in der ärztlichen Praxis sind kognitive Testung und eine detaillierte klinische sowie fahrbezogene Anamnese.

Die Betroffenen sind über fahreignungsrelevante Aspekte ihrer Erkrankung aufzuklären und diese Aufklärung ist zweifelsfrei zu dokumentieren.

BOX 8.1

Kognitive Testungen zur Fahreignung

Einzelne Tests sind wenig prädiktiv für das Fahrverhalten. Eine bessere Prädiktion der Fahreignung ist mit speziellen Tests fahrrelevanter kognitiver Funktionen zu erreichen.

Der **MMST** ist für die Untersuchung der Fahreignung wenig tauglich und lediglich zur Schwergradbeurteilung der meisten Nicht-FTD-Erkrankungen geeignet. Ab einem Punktwert von ≤ 24 (AAN, Iverson et al. 2010) ist meist die Grenze für die Fahreignung erreicht.

Wesentlich besser ist die Prädiktion mit dem **Montreal Cognitive Assessment (MoCA,** Hollis et al. 2015) möglich. Bei Personen mit kognitiver Beeinträchtigung ist jeder Punkt Abfall im MOCA-Score mit einer ca. 1,4-fachen Erhöhung des Durchfallrisikos bei einer Fahrprobe verbunden. Ein MOCA-Wert von 18 oder niedriger macht die Fahreignung zweifelhaft.

Der **Adenbrooke's Cognitive Examination (ACE-III)** beinhaltet neben dem MMST die Beurteilung visuell-räumlicher Fähigkeiten und von Aspekten der Exekutivfunktionen. Er ermöglicht eine gute Identifikation unsicherer Fahrer (Ferreira, Simões und Marôco 2012).

Der **Zahlenverbindungstest (ZVT** oder Trail Making Test, TMT, Teil B), der u. a. Aufmerksamkeit und Exekutivfunktionen untersucht, ist ein guter Prädiktor für das erfolgreiche Bestehen einer praktischen Fahrprobe (Hird et al. 2016).

Zur Erhöhung der Trennschärfe sollte zusätzlich ein **Labyrinth-Test** (z. B. der Snellgrove Maze Test, SMT) durchgeführt werden (Hird et al. 2016; Piersma et al. 2016; Töpper et al. 2021).

BOX 8.2

Klinische und fahrbezogene Anamnese

Essenziell zur Beurteilung der Fahreignung ist vor allem die fahrbezogene Anamnese. Berichte über Unsicherheiten beim Fahren, Fahrfehler oder (Beinahe-)Unfälle, das Meiden von schwierigen Strecken sowie allgemein eine geringe Fahrpraxis sind besonders wichtige Indizien für nachlassende oder fehlende Fahreignung. Hingegen ist die Selbsteinschätzung des Fahrers das wohl am wenigsten brauchbare Kriterium für die Fahreignung. Insbesondere schlechte Fahrer schätzen sich selbst meist als gute Fahrer ein (Falkenstein und Karthaus 2017).

MERKE

Kriterien, die die Fähigkeit zum Steuern eines Pkw bei beginnender Demenz als nicht gegeben erscheinen lassen, sind die folgenden (modifiziert nach Iverson et al. 2010):

- CDR (Clinical Dementia Rating) 0,5 und höher
- MMST ≤ 24 oder/und MOCA < 18
- Von Beifahrern beobachtete Unsicherheiten oder Fehler beim Fahren
- (Beinahe-) Unfälle
- Freiwillige Einschränkung der Fahrleistung oder selbstberichtetes Vermeiden
- Aggressives oder impulsives Verhalten

Fahreignung bei Nicht-Alzheimer-Demenzen und mNCD

Für die Fahreignung bei Nicht-Alzheimer-Demenzen gibt es Hinweise darauf, dass etwa die Hälfte dieser Patienten eine praktische Fahrprobe nicht besteht (Piersma et al. 2018). Bei FTD, Parkinson-Demenz, Lewy-Körperchen-Demenz und in der Regel auch bei vaskulärer Demenz stehen Defizite im Bereich der Aufmerksamkeits- und Exekutivfunktionen im Vordergrund der Kognitionsstörung. Daneben bestehen auch nicht-kognitive Risikofaktoren wie z. B. eine Inhibitionsstörung und daraus resultierendem riskantem Fahrstil bei Patienten mit einer FTD. Diese Patienten können grundsätzlich nicht mehr zuverlässig Auto fahren. Wegen ihrer meist fehlenden Krankheitseinsicht und Risikowahrnehmung sind Patienten mit FTD besonders schwierig davon zu überzeugen, freiwillig auf das Fahren zu verzichten (Ernst et al. 2010). Bei den Nicht-Alzheimer-Demenzen empfiehlt sich insgesamt eine **möglichst frühzeitige Fahreignungsdiagnostik.**

Menschen mit leichter neurokognitiver Störung (mNCD oder vormals MCI) zeigen im Vergleich zu Gesunden beim Fahren im Realverkehr und/oder im Fahrsimulator eher geringfügige Leistungseinbußen. Diese zeigen sich meist in komplexen Fahrsituationen; die Patienten tendieren dazu, solche Situationen zu vermeiden. Ca. 30 % der Patienten bestehen einen Fahrtest nicht. Bei *multiple domain* (md)-MCI ist die Fahrleistung stärker beeinträchtigt als bei *single domain* (sd)-MCI (Hird et al. 2016, 2017; Töpper und Falkenstein 2019). Kognitive Tests allein sind bei Patienten mit mNCD (und gesunden Älteren) meist nicht trennscharf genug, um zwischen sicheren und unsicheren Fahrern zu differenzieren, da ihr Fahrverhalten durch verschiedene nicht-kognitive Faktoren wie Sehleistung, Beweglichkeit der HWS und mangelnde Fahrpraxis beeinflusst wird (Töpper et al. 2021; Flieger et al. 2024). Diese sollten im Rahmen der fahrbezogenen Untersuchung und Anamnese erhoben werden.

Wegen der möglichen Progredienz in eine manifeste Demenz ist bei Patienten mit mNCD eine engmaschige Überprüfung mit Hilfe der beschriebenen mehrdimensionalen Diagnostik angezeigt.

Beratung bei leichter Alzheimer-Demenz und mNCD

Bei grenzwertigem Ergebnis von Anamnese und neuropsychologischer Testung sowie bei leichten Stadien der Alzheimer-Demenz und bei mNCD sollte den Patienten zusätzlich empfohlen werden, eine **Fahrverhaltensbeobachtung** (Rückmeldefahrt) mit einem Fahrlehrer zu absolvieren. Hierbei können Probleme und Fehler beim Fahren besprochen und dadurch die Fahrsicherheit erhöht werden (Töpper und Falkenstein 2019). Auch bestimmte Verhaltensmaßnahmen, wie das Antizipieren schwieriger Verkehrssituationen und die Nutzung technischer Hilfsmittel wie Navigationssysteme, können mit dem Fahrlehrer eingeübt werden. Es kann auch ein Fahrtraining durchgeführt werden, welches bei mNCD zu nachhaltigen Verbesserungen des Fahrverhaltens führen kann (Ishii et al. 2021; Falkenstein, Karthaus und Brüne-Cohrs 2020).

Weitere Möglichkeiten, das Fahrverhalten bei mNCD zu verbessern, sind körperliches und kognitives Training (Falkenstein und Karthaus 2017; Fausto et al. 2021).

Aufklärung und rechtliche Aspekte

Demenzerkrankungen sind fast immer progrediente Störungen. Daher sollten regelmäßig **Nachuntersuchungen** im Abstand von 6–12 Monaten durchgeführt werden (Niemann und Hartje 2016). Wenn die Fahreignung nicht mehr gegeben sein sollte, müssen die Betroffenen von den behandelnden Ärzten und Psychologen **sensibel aufgeklärt** werden, da ein unfreiwilliger Führerscheinverlust mit einem verringerten Selbstwert einhergehen kann. Vor diesem Hintergrund ist auch eine **begleitete Führerscheinabgabe** sinnvoll, die neben einer ausführlichen Aufklärung auch das Training möglicher Mobilitätsalternativen beinhalten sollte. Schwieriger als ärztlich begründete Empfehlung zu geben, dass ein Patient nicht mehr Auto fahren kann, ist es oft, diese Empfehlung durchzusetzen. Der Patient sollte frühzeitig darüber aufgeklärt werden, dass eine Demenz im weiteren Verlauf zum Verlust der Fahreignung führen wird, selbst wenn zum Zeitpunkt der Diagnosestellung die Fahrtauglichkeit noch gegeben ist (**„Sicherungsaufklärung“**). Eine diesbezüglich unterbliebene Aufklärung stellt einen Behandlungsfehler dar. Die Aufklärung sollte zweifelsfrei dokumentiert werden. Es sollte darauf hingewirkt werden, dass der Erkrankte rechtzeitig aus eigener Einsicht auf das Fahren verzichtet. Hierzu kann umfassende und wiederholte Beratung erforderlich sein. Hierbei kann es hilfreich sein, die Kranken frühzeitig ausführlich über die Diagnose und die zu erwartenden Symptome zu informieren. Reicht das nicht aus, können in einem weiteren Schritt Angehörige hinzugezogen werden, die in der Regel die Risiken des Autofahrens sehr deutlich sehen. Häufig tut sich hier ein Konfliktfeld auf, da die Kranken oft nicht an ihrer Fähigkeit zweifeln, noch sicher ein Auto lenken zu können. Die Angehörigen sind aber nicht selten ausschlaggebend für die Aufgabe des Fahrens der Demenzerkrankten (Seiler et al. 2012). Die Kränkung, die besonders für alte Männer mit der Abgabe des Führerscheins verbunden ist, sollte nicht unterschätzt werden. Die entsprechenden Informationsgespräche mit dem Kranken und seinen Angehörigen müssen sorgfältig dokumentiert werden. Die Dokumentation stellt aber nicht sicher, dass der Kranke die Informationen auch verstanden hat.

Eine Erörterung sollte möglichst in der Triade Patient-Angehöriger-Arzt erfolgen. Neben formaler Aufklärung ist die **psychische Unterstützung und emotionale Entlastung der Angehörigen** wichtig, insbesondere wenn Entscheidungen gegen den Wunsch des Patienten getroffen werden, wie z. B. Abschaffung des Wagens, Abnahme des Autoschlüssels etc., welche als Ultima Ratio vor einer behördlichen Meldung die Aufgabe des Führens eines Fahrzeugs erzwingen können.

Die rechtlichen Möglichkeiten, ein Fahrverbot gegen den Willen eines Kranken durchzusetzen, sind in Deutschland insgesamt gering. Die ärztliche Schweigepflicht gilt grundsätzlich als das höhere Rechtsgut. Werden allerdings bei einem Kranken besonders hohe Risiken beim Autofahren bekannt, so kann es gerechtfertigt sein, die zuständige Fahrerlaubnisbehörde zu informieren. Dies setzt voraus, dass alle Versuche, den

Patienten freiwillig zur Aufgabe des Autofahrens zu bewegen, bereits ausgeschöpft und erfolglos geblieben sind. Es besteht allerdings keine Verpflichtung für den Arzt, eine solche Meldung unter Verletzung seiner Schweigepflicht vorzunehmen.

RECHTSLAGE IN DER SCHWEIZ

In der Schweiz besteht hinsichtlich Fahrtauglichkeit ein ärztliches Melderecht nach Art. 14 Abs. 4 SVG. Dabei kann die Meldung von Personen wegen Unfähigkeit zum sicheren Führen eines Motorfahrzeuges an die Aufsichtsbehörde für Ärzte oder an die für Erteilung und Entzug des Führerausweises zuständige Behörde erfolgen.

LITERATUR

Chee JN et al. (2017). Update on the Risk of Motor Vehicle Collision or Driving Impairment with Dementia: A Collaborative International Systematic Review and Meta-Analysis. Am J Geriatic Psychiat. 25(12): 1376–1390.

Ernst J, Krapp S, Schuster T, Förstl H, Kurz A, Diehl-Schmid J (2010). Fahrtauglichkeit bei Patienten mit frontotemporaler und Alzheimer-Demenz. Nervenarzt. 81:79–85.

Falkenstein M, Karthaus M, Brüne-Cohrs U (2020). Age-Related Diseases and Driving Safety. Geriatrics. 5(4): 80.

Falkenstein M, Karthaus M (2017). Fahreignung im höheren Lebensalter. Stuttgart: Kohlhammer.

Fausto BA, Adorno Maldonado PF, Ross LA, Lavallière M, Edwards JD (2021). A systematic review and meta-analysis of older driver interventions. Accid Anal Prevention. 149: 105852.

Ferreira IS, Simões MR, Marôco Ferreira IS, Simões MR, Marôco J (2012). The Addenbrooke's Cognitive Examination Revised as a potential screening test for elderly drivers. Accid Anal Prev. 49: 278–86.

Flieger M et al. (2024). Somatic Factors Predict On-Road Driving Skills in Older Drivers and Drivers with Mild Cognitive Impairment. J Gerontol A. 79: glae152.

Hird MA, Vesely KA, Fischer CE, Graham SJ, Naglie G, Schweizer TA (2017). Investigating Simulated Driving Errors in Amnestic Single- and Multiple Domain Mild Cognitive Impairment. Alzheimers Dis. 56(2): 447–452.

Hird MA, Egeto P, Fischer CE, Naglie G, Schweizer TA (2016). A Systematic Review and Meta-Analysis of On-Road Simulator and Cognitive Driving Assessment in Alzheimer's Disease and Mild Cognitive Impairment. J Alzheimers Dis. 53(2): 713–29.

Hollis AM, Duncanson H, Kapust LR, Xi PM, O'Connor MG (2015). Validity of the mini-mental state examination and the montreal cognitive assessment in the prediction of driving test outcome. J Am Geriatr Soc. 63(5): 988–92.

Ishii H, Doi T, Tsutsumimoto K, Nakakubo S, Kurita S, Shimada H (2021). Long-Term Effects of Driving Skill Training on Safe Driving in Older Adults with Mild Cognitive Impairment. J Am Geriat Soc. 69: 506–511.

Iverson DJ, Gronseth GS, Reger MA, Classen S, Dubinsky RM, Rizzo M (2010). Quality Standards Subcomittee of the American Academy of Neurology, Practice parameter update: evaluation and management of driving risk in dementia: report of the Quality Standards Subcommittee of the American Academy of Neurology. Neurology. 74: 1316–24.

Man-Son-Hing M, Marshall SC, Molnar FJ, Wilson KG (2007). Systematic Review of Driving Risk and the Efficacy of Compensatory Strategies in Persons with Dementia. J Am Geriatr Soc. 55: 878–884.

Niemann H, Hartje W (2016). Fahreignung bei neurologischen Erkrankungen. Göttingen: Hogrefe.

Piersma D, Fuermaier AB, de Waard D et al. (2016). Prediction of Fitness to Drive in Patients with Alzheimer's Dementia. PlosOne. 11: e0149566.

Seiler S et al., PRODEM Study Group (2012). Driving cessation and dementia: results of the prospective registry on dementia in Austria (PRODEM). PLoS One. 12: e52710.

Toepper M, Schulz P, Beblo T, Driessen M (2021). Predicting On-Road Driving Skills, Fitness to Drive, and Prospective Accident Risk in Older Drivers and Drivers with Mild Cognitive Impairment: The Importance of Non-Cognitive Risk Factors. J Alzheimers Dis. 79: 401–414.

Toepper M, Falkenstein M (2019). Driving fitness in different forms of dementia. J Am Geriat Soc. 67: 2186–2192.

II Grundlagen therapeutischer Verfahren

KAPITEL

9 Psychotherapie im Alter

Simon Forstmeier, Bernd Ibach, Bernadette Ruhwinkel

9.1 Einleitung

Grundlage einer effektiven Psychotherapie von älteren und alten Menschen ist das Verständnis und das Bewusstsein von lebenslangen Entwicklungsaufgaben. Parallel müssen sowohl die aktuellen als auch die zurückliegenden sozialen Lebensumstände, die Taktgebung durch den somatischen und psychischen Alterungsprozess und die individuelle Perspektive jedes einzelnen Menschen auf diese Prozesse berücksichtigt werden. Im Therapiesetting mit alternden und alten Menschen gilt es grundsätzlich, pragmatisch zu bleiben. Befindlichkeitsschwankungen, die den therapeutischen Prozess stets beeinflussen, sollte man respektieren. Die Patienten bringen immer wieder – oft aus akutem Anlass – wechselnde Themen mit, die mit der somatischen Entwicklung und anderen Veränderungen in Zusammenhang stehen. Es kann hilfreicher und der Therapie förderlicher sein, sich bewusst darauf einzulassen und dabei Dinge zu klären, anstatt diese Inhalte abzuweisen.

9.2 Grundlagen der Psychotherapie

9.2.1 Gerontopsychologische Modelle

Gerontopsychologische Modelle, insbesondere Modelle des erfolgreichen Alterns, können auf Strategien hinweisen, die hilfreich in der Behandlung einer psychischen Störung im Alter sein können.

Gerade das **Modell der selektiven Optimierung mit Kompensation** (SOK-Modell, Baltes und Baltes 1990) bietet Ansatzpunkte, welche Anpassungsprozesse gefördert werden können, um das Wohlbefinden im Alter zu steigern. Es geht dabei um drei Strategien: **Selektion, Optimierung und Kompensation.**

Selektion bezieht sich auf die Auswahl und Neuanpassung von Zielen und Verhaltensbereichen im Sinne der Eingrenzung der Anzahl möglicher Alternativen, der Konzentrierung auf begrenzte Ressourcen sowie auf Spezialisierungen. Bei verschiedenen sozialen Verlusten, körperlichen Einschränkungen und wohnlichen Veränderungen werden psychologische Interventionen zur Selektion notwendig. Die Selektion erfordert eine motivationale Bereitschaft, kognitive Flexibilität und Handlungsorientierung.

Optimierung bezieht sich auf die Stärkung und Nutzung vorhandener zielrelevanter Handlungsmittel und Ressourcen. Psychologische Interventionen zur Optimierung zielen auf die Gestaltung einer angereicherten Umwelt. Durch eine Verbesserung bzw. den Einsatz von Hilfsmitteln können Handlungs-, Entscheidungs- und Kontrollspielräume erhalten bleiben. Konkrete Interventionen im Sinne von Optimierungsprozessen sind v. a. gerichtet auf die physikalische Umwelt (z. B. Gestaltung des Wohnraums, der Treppen, altengerechtes Wohnen usw.) sowie den Einbezug von Diensten und Serviceleistungen der Familie, Partner und Gemeinde (z. B. Essensdienste, Pflegedienste, Einkaufshilfen).

Kompensation zielt auf die Schaffung, das Training und die Nutzung neuer Handlungsmittel, um Einschränkungen und Verlusten entgegenzuwirken. Die Kompensation wird dann erforderlich, wenn Fähigkeiten und Fertigkeiten ganz oder teilweise verloren gehen, das damit verbundene Ziel jedoch beibehalten werden soll. Die gerontologische Interventionsforschung hat gezeigt, dass die meisten älteren Menschen eine beträchtliche mentale Reserve besitzen, die durch Übung und Lernen aktiviert werden kann, z. B. in den Bereichen Gedächtnis, soziale Kompetenz, Aktivitäten des Alltagslebens, chronische Krankheiten und Sexualstörungen (Pinter et al. 2015).

In der Gerontologie gilt, dass das **entwicklungsorientierte Modell von Erikson** mit dem Aspekt der Generativität im hohen Alter und der Gerotranszendenz in der Hochaltrigkeit zentrale Entwicklungsstufen sind, die nach Erikson zum gesunden Alter dazugehören (Kruse 2017). Außerdem wird mit neuerer Forschung auch belegt, dass es im Alter nicht nur ein Bedürfnis, umsorgt zu werden, gibt, sondern dass auch hochbetagte, multimorbide Patienten ein großes Bedürfnis nach dem „sich sorgen" um andere haben. Bei denen, die keine Menschen mehr haben, um die sie sich sorgen können, kommt das Gefühl des Aus-der-Welt-gefallen-Seins auf (Kruse 2017).

Die Psyche ist am Ende des Lebens besonderen Anforderungen ausgesetzt und bedarf einer hohen Anpassungsfähigkeit, um diesen Lebensabschnitt zu meistern. Nicht nur die körperlichen Veränderungen (*Frailty* und Sarkopenie, ➤ Kap. 5.6), die kritische Selbstreflexion im Lebensrückblick, notwendige Perspektivenwechsel und die Integration von Verletzlichkeit und Transzendenzerfahrungen sowie die Ausbildung einer neuen Form des Vertrauens in die eigenen Kräfte und in die persönlichen und fachlichen Bezugspersonen fordern den ganzen Menschen prozesshaft heraus (Kruse 2021).

9.2.2 Allgemeine altersbezogene Modifizierungen psychotherapeutischer Verfahren

Psychotherapie mit älteren Menschen unterscheidet sich von Psychotherapie mit jüngeren Menschen nicht grundlegend. Wenn in den folgenden Abschnitten verschiedene kognitiv-verhaltenstherapeutische, psychodynamische und systemische Verfahren dargestellt werden, dann werden die Besonderheiten bei dieser Altersgruppe hervorgehoben. Da der Alternsprozess bei jedem Menschen unterschiedlich abläuft, muss der

Therapeut flexibel auf die Bedürfnisse des Einzelnen eingehen können. Allgemeine altersbezogene Modifizierungen sind folgende und können notwendig sein, sind es aber nicht zwingend (Näheres bei Forstmeier und Maercker 2008).

MERKE

Altersbezogene Modifizierungen für die Psychotherapie mit älteren Menschen

- Bewusstes Fokussieren auf das Gesprächsthema ist häufig nötig.
- Langsameres Vorgehen, d.h. deutlich sprechen, kleinere Schritte zur Problemlösung, häufige Wiederholungen, Erhöhung der Sitzungszahl.
- Multimodale Instruktionen, z.B. durch visuelle Veranschaulichung und Notizen durch den Patienten.
- Gedächtnishilfen, z.B. Sitzungen auf Smartphone aufnehmen, schriftliche Hausaufgaben, Mitgeben von Handouts.
- Strategien des Aufmerksamkeitserhalts, z.B. verkürzte Sitzungen oder Pausen einschieben.
- Einstellung zur Psychotherapie muss überprüft und ggf. korrigiert werden (z.B. „Nur wenn ich verrückt wäre, würde ich zum Psychodoktor gehen").
- Unkonventionelle Settings, z.B. im Krankenhaus am Bett des Patienten, bei Hausbesuchen oder in Seniorenheimen.
- Medizinisches Grundwissen sowie der Kontakt zu Ärzten sind von großer Wichtigkeit.
- Explizite Berücksichtigung der vorhandenen Ressourcen und Kompetenzen, der Reife und Lebensweisheit.

9.2.3 Verbreitung von Psychotherapie im Alter

Der Anteil älterer Menschen in psychotherapeutischen Versorgungseinrichtungen ist gering, obwohl die Prävalenz von psychischen Erkrankungen bei den über 65-Jährigen auf 25 % beziffert wird.

Eine beispielhafte Studie aus dem Münsterland bezifferte 2008 den Anteil der zwischen 61- und 70-Jährigen in psychotherapeutischen Praxen (n = 292) auf 4,5 % (Imai et al. 2008), obgleich deren Anteil 11 % der Gesamtbevölkerung ausmachte. In einer breit angelegten Erhebung zur ambulanten psychotherapeutischen Versorgung der Deutschen PsychotherapeutenVereinigung zeigte sich ebenso, dass der Anteil der über 60-Jährigen unter allen Inanspruchnehmern von Psychotherapie bei unter 5 % (Frauen: 4,9 %; Männer: 4,0 %) und in den Altersstufen über 70 Jahren bei 1,5 % lag (Walendzik et al. 2010). Peters konnte für eine städtische Population (29 % > 60-Jährige) zeigen, dass dieser Anteil in psychologischen Psychotherapiepraxen über einen Zeitraum von 10 Jahren nur leicht von 9 % auf 12,2 % anstieg (Peters et al. 2013, 2023). Bei der Interpretation der Gründe für die Nichtaufnahme einer Psychotherapie ist aufgrund der nur geringen Datenlage Vorsicht geboten. Ältere Menschen definieren ihre Probleme seltener psychisch und führen diese auf somatische oder normale Alternsphänomene zurück. Sie meinen, Psychotherapie sei etwas für Schwache, Gefühle und allgemein das Privatleben behalte man besser für sich. Beeinflusst wird diese Haltung durch historische Kohortenphänomene. Dennoch scheint ein hoher Leidensdruck bahnend für die Akzeptanz einer Psychotherapie zumindest bei älteren Frauen zu sein (Maercker 2005). Die klinische Praxis weist darauf hin, dass ältere Menschen eine ansteigende Offenheit gegenüber der Psychotherapie entwickeln.

9.3 Kognitiv-verhaltenstherapeutische Verfahren

Sämtliche in der modernen Verhaltenstherapie zur Verfügung stehenden Verfahren können grundsätzlich auch bei älteren Menschen zur Anwendung kommen. Einige Besonderheiten werden in diesem Abschnitt dargestellt (ausführlicher s. Forstmeier et al. 2011).

9.3.1 Behaviorale Verfahren

Die Hauptgruppen behavioraler Techniken sind **Konfrontations-, Bewältigungs- und operante Verfahren.**

Konfrontationsverfahren Das gemeinsame Prinzip der Konfrontationsverfahren ist, sich aktiv mit einer belastenden Situation, einem Gedanken oder einer körperlichen Empfindung auseinanderzusetzen (in der Vorstellung oder der Realität) und gleichzeitig das bisher übliche Vermeidungsverhalten zu verhindern. Zu den Konfrontationsverfahren gehören die Exposition *in sensu* und *in vivo,* Flooding, graduierte Reizkonfrontation und andere. Das klassische Anwendungsfeld für diese Methoden sind die verschiedenen Angst- und Belastungsfolgestörungen (Risch und Wilz 2015). Wegen des schwächeren Gesundheitszustands und insbesondere des größeren Risikos von kardiopulmonalen Komplikationen werden häufig geringere Intensitäten und dafür eine längere Dauer bei der Expositionsbehandlung mit Älteren empfohlen (Forstmeier und Ochel 2023).

Bewältigungsverfahren Damit soll der Patient lernen, mit belastenden Situationen und damit verbundenen Emotionen anders als bisher umzugehen, indem etwa in Rollenspielen neues Verhalten erprobt und geübt wird. Weit verbreitet sind Sozialkompetenztrainings, z. B. im Behandlungsmanual zur Depression im Alter von Hautzinger (2016). Besonderheiten im Alter sind u. a. folgende (s. Werheid et al. 2011):

PRAXISTIPP

- Typische altersrelevante Themen für Rollenspiele sind: einen Angehörigen um einen Gefallen bitten; Vertreter abweisen; einen neuen Nachbarn ansprechen; Bitte um Hilfe in öffentlichen Verkehrsmitteln äußern; ein Gedicht vorlesen; Klären von Nachbarschaftskonflikten.
- Die im höheren Lebensalter auftretenden körperlichen und kognitiven Einschränkungen begrenzen das Verhaltensrepertoire in sozialen Situationen manchmal tatsächlich. Daher sollte der Fokus auf den vorhandenen sozialen Fähigkeiten sowie auf der Fähigkeit zur Selbstbestimmung liegen.
- Es geht häufig nicht um den Aufbau neuer sozialer Kontakte, sondern eher um die Verbesserung bzw. Intensivierung bestehender Kontakte. Zum Abbau von Abhängigkeit von anderen und Ängsten, anderen zur Last zu fallen, können Patienten dabei begleitet werden, die Beiträge wertzuschätzen, die sie immer noch im Leben anderer machen können.
- Weil ältere Patienten häufig eine mangelnde Bereitschaft haben, sich auf Rollenspiele einzulassen, können Videos eingesetzt werden, die Rollenspiele mit älteren Personen zeigen (Werheid et al. 2011).

Operante Verfahren Diese zielen darauf ab, erwünschtes Verhalten durch „Verstärkung" aufzubauen und unerwünschtes Verhalten durch negative Konsequenzen abzubauen (Entzug von Belohnung). In der Behandlung älterer Menschen finden sich operante Verfahren z. B. im Aufbau angenehmer Aktivitäten im Rahmen einer Depressionstherapie (Hautzinger 2016) oder Psychotherapie bei Frühdemenz (Forstmeier und Roth 2018) sowie bei Selbstständigkeitsinterventionen (Zank 2015).

Durch die körperlichen und kognitiven Verluste im Alter werden Patient und Therapeut vor die Problematik gestellt, dass einige potenziell angenehme Aktivitäten nicht mehr umsetzbar sind. Daher ist eine altersangepasste Liste angenehmer Aktivitäten zu empfehlen (z. B. in Forstmeier und Maercker 2012). Für jede Tätigkeit kann angegeben werden, ob diese in letzter Zeit ausgeführt wurde und wie angenehm dies war oder gewesen wäre. Zu den typischen Tätigkeiten gehören beispielsweise gemeinsame Unternehmungen, ein intensives Gespräch, aber auch ein Spaziergang alleine. Während der Therapiephase, in der angenehme Aktivitäten aufgebaut werden, wird aber auch immer wieder Trauer und Abschiednehmen von geliebten Tätigkeiten und angestrebten Zielen zum Thema. Hier ist die Integration der Verfahren zur Förderung der Akzeptanz sinnvoll.

9.3.2 Kognitive Verfahren

Kognitive Verfahren zielen darauf ab, dysfunktionales Denken zu verändern. Das Vorgehen ist dasselbe wie im jüngeren Lebensalter (Laidlaw et al. 2003): Dysfunktionale automatische Gedanken und Überzeugungen werden identifiziert und infrage gestellt (z. B. indem Belege für und gegen einen Gedanken gesammelt werden). Funktionale, hilfreiche Gedanken werden entwickelt und eingeübt.

BEISPIEL

Typische dysfunktionale Kognitionen bei älteren Menschen

Einige typische dysfunktionale Überzeugungen sind:

- Ein negatives Alters-Stereotyp wie „Alt werden ist eine schreckliche Sache" ist keine realistische Einschätzung einer schwierigen Lebensphase, sondern trägt zu einem depressiven Syndrom bei.
- Die Wahrnehmung einer eingeschränkten Lebenszeit könnte zur Überzeugung führen, dass gar nicht genügend Zeit übrig ist, um an Veränderungen in einer Therapie zu arbeiten. Die Vermittlung von Fakten (z. B. knapp 10 Jahre durchschnittlich verbleibende Lebenserwartung einer jetzt 80-jährigen Frau) kann helfen.

9

- Die Ablehnung körperlicher Veränderungen und chronischer Erkrankungen kann sich im Klagen über die Krankheit, im Hass auf den Körper, im Katastrophisieren („Das ist schrecklich, was mir da passiert!") oder im Selbstmitleid äußern.

Ziel der Psychotherapie ist, diese Haltung zu ersetzen durch eine akzeptierende Haltung (z. B. „Ich schenke den Stärken meines Körpers jetzt mehr Beachtung als den Schwächen"). Mit dem Patienten werden erreichbare Ziele gesetzt und das sinnvolle Nutzen der verbleibenden Möglichkeiten erarbeitet.

Lebensrückblickintervention

Diese speziell für ältere Menschen entwickelten Interventionen können dann besonders gut in die kognitiv-verhaltenstherapeutische Behandlung integriert werden, wenn **Lebensbilanzierung** und **Sinnfindung** Kernthemen des Patienten sind. Ein strukturiertes Vorgehen, das besonders wirksam ist, folgt den aufeinanderfolgenden Lebensabschnitten: Jedes Lebensalter von der Kindheit über die Jugend, das frühe und späte Erwachsenenalter bis zum jetzigen Alter wird in ein bis zwei Sitzungen besprochen. Fotos helfen, Erinnerungen möglichst detailliert zu erzählen. Wichtig ist, sich nicht nur die Erinnerungen schildern zu lassen, sondern die Reflexion über die Erinnerungen anzuregen („Was hat das damals für Sie bedeutet?"). So sind Neuinterpretationen unbearbeiteter Erfahrungen und negativer Schlussfolgerungen möglich. In Forstmeier und Maercker (2024) finden sich konkrete Anleitungen für verschiedene Störungsbilder. Indiziert sind Lebensrückblickinterventionen besonders bei depressiven Störungen und Belastungsfolgestörungen. Eine vereinfachte Version hat sich auch bei Patienten mit einer leichten bis mittelgradigen Demenz als hilfreich erwiesen (Forstmeier und Roth 2018).

9.3.3 Achtsamkeitsbasierte Verfahren

Während die behavioralen und kognitiven Verfahren primär auf die **Veränderung von Denken und Verhalten** abzielen, versuchen achtsamkeitsbasierte Verfahren, eine **akzeptierende und achtsame Haltung** einzunehmen, auch wenn Veränderungen nicht möglich sind. Die zwei prominentesten Ansätze sind die Mindfulness-Based Cognitive Therapy (MBCT; Achtsamkeitsbasierte Kognitive Therapie; Segal et al. 2008) und die Acceptance and Commitment Therapy (ACT; Akzeptanz- und Commitment-Therapie). Beide Ansätze haben sich auch bei älteren Menschen bewährt (Geiger et al. 2016). Im Folgenden wird nur auf den ersten Ansatz eingegangen.

PRAXISTIPP

Formelle Übungen sind dadurch gekennzeichnet, dass während eines festgelegten Zeitraums bestimmte Übungen regelmäßig durchgeführt werden, die ausschließlich der Achtsamkeitsförderung dienen. Typische Übungen sind der Body-Scan und die Atemmeditation (Segal et al. 2008). Beim Body-Scan werden einzelne Körperteile nacheinander und zum Schluss der Körper als Ganzes achtsam wahrgenommen. Alle während der Übung auftretenden (und nicht auftretenden) Empfindungen sollen, so gut es geht, nicht wertend und akzeptierend wahrgenommen werden. Bei der Atemmeditation wird das Ein- und Ausatmen möglichst achtsam wahrgenommen. Ein Abschweifen zu Gedanken, Körperempfindungen oder anderen Gefühlen wird nicht innerlich verurteilt, sondern bewusst wahrgenommen, um dann die Aufmerksamkeit wieder behutsam zum Atem zurückzuführen. **Informelle Übungen** beinhalten das Ausüben von Achtsamkeit bei Alltags- und Routinehandlungen, z. B. beim Waschen, Duschen, Treppensteigen, Essen oder Zähneputzen (Segal et al. 2008).

Für Ältere können bei Bedarf die Übungen an die körperlichen und kognitiven Schwächen angepasst werden. Dazu gehören kürzere Sitzungszeiten, keine zu starken Bewegungen und Dehnungen sowie Gehhilfen. Es hat sich gezeigt, dass ältere Menschen dem Konzept der Achtsamkeit offen gegenüber sind, weil das soziale Stigma der Psychotherapie durch den körperbetonten Charakter umgangen wird.

Zusammenfassung

Das weit verbreitete Behandlungsprogramm „Depression im Alter" von Hautzinger (2016) ist ein schönes Beispiel für eine Kombination verschiedener kognitiv-verhaltenstherapeutischer Verfahren. Es besteht aus sechs Modulen:

- Modul 1: Einführung, Problemanalyse und Therapierational
- Modul 2: Psychoedukation und Krankheitsinformation

- Modul 3: Verhaltensaktivierung (u. a. Stimmungs- und Tagesprotokolle zu Aktivitäten und Stimmung; Planung angenehmer Aktivitäten im Wochenplan)
- Modul 4: Depressives Denken verändern (u. a. Erkennen von negativen Gedanken; Gedankenkontrolltechniken; Üben alternativer Gedanken)
- Modul 5: Kompetenzen erwerben (u. a. Aufbau von Selbstsicherheit und sozialer Kompetenz; Rollenspiele)
- Modul 6: Fortschritte erhalten – Rückschläge vermeiden

9.4 Psychodynamische Verfahren

Die **psychodynamische Psychotherapie** (PDPT) kann gegenwärtig als Oberbegriff für Psychotherapieverfahren verstanden werden, die auf der Psychoanalyse und deren modernen Weiterentwicklungen basieren. Für die PDPT gelten bis ins hohe Alter hinein die gleichen Gesetzmäßigkeiten wie für jüngere Menschen, d. h. für intrapsychische und intergenerative Konflikte sowie Triebbedürfnisse. Viele ältere Menschen sind sich darüber bewusst, dass ihr Körper einschließlich des Gehirns altert, mentale Bedürfnisse und Triebe dennoch auch im hohen Alter erhalten und dynamisch bleiben können.

Die von der Psychoanalyse abgeleiteten psychodynamischen Psychotherapieformen lassen sich im Wesentlichen in vier große Gruppen einteilen (➤ Tab. 9.1): Fokaltherapie, Kurzzeitpsychotherapie, psychoanalytische Psychotherapie sowie die Psychoanalyse. Sämtliche Verfahren können bei älteren Menschen angewendet werden (Heuft 2000; Hirsch 2008). Eine allgemeingültige Klassifikation existiert nicht.

Ein neueres psychodynamisches Psychotherapieverfahren ist die **mentalisierungsbasierte Psychotherapie,** die sich auf Erkenntnisse aus der Bindungsforschung, Neuropsychologie und kognitiven Psychologie stützt. Grundsätzlich geht es in der Therapie darum, sich auf innere Zustände und Prozesse von sich selbst und anderen zu beziehen (Bateman und Fonagy 2015). Ähnlich der *Theory of Mind* spielt die Fähigkeit eine große Rolle, darüber nachdenken zu können, was andere über einen denken, und diese Gedanken damit zu verknüpfen, was man über diese und sich selbst denkt (z. B. persönliche Bedürfnisse, Gefühle, Überzeugungen), als Voraussetzung für eine sichere Bindung. Ziel ist also, sich selbst und andere besser zu verstehen. Mentalisieren fördert das Bewusstwerden von sozialen Interaktionen, deren Wechselseitigkeit und Gemeinsamkeit in Beziehungen. Da bei älteren Menschen jedoch auf-

Tab. 9.1 Einteilung der psychodynamischen Psychotherapieformen (mod. nach Heuft et al. 2000)

	Indikation	Behandlungsfrequenz und -dauer	Bearbeitungsebene	Berücksichtigung von Übertragung/Deutung
Fokaltherapie	Aktualkonflikt, relativ kurze Symptomdauer	1 Stunde/Woche à 50 Minuten, Dauer 4–6 Monate, 20–25 Behandlungsstunden	bewusste und vorbewusste Ebenen	möglich
Kurzzeitpsychotherapie	Aktualkonflikt, sich wiederholender neurotischer Konflikt	1 Stunde/Woche à 50 Minuten, Dauer bis zu 12 Monaten, bis zu 50 Behandlungsstunden	vorbewusste bis unbewusste Inhalte	möglich
Psychoanalytische Psychotherapie	anhaltende neurotische Entwicklung, persistierender neurotischer Konflikt	1–2 Stunden/Woche à 50 Minuten, Dauer bis zu 24 Monaten, bis zu 150 Behandlungsstunden	vorbewusste bis unbewusste Inhalte	ja
Psychoanalyse	persistierender neurotischer Kernkonflikt	3–4 Stunden/Woche à 50 Minuten, mehrjährige Dauer, wird im Liegen durchgeführt	vorbewusste bis unbewusste Inhalte	ja

grund von vielen Unsicherheiten eine sichere Bindung gefährdet sein kann, wäre der Gewinn von Sicherheit eine wesentliche Voraussetzung für eine verbesserte Mentalisierungsfähigkeit und damit Affektregulation (Schrader 2017; Peters 2019).

MERKE

Mentalisieren fördert die Beziehungsfähigkeit.

Die strukturbezogene Psychotherapie bietet im Vergleich zur mentalisierungsbasierten Psychotherapie mehr Strukturierungshilfen an und ist damit unterstützender ausgerichtet als erstgenanntes Verfahren. Möglicherweise spielen die mit zunehmender Hochaltrigkeit nachlassende Fähigkeit zur differenzierten kognitiven Bewertung von Affekten, der *Theory of Mind*-Fähigkeiten oder der Veränderungen der Affektregulation eine Rolle bei der Entwicklung von vermuteten „sekundären" Strukturdefiziten, die phänotypisch dem Bild einer Persönlichkeitsstörung ähneln, ohne sich z. B. aus frühen Mangelbedingungen entwickelt zu haben (Peters 2019). Grundsätzlich wird empfohlen, in der Therapie eine aktive, haltgebende und strukturvermittelnde Haltung einzunehmen (Rudolf 2006), wie sie ähnlich in der mentalisierungsbasierten Psychotherapie beschrieben wird.

Die **imaginativ psychodynamische Traumatherapie** kann bei Älteren eine über die Traumatherapie im engeren Sinne hinausgehende Therapieform sein und hilfreich wirken, innere Bilder mit drängendem und verfolgendem Charakter zu bearbeiten und eine sichere Bindung zur Förderung von Sicherheit und Stabilität der älteren Menschen aufzubauen (Peters 2019). Andere Therapien kombinieren Elemente aus verschiedenen psychotherapeutischen Schulen. Hierzu gehören die *Cognitive Analytic Therapy* (Hepple und Sutton 2004) und die *Cognitive Behavioral Analysis System of Psychotherapy* (Ivemeyer 2017).

9.4.1 Altersspezifische Konflikte und Aktualkonflikte

Altersspezifische Konflikte

Verluste, Beziehungsgestaltung, Endlichkeit stehen bei der PDPT im Fokus (➤ Tab. 9.2) und weisen darauf hin, dass eine lebenslange Kontinuität der psychodynamischen Konflikte existiert. Mit zunehmendem Alter rücken der Autonomie-Abhängigkeitskonflikt und der narzisstische Konflikt in den Vordergrund (Peters 2019). Die Bedeutung des Alters selbst geht also weit über die zwar bedeutende, jedoch nicht hinreichende Frage nach den altersassoziierten biologischen, sozialen und psychologischen Veränderungen hinaus. Der psychodynamische Ansatz ergründet zusätzlich, wie sich das Alter im bewussten und unbewussten Erleben des Patienten darstellt, welche Erwartungen und Ängste er hegt. Er fragt, wie sich das Selbst dazu verhält, welches kognitive und affektive Konzept ausgebildet und welche ängstigenden Elemente wirksam sind. Welche Repräsentanzen der Gesellschaft, der Großeltern und der eigenen Eltern spielen welche Rolle? Welche Abwehrmechanismen von unerwünschten Affekten gegenüber dem Alterungsprozess sind aktiv (Wut, Trauer, Scham)? Die Art und Weise, wie der Patient diesen erlebt und verarbeitet, bleibt nicht ohne Auswirkungen auf das individuelle Krankheitsbild und die Lebensgestaltung. Die Innen- und Außensicht der Patienten können sehr nahe zusammenrücken, weil die Sicht der Außenwelt als äußere Realität durch Projektionen der inneren Repräsentanzen erheblich beeinflusst werden kann.

Den Einstieg in eine vertrauensvolle einzeltherapeutische Beziehung kann ein Lebensrückblick erleichtern, dann zur Akzeptanz des bisherigen Lebens führen und eine Aussöhnung mit Kindern, Geschwis-

Tab. 9.2 Altersspezifische Konfliktthemen und Therapieziele

Konfliktthemen	Therapieziele
Alterungsprozess	Erarbeitung von praktischen Lösungen
Autonomie versus Abhängigkeit	Unterstützung in der Selbstständigkeit und Eigenverantwortung
Existenzielle Fragen	Auseinandersetzung mit und Akzeptanz der Endlichkeit
Krankheit	Berücksichtigung des Körpers
Narzissmus	Gegenwartsbezug fördern
Vergänglichkeit	Aussöhnung mit dem gelebten Leben
Objektverluste	Bearbeitung der Verluste und Förderung sozialer Kompetenzen
Materielle Lebenswelt	Lösung von sozialen Fragen

tern und Partnern ermöglichen. Von Narzissmus und überhöhten Ich-Idealen geprägte und durch den Alterungsprozess aktualisierte Konflikte können ebenfalls in Form einer Akzeptanz der persönlichen Handlungsmöglichkeiten zur Nachreifung führen. Wenn die Befriedigung von basalen Bedürfnissen nicht mehr gelingt (Anerkennung im Beruf, Leistung im Sport, geschlechtliche Attraktivität), kann durch die PDPT deren Neubewertung erarbeitet und in das Selbstbild des alternden Menschen integriert werden. Am Ende geht es um eine Akzeptanz der eigenen Person mit all ihren Facetten, um die Förderung von Eigenverantwortung und der Beziehungsfähigkeit.

Scham ist ein Faktor, der diese Entwicklung in erheblichem Ausmaß beeinflussen und unausgesprochen zur Ablehnung und zum Misserfolg einer Therapie führen kann. Die Klärung der Haltung zur Therapie dient dazu, hemmende Motivationen zu erkennen und idealerweise aufzulösen (Peters 2000). Ältere haben aufgrund ihrer Erziehung und Beziehungserfahrungen oft nicht gelernt, Gefühle zu benennen und offen darüber zu sprechen, oder sie halten das Zeigen von Gefühlen für Schwäche. Fördernde Haltungen, wie das Bedürfnis, sich endlich auszusprechen und nach Lösungen für belastende Konflikte zu suchen, können bewusst gemacht werden. Angehörige können diesen Prozess stark beeinflussen und sollten unter direkter Ansprache der Thematik in Form von eigens geplanten Gesprächen in den Therapieprozess miteinbezogen werden.

Altersspezifische Variablen können diesen Prozess entweder erschweren:

- Multimorbidität
- Sensorische, motorische und kognitive Einschränkungen
- Begrenzte Lebenszeit

oder erleichtern:

- Lebenserfahrung
- Positive Affektbilanz
- Kompetente, angepasste Befindensregulation

Der Einbezug Dritter (Partner, Kinder, Freunde) in die Therapie kann sich als förderlich für die weitere Entwicklung der Therapie erweisen.

MERKE

Bei Einbezug von Angehörigen in den Therapieprozess müssen paternalistische Einstellungen erkannt werden.

Aktualkonflikte

In der PDPT älterer Menschen wird der konfliktbezogene Therapieansatz um das Konzept des Aktualkonflikts ergänzt (Heuft et al. 2000). Trotz sorgfältiger Anamnese kann bei vielen betagten Menschen kein wirklich pathogenes repetitives Verhaltensmuster oder eine strukturelle Störung identifiziert werden. Ursächlich kommen dann entweder schwere äußere, akut traumatisch wirksame Faktoren oder primär intrapsychisch erlebte konflikthafte Belastungen durch alterungsbezogene Entwicklungsprozesse infrage. Diese Konflikte werden auf einer bewussten Ebene als unlösbar erlebt. Beide Ursachen stehen für eine Überforderung der Ich-Funktionen durch eine äußere Realbelastung. Dieser Vorgang darf nicht verwechselt werden mit der Reaktivierung von weit zurückliegenden traumatischen Ereignissen unterschiedlicher Provenienz, deren unbearbeitete Konsequenzen Patienten ein ganzes Leben lang bis ins hohe Alter unbewusst begleiten können. Die Demaskierung einer solchen bis ins Alter kompensierten Risikokonstellation ist jederzeit möglich.

FALLBEISPIEL

Aktualkonflikt mit Folge

Der 80 Jahre alte Patient wurde nach einem selbst verursachten Verkehrsunfall mit Todesfolge durch den Hausarzt zugewiesen. Es wurde die Diagnose einer anhaltenden Anpassungsstörung gestellt, es lagen keine Hinweise auf eine posttraumatische Belastungsstörung (PTSD) vor. Der introspektionsfähige Patient war niedergeschlagen, verzweifelt und voller schwerer Selbstvorwürfe, er litt unter Schlafstörungen und zitterte stark. Die Endgültigkeit des Unglücks erlebte er zunächst als ausweglos. Entlastet wurde er, nachdem es ihm gelang, das Unglück als ein ihn fortan prägendes Ereignis in sein ansonsten erfülltes Leben zu integrieren. Geplante Gespräche über dieses Thema innerhalb der eigenen Familie und mit den Eltern des Unfallopfers führten zu einer Akzeptanz der Unumkehrbarkeit des Geschehens. Dem Patienten wurde klar, dass die verunglückte Person objektiv ebenfalls zu dem Unfall beigetragen hatte, was ihm zu etwas mehr Distanz verhalf. Weder auf der strukturellen noch auf der Beziehungsebene zeigten sich Hinweise auf vorangegangene pathogene Entwicklungen oder schwere konflikthafte Konstellationen. Unmittelbar nach Remission der depressiven Symptomatik erkrankte seine Ehefrau schwer, wurde pflegebedürftig und das Paar siedelte in ein Heim über, wo sie bald darauf verstarb. Aufgrund der Kumulation von mehreren erheblichen Belastungsfaktoren innerhalb kurzer Zeit erhält der Patient dort eine langfristig ausgelegte niederfrequente therapeutische Begleitung.

9.4.2 Psychodynamische Gruppentherapie

Psychodynamische Gruppentherapien werden häufig in der stationären Psychotherapie von älteren Menschen eingesetzt. Es handelt sich vorwiegend um Ich-stärkende problemorientierte Gesprächsgruppen, die korrigierende Erfahrungen vermitteln und soziale Kompetenzen stärken. Eher psychoanalytisch orientierte Verfahren sind auf die Bearbeitung vorbewusster und unbewusster Konflikte sowie von bewusstseinsnahen Aktualkonflikten zentriert. Wirkfaktoren der psychodynamischen Gruppentherapien bei älteren Menschen sind:

- Die Förderung des Selbstwertgefühls
- Der Gruppenzusammenhalt
- Das Gefühl, nicht alleine mit seinen Problemen zu sein
- Übertragungen erfolgen auf alle Anwesenden verteilt und werden damit besser akzeptiert
- Die Erfahrung gegenseitiger Unterstützung
- Es gelingt eine schnelle gegenseitige Identifikation
- Sich gegenseitig Hoffnung geben

9.4.3 Spezielle Übertragungskonstellationen

Übertragung und Gegenübertragung sind allgemeine beziehungsgestaltende Phänomene, denen im therapeutischen Prozess eine hohe Bedeutung zukommt (Rudolf 2001) (> Tab. 9.3).

Die Beziehung zwischen meistens jüngerem Therapeut und älterem Patient wird zusätzlich und parallel zur *Upstream*-Übertragung (Mutter/Vater) durch die umgekehrte *Downstream*-Übertragung (jüngere Geschwister/Kinder/Enkel) geprägt (Radebold 1992; Peters 2009). Spezifische transgenerationale Übertragungen in die nachfolgenden Generationen der Kinder und Enkel müssen berücksichtigt werden (Moré 2018). Daraus ergeben sich in einer Therapie unterschiedliche, sich oft überschneidende Übertragungskonstellationen aus diversen Lebensphasen, deren Entschlüsselung hohe Sorgfalt verlangt. Die Bedeutung der Erkennung dieser Übertragungskonstellationen als Schlüsselelement einer erfolgreichen Behandlung in der Alterspsychotherapie wird schulenübergreifend anerkannt (Schramm 2010; Peters 2019).

Tab. 9.3 Risiken der Beziehungsgestaltung zu älteren Menschen (mod. nach Hirsch 2008)

Risiken auf Seiten des Therapeuten	Risiken auf Seiten des Patienten
Aktivierung eigener Ängste vor dem Altern, Betrachtung von Alter als eingeschränkte Daseinsform, z. B. Einsamkeit, Krankheit, nachlassende Kognition, Asexualität, Todesnähe	Neidvoller Blick auf den körperlich und geistig unversehrten jüngeren Therapeuten, sexuelle Fantasien
Fürsorge und Ablehnung durch Multimorbidität	Aktivierung intergenerationaler Konflikte wie z. B. Infragestellen von fachlicher und sozialer Kompetenz
Wahrnehmung als eigene Eltern	Aktualisierung Kind-Eltern-Beziehung, z. B. idealisierte Wahrnehmung als eigenes Kind oder Enkel
Beurteilung unterliegt dynamischen gesellschaftlichen Entwicklungen und Normen	Unfähigkeit, eigene Gefühle, Wünsche und Fantasien auszudrücken, z. B. Kriegskinder in Deutschland, Verdingkinder in der Schweiz
Idealbild des alten und weisen Menschen	Reduktion auf eine bestimmte Rolle führt zu einer unvollständigen Wahrnehmung des Individuums
Risiko einer Fehlinterpretation von Sitzungsausfällen als Abwehr	Ausfall von Sitzungen aufgrund von Krankheit

MERKE

Bei Ausfällen von Therapiestunden älterer, multimorbider Menschen wegen Krankheit kann es wichtig sein, unterstützend zu reagieren. Falls nicht schon vom Patienten vorgeschlagen, bieten sich Ersatztermine oder vergleichbare Alternativen an. Alte Menschen schämen sich manchmal wegen solchen Umständen.

CAVE

Durch den potenziell großen Altersunterschied zwischen Patient und jüngerem Therapeuten bzw. jüngerer Therapeutin erhält dieser Aspekt in der psychodynamischen Psychotherapie alternder und alter Menschen eine besondere Ausgestaltung und Dynamik (Hirsch 2008). Es können umgekehrte Übertragungssituationen entstehen, in welchen der jüngere Therapeut als Kind oder Enkelkind wahrgenommen und ihm therapeutische Kompetenz abgesprochen wird.

Das Bewusstsein des Therapeuten für die Vielfalt und Komplexität der eigenen Gefühle und den bereits stattgehabten oder antizipierten persönlichen Alterungsprozess ist ein Schlüssel für eine erfolgreiche Therapie in sämtlichen psychotherapeutischen Schwerpunkten.

Psychotherapie in Einrichtungen der Langzeitpflege

Psychotherapie und Pflegebedürftigkeit im Heim schließen sich nicht gegenseitig aus, erfordern jedoch vom Therapeuten ein hohes Maß an Bereitschaft zur interdisziplinären Zusammenarbeit und Akzeptanz der vielschichtigen Einschränkungen von Hochbetagten (Kessler und Agines 2014). Eine besondere Situation entsteht bei der Heimversorgung von älteren und hochbetagten Menschen im Rahmen eines konsiliar- und liaisonpsychiatrischen Dienstes, wenn im Einzelfall die Indikation zur aufsuchenden Psychotherapie gestellt wird.

Dies beinhaltet (1) den Umstand des „Aufsuchens", (2) es kann von Seiten des Therapeuten zu Zeitverschiebungen kommen (z. B. Anfahrt), (3) die Therapie wird als „Besuch" angesehen, (4) der Therapeut begegnet dem Patienten in dessen sozialer Welt und dem Pflegeteam (Lindner und Hummel 2014).

Menschen, die in Langzeitpflegeeinrichtungen leben, sind fast durchgehend hochbetagt. Sie leiden oft an einer somatischen und psychiatrischen Multimorbidität und sind deshalb als hochvulnerabel einzustufen. Eine gerontopsychiatrische und somatische Abklärung unter Berücksichtigung der persönlichen Lebenssituation vor Beginn einer Psychotherapie ist nötig, um Fehlbehandlungen zu vermeiden und Übertragungsphänomene korrekt einzuordnen. Unter den nicht-medikamentösen Interventionen in Langzeiteinrichtungen wurden bisher nur zu einem sehr geringen Anteil Psychotherapieverfahren hinsichtlich ihrer Wirksamkeit bei depressiven Störungen untersucht. Eine aktuelle Metaanalyse kommt zum Schluss, dass Psychodynamische Therapie, Verhaltenstherapie, Reminiszenzinterventionen und körperliches Training die effektivsten Methoden zu sein scheinen (Gramaglia 2021).

9.5 Systemische Verfahren

Systemische Therapie unterscheidet sich wesentlich von den anderen beiden Richtungen durch eine Haltung des Therapeuten zum Klienten, die geprägt ist von der Überzeugung, dass der Patient der Fachmann für sich selbst ist und der Therapeut der Nichtwissende (Schlippe und Schweitzer 2016), der durch Fragetechniken und Hypothesenbildung zum *„Wirklichkeitenkellner"* (Schmidt 2010) für den Patienten wird. Die Überzeugung der Klientenkompetenz führt zu der Konsequenz, dass auch die Lösung für die Schwierigkeiten des Patienten im Patienten selber zu finden ist. Diese Grundannahmen der systemischen Denkweise erscheinen besonders nützlich, wenn man mit Menschen arbeitet, die weit mehr Jahre an Lebenserfahrung mitbringen als der Therapeut. Das Setting kann dabei, wie oben beschrieben, sehr variieren und sollte den Bedürfnissen der Patienten angepasst sein.

MERKE

Hier gilt es zu beachten, dass das Alter vielfältig geworden ist und z. B. nicht jeder Mensch über 80 Jahre schlecht hört oder eine erhöhte Sitzfläche braucht. Entscheidend ist die Flexibilität des Therapeuten, der auf die hoch unterschiedliche Bedürfnislage seiner Klienten eingehen können muss. Dem Patienten Möglichkeiten zu offerieren (verschiedene Sitzgelegenheiten etc.), aus denen er das für ihn Richtige wählen kann, stärkt bereits zu Beginn der Behandlung die Klientenkompetenz.

9.5.1 Methodisches Vorgehen

Methodisch ist eine klare Auftrags- und Zielklärung wesentlich (Schlippe und Schweitzer 2016). Die große Problemlast, die ältere Menschen zum Teil mitbringen, und die langjährigen Lebensgeschichten bilden dabei eine besondere Herausforderung für den Therapeuten. Gelingt es gemeinsam mit dem Patienten, ein klar erreichbares Ziel und einen erfüllbaren Auftrag für die Therapie zu erarbeiten, wird damit ein festes und berechenbares Arbeitsbündnis geschlossen, was beiden Sicherheit und Vertrauen gibt.

Ressourcenorientierte Fragetechniken („Was möchten Sie in Ihrem Leben gern bewahren, was würden Sie wieder so machen?") und lösungsorientierte Verfahren („Wann ist das Problem nicht aufgetreten, was haben Sie da anders gemacht, dass es nicht auftrat?") sowie Unterschiedsfragen (vgl. dazu Schlippe und Schweitzer 2010) verhindern das Haften von Patient und Therapeut im Problemdenken und ermöglichen das Aufzeigen der Balance zwischen Fragilität und Potenzialen im Leben des Patienten exemplarisch in der Therapie (Kruse und Wahl 2010).

Die Arbeit mit **verschiedenen Ich-Anteilen,** wie sie z. B. durch Schulz von Thun (1998) bekannt wurde und heute über die *Ego-State*-Therapie (Watkins 2012) und die hypnosystemische Therapie (Schmidt 2007) auch in die Behandlung von Menschen mit Persönlichkeitsstörungen und traumatisierten Patienten einfließt, erweist sich für ältere Menschen als nützliches Instrument der Arbeit mit Ambivalenzen und zur Selbstregulation. Der Patient lernt dabei seine verschiedenen inneren Anteile bewusst kennen und stellt sich einen runden Tisch in seinem Inneren vor, an dem diese Anteile sitzen. Die Sitzungsleitung durch das Ich und die Disidentifikation (Schulz von Thun 1998) zwischen Anteilen und Ich will gelernt sein und kann therapeutisch gut unterstützt werden. Beim älteren Menschen ist es dabei wichtig, auch den Körper mit in das Team zu integrieren. Dies fördert einen partnerschaftlichen Umgang mit diesem (Ruhwinkel 2018).

9.5.2 Thematische Besonderheiten

Wichtig sind die thematischen Besonderheiten von Psychotherapie mit älteren Menschen, für die sich Therapeuten bereithalten müssen (indem sie sich auch selber damit auseinandergesetzt haben). Diese Inhalte erscheinen bei älteren Patienten oft neben den üblichen psychotherapeutischen Anliegen und bergen die Gefahr, überhört zu werden. Psychotherapie mit älteren Menschen muss sich auch diesen Themen stellen:

- Ein um 20 oder 30 Jahre jüngerer Therapeut bedarf in der Beziehungsgestaltung zu einem älteren Menschen eines hohen Maßes an Neugierde und Wertschätzung für diesen Patienten, um die vor allem anfängliche Hürde einer Eltern-Kind-Übertragung zu überwinden. Die eigene Auseinandersetzung mit der Rolle als Tochter/Sohn ist dem Therapeuten nützlich, um nicht in der eigenen Geschichte getriggert zu werden.
- *„Wenn Du über 50 bist, wachst morgens auf, und es tut dir nichts weh, dann bist du tot!"* (Schmidbauer 2003). Dieses Sprichwort drückt aus, dass der Körper im Alter eine zunehmende Bedeutung gewinnt. Ein freundschaftlicher Umgang mit diesem lebenslangen oft treuen und bisher stillen Begleiter wird immer wichtiger und muss zum Teil schrittweise erlernt werden. Hier ist die Arbeit mit verschiedenen Ich-Anteilen im Inneren Team (s. o.) wertvoll, oder die Arbeit mit der Metapher vom Auto: „Mit dem Körper ist es wie mit einem Auto: wenn man es bis ins Alter fährt als wäre es jung, mit Hochtourigkeit und ohne Service und notwendige Reparaturen, dann hat man irgendwann einen Haufen Schrott. Passt man im Laufe des Älterwerdens den Fahrstil an, gibt ihm den nötigen Service und die wichtigen Reparaturen, dann kann man aus dem Auto sogar einen Oldtimer machen, der im Wert steigt". Insbesondere ältere Männer müssen den fürsorglichen Umgang mit dem Körper zum Teil lernen, weil ihnen Erfahrungen von Zyklusschwankungen und Schwangerschaften dies nie vor Augen geführt haben.
- Wie in der Adoleszenz ist auch im Alter der Körper der Entwicklungsorganisator (Heuft et al. 2000), der den Anstoß gibt, der die seelische Reifung vorantreibt. Innerpsychische Identitätskrisen sind in diesem Prozess durchaus vergleichbar mit den Krisen in der Jugend (Schmidbauer 2003). Ältere Menschen nutzen diesen Entwicklungsprozess zunehmend, um neue Projekte in die Gesellschaft einzubringen (neue Wohnformen im Alter, Umweltseniorinnen). Die offene Auseinandersetzung mit der Peergroup und der Gesellschaft wird derzeit bei den jungen Alten (68iger-Generation) vermehrt geführt. Die allgemeine Unkenntnis über die innerpsychischen Turbulenzen in diesem Alter verunsichern den älteren Menschen zum Teil immer noch. Gelingt es, darüber in der Therapie zu sprechen und dies als normalen Bestandteil der Entwicklung des älteren Menschen zu benennen, kann das enorm entlastend sein und einen offenen Austausch über Lebensziele und Sinnhaftigkeit des Älterwerdens zur Folge haben.
- Themen wie Verlust, Begrenzung in den körperlichen Möglichkeiten, Rückschau auf ein

gelebtes Leben, das man mit allem Erreichten und Verpassten annehmen lernen muss, sind häufig Inhalte der Therapie. Diese führen, wenn der Therapeut für diese Themen offen ist, zum Thema Endlichkeit und zu der Frage nach dem Sinn des Lebens. Existenzielle Ängste, die dabei verdeckt zum Vorschein kommen, müssen vom Therapeuten wachsam erkannt und behutsam angesprochen und bewusst gemacht werden (Ruhwinkel 2017). Todesangst kann durch Desensibilisierung, Zergliederung, Analyse und Identifizierung der Verzerrung der Realität, die in der Vergangenheit gelernt wurden, angegangen werden (Yalom 2010). Der Therapeut als Gesprächspartner hat auch hier nicht die Aufgabe, fertige Antworten zu liefern, sondern stärkt den Patienten, indem er mit ihm die existenziellen Ängste anschaut, die offenen Fragen aushält und an der Akzeptanz, der unausweichlichen Tatsachen des Lebens aller Menschen, mit dem Patienten zu reifen versucht.

- Das dynamische Gleichgewicht zwischen innerer Jugend und innerem und äußerem Alter (Schmidbauer 2003) ist sinnbildlich für den von Kruse und Wahl (2010) beschriebenen Ausgleich zwischen der Fragilität und den Potenzialen des Lebens. Beide Anteile in sich bewusst zu erleben und zu berücksichtigen, ist eine große Herausforderung für ältere Menschen heute. Auch diese Anteile können im Inneren Team miteinander ins Gespräch gebracht werden. Ein Berücksichtigen oder gar ein Ausgleich zwischen beiden Anteilen führt zu einem Gefühl vom „im Lot" sein.
- Das Wissen um das zeitlebens lernfähig bleibende Gehirn hilft jungen Therapeuten dabei, den älteren Menschen Entwicklungspotenziale bis ins hohe Alter zuzutrauen. Die Auseinandersetzung mit den eigenen Altersbildern kann dabei für Patient und Therapeut wertvolle Erkenntnisse bringen.
- Durch die hohe Problemlast im Alter sollten die Ressourcen des Menschen, seine Ziele und Wünsche nicht untergehen. Kruse beschreibt, dass wir aufgrund der Problemlast dazu neigen, alte Menschen primär als „Sorgeempfangende" anzusehen. Wir beachten dabei viel zu wenig, dass alte Menschen auch „Sorgegebende" sind und sein wollen (Kruse 2017). In dieser „Sorgekultur" geht es um das Bedürfnis des älteren Menschen, sich um andere weiterhin sorgen zu können. Dies kann durch Psychotherapie unterstützt und verstärkt werden.
- Im Alter geht es verstärkt darum, das eigene Leben zu ordnen. Dabei ist die Akzeptanz von gelebtem und ungelebtem Leben vor dem Hintergrund der Endlichkeit für die Ich-Integrität (Erikson 1998) bedeutsam. Kruse beschreibt in Anlehnung an Joan Erikson (Frau und Kollegin von E. H. Erikson), dass es im hohen Alter noch eine weitere Entwicklungsstufe der Persönlichkeit geben kann, die Gerotranszendenz. Dabei kann der hochbetagte Mensch vor dem Hintergrund seiner zunehmenden körperlichen Gebrechlichkeit eine stärkere Integration von Vergangenheit, Gegenwart und Zukunft, eine tiefere Verbundenheit mit nachfolgenden Generationen, verminderte Todesfurcht, Achtsamkeit für die kleinen Dinge des Lebens und eine erhöhte Akzeptanz der mystischen Dimension des Lebens erreichen (Kruse 2017).
- Koevolutive Prozesse zwischen Patienten und Therapeuten zeigen sich im Bereich der Alterspsychotherapie besonders deutlich. Die Lebenserfahrung und Krisenkompetenz älterer Menschen kann jüngeren Therapeuten zur Auseinandersetzung anregen. *„Der anstehende Entwicklungsschritt des Patienten in der Gestaltung seiner Beziehungen konstelliert sich oftmals in besonderer Ausprägung in der therapeutischen Beziehung"* (Willi 2005b). Die Gestaltung der therapeutischen Beziehung ist modellhaft für die Entwicklungen in den Beziehungen des Patienten.

9.5.3 Systemische Paartherapie

Das Älterwerden ist heute ein dynamischer, bunter Prozess geworden, der nicht mehr uniform, wie in den Generationen zuvor, abläuft, bei dem aber jeder dazu herausgefordert wird, seinen Weg darin zu finden. Dies kann sowohl inter- wie auch intragenerativ große Konflikte auslösen. Im Alter sind Beziehungen dadurch und durch die wirtschaftliche Unabhängigkeit wie auch durch die Akzeptanz von Trennungen deutlich instabiler geworden. Neuorientierungen nach der Pensionierung, ein paardynamisches Verständnis für ältere Paare mit ihrer langen identitätsstiftenden Beziehungsgeschichte, aber auch den zum Teil kollusiv verstrickten Dynamiken (Willi 2005a) erscheinen therapeutisch wesentlich. Allparteilichkeit oder mindestens eine ausgleichend parteiliche Haltung des Therapeuten ermöglichen älteren Paaren ein sich wieder neu Entdecken in der Verschiedenartigkeit, obwohl man doch schon lange sicher war, sich zu kennen.

Folgende – zum Teil klassische – systemische Techniken sind sehr hilfreich, um aus der verhärteten Problemtrance des Paares zu den Ressourcen der Beziehung zu gelangen:

PRAXISTIPP

- Zirkuläre Fragen („Was, denken Sie, hätte Ihre Frau dazu gesagt, wenn sie sich geäußert hätte?").
- Konstruktdifferenzierung (beide erhalten in der Therapie eine etwa gleich lange Zeit, in der sie ihre Version des Streits mit allen Schritten, die genau passiert sind, mit den eigenen Gedanken und Gefühlen, ausführlich darlegen können. Der andere hört zu und lässt das Gesagte auf sich wirken, um nachher die emotionale Wirkung auf sich zu benennen) (Willi et al. 1992).
- Wunderfrage („Wenn heute Nacht eine Fee käme und Ihr Problem wegzaubern würde, das Sie miteinander haben, was wäre am nächsten Morgen? Wer würde es zuerst bemerken, dass es weg ist, und woran, was würden Sie als Erstes tun, was wäre anders als sonst, was würde auch fehlen?") (Schlippe und Schweitzer 2016).
- Fragen nach den Wünschen hinter den Vorwürfen, die man vom anderen hört (Willi und Limacher 2007).
- Erarbeiten des Fokus mit dem Paar (Willi 2005a).
- Arbeit mit den verschiedenen Ich-Anteilen im Inneren Team (Flipchart mit einem runden Tisch, an den man die verschiedenen inneren Anteile von sich setzt, die man dann miteinander ins Gespräch bringt). (Ruhwinkel 2018)

Sexualität im Alter hängt wesentlich von einer vorhandenen Partnerschaft ab und aktive Sexualität erhöht die Zufriedenheit mit der Partnerschaft. Körperliche Alterungsprozesse schränken das Erleben der Sexualität weit weniger ein als angenommen (Bruchhaus Steiner 2014). Das Thema Sexualität gehört bei Patienten jeden Alters in die paartherapeutische Arbeit, erfordert aber für junge Therapeuten mit einem älteren Paar eine gewisse Erfahrung und Reflexion.

9.6 Wirksamkeitsnachweise

Die Wirksamkeit einer Psychotherapie bei älteren Menschen konnte bereits für eine Reihe von Störungen und Interventionen gezeigt werden.

Bewertung

Sehr gut ist die Datenlage für **depressive Störungen** . In einer Metaanalyse konnten für die kognitive Verhaltenstherapie (d = 1,06), die psychodynamische Psychotherapie (d = 0,76) sowie die strukturierte Lebensrückblicktherapie (d = 1,00) große Prä-Post-Effektstärken in Stichproben Älterer gefunden werden (Pinquart et al. 2007). Ähnliche sehr gute Effektstärken fanden sich auch für das erwähnte deutschsprachige VT-Manual für Altersdepression (Hautzinger und Welz 2008). Eine aktuelle Metaanalyse unterstützt die große Effektstärke der strukturierten Lebensrückblicktherapien zum Posttest (d = 1,05) und zum Follow-up (d = 0,76; Forstmeier und Maercker 2024). Für die psychodynamische Kurzzeittherapie im Einzelsetting bei Depression liegen inzwischen auch qualitativ hochwertige randomisierte kontrollierte Therapiestudien vor (Leichsenring et al. 2015).

Bewertung

Für die Behandlung von **Angststörungen** finden sich nur mittelgroße Effektstärken. In einer Metaanalyse wurde eine mittlere Effektstärke von d = 0,66 für die Wirksamkeit der kognitiven Verhaltenstherapie bei Angststörungen im Alter im Vergleich zu unbehandelten Kontrollgruppen gefunden (Gould, Coulson und Howard 2012). Im Vergleich mit aktiven Kontrollgruppen (z. B. supportive Therapie, psychoedukative Gruppen) fand sich ein geringer Effekt von d = 0,31. Bei psychodynamischen Verfahren ist es ähnlich (Leichsenring et al. 2015). Ältere Menschen profitieren zwar von einer psychologischen Angstbehandlung, jedoch deutlich geringer als jüngere Erwachsene. Ein vermuteter Grund dafür ist, dass Angststörungen im Alter meist chronischer Natur sind und dadurch weniger gut auf die Behandlung anschlagen. Häufigere Boostersitzungen werden zur Verbesserung des Therapieerfolgs vorgeschlagen.

Bewertung

Zur Behandlung affektiver Symptome und Verhaltenssymptome bei **beginnender Alzheimer-Demenz und leichter kognitiver Störung** fand sich unter den psychosozialen Interventionen bei Demenz die beste empirische Evidenz für den Aufbau angenehmer/strukturierter Aktivitäten, Training der Angehörigen im Verhaltensmanagement, strukturierten Lebensrückblick sowie Interventionen für den Angehörigen. Bisher nur unzureichende Evidenz, aber mit verheißungsvollen Hinweisen auf die Wirksamkeit, beispielsweise durch Fallstudien, gibt es für die kognitive Umstrukturierung sowie die Paarberatung/-therapie. Ein umfassendes Psychotherapieprogramm mit diesen sechs Komponenten hat sich als sehr wirksam erwiesen (Forstmeier et al. 2025; Manual: Forstmeier und Roth 2018). Das deutschsprachige neuropsychologisch-verhaltenstherapeutische Behandlungsprogramm von Werheid et al. (2015) zeigte einen signifikanten Effekt hinsichtlich depressiver Symptome bei den weiblichen Patienten zugunsten der Interventionsgruppe, welcher noch ein halbes Jahr nach Behandlungsende vorhanden war.

Bewertung

Der besondere Nutzen **systemischer Therapieverfahren** ist über alle Altersgruppen hinweg nachgewiesen, mit einer Überlegenheit gegenüber unbehandelten Kontrollgruppen und gleich großer Wirkung wie die Verhaltenstherapie und PDPT (Sydow 2018; Sydow & Retzlaff 2021; Pinquart et al. 2016). Die Wirksamkeit konnte auch bei schweren Störungen wie Drogenabhängigkeit, Essstörungen, Störungen des Sozialverhaltens und psychotischen Störungen belegt werden. Dabei zeigte sich eine Wirkung bei Indexpatienten und den Angehörigen. Zur Wirksamkeit bei älteren Menschen gibt es bisher wenig Forschung; es gibt aber Hinweise, dass die Wirkung bei älteren Patienten ebenfalls gegeben ist (Pinquart et al. 2016).

Eine Metaanalyse von 52 randomisiert kontrollierten Studien zeigt, dass „bei der Versorgung von Patienten mit kardiovaskulären Erkrankungen (einschließlich Schlaganfall), Krebs und anderen somatischen Erkrankungen der Einbezug von Bezugspersonen signifikant positive Effekte hat – nicht nur auf die körperliche (Effektstärke = 0.32) und psychische Gesundheit des Erkrankten (0.28) sondern auch auf die psychische Gesundheit der Angehörigen (0.35)“ (Sydow 2018). Ob dies ein Hinweis darauf ist, dass systemische Therapie auch im Alter, wo diese Erkrankungen zunehmen, wirksam ist, muss noch belegt werden. Die Drop-out-Raten von systemischen Psychotherapeuten sind generell, also auch in der Einzeltherapie, geringer als die aller anderen psychotherapeutischen Berufsgruppen, wie US-Daten belegen (Hamilton 2011).

9

LITERATUR

Baltes PB, Baltes MM (Hrsg.) (1990). Successful aging. New York: Cambridge University Press.

Bateman AW, Fonagy P (Hrsg.) (2015). Handbuch Mentalisieren. Giessen: Psychosozial-Verlag.

Bruchhaus Steinert H (2014). Sexualität und Partnerschaft im Alter. In: Friedrich-Herr T, Artner N, Ernst RA (Hrsg.). Systemisches Arbeiten mit älteren Menschen: Konzepte und Praxis für Beratung und Psychotherapie. Heidelberg: Carl-Auer: 140–151.

Driessen E et al. (2015).The efficacy of short-term psychodynamic psychotherapy for depression: A meta-analysis update. Clin Psychol Rev. 2015. 42: 1–15.

Erikson E (1998). The life cycle completed. Extended version with new chapters on the ninth stage by Joan M. Erikson. New York: Norton.

Forstmeier S (2015). Beginnende Alzheimer-Demenz. In: Maercker A (Hrsg.). Alterspsychotherapie und klinische Gerontopsychologie. 2. A. Berlin: Springer: 231–256.

Forstmeier S, Maercker A (2008). Probleme des Alterns. Göttingen: Hogrefe.

Forstmeier S, Maercker A (2012). Altersprobleme. In: Meinlschmidt G, Schneider S, Margraf J (Hrsg.). Lehrbuch der Verhaltenstherapie. Materialien für die Psychotherapie Bd. 4. Heidelberg: Springer: 495–507.

Forstmeier S, Maercker A (Hrsg.) (2024). Der Lebensrückblick in Therapie und Beratung. 2. Aufl. Berlin: Springer.

Forstmeier S, Maercker A, Bohli L, Savaskan E, Roth T (2025). Cognitive Behavioural Treatment for Mild Alzheimer's Patients and Their Caregivers (CBTAC): Results of a Randomised Controlled Trial. Aging and Mental Health. 29: 359–368.

Forstmeier S, Mortby M, Maercker A (2011). Kognitive Verhaltenstherapie im höheren Lebensalter: Ein Überblick. Psychotherapie im Alter. 8: 9–25.

Forstmeier S, Ochel J (2023). Überblick über Expositionsverfahren im höheren Lebensalter bei Angststörungen und Posttraumatischer Belastungsstörung. Psychotherapie im Alter. 20: 9–25.

Forstmeier S, Roth T (2018). Kognitive Verhaltenstherapie für Patienten mit leichter Alzheimer-Demenz und ihre Angehörigen. Berlin: Springer.

Geiger PJ et al. (2016). Mindfulness-based interventions for older adults: A review of the effects on physical and emotional well-being. Mindfulness. 7: 296–307.

Gramaglia C et al. (2021). Non-pharmacological Approaches to Depressed Elderly with No or Mild Cognitive Impairment in Long-Term Care Facilities. A Systematic Review of the Literature 9: 685860.

Grobe TG, Dörning H, Schwartz FW (2007). Auswertung der GEK Gesundheitsberichterstattung Psychotherapie. In: Gmünder Ersatzkasse Schwäbisch Gmünd (Hrsg.). Schriftenreihe zur Gesundheitsanalyse. GEK Report zur ambulant-ärztlichen Versorgung Bd. 59. St. Augustin: Asgard-Verlag.

Gühne U, Luppa M, König HH, Riedel-Heller S (2014). Ist Psychotherapie bei depressiven Erkrankungen im Alter wirksam? Ein systematischer Überblick. Psychiatr Prax. 41: 414–423.

Hamilton S., Moore AM, Crane DR, Payne SH (2011). Psychotherapy dropouts: differences by modality, license and DSM-IV diagnosis. Am J Fam Ther. 37(3): 333–343.

Hautzinger M (2016). Depression im Alter: Psychotherapeutische Behandlung für das Einzel- und Gruppensetting. 2. A. Weinheim: Beltz.

Heidenblut S, Zank S (2015). Selbstständigkeitsinterventionen. In: Maercker A (Hrsg.). Alterspsychotherapie und klinische Gerontopsychologie. 2. A. Berlin: Springer: 315–336.

Hepple J, Sutton L (2004). Cognitive analytic therapy and later life. Hove: Brunner Routledge.

Heuft G, Kruse A, Radebold H (2000). Lehrbuch der Gerontopsychosomatik und Alterspsychotherapie. München – Basel: Ernst Rheinhardt Verlag.

Hirsch RD (2008). Psychodynamische Therapie bei alten Menschen. Psychotherapie im Dialog. 9: 13–19.

Ibach B (2011). Herausforderung Diagnose von Persönlichkeitsstörungen im Alter. Psychotherapie im Alter. 31: 283–299.

Imai T, Telger K, Wolter D, Heuft G (2008). Reality of psychotherapeutic care with regard to outpatient psychotherapy of elderly people in Münsterland (Westfalia). Z Gerontol Geriatr. 41(6): 486–96.

Ivemeyer D (2017). Schematherapie mit älteren Patienten. Psychotherapie im Alter. 14(1): 17–35.

Kessler EM, Agines S (2015). Psychotherapie und Pflegebedürftigkeit – zwei unvereinbare Dinge? In: Lindern R, Jummel J (Hrsg.). Psychotherapie in der Geriatrie. Aktuelle psychodynamische und verhaltenstherapeutische Ansätze. Stuttgart: Kohlhammer: 103–112.

Kruse A (2017). Lebensphase hohes Alter Verletzlichkeit und Reife. Berlin: Springer.

Kruse A, Wahl HW (2010). Zukunft Altern – Individuelle und gesellschaftliche Weichenstellungen. Heidelberg: Springer Spektrum.

Kruse A (2021) Vom Leben und Sterben im Alter. Wie wir das Lebensende gestalten können. Stuttgart: Kohlhammer.

Laidlaw K, Thompson LW, Gallagher-Thompson D, Dick-Siskin L (2003). Cognitive behaviour therapy with older people. Chichester: Wiley.

Leichsenring F et al. (2015). Psychodynamic therapy meets evidence-based medicine: A systematic review using updated criteria. Lancet Psychiatry. 2(7): 648–60.

Lindner R (2015). Aufsuchende psychodynamische Psychotherapie. In: Lindner R, Hummel J (Hrsg.). Psychotherapie in der Geriatrie. Aktuelle psychodynamische und verhaltenstherapeutische Ansätze. Stuttgart: Kohlhammer: 113–125.

Maercker, A (2015). Alterspsychotherapie und klinische Gerontopsychologie. Berlin – Heidelberg: Springer.

Maercker A, Forstmeier S (Hrsg.) (2012). Der Lebensrückblick in Therapie und Beratung. Berlin: Springer.

Moré A. (2018). Zum psychoanalytischen Verständnis transgenerationaler Übertragungen. Swiss Arch Neurol Psychiatr Psychother. 169(08): 232–240.

Peters M, Jeschke K, Peters L (2013). Ältere Patienten in der psychotherapeutischen Praxis - Ergebnisse einer Befragung von Psychotherapeuten. Psychother Psychosom Med Psychol. 11: 439–445

Peters M, Becker T, Jeschke K: (2024) Ältere PatientInnen in der psychotherapeutischen Praxis – eine Replikationsstudie. Die Psychotherapie. 69: 122–128

Peters M, von Lange C, Radebold (2000). Psychotherapiemotivation älterer Patienten in der Rehabilitationsklinik – Eine empirische Studie. Zeitschrift für Psychosomatische Medizin und Psychotherapie. 46(3): 259–272.

Peters M (2009). Psychodynamische Psychotherapie im höheren Lebensalter. Psychotherapie. (14)2: 267–274.

Peters M (2014). Strukturbezogene Psychotherapie mit hochaltrigen Patienten. Psychotherapie im Alter 11: 163–175.

Peters M, Lindner R (2019). Psychodynamische Psychotherapie im Alter. Grundlagen, Störungsbilder und Behandlungsformen. Stuttgart: Kohlhammer.

Pinquart M, Duberstein PR, Lyness JM (2007). Effects of psychotherapy and other behavioral interventions on clinically depressed older adults: A meta-analysis. Aging and Mental Health. 11: 645–657.

Pinquart M, Oslejsek B, Teubert D (2016). Efficacy of systemic therapy on adults with mental disorders: A meta-analysis. Psychotherapy Research. 26: 241–257.

Pinter D, Weiss EM, Papousek I, Fink A (2015). Neuroplastizität und Lernen im Alter. Lernen und Lernstörungen. 3: 237–248.

Radebold H (1992). Psychodynamik und Psychotherapie Älterer. Berlin: Springer.

Riehl-Emde A (2014). Wenn alte Liebe doch mal rostet. Paarberatung und Paartherapie für Ältere. In: Ermann M

(Hrsg.). Lindauer Beiträge zur Psychotherapie und Psychosomatik. Stuttgart: Kohlhammer: 11–23.
Risch AK, Wilz G (2015). Angststörungen. In: Maercker A (Hrsg.). Alterspsychotherapie und klinische Gerontopsychologie. 2. A. Berlin: Springer: 139–158.
Rudolf G (2006). Strukturbezogene Psychotherapie. 2. A. Stuttgart: Schattauer.
Rudolf G. Psychodynamische Psychotherapie (2011). Die Arbeit an Konflikt, Struktur und Trauma. Stuttgart: Schattauer.
Ruhwinkel B (2017). Krisen in Partnerschaften älterer Menschen. Psychotherapie im Alter. 21(14): 163–124.
Ruhwinkel B (2018). Systemische Therapie mit älteren Klienten. In: Sydow K, Borst U (Hrsg.). Systemische Therapie in der Praxis. Bad Langensalza: Belz.
Schlippe A v, Schweitzer J (2010). Systemische Interventionen. Göttingen: Vandenhoeck & Ruprecht.
Schlippe A v, Schweitzer J (2016). Lehrbuch der systemischen Therapie und Beratung I: Das Grundlagenwissen. Göttingen: Vandenhoeck & Ruprecht.
Schmidt G (2007). Liebesaffären zwischen Problem und Lösung - Hypnosystemisches Arbeiten in schwierigen Kontexten. Heidelberg: Carl-Auer.
Schmidbauer W (2003). Altern ohne Angst: Ein psychologischer Begleiter. Reinbek: Rowohlt.
Schramm E (2010). Interpersonelle Psychotherapie. 3. A. Stuttgart: Schattauer.
Segal ZV, Williams JMG, Teasdale JD (2008). Achtsamkeitsbasierte Kognitive Therapie der Depression: Ein neuer Ansatz zur Rückfallprävention. Tübingen: DGVT-Verlag.
Schulz von Thun (1998). Miteinander reden 3. Das „Innere Team" und situationsgerechte Kommunikation. 26. A. Reinbek: Rowohlt.
Sydow K v (2018). Forschungsstand, wissenschaftliche und sozialrechtliche Anerkennung der Systemischen Therapie. In: Sydow K v, Borst U (Hrsg.). Systemische Therapie in der Praxis. Bad Langensalza: Belz.
Sydow K v, Retzlaff R (2021). Aktueller Stand der Systemischen Therapie Wirksamkeitsforschung und Implementierung in das deutsche Gesundheitssystem Psychotherapeut. 66: 469–477.
Walendzik A, Rabe-Menssen C, Lux G, Wasem J, Jahn R (2010). Erhebung zur ambulanten psychotherapeutischen Versorgung 2010. Universität Duisburg-Essen.
Watkins J, Watkins H (2012). Ego-States – Theorie und Therapie Ein Handbuch. Heidelberg: Carl-Auer.
Werheid K, Lieven S, Kischkel E (2011). Sozialkompetenztraining im höheren Lebensalter: Altersspezifität sozialer Problemsituationen. Psychotherapie im Alter. 8: 111–125.
Werheid K, Köhncke Y, Ziegler M, Kurz A (2015). Latent change score modeling as a method for analyzing the antidepressant effect of a psychosocial intervention in Alzheimer's disease. Psychother Psychosom. 84: 159–166.
Willi J (2005). Ökologische Psychotherapie. Wie persönliche Entwicklung und Lebenssituation sich wechselseitig beeinflussen. Reinbek: Rowohlt.
Willi J. (2005b) Die therapeutische Beziehung aus systemischer und beziehungsökologischer Sicht. In Rössler W (Hrsg.). Die therapeutische Beziehung. Heidelberg: Springer.
Willi J, Limacher B (2007). Wenn die Liebe schwindet: Möglichkeiten und Grenzen der Paartherapie. Stuttgart: Klett-Cotta.
Willi J, Limacher B, Frei R, Brassel-Ammann L (1992). Die Technik der Konstruktdifferenzierung in der Paartherapie. Familiendynamik. 17: 68–82.
Yalom ID (2010). Existentielle Psychotherapie. Bergisch Gladbach: EPH-Verlag.

KAPITEL

10 Pharmakotherapie bei älteren Patienten

Heinrich Burkhardt

10.1 Epidemiologie und grundlegende Aspekte

Aktuell werden, den Vereinbarungen der großen Gesundheitsorganisationen folgend, als ältere Menschen die **65-Jährigen und Älteren** bezeichnet. Diese weiter weltweit wachsende Gruppe an Menschen erhält auch absolut gesehen die meisten Medikamente. Dies kann in der Hauptsache durch die Zunahme der Prävalenzen chronischer Erkrankungen mit dem Lebensalter erklärt werden. Es handelt sich daher im Großteil auch um Dauermedikation. Auch innerhalb der Gruppe der Älteren nimmt die täglich eingenommene Anzahl an Medikamenten zu und erreicht erst mit einem Lebensalter von über 80 Jahren ein gewisses Plateau. Man kann davon ausgehen, dass jeder dritte über 70-Jährige fünf und mehr Medikamente gleichzeitig erhält und jeder fünfte über 70-Jährige regelmäßig Psychopharmaka einnimmt.

Wichtig, aber oft zu wenig in der Diskussion rund um die Pharmakotherapie bei älteren Menschen berücksichtigt, ist die **zunehmende Heterogenität dieser Gruppe.** Besonders funktionelle Aspekte sind auf vielfältige Weise mit Prognose-Erwartung und anderen therapeutischen Aspekten verbunden und wichtige Argumente für eine Individualisierung der Therapie. So ist der geriatrische Patient im engeren Sinne nicht nur allein durch das Lebensalter definiert, sondern auch durch das Auftreten sogenannter geriatrischer Syndrome, die klinische Aspekte entscheidend beeinflussen können. Das gilt auch für die Pharmakotherapie, wie weiter unten im Detail gezeigt wird. Die Definition des geriatrischen Patienten nach der Konsensus-Konferenz in Malta 2004 fokussiert dabei auf die Gefährdung und Einschränkung der Alltagskompetenz des geriatrischen Patienten durch funktionelle Einschränkungen und Multimorbidität (➤ Kap. 5.3). Noch einfacher für den klinischen Gebrauch sind die Kategorien, die M. Gillick 1998 in ihrer Monografie ausgearbeitet hat (➤ Box 10.1).

BOX 10.1

Kategorien zur Unterscheidung älterer Patienten (Gillick 1998)

- Der **robuste** ältere Patient (keine signifikanten funktionellen Einschränkungen)
- Der **gebrechliche** ältere Patient (geprägt von Verlust an Muskelkraft im Rahmen der altersbedingten Sarkopenie bzw. des *Frailty*-Syndroms (➤ Kap. 5.6))
- Der **demenzkranke** ältere Patient (geprägt vom Verlust kognitiver Fähigkeiten)
- Der **terminal erkrankte** ältere Patient (der Patient in seiner letzten Lebensphase)

Grob kann man einschätzen, dass etwa jeder dritte ältere Mensch über 65 Jahre in eine der drei letztgenannten Kategorien fällt, sich also nicht mehr als robust oder „fit" erweist. Die entsprechenden Prävalenzen zeigen dabei zusätzlich einen deutlichen Bezug zum Lebensalter insofern in den höheren Altersdekaden (besonders ab 80 Jahren) deutlich höhere Prävalenzen, was die letztgenannten Kategorien anbelangt, zu finden sind.

10.2 Altersassoziierte Veränderungen der Pharmakokinetik

Alle Körpersysteme unterliegen in unterschiedlicher Art und Ausprägung Alterungsvorgängen. So auch diejenigen, die die **Absorption, Verteilung und Elimination** eines Medikaments bedingen und damit letztlich den **erreichten Wirkspiegel** im Plasma bestimmen. Daher erwartet man mit zunehmendem Alter Veränderungen der Pharmakokinetik. Dabei spielen individuelle Unterschiede eine erhebliche Rolle. Allerdings ist eine umfassende Diagnostik der entsprechenden Veränderungen gar nicht möglich und praktikabel und auch bei theoretisch vollständiger Kenntnis ist eine präzise mathematische Beschreibung hochkomplex und allenfalls unter experimentellen Bedingungen möglich, nicht aber in der klinischen Praxis. Andererseits ist auch zu bedenken, dass das exakte Einhalten eines präzisen Plasmaspiegels gar nicht erreicht werden kann. Zum Beispiel ist dies bereits alleine aufgrund dynamischer Schwankungen der Organfunktionen (z. B. zirkadiane Rhythmik) erschwert. Ein weiterer Aspekt ist die Tatsache, dass in der Regel mit Standardkonzentrationen von Medikamenten in der Erwachsenenmedizin gearbeitet wird, die auf ein Standardgewicht von 70 kg ausgelegt sind und damit bereits im Ansatz grundlegende Schwankungen der Konstitution im Alltag üblicherweise keine Beachtung finden. Dass dennoch eine zufriedenstellende Pharmakotherapie in den meisten Fällen gelingt, ist durch die sogenannte therapeutische Breite der meisten Medikamente erklärlich. Man sollte sich aber über diese Rahmenbedingungen im Klaren sein und bei der Anwendung von Medikamenten grundsätzlich immer zwei Fragen stellen:

MERKE

- Welche therapeutische Breite hat das eingesetzte Medikament?
- Gibt es Aspekte bei diesem individuellen Patienten, die es wahrscheinlich machen, dass eine relevante Veränderung des Wirkspiegels auftritt (für Medikamente mit großer therapeutischer Breite ist hier eine Veränderung von mindestens 20–50 % relevant)?

Medikamente mit geringer therapeutischer Breite sind z. B. Theophyllin, Digitalis und etliche Antiepileptika. Bei der Einschätzung, inwiefern eine relevante

Veränderung des Wirkspiegels eintritt, sollte auch zwischen **habituellen und situativen Aspekten** unterschieden werden. Klassische Antikoagulanzien wie Phenprocoumon z. B. unterliegen starken Einflüssen, die aber nicht nur durch die individuelle, habituelle Ausstattung der enzymatischen Aktivität in der Leber determiniert sind, sondern auch in erheblichem Maß der durch die Nahrungsaufnahme bedingten Zufuhr von Vitamin K unterliegen. Letzteres wäre als **situativer Aspekt** zu betrachten.

Ein sehr bedeutsamer **habitueller Aspekt** sind genetische Polymorphismen in der Aktivität der sogenannten Phase-II-Enzyme im Rahmen der hepatischen Elimination (CYP-Systeme). Hier können Schwankungen nach beiden Seiten (5–500 %) auftreten, sodass ein Mehrfaches oder auch nur ein Bruchteil des erwünschten Wirkspiegels erreicht wird *(Slow-* oder *Fast-Metabolizer)*. Was alterungsbedingte Veränderungen anbelangt, finden wir an allen Strukturen Veränderungen, die sich aber in ihren Effekten teilweise durch gegenläufige Auswirkungen auch wieder aufheben, sodass wir z. B. für die vielfältigen mit Alterung assoziierten Veränderungen im Gastrointestinaltrakt, die sich natürlich prinzipiell auf die Absorption eines Medikamentes auswirken, in der Summe keinen sicheren alterungsbedingten Trend erwarten müssen. Das bedeutet aber nicht, dass im Einzelfall durch eine Veränderung (z. B. eingeschränkte Motilität des Magens) nicht doch ein relevanter Effekt auftritt. ➤ Tab. 10.1 gibt einen Überblick über die Effekte, getrennt nach den pharmakokinetischen Hauptaspekten Absorption, Verteilung, Metabolismus und Elimination.

Viele der hier relevanten Aspekte lassen sich aber im klinischen Alltag nicht präzise erfassen. Das gilt besonders für die Einschätzung der hepatischen

Tab. 10.1 Pharmakokinetisch relevante alterungsassoziierte Veränderungen

Kategorie	Veränderung	Diagnostik	Kommentar
Absorption	Magenmotilität nimmt ab	Prinzipiell möglich	Nur im Einzelfall von Relevanz, rein alterungsbezogene Veränderungen eher gering
	Intestinale Resorptionsfläche nimmt ab	Nicht der Routine-Diagnostik zugänglich	Nur im Einzelfall von Relevanz
Verteilung	Wassergehalt im Körper nimmt ab	Prinzipiell auch in einem Bedside-Ansatz über BIA-Messung möglich (kaum praktiziert)	Kann für Medikamente mit einer geringen therapeutischen Breite eine Rolle spielen, bes. lipophile Substanzen
	Konzentration von wichtigen Transportproteinen wie Albumin nimmt ab	Messung möglich	Spielt eine untergeordnete Rolle, nur für Medikamente mit geringer therapeutischer Breite im Einzelfall von Relevanz
Elimination	Hepatische Durchblutung nimmt ab	Im klinischen Alltag nicht bestimmbar	Spielt eine untergeordnete Rolle (Größenordnung etwa max. 20 %)
	Aktivität der hepatischen Enzym-Systeme nimmt ab	Kann nicht im Alltag einfach erfasst werden, ist aber prinzipiell möglich	Im Vergleich zum genetischen Polymorphismus der Enzym-Systeme nachrangig, altersbedingte Effekte unter 20 % zu erwarten
	Glomeruläre Filtrationsrate in der Niere nimmt ab	Erfassung relativ einfach über Schätzformeln möglich	**Bedeutendster pharmakokinetischer Aspekt** für Medikamente mit einem signifikanten Anteil der renalen Elimination (50 % und mehr), hier sind Veränderungen zum Teil deutlich über 50 % des Ausgangswerts zu erwarten
	Tubuläre Strukturen in der Niere (Reabsorption)	Nicht im klinischen Kontext erfassbar	Spielt keine relevante klinische Rolle in der Pharmakokinetik, aber bedeutsamer Aspekt bei der Hyponatriämie-Neigung älterer Menschen

BIA: Bioelektische Impedanzanalyse

Durchblutung und der Aktivität der hepatischen Enzymsysteme. Daher ist eine Beobachtung der Effekte der Pharmakotherapie im klinischen Monitoring unerlässlich. In vielen Fällen kann das einfach sein, z. B. durch direkte Messbarkeit des Effekts wie beim Einsatz von Antihypertensiva zur Kontrolle des Blutdrucks. In anderen Fällen kann dies aber auch sehr schwierig sein oder ohne spezielle Messung unmöglich (z. B. bei Beurteilung der effektiven Thrombozytenaggregationshemmung). Ähnliches könnte auch gelten für andere Pharmaka, die zur Rezidivprophylaxe nach einem akuten Ereignis eingesetzt werden.

In der Praxis hat sich gezeigt, dass unter den vielfältigen Betrachtungen zur Pharmakokinetik die **Erfassung der Nierenfunktion** die bedeutendste Rolle spielt. Eine reduzierte glomeruläre Filtrationsrate als wichtigster Marker der Nierenfunktion und auch wichtigster Aspekt der renalen Eliminationsreserve ist ein sehr häufiger Befund bei älteren Menschen und ebenso häufig durch die Messung der Nieren-Retentionsparameter wie Serum-Kreatinin oder Harnstoff nicht ausreichend frühzeitig erfasst. Ursachen hierfür sind Alterungsvorgänge an unterschiedlichen Kompartimenten des glomerotubulären und vaskulären Apparats der Niere, aber auch eine zunehmende Prävalenz einschlägiger chronischer Erkrankungen wie Hypertonus und Diabetes sowie anderer eine Nephrosklerose bedingender Prozesse. Dabei sind in vielen Fällen die Übergänge zwischen als Norm akzeptierbarer Alterung und pathogenetisch deutlicher als Pathologie anzusprechender Prozesse fließend. Daher sollte in dieser Population unbedingt regelhaft eine **Schätzmethode der glomerulären Filtrationsrate** eingesetzt werden. Hier war lange Zeit die **Schätzung nach Cockcroft und Gault** der Standard, wird aber neuerdings durch eine neue, speziell für ältere Patienten entwickelte Formel ergänzt oder ersetzt (BIS) (➤ Box 10.2).

10

BOX 10.2

Cockcroft-Gault: (Cockcroft und Gault 1976)
Clearance (ml/min) = (140 - Lebensalter) × Körpergewicht (kg)/(72 × Serumkreatinin [mg/dl])
(Korrekturfaktor 0,85 für Frauen)
BIS (Berlin Initiative Study): (Schaeffner et al. 2014)
Clearance (ml/min) = 3736 × Serumkreatinin (mg/dl)$^{-0,87}$ × Lebensalter$^{-0,95}$
(Korrekturfaktor 0,82 für Frauen)

10.3 Altersassoziierte Veränderungen der Pharmakodynamik

Veränderungen der pharmakodynamischen Effekte sind grundsätzlich schwerer zu erfassen und zu beschreiben, handelt es sich doch um die ausgelösten biologischen Effekte im Organismus, deren exakter Mechanismus bei einer erstaunlichen Vielzahl der angewendeten Medikamente nicht ausreichend klar ist. Auch die Beschreibung einer Rezeptorbindung, die für viele und gerade die zentralnervös wirksamen Medikamente möglich ist, reicht bei weitem nicht aus, um den biologischen Effekt in Gänze zu beschreiben. Daher ist es verständlich, dass altersbedingte Veränderungen der pharmakodynamischen Wirkung ganz überwiegend aus **epidemiologischen Beobachtungen** oder auch aus der **Pharmakovigilanz** (Auslösen unerwünschter Wirkungen) abgeleitet werden müssen. Es ist andererseits aber auch klar, dass die Zielstrukturen oder -organe für die pharmakotherapeutischen Agenzien alterungsassoziierten Veränderungen unterworfen sind und deswegen muss man grundsätzlich auch mit Veränderungen der Pharmakodynamik rechnen. Wertet man die Signale der Pharmakovigilanz aber aus, so stellt man fest, dass diese oft nicht mit den theoretisch erwarteten übereinstimmen. Zum Beispiel konnte man bisher noch nicht beobachten, dass eine erhöhte Empfindlichkeit gegenüber einer Betablocker-Therapie bei älteren Patienten besteht, obwohl eine solche aus altersassoziierten Veränderungen der Physiologie erwartet werden kann. Andererseits wird die erhöhte Empfindlichkeit gegenüber Benzodiazepinen einem pharmakodynamischen Effekt zugeschrieben, der zu bedeutsamen Teilen auf Veränderungen der synaptischen Struktur beruht und so erklärlich wird (Trifiro und Spina 2011). Ein weiteres wichtiges Beispiel ist die generell erhöhte Blutungsneigung älterer Menschen, welche die Anwendung von oralen Antikoagulanzien beeinflusst. Hier versucht man aktuell durch geeignete Scores (HASBLED), die **individuelle Nutzen-Risiko-Abwägung** zu unterstützen. Bei der Bewertung derartiger Extrapolationen ist allerdings immer zu bedenken, dass die Daten der Pharmakovigilanz oft mit großen Unsicherheiten behaftet sind, da sie stark vom Melde- und Dokumentationsverhalten der Anwender abhängen. Daher sind die

Informationen zu pharmakodynamischen Aspekten mit wesentlich größeren Lücken und Unsicherheiten behaftet als diejenigen zur Pharmakokinetik.

10.4 Nutzen-Risiko-Relation bei älteren und geriatrischen Patienten

Neben den Effekten auf Pharmakodynamik und Pharmakokinetik ist ein weiterer bedeutender Aspekt, eine evtl. durch das Lebensalter per se oder durch altersassoziierte Veränderungen hervorgerufene Veränderung in der Nutzen-Risiko-Relation zu beschreiben. Die Nutzen-Risiko-Relation ist die Basis jeder Medikamentenverordnung. Das Risiko muss vertretbar bleiben, der Nutzen erkennbar und realistisch sein. Ist dies nicht mehr gegeben, muss das Medikament abgesetzt werden. Basis einer guten Nutzen-Risiko-Relation sind Informationen entsprechend den Kriterien der *Evidence-Based Medicine* (EBM). Dies bedeutet in vielen Fällen, dass die entsprechenden Daten auf kontrollierten Studien beruhen – der Goldstandard wird in vielen Fällen die randomisierte placebokontrollierte Studie sein. Hieraus kann man abschätzen, wie effektiv die Therapie ist *(Number needed to treat)*, wie Risiken einzuschätzen sind *(Number needed to harm)* und welche unerwünschten Wirkungen im Detail in welcher Häufigkeit auftreten werden (UAW-Risiko). Nicht für jede klinische Situation ist ein solcher Ansatz gangbar (z. B. könnte es unethisch sein, bei Vorliegen einer lebensbedrohlichen Erkrankung gegen ein echtes Placebo zu testen; z. B. könnte die Evidenz für einige Aspekte bereits eindeutig sein – Kontrolle und Linderung quälender Symptome ist ohne Zweifel sinnvoll; z. B. könnte eine solche Untersuchung in manchen Subgruppen aus logistischen, rechtlichen oder Gründen der Patientenbelastung nicht durchführbar sein). Gerade letzter Punkt gilt für multimorbide, schwer erkrankte Patienten, mithin für den klassischen geriatrischen Patienten. Daher muss in vielen Fällen bezüglich der Nutzen-Risiko-Relation für genau diesen individuellen Patienten extrapoliert werden. Folgende Fragen sollte man sich in diesem Kontext dann aber immer stellen:

MERKE

- Stimmt die klinische Situation mit derjenigen in den relevanten Studien zu diesem Problem? überein (Lebensalter, Geschlecht, Funktionalität, Ko- oder Multimorbiditätsstatus)
- Falls nein: Gibt es Gründe, von einer abweichenden Nutzen-Risiko-Relation auszugehen? (veränderte Physiologie, verändertes UAW-Risiko, veränderte Nutzen-Perspektive)

So lässt sich individuell abschätzen, ob man sich auf dem Boden der EBM-Daten bewegen kann oder ob es vernünftige Gründe gibt, hiervon abzuweichen. Gleiches gilt für sehr viele medizinische Leitlinien, die die Situation des älteren Patienten und insbesondere des im engeren Sinne geriatrischen Patienten mit Gebrechlichkeit, kognitiven Problemen etc. nicht explizit ansprechen. Hier kann eine entsprechende Kommentierung hilfreich sein, bei welchen Aspekten der Gültigkeitsbereich der Leitlinie erreicht ist und welche rationalen Argumente diesen beschreiben (Onder et al. 2014). Für ältere und insbesondere geriatrische Patienten sind die Aspekte Funktionalität, Multimorbidität und Komorbidität besonders relevant. Wie bereits seit langem gezeigt wurde (Boyd et al. 2005), kann eine einfache additive Summierung von Leitlinienempfehlungen anhand der Diagnosenliste der hochkomplexen Situation beim multimorbiden Patienten nicht gerecht werden, da in keiner Weise die sich aus den Empfehlungen ergebenden multiplen Interaktionen berücksichtigt werden. Damit sind neben den Interaktionen der Medikamente auch diejenigen mit den Erkrankungen untereinander gemeint.

Grundsätzlich muss nach wie vor gesagt werden, dass bereits bei dem einfachsten genannten Parameter, dem Lebensalter, **eine erhebliche Unterrepräsentation älterer Patienten in maßgeblichen Studien** zu verzeichnen ist. Sind diese doch einigermaßen berücksichtigt, findet man dann aber kaum Hinweise auf die Funktionalität wie ADL-Werte oder Sturzfrequenz etc., sodass man in der Regel annehmen muss, dass die eigentlich geriatrischen Patienten in den maßgeblichen Studien nicht vertreten waren. Ein gutes Beispiel hierfür sind die vielen Studien zur Schlaganfall-Prophylaxe bei Vorhofflimmern. Neben der wohl dann häufigen Feststellung, dass die EBM-Basis bzw. die Nutzen-Risiko-Relation nicht die aktuelle klinische Situation bei der Behandlung des individuellen älteren Patienten repräsentiert, sollte aber

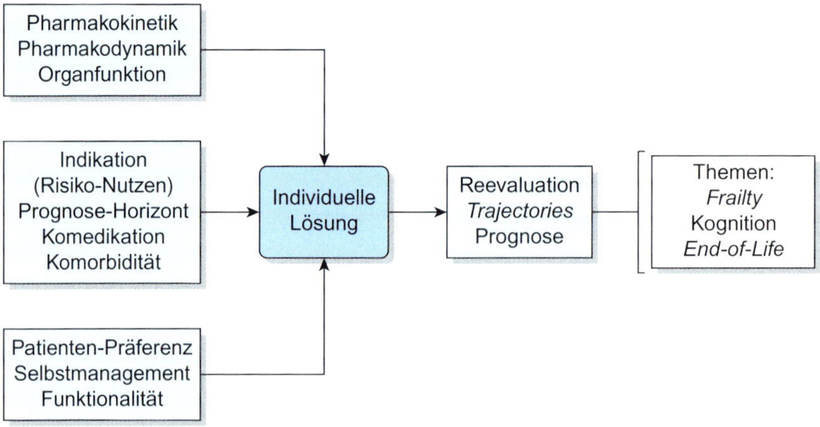

Abb. 10.1 Auffinden und Reevaluieren der individuell richtigen Pharmakotherapie

immer aktiv nach den Argumenten gesucht werden, die dann eine abweichende Einschätzung erlauben. Hier spielen veränderte physiologische Aspekte auch eine Rolle, bedeutender sind aber zu erwartende unerwünschte Wirkungen der Medikamente und – dies gilt besonders für prophylaktisch angelegte therapeutische Strategien – die Prognose-Erwartung und die Priorisierung der prognostischen Aspekte. Zu Letzterem gehören der Erhalt der Lebensqualität und das im höheren Alter häufiger sinnvolle Zurücktreten der bloßen Maximierung der kalendarischen Lebenserwartung. Beispielsweise ist es mit großer Wahrscheinlichkeit nicht mehr sinnvoll, in den letzten 6 Lebensmonaten eine Lipidsenkung zu betreiben, und vermutlich auch nicht, in den letzten 4 Wochen des Lebens bei einer chronischen Erkrankung aus einem nicht-kardiovaskulären Formenkreis eine Prophylaxe von Gefäßerkrankungen mit Thrombozytenaggregation zu betreiben. Hier stößt man sofort auf ein weiteres Problem, nämlich die Prognose-Schätzung, die für viele chronische Erkrankungen schwierig sein kann, aber auch im medizinischen Diskurs häufig vernachlässigt wird. Andererseits ist es aber immer sinnvoll, quälende Symptome effektiv zu kontrollieren. Führt man sich dies vor Augen, wird deutlich, wie komplex diese Entscheidungsprozesse sein können. Außerdem wird auch klar, dass einmal gefasste Indikationen bei chronischen Erkrankungen nicht unbedingt über die gesamte Lebensspanne Gültigkeit haben und immer wieder neu überprüft werden müssen (➤ Abb. 10.1).

10.5 Spezielle unerwünschte Wirkungen bei Älteren und unerwünschte Wirkungen allgemein

Zunächst ist es von besonderer Bedeutung, überhaupt erst einmal zu erkennen, dass eine unerwünschte Wirkung auftritt. Dies klingt vielleicht trivial, ist es aber nicht, da sehr viele Beschwerden auch von Medikamenten ausgelöst werden können und die Aufmerksamkeit der Ärzte in sehr unterschiedlicher Weise auf die potenzielle Verursachung durch Medikamente gerichtet ist. Ist dies bei Auftreten eines Exanthems kurz nach Etablieren einer antibiotischen Therapie in der Regel einfach, wird es z. B. bei gastrointestinalen Beschwerden schon schwieriger. Bei älteren Patienten kann z. B. eine Gewichtsabnahme aufgrund einer akzentuierten Xerostomie entstehen. Kann man bei der nun angeforderten Diagnostik keine strukturelle Problematik des Gastrointestinums oder – was ja zu Recht mit Priorität abgearbeitet wird – eine Tumorerkrankung feststellen, unterbleibt aber oft die weitere Analyse, z. B. auch diejenige der Medikation, sodass das Problem letztlich nicht gelöst wird. So entstehen die sogenannten **Verordnungskaskaden** (➤ Abb. 10.2). Ein klassisches weiteres Beispiel ist Übelkeit und Inappetenz wegen Digitalis, welches zur weiteren Medikation mit Metoclopramid führt, statt dass der Auslöser abgesetzt oder ersetzt wird. Erst recht wird dieser Aspekt bei diffusen oder klassischen

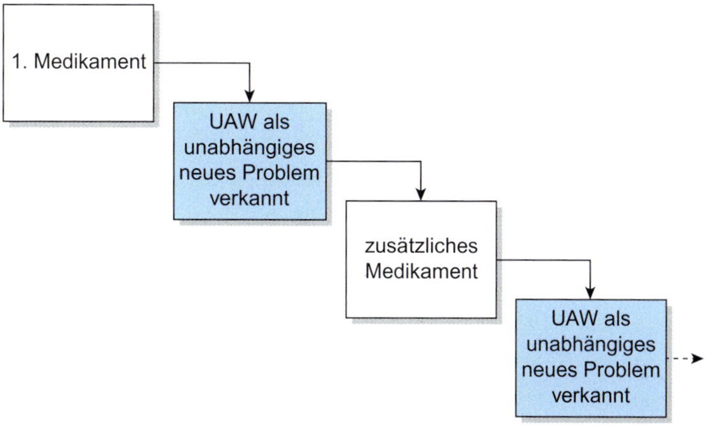

Abb. 10.2 Verordnungskaskade

multifaktoriell bedingten Problemen wie auch bei den wichtigen Punkte Sturzereignisse und Verwirrtheitszustände oft zu wenig berücksichtigt.

In diesem Zusammenhang muss erwähnt werden, dass stets auch vom Patienten selbst erworbene Medikamente (sog. OTC-Medikamente) erfragt werden müssen. Zum Beispiel nehmen viele ältere Menschen aufgrund häufiger muskuloskelettaler Probleme nichtsteroidale Antiphlogistka (NSAID) ein, die zu erheblichen Problemen führen können (z. B. auch delirogenes Potenzial entfalten).

PRAXISTIPP

- Bei Auftreten neuer Beschwerden immer eine mögliche Verursachung durch Medikamente ins Kalkül ziehen.
- Aktiv nach OTC-Medikamenten fragen.
- Besonders bei klassisch multifaktoriell bedingten Symptom-Komplexen die Beteiligung von Medikamenten als Auslöser analysieren.

Grundsätzlich treten bei älteren Patienten dieselben unerwünschten Arzneimittelwirkungen (UAW) auf, wie sie allgemein für das jeweilige Medikament beschrieben sind. Manche dieser UAW zeigen aber aufgrund von altersbezogenen Veränderungen der Organfunktion eine höhere Inzidenz, andere treten aufgrund alterungsbedingter Veränderungen des Organismus oder Akkumulation von Risikopotenzial neu als Problem hinzu. ➤ Tab. 10.2 gibt hierzu eine Übersicht. Besonders beachtet werden sollten die jeweils multifaktoriell bedingten, für die Population der älteren Patienten typischen **Risiko-Ereignisse Delir** oder Verwirrtheitszustand **und Sturz.** Hier gibt es jeweils deutliche Bezüge zur Pharmakotherapie insofern als viele Medikamente als Auslöser fungieren können. Deswegen gehört eine umfassende Medikationsanalyse unverzichtbar zu einer diagnostischen Aufarbeitung solcher Risikoereignisse.

MERKE

Besonders zentral wirksame Medikamente können die **lokomotorische Stabilität** beeinflussen und zu einem **Sturzereignis** beitragen. Auch wenn es schwer ist, das exakte Risikopotenzial eines Medikaments in dieser Hinsicht zu quantifizieren, und viele methodologische Probleme in diesem Zusammenhang entstehen, wird allgemein den Benzodiazepinen das höchste Risikopotenzial zugeschrieben. Unter den Antidepressiva gelten die klassischen trizyklischen und hier besonders das Amitriptylin als einschlägig risikobehaftet. Bei den Neuroleptika ist neben der zentralen Schwächung der lokomotorischen Stabilität ein zweiter Pathomechanismus zu bedenken, nämlich die Begünstigung einer orthostatischen Reaktion. Dies wird z. B. das Clozapin besonders stark betreffen. Auch zu schnell oder zu stark dosierte Antihypertensiva können über diesen Mechanismus zu einem Sturzereignis beitragen. Vermieden werden kann dies aber in der Regel, wenn mit eher niedrigen Startdosen begonnen wird und die Eskalationsintervalle nicht zu kurz gewählt werden. Der bekannte gerontopharmakologische Leitspruch *Start low – go slow* ist hier besonders passend.

Unter den vielfältigen Faktoren, die ein Delir mit auslösen oder begünstigen können sind ebenfalls Medikamente bedeutsam. Obwohl die genaue Pathogenese des Delirs nicht bekannt ist und wahr-

Tab. 10.2 Unerwünschte Arzneimittelwirkung mit Bezug zum höheren Lebensalter

UAW	Wichtige Auslöser	Mechanismen	Kommentar
Sturzereignisse	• Benzodiazepine • Neuroleptika • Antidepressiva • (Antihypertensiva)	• Direkte zentrale Beeinträchtigung der Balance • Begünstigen einer orthostatischen Kreislaufreaktion	• Bei Benzodiazepinen besonders in der Initialphase der Verordnung • Bei Antihypertensiva besonders bei zu hoher Start-Dosis bzw. zu schneller Dosiseskalation (hier immer Blutdruck im Stehen bestimmen)
Delir	• Anticholinerg wirksame Medikamente • Opiate • Parkinson-Medikamente • Theophyllin • Digoxin • NSAID	Unklar, die Pathogenese des Delirs ist sehr komplex, das cholinerge System spielt eine gewisse Rolle	• Prinzipiell bergen alle zentral wirksamen Medikamente dieses Risiko. • Viele Medikamente zeigen eine gewisse anticholinerge Wirkung (z. B. Furosemid).
Hyponatriämie	Thiazid-Diuretika	Reduzierte Natrium-Rückresorptionskapazität	Ein wichtiges Argument dafür, Diuretika bei älteren Patienten vorsichtig einzusetzen.
Akutes Nierenversagen	NSAID	Prävalenz chronischer Nierenveränderungen, Polypharmazie und chronische Erkrankungen erhöhen die Vulnerabilität für das akute Nierenversagen	Vorsicht besonders beim Einsatz von NSAID zur Behandlung chronischer Schmerzen, Vorsicht besonders bei reduziertem Plasmavolumen (Dehydratationsneigung)
Tardive Dyskinesie	Klassische Neuroleptika	Unklar	Ältere Patienten zeigen eine erhöhte Empfindlichkeit
Xerostomie	Anticholinerg wirksame Substanzen	Als Teil einer anticholinergen UAW	Xerostomie kann andere Probleme und geriatrische Syndrome triggern (Malnutrition, *Frailty*)

scheinlich mehrere Strukturen bzw. zerebrale Netzwerke hier wichtige Faktoren sind (Cunningham und MacLullich 2013), ist doch unwidersprochen, dass das cholinerge System hier von Bedeutung ist.

CAVE

Viele delirogene Substanzen zeigen eine anticholinerge Wirkung und so wurde auch der Begriff der **anticholinergen Last** geprägt, nicht nur um das delirogene Potenzial einzelner Substanzen zu beschreiben, sondern auch um in der Situation der Polypharmazie abschätzen zu können, wie stark das Risiko-Potenzial der Medikation insgesamt ist. Allerdings kommen Studien, die diese anticholinerge Last im Verbund mit anderen Faktoren untersuchen, zu dem Ergebnis, dass nur ein gewisser Teil hierdurch erklärt werden kann (Campbell et al. 2011). Unbeschadet dieser Hinweise sollte dennoch die anticholinerge Last so gut wie möglich begrenzt bleiben, gerade dann, wenn durch andere chronische Faktoren wie z. B. neurodegenerative Erkrankungen wie die Demenz weitere aktive Risikofaktoren für das Auftreten eines Delirs vorhanden sind.

10.6 Polypharmazie und Multimorbidität

Werden mehrere Erkrankungen gleichzeitig behandlungsbedürftig, wie dies bei vielen älteren Personen der Fall ist, kommt es zwangsläufig zu einer pharmakotherapeutischen Behandlung mit mehreren Wirkstoffen gleichzeitig. Diese können diese sich gegenseitig ungünstig beeinflussen und es treten sowohl *Drug-Drug-* wie auch *Drug-Disease*-Interaktionen auf. Außerdem wird das therapeutische Regime sehr schnell unübersichtlich und komplex, will man alle Facetten der Empfehlungen wahrnehmen und umsetzen. Dies wurde exemplarisch sehr schön in der bereits oben zitierten Arbeit von Boyd et al. 2005 gezeigt. Gerade weil diese Problematik so evident ist und vielfältig im klinischen Alltag auftritt, verwundert es umso mehr, dass im Feld der Multimorbidität nur begrenzt gearbeitet wird. Aktuell existiert nicht einmal eine stark konsentierte Vereinbarung, ab wie vielen Medikamenten gleichzeig von einer Polypharmazie oder ab wie vielen chronischen Erkrankungen gleichzeitig von einer Multimorbidität zu sprechen ist. Auch die entscheidende Frage, welche Muster der Multimorbidität besonders problematisch sind, ist nicht geklärt. Allgemein hat sich eingebürgert, ab einer Therapie mit **fünf und mehr Wirkstoffen** gleichzeitig von Polypharmazie zu sprechen. Polypharmazie führt zu verschiedenen, auf unterschiedlichen Ebenen angesiedelten Problemen:

- *Drug-Drug*-Interaktionen
- *Drug-Disease*-Interaktionen
- Zunehmende **Adhärenz-Probleme**
- Zunehmende **Fehler-Rate** auf Seiten des Verordners

Häufig wird es so dargestellt, dass durch **Vermeiden der Polypharmazie,** also *Deprescribing* oder Deeskalationsstrategien der Pharmakotherapie, die klinische Situation des Patienten verbessert werden kann. Man sollte aber immer kritisch bleiben und nicht mit zu großem Enthusiasmus ein erfolgreiches *Deprescribing* mit einer Besserung der Probleme und Risiken des Patienten gleichsetzen. Vielmehr ist gemeint, dass durch ein solches Vorgehen zusätzlich aufgebürdete Lasten durch die Therapie, also der iatrogene Anteil der Polypharmazie, gebessert werden kann. Die Multimorbidität, welche dies letztlich bedingt hat, bleibt dennoch bestehen. In diesem Zusammenhang wurden auch radikale Deeskalationsstrategien beschrieben und propagiert (Garfinkel et al. 2015). Diese sind jedoch primär für in ihrem Krankheitsverlauf weit fortgeschrittene Patienten gedacht gewesen und dort (z. B. auch im Rahmen palliativmedizinischer Versorgung) durchaus als erfolgreich beschrieben, was die aktuelle Symptomatik anbelangt). Ein solches *Deprescribing* würde also sehr auf diejenigen Medikamente fokussieren, deren präventive Bedeutung keine signifikante Rolle mehr im klinischen Gesamtkontext spielt. Klassisches Beispiel hierfür wäre eine Statin-Therapie in den letzten sechs Lebensmonaten. Aber es gibt andererseits auch viele Situationen, in denen eine pharmakotherapeutische Kontrolle der klinischen Situation unerlässlich bleibt. Dazu zählen z. B. die Schmerzkontrolle, die Kontrolle der motorischen Situation bei Morbus Parkinson und auch die Kontrolle des Erlebens und der Emotionen bei depressiven Störungen oder psychotischen Phänomenen. Man wird also in der Regel angehalten sein, eine stark individualisierte Einzelbetrachtung und Diskussion durchzuführen, auch wenn hierfür Hilfsmittel und Anhaltspunkte existieren, die das Erstellen einer Prioritätsliste im Rahmen der pharmakotherapeutischen Deeskalation erleichtern.

Die Adhärenz-Probleme, welche sich in diesem Zusammenhang selbstverständlich ebenfalls ergeben und besonderer Beachtung wert sind, werden in einem separaten Kapitel besprochen (➤ Kap. 11).

10.7 Interaktionen

Allgemein können sehr viele Interaktionen zwischen Medikamenten auftreten und ganz unterschiedliche Interaktionsmechanismen sind möglich, angefangen von chemischen Interaktionen bereits im Verdauungstrakt (z. T. auch mit Nahrungsbestandteilen) bis hin zu Interaktionen an Transportproteinen und eliminatorisch wirkenden Enzym-Systemen. Bezüglich Letzterem ist besonders das CYP-System in der Leber hervorzuheben. An dieser Stelle sind die Interaktionen auch als bedeutender einzuschätzen als die weiter oben besprochenen alterungsbedingten Veränderungen. ➤ Tab. 10.3 gibt eine Übersicht über mögliche Interaktionen mit entsprechenden Beispielen. Allerdings werden die Interaktionen in ihrer allgemeinen quantitativen Bedeutung für das Auftreten von arzneimittelbedingten Problemen im Vergleich zum Auftreten von UAW eher überschätzt, auch wenn dies im Einzelfall von entscheidender Bedeutung sein kann. Interaktionen sind von Bedeutung, wenn das Einhalten eines enger begrenzten Wirkspiegels wichtig ist. Hier kann durch das unbedachte Eindosieren eines interagierenden zusätzlichen Medikaments (Klassiker wären Antibiotika) ein Problem erzeugt werden. Ein typisches Beispiel, welches aber nicht primär aus der Versorgungssituation älterer Patienten stammt, ist die Immunsuppression nach Transplantation. Probleme werden eher auftreten, wenn Medikamente mit enger therapeutischer Breite im Medikamentenplan enthalten sind. Klassiker hierfür sind Digitalis und Theophyllin.

Tab. 10.3 Übersicht über mögliche Interaktionsebenen bei Polypharmazie

Interaktionsebene	Beispiel	Kommentar
Chemisch/physikalisch	Inkompatibilität bei Mischung von Injektionslösungen (z. B. Tramadol und Diclofenac, Furosemid und Morphin)	Misch-Infusionen/Injektionen generell vermeiden
Gastrointestinaltrakt	Theophyllin und Mg-Salze, Fe-Präparate, Milch (Chelatbildung)	Komedikation beachten, zeitliche Entzerrung nutzen, Interaktionen mit Nahrungsaufnahme beachten
	Antibiotika beeinflussen die Darmflora, dadurch kann die Vit.-K-Produktion sinken und die Gefahr einer Überdosierung oraler Antikoagulanzien entstehen	Behandlung mit Antibiotika so kurz wie möglich halten, häufigere Kontrolle der entsprechenden Gerinnungswerte (INR) bei Komedikation mit Vit.-K-Antagonisten
Transportsysteme	Johanniskraut-Präparate und Digitalis interagieren am MDR-1-Transporter, dadurch Gefahr der Überdosierung des Digitalis	Digitalis-Überdosierungen werden häufig übersehen, auch „pflanzliche Arzneimittel" enthalten hochwirksame Substanzen und können interagieren
CYP-Systeme (hepatische Elimination)	Carbamazepin und Serotonin-Wiederaufnahmehemmer (SSRI), aber auch Clarithromycin interagieren am CYP3A4-System, Carbamazepinspiegel können ansteigen	Erheblich erhöhte Sturzgefahr bei zu hohen Carbamazepin-Spiegeln, wichtiger Aspekt und Argument, alternative Antiepileptika zu nutzen z. B. auch bei der Behandlung des neuropathischen Schmerzes
Pharmakodynamik (Interaktion an der biologischen Zielstruktur)	NSAID und Antihypertensiva (Diuretika, ACE-Inhibitoren): Schwächen der antihypertensiven Wirkung; Tramadol und SSRI gemeinsam erhöhen die Gefahr eines serotonergen Syndroms	Häufige Ursache für hypertensive Entgleisungen, häufig übersehen, da NSAID als OTC benutzt, nach Stürzen, Verletzungen und operativen Eingriffen; Tramadol hat ebenfalls einen Effekt auf die Wiederaufnahme biogener Amine

Unter den vielfältigen denkbaren Möglichkeiten bei der typischen geriatrischen Multimorbidität spielen doch nach aktuellen Auswertungen der Daten der gesetzlichen Krankenversicherung (GKV) besonders solche Interaktionen eine Rolle, die die Blutungsgefahr erhöhen, wenn antikoagulatorisch wirksame Medikamente verordnet werden (z. B. gleichzeitige Einnahme von NSAID). Obwohl eine solche typische geriatrische Multimorbidität nicht allgemein konsentiert ist, kann man als Muster doch das Zusammentreffen von folgenden Erkrankungen beschreiben: Chronische internistische Erkrankungen wie Herzinsuffizienz oder obstruktive Lungenerkrankung und arterielle Hypertonie mit chronischen muskuloskelettalen Erkrankungen, die eine Schmerzkontrolle erfordern, und neurodegenerative Erkrankungen oder psychiatrische Probleme, die eine dauerhafte Medikation mit entsprechenden Psychopharmaka notwendig machen. Ein weiteres Problemfeld ist die Auslösung von Blutdruckschwankungen durch Komedikation (auch hier sind wieder häufig NSAID im Spiel), welche das Sturzrisiko der Patienten evtl. deutlich erhöhen kann.

MERKE

Grundsätzlich sind folgende Aspekte zu bedenken:

- Bei älteren Patienten mit Polypharmazie nach Möglichkeit Medikamente mit enger therapeutischer Breite vermeiden (Digitalis, Theophyllin).
- OTC-Medikamente aktiv erfragen (z. B. NSAID).
- Besonderes Augenmerk auf mögliche Interaktionen bei eng einzuhaltenden Wirkspiegeln oder wenn Schwankungen im Wirkspiegel prompt von Risikoereignissen gefolgt sind (z. B. Blutdruckschwankungen und dadurch begünstigte Sturzereignisse).

10.8 Selbstmanagement

Ein gutes Behandlungsergebnis hängt in vielen klinischen Situationen von der Unterstützung des Selbstmanagements des Patienten ab, so auch besonders die Pharmakotherapie. Sie wird im ambulanten Behandlungskontext chronischer Gesundheitsprobleme überwiegend vom Patienten alleine durchgeführt.

Daher sind Beratung und Begleitung von großer Bedeutung. Bei älteren Patienten wird oft übersehen, dass auch leichtere Störungen in der Funktionalität bereits zu gravierenden Problemen im Umgang mit Medikamenten führen können, wie sehr schön in der Arbeit von Nikolaus et al. gezeigt wurde (Nikolaus et al. 1996). Eine Vielzahl auch einfacher Medikamente erfordert aber aufgrund ihrer Größe und der Art und Beschaffenheit der Verpackung ein Mindestmaß an erhaltener Funktionalität. Der Umgang mit Medikamenten gehört zu den komplexeren Aufgaben des täglichen Lebens im ADL-IADL-System. Hier kommt es häufig viel früher zu Problemen als z. B. im Bereich Lokomotion oder Körperpflege (ADL-Bereich), wo dann der Bedarf der Unterstützung des Patienten auch ohne Kategorisierung und Quantifizierung durch Assessment-Tools qualitativ evident wird. Oder mit anderen Worten: Bei genauerer Überprüfung erweisen sich viele zunächst als „fit" betrachtete Senioren als nicht mehr sicher in der Lage, mit Medikamenten umzugehen. Besonders wichtig sind folgende funktionelle Domänen:

- Visus
- Kognition
- Manuelle Fertigkeit.

Eine Prüfung dieser Domänen sollte vor jeder Neuverordnung insbesondere komplexer Therapien erfolgen, um den Patienten rechtzeitig durch Dritte in der korrekten Durchführung seiner Therapie unterstützen und so Fehler und klinische Probleme vermeiden zu können. Besonders die Gruppe der Hochaltrigen (80 Lebensjahre und mehr) ist von solchen funktionellen Einschränkungen betroffen. Aber auch bei bereits lange bestehenden Selbstmanagement-Kompetenzen muss man bei zunehmendem Lebensalter damit rechnen, dass diese allmählich verloren gehen und Fehler entstehen. Oft ist dies den betroffenen Patienten selbst gar nicht klar, sodass eine objektive Überprüfung dieser Fähigkeiten in regelmäßigen Abständen durchaus Sinn macht, gerade dann, wenn komplexe und potenziell mit Risiken behaftete Therapien durchgeführt werden sollen. Ein gutes Beispiel hierfür ist die Selbst-Applikation von Alt-Insulin bei gealterten Diabetes-Patienten mit erlerntem Selbstmanagement der Insulin-Injektion. Gerade hier entwickeln sich oft Visus-Probleme oder Vergesslichkeit im Rahmen von demenziellen Erkrankungen, und die Sicherheit im Applizieren des Insulins geht verloren, was potenziell schwerwiegende Auswirkungen haben kann (Hypoglykämie).

Die Überprüfung der vorhandenen Ressourcen für ein erfolgreiches Selbstmanagement ist eine klassische Aufgabe für das geriatrische Assessment. Ein geeigneter kurzer Test ist der **Geldzähl-Test nach Nikolaus** (Nikolaus et al. 1995), der für die Situation der Insulin-Applikation validiert ist (Burkhardt et al. 2006), so aber auch für andere Fragestellungen zum Selbstmanagement Pharmakotherapie verwendet werden kann und nur sehr wenig Zeit in Anspruch nimmt.

10.9 Monitoring und Risikominimierung

Unter einem Medikamenten-Monitoring sollte man nicht nur das regelmäßige Überprüfen des Blutspiegels auf Wirkstoffe mit geringer therapeutischer Breite verstehen. Ein Monitoring der Pharmakotherapie umfasst vielfältige Aspekte und sollte neben Hinweisen für eine evtl. veränderte Pharmakokinetik, veränderte Muster der Polypharmazie auch patientenbezogene Aspekte in den Blick nehmen. Dazu zählt wie oben besprochen die Funktionalität. Sie ist nicht nur relevant für das Selbstmanagement, sondern lässt vielfach auch Rückschlüsse auf eine evtl. veränderte Nutzen-Risiko-Bilanz zu, insbesondere wenn dadurch die Prognose chronisch voranschreitender Veränderungen abgelesen werden kann. Aber auch andere Aspekte der Pharmakotherapie können dadurch tangiert sein, z. B. ist bei Eintreten in die fortgeschrittenen Phasen vieler neurodegenerativer Erkrankungen mit dem Auftreten von Schluckstörungen zu rechnen, was wiederum dazu führt, dass gängige orale bzw. enterale Routen für dauerhaft notwendige Medikation nicht mehr gut benutzt werden können und nach Alternativen gesucht werden muss (z. B. transdermale Applikationsformen). Dies kann z. B. für Patienten mit Morbus Parkinson und begleitender Demenz in den letzten Phasen der Erkrankung eine gute Alternative darstellen. Oder es stellt sich andererseits die Frage, ob man wegen notwendiger Aspekte der Pharmakotherapie zu einer Sondenanlage schreiten will. Das kann zur Symptomkontrolle bei Patienten mit Anfallsleiden oder auch Morbus Parkinson eine Hilfe sein. Beim

Auftreten einer Schluckstörung im Rahmen der fortgeschrittenen Demenz wird eine Sondenernährung oder Sondenanlage (PEG) generell nicht befürwortet, da an der Prognose, wie durch mehrere Untersuchungen nachgewiesen, keine signifikante Veränderung bewirkt wird.

Ein weiterer Punkt, der zum Monitoring der Pharmakotherapie gehört, ist die Wahrnehmung etwaiger Veränderungen der Patienten-Präferenz im Verlauf. Dies setzt natürlich voraus, dass der wichtige Punkt der Patienten-Präferenz beachtet wird, wie auch bereits bei Formulierung der Methoden der *Evidence-Based Medicine* angeführt (Sackett et al. 1996). Man sollte sich bewusst machen, dass auch in den letzten Phasen des Lebens nicht selten gerade durch das Erleben der Symptome und Einschränkungen durch chronische Gesundheitsprobleme auch Veränderungen in den Einstellungen und Präferenzen des Patienten auftreten können, sodass auch diese Aspekte zwischen Verordner (Arzt bzw. Therapeut) und Rezipient (Patient) immer wieder neu verhandelt werden müssen im Sinne eines fortgesetzten *Shared-Decision-Making*-Ansatzes (Ellwyn et al. 2000). ➤ Tab. 10.4. gibt eine Übersicht über diese Aspekte.

10.10 *Off-Label*-Behandlung

Von *Off-Label*-Behandlung spricht man, wenn der explizit in der Medikamentenzulassung beschriebene Anwendungsbereich verlassen wird. In diesen Fällen ist eine Anwendung von Medikamenten nicht grundsätzlich untersagt, bedarf aber der Information des Patienten und seiner Zustimmung und gilt im deutschen pharmako-legalen Kontext dann als individueller Heilversuch. Für diesen muss eine begründete positive Aussicht auf einen Behandlungserfolg bei erwarteter günstiger Risiko-Nutzen-Bilanz vorliegen. Dies kann beispielsweise durch zusätzliche, außerhalb des Zulassungsverfahrens gewonnene Daten nachgewiesen werden. Die Verantwortlichkeit, insbesondere beim Auftreten von UAW, liegt hier prinzipiell beim Verordner allein, daher sollten *Off-Label*-Situationen gut dokumentiert werden. Daneben können sich zusätzliche Fragen der Erstattungsfähigkeit ergeben.

Grundsätzlich kommen verschiedene Abstufungen der *Off-Label*-Situation vor. Häufig sind aus einer Gruppe von ähnlichen Medikamenten, deren Wirksamkeit auch in der Studienlage anerkannt ist, nicht

Tab. 10.4 Übersicht über Aspekte des Monitorings

Aspekt	Methode	Kommentar
Nierenfunktion	Schätzformel verwenden	Wichtigster Marker im Monitoring bzgl. pharmakokinetischer Veränderungen
Gang- bzw. Standsicherheit	Assessment-Instrumente wie *Timed-up-and-go*-Test (Posiadlo et al. 1991) aus dem geriatrischen Assessment	Prävention von Sturzereignissen
Kognition	Assessment-Instrumente wie der MOCA-Test (https://mocacognition.com/) aus dem geriatrischen Assessment	Frühzeitiges Erkennen sich entwickelnder zerebraler Vulnerabilität; wichtiger Aspekt der Selbstmanagement-Fähigkeiten
Risiko für unerwünschte Wirkungen	Blutspiegel; spezielle Verfahren, die auf konkrete Risiken zielen wie z. B. EKG zum Erkennen des Torsade-Risikos	Wichtig für Medikamente mit geringer therapeutischer Breite, allerdings keine Garantie für Nicht-Auftreten von unerwünschten Wirkungen
Prognostische Erwartung	Kann evtl. bei dominierender *Frailty* oder chronisch neurodegenerativer Erkrankung durch Assessment-Instrumente unterstützt werden	Besonders beim Übergang in die terminale Phase einer chronischen Erkrankung (z. B. Demenz), kann sehr anspruchsvoll sein
Gesundheitsüberzeugungen	Anamnese, ärztliches Gespräch	Nur zum Teil stabile oder habituelle Merkmale, bei Transition in fortgeschrittene Phasen oder Lebensereignissen sind Veränderungen möglich
Patienten-Präferenzen	Anamnese, ärztliches Gespräch	Müssen immer wieder aktualisiert werden, z. B. besonders wenn es um eine Vorausverfügung oder Priorisierung von Therapiezielen geht

alle auch für alle denkbaren Anwendungsbereiche zugelassen. Beispielsweise kann Risperidon bei BPSD im Rahmen einer Demenzerkrankung bei explizit aggressivem Verhalten eingesetzt werden; dies gilt aber aus Sichtweise des Zulassungsbereichs nicht für Quetiapin. Ferner kann nur eine begrenzte Anwendungsdauer zugelassen sein (hier wieder Risperidon bei aggressivem Verhalten für 6 Wochen), nicht aber eine dauerhafte Medikation. Schließlich kann auch die Indikationsdiagnose stark eingeschränkt sein und nicht alle Varianten einer Erkrankungsgruppe betreffen (so ist Risperidon bei aggressivem Verhalten nur explizit für die Alzheimer-Demenz zugelassen, bei strenger Betrachtungsweise jedoch nicht für die vaskulär bedingte Form oder Mischformen).

Oft entstehen *Off-Label*-Situationen dadurch, dass die in der Produktinformation explizit ausgewiesenen und beschriebenen Anwendungsbereiche der klinischen Praxis hinterherhinken und teils auch bedeutende Anwendungsbereiche vom Hersteller noch nicht aufgenommen worden sind. Das kann daran liegen, dass es sich um Nischenbereiche handelt, seltene Konstellationen oder Erkrankungen, oder aber in der klinischen Praxis Erkenntnisse auf benachbarte oder ähnliche klinische Fragestellungen extrapoliert werden. Ein Beispiel für letztere Situation ist die jahrelang geübte Praxis, im Bereich der konservativen Medizin zur Thromboembolieprophylaxe mit niedermolekularen Heparinen zu therapieren, obwohl für diese über eine lange Zeit keine explizite Zulassung vorlag. Ein anderes Beispiel ist das im akutmedizinischen Bereich klinisch relevante Problem der *Critical Care Illness.* Hier existieren nur *Off-Label*-Vorschläge für Pharmakotherapie (z. B. Thioctazid). Neue Entwicklungen oder auch neue Erkrankungen erzeugen so häufig *Off-Label*-Situationen, die unter der Prämisse des *Shared Decision-Making* mit dem Patienten oder seinem Vertreter besprochen und auch dokumentiert werden sollten.

Für den Bereich Psychiatrie weist eine recht aktuelle Untersuchung in 10 deutschen psychiatrischen Krankenhäusern eine Prävalenz von etwa 30 % für *Off-Label*-Behandlungen aus. Führende Medikamente waren hier Antiepileptika, die bei bipolaren Störungen und Psychosen zur emotionalen Stabilisierung eingesetzt wurden (Hefner et al. 2022). Eine weiterhin gültige gute Übersicht bietet die Arbeit von Wetterling (2004), die speziell auf die Verordnungspraxis der Psychiatrie referiert und auch detaillierte Auskunft über die komplexen pharmako-legalen Aspekte bietet.

10.11 Probleme in der Langzeittherapie mit Pharmaka

Ein ebenfalls nicht unbedeutender Aspekt der Pharmakotherapie ist die notwendige Dauer dieser Intervention. Hier ist zu unterschieden zwischen solchen Medikamenten, die nur **kurzfristig** eingesetzt werden müssen, evtl. auch in Intervallen (Beispiele sind Bedarfsmedikamente für kurzfristig eintretende Situationen wie Schmerzmittel oder auch Antibiotika, aber auch Chemotherapeutika und viele andere mehr im Rahmen einer kurzfristigen Behandlung) und solchen, die für eine **langfristige,** womöglich auch **lebenslange Therapie** eingesetzt werden sollen. Für diese gilt als Indikation nicht nur das präventive Behandeln zur Vermeidung von Symptomen (z. B. Parkinson-Medikamente), sondern auch eine erwartete Verbesserung der Mortalität. Dies gilt für eine Vielzahl von Medikamenten, die bei Linksherzinsuffizienz eingesetzt werden, aber auch Thrombozytenaggregationshemmer und Antikoagulanzien sind hier zu nennen.

Neben den Problemen mit der Adhärenz, die sich durch Multimorbidität, nicht selten aber auch bereits bei nur einer chronischen Diagnose (z. B. Linksherzinsuffizienz) ergeben (➤ Kap. 11), kann sich das Risiko-Nutzen-Verhältnis durch zusätzliche UAW in der Langzeitanwendung verschieben. Auch hier sind die Zeiträume fließend. Idiosynkratische UAW können im Verlauf ohne Bezug zur bereits abgelaufenen Anwendungsdauer auftreten. Für andere UAW erhöht sich das Risiko durch die Langzeitanwendung sukzessive. Letzteres wird für die tardive Dyskinesie im Rahmen der Behandlung mit klassischen Neuroleptika angenommen. Eine weitere wichtige UAW aus dem psychiatrischen Bereich ist bei längerfristiger Anwendung die Gewöhnung; insbesondere gilt das natürlich für Benzodiazepine mit u. U. der Entwicklung einer starken Abhängigkeit. Hier spielt auch die Frage, inwiefern man solche Probleme mit geregelten Behandlungspausen *(Drug Holidays)* umgehen kann, eine wichtige Rolle. Bezüglich der Benzodiazepine ist neben dem Gewöhnungspotenzial und dem deutlich erhöhten Sturzrisiko unter dieser Medikation aus gerontopharmakologischer Sicht als UAW im Rahmen der Langzeitbehandlung auch der potenziell negative Einfluss auf die kognitive Performance zu erwähnen. Dies wird seit Jahren diskutiert und ausweislich auch neuerer Arbeiten scheint hier tatsächlich ein gewisses Risikosignal vorzuliegen (Liu et al. 2020).

Eine komplexe Frage für die Behandlung älterer Patienten bleibt die Abwägung von Risiko-Nutzen-Profil unter dem Aspekt der reduzierten Nutzen-Erwartung bezüglich Mortalität in der letzten Lebensphase, wie bereits weiter oben beschrieben. Daher ist für lebenslang angelegte medikamentöse Strategien eine differenzierte Bewertung auch bezüglich möglichem *Deprescribing* in der letzten Lebensphase zu fordern. Aktuell gibt es hier wenig Hilfen und es erfordert immer einen individuell abgestimmten Diskurs mit dem Patienten und seinem Umfeld hinsichtlich noch zu priorisierender Therapieziele. Grundsätzlich bleibt eine direkt symptomkontrollierende Therapie in diesem Kontext immer, im Zweifel auch bis in die letzten Lebenstage, indiziert, eine solche, die nicht auf direkte Symptomkontrolle fokussiert ist, andererseits ein Kandidat für eine geänderte und gegebenenfalls deeskalierende Betrachtungsweise.

10.12 Maßnahmen und Hilfen zur rationalen Pharmakotherapie bei Älteren

Die wichtigste Maßnahme zur optimalen Gestaltung der Pharmakotherapie bei älteren Patienten ist die regelmäßige kritische Überprüfung dieser vielfältigen Aspekte, sowohl was die Medikation selbst anbelangt, aber auch – und das wird oft zu wenig beachtet – patientenbezogener Aspekte. Das umfasst:

- Indikation
- Muster Polypharmazie
- Nutzen-Risiko-Relation
- Umsetzung in der Praxis
- Organfunktionen
- Funktionalität
- Prognostische Horizonte
- Patientenpräferenzen.

Wichtige Hilfsmittel für das Überprüfen der Indikation sind allgemein die **Leitlinien** der Fachgesellschaften bzw. größerer Verbände wie die Arbeitsgemeinschaft der wissenschaftlichen medizinischen Fachgesellschaften (AWMF). Ebenso zählen hierzu andere Quellen wie z. B. die qualitativ sehr hochstehenden Cochrane-Reviews. Vielfach ist aber eine Kommentierung dieser Empfehlungen notwendig, um diese Statements in die klinische Situation älterer und insbesondere geriatrischer Patienten übertragen zu können. Dies wurde exemplarisch von Onder et al. (2014) für fünf chronische Erkrankungen vorgenommen. Wichtige Situationen, in denen von den Empfehlungen abgewichen werden kann bzw. sogar sollte, sind die speziellen geriatrischen Risiken:

- Patienten mit deutlicher Sarkopenie (erhöhte Sturzgefahr)
- Patienten mit zerebraler Vulnerabilität (erhöhtes Delir-Risiko).

Hier entspricht die tatsächliche Nutzen-Risiko-Relation oft nicht derjenigen, die in Leitlinien zitiert wird. Andererseits kann es auch keine Lösung sein, alle bereits existierenden Leitlinien durch korrespondierende Leitlinien für ältere Patienten zu ergänzen. Bei genauerer Betrachtung sind diese Risikogruppen gut durch das geriatrische Assessment zu identifizieren und die Probleme mit der Pharmakotherapie im Detail beschreibbar. Das geriatrische Assessment stellt daher eine wichtige Hilfe in der Optimierung der Pharmakotherapie bei älteren Patienten dar.

Eine zweite Gruppe von Hilfen oder Hilfsmitteln sind **Bewertungslisten,** die Medikamente hinsichtlich ihres generellen Nutzen-Risiko-Profils für den Einsatz bei älteren Patienten bewerten. Dies kann naturgemäß nicht alle Facetten der realen Verordnungssituation abdecken. Mit PRISCUS (Holt et al. 2010, www.priscus2-0.de) steht eine deutsche Liste der ungeeigneten Medikamente (sogenannte PIMs für *Potential Inappropriate Medication)* zur Verfügung. Dieser Ansatz zielt auf das Vermeiden einer überschaubaren Anzahl von problematischen Medikamenten. Neben der PRISCUS-Liste, der analog zur amerikanischen Beers' Liste entwickelten Negativliste, existiert mit der FORTA-Bewertung[1] ein Labeling im deutschsprachigen Raum, welches ebenfalls über einen Delphi-Prozess eine abgestufte Bewertung

[1] www.umm.de/docs/klinikum/Med_4/FORTA-Liste_2021.pdf

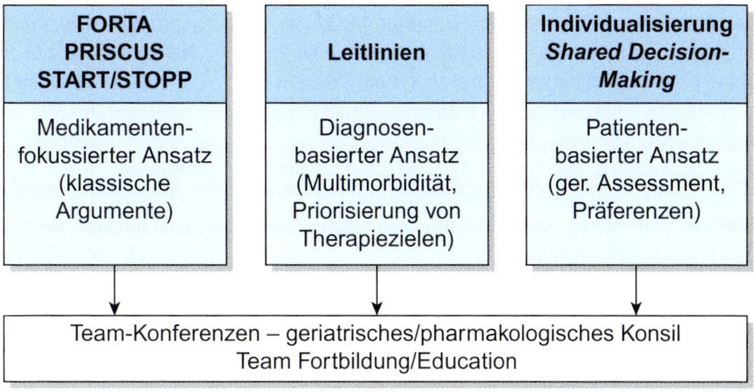

Abb. 10.3 Interprofessioneller Diskurs im Rahmen der Pharmakotherapie

vieler Medikamente gibt. Hier ist der Anspruch der Bewertung durchaus weiter gefasst und soll prinzipiell alle wichtigen Medikamente umfassen. Dieser Ansatz zielt auf eine eher diskursiv angelegte Bewertung der gesamten Medikation und unterstützt eine denkbare Priorisierung. Nicht unerwähnt bleiben dürfen die aus dem angloamerikanischen Raum stammenden START/STOPP-Listen (Gallagher et al. 2008, Barry et al. 2007). Hier wird eine Negativliste durch eine Positivliste ersetzt. Dieser Ansatz fußt (stärker als die Negativlisten) auf einer Unterstützung von aktiven Eingriffen in den Medikamentenplan *(Check and Act)*. So sind diese aktuell verfügbaren Bewertungs-Hilfsmittel von Medikamenten durchaus nicht vollständig redundant, sondern teilweise stark ergänzend.

Schließlich stellen solche komplexen Situationen wie die Polypharmazie in klassischer Weise Anlässe für interdisziplinäre Konferenzen oder Fallanalysen dar, wie sie zum Beispiel in sogenannten Pharmaboards realisiert werden könnten (Petrovic et al. 2016). Dazu bedarf es aber einer verbesserten Aufmerksamkeit für die Problematik insgesamt, bzw. einer Offenheit aller Beteiligter, diese Problematik in eine Team-Konferenz einzubringen. Aktuell werden solche Aspekte in diesem Kontext in Deutschland z. B. im Hinblick auf die Abrechnungsfähigkeit leider weniger unterstützt. Auch das Angebot eines geriatrischen Konsils wäre hier sehr hilfreich. Gerade im interdisziplinären Diskurs zwischen Arzt (Indikation), Pharmazeut (Medikamenten-Aspekte), Pflege (Selbstmanagement – Funktionalität – Patientenpräferenz), um nur grob die Dimensionen einer solchen Fallkonferenz zu skizzieren, könnte eine individuelle Lösung auch für schwierige Konstellationen auf einer rationalen Basis gefunden werden (➤ Abb. 10.3).

Die optimale Lösung für eine rational fundierte, aber den individuellen Bedürfnissen des Patienten angepasste Pharmakotherapie kann schwierig sein. Sie erfordert einen weiten Blick und muss vielfältige Aspekte ins Kalkül ziehen. Sie muss unbedingt die Situation des Patienten fortlaufend berücksichtigen, immer wieder das Gespräch mit ihm suchen und Informationen aus seinem Umfeld aufnehmen. Außerdem muss sie anerkennen, dass durch Alterungsprozesse nicht nur die Organfunktionen einem dynamischen Prozess unterliegen, sondern diese Prozesse auch den Patienten selbst in seiner Person hinsichtlich Präferenzen und Bedürfnisse beeinflussen und verändern. Um diesem Anspruch gerecht zu werden, ist nicht zuletzt auch eine Offenheit gegenüber interprofessionellen Diskursen erforderlich.

LITERATUR

Barry PJ, Gallagher P, Ryan C, O'Mahony D (2007). START (screening tool to alert doctors to the right treatment) – an evidence-based screening tool to detect prescribing omissions in elderly patients. Age Ageing. 36: 632–8.

Boyd CM, Darer J, Boult C, Fried LP, Boult L, Wu AW (2005). Clinical practice guidelines and quality of care for older patients with multiple comorbid diseases: Implications for pay for performance. JAMA. 294:716–24.

Burkhardt H, Karaminejad E, Gladisch R (2006). A short performance test can help to predict adherence to self-administration of insulin in elderly patients with diabetes. Age Ageing. 35:449–50.

Campbell N, Perkins A, Hui S, Khan B, Boustani M (2011). Association between prescribing of anticholinergic medications and incident delirium: A cohort study. J Am Geriatr Soc. 59 Suppl 2:S277–81.

Cockcroft DW, Gault MH (1976). Prediction of creatinine clearance from serum creatinine. Nephron. 16: 31–41.
Cunningham C, Maclullich AM (2013). At the extreme end of the psychoneuroimmunological spectrum: Delirium as a maladaptive sickness behavior response. Brain Behav Immun. 28:1–13.
Ellwyn G, Edwards A, Kinnersley P, Grol R (2000). Shared decision making and the cocept of equipoise: The competences of involving patients in healthcare choices. Br J Gen Pract. 50:892–897.
Gallagher P, Ryan C, Byrne S, Kennedy J, O'Mahony D (2008). STOPP (Screening Tool of Older Persons' Prescriptions) and START (Screening Tool to Alert Doctors to Right Treatment): Consensus Validation. Int J Clin Pharmacol Ther. 46:72–83.
Garfinkel D, Ilhan B, Bahat G (2015). Routine deprescribing of chronic medications to combat polypharmacy. Ther Adv Drug Saf. 6:212–33.
Gillick M (1998). Choosing medical care in old age. Boston: Harvard University Press.
Hefner G, Wolff J, Toto S, Reißner P, Klimke A (2022). Off-label use of antidepressants, antipsychotics, and mood-stabilizers in psychiatry. J Neural Transm (Vienna). 129(11): 1353–1365.
Holt S, Schmiedl S, Thürmann PA (2010). Potenziell inadäquate Medikation für ältere Menschen: Die PRISCUS-Liste. Dtsch Arztebl Int. 107:543–51.
www.priscus2-0.de/fileadmin/media/PRISCUS_2/PRISCUS%202_Liste_Anhang_in_DE_nicht_verfuegbare.pdf (letzter Zugriff: 27.05.2025).
https://mocacognition.com/ (letzter Zugriff: 27.05.2025).
www.umm.de/docs/klinikum/Med_4/FORTA-Liste_2021.pdf (letzter Zugriff 27.05.2025).
Liu L, Jia L, Jian P, Zhou Y, Zhou J, Wu F, Tang Y (2020). The Effects of Benzodiazepine Use and Abuse on Cognition in the Elders: A Systematic Review and Meta-Analysis of Comparative Studies. Front Psychiatry. 11: 00755.
Nikolaus T, Bach M, Specht-Leible N, Oster P, Schlierf G (1995). The timed test of money counting: A short physical performance test for manual dexterity and cognitive capacity. Age and Aging. 24:257–258.
Nikolaus T, Kruse W, Bach M, Specht-Leible N, Oster P, Schlierf G (1996). Elderly patients' problems with medication. An in-hospital and follow-up study. Eur J Clin Pharmacol. 49:255–9.
Onder G et al. (2014). Recommendations to prescribe in complex older adults: Results of the Criteria to assess appropriate Medication use among Elderly complex patients (CRIME) project. Drugs Aging. 31:33–45.
Petrovic M, Somers A, Onder G (2016). Optimization of Geriatric Pharmacotherapy: Role of Multifaceted Cooperation in the Hospital Setting. Drugs Aging. 33:179–88.
Posiadlo D, Richardson S (1991). The timed „Up and Go": A test of basic functional mobility for frail elderly persons. J Am Geriatr Soc. 38:142–148.
Sackett DL, Rosenberg WM, Gray JA, Haynes RB, Richardson WS (1996). Evidence based medicine: What it is and what it isn't. BMJ. 312:71–2.
Schaeffner ES, Martus P, Ebert N (2014). External validation of the berlin initiative equations. Am J Kidney Dis. 64:658–9.
Trifirò G, Spina E (2011). Age-related changes in pharmacodynamics: Focus on drugs acting on central nervous and cardiovascular systems. Curr Drug Metab. 12:611–20.
Wetterling T (2004). Verabreichung von Medikamenten außerhalb der zugelassenen Indikationsgebiete (off-label-use) Fortschr Neurol Psychiatr. 72: 245–54.

KAPITEL

11 Adhärenz bei älteren Patienten

Heinrich Burkhardt

11.1 Allgemeine Aspekte und epidemiologische Daten

MERKE

Mit Adhärenz wird formal die Übereinstimmung zwischen dem Verhalten des Patienten und dem Therapieplan beschrieben (Haynes 1979). Der früher häufig verwendete Begriff Compliance sollte in diesem Zusammenhang nicht verwendet werden, da er oft mit entsprechend wertender Konnotation verbunden ist. Adhärenz betrifft nicht nur die Pharmakotherapie, sondern alle Aspekte der dem Patienten angeratenen Empfehlungen oder verordneten Maßnahmen.

Abweichungen hiervon können den Therapieerfolg beeinflussen. Es ist schlicht unrealistisch anzunehmen, dass eine exakte Therapietreue über längere Zeit möglich ist. Umso wichtiger ist es, dieses Thema offen mit dem Patienten zu besprechen und ihn zu unterstützen, einer optimalen Therapietreue möglichst nahezukommen, bzw. entsprechende Strategien einzuüben, wie vorgegangen werden soll, falls eine Dosis vergessen wurde.

BOX 11.1

Untersuchungen zu Prävalenzraten mangelnder Adhärenz sind herausfordernd. Selbst in kontrollierten Studien muss ein nicht unbeträchtlicher Aufwand betrieben werden, die genaue Anzahl der korrekt eingenommenen Dosen eines Medikaments zu ermitteln. Verfügbare Daten zeigen **Prävalenzraten von Medikationsfehlern bis über 50%** je nach behandelter Entität. Werden zum Zwecke einer Symptomkontrolle verordnete Medikamente meist genauer eingenommen (z. B. Schmerzmedikamente), so kann dies bei nicht direkt spürbaren wiederkehrenden Symptomen wie der Kontrolle des Blutdrucks oder der metabolischen Kontrolle beim Diabetes mellitus (DM) anders sein. Insbesondere bei der Hypertoniebehandlung wurden sehr hohe Fehlerraten bis über 40% berichtet. Es gibt auch Hinweise, dass die Adhärenzraten bei mittlerer Schwere des entsprechenden Gesundheitsproblems am besten sind, bei schweren Störungen hingegen etwas abnehmen (evtl. auch durch die Einflüsse der Erkrankung selbst) und bei leichteren Störungen aufgrund der Einschätzung des Patienten und seiner Gesundheitsüberzeugungen ebenfalls deutlich niedriger liegen.

Non-Adhärenz spielt auch eine Rolle bei Klinikeinweisungen. So ergab eine Untersuchung mit einer genauen Analyse repräsentativer Klinikaufnahmen bei über 75-Jährigen, dass eine Non-Adhärenz als ursächliches Problem in 26% der stationär aufgenommenen Patienten vorlag (Chan et al. 2001). Diese Zahl mag schwanken und auch stark von lokalen und nationalen Gegebenheiten abhängen, weist aber deutlich auf die Konsequenzen hin, die eine nicht optimale Adhärenz mit sich bringen kann. Es wird deutlich, dass bei einer Vielzahl von akut auftretenden Gesundheitsproblemen erneut eine Aktualisierung der Medikation unter aktiver Nachfrage nach evtl. vorliegenden Adhärenzproblemen erfolgen sollte.

11.2 Kategorisierungen und theoretische Konzepte

➢ Tab. 11.1 gibt einen Überblick über die unterschiedlichen sowohl therapiebezogenen als auch patientenbezogenen Aspekte, die zu einer Störung der Adhärenz führen können und deren Bedeutung in der Praxis.

Eine gute Übersicht über diese Barrieren anhand einer aktuellen ausgedehnten Literaturanalyse findet sich bei Yap et al. 2016. Dabei ergeben sich für die einzelnen Faktoren komplexe Interaktionen und

Tab. 11.1 Einflussfaktoren auf die Adhärenz

Behandlung	Einflussfaktor	Auswirkung
Medikamenten- und therapieassoziiert	Komplexität der Behandlung, z. B. Applikationswege und etwaige Devices	Komplexe Strategien erfordern gute Funktionalität des Patienten.
	Diskontinuität der Therapie	Je regelmäßiger und einfacher die Therapie, umso besser die Adhärenz.
	Anzahl der Medikamente	Immer wieder nachgewiesener klarer inverser Bezug (McElnay und McCallion 1998; Chapman et al. 2008), die kritische Grenze wird bei **fünf Medikamenten** gesehen.
	Unerwünschte Arzneimittelwirkungen (UAW), Risikograd der Therapie	Risiken müssen zu Beginn der Verordnung mit dem Patienten besprochen werden, bei bis zu 10 % der Patienten treten UAW auf.
	Verpackung der Medikamente	Dieser Faktor sollte nicht vernachlässigt werden; Potenzial für die pharmazeutische Beratung in Apotheken.
	Dokumentation der Medikation	Patienten benötigen zumeist Unterstützung, die von Ihnen durchgeführte Medikation so zu dokumentieren, dass sie die Adhärenz unterstützen, z. B. über eine regelmäßige Überprüfung der Medikationsliste (Jäger et al. 2015).
Erkrankungsassoziiert	Chronizität der Erkrankung	Bereits bei prophylaktischen Strategien von besonderer Bedeutung.
	Schlechte Prognose	Schweregrad und Prognose zeigen evtl. einen komplexen Bezug zur Adhärenz (umgekehrte U-Kurve – siehe Fließtext).
	Symptombild	Viele ältere Patienten zeigen oft hyposymptomatische Verläufe, d. h. mehr unspezifische als klassische Symptome.
Patientenassoziiert	Veränderungen der Physiologie	Bei stärkerem Bezug zur relevanten Funktionalität (z. B. Visusminderung).
	Multimorbidität	Ähnlich wie Polypharmazie ein immer wiederkehrender Faktor für Fehler in der Umsetzung der Therapie, aber abhängig vom Muster der Multimorbidität.
	Kognitive Fähigkeiten	Spielen eine zentrale Rolle bei älteren Patienten (Gray et al. 2001), da sie direkten Einfluss auf die Adhärenz haben.
	Gesundheitsüberzeugungen	Beurteilung ist schwierig, da bei älteren Patienten oft stabilere Gesundheitsüberzeugungen vorliegen.
	Psychosoziales Profil	Die Rolle habitueller Persönlichkeitsvariablen ist zu wenig untersucht.

Tab. 11.1 Einflussfaktoren auf die Adhärenz *(Forts.)*

Behandlung	Einflussfaktor	Auswirkung
Andere Faktoren	Arzt-Patient-Beziehung	Umstritten, grundsätzlich wird ein Stil angelehnt an das *Shared-Decision-Making*-Modell propagiert.
	Zugang zu Medikamenten	Bei eingeschränkter Funktionalität durchaus auch bei allgemein guter Infrastruktur relevant.
	Soziale Unterstützung	Möglicherweise in verschiedenen Lebensaltern differenziell wirksamer Faktor, für Patienten mit funktionellen Einschränkungen von besonderer Bedeutung.
	Armut	Unterschiede nach Versicherten-Status und Leistungsumfang sind denkbar (Angst, anderen zur Last zu fallen); von der WHO eindeutig als klassisches Problem adressiert, auch in der Bundesrepublik Deutschland bei chronischen Erkrankungen evtl. ein Problem.

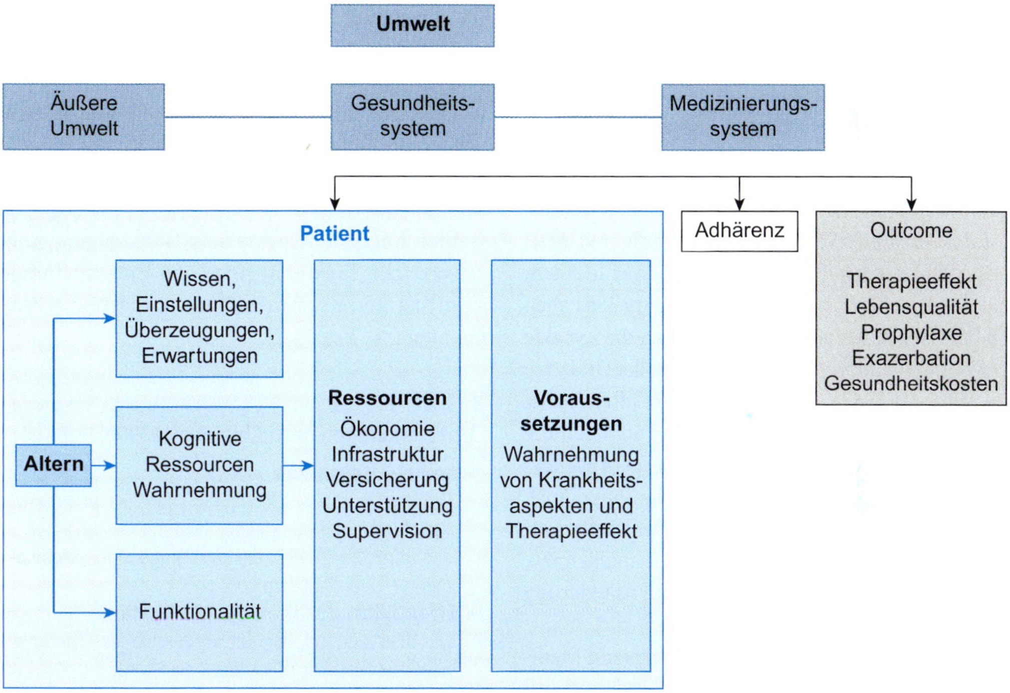

Abb. 11.1 Adhärenz im Kontext der therapeutischen Situation [L231]

Überschneidungen. Murray et al. stellten diese Bezüge in einem überzeugenden Konzept grafisch dar (➤ Abb. 11.1).

In der Literatur ist Adhärenz in der Regel kein stabiles habituelles Merkmal, sondern in einer ausgesprochen deutlichen Dynamik Zeit und vielfältigen anderen Einflüssen unterworfen.

Sowohl **krankheitsassoziierte Aspekte** als auch **therapieassoziierte Aspekte** sind mit den funktionellen Ressourcen des Patienten in vielfältiger Weise verknüpft. Je komplizierter eine Therapie ist, z. B. durch komplexe Hilfsmittel, die es zu beherrschen gilt (Inhalations- und Injektionshilfen sind hier ein klassisches Beispiel), umso mehr wird eine funktionelle Störung dafür sorgen, dass das Hilfsmittel nicht mehr korrekt angewendet werden kann. In vielen Fällen sind die funktionellen Einschränkungen mit der zugrunde liegenden Morbidität verknüpft. Dies betrifft nicht nur somatisch repräsentierte Aspekte wie Visus und Kognition, sondern auch die psychische Situation des Patienten. So kann im Rahmen einer Depression als ernsthafte Gefährdung des Patienten eine Non-Adhärenz in Bezug auf somatische Komorbiditäten auftreten, wenn die Einnahme von Medikamenten unterlassen wird (z. B. Antikoagulation, Antiepileptika). Einschränkungen der Funktionalität sind aber auch wichtig, wenn es darum geht, entsprechende Schulungs- und Beratungsmaßnahmen zu realisieren oder den besonderen Bedarf der funktionell eingeschränkten Patienten im interprofessionellen Diskurs der Akteure im Gesundheitssystem adäquat zu adressieren.

11.3 Psychologische Aspekte und Patientenwissen

Bereits 1988 fanden Ried und Christensen heraus, dass das Adhärenz-Verhalten zu knapp einem Drittel von psychologischen Faktoren bestimmt war. In einem komplexen Gefüge psychischer Aspekte spielen neben den habituellen Kerneigenschaften auch die Aspekte der Kommunikation eine wesentliche Rolle (DiMatteo und DiNicola 1982). Die Stärkung der Adhärenz ist ein klassisches Feld für die Beratung und Schulung von Patienten und ihrem Umfeld. Dabei geht es nicht nur um Informations- und Wissensvermittlung. Auch muss man psychosoziale Aspekte wie etwa die Persönlichkeit des Patienten in ihrer Autonomie anerkennen, um dann im Idealfall auch eine Verhaltensänderung bewirken zu können.

Dies gilt auch im Kontext des Umgangs mit Medikamenten und wird bisweilen zu wenig beachtet. Wird bei der Neu-Diagnose etwa von einem DM jedem Arzt bewusst sein, dass schwierig umzusetzende Verhaltensänderungen beim Patienten erforderlich sind *(Life-style-change)*, so ist dies bei Verordnung eines Pharmakons nicht der Fall. Für den Patienten kann eine regelmäßige Medikamenten-Einnahme aber durchaus eine Umstellung sein. Hier spielen Gesundheitsüberzeugungen eine große Rolle, welche die Motivation des Patienten zur Adhärenz beeinflussen („Ich fühle mich gesund, ich brauche kein Medikament."). Das Zusammenspiel zwischen Information, Motivation und Verhalten stellten Meichenbaum und Turk (1987) in einem griffigen Konzept dar (➤ Abb. 11.2). Nicht unerwähnt bleiben sollen auch kulturelle Einflüsse, die hier mit ins Spiel kommen. Gerade in einer Zeit, die von starker Migration geprägt ist, muss man sich als Verordner unterschiedlichen Einstellungen stellen und sich mit diesen auseinandersetzen.

Alternativ zu klassischen Persönlichkeitstheorien werden die Gesundheitsüberzeugungen des Patienten als geeignete Prädiktoren des Phänomens Non-Adhärenz diskutiert. In der Übersicht von Chia et al. 2006 werden folgende Aspekte bzw. Überzeugungen herausgestellt, für die in einzelnen Untersuchungen signifikante Zusammenhänge dargestellt werden konnten (➤ Box 11.2).

BOX 11.2

Überzeugungen nach Chia et al. (2006)

- **Selbst-Effektivität:**
  Die Überzeugung, selbst in der Lage zu sein, unter verschiedenen Bedingungen bestimmte Aktivitäten ausführen zu können, hier den Umgang mit Medikamenten bewältigen zu können.
- **Effektivität der Therapie/Medikation:**
  Die Überzeugung, dass die vorgeschlagene Therapie bzw. das Medikament effektiv sein wird.

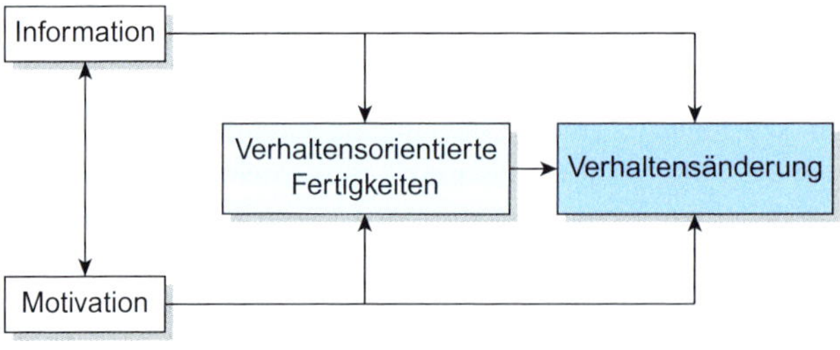

Abb. 11.2 Das Modell zum Zusammenspiel von Information und Motivation beim Bewirken einer Verhaltensänderung (Meichenbaum und Turk 1987) [L231]

- **Vertrauen in die ärztliche Kompetenz:** Die Überzeugung, dass ärztliche Kompetenz und die sich daraus ergebenden Ratschläge hilfreich sind.
- **Vertrauen in Naturheilmittel und Hausmittel:** Je größer das Vertrauen in Hausmittel etc. ist, umso weniger ausgeprägt ist die Adhärenz gegenüber den verordneten Therapien.
- **Kontrolle über die eigene Gesundheit:** Überzeugung, dass durch eigenes Verhalten Kontrolle über die Gesundheit erreicht werden kann.
- **Wahrnehmung der Erkrankung:** Überzeugung, dass Aspekte der Erkrankung kontrolliert oder positiv beeinflusst werden können.

Ob diese Befunde grundsätzlich für ältere Patienten verallgemeinert werden können und zu welchem Ausmaß sie regionalen Gegebenheiten und anderen Subgruppen-Aspekten unterliegen, ist noch nicht geklärt. Insgesamt geben diese Punkte aber dennoch gute Hinweise für die Praxis, um gezielt nach bestimmten Überzeugungen zu fragen und die Aufmerksamkeit hierfür zu stärken. Neben diesen psychologischen Aspekten sind das Wissen des Patienten um seine Erkrankung und die Notwendigkeit bestimmter Maßnahmen von Bedeutung. Aus einer Befragung von Patienten mit Herz- und Kreislauferkrankungen in Zürich geht hervor, dass bis zu 50% der Patienten die Indikationen ihrer Medikamente nicht richtig benennen konnten (Funk et al. 2004). Außerdem zeigte sich ein Trend zu noch höheren Prävalenzen dieses Befunds bei den Hochaltrigen (über 80-Jährigen). Dies lässt sich aber nicht ausschließlich auf zunehmende kognitive Probleme in dieser Altersgruppe zurückführen.

11.4 Besonderheiten bei älteren Patienten

Grundsätzlich ist die Adhärenz bei älteren Patienten nicht generell als problematischer einzustufen als bei jüngeren Patienten. Vielmehr ist zu beobachten, dass etwa Gesundheitsüberzeugungen eher von einer kooperativen Haltung und einem rationalen Umgang mit den Angeboten des Gesundheitssystems geprägt sind und oft im Vergleich zu jüngeren Patienten eine größere Stabilität aufweisen. Hier könnte zusätzlich auch ein Einfluss durch die in vielen Fällen erkennbar begrenzte Lebensdauer des Patienten gegeben sein. Unter diesen Bedingungen ändern sich auch hinsichtlich der Gesundheitsüberzeugungen die Prioritäten hin z. B. zur stärkeren Betonung der Lebensqualität oder zum Wunsch nach möglichst geringer Veränderung in der Lebensumwelt.

Der große Unterschied zu den jüngeren Altersgruppen ist vielmehr die viel größere Prävalenz von funktionellen Einschränkungen bei älteren Patienten, insbesondere die kognitiven Defizite, die besonders bei den Hochaltrigen über 80 Jahre eine wesentliche Rolle spielen. Das Ausmaß der funktionellen Ressourcen, welches für einen sicheren Umgang selbst mit herkömmlichen Medikamentenverpackungen benötigt wird, wird häufig unterschätzt. Eine wichtige Untersuchung von Nikolaus et al. konnte dies deutlich zeigen (Nikolaus et al. 1996). Die Studie belegt, dass bei nicht als auffällig funktionell eingeschränkten Patienten (z. B. bestand keine Demenz) bereits 10 % nicht in der Lage waren, eine simple Blisterpackung korrekt zu öffnen. Entsprechend höher lag der Anteil bei komplexeren Umpackungen wie z. B. der Flip-Top-Verpackung. Hiermit kam jeder zweite Patient nicht zurecht. Nicht nur bei der Handhabung der Verpackungen und der einzelnen Darreichungsformen (Tabletten, Kapseln etc.), sondern auch bei der korrekten Befolgung des Medikamentenplans und der etwaigen Dokumentation können dementsprechend vielfältige Fehler auftreten. Teilt man die Gesamtaufgabe „Umgang mit Medikamenten", welche ja auch einen Teilaspekt des IADL-Spektrums darstellt, in die erforderlichen und konkreten einzelnen Funktionalitäten auf, so erweisen sich als besonders signifikant:

- Visus
- Manuelle Geschicklichkeit
- Kognition

Die Prüfung dieser Teilaspekte in der Begleitung der Pharmakotherapie ist durch Instrumente des geriatrischen Assessments leicht möglich ➤ Tab. 10.4). Auftretende Adhärenzprobleme im Umgang mit Medikamenten können Vorboten einer abnehmenden Funktionalität sein. Deshalb ist es sinnvoll, bei älteren Patienten, insbesondere wenn Polypharmazie besteht oder komplexe Applikationsroutinen angewendet werden sollen (z. B. inhalative Medikamente) in regelmäßigen Abständen die entsprechenden Ressourcen zu überprüfen. Hierzu kann der Geldzähltest nach

Nikolaus verwendet werden (Nikolaus et al. 1995). Er wurde in einer auf Euro-Scheine und -Münzen adaptierten Form für ältere Patienten untersucht und validiert (Burkhardt et al. 2006; Zeyfang et al. 2012).

PRAXISTIPP

Durchführung des Geldzähltests nach Nikolaus (adaptiert für Euro-Scheine und -Münzen)

Herkömmliche Geldbörse ca. 12 × 9 cm, ein Fach für Scheine, ein Fach mit Druckknopf für Münzen

- 5-€-Schein im Fach für Scheine
- Im Fach für Münzen:
  - 1 × 2-€-Münze
  - 2 × 1-€-Münze
  - 1 × 50-Cent-Münze
  - 3 × 10-Cent-Münze

Testgröße: Zeit in s bis zur Nennung des richtigen Ergebnisses.

Ablauf: Proband die Fächer zeigen, Geldbörse schließen, Proband die Geldbörse übergeben, Zeit starten. Ende der Zeitmessung bei Nennung des korrekten Ergebnisses (9,80 EUR). Bei Nennung eines falschen Betrags Patienten darauf aufmerksam machen, dass das Ergebnis nicht richtig ist; drei Versuche erlaubt, dann Abbruch; bei t > 300 s ebenfalls Abbruch.

Bewertung:

- bis 45 s: normal
- 45 bis 70 s: wahrscheinlich hilfsbedürftig
- >70 s: hilfsbedürftig

MERKE

- Gesundheitsüberzeugungen des Patienten erfassen und beachten.
- Patient über die Aspekte seiner Erkrankung beraten (z. B. zu erwartende Prognose, auftauchende Probleme, Rationale für die Behandlungsstrategien).
- Medikamentenplan so einfach wie möglich halten.
- Prioritäten setzen, welche Medikamente am wichtigsten sind.
- Patienten versichern, dass auf die Wirkungen der Medikamente und die UAW geachtet wird (z. B. durch vereinbarte Kontroll-Visiten und Sichern des Informationsflusses zwischen Patient und Arzt bzw. Apotheker).
- Beraten über Indikation, Dosis und Einnahmevorschrift jedes Medikaments.
- Aktiv nach Memotechniken fragen, die der Patient einsetzt (Wie kann der Patient selbst sicher dosieren, oder sollen frühzeitig Unterstützer miteinbezogen werden?).
- Informationsmaterial zur Verstärkung des Beratungsgesprächs benutzen.
- Gelegenheit zum Fragen geben.
- Patienten fragen, warum welche Medikamente gegeben werden (um Informationserfolg zu testen).

Viele dieser Punkte erscheinen eigentlich selbstverständlich, sind es aber nicht, wie die sogenannten *Brown-Bag*-Studien immer wieder zeigen. Man muss damit rechnen, dass eine einmalige Information nicht ausreicht. Nur durch das wiederkehrende Gespräch über die Medikamente und andere Aspekte der Therapie kann letztlich eine genügende Anwendersicherheit erreicht werden. Hier kann auch das Leitmotto der WHO im Kontext der Adhärenz-Fragen in Erinnerung gerufen werden: *Patients need to be supported not blamed* (Unterstützung statt wertender negativer Kritik).

11.5 Beratung und Interventionen

Grundsätzlich können Interventionen zur Verbesserung der Adhärenz in zwei Richtungen zielen: Zum einen versuchen sie die konkrete Behandlungssituation des Betroffenen zu verbessern, zum anderen zielen sie aber auch auf eine verbesserte Bereitschaft potenzieller Unterstützer zur Hilfestellung bzw. verbesserten Aufmerksamkeit für Adhärenzprobleme ab. Beratungsmaßnahmen nehmen einen zentralen Platz im Verbund der die Adhärenz stützenden Interventionen bzw. Angebote ein. Grundsätzlich können Beratungen auch bei älteren Patienten erfolgen, oft müssen aber die Inhalte und Umstände den besonderen Bedürfnissen der Senioren angepasst werden. Hier gilt es, Gesundheitsüberzeugungen und die veränderte Perspektive von älteren Menschen zu beachten. Sind allgemein in der Erwachsenenmedizin viele Strategien sehr stark auf Verbesserung der Lebenszeitprognose ausgerichtet, so spielen für ältere Menschen insbesondere in der Situation der Gebrechlichkeit eher die Aspekte der Lebensqualität eine dominierende Rolle. Wird dies berücksichtigt, können Schulung und Beratung genauso erfolgreich sein wie bei jüngeren Patienten. Folgende Gesichtspunkte sind wichtig:

PRAXISTIPP

- Patienten richtig für die Schulungsmaßnahme auswählen bzw. Schulung individualisieren. Standardisierte Schulungsverfahren haben oft das Problem, dass sie die besonderen Bedürfnisse der älteren Menschen nicht berücksichtigen.

- Perspektive und Präferenz des Patienten berücksichtigen. Oft sind Ziele der Lebensqualität bedeutsamer als das Maximieren der Lebenserwartung.
- Überforderungen und Unterforderungen vermeiden.
- Frühzeitig Angehörige und Pflegende miteinbeziehen.
- Dies ist besonders bei erkennbaren kognitiven Problemen oder anderen funktionellen Barrieren wichtig!

Studien sprechen für einen mehrdimensionalen Ansatz. Dies beinhaltet eine individualisierte Beratung durch einen Pharmazeuten, der die oben beschriebenen verhaltenstheoretischen Gesichtspunkte im Sinne einer strukturierten Beratung berücksichtigt. Zusätzlich wurden regelmäßige Medikamenten-Reviews implementiert. Wie bei vielen anderen Interventionen im geriatrischen Kontext (Sturz, Malnutrition etc.) zeigt sich auch hier, dass bei multifaktoriell bedingten Problemen eben auch mehrdimensionale Lösungsstrategien angewendet werden sollten.

11.6 Arzt-Patient-Beziehung und Adhärenz

In den letzten Jahren wurde dem Stil der Arzt-Patient-Beziehung gerade in der Behandlung chronischer und komplexer Gesundheitsprobleme eine wichtige Bedeutung zugewiesen. Üblich ist der Stil des **Shared Decision-Making.** Hier wird die individuelle Entscheidung sozusagen immer neu zwischen Arzt und Patient verhandelt. So soll möglichst nahe an den aktuellen Präferenzen des Patienten therapiert werden. In einem schematischen Gefüge stellte Elwyn die denkbaren Interaktionsstile gegeneinander (Elwyn 2001). Zwei Aspekte spielen eine Rolle: **Information und Entscheidung.** In der Praxis spielen aus den denkbaren vier bzw. fünf verschiedenen Stilen drei eine relevante Rolle. Den Stil, der sowohl Information als auch Entscheidung dem Arzt überlässt, nennt man den **paternalistischen Interaktionsstil.** Dieser ist aus vergangenen Epochen des ärztlichen Handelns bekannt, er erscheint aber in einer Zeit vielfältig verfügbarer Informationen und dem Leitbild des mündigen Bürgers, somit auch des mündigen Patienten, nicht mehr aktuell. Auf der anderen Seite steht der Patient, der sowohl die Informationen als auch die Entscheidungen überwiegend kontrolliert. Diesen Stil nennt man **„informed“.** *Shared Decision-Making* nimmt hier eine mittlere Position ein (➤ Abb. 11.3). Im Prinzip lehnt sich dieses Konzept stark an die Grundsätze der klientenzentrierten Beratung von Rogers an (Rogers 1972).

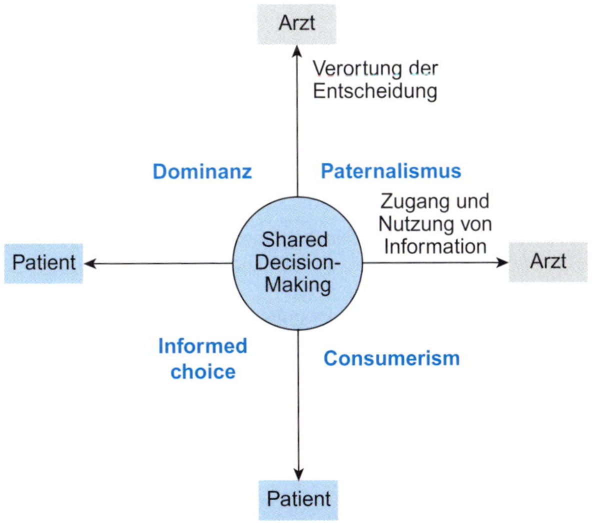

Abb. 11.3 Verortung der Arzt-Patient-Beziehung nach Elwyn 2001 [L231]

Zusammenfassung

Trotz der noch anhaltenden Diskussion sind sich die meisten Autoren einig, dass insbesondere bei der Betreuung chronischer Gesundheitsprobleme primär das *Shared Decision-Making* realisiert werden sollte. Ein schematisches Vorgehen, wie die Arzt-Patient-Beziehung konkret ausgestaltet werden sollte, ist aber nicht zu empfehlen. Der richtige Weg muss mit aufmerksamer und empathischer Haltung gefunden werden. In vielerlei Hinsicht ist die Stärkung der Adhärenz nach wie vor ein Teil der personalen Medizin und damit auch Ausdruck der ärztlichen oder auch pflegerischen Kompetenz. Heute würde man dies aber nicht nur bei einer Person verorten, sondern gerade im Kontext komplexer Aufgaben auch als Teamaufgabe gestalten. Für die Zukunft soll rund um die Stärkung der Adhärenz, insbesondere bzgl. der Pharmakotherapie, der multiprofessionelle Diskurs gestärkt werden. Neben dem verordnenden Arzt und den beratenden Pharmazeuten sollen auch Pflegende und Angehörige miteinbezogen werden.

LITERATUR

Burkhardt H, Karaminejad E, Gladisch R (2006). A short performance test can help to predict adherence to self-administration of insulin in elderly patients with diabetes. Age Ageing. 35: 449–50.

Chan M, Nicklason F, Vial JH (2001). Adverse drug events as a cause of hospital admission in the elderly. Intern Med J. 31: 199–205.

Chapman RH et al. (2008). Predictors of adherence to concomitant antihypertensive and lipid-lowering medications in older adults: A retrospective, cohort study. Drugs Aging. 25: 885–892.

Chia LR, Schlenk EA, Dunbar-Jacob J (2006). Effect of personal and cultural beliefs on medication adherence in the elderly. Drugs Aging. 23: 191–202.

DiMatteo MR, DiNicola DD (1982). Achieving patient compliance. The psychology of the medical practitioner's role. New York: Pergamon Press.

Elwyn G (2001). Shared decision making. Patient involvement in clinical practice. Thesis. Nijmegen: Nijmegen University.

Funk B, Kosek R, Käser L, Vetter W (2004). Was wissen Herzkreislaufpatienten über ihre Medikamente? Praxis. 93: 1493–1501.

George J, Elliott RA, Stewart DC (2008). A systematic review of interventions to improve medication taking in elderly patients prescribed multiple medications. Drugs Aging. 25: 307–24.

Gray SL, Mahoney JE, Blough DK (2001). Medication adherence in elderly patients receiving home health services following hospital discharge. Ann Pharmacother. 35: 539–545.

Haynes, RB. Introduction (1979). In: Haynes RB, Taylor DW, Sackett DL (Hrsg.). Compliance in health care. Baltimore, London: The Johns Hopkins University Press.

Jäger C, Steinhaeuser J, Freund T, Szecsenyi J, Goetz K (2015). Medication Lists and Brown Bag Reviews: Potential Positive and Negative Impacts on Patients Beliefs about Their Medicine. Biomed Res Int. 2015: 874067.

McElnay Jc, McCallion CR (1998). Adherence and the elderly. In: LB Myers, K Midence (Hrsg.). Adherence to treatment in medical conditions. Amsterdam: Harwood Academic Publishers.

Meichenbaum D, Turk DC (1987). Facilitating treatment adherence: A practitioner's guidebook. New York: Plenum Press.

Murray MD et al. (2004). A conceptual framework to study medication adherence in older adults. Am J Geriatr Pharmacother. 2: 36–43.

Nathan A, Goodyer L, Lovejoy A, Rashid A (1999). Brown bag medication reviews as a means of optimizing patients use of medication and of identifying potential clinical problems. Fam Pract. 16: 278–82.

Nikolaus T, Bach M, Specht-Leible N, Oster P, Schlierf G (1995). The timed test of money counting: a short physical performance test for manual dexterity and cognitive capacity. Age and Aging. 24: 257–258.

Nikolaus T, Kruse W, Bach M, Specht-Leible N, Oster P, Schlierf G (1996). Elderly patients' problems with medication. An in-hospital and follow-up study. Eur J Clin Pharmacol. 49: 255–9.

Owens NJ, Larrat EP, Fretwell MD (1991). Improving compliance in the older patient. In: JA Cramer, B Spilker (Hrsg.). Patient compliance in medical practice and clinical trials. New York: Raven Press.

Ried LD, Christensen DN (1988). A psychosocial perspective in the explanation of patients' drug-taking behavior. Soc Sci Med. 27: 277–285.

Rogers C (1972). Die nicht-direktive Beratung. München: Kindler.

Sabate E (Hrsg.) (2003). Adherence to long term therapies. Evidence for action. Genf: WHO.

Yap AF, Thirumoorthy T, Kwan YH (2016). Systematic review of the barriers affecting medication adherence in older adults. Geriatr Gerontol Int. 16: 1093–1101.

Zeyfang A, Berndt S, Aurnhammer G, Nikolaus T, Oster P, Bahrmann A (2012). A short easy test can detect ability for autonomous insulin injection by the elderly with diabetes mellitus. J Am Med Dir Assoc. 13: 81.e15–8.

KAPITEL

12 Nicht invasive Hirnstimulation

Alexander Sartorius, Lutz Frölich

Die nicht invasive Hirnstimulation wird in der Psychiatrie ganz überwiegend zur Behandlung depressiver Episoden eingesetzt. Der Begriff „nicht invasive" Hirnstimulation wird oft als „nebenwirkungsarme" Hirnstimulation gedeutet, korrekt ist jedoch die oft auch im Englischen gebräuchliche Bedeutung der „nicht chirurgischen" Hirnstimulation. Damit wird die repetitive transkranielle Magnetstimulation (rTMS), die transkranielle Gleichstromstimulation (tDCS) und die Elektrokonvulsionstherapie (EKT) deutlich von der tiefen Hirnstimulation (DBS), welche einen neurochirurgischen Eingriff voraussetzt, abgegrenzt. Auf neuere, nicht invasive Verfahren wie z. B. die transkranielle Wechselstromstimulation (tACS), die Magnetkonvulsionstherapie (MKT) oder Spielarten der rTMS wie *deep, accelerated, priming, synchronised, accerelated* oder *theta-burst TMS* soll hier aufgrund der viel niedrigeren Evidenzlage nicht gesondert eingegangen werden.

Daher ergeben sich drei Unterkapitel für die drei klinisch relevanten nicht invasiven Hirnstimulationsverfahren in der Psychiatrie: **tDCS, rTMS und EKT.** Die Reihenfolge ist nach der zunehmenden antidepressiven Effektstärke sortiert. Auch wenn – unter anderem aus ethischen Gründen heraus – kaum direkt vergleichende Studien zu den drei Verfahren vorliegen, so ist sowohl der klinischen Erfahrung als auch aus Studien zu entnehmen, dass die Effektstärke der tDCS der rTMS unterliegt. Die Effektstärke der EKT ist – insbesondere in der Gerontopsychiatrie – klar beiden Verfahren überlegen (Mitra et al. 2019). Da die Remissionsraten der EKT deutlich höher liegen und sogar mit zunehmender Schwere der Erkrankung weiter steigen, liegt es auf der Hand, dass im klinischen Alltag bei leichten bis mittelschweren depressiven Episoden tDCS, bei mittelschweren bis schweren Episoden rTMS und bei mittelschweren bis schwersten depressiven Episoden (inkl. wahnhafter Depression, Suizidalität oder Nahrungs- oder Flüssigkeitsverweigerung) die EKT zum Einsatz kommt.

12.1 Transkranielle Gleichstromstimulation

Die tDCS ist ein nicht invasives Hirnstimulationsverfahren, bei dem ein schwacher elektrischer Gleichstrom (typischerweise 2mA) zwischen zwei an der

Kopfhaut angelegten Elektroden (Anode und Kathode) fließt. Die Stärke des Effektes korreliert mit der applizierten Ladungsmenge, Dauer und Stromdichte. Dies passt zu der Annahme, dass die Wirkung bei kathodaler Stimulation über Hyperpolarisation und bei anodaler über Depolarisation zu erklären ist. Die Dauer der einsetzenden Wirkung geht über die der eigentlichen Stimulation hinaus (ca. 20–60 Minuten) und zeigt einen über mehrere Sitzungen hinausgehenden kumulativen Effekt. Über langfristige Wirkungen und Nebenwirkungen (> 6 Monate) bei einem Einsatz als Erhaltungstherapie gibt es keine Evidenz.

Die tDCS besitzt einen klinisch relevanten antidepressiven Effekt (Remissionsrate 23,1 % versus 12,7 % in der Placebogruppe), was in entsprechenden Metaanalysen gezeigt werden konnte, allerdings mit geringer Effektstärke (Brunonie et al. 2016; Wang 2019). Zudem zeigte eine große deutsche Studie zuletzt keinerlei augmentativen antidepressiven Effekt zu einer Therapie mit SSRI (Burkhardt et al. 2023). Unterstrichen wird immer die vergleichsweise sehr gute Verträglichkeit der tDCS, allenfalls Hautrötungen und Jucken unter den Elektroden wurden berichtet (Meron et al. 2015; Moffa et al. 2017). Selten kam es auch bei bipolaren Patienten zu einem Switch in die manische Phase (Berlow et al. 2019). Die aktuellen S3-Leitlinien „unipolare Depression“ und „Bipolare Störungen“ behandeln das Thema tDCs nicht, bzw. sprechen aufgrund der zu geringen Evidenz keinerlei Empfehlungen aus.

In größeren Placebo-kontrollierten Studien wurden auch Patienten, die älter als 65 Jahre waren, eingeschlossen. Ein moderierender Einfluss des Alters auf Wirksamkeit oder Verträglichkeit wurde nicht berichtet. Aufgrund der sehr guten Verträglichkeit und des Fehlens von Hinweisen auf eine geringere Wirksamkeit mit steigendem Alter spricht somit nichts gegen den Einsatz bei älteren Patienten. Explizite Evidenzen für eine Wirksamkeit von tDCS bei älteren Patienten existieren allerdings nicht. Wegen der geringen Effektstärke, der geringen Verfügbarkeit und einer nicht vorhandenen Vergütung hat die tDCS kaum Eingang in die klinische Versorgung gefunden.

12.2 Repetitive transkranielle Magnetstimulation

Auch die rTMS ist ein nicht invasives Hirnstimulationsverfahren, bei dem mittels eines Spulensystems ein Magnetfeld in der Größenordnung von 1–2 T typischerweise über dem dorsolateralen präfrontalen Kortex (DLPFC) pulsförmig angelegt wird. Durch die Magnetfelder wird intrazerebral ein Stromfluss induziert. Hierbei können eine Reihe technischer Parameter verändert werden, was teilweise die Vielfalt der rTMS-Techniken erklärt. So können neben der Lokalisation (DLPFC) auch die Orientierung des Spulensystems, die Art des Spulenkörpers (z. B. bei deep TMS), die Pulsamplitude (gemessen in Prozent zur Motorschwelle), die Pulsbreite, -Verteilung (z. B. bei *theta-burst)* und -Frequenz, die Anzahl der Pulse pro Sitzung, die Sitzungsfrequenz (z. B. bei *accelerated rTMS)* und andere Parameter variiert werden. Entsprechend der S3-Leitlinie „unipolare Depression“ wird eine Behandlung über drei bis sechs Wochen des linken (niederfrequent) oder rechten DLPFC (hochfrequent) mit Frequenzen von 1–50 Hz und einer Dauer von 20–30 Minuten empfohlen (BÄK, KBV und AWMF 2022).

Die klinische Wirksamkeit wurde für verschiedenste Indikationen und Parameter bereits mittels Metaanalysen untersucht. Bei modernem Spulendesign wurden beispielsweise nach 10 Behandlungen Responseraten von 30 % und Remissionsraten von 15 % erreicht, wobei die eingeschlossenen Studienpopulationen deutlich depressiver waren als in den o. g. tDCS-Studien (Gellersen und Kedzior 2019). Andere aktuelle Metaanalysen berichten über Response- bzw. Remissionsraten von 16 und 25 %, was sich mit den Analysen amerikanischer Fachgesellschaften deckt (Sehatzadeh et al. 2019).

Bei der rTMS handelt es sich um ein sicheres Verfahren, allerdings sind Nebenwirkungsraten etwas höher als unter tDCS und eine spezifische Anamneseerhebung für Nebenwirkungen ist essentiell. 10–30 % der behandelten Patienten verspüren Reizungen von Gesichtsnerven und Muskeln in unmittelbarer Spulenumgebung sowie Kopfschmerzen. Tinnitus und ein Switch in eine manische Episode sind sehr selten, ebenso wie durch rTMS induzierte zerebrale Krampfanfälle. Ein erhöhtes Risiko für Anfälle haben Patienten mit einer Epilepsievorgeschichte, Hirntumor, Schlaganfällen oder traumatischen Hirnschädigungen. Kontraindikationen bestehen für Patienten mit Metall im Kopf- und Nackenbereich (Metallimplantate, Clips, Chips, Elektroden, Cochlea-Implantate, Pumpen oder Stimulatoren sowie Schrittmacher. Auch Piercings und Tattoos mit ferromagnetischer Tinte zählen dazu.) (McClintock et al. 2018).

Amerikanische Konsensus-Empfehlungen sprechen sich für eine rTMS aus, ebenso die aktuelle deutsche S3-Leitlinie „unipolare Depression". Mit der Empfehlungsstärke „kann" wird eine hochfrequente repetitive transkranielle Magnetstimulation (rTMS) für Patienten empfohlen, die primär nicht auf eine antidepressive Monotherapie angesprochen haben. Ebenso sollte eine hochfrequente rTMS des linken dorsolateralen präfrontalen Cortex (DLPFC) bei therapieresistenten depressiven Episoden angeboten werden. Die S3-Leitlinie „Bipolare Störungen" spricht aufgrund geringerer Evidenzlage nur eine „Kann"-Empfehlung hochfrequenter rTMS des linken DLPFC bei depressiven Episoden aus.

Die rTMS zeigt sich bei älteren Patienten ebenfalls als ein sicheres und gut verträgliches Verfahren. Es gibt insbesondere keine Evidenz für kognitive Störungen durch rTMS. Erste Studien bei depressiven älteren Patienten mit kognitiven Störungen zeigen positive Ergebnisse, ohne dass es zu zusätzlichen Einbußen im kognitiv-mnestischen Bereich kommt (Iriarte und George 2018).

Einzelne Studien berichten allerdings über eine abfallende Wirksamkeit mit zunehmendem Alter (Blumberger, Hsu und Daskalakis 2015), wobei andere eine bessere Symptomreduktion mit zunehmendem Alter fanden (Walker et al. 2024) und die Studienlage aber insgesamt heterogen bleibt (Cappon et al. 2022). Insgesamt kann somit für die rTMS der Einsatz bei älteren Patienten mit Depression unter den gleichen Bedingungen wie bei jüngeren Patienten empfohlen werden – auch wenn hier ein größeres Augenmerk auf Risikofaktoren in der Vorgeschichte und das Vorbestehen von Hirnerkrankungen gerichtet werden sollte.

12.3 Elektrokonvulsionstherapie

Bei der EKT handelt es sich um die Auslösung eines epileptischen Grand-Mal-Anfalls durch elektrischen Strom. Weder der Strom noch der Anfall an sich sind hierbei für die Wirkung der EKT verantwortlich als vielmehr diejenigen Prozesse, die das Gehirn selbst initiiert, um den Anfall zu beenden. Diese Therapieform unterliegt immer noch vielen Vorurteilen, obwohl sie zu den nicht invasiven, modernen, gut verträglichen und vor allem auch hoch wirksamen Therapieverfahren in der Psychiatrie zählt. In Deutschland sind in Anerkennung der vorhandenen Evidenzen die Anwendungszahlen in den letzten Jahren wieder gestiegen, wenngleich sie immer noch deutlich unter denen anderer Industrienationen liegen.

12.3.1 Durchführung

Die moderne EKT wird in intravenöser Kurzzeitnarkose unter Muskelrelaxation und Präoxygenierung durchgeführt. Die Präoxygenierung stellt den entscheidenden Unterschied zwischen EKT und dem spontanen Grand-Mal-Anfall für das Gehirn dar: Bei der EKT kommt es nicht zu (kumulativen) hypoxischen Schäden. Die EKT an sich ist weder schmerzhaft noch unangenehm, wird aber grundsätzlich in Kurzzeitnarkose durchgeführt, um eine Abschirmung des Patienten vor der Wahrnehmung der Muskelrelaxation zu gewährleisten. Durch den Einsatz von Muskelrelaxanzien wird das anfallsbedingte Verletzungsrisiko fast auf null reduziert. Als Muskelrelaxans kommt fast ausschließlich Succinylcholin zum Einsatz. Als i. v.-Kurzzeitnarkotika dienen Methohexital, Thiopental, Propofol, Etomidate (wird anästhesiologischerseits weiterhin kritisch beurteilt) oder Ketamin.

Nach dem Einsetzen einer generalisierten Muskelrelaxation kann die elektrische Stimulation zur Anfallsinduktion durchgeführt werden. Hierbei wurden früher Sinuswellen-Stimulatoren eingesetzt, die heute durch moderne Kurzpulsgeneratoren ersetzt sind. Der Vorteil der heutigen Geräte liegt in der deutlich niedrigeren Ladungsabgabe, mit der eine erhebliche Reduktion der reversiblen kognitiv-mnestischen Störungen erreicht werden konnte. Ganz überwiegend wird die EKT mittels rechts unilateraler (RUL) oder bilateraler (BIL) Stimulation durchgeführt. Bei der unilateralen Stimulation werden die beiden Elektroden über dem Vertex und über der rechten Schläfe (ca. 1,5–2,5 cm über der Mitte der Meatokanthal-Linie) angebracht, bei der bilateralen symmetrisch über den Schläfen. Der Strom wird als bi-direktionaler Kurzpuls über eine Zeitdauer von maximal 8 s appliziert, wobei die Stromstärke üblicherweise mit 900mA festliegt. Die abgegebene Ladungsmenge (Strom x Zeit) wird in Prozent angegeben, wobei 100 % aus historischen Gründen 504mC entsprechen. In Deutschland sind Geräte bis 200 % Ladungsabgabe zugelassen, was in der Gerontopsychiatrie aufgrund der im Alter höheren Krampfschwelle relevant ist.

Eine große Anzahl an Studien bezüglich der Elektrodenpositionierung lassen sich im Wesentlichen wie folgt zusammenfassen: Bei der rechts unilateralen Stimulation ist die Effektivität etwas geringer, allerdings auch die Häufigkeit und Ausprägung kognitiver Störungen. Steigert man die Effektivität durch höhere Ladungsabgaben (i. d. R. bis zu 6–8-fach über der ermittelten individuellen Krampfschwelle), nehmen auch die Häufigkeit und Ausprägung der kognitiven Störungen zu. Bei der bilateralen Stimulation sind die kognitiven Nebenwirkungen häufiger, allerdings ist die Effektivität höher. Höhere Ladungsabgaben sind hier nicht vorteilhaft, da bereits beim 1,5-Fachen über der Krampfschwelle ein Deckenwert der Wirksamkeit erreicht wird. Klinisch ist es ein pragmatisches Vorgehen, zunächst mit unilateraler Stimulation zu beginnen und ggf. im Verlauf auf bilateral zu wechseln. Bei schwerst oder lebensbedrohlich erkrankten Patienten empfiehlt sich der sofortige Beginn mit bilateraler Stimulation.

Zur Durchführung der EKT existieren mittlerweile Vorschläge für standardisierte Verfahrensabläufe (SOPs, z. B. Sartorius, Zilles-Wegener und Brühl 2024).

12.3.2 Erhaltungs-EKT

Unter Erhaltungs-EKT versteht man die Fortführung der EKT nach erfolgter Response oder Remission mit größer werdenden Abständen (Ziel sind 3–4 Wochen). Eine Erhaltungs-EKT ist indiziert bei raschem Rezidiv trotz antidepressiv-phasenprophylaktischem Rückfallschutz, bei Unverträglichkeit eines antidepressiv-phasenprophylaktischen Rückfallschutzes und auf Patientenwunsch (Sartorius und Henn 2005). Bei der Durchführung einer Erhaltungs-EKT wird zunächst die EKT wöchentlich, dann 2-wöchentlich, dann im 3-Wochen- und ggf. schließlich im 4-Wochen-Rhythmus durchgeführt. Größere Abstände haben sich als unwirksam bzw. als mit einem hohen Rezidiv-Risiko behaftet herausgestellt, insbesondere innerhalb der ersten 6 Monate nach der initialen EKT-Serie. Die Verlängerung des Abstandes kann nach einem festen Schema (z. B. 4 × 1, 4 × 2, 4 × 3 Wochen und dann alle 4 Wochen), nach klinischer Einschätzung oder nach komplexen Schemata wie in der gerontopsychiatrischen PRIDE-II-Studie erfolgen (Kellner et al. 2016). Hierbei ist nicht nur die Geduld der Patienten, sondern auch die Geduld der Therapeuten gefragt, gemeinsam gilt es, eine zu frühe Verlängerung der Abstände zu vermeiden.

12.3.3 Wirksamkeit

Affektive Störungen

Die EKT ist das wirksamste antidepressive Therapieverfahren. Diesbezüglich gibt es viele Studien, die eine Überlegenheit nicht nur gegen Placebo (also eine unter Narkose durchgeführte Scheinbehandlung), sondern auch gegenüber medikamentösen Standardtherapien gezeigt haben. Eindrücklich sind auch die Ergebnisse der amerikanischen CORE-Gruppe *(Consortium on Research in ECT)*. So wurde nicht nur die Suizidalität bereits nach wenigen durchgeführten EKTs gesenkt (welche in den meisten psychopharmakologischen klinischen Studien Ausschlusskriterium ist), sondern es wurde insbesondere in einer Gruppe wahnhaft depressiver Patienten eine Remissionsrate von 95 % erreicht. Typischerweise sind Remissionsraten in Studien mit 70–80 % weit über dem, was in vergleichbaren Studien durch eine medikamentöse Strategie erreicht werden kann. Die S3-Leilinie empfiehlt eine EKT bei Therapieresistenz mit dem höchsten Empfehlungsgrad insbesondere bei älteren Patienten und beim Vorliegen psychotischer Symptomatik.

Eine Kombinationstherapie bestehend aus EKT und Antidepressiva kann nicht uneingeschränkt empfohlen werden: Zum einen scheint es für die Kombination mit trizyklischen Antidepressiva (TZA) einen (geringen) synergistischen Effekt zu geben, zum anderen steigt das Nebenwirkungsrisiko bei älteren Patienten erheblich. TZA sollten grundsätzlich in der Gerontopsychiatrie nur mit Vorsicht gegeben werden, dies gilt noch mehr in Kombination mit einer EKT. Eine Augmentation mit selektiven Serotonin-Wiederaufnahmehemmern (SSRI) oder Mirtazapin scheint gut verträglich zu sein, führt jedoch nicht zu schnelleren Remissionsraten. Noradrenerg wirksame Antidepressiva können zu signifikant höheren iktalen Blutdruckanstiegen führen und sind insbesondere bei älteren Patienten zu meiden.

Interessanterweise besitzt die EKT auch eine gute und vor allem schnelle antimanische Wirkung, jedoch sind medikamentös therapieresistente Verläufe manischer Episoden vergleichsweise selten (geworden). Sollte es nach **ausdosierten Kombinationstherapien mit Lithium und Antipsychotika** nicht zu einer Response kommen, ist in jedem Fall eine EKT zu erwägen. Erwähnt werden sollte auch, dass bei weiteren spezifischen Krankheitsbildern wie zum Beispiel dem manischen Delirium oder einer Maximalausprägung der Manie mit psychotischen Symptomen die EKT eine Therapie der ersten Wahl darstellt.

Schizophrenie

Auch für die Schizophrenie gibt es Metaanalysen mit positivem Wirksamkeitsnachweis für die EKT (Wang et al. 2015), sowie eine „Sollte"-Empfehlung der S3-Leitlinie. Zu beachten ist, dass die EKT in dieser Indikation nicht ohne antipsychotische Begleitmedikation durchgeführt wird, sondern dass es einen klar synergistischen bzw. augmentativen Effekt (EKT plus Antipsychotika) gibt. Bei älteren Patienten muss ein steigendes Nebenwirkungspotenzial berücksichtigt werden. Ähnlich wie im psychopharmakologischen Bereich hat die EKT auf die Negativsymptomatik allenfalls einen geringen Einfluss, auch wenn es im Bereich der Erhaltungs-EKT hier eine positive Studie gibt (Chanpattana et al. 1999). Als positiver Prädiktor einer EKT- Response gelten eine ausgeprägte affektive, psychotische oder katatone Symptomatik. Ebenfalls in Analogie zu den medikamentösen Therapien sprechen akute Syndrome besser an als chronisch-residuale.

Katatonie

Katatone Störungen treten bei schizophrenen und affektiven Störungen, aber auch bei schweren medizinischen Allgemeinerkrankungen unabhängig von einer psychiatrischen Grunderkrankung auf und werden im DSM-5 auch so klassifiziert. Grundsätzlich muss zwischen nicht lebensbedrohlichen (häufig) und lebensbedrohlichen Verläufen (mit Nahrungs- und Flüssigkeitsverweigerung oder febrilem Verlauf – insgesamt selten) unterschieden werden.

Nicht lebensbedrohlicher Verlauf

Schwere katatone Syndrome sprechen in der Regel gut auf Lorazepam an. Auch in der Gerontopsychiatrie sind hier gelegentlich weitaus höhere Dosen (bis zu 16 mg/Tag) notwendig, um eine katatone Episode zu durchbrechen – ohne dass es bei den Patienten zu entsprechenden Nebenwirkungen wie Sedierung, Ataxie oder Dysarthrie kommt. Nach einem erfolglosen primären Behandlungsversuch mit einer hohen Dosis Lorazepam (definitiv > 6 mg/Tag) sollte eine EKT in Erwägung gezogen werden (Karl et al. 2023). Benzodiazepine müssen nicht vor EKT-Beginn ausgeschlichen werden, der Einfluss auf die Krampfschwelle ist oft erst bei sehr hohen Dosen (ab 10–16 mg/Tag) wirklich relevant und kann ggf. auch in Narkose noch mit Flumazenil antagonisiert werden. Der Gebrauch von Antipsychotika der ersten Generation sollte dagegen bei schweren Katatonien gemieden werden.

Lebensbedrohlicher Verlauf

Die Behandlung einer perniziösen (synonym: febrilen oder malignen) Katatonie bleibt eine klassische Lehrbuchindikation der EKT. Bis heute stellt sie – trotz aller intensivmedizinisch möglichen Maßnahmen – die einzige, akut lebensrettende Therapie dar. Aus der älteren Literatur lässt sich entnehmen, dass die EKT innerhalb der ersten 5 Tage zum Einsatz kommen sollte, da später die an sich sehr hohe Mortalitätsrate (über 50 %) auch durch EKT kaum mehr gesenkt werden kann.

Wie bei allen Notfallindikationen der EKT sollte diese dann primär bilateral durchgeführt werden. In diesem Zusammenhang ist es erwähnenswert, dass die pernizöse Katatonie bei schwierig zu erhebender

Anamnese klinisch oft nicht einfach von einem malignen neuroleptischen Syndrom (MNS) abzugrenzen sein kann. Im Zweifel sollte daher die EKT zum Einsatz kommen, da sie auch beim MNS wirksam ist (Sartorius 2017).

12.3.4 Nebenwirkungen/Kontraindikationen

Die moderne EKT zählt zu den extrem sicheren medizinischen Behandlungsverfahren und liegt mit einer Mortalität von ca. 1:100.000 im Bereich des Risikos einer Kurzzeitnarkose an sich (Tørring et al. 2017). Eine große amerikanische Studie konnte an über 65-jährigen Patienten nachweisen, dass sich die Mortalität bei Patienten mit einer EKT im Folgezeitraum bis zu einem Jahr halbierte (Rhee et al. 2021).

Die häufigste Nebenwirkung bei jungen Patienten sind Kopfschmerzen, insbesondere bei positiver Kopfschmerzanamnese. Diese treten jedoch nur für wenige Stunden auf und sprechen gut auf nicht-steroidale Antiphlogistika an. Seltener ist dagegen das Auftreten von Übelkeit (insgesamt ca. 5–10 %), was sich in der Regel ebenfalls sehr gut durch Gabe von Dimenhydrinat (z. B. Vomex i. v.) während der Narkoseinduktion verhindern lässt. Weitere Nebenwirkungen können eine Aspirationspneumonie (wichtig: auf Nüchternheit inklusive Nikotinkarenz achten!), Allergien z. B. auf Succinylcholin oder Anästhetika wie Thiopental sein (Sartorius, Zilles-Wegner und Brühl 2024).

Neurologische Störungen wie z. B. eine vorübergehende Apraxie oder Aphasie sind selten und wahrscheinlich als Korrelat prolongierter fokaler Anfälle zu sehen. Prolongierte Anfälle an sich treten selten auf und werden ab 2–3 Minuten nach Anfallsinduktion medikamentös terminiert, vorzugsweise durch Benzodiazepine, aber auch durch eine erneute Gabe des Kurzzeitnarkotikums (z. B. durch Thiopental oder Propofol). Die Wahrscheinlichkeit des Auftretens prolongierter Anfälle wird durch Anfälle, die kurz über der Krampfschwelle ausgelöst werden, erhöht. Eine mögliche Ursache kann auch in einer Komedikation mit krampfschwellensenkender Medikation (z. B. Lithium) begründet liegen. Insgesamt treten aber Anfälle bei Patienten, die mittels EKT behandelt werden, nicht häufiger auf als in der Allgemeinbevölkerung, was auf die intrinsisch antikonvulsive Wirkung der EKT zurückgeführt wird. Gelegentlich treten postiktale motorische Unruhezustände auf, die ca. 5–15 Minuten andauern und von den Patienten als sehr unangenehm erlebt werden. Hier sollte bei der Folgebehandlung die Dosis des Anästhetikums erhöht werden, die Akutbehandlung erfolgt ggf. mit Diazepam. Trotz der gut antimanischen Wirkung der EKT kann es bei bipolar depressiv erkrankten Patienten zu hypomanen Zuständen nach der EKT kommen. Diese bedürfen keiner spezifischen Therapie und halten in der Regel nicht länger als 12 Tage an, sodass, je nach Schwere der noch bestehenden depressiven Symptomatik, die EKT-Serie weitergeführt werden kann bzw. sollte.

Die am häufigsten diskutierte und vielleicht schon deshalb wichtigste Nebenwirkung der EKT sind reversible kognitiv-mnestische Störungen, von denen in einer klinisch relevanten und mindestens neuropsychologisch nachweisbaren Ausprägung mindestens ein Drittel vor allem der älteren Patienten betroffen sind. Trotz der weltweit hohen Anwendungsfrequenz der EKT (> 1 Million EKT-Patienten pro Jahr) bleiben Beschreibungen irreversibler (d. h. über einen Zeitraum von über 6 Monaten nach der letzten EKT-Behandlung hinausgehend) autobiografischer Gedächtnisstörungen anekdotisch und auch weitere ursächliche Faktoren müssen hierfür in Erwägung gezogen werden. Systematische Übersichtsarbeiten und Metaanalysen kommen zu dem Schluss, dass 2–3 Wochen nach der letzten EKT keine signifikanten Defizite in relevanten neuropsychometrischen Domänen mehr nachweisbar sind, wobei mehr als die Hälfte dieser Domänen signifikante Verbesserungen im Vergleich zu vor der EKT aufweisen (Semkovska und McLoughlin 2010). Trotzdem können in seltenen Fällen die reversiblen kognitiv-mnestischen Einbußen so ausgeprägt sein, dass sie behandlungslimitierend sind. In solchen Fällen sollten u. a. Behandlungsfrequenz (2 oder 3× pro Woche), Behandlungstechnik (Stimulationsort, Stimulationstechnik), Komedikation (z. B. anticholinerg wirksame und vor allem Benzodiazepine), geringere Dosis oder Wechsel des Narkosemittels kritisch überprüft werden.

Letztendlich sollte bei der Bewertung kognitiv-mnestischer Störungen unter EKT bei gerontopsychiatrischen Patienten berücksichtigt werden, dass es auch bei einer chronifizierenden Depression erkrankungsbedingt zu irreversiblen kognitiv-mnestischen

Defiziten kommen kann. Umgekehrt ist es eine klinisch häufige Beobachtung, dass sich die kognitiven Symptome der Depression während einer EKT-Behandlung zurückbilden. Das Risiko einer späteren Demenzdiagnose scheint jedenfalls durch eine EKT-Behandlung zu sinken (Osler et al. 2018).

Patienten, die bereits an einer leichten kognitiven Störung oder einer vordiagnostizierten Demenz litten und dann aufgrund einer depressiven Episode mit EKT behandelt wurden, zeigten 6 Wochen nach Beginn und 6 Monate nach Beendigung der EKT eine bessere kognitiv-mnestische Leistung als vor der EKT (Hausner et al 2011). Demzufolge sollten Patienten mit vorbestehenden kognitiven Defiziten/leichter Demenz nicht seltener mit EKT behandelt werden müssen als Patienten ohne solche Defizite. Insgesamt müssen Patienten über das Auftreten möglicher Nebenwirkungen bei der Einwilligung zu einer EKT aufgeklärt und aufgetretene Nebenwirkungen mit den Patienten (und ggf. mit ihren Angehörigen) ausführlich besprochen werden. Nur so lässt sich eine vertrauensvolle Arzt-Patienten-Beziehung aufrechterhalten, die eine unbedingte Voraussetzung für eine erfolgreiche Behandlung in einer EKT-Serie ist. In diesem Zusammenhang ist zu betonen, dass sich über Jahrzehnte hinweg keine Erkenntnisse fanden, die auf strukturelle oder mikrostrukturelle Hirnschäden durch eine EKT schließen lassen. Im Gegenteil, große bildgebende Studien konnten darstellen, dass es insbesondere im temporomesialen Bereich inklusive des Hippokampus zu einer Zunahme grauer Substanz im Gehirn kommt (Sartorius et al. 2019).

12.3.5 Leitlinien

In der S3-Leitlinie „unipolare Depression" wird die EKT bei therapieresistenter Depression mit dem höchsten Empfehlungsgrad empfohlen, und zwar insbesondere bei höherem Lebensalter und bei psychotischer Symptomatik. Eine EKT-Erhaltungstherapie (ebenfalls höchster Empfehlungsgrad) soll nach einer erfolgreichen EKT-Behandlungsserie eingesetzt werden bei Patienten, die

- unter einer adäquaten sonstigen Rezidivprophylaxe in der Anamnese einen Rückfall erlitten hatten,
- eine Unverträglichkeit gegenüber einer Rezidivprophylaxe aufweisen oder
- eine entsprechende Präferenz haben.

Die S3-Leitlinie „Bipolare Störungen" führt aus, dass eine EKT zur Behandlung schwerer manischer Episoden durchgeführt werden kann und dass eine EKT bei den seltenen Fällen, in denen eine pharmakotherapieresistente manische Episode vorliegt, durchgeführt werden sollte (DGBS und DGPPN 2019). Zudem sollte die EKT zur Behandlung schwerer oder therapieresistenter depressiver Episoden im Rahmen einer bipolaren Störung eingesetzt werden. Als klinisches Konsens-Statement wird aufgeführt, dass eine EKT durchgeführt werden sollte, um lebensbedrohliche depressive Episoden im Rahmen einer bipolaren Störung (z. B. mit Nahrungsverweigerung oder bei akuter Suizidalität) zu behandeln. Nach erfolgreicher Durchführung einer EKT zur Akutbehandlung kann aufgrund klinischer Erfahrung zur Aufrechterhaltung des therapeutischen Erfolgs als Therapieoption auch eine Fortführung der EKT angeboten werden. Dies kommt vor allem dann infrage, wenn Patienten auf eine andere leitliniengerechte phasenprophylaktische Therapie nicht angesprochen haben, diese nicht vertragen haben oder explizit eine Fortführung der EKT wünschen.

Die S3-Leitlinie „Schizophrenie" empfiehlt (Empfehlungsgrad B) bei eindeutiger medikamentöser Behandlungsresistenz nach adäquater Therapie in ausreichender Dosis und Zeitdauer eine EKT zur Augmentierung mit dem Ziel der Verbesserung des klinischen Gesamtzustands (DGPPN 2019). Ebenso empfiehlt die S3-Leitlinie „Schizophrenie" eine EKT als eine Therapieoption der ersten Wahl bei der perniziösen Katatonie.

12.3.6 Gerontopsychiatrie

Die EKT ist bei älteren Patienten besonders wirksam. Eine Erklärung hierfür könnte sein, dass der Wirkmechanismus der EKT nicht im Anfallsgeschehen an sich begründet liegt, sondern in den Mechanismen, die einen Anfall beenden. Ältere Patienten zeigen bei der EKT eine deutlich kürzere Anfallsdauer und terminieren die Anfälle sehr gut, da die Krampfschwelle mit dem Alter steigt.

Generell ist bei der EKT die körperliche Belastung als gering einzustufen, die Narkosedauer ist bei < 15 Minuten kurz und die Narkose kann unter wenig invasiver Maskenbeatmung durchgeführt werden. Bezüglich Nebenwirkungen ist bei gerontopsychiatrische Patienten besonders auf Interaktionen bei Polypharmazie und auf Medikamente mit zentralem Nebenwirkungspotenzial zu achten. Ähnliches gilt für Medikamente mit kardialen Nebenwirkungen. Da Patienten, bei denen Herzrhythmusstörungen anamnestisch bekannt sind, eine erhöhte Wahrscheinlichkeit haben, diese auch iktal zu zeigen, ist es ratsam, bei diesen Patienten wöchentlich die Elektrolyte zu kontrollieren und insbesondere Kaliumspiegel (und Magnesium) bis hin zu hochnormalen Werten zu substituieren.

Zusammenfassung

Zur Behandlung insbesondere depressiver Störungen stehen in der gerontopsychiatrischen Versorgung drei verschiedene nicht invasive „biologische" Therapieverfahren zur Verfügung: tDCS, rTMS und EKT. Unter Berücksichtigung derzeit vorliegender Evidenz, Leitlinien, Effektstärken und Nebenwirkungen lassen sich die Verfahren wie folgt charakterisieren:

- tDCS: Geeignet für die augmentative Behandlung leicht bis mittelgradig depressiver Episoden
- rTMS: Geeignet für die augmentative Behandlung mittel- bis schwergradiger depressiver Episoden
- EKT: Leitlinientherapie für therapieresistente oder lebensbedrohliche oder wahnhafte depressive Episoden, ebenso für schwere therapieresistente Manien, Schizophrenien und katatone Syndrome.

Die Durchführung einer EKT bei gerontopsychiatrischen Patienten erfordert eine sorgfältige und umfassende Aufklärung, welche auch vorhandene subjektive Vorbehalte adäquat thematisieren soll. Wegen häufiger körperlicher Komorbiditäten ist eine systematische internistisch-anästhesiologische Voruntersuchung unverzichtbar. Diese soll insbesondere eine vollständige Medikamenten-Anamnese mit aktueller Nutzen-Risiko-Bewertung von Medikamenten mit bekanntem ZNS-Nebenwirkungspotenzial sowie kardialen Nebenwirkungen umfassen.

Unter diesen Bedingungen kann eine EKT auch bei sehr alten und hoch komorbiden gerontopsychiatrischen Patienten sicher und gut verträglich durchgeführt werden.

LITERATUR

Bundesärztekammer (BÄK), Kassenärztliche Bundesvereinigung (KBV), Arbeitsgemeinschaft der Wissenschaftlichen Medizinischen Fachgesellschaften (AWMF) (2022). Nationale VersorgungsLeitlinie Unipolare Depression – Langfassung, Version 3.2. 2022. DOI: 10.6101/AZQ/000505. https://register.awmf.org/assets/guidelines/nvl-005l_S3_Unipolare-Depression_2023-07.pdf (letzter Zugriff: 14.05.2025)

Berlow YA et al. (2019). Transcranial direct current stimulation for unipolar depression and risk of treatment emergent mania: An updated meta-analysis. Brain Stimul. 12 (4): 1066–1068.

Bruoni AR et al. (2016). Transcranial direct current stimulation for acute major depressive episodes: meta-analysis of individual patient dat. Br J Psychiatry 208 (6): 522–31.

Burkhardt G et al. (2023). Transcranial direct current stimulation as an additional treatment to selective serotonin reuptake inhibitors in adults with major depressive disorder in Germany (DepressionDC): a triple-blind, randomised, sham-controlled, multicentre trial. Lancet. 402(10401): 545-554. Erratum in: Lancet. 402(10401): 528.

Cappon D, den Boer T, Jordan C, Yu W, Metzger E, Pascual-Leone A (2022). Transcranial magnetic stimulation (TMS) for geriatric depression. Ageing Res Rev. 74:101531.

Chanpattana W et al. (1999). Continuation ECT in treatment-resistant schizophrenia: a controlled study. J ECT. 15(3): 178–192.

DGBS e.V. und DGPPN e.V. (2019). S3-Leitlinie zur Diagnostik und Therapie Bipolarer Störungen. https://register.awmf.org/de/leitlinien/detail/038-019 (letzter Zugriff: 21.05.2025).

DGPPN e.V. (Hrsg.) für die Leitliniengruppe (2019). S3-Leitlinie Schizophrenie. Kurzfassung, 2019, Version 1.0, zuletzt geändert am 15. März 2019. https://register.awmf.org/de/leitlinien/detail/038-009 (letzter Zugriff: 21.05.2025).

Gellersen HM, Kedzior KK (2019). Antidepressant outcomes of high-frequency repetitive transcranial magnetic stimulation (rTMS) with F8-coil and deep transcranial magnetic stimulation (DTMS) with H1-coil in major depression: a systematic review and meta-analysis. BMC Psychiatry 19(1): 139.

Hausner L, Damian M, Sartorius A, Frölich L (2011). Efficacy and cognitive side effects of electroconvulsive therapy (ECT) in depressed elderly inpatients with coexisting mild cognitive impairment or dementia. J Clin Psychiatrie 72(1): 91–7.

Iriarte IG, George MS (2018). Trancranial Magnetic Stimulation (TMS) in the Elderly. Curr Psychiatry Rep. 20(1): 6.

Karl S, Schönfeldt-Lecuona C, Hirjak D, Sartorius A (2023). Akute katatone Zustände [Acute catatonia]. Nervenarzt. 94(2): 106–112.

Kellner CH et al. (2016). A Novel Strategy for Continuation ECT in Geriatric Depression: Phase 2 of the PRIDE Study. Am J Psychiatry. 173(11): 1110–1118.

Meron D et al. (2015). Transcranial direct current stimulation (tDCS) in the treatment of depression: Systematic

review and meta-analysis of efficacy and tolerability. Neurosci Biobehav Rev. 57: 46–62.
Mitra S et al. (2019). Statistical power estimation in non-invasive brain stimulation studies and its clinical implications: An exploratory study of the meta-analyses. Asian J Psychiatr. 44: 29–34.
Moffa AH et al. (2017). Safety and acceptability of transcranial direct current stimulation for the acute treatment of major depressive episodes: Analysis of individual patient data. J. Affect Disord. 221: 1–5.
Osler M et al. (2018). Electroconvulsive therapy and risk of dementia in patients with affective disorders: a cohort study. Lancet Psychiatrie. 5(4): 348–356.
Rhee TG, Sint K, Olfson M, Gerhard T, H Busch S, Wilkinson ST (2021). Association of ECT With Risks of All-Cause Mortality and Suicide in Older Medicare Patients. Am J Psychiatry. 178(12): 1089-1097.
Sartorius A (2017). Elektrokrampftherapie in der Akutpsychiatrie. In: Hewer W, Rössler W, Messer Th (Hrsg.). Die Psychiatrische Notfallmedizin. 3. Aufl. München: Elsevier Urban & Fischer.
Sartorius A et al. (2019). Electroconvulsive therapy induced gray matter increase is not necessarily correlated with clinical data in depressed patients. Brain Stimul. 12 (2): 335–343.
Sartorius A, Henn FA (2005). Treating depressive disorders with continuation electroconvulsive therapy. Nervenarzt. 76(11): 1363–9.
Sartorius A, Zilles-Wegner D, Brühl A (2024). SOP Elektrokonvulsionstherapie. PSYCH up2date. 18(01): 7–14.
Sehatzadeh S et al. (2019). Unilateral and bilateral repetitive transcranial magnetic stimulation for treatment-resistant depression: a meta-analysis of randomized controlled trials over 2 decades. J Psychiatry Neurosci. 44 (3): 151–163.
Semkovska M, McLoughlin DM (2010). Objective cognitive performance associated with electroconvulsive therapy for depression: a systematic review and meta-analysis. Biol. Psychiatry. 68 (6): 568–77.
Tørring N et al. (2017). The mortality rate of electroconvulsive therapy: a systematic review and pooled analysis. Acta Psychiatr. Scand. 135 (5): 388–397.
Walker NC, Philip NS, Kozel FA, Yesavage JA, Madore MR (2024). Effectiveness of Prefrontal Transcranial Magnetic Stimulation for Depression in Older US Military Veterans. Am J Geriatr Psychiatry. 32(3): 315–325.
Wang W et al. (2015). Efficacy and safety of treating patients with refractory schizophrenia with antipsychotic medication and adjunctive electroconvulsive therapy: a systematic review and meta-analysis. Shanghai Arch Psychiatrie. 27(4): 206–19.
Wang Y (2019). Transcranial direct current stimulation for the treatment of major depressive disorder: A meta-analysis of randomized controlled trials. Psychiatry Res. 276: 186–190.

KAPITEL

13

Brooke C. Schneider, Jan Philipp Klein, Thomas Berger, Stefan Klöppel

Digitale Therapeutika

Der Zugang zu und die Inanspruchnahme von psychotherapeutischen Versorgungsangeboten sind bei älteren Menschen häufig eingeschränkt (Gellert et al. 2021). Ein wesentlicher Grund dafür ist der nach wie vor unzureichende allgemeine Zugang zu Psychotherapieplätzen (Kruse et al. 2024). Darüber hinaus besteht häufig eine eingeschränkte Einsicht der Notwendigkeit einer psychotherapeutischen Behandlung sowie auch die Annahme insbesondere älterer Menschen, dass die eigenen Probleme selbst gelöst werden sollten (Mackenzie et al. 2010). Hinzu kommen bei älteren Patienten vermehrt Faktoren wie Mobilitäts- und kognitive Einschränkungen, Stigmatisierung und Altersunterschiede zwischen Therapeut und Patient (Kruse et al. 2024; Boschann et al. 2021). Daraus ergibt sich eine große **Versorgungslücke** für ältere Menschen mit psychischen Erkrankungen.

In Übereinstimmung mit den Empfehlungen der Weltgesundheitsorganisation (2022) sind niedrigschwellige und skalierbare Interventionen nötig, um älteren Betroffenen zeitnah Unterstützung bei psychischen Symptomen sowie bei kognitiven Störungen zu ermöglichen. Digitale Therapeutika bieten durch ihr Online-Format, den kostenfreien oder kostengünstigen Zugang und Anonymität eine niederschwellige und praktikable Alternative zu traditionellen Behandlungswegen. Zudem entsprechen sie dem Bedürfnis vieler älterer Menschen, ihre Probleme eigenständig zu bewältigen, da sie bei der Nutzung digitaler Angebote weniger auf direkte Unterstützung durch Therapeuten angewiesen sind.

13

13.1 Begriffsdefinition: Digitale Therapeutika

In der Psychotherapie bezeichnet der Begriff *digitale Therapeutika* digitale Interventionen, die evidenzbasierte Ansätze der Psychotherapie nutzen, um psychische oder Verhaltensstörungen zu verhindern, zu bewältigen oder zu behandeln (Carl et al. 2022). Digitale Therapeutika sind in der Regel **Selbstmanagementprogramme,** die im Prinzip eine digitale Weiterentwicklung traditioneller Selbsthilfebücher darstellen. Sie vermitteln psychoedukative Inhalte und praktische Übungen, und zielen auf eine eigenständige oder teilweise begleitete Anwendung durch die Nutzenden ab. Mittlerweile sind sie für verschiedene psychische Störungen und psychosoziale Problembereiche verfügbar.

13.2 Digitale Gesundheitsanwendungen (DiGA)

In Deutschland sieht das Digitale Versorgungsgesetz (DVG) vor, dass kostenpflichtige Selbstmanagementprogramme, die in das Verzeichnis digitaler Gesundheitsanwendungen (DiGA-Verzeichnis) aufgenommen wurden, zulasten der gesetzlichen und vieler privater Krankenkassen **verordnet werden können.** Für die Aufnahme in das DiGA-Verzeichnis prüft das Bundesinstitut für Arzneimittel und Medizinprodukte (BfArM) verschiedene Kriterien: Die DiGA muss als CE-gekennzeichnetes Medizinprodukt mit geringem Risikopotenzial eingestuft sein, Datenschutzstandards erfüllen sowie funktional und benutzerfreundlich gestaltet sein. Im DiGA-Verzeichnis gibt es sowohl temporär als auch dauerhaft aufgenommene Anwendungen. Für die dauerhafte Aufnahme in das DiGA-Verzeichnis ist der Nachweis eines positiven Versorgungseffekts erforderlich, während für eine vorläufige Aufnahme ein Evaluationskonzept ausreicht. Kann eine vorläufig aufgenommene DiGA den positiven Versorgungseffekt in der Evaluationsstudie nicht nachweisen, wird sie wieder aus dem DiGA-Verzeichnis entfernt. ➤ Tab. 13.1 zeigt die derzeit

Tab. 13.1 Übersicht der im DiGA-Verzeichnis gelisteten Anwendungen zur Behandlung psychischer Störungen nach Altersgruppe

Indikation	**DiGA**	
	Erwachsene aller Altersgruppen	**Erwachsene im Alter von 18–65 Jahren**
Abhängigkeitserkrankung	• NichtraucherHelden (PZN 17575561) • vorvida (PZN 17506382)	• Smoke Free - Rauchen aufhören (PZN: 18500476)
Angststörung	• HelloBetter Panik (PZN 18094846) • Selfapys Online-Kurs bei Generalisierter Angststörung (PZN 16954730) • Mindable: Panikstörung und Agoraphobie (PZN: 17554323) • Novego: Ängste überwinden (PZN: 18726714) • velibra (PZN 16879359)	• Invirto (PZN 17148043 Agoraphobie, 17148072 Panikstörung, 17148066 Soziale Phobie) • *Mindable: Soziale Phobie (PZN 17454202)*
Borderline Störung		• priovi (PZN 18704486)
Depression	• Selfapys Online-Kurs bei Depression (PZN 16954730) • *MindDoc Auf Rezept (PZN: 19234031)* • deprexis (PZN 17265872)	• edupression (PZN 18458283) • elona therapy Depression[1] (PZN 18458314) • *elona explore – für die mentale Gesundheit (PZN: 19822147)* • My7steps App (PZN: 18672881 • Novego: Depressionen bewältigen (PZN 17865862)

Tab. 13.1 Übersicht der im DiGA-Verzeichnis gelisteten Anwendungen zur Behandlung psychischer Störungen nach Altersgruppe *(Forts.)*

Indikation	DiGA	
	Erwachsene aller Altersgruppen	**Erwachsene im Alter von 18–65 Jahren**
Essstörungen		• Selfapys Online-Kurs bei Binge-Eating-Störung (PZN 18468382) • Selfapys Online-Kurs bei Bulimie (PZN 18468376)
Kognitive Störung	• NeuroNation MED (PZN: 18787822)	
Lebensbewältigung		• HelloBetter Stress und Burnout (PZN 17871905)
Psychosomatik	• HelloBetter chronischer Schmerz (PZN 17946626) • HelloBetter Diabetes (PZN 17937797) • elevida (Fatigue im Rahmen einer Multiplen Sklerose) (PZN 17161032) • Kalmeda (Chronischer Tinnitus) (PZN 16876740) • Meine Tinnitus App (PZN 18053770) • Kranus Edera (Impotenz) (PZN 17946632) • *Untire (PLZ 19191758)* • vitadio (PLZ 18107046) • Cara Care für Reizdarm (PLZ 17964363) • *actensio (19192829)*	• levidex (Multiple Sklerose) (PZN 18467678) • HelloBetter Vaginismus Plus (PZN 18016941) • *sinCephalea – Migräneprophylaxe (PZN: 18358966)*
Schlafstörung	• HelloBetter Schlafen (PZN 18453937) • somnio (PZN 16898724) • somnovia (PLZ 19642882)	

[1] elona therapy Depression sollte in eine Psychotherapie im persönlichen Kontakt eingebunden werden. Im Gegensatz dazu kann elona explore – für die mentale Gesundheit eigenständig und auch außerhalb einer therapeutischen Begleitung angewendet werden.

DiGA, die *kursiv* dargestellt sind, wurden vorläufig aufgenommen.

im DiGA-Verzeichnis vorhandenen Anwendungen zur Behandlung psychischer Störungen.

Die meisten aktuell im Verzeichnis aufgenommenen DiGA konzentrieren sich auf die Behandlung spezifischer psychischer Störungen wie Depressionen, Angststörungen oder Schlafstörungen. Ein Beispiel hierfür ist *deprexis* (Klein et al. 2016), das Übungen aus der kognitiven Verhaltenstherapie (KVT) sowie der „dritten Welle" (z. B. Akzeptanz- und Commitment-Therapie, *Cognitive Behavioral Analysis System of Psychotherapy,* Positive Psychologie) kombiniert, um Depressionen gezielt zu behandeln. Andere DiGA adressieren psychische Belastungen, die mit körperlichen Symptomen wie chronischem Schmerz, Impotenz oder Tinnitus einhergehen, wie etwa die *Meine Tinnitus App* (BAYOOCARE GmbH). Diese integriert psychoedukative, verhaltenstherapeutische und entspannungsfördernde Elemente, etwa zur Identifikation von Belastungen durch Tinnitus, zur Steuerung der Aufmerksamkeitslenkung und zur Entwicklung hilfreicherer Gedanken sowie Entspannung. Weitere DiGA zielen auf die Förderung kognitiver Fähigkeiten (*NeuroNation;* Feriyaj et al. 2024) oder unterstützen bei der Bewältigung von Alltagsstress und Belastungen (*HelloBetter Stress und Burnout;* Heber et al. 2016). Keine der verfügbaren DiGA wurde speziell für ältere Menschen entwickelt; einige sind lediglich bis zu einem Alter von 65 Jahren zugelassen, während andere für alle Altersgruppen nutzbar sind.

13.3 Verordnung

Die DiGA-Verordnung ist über die ärztliche und psychotherapeutische Praxis sowie über das Entlassmanagement möglich. Sie erfolgt per Rezept (Muster

16). Nach Einreichung der Verordnung erhalten Versicherte von ihrer Krankenkasse einen Freischaltcode, mit dem sie die DiGA herunterladen und aktivieren können. Patienten haben auch die Möglichkeit, die Nutzung einer DiGA bei entsprechender Indikation direkt bei ihrer Krankenkasse zu beantragen. Die Nutzungsdauer beträgt in der Regel 90 Tage, mit der Möglichkeit einer therapeutisch begründeten Folgeverordnung.

MERKE

Zur Beurteilung der Eignung für den individuellen Behandlungsfall können Leistungserbringer die im Verzeichnis gelisteten DiGA selbst ausprobieren. Testzugänge sind über die Hersteller erhältlich.

RECHTSLAGE SCHWEIZ

In der Schweiz richtet sich die Vergütung digitaler Gesundheitsanwendungen im Rahmen der obligatorischen Krankenpflegeversicherung (OKP) nach den Vorgaben des Bundesgesetzes über die Krankenversicherung (KVG). Dabei wird in amtlichen Dokumenten die Abkürzung dGA für digitale Gesundheitsanwendungen verwendet. Je nach Verwendungszweck können dGA als ärztliche, nicht-ärztliche Leistungen oder als Mittel und Gegenstände eingestuft werden. Letztere, die mit DiGA in Deutschland vergleichbar sind, werden in der Mittel- und Gegenständeliste (MiGeL) aufgeführt. Damit DiGA in die MiGeL aufgenommen werden können, müssen sie die WZW-Kriterien (Wirksamkeit, Zweckmäßigkeit und Wirtschaftlichkeit) erfüllen und nach wissenschaftlichen Standards entweder einen Behandlungserfolg oder eine Verbesserung des Selbstmanagements der Patienten nachweisen. Produkte, die in der MiGeL aufgeführt sind, können von Ärzten oder anderen zugelassenen Leistungserbringern verschrieben werden. Grundsätzlich ist der Prozess der Integration von dGA in die Routineversorgung in der Schweiz noch weniger weit fortgeschritten als in Deutschland. Die oben beschriebenen Möglichkeiten wurden erst kürzlich formalisiert. Entsprechend befinden sich Anträge zur Aufnahme von dGA in die MiGeL, auch von Anbietern der in Deutschland gelisteten DiGA, zum aktuellen Zeitpunkt erst in Bearbeitung durch das Bundesamt für Gesundheit.

13.4 Wirksamkeit digitaler Therapeutika bei älteren Menschen

Die Wirksamkeit digitaler Therapeutika wurde in zahlreichen randomisierten kontrollierten Studien (RCT) bestätigt (Andersson und Berger 2021; Linardon et al. 2024; Plessen et al. 2025). Jedoch gibt es nur wenige Studien, die speziell Stichproben älterer Menschen, insbesondere Patientengruppen ab 65 Jahren, untersucht haben. Im Folgenden wird die Wirksamkeit digitaler Therapeutika bei älteren Menschen in Bezug auf psychische Symptome, kognitive Beeinträchtigungen und Alltagsbelastungen zusammengefasst. Die meisten dieser Interventionen sind jedoch (noch) nicht als Medizinprodukt verfügbar. Zudem sind sie häufig nicht speziell auf die Bedürfnisse älterer Menschen zugeschnitten.

13.4.1 Depression, Angststörungen und posttraumatische Belastungsstörung (PTBS)

Mittlerweile gibt es eine Vielzahl an Studien, die die Wirksamkeit digitaler Therapeutika bei Depressionen und Angststörungen belegen, allerdings sind diese überwiegend nicht speziell auf ältere Menschen ausgerichtet (Andersson und Berger 2021). Bei **Depression** gibt es Hinweise, dass die Wirksamkeit digitaler Interventionen mit zunehmendem Alter tendenziell zunimmt, ältere Menschen also besser profitieren (Reins et al. 2021; Sextl-Plötz et al. 2024). Die Wirksamkeit scheint also bis ins späte Erwachsenenalter zuzunehmen, möglicherweise weil ältere Erwachsene digitale Interventionen sehr ernsthaft und seriös durcharbeiten. Eine Metaanalyse von Dworschak et al. (2022) fand auf Basis von sechs Studien große Effektstärken (Hedge's $g = 1{,}13$) bei digitalen Interventionen gegen depressive Symptome. Eine systematische Übersichtsarbeit von Xiang et al. (2020) identifizierte drei RCT aus Australien sowie mehrere unkontrollierte Studien zu digitalen Therapeutika bei Depressionen mit einem Durchschnittsalter über 60 Jahren. Diese Studien berichteten im Vergleich zu Kontrollgruppen (Hedge's $g = 1{,}18$) sowie im Prä-Post-Vergleich (Hedge's $g = 1{,}27$) durchweg von großen Effekten. Ein höheres Alter war jedoch mit einer geringeren Wirksamkeit der Intervention assoziiert (Xiang et al. 2020), was auf altersbedingte Einschränkungen im sehr hohen Lebensalter zurückzuführen sein könnte. Für **Angststörungen** ist die Evidenzlage noch dünner. Dworschak et al. (2022) fanden zwar auf Basis von drei RCT eine hohe mittlere Effektstärke (Hedge's $g = 0{,}90$), jedoch erreichte der Effekt aufgrund der kleinen Stichprobe keine statistische Signifikanz.

MERKE

Aufgrund der umfangreichen Evidenz im Bereich der Depression empfiehlt die aktuelle S3-Leitlinie DiGA bei erstmaligen leichten depressiven Episoden unabhängig vom Alter als Therapie der ersten Wahl, noch vor einer Psychopharmakotherapie oder Psychotherapie. Auch für andere Patienten mit depressiven Störungen können DiGA entweder als alternative Behandlungsmöglichkeit (bei mittelgradigen depressiven Episoden) oder als ergänzende Maßnahme (bei schweren depressiven Episoden) in Betracht gezogen werden.

Ein vielversprechender Ansatz im Bereich digitaler Interventionen bei älteren Menschen sind **maßgeschneiderte digitale Programme,** die individuell an die Bedürfnisse der Teilnehmenden angepasst werden. Diese Anpassungen erfolgen durch die gezielte Auswahl spezifischer Module, die die jeweilige Symptomatik, Präferenzen und Herausforderungen der Nutzenden berücksichtigen. In einer Studie von Silfvernagel et al. (2017) wurde ein maßgeschneidertes Programm bei älteren Erwachsenen (über 60 Jahre) mit gemischten Angst- und Depressionssymptomen untersucht. Die Teilnehmenden erhielten Module, die speziell auf ihre individuellen Symptome zugeschnitten waren, beispielsweise ein Modul zu Panikstörungen bei Vorliegen von Panikattacken oder ein Modul zur Verhaltensaktivierung bei depressiven Symptomen. Im Vergleich zu einer Kontrollgruppe zeigten sich signifikante Verbesserungen sowohl bei Angst- als auch bei Depressionsmaßen (Cohen's $d = 0{,}50–0{,}61$). Nordgren et al. (2024) bestätigten kürzlich in einem RCT zu einem maßgeschneiderten Programm für ältere Menschen zwischen 65 und 88 Jahren mit Depression eine moderate bis hohe Wirksamkeit (Cohen's $d = 0{,}78$) im Vergleich zu einer aktiven Kontrollgruppe.

Auch im Bereich der **PTBS** gibt es mehrere Studien zu unterschiedlichen Formen digitaler Interventionen, darunter das Protokoll *Interapy*, eines der ersten internetgestützten Behandlungsprogramme (Lange et al. 2000). Basierend auf dem *Interapy*-Ansatz wurde in Deutschland eine Intervention für ältere Menschen (Durchschnittsalter 71 Jahre) mit Kindheitstraumatisierungen und klinisch relevanten PTBS-Symptomen untersucht (Knaevelsrud et al. 2017). Die Studie zeigte eine signifikante Reduktion der PTBS-Symptome (Cohen's $d = 0{,}42$) sowie eine Verbesserung weiterer Variablen wie der Lebensqualität (Cohen's $d = 0{,}39$) im Vergleich zu einer Wartelisten-Kontrollgruppe. Diese Ergebnisse verdeutlichen das Potenzial digitaler Interventionen zur Behandlung von PTBS, auch bei älteren Erwachsenen.

Zusammenfassend deuten die bisherigen Ergebnisse darauf hin, dass digitale Therapeutika eine vielversprechende Behandlungsoption für ältere Erwachsene mit Depressionen, Angststörungen und PTBS darstellen könnten. Gleichzeitig besteht ein klarer Bedarf an weiteren, methodisch robusten Studien. Bei der Bewertung der Wirksamkeit digitaler Therapeutika ist außerdem zu beachten, dass diese häufig im Rahmen eines begleiteten Selbstmanagement-Ansatzes mit therapeutischer Unterstützung, wie z. B. wöchentlichen Nachrichten und der Möglichkeit, Fragen zu stellen, untersucht wurden. Auf den Einfluss dieser Begleitung wird in ➤ Kap. 13.5 näher eingegangen.

13.4.2 Psychische Belastungen bei körperlichen Symptomen und Erkrankungen

Im Bereich **chronischer Schmerzen** zeigen internetbasierte KVT-Interventionen moderate Effekte auf schmerzbezogene Outcomes sowie auf Depressions- und Angstsymptome (Hedge's $g = 0{,}27–0{,}43$; Gandy et al. 2022). Eine Studie zu einer digitalen Intervention bei älteren Erwachsenen mit Kniearthrose und Depression fand große Effekte auf die Reduktion von Depression und Stress (Hedge's $g = 0{,}75–1{,}00$), die bis zu drei Monate anhielten (O'Moore et al. 2018). Ähnlich positive Ergebnisse wurden für eine digitale Mind-Body-Intervention bei älteren Erwachsenen berichtet, die Elemente der Entspannung und der positiven Psychologie kombiniert (Berman et al. 2009).

Auch für **Tinnitus, Schwindel und Hörstörungen** gibt es vielversprechende digitale Ansätze. Eine Metaanalyse zeigte, dass bei chronischem Tinnitus begleitete Programme auf Basis von KVT die Belastung signifikant reduzieren, sowohl im Vergleich zu Wartelisten (Hedge's $g = 0{,}59$) als auch zu aktiven Kontrollgruppen (Hedge's $g = 0{,}32$; Beukes et al. 2019). Ein direkter Vergleich der digitalen Intervention mit *Face-to-face*-Gruppentherapien ergab keinen signifikanten Unterschied in der Wirkung (Jasper et al. 2014). Weitere Studien weisen auf eine Wirksamkeit digitaler Interventionen bei Hörverlust und Schwindel mit kleinen bis moderaten Effekten hin (Beukes et al. 2019; Molander 2018).

Im Bereich **Krebs** gibt es einzelne Studien zu digitalen Interventionen. Eine Studie mit Brustkrebsüberlebenden fand große Effekte auf die Reduktion von Fatigue (Cohen's $d = 1{,}00$; Abrahams et al. 2017). In einer Studie mit neu diagnostizierten Krebspatienten führte ein begleitetes Selbstmanagementprogramm zu einer Verbesserung der Lebensqualität (Cohen's $d = 0{,}52$) und einer Reduktion von Stress, jedoch nicht von Angst oder Depression (Urech et al. 2018). Wie viele andere Studien wurde auch diese nicht speziell mit älteren Menschen durchgeführt.

13.4.3 Schlafstörungen

Das für ältere Menschen maßgeschneiderte kognitiv-verhaltenstherapeutische Programm (*Sleep Healthy Using the Internet for Older Adult Sufferers of Insomnia and Sleeplessness*; SHUTi-OASIS) führte im Vergleich zu einer Psychoedukations(PE)-Kontrollgruppe zu mittleren bis starken Effekten (Cohen's $d = 0{,}60$–$1{,}35$) bei selbstberichteter Insomnie, Schlaflatenz und Wachzeit nach dem Schlafbeginn (Ritterband et al. 2024). Zudem zeigten die SHUTi-OASIS Gruppe stabile Depressionswerte über 12 Monate, während Depression in der PE-Gruppe nach 10 Wochen anstieg (Shaffer et al. 2022). Es gab keine Gruppenunterschiede bezüglich Veränderungen bei Angst. Interessanterweise benötigten lediglich 14 % der Teilnehmenden während des Interventionszeitraums einen motivierenden Kontakt, um ihr Adhärenz mit der Intervention (Durchführung der Module und Schlafprotokolle) aufrechtzuerhalten. Vielversprechend sind auch Ergebnisse einer nicht kontrollierten Pilotstudie, allerdings in einer sehr kleinen Stichprobe, die den Einsatz von SHUTi-OASIS bei älteren Menschen mit leichter kognitiver Beeinträchtigung untersuchte. Neben einer hohen Akzeptanz wurden auch signifikante Verbesserungen der Schlafparameter bei eigenständiger Nutzung beobachtet (Mattos et al. 2021).

13.4.4 Anhaltende Trauer

Ein weiteres Anwendungsfeld digitaler Therapeutika ist die Behandlung anhaltender und komplizierter Trauer. Internetbasierte KVT-Interventionen führen zu einer signifikanten Reduktion der Trauer (Hedge's $g = 0{,}54$), von Depressionen (Hedge's $g = 0{,}44$) und Symptomen der PTBS (Hedge's $g = 0{,}82$; Zuelke et al. 2021). Für den **Umgang mit Trauer nach Partnerverlust** wurden spezifische digitale Programme entwickelt und untersucht. Eine randomisierte Studie zum KVT-basierten Programm *LIVIA*, die anhaltende Trauer sowohl nach Trennung als auch nach Verlust („verwitwete Gruppe“: Durchschnittsalter 63,4 Jahre) einschloss, zeigte moderate bis große Effekte hinsichtlich Trauer (Cohen's $d = 0{,}81$) und depressiver Symptomatik (Cohen's $d = 0{,}59$) sowie anderer Maße wie Verbitterung und Einsamkeit im Vergleich zu einer Wartelisten-Kontrollgruppe (Brodbeck et al. 2019). Eine in Deutschland durchgeführte RCT untersuchte die Wirksamkeit der unbegleiteten digitalen Anwendung *trauer@ktiv* bei Menschen ab 60 Jahren mit anhaltender Trauer (Welzel et al. 2021). Das Programm führte zu einer Prä-Post-Reduktion der anhaltenden Trauersymptomatik, jedoch unterschieden sich die Ergebnisse nicht signifikant von denen der aktiven Kontrollgruppe. Auch bei den sekundären Outcomes (z. B. Depressivität, Selbstwirksamkeit, soziale Isolation) konnten bei der 4-Monats-Follow-up keine signifikanten Behandlungseffekten festgestellt werden (Welzel et al. 2024).

13.4.5 Einsamkeit

Die aktuelle Datenlage, basierend auf acht Studien – darunter drei mit Stichproben, deren Durchschnittsalter über 50 Jahre liegt – deutet darauf hin, dass digitale Interventionen wirksam zur Reduktion von Einsamkeit beitragen können. Die erzielten Effekte bewegen sich dabei im kleinen bis großen Bereich (Cohen's $d = 0{,}18$–$0{,}80$) gegenüber Kontrollgruppen (Imwinkelried et al. 2024). Die Wirksamkeit in den

Studien mit älteren Stichproben jedoch war gemischt. Eine KVT-Intervention erwies sich einer Wartelisten-Kontrollgruppe gegenüber als nicht signifikant überlegen (Dworschak et al. 2024), während eine auf Akzeptanz- und Commitment-Therapie (ACT) basierende Intervention mittlere Effekte im Vergleich zu einer Wartelisten-Kontrollgruppe erzielte (Cohen's $d = 0{,}49$; Zarling et al. 2023). In einer Studie, in der eine ungeleitete und eine angeleitete Selbstmanagementintervention verglichen wurde, erwies sich die angeleitete Selbsthilfe jener ohne menschliche Begleitung, aber mit automatisiertem Feedback, als signifikant überlegen (Cohen's $d = 0{,}42$; Seewer et al. 2024b). Obwohl die Intervention nicht explizit für ältere Erwachsene entwickelt wurde, schloss die Stichprobe auch Teilnehmende bis zu einem Alter von 80 Jahren ein. In sekundären Analysen wurden keine Alterseffekte gefunden (Seewer et al. 2024a). Obwohl auch hier die Evidenzlage bei älteren Menschen nicht ausreichend ist, scheinen digitale Therapeutika insgesamt auch bei Einsamkeit vielversprechend zu sein.

13.4.6 Demenz/Leichte kognitive Störung

Digitale Therapeutika zur Behandlung und Vorbeugung kognitiver Störungen haben sich, nicht zuletzt aufgrund der weit verbreiteten Angst vor demenziellen Entwicklungen, zu einem riesigen kommerziellen Markt entwickelt. Die vorhandenen Studien zu Apps für kognitives Training weisen jedoch eine durchwachsene Qualität auf, da die Kontrollbedingungen häufig ungeeignet sind. Zudem sind sowohl der Transfer in alltagsrelevante Situationen als auch die langfristigen Effekte in der Regel nicht ausreichend untersucht. Positive Effekte zeigen sich aber z. B. auf die subjektive Wahrnehmung der kognitiven Kompetenz (Brill et al. 2024). Aufgenommen ins DiGA-Verzeichnis und erstattungsfähig bei diagnostizierter leichter kognitiver Störung (MCI) ist die *NeuroNation App*, die ein spielerisches Multi-Domänen kognitives Training mit Gesundheitsinformationen kombiniert. Eine erste multizentrische RCT in Deutschland und Luxemburg untersuchte bei Personen mit MCI (Durchschnittsalter nur 55 Jahre) ohne jegliche Begleitung die App im Vergleich zur Wartelisten-Kontrollgruppe über einen Zeitraum von 12 Wochen (Ferizaj et al. 2025). In einer vorläufigen Analyse mit einer kleineren Stichprobe ($N = 50$) zeigten sich Verbesserungen sowohl hinsichtlich der allgemeinen kognitiven Leistungsfähigkeit als auch im Bereich der subjektiven kognitiven Leistungsfähigkeit. Zudem fehlen noch Beweise einer langfristigen Wirkung sowie zur Alltagsfunktion.

MERKE

Obwohl weiterer Forschungsbedarf bei älteren Menschen besteht, haben sich digitale Therapeutika auch in dieser Zielgruppe bei verschiedenen Störungen und Problembereichen als wirksam erwiesen.

13.5 Begleitung

Digitale Therapeutika, die von Therapeuten oder geschultem Personal begleitet werden, zeigen konsistent eine höhere Wirksamkeit und Adhärenz im Vergleich zu Anwendungen ohne Begleitung, insbesondere bei Interventionen für Depressionen, wobei unklar ist, ob ein persönlicher Kontakt vor der Intervention einen äquivalenten Effekt hat wie eine Begleitung während der Intervention (Bur et al. 2022; Krieger et al. 2023). Aufgrund von Faktoren wie einem reduzierten sozialen Netzwerk, geringer Therapieerfahrung sowie kognitiven Defiziten könnte Begleitung für ältere Erwachsene besonders wichtig sein. Es gibt Hinweise darauf, dass ältere Erwachsene Begleitung eher nutzen, um das Verstehen und Anwenden therapeutischer Inhalte zu fördern, während technische Unterstützung und Förderung der Adhärenz möglicherweise weniger wichtig sind (Ritterband et al. 2024; Xiang et al. 2024).

13.6 Barrieren und Unterstützungsbedarf bei der Nutzung digitaler Therapeutika

Ältere Menschen haben Interesse an digitalen Therapeutika und erkennen sogar einige Vorteile gegenüber herkömmlichen (*Face-to-face*) Versorgungsformen (Schneider et al. 2018). Jedoch können eingeschränkter oder fehlender Zugang zu Internet, Computern und Smartphones sowie (wahrgenommene) geringe digitale Kompetenzen zentrale Barrieren für die Nutzung digitaler Therapeutika bei älteren Erwachsenen darstellen (Rodrigues et al. 2022). Zusätzlich berichten ältere Menschen von Barrieren wie technische Herausforderungen (z. B. komplexe Benutzeroberflächen), die fehlende Einbindung von Behandelnden (z. B. geringere Empfehlungsrate von Apps bei älteren Patienten) sowie Angst und Skepsis gegenüber Technologie. Sobald diese Barrieren minimiert sind, deutet vieles darauf hin, dass die Adhärenz und Nutzung digitaler Therapeutika bei älteren Menschen sogar höher sein könnte als bei jüngeren Patienten.

Zur Überwindung dieser Barrieren spielen Behandelnde eine entscheidende Rolle, indem sie älteren Patienten aktiv DiGA empfehlen und deren Nutzung bei Folgeterminen gezielt nachverfolgen. Die Bereitstellung und der Verweis auf technische Unterstützung (die z. B. direkt durch die App-Herstellenden häufig angeboten wird) sowie die Einbindung von Familienangehörigen zur Förderung der Nutzung könnten die Akzeptanz und Adhärenz erheblich verbessern. Angebote wie Computerkurse oder Smartphone-Schulungen für Senioren können ebenfalls dazu beitragen, das Vertrauen in eigene technische Fähigkeiten zu steigern. Auf breiterer Ebene bedarf es weiterer Initiativen, um sicherzustellen, dass ältere Erwachsene überhaupt Zugang zum Internet haben.

Weitere Hindernisse umfassen mangelndes Interesse an den Inhalten oder deren Unvereinbarkeit mit aktuellen gesundheitlichen Prioritäten oder Themen des späteren Lebens. Personalisierte Programme können die Adhärenz älteren Betroffenen steigern (Xiang et al. 2020). Solche maßgeschneiderten Anwendungen existieren beispielsweise bereits für Schlafprobleme (Ritterband et al. 2024), Depressionen (Nordgren et al. 2024; Xiang et al. 2024) und PTBS (Knaevelsrud et al. 2017).

13.7 Ausblick: Weitere Entwicklungen im Bereich digitaler Therapeutika

Dank ihrer Personalisierungsfähigkeit, Benutzerfreundlichkeit und „sozialen Kompetenzen", wie der Fähigkeit, emotional bedeutsame Gespräche zu führen, stellen **soziale interaktive Agenten (SIA,** auch Chatbots und soziale Roboter genannt) einen weiteren vielversprechenden, niedrigschwelligen Ansatz zur Selbsthilfe bei der Reduktion psychischer Symptome und Alltagsbelastungen bei älteren Menschen dar. Generell zeigen SIA bei eigenständiger Nutzung durch Betroffene starke Effekte auf Depressionen und kleinere Effekte auf Angst (Villarreal-Zegarra et al. 2024a). Dabei stand das Alter der Nutzer in keinem signifikanten Zusammenhang mit der Wirksamkeit. Ein erster Ansatz zur Integration von SIA in den Alltag älterer Menschen sind regelbasierte Roboter wie *Pepper*, der im Vergleich zu Wartelistenkontrollgruppen eine signifikante Wirkung auf das emotionale Wohlbefinden älterer Bewohner in Pflegeheimen zeigte (Papadopoulos et al. 2022; Cohen's $d = 0{,}8$). Während robotische Haustiere wie *Paro* die Reizbarkeit bei Demenzbetroffenen reduzieren, wurde keine signifikante Wirkung auf depressive Symptome festgestellt – weder bei älteren Menschen im Allgemeinen noch speziell bei Demenzbetroffene (Lu et al. 2021; Villarreal-Zegarra et al. 2024b). SIA wurden auch schon erfolgreich in der Diagnostik (Dosovitsky et al. 2021), im kognitiven Training (Yun et al. 2024) sowie als Intervention gegen Einsamkeit bei älteren Menschen eingesetzt (Sha et al. 2024). Erste Hinweise auf die Akzeptanz von SIA bei älteren Erwachsenen liegen bereits vor (Bérubé et al. 2021). Neuere, generative KI-basierte SIA (Hedges' $g = 1{,}24$) übertreffen die Effektivität älterer, regelbasierter Versionen oft (Hedges' $g = 0{,}55$; Li et al. 2023). Allerdings wurden die meisten dieser Studien an kleineren Stichproben durchgeführt.

FALLBEISPIEL

Diagnosestellung:
Nach einer belastenden OP und dem Verlust von mehreren Bekannten im letzten Jahr bemerkt der 75-jährige Herr B. eine anhaltende Verschlechterung seiner Stimmung. Er wacht früher auf als gewünscht, verliert das Interesse an Hobbys und klagt über kreisende Gedanken sowie Gedächtnisprobleme. Zudem ist er häufig angespannt und reizbar. Auf Wunsch seiner Frau sucht er seinen Hausarzt auf, der ihn an die Psychotherapeutin Dr. Fischer verweist. Nach eingehender Diagnostik bestätigte sie das Vorliegen einer mittelgradigen depressiven Episode.

Vorstellung der DiGA:
Da die psychotherapeutische Behandlung erst in vier Wochen beginnen kann, empfiehlt Dr. Fischer zur Überbrückung der Wartezeit die Nutzung einer DiGA. Sie er-

klärt, dass es sich um ein maßgeschneidertes Therapieprogramm handelt, das bei regelmäßiger Nutzung (30 Minuten, zweimal pro Woche) nachweislich die depressive Symptomatik verbessern kann. Die DiGA enthält Übungen und Informationen, die auf seine individuellen Symptome abgestimmt sind. Herr B. soll das Programm selbstständig nutzen; die Inhalte werden beim Start der Therapie in den Sitzungen nachbesprochen. Die DiGA ist sowohl auf dem Computer als auch auf dem Smartphone verfügbar. Herr B. besitzt ein Smartphone und äußert Interesse daran, die DiGA auszuprobieren.

Dr. Fischer stellt ihm ein Rezept für die DiGA aus, das er bei seiner Krankenkasse einreichen muss. Sie erklärt, dass er nach wenigen Tagen einen Freischaltcode erhalten sollte, mit dem er die App installieren kann. Nach der Erstellung eines Benutzerkontos kann er direkt starten. Technische Vorkenntnisse sind nicht erforderlich.

Barrieren zur Nutzung:

Auf Nachfrage äußert Herr B. Unsicherheit im Umgang mit der App. Er nutzt solche Apps bisher gar nicht. Dr. Fischer versichert ihm die Benutzerfreundlichkeit, und gemeinsam entwickeln sie einen „digitalen Selbsthilfe"-Plan. Bei Problemen fühlt er sich in der Lage, sich an einen Nachbarn zu wenden. Auch der App-Hersteller bietet Unterstützung an. Dr. Fischer gibt ihm zudem Informationen zu einer „digitalen Sprechstunde" in einem Seniorentreffpunkt, die er ebenfalls besuchen kann. Falls er gar nicht weiterkommt, können sie sich in der ersten Sitzung gemeinsam der DiGA widmen. Die Therapiesitzungen sollten jedoch primär für die Psychotherapie genutzt werden.

Anwendung der DiGA:

Herr B. ist positiv überrascht, dass die Installation und Nutzung der App auch für einen „Technikmuffel" wie ihn fast reibungslos verläuft. Er nutzt die DiGA wie empfohlen eine Stunde pro Woche für Therapiemodule, Übungen und die Dokumentation seiner Stimmung. Er ist stolz darauf, die Anwendung weitgehend eigenständig zu nutzen. Zu Beginn der Einzelsitzungen berichtet er, viel über Depression gelernt zu haben, und gewinnt Hoffnung auf Besserung. Besonders die Inhalte zur Verhaltensaktivierung helfen ihm, seinen Alltag besser zu strukturieren und seine Hobbys wieder aufzunehmen. Dank der Nutzung des Stimmungstagebuchs bemerkt er, dass die Teilnahme an Aktivitäten sich positiv auf seine Stimmung auswirkt.

In den Sitzungen werden die therapeutischen Gespräche mit den DiGA-Übungen verzahnt, um die Konzepte der kognitiven Umstrukturierung und der wertbasierten Lebensführung vorzustellen. Herr B. führt die Übungen in der DiGA entsprechend durch. Zudem werden in den Sitzungen die Inhalte vertieft und die Übertragung in den Alltag besprochen.

LITERATUR

Abrahams HJG et al. (2017). The efficacy of Internet-based cognitive behavioral therapy for severely fatigued survivors of breast cancer compared with care as usual: A randomized controlled trial. Cancer. 123: 3825–3834.

Andersson G, Berger T (2017). Internet approaches to psychotherapy: Empirical findings and future directions. In: Barkham M, Lutz W, Catonguay LG (Hrsg). Bergin and Garfield's Handbook of Psychotherapy and Behavior Change. Hoboken: Wiley: 739–762.

Berman RLH, Iris MA, Bode R, Drengenberg C. (2009). The effectiveness of an online mind-body intervention for older adults with chronic pain. J Pain. 10: 68–79.

Bérubé C et al. (2021). Voice-based conversational agents for the prevention and management of chronic and mental health conditions: Systematic literature review. J Med Internet Res. 23: e25933.

Beukes EW, Manchaiah V, Allen PM, Baguley DM, Andersson G (2019). Internet-based interventions for adults with hearing loss, tinnitus, and vestibular disorders: A systematic review and meta-analysis. Trends Hear. 23: 2331216519851749

Boschann A, Krähnke U, Wiegand-Grefe S, Kessler E-M (2022). How young psychotherapists experience working with older patients. J Couns Psychol. 69: 518–530.

Brill E, Holfelder A, Falkner M, Krebs C, Brem A-K, Klöppel S (2024). Behavioural and neuronal substrates of serious game-based computerised cognitive training in cognitive decline: Randomised controlled trial. BJPsych Open. 10: e200.

Brodbeck J, Berger T, Biesold N, Rockstroh F, Znoj HJ (2019). Evaluation of a guided internet-based self-help intervention for older adults after spousal bereavement or separation/divorce: A randomised controlled trial. J Affect Disord. 252: 440–449.

Bur OT, Krieger T, Moritz S, Klein JP, Berger T (2022). Optimizing the context of support of web-based self-help in individuals with mild to moderate depressive symptoms: A randomized full factorial trial. Behav Res Ther. 152: 104070.

Carl JR et al. (2022). Regulating digital therapeutics for mental health: Opportunities, challenges, and the essential role of psychologists. Br J Clin Psychol. 61: 130–135.

Dosovitsky G, Kim E, Bunge EL (2021). Psychometric properties of a chatbot version of the PHQ-9 with adults and older adults. Front Digit Health. 3: 645805

Dworschak C, Heim E, Maercker A (2022). Efficacy of internet-based interventions for common mental disorder symptoms and psychosocial problems in older adults: A systematic review and meta-analysis. Internet Interv. 27: 100498.

Dworschak C, Heim E, Tröster A, Grunder C, Maercker A (2024). Feasibility, acceptability, and preliminary efficacy of an internet-based CBT intervention for loneliness in older adults: A pilot RCT. J Affect Disord Rep. 15: 100692.

Ferizaj D et al. (2025). Preliminary effects of mobile computerized cognitive training in adults with mild cognitive

impairment: interim analysis of a randomized controlled trial. BMC Psych. 13: 202.
Gandy M et al. (2022). Internet-delivered cognitive and behavioural based interventions for adults with chronic pain: A systematic review and meta-analysis of randomized controlled trials. Pain. 163: e1041–e1053.
Gellert P et al. (2021). Perceived need for treatment and non-utilization of outpatient psychotherapy in old age: Two cohorts of a nationwide survey. BMC Health Serv Res. 21: 442.
Heber E, Lehr D, Ebert DD, Berking M, Riper H (2016). Web-based and mobile stress management intervention for employees: A randomized controlled trial. J Med Internet Res. 18: e5112.
Imwinkelried M, Seewer N, Berger T, Krieger T (2024). Internet-based self-help for loneliness - a systematic review. [Internetbasierte Selbsthilfe bei Einsamkeit – Eine systematische Übersicht]. Bundesgesundheitsblatt Gesundheitsforschung Gesundheitsschutz 67: 1161–1171.
Jasper K, Weise C, Conrad I, Andersson G, Hiller W, Kleinstäuber M (2014). Internet-based guided self-help versus group cognitive behavioral therapy for chronic tinnitus: A randomized controlled trial. Psychother Psychosom. 83; 234–246.
Klein JP et al. (2016). Effects of a psychological internet intervention in the treatment of mild to moderate depressive aymptoms: Results of the EVIDENT study. Psychother Psychosom. 85: 218–228.
Knaevelsrud C, Böttche M, Pietrzak RH, Freyberger HJ, Kuwert P (2017). Efficacy and feasibility of a therapist-guided internet-based intervention for older persons with childhood traumatization: A randomized controlled trial. Am J Geriatr Psychiatry. 25: 878–888.
Krieger T et al. (2023). Human contact in internet-based interventions for depression: A pre-registered replication and meta-analysis of randomized trials. Internet Interv. 32: 100617.
Kruse J et al. (2024). Outpatient psychotherapy in Germany—an evaluation of the structural reform. Dtsch Arzteblatt Int. 121: 315–322.
Lange A et al. (2000). „Interapy": The effects of a short protocolled treatment of posttraumatic stress and pathological grief through the internet. Behav Cog Psychother. 28: 175–192.
Li H, Zhang R, Lee Y-C, Kraut RE, Mohr DC (2023). Systematic review and meta-analysis of AI-based conversational agents for promoting mental health and well-being. Npj Digit Med. 6: 1–14.
Linardon J, Torous J, Firth J, Cuijpers P (2024). Current evidence on the efficacy of mental health smartphone apps for symptoms of depression and anxiety. A meta-analysis of 176 randomized controlled trials. World Psychiatry. 23: 139–149.
Lu LC, Lan SH, Hsieh YP, Lin LY, Lan SJ, Chen JC (2021). Effectiveness of companion robot care for dementia: A systematic review and meta-analysis. Innov Aging. 5: igab013.
Mackenzie CS, Pagura J, Sareen J (2010). Correlates of perceived need for and use of mental health services by older adults in the Collaborative Psychiatric Epidemiology Surveys. Am J Geriatr Psychiatry. 18: 1103–1115.
Mattos MK et al. (2021). Feasibility and preliminary efficacy of an internet-delivered intervention for insomnia in individuals with mild cognitive impairment. J Alzheimers Dis. 84: 1539–1550.
Molander P (2018). From Detection to Intervention Psychological Aspects of Online Hearing Rehabilitation. Linköping: Linköping University Electronic Press: 82.
Nordgren LB et al. (2024). Tailored internet-delivered cognitive behavior therapy for depression in older adults: a randomized controlled trial. BMC Geriatr. 24: 998.
O'Moore KA et al. (2018). Internet cognitive–behavioral therapy for depression in older adults with knee osteoarthritis: A randomized controlled trial. Arthritis Care Res. 70: 61–70.
Papadopoulos C et al. (2022). The CARESSES randomised controlled trial: Exploring the health-related impact of culturally competent artificial intelligence embedded into socially assistive robots and tested in older adult care homes. Int J Soc Robot. 14:245–256.
Plessen CY, Panagiotopoulou OM, Tong L, Cuijpers P, Karyotaki E (2025). Digital mental health interventions for the treatment of depression: A multiverse meta-analysis. J Affect Disord. 369: 1031–1044.
Reins JA et al. (2021). Efficacy and moderators of internet-based interventions in adults with subthreshold depression: An individual participant data meta-analysis of randomized controlled trials. Psychother Psychosom. 90: 94–106.
Ritterband LM et al. (2024). Effects of digital cognitive-behavioral therapy for insomnia in a tailored program for older adults: Randomized controlled trial with one-year follow-up. DOI:10.31219/osf.io/ux2y7
Rodrigues NG, Han CQY, Su Y, Klainin-Yobas P, Wu XV (2022). Psychological impacts and online interventions of social isolation amongst older adults during COVID-19 pandemic: A scoping review. J Adv Nurs. 78: 609–644.
Schneider BC et al. (2018). Bridging the "digital divide": A comparison of use and effectiveness of an online intervention for depression between Baby Boomers and Millennials. J Affect Disord. 236: 243–251.
Seewer N et al. (2024a). Efficacy of an internet-based self-help intervention with human guidance or automated messages to alleviate loneliness: a three-armed randomized controlled trial. Sci Rep. 14: 6569.
Seewer N, Skoko A, Käll A, Andersson G, Berger T, Krieger T (2024b). Predictors and moderators of outcome of ICBT for loneliness with guidance or automated messages - A secondary analysis of a randomized controlled trial. Internet Interv. 35: 100701.
Sextl-Plötz T, Steinhoff M, Baumeister H, Cuijpers P, Ebert DD, Zarski AC (2024). A systematic review of predictors and moderators of treatment outcomes in internet- and

mobile-based interventions for depression. Internet Interv. 37: 100760.
Sha S, Loveys K, Qualter P, Shi H, Krpan D, Galizzi M (2024). Efficacy of relational agents for loneliness across age groups: A systematic review and meta-analysis. BMC Public Health. 24: 1802.
Shaffer KM et al. (2022). Effects of an internet-delivered insomnia intervention for older adults: A secondary analysis on symptoms of depression and anxiety. J Behav Med. 45: 728–738.
Silfvernagel K et al. (2017). Individually tailored internet-based cognitive behaviour therapy for older adults with anxiety and depression: a randomised controlled trial. Cogn Behav Ther. 46: 286–300.
Urech C et al. (2018). Web-based stress management for newly diagnosed patients with cancer (STREAM): A randomized, wait-list controlled intervention study. J Clin Oncol. 36: 780–788.
Villarreal-Zegarra D et al. (2024a). Self-administered interventions based on natural language processing models for reducing depressive and anxiety symptoms: Systematic review and meta-analysis. JMIR Ment Health. 11: e59560.
Villarreal-Zegarra D, Yllescas-Panta T, Malaquias-Obregon S, Dámaso-Román A, Mayo-Puchoc N. (2024b). Effectiveness of animal-assisted therapy and pet-robot interventions in reducing depressive symptoms among older adults: A systematic review and meta-analysis. Complement Ther Med. 80: 103023.
Welzel FD, Löbner M, Quittschalle J, Pabst A, Luppa M, Stein J, Riedel-Heller SG (2021). Loss and bereavement in late life (60+): Study protocol for a randomized controlled trial regarding an internet-based self-help intervention. Internet Interv. 26: 100451.
Welzel F, Pabst A, Stein J, Riedel-Heller SG, Löbner M. (2024). AgE-health: Webbasierte Hilfe für anhaltende Trauer im höheren Lebensalter. Ergebnisse eines randomisierten-kontrollierten Trials. 23. Deutscher Kongress für Versorgungsforschung (DKVF). Potsdam, 25.-27.09.2024. Düsseldorf: German Medical Science GMS Publishing House. Doc24dkvf354.
World Health Organization (2022). World mental health report: Transforming mental health for all. www.who.int/publications/i/item/9789240049338 (letzter Zugriff: 22.05.2025).
Xiang X, Kayser J, Turner S, Ash S, Himle JA (2024). Layperson-supported, web-delivered cognitive behavioral therapy for depression in older adults: Randomized controlled trial. J Med Internet Res. 26: e53001.
Xiang X, Wu S, Zuverink A, Tomasino KN, An R, Himle JA (2020). Internet-delivered cognitive behavioral therapies for late-life depressive symptoms: A systematic review and meta-analysis. Aging Ment Health. 24: 1196–1206.
Yun BH et al. (2024). Development and effectiveness of an AI chatbot-based mobile cognitive screening and customized training application for preventing dementia: Older adults living in rural areas of South Korea. Arch Des Res. 37: 77–90.
Zarling A, Kim J, Russell D, Cutrona C (2023). Online acceptance and commitment therapy as treatment for loneliness among older adults: Report of a pilot study. J Am Geriatr Soc. 71: 2557–2563.
Zuelke AE et al. (2021). Effectiveness and feasibility of internet-based interventions for grief after bereavement: Systematic review and meta-analysis. JMIR Ment Health. 8: e29661.

III Psychiatrische Ursachen häufiger Symptome in der Altersmedizin

KAPITEL

14 Mangelernährung in der Gerontopsychiatrie

Heinz Unger

„Ich bin dankbar über mein hohes Alter, weil es das Verlangen nach guten Gesprächen erhöht und das Verlangen nach gutem Essen verringert hat.“

Cicero, de senectute, 44 v. Chr.

14.1 Definition Malnutrition

MERKE

Der Begriff Mangelernährung (Malnutrition) ist bisher nicht verbindlich definiert. Nach der aktuell in Revision befindlichen Leitlinie der Deutschen Gesellschaft für Ernährungsmedizin (DGEM) wird bei einem unbeabsichtigten auffälligen Gewichtsverlust (> 5 % in 3 Monaten oder > 10 % in 6 Monaten) oder einer deutlich reduzierten Körpermasse (Fett- und Muskelmasse; BMI < 20 kg/m^2) von Mangelernährung gesprochen.

Malnutrition im Alter korreliert mit einer Verschlechterung der Alltagskompetenz, erhöhter Inanspruchnahme medizinischer Ressourcen sowie erhöhter Morbidität wie Mortalität. Sie wird als wesentlicher Faktor bei der Entstehung der Alterssyndrome Sarkopenie und Gebrechlichkeit angesehen (➤ Kap. 5.6). Zur Abgrenzung der Begrifflichkeiten sei noch darauf hingewiesen, dass die DGEM zusätzlich den Ausdruck „Fehlernährung" als Überbegriff verwendet. Dieser ist in der Altersmedizin jedoch wenig verbreitet.

Mangelernährung – Übersicht zum Krankheitsbild	
Punktprävalenz	Mehr als 60 % der Pflegeheimbewohner und mehr als 80 % der älteren Patienten im Krankenhaus sind manifest mangelernährt oder haben das Risiko für eine Mangelernährung.
Erkrankungsgipfel	Jenseits des 70. Lebensjahres bei gleichzeitig bestehenden physischen und/oder psychischen Erkrankungen und funktionellen Beeinträchtigungen.
Besonderheiten bei älteren Menschen	• Am häufigsten bei Demenzpatienten • Oft schon vor Beginn kognitiver Symptome, aber erst spät bemerkt Prognostisch ungünstiges Zeichen
Relevante Leitlinien	Leitlinie der Deutschen Gesellschaft für Ernährungsmedizin (DGEM) in Zusammenarbeit mit der Gesellschaft für klinische Ernährung der Schweiz (GESKES), der Österreichischen Arbeitsgemeinschaft für klinische Ernährung (AKE) und der Deutschen Gesellschaft für Geriatrie (DGG) 1. **1. „Klinische Ernährung in der Geriatrie"** https://register.awmf.org/de/leitlinien/detail/073-019 2. **ESPEN guideline on clinical nutrition and hydration in geriatrics** (Volkert et al. 2019) www.espen.org/files/ESPEN-Guidelines/ESPEN_guideline_on_clincal_nutrition_and_hydration_in_geriatrics.pdf

BOX 14.1

Übergewicht im Alter als Schutzfaktor

Während bei jüngeren Menschen eine Adipositas mit einer verkürzten Lebenserwartung einhergeht, dreht sich dies im Alter: Nach derzeitiger Studienlage profitieren ältere Menschen von einem leichten Übergewicht und zeigen insgesamt die geringste Gesamtmortalität. Sofern keine Folgekrankheiten bestehen, bieten sich hier offenbar Reserven für Zeiten, in denen die Ernährung problematischer wird. Allerdings kann verbunden mit eingeschränkter Aktivität wie Mobilität ein verstärkter Muskelabbau zum Phänomen der sarkopenen Adipositas führen.

14.2 Prävalenz

Mit steigendem Alter und einem sich verschlechternden Gesundheitszustand gewinnen Ernährungsprobleme wie Appetitlosigkeit und reduzierte Nahrungsaufnahme mit Zeichen von Mangelernährung (Malnutrition) und konsekutivem Gewichtsverlust zunehmend an Bedeutung. Eine Übersichtsarbeit findet Hinweise auf Mangelernährung bei 22 % der untersuchten geriatrischen Patienten in Akutkliniken und bei je 29 % der Patienten in Rehakliniken und Langzeitpflegeeinrichtungen (Cereda et al. 2016). Nach einer Auswertung von *nutritionDay*-Daten deutscher Krankenhäuser sind 37,4 % der eingeschlossenen Patienten als manifest mangelernährt einzustufen, wobei lediglich 11,6 % auch tatsächlich als mangelernährt erkannt werden (Volkert et al. 2020).

14.3 Folgen

Mangelernährung hat weitreichende Folgen für betagte Patienten: Es kommt zu einem Abbau von Muskelmasse und Muskelkraft (**„Sarkopenie"**) und letztlich sind Mangelernährung und Reduktion von Muskelmasse mit die entscheidenden Faktoren bei der Entstehung des gefürchteten **Frailty-Syndroms** (= Altersgebrechlichkeit; ➤ Kap. 5.6). Dies wiederum hat erhebliche Folgen für körperliche wie geistige Mobilität: exemplarisch genannt seien hier Gangunsicherheit und Stürze, zunehmende ADL-

Defizite, Verschlechterung der kognitiven Funktionen und das *Postfall-Syndrom* (= Sturzangst bei Menschen, die schon einmal gestürzt sind) mit einem weiteren Rückzug (➤ Kap. 22.2).

14.3.1 Ursachen

In der Regel liegt der Mangelernährung beim älteren Menschen eine unzureichende Nahrungsaufnahme zugrunde, seltener ein erhöhter Nährstoffbedarf oder eine Malassimilation. Schon beim **gesunden Altern** finden sich eine Reihe physiologischer Veränderungen, die einer Mangelernährung Vorschub leisten. Neben Kauproblemen und einer Presbyphagie (durch degenerative oder involutive Veränderungen im Alter ausgelöste Schluckstörung) sind in erster Linie Veränderungen der Sinnesorgane (Abnahme von Visus, Geruch und Geschmack) und des Magen-Darm-Trakts (verzögerte Magenentleerung) zu nennen. Weiterhin kommt es zu komplexen hormonellen und neuroendokrinen Mechanismen wie die Zunahme von Transmittern, die die Nahrungsaufnahme hemmen (anorexigener Transmitter), und der Rückgang orexigener Transmitter.

Hinzutretende körperliche wie psychische Multimorbidität und die damit einhergehende reduzierte Funktionalität erhöhen weiter das Risiko für eine Mangelernährung bei Hochaltrigen. Häufigster gemeinsamer Nenner der **krankheitsassoziierten Malnutrition** ist die Induktion proinflammatorischer Zytokine **(endogene „Appetitkiller")**, die im ZNS unmittelbar auf Neuronenverbände im Hypothalamus einwirken und so Appetit und auch Durstempfinden reduzieren.

14.4 Malnutrition und Polymedikation

Das Risiko für eine Malnutrition ist nicht nur abhängig von Alter und Grad der Multimorbidität, sondern auch von der Anzahl der eingenommenen Medikamente. Bei rund 42 % der über 65-jährigen gesetzlich Versicherten liegt nach dem Versorgungs-Report des Wissenschaftlichen Instituts der AOK (WIdO) Polypharmazie (fünf oder mehr Wirkstoffe) vor (Güster et al. 2012). Die Folge sind Interaktionen und eine deutlich erhöhten Sturz- wie Delirgefahr. Viele dieser Medikamente beeinflussen die Nahrungsaufnahme negativ über unerwünschte Nebenwirkungen wie Anorexie, Übelkeit, Mundtrockenheit, Obstipation oder Schläfrigkeit.

MERKE

Exogene Appetitkiller

- Antidepressiva (trizyklische ebenso wie SSRI, SNRI, ect.)
- Klassische hochpotente Neuroleptika (CAVE: **Dysphagie** als Symptom der extrapyramidalmotorischen Nebenwirkungen)
- Antiparkinsonmedikamente (Amantadin, L-Dopa, Dopaminagonisten)
- Donezepil
- Antirheumatika (NSAID) und Analgetika (Opiate, Opioide)
- Allopurinol
- Digitalispräparate und Diuretika
- Antineoplastische Zytostatika
- ASS (CAVE: häufig **erosive Gastritis** → Indikation reevaluieren, ggf. reduzieren oder absetzen)
- Metformin
- Protonenpumpen-Inhibitoren (CAVE: erhöhtes Frakturrisiko unter Langzeittherapie und schlechtere **Proteinverdauung** → Malnutrition). In einer prospektiven Kohortenstudie wurde sogar eine **erhöhte Demenzrate** diskutiert (Gomm et al. 2016).

Infolge der Polypharmazie erleiden alte Menschen häufig ein chronisches **„pharmakologisches Polytrauma"**, weshalb die gesamte Medikation regelmäßig einer **Reevaluation** unterzogen werden sollte (➤ Kap. 10).

14.5 Malnutrition und Hyponatriämie

Die Hyponatriämie ist die **häufigste Elektrolytstörung im Alter,** welche u. a. **auch Übelkeit und Erbrechen** verursacht. Ursächlich liegt neben vermehrter Wasserzufuhr (selten) eine Volumendepletion mit Natrium-Verlust → Wasserverlust (z. B. bei Salz-Verlustniere oder Erbrechen/Diarrhö) oder ein

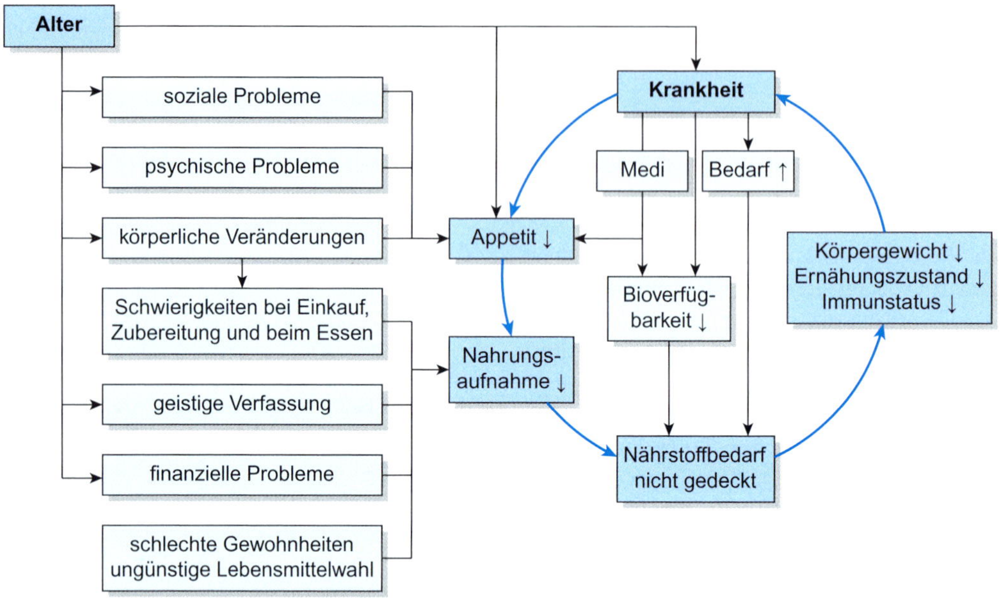

Abb. 14.1 Teufelskreis der Malnutrition [F963-002, L231]

SIADH (= Syndrom der inadäquaten ADH-Sekretion) vor. Auslöser für ein SIADH sind internistische (Tumorerkrankung, Pneumonie) oder neurologische Erkrankungen (z. B. Schlaganfall).

MERKE

Weiterer Auslöser für Hyponatriämie können häufig in der Gerontopsychiatrie eingesetzte **Medikamente** sein:

- **Antidepressiva:** SSRI, SNRI, TZA
- **Neuroleptika:** v. a. Haloperidol
- **Antiepileptika:** Carbamazepin und Oxcarbazepin
- **Analgetika:** Nichtsteroidale Antirheumatika, v. a. Diclofenac; Opiate und Opioide, v. a. Fentanyl
- **Orale Antidiabetika:** Sulfonylharnstoffe
- **Thiaziddiuretika**

Durch die gegenseitige Beeinflussung von Gesundheits- und Ernährungszustand kann ein schwer zu durchbrechender Teufelskreis entstehen (➤ Abb. 14.1).

14.6 Malnutrition in der Gerontopsychiatrie

Demenzerkrankungen sind die häufigste Ursache einer chronischen Mangelernährung im Alter. Dabei kann ein verändertes Essverhalten schon **sehr früh** im Krankheitsverlauf auftreten: fehlendes Hungergefühl und verminderte Nahrungsaufnahme bei Patienten mit AD oder Hunger auf Süßigkeiten und unkontrolliertes Essen bei frontotemporaler Demenz. Typisch ist eine **langsame Gewichtsabnahme,** die schon Jahre vor Beginn der kognitiven Symptome beobachtet werden kann (Wang et al. 2021). Zur genauen Ursache dieses früh einsetzenden Gewichtsverlusts gibt es viele Hypothesen, letztlich bleibt sie ungeklärt (Stewart et al. 2005). Klar ist, dass diese Gewichtsabnahme in der Regel nicht Folge eines erhöhten Energieverbrauchs ist, sondern auf eine geringere Nahrungsaufnahme und eine kalorische Unterversorgung zurückgeht (Holm und Soderhamn 2003). In mehreren Studien wurde bei bestehender Malnutrition ein beschleunigter Krankheitsprogress mit reduzierter Lebensqualität und erhöhter Mortalität nachgewiesen (Soto et al. 2012). Nach einer Untersuchung von Forschern der Mayo Clinic (Alhurani et al. 2017) zeigte sich eine Korrelation zwischen Gewichtsabnahme und dem Risiko, an einer milden kognitiven Beeinträchtigung zu erkranken. Unter Adjustierung von Geschlecht, Bildung und genetischer Prädispostion (ApoE-Allel) erhöhte sich pro fünf zusätzlichen Kilo Gewichtsverlust das Risiko um 24 %. Ein Gewichtsverlust im hohen Alter könnte damit ein **Marker für das Demenzrisiko** sein. Ob sich jedoch durch Interventionen zur Gewichtsstabilisierung das Demenzrisiko senken lässt, bleibt im Rahmen der Studie offen. Dennoch sollte Malnutrition bei Demenzkranken schon **früh im Therapiefokus** stehen. So konnte in prospektiven Studien gezeigt werden, dass die Folgen einer Mangelernährung zumindest teilweise vermeidbar sind (Milne et al. 2009) und dass Mangelernährung auch bei Demenzpatienten durch angemessene Präventions- und Therapiemaßnahmen verhindert werden kann (Hanson et al. 2011). Auch wenn letztlich die Auswirkungen einer Ernährungstherapie auf relevante Eckpunkte wie Kognition, Alltagskompetenz oder gar Sterblichkeit bisher kaum untersucht sind, gehen zahlreiche Experten von einem erheblichen Therapiepotenzial bei Demenzpatienten aus, vor allem in frühen bis mittleren Krankheitsstadien.

Im weiteren Verlauf der Erkrankung spielt die veränderte Wahrnehmung eine zunehmende Rolle:

- Fehlende Einsicht in die Notwendigkeit von Essen und Trinken.
- Speisen werden nicht als solche erkannt.
- Gefühle von Angst und Bedrohung (Wahnvorstellungen, Vergiftungsängste).
- Ablauf beim Essen oder der Umgang mit Besteck ist nicht mehr bekannt (Apraxie).

Hinzu kommen oft auch Verhaltensauffälligkeiten und psychomotorische Unruhe, die den Energiebedarf noch steigern können. In den fortgeschrittenen Krankheitsstadien werden auch zunehmend **Schluckstörungen** beobachtet, mit der Gefahr einer Aspiration. Oft kommt es in diesen Stadien auch zu ethisch schwierigen Entscheidungssituationen, wenn es z. B. um Nahrungs- und Flüssigkeitszufuhr mittels Sonde durch Anlage einer perkutanen endoskopischen Gastrostomie (PEG) geht.

CAVE

Sedierende Psychopharmaka als Malnutritionsursache

In allen Demenzstadien sollte der Einfluss von **sedierenden Psychopharmaka** als mögliche Ursache für eine verminderte Nahrungsaufnahme in Betracht gezogen werden.

Aber auch die häufig somatoform ausgestalteten **depressiven Erkrankungen** im Alter gehen aufgrund von Appetitverlust und Antriebsstörung oft mit Zeichen der Mangelernährung und mit einem Gewichtsverlust einher. Manche depressive Patienten haben auch eine stimmungsverbessernde Wirkung durch längere Nahrungskarenz erfahren und meiden daher zeitweise die Nahrungsaufnahme. Bei **wahnhaften Erkrankungen** spielen oft Vergiftungsängste, aber auch neuroleptikainduzierte **Schluckstörungen** eine wichtige Rolle.

MERKE

Klinische Hinweise auf eine mögliche Dysphagie

- Unklare Fieberschübe, rezidivierende Bronchitiden
- Belegte Stimme
- Gurgelige Stimme (Retentionen zwischen Zungengrund und Epiglottis oder auf den Stimmbändern)
- Häufiges Verschlucken mit Husten und Räuspern
- Speichelfluss aus dem Mund
- Speisereste in den Wangentaschen
- Aphonie oder Stimmprobleme
- Ausspucken von Speichel/Nahrung
- Nasopharyngeale Penetration
- Angst vor dem Essen/Abwehr

14.7 Mikronährstoffe und gerontopsychiatrische Erkrankungen

Nach aktueller Studienlage besteht offenbar ein Zusammenhang zwischen einer Depression und einem gestörtem **Zinkstoffwechsel** (Whitfield et al. 2015). Und auch ein **Vitamin-D-Mangel** ist mit einem erhöhten Depressionsrisiko verbunden (Imeida et al. 2015). Dabei ist gerade ein Vitamin-D-Mangel bei geriatrischen Patienten weit verbreitet: Bei 96 % der Patienten einer geriatrischen Rehabilitationsklinik lagen die Messwerte unterhalb des Zielbereiches von 30–60 ng/ml (Schilling 2012). Vitamin D ist in der Altersmedizin zusätzlich ins Blickfeld geraten, weil auch Effekte auf Kognition, Immunsystem, Gleichgewicht und Sturzrate beschrieben wurden. Ferner haben bis zu 31 % der älteren depressiven Patienten erniedrigte **Vitamin-B_{12}**-Serumspiegel und erniedrigte **Folsäurespiegel** (Carney und Sheffield 1978), dabei besonders häufig jene mit psychotischer Symptomatik. Beide sind im Nervensystem von entscheidender Bedeutung als Co-Faktoren für zahlreiche Methylierungsprozesse, und niedrige Spiegel gehen mit einer erhöhten Neuroinflammation einher, was wiederum das Risiko psychiatrischer Erkrankungen und insbesondere von Depressionen erhöht (Hoepner et al. 2021). Mittlerweile wurde in methodisch guten Studien an depressiven Patienten mit niedrig normalen Vitamin-B_{12}-Serumspiegeln, die unter einer SSRI-Monotherapie keine Besserung erfahren haben, die Wirksamkeit einer parenteralen „Augmentation" mit Vitamin B_{12} (Seppälä et al. 2013) oder mit Vitamin B_6, B_{12} und Folsäure gezeigt (Almeida et al. 2014).

Überhaupt scheinen bei **Alzheimer-Patienten** die Spiegel bestimmter Nährstoffe niedriger zu sein als bei gesunden Gleichaltrigen, v. a. von Omega-3-Fettsäuren, Folsäure und den Vitaminen B_6, B_{12}, C und E (Lopes da Silva et al. 2013). Omega-3-Fettsäuren sind u. a. notwendig für die Synthese von Phospholipiden, die wiederum Bestandteil neuronaler Membranen sind und damit auch wichtig für die Bildung von Synapsen und letztlich die Erhaltung der Neuroplastizität. Darüber hinaus erwartet man aufgrund ihrer antiinflammatorischen und rezeptorvermittelten transmittermodulierenden Wirkung auch eine Verbesserung von depressiven Erkrankungen (Hoepner et al. 2021). Aber auch den **Eisenstatus** gilt es im gerontopsychiatrischen Kontext zu berücksichtigen. Denn nächtliche Unruhe und Schlafstörungen bei Älteren können ganz oder partiell auf ein primäres oder sekundäres RLS hinweisen, worunter 10 % der über 65-Jährigen leiden (➤ Kap. 15).

PRAXISTIPP

Da sich bei älteren Patienten und besonders bei solchen mit gerontopsychiatrischen Zusatzerkrankungen ein deutlicher Mangel an einzelnen Mikronährstoffen zeigt, ist es ratsam, diese im Rahmen der altersmedizinischen Diagnostik zu bestimmen, um so ein **Nutrogramm** zu erstellen. Dann kann man das Ausmaß der Mangelernährung abschätzen und letztlich individuell substituieren.

14.8 Diagnostik einer Malnutrition

Trotz einer Vielzahl vorhandener Methoden gibt es bisher keinen allgemein etablierten und akzeptierten **„Goldstandard"** zur Bestimmung des Ernährungszustands in der Altersmedizin. Aber eindeutig ist die Forderung nach einem routinemäßigen Screening auf Mangelernährung bei allen älteren Menschen, und zwar unabhängig von bestimmten Diagnosen, also auch bei übergewichtigen und adipösen Patienten (ESPEN-Guideline; Volkert et al. 2019). Denn ein frühzeitiges Erkennen von Ernährungsproblemen ist **essenziell,** da ältere Patienten im Gegensatz zu Jüngeren einen Gewichtsverlust oft nicht wieder aufholen können. Die **ausführliche Anamnese** sowie die **körperliche Untersuchung** geben erste Hinweise auf den Ernährungs- und Hydratationszustand sowie auf die Ausprägung bzw. den Verlust von Muskelmasse und subkutanem Fettgewebe. Aus der Gesamtschau mit den im Folgenden genannten weiteren Parametern lässt sich die Diagnose einer Mangelernährung frühzeitig stellen:

MERKE

- **Regelmäßige Risikobestimmung:** Das derzeit einzige für ältere Menschen validierte Testinstrument ist das **Mini Nutritional Assessment** (MNA), welches sich sowohl für den ambulanten als auch für den stationären Bereich eignet. Für ein Screening wird die **MNA-Kurzform** (www.mna-elderly.com/sites/default/files/2021-10/mna-mini-german.pdf) verwendet.
- **Anthropometrie:** Körpergewicht und Gewichtsentwicklung, **BMI** (bei älteren Erwachsenen pathologisch ≤ 20 kg/m²), **Wadenumfang** (Grenzwert 31 cm).
- Analyse der **Ess- und Trinkgewohnheiten:** Ess- und Trinkprotokoll führen (3-Tage Teller-Protokoll).
- Ausführliche **Medikamentenanamnese.**
- **Labor** mit Bestimmung relevanter Mikronährstoffe **(= Nutrogramm):** Proteine (Albumin, Präalbumin, Transferrin), Fette, Vitamin B_{12}, Folsäure, Eisenstatus, Zink, Vitamin D.

MERKE

Engmaschiges Ernährungs-Screening bei dementiellen Erkrankungen

Der Ernährungszustand gerontopsychiatrischer Patienten und insbesondere von demenziell Erkrankten sollte regelmäßig überwacht werden, um im Bedarfsfall frühestmöglich individuelle Ernährungsmaßnahmen zu ergreifen.

14.9 Was tun bei gerontopsychiatrischen Patienten, die nicht gut essen?

Die mit gerontopsychiatrischen Erkrankungen einhergehenden Ernährungsprobleme sind vielgestaltig und erfordern viel Geduld, Verständnis und Kreativität, um den Ernährungszustand dieser Patienten möglichst zu erhalten oder gar zu verbessern. Zunehmend beschäftigt sich die Ernährungswissenschaft damit, wie eine Optimierung relevanter Parameter und damit eine Krankheitsmodulation erreicht werden kann (Loda et al. 2024). Oberste Priorität sollte immer die orale Nahrungsaufnahme haben, wobei v. a. Nahrungsmittel mit erhöhter Energiedichte präferiert werden sollten. Dabei kann auch die frühzeitige Anreicherung der Nahrung mit zusätzlichen Kalorien und Eiweißsupplementen sinnvoll sein. Die Ursachen, welche die Nahrungsaufnahme erschweren, sollten erfasst, möglichst beseitigt oder behandelt werden. Vor einer symptomatischen Therapie steht die **kausale Therapie** demenzunabhängiger Begleiterkrankungen: **Internistische Grunderkrankungen** wie Infekte, peptische Ulzera, Obstipation oder gar ein maligner gastrointestinaler Tumor sind soweit möglich kausal zu behandeln; ebenso ein schlechter Zahnstatus. Ferner sollte eine angemessene Therapie von ursächlichen **psychiatrischen Syndromen** (Depression, wahnhafte Störung mit Vergiftungsideen, hyperdynames Delir etc.) sowie von **Schmerzsyndromen** erfolgen. Dabei sind alle **Medikamentenverordnungen** immer wieder kritisch zu hinterfragen und auf ein Mindestmaß zu reduzieren.

Atypische Neuroleptika mit stark antiserotonerger Wirkung wie Clozapin oder Olanzapin können eine Gewichtszunahme bewirken. Insgesamt sind diese ebenso wie auch neuere Ansätze einer pharmakologischen Therapie bislang nicht überzeugend belegt. Und letztlich geht es auch nicht um die Verordnung von *Appetizern,* sondern um eine fundierte Analyse der Kausalkette mit konsekutiver Therapie der Kausalfaktoren, wodurch letztlich der Appetit wieder verbessert wird. Trotz aller Tendenz zur Schematisierung sollte eine Ernährungstherapie bei gerontopsychiatrischen Patienten soweit möglich **individualisiert** sein. Ernährungstherapie im Alter umfasst ein breites Spektrum von Maßnahmen in Zusammenarbeit mit Ernährungsberatern.

MERKE

Möglichkeiten zur Verbesserung der Ernährungssituation bei gerontopsychiatrischen Erkrankungen

- Diätvorschriften lockern bzw. aufheben; keine Verbote
- Appetitanregende Lebensmittel wie Bitterstoffe in Grapefruit, Chicorée oder Rucola in den Speiseplan integrieren
- Fester Mahlzeitenrhythmus, Zwischenmahlzeiten
- Entspannte, beschützte Mahlzeitenatmosphäre ohne unnötige Ablenkung (Radio, TV)
- *Family Style Meals* in Seniorenheim oder Klinik
- Pflegerische Unterstützung mit Assistenz, Zerkleinerung der Nahrung, Hilfsmitteleinsatz und optimaler Mundpflege
- Ggf. Konsistenzanpassung bei Dysphagie
- Auswahl von Nahrungsmitteln mit hoher Energiedichte
- Bevorzugte, gewohnte Speisen
- Anreicherung der Nahrung mit hochwertigen Proteinquellen zu jeder Hauptmahlzeit
- Substitution von Mikronährstoffen nach Nutrogramm
- *Fingerfood* (= Gerichte in mundgerechten Stücken servieren)
- Trinknahrung bereits in frühen und mittleren Demenzstadien
- Im Einzelfall kurzfristig Sondennahrung bei **klarer Indikation** (z. B. Überbrückung der Phase der schweren Antriebsminderung bei Depression oder bei vorübergehender neurologisch bedingter Schluckstörung)
- Vermeidung dauerhafter Sondenernährung bei fortgeschrittener Demenz
- Parenterale Ernährung nur bei realistischer Chance auf Besserung
- Palliativtherapie: *Comfort Feeding Only* (der Patient bestimmt die Menge, die er essen oder trinken möchte)

14.10 Ethische Probleme bei der Ernährung von Patienten mit fortgeschrittener Demenz

Bei fortschreitender demenzieller Erkrankung ist die orale Nahrungsaufnahme früher oder später nicht mehr ausreichend und häufig kommt von Seiten der Medizin die „gleichförmige, zuweilen schon reflexhaft“ anmutende Antwort, die darauf hinausläuft, eine künstliche Nahrungs- und Flüssigkeitszufuhr mittels Sonde nach PEG in die Wege zu leiten (de Ridder 2008). Sonden- und parenterale Ernährung können gelegentlich und für eine begrenzte Zeit eingesetzt werden, wenn andere nichtinvasive Maßnahmen nicht ausreichen oder nicht angemessen sind, um eine **Akutsituation** mit geringer Nahrungsaufnahme oder hohem Bedarf in frühen und mittleren Demenzstadien zu überwinden.

Bei Patienten mit schwerer fortgeschrittener Demenz hingegen können Sonden- und/oder parenterale Ernährung nicht generell und kontinuierlich empfohlen werden. Denn in Studien wurde bisher weder eine Verbesserung der Überlebenszeit noch eine Linderung von Symptomen nachgewiesen (Candy et al. 2009; Volkert et al. 2013). Die vorliegenden Daten rechtfertigen demnach **keine allgemeine Empfehlung zur PEG-Anlage.** Zudem ergab eine jüngere Studie Hinweise für eine erhöhte prozedurenbedingte Mortalität nach PEG-Anlage bei geriatrischen Patienten (Wirth et al. 2012). So bleibt jede Entscheidung pro oder kontra PEG immer eine Einzelfallentscheidung. Der zu erwartende Nutzen und die möglichen Risiken müssen sorgfältig abgewogen werden.

HILFREICHE LINKS

Ernährung von Patienten mit fortgeschrittener Demenz

www.rosenfluh.ch/media/ernaehrungsmedizin/2018/03/Ernaehrung-bei-fortgeschrittener-Demenz.pdf

14.11 Demenzprävention durch Ernährung?

In den vergangenen Jahrzehnten wurde die traditionelle regionale Ernährung zunehmend durch eine globalisierte Ernährung ersetzt, die reich ist an prozessierten Lebensmitteln mit einem hohen Anteil gesättigter Fettsäuren und Einfachzucker und einem geringen Anteil an günstigen Polyphenolen, Ballaststoffen und kurzkettigen Fettsäuren (Linsenmeyer et al. 2024). Es gibt zahlreiche Hinweise dafür, dass diese Ernährungsform zu einer Beeinträchtigung der kognitiven Funktionen und der Neuroplastizität beiträgt; in Tierstudien war darunter eine verringerten Plastizität im Hippocampus zu verzeichnen (Fadó et al. 2022). Dennoch sind aussagekräftige Studien zur demenzpräventiven Wirkung ernährungstherapeutischer Maßnahmen rar und wegen der Komplexität oft schwer zu interpretieren.

Einige Untersuchungen der letzten Jahre haben mögliche Zusammenhänge zwischen der Ernährung und der Entwicklung einer Demenz untersucht (Livingston et al. 2020) (➤ Kap. 3.1.3). Eine Studie mit 960 Teilnehmern über einen Zeitraum von 4,7 Jahren zeigte, dass eine **Ernährung mit einem hohen Anteil an pflanzlichen Lebensmitteln,** wie sie in der Mittelmeerdiät vorkommen (u. a. viel Gemüse, Hülsenfrüchte, Obst, wenig gesättigte Lipide und Fleisch), den kognitiven Abbau reduzieren konnte (Morris et al. 2018)

In älteren Untersuchungen war selbst bei bereits bestehender Alzheimer-Demenz (AD) eine mediterrane Ernährung mit einer deutlich geringeren Sterblichkeit verbunden (Scarmeas et al. 2007).

Ein Umbrella-Review von Metaanalysen prospektiver Studien, die das Risiko neurodegenerativer Krankheiten in Abhängigkeit von Ernährungsfaktoren untersucht haben, identifizierte 20 Metaanalysen mit 98 untersuchten Zusammenhängen. Die prüfende Re-Analyse ergab u. a. eine moderate Evidenz für einen inversen Zusammenhang zwischen **mediterraner Ernährung** sowie dem Konsum von **Fisch** und dem Risiko für AD und zwischen dem Konsum von **Tee** und dem Risiko für Demenz aller Ursachen (Barbaresko et al. 2020).

Eine weitere Studie hat 2018 nachgewiesen, dass täglich eine Portion **grünes Blattgemüse** wie zum Beispiel Spinat, Grünkohl oder Mangold den Alterungsprozess des Gehirns messbar verlangsamt. Nach Aussage der Forscher sind vor allem die Nährstoffe Folsäure, der gelbe Pflanzenfarbstoff Lutein und Vitamin K1 für diesen Effekt verantwortlich (Morris et al. 2017).

Besondere Beachtung in den Medien fand die über 4,6 Jahre laufende **MIND-Studie:** Berichtet wurde davon, dass an einer Population von 960 Probanden das Risiko, an einer Demenz zu erkranken, um bis 53 % gesenkt werden konnte bei konsequenter Umsetzung einer strengen mediterranen Diät (MIND-Diät). Die in MIND beobachteten Effekte wurden jedoch deutlich überschätzt, weil keine Randomisierung vorgenommen wurde; letztlich schlussfolgern selbst die Autoren, dass die Studie es nicht erlaubt, einen kausalen Zusammenhang zwischen MIND-Diät und Demenzrisiko herzustellen (Morris et al. 2015).

Auch die methodisch deutlich bessere, randomisierte **MAPT-Studie,** wo die Gabe von mehrfach ungesättigten Omega-3-Fettsäuren und verschiedene „Lifestyle-Interventionen" (körperliche Aktivität, kognitives Training und Ernährungsberatung) alleine oder in Kombination miteinander verglichen wurden gegen Placebo, zeigte nach 3 Jahren keine signifikanten Unterschiede hinsichtlich kognitivem Abbau von älteren Menschen mit subjektiven Gedächtnisbeeinträchtigungen (Andrieu et al. 2017).

Hingegen ergab eine doppelblinde, placebokontrollierte Langzeitstudie mit 2 × 90 mg **Curcumin** über 18 Monate bei nicht demenzkranken älteren Menschen eine signifikante Verbesserung von Aufmerksamkeit und Gedächtnis, ferner in den vor und nach Therapie durchgeführten FDDNP-PET eine Abnahme von amyloiden Plaques und neurofibrillären Veränderungen. Die Autoren führen dies auf antiinflammatorische und antiamyloide Wirkungen des Curcumin zurück (Small 2018).

Die ebenso vielbeachtete **FINGER-Studie** *(The Finnish Geriatric Intervention Study to Prevent Cognitive Impairment and Disability)* konnte in einer prospektiven und randomisierten Studie bei 1.260 *At risk*-Teilnehmern im Alter zwischen 60 und 77 Jahren eine geringe Reduktion der kognitiven Beeinträchtigung mittels einer zweijährigen multidimensionalen Intervention in Bezug auf den Lebensstil nachzuweisen. Dabei war die Ernährung ein relevanter Interventionspunkt neben körperlichem Training, kognitivem Training und dem Monitoring vaskulärer Risikofaktoren (Ngandu et al. 2015).

Aus den teilweise bescheidenen Ergebnissen der bisherigen Studien zu Ernährungsinterventionen sollte man nicht grundsätzlich auf die Unwirksamkeit eines ernährungspräventiven Ansatzes schließen, sondern sich vielmehr vergegenwärtigen, dass sich jahrzehntelang praktizierte Ernährungsfehler im fortgeschrittenen Lebensalter nicht mehr korrigieren lassen.

FALLBEISPIEL

Eine 79-jährige Patientin kommt in Begleitung ihres um 5 Jahre älteren Ehemanns zur stationären Aufnahme. Auf dem Einweisungsschein ist ein „Verwirrtheitszustand und zunehmender körperlicher Abbau" als Einweisungsgrund angegeben. Der Ehemann gibt an, dass seine Frau in den letzten Monaten nicht mehr so vital sei, irgendetwas stimme nicht mit ihr. Die gebrechlich wirkende Patientin negiert Beschwerden, gesteht dann aber ein, dass sie nachts nicht zur Ruhe komme.

Das Aufnahmelabor zeigt eine Hypoproteinämie sowie eine ausgeprägte Hyponatriämie von 125 mmol/l. Im Rahmen des geriatrischen Basisassessments und der Krankenbeobachtung fällt eine mittelschwere kognitive Störung mit massiver Einschränkung im Bereich des Kurzzeitgedächtnisses auf. Der MNA weist mit 7 Punkten auf eine manifeste Mangelernährung hin.

Dem Ehemann war diese kognitive Störung bisher nicht aufgefallen. Erst auf gezielte Nachfrage ließ sich in den folgenden Tagen ein ungewollter Gewichtsverlust von insgesamt 15 kg in den letzten Jahren eruieren. Allein in den vergangenen 3 Monaten hatte die Patientin 4 kg Körpergewicht verloren. Der Hausarzt hatte wegen einer beobachteten Antriebsminderung einen SSRI verordnet; ebenso ein Schleifendiuretikum wegen einer leichten Herzinsuffizienz.

Nach Absetzen des SSRI und Ausgleich der Natriumwerte klingt die anfänglich noch leichte nächtliche Verwirrtheit ab und auch der Appetit bessert sich. Die Patientin nimmt das ihr angebotene Krankenhausessen mit Appetit zu sich. Unter der Hypothese einer konsumierenden Erkrankung wird eine umfangreiche weitere Diagnostik inklusive Endoskopie durchgeführt, die durchweg Normalbefunde erbringt.

Nach Durchführung der kognitiven Differenzialdiagnostik inklusive CCT lauten die Diagnosen: „Malnutrition bei mittelschwerer Demenz vom Alzheimer-Typ" und „Nächtliches Delir bei Hyponatriämie unter Gabe von SSRI". Durch Verabreichung von energiereicher Krankenhauskost und der Gabe hochkalorischer Trinknahrung als Zwischenmahlzeit nimmt die Patientin 1,5 kg an Körpergewicht zu. Vor diesem Hintergrund wird sie mit der Empfehlung einer antidementiven Therapie sowie hochkalorischer Kost, Trinknahrung und regelmäßigen Gewichtskontrollen in die hausärztliche Versorgung entlassen.

LITERATUR

Alhurani RE et al. (2016). Decline in Weight and Incident Mild Cognitive Impairment: Mayo Clinic Study of Aging. JAMA Neurol. 73(4): 439–46.

Almeida OP et al. (2014). B-vitamins to enhance treatment response to antidepressants in middle-aged and older adults: results from the B-VITAGE randomised,

doubleblind, placebo-controlled trial. Br J Psychiatry. 205(6):450–457.
Andrieu S et al., for the MAPT Study Croup (2017). Effect of long-term omega 3 polyunsaturated fatty acid supplementation with or without multidomain intervention on cognitive function in elderly adults with memory complaints (MAPT): a randomised, placebo-controlled trial. Lancet Neurol. 16(5): 377–389.
Barbaresko J et al. (2020). Dietary factors and neurodegenerative disorders: An umbrella review of meta-analyses of prospective studies. Adv Nutr. 11: 1161–73.
Bowman GL et al. (2012). Nutrient biomarker patterns, cognitive function, and MRI measures of brain aging. Neurology. 78(4): 241–9.
Burg V et al. (2013). Plant Sterols the Better Cholesterol in Alzheimer's Disease? A Mechanistical Study. The Journal of Neuroscience. 33(41): 16072–16087.
Candy B, Sampson EL, Jones L (2009). Enteral tube feeding in older people with advanced dementia: findings from a Cochrane systematic review, Int J Palliat Nurs. 15(8): 396–404.
Carney MWP, Sheffield BF (1978). Serum folic acid and B12 in 272 psychiatric inpatients. Psychol Med. 19: 207–213.
Cereda E et al. (2016). Nutritional status in older persons according to healthcare setting: A systematic review and meta-analysis of prevalence data using MNA®. Clinical nutrition. 35(6): 1282–1290.
Fadó, R, Molins A, Rojas R, Casals N (2022). Feeding the Brain: Effect of Nutrients on Cognition, Synaptic Function, and AMPA Receptors. Nutrients. 14: 4137.
Glaeske G, Janhsen K (2006). GEK-Arzneimittel-Report. Auswertungsergebnisse der GEK-Arzneimitteldaten aus den Jahren 2004–2005. Hippe, Sankt Augustin: Asgard.
Gomm W et al. (2016). Association of proton pump inhibitors with risk of dementia: pharmacoepidemiological claims data analysis. JAMA Neurol. 73(4):410–416.
Güster C, Klose J, Schmacke N (Hrsg.) (2012). Versorgungs-Report 2012. Schwerpunkt: Gesundheit im Alter. Stuttgart: Schattauer: 111–30.
Hanson LC et al. (2011). Oral feeding options for people with dementia: a systematic review. J Am Geriatr Soc. 59: 463–472.
Health Quality Ontario (2013). Vitamin B12 and cognitive function: an evidencebased analysis. Ont Health Technol Assess Ser. 13(23): 1–45.
Hoepner CT, McIntyre RS, Papakostas GI (2021). Impact of Supplementation and Nutritional Interventions on Pathogenic Processes of Mood Disorders: A Review of the Evidence. Nutrients. 13(3): 767.
Holm B, Soderhamn O (2003). Factors associated with nutritional status in a group of people in an early state of dementia. Clin. Nutr. 4: 385–389.
lmeida OP, Hankey GJ, Yeap BB, Golledge J, Flicker L (2015). Vitamin D concentration and its association with past, current and future depression in older men: the Health In Men Study. Maturitas. 81(1): 36–41.
Kaiser MJ et al. (2010). Frequency of malnutrition in older adults: a multi-national perspective using the mini nutritional assessment. J Am Geriatr Soc. 58: 1734–1738.
Linsmeyer D et al. (2024). Ernährung, Stoffwechsel, Gehirn und mentale Gesundheit. Der Nervenarzt. 95: 667–680.
Livingston G et al. (2020). Dementia prevention, intervention, and care: 2020 report of the Lancet Commission. Lancet. 396: 413–446.
Loda I, D'Angelo E, Marzetti E, Kerminen H (2024). Prevention, Assessment, and Management of Malnutrition in Older Adults with Early Stages of Cognitive Disorders. Nutrients. 16(11): 1566.
Lopes da Silva S et al. (2014). Plasma nutrient status of patients with Alzheimer's disease: Systematic review and meta-analysis. Alzheimers Dement. 10(4) : 485–502.
Milne AC, Potter J, Vivanti A et al. (2009). Protein and energy supplementation in elderly people at risk from malnutrition. Cochrane Database Syst Rev 2009; CD003288.
Morris MC et al. (2015). MIND diet associated with reduced incidence of Alzheimer's disease. Alzheimers Dement. 10(4): 485–502.
Morris MC et al. (2018). Nutrients and bioactives in green leafy vegetables and cognitive decline: prospective study. Neurology. 90: e214–e222.
Ngandu T et al. (2015). A 2 year multidomain intervention of diet, exercise, cognitive training, and vascular risk monitoring versus control to prevent cognitive decline in at-risk elderly people (FINGER): a randomised controlled trial. Lancet. 385: 2255–63.
Pirlich M et al. (2006) The German hospital malnutrition study. Clinical nutrition. 25: 563–572.
Ridder de M (2008). Medizin am Lebensende: Sondenernährung steigert nur selten die Lebensqualität. Dtsch Arztebl. 105(9): A-449/B-402/C-396.
Quinn JF (2010). Docosahexaenoic acid supplementation and congitive decline in Alzheimer Disease. JAMA. 304: 1903–1911.
Scarmeas N, Luchsinger J A, Mayeux R, Stern Y (2007). Mediterranean diet and Alzheimer disease mortality. Neurology. 69(11): 1084–1093.
Scarmeas N et al. (2009). Mediterranean diet an mild cognitive impairment. Arch Neurol. 66: 216–225.
Schaefer EJ et al. (2006). Plasma phosphatidylcholine docosahexaenoic acid content and risk of dementia and Alzheimer disease: the Framingham Heart Study. Arch Neurol. 63: 1545–1550.
Scheltens P et al. (2010). Efficacy of a medical food in mild Alzheimer's disease: a randomized, controlled trial. Alzheimer's & Dementia. 6: 1–10.
Schilling S (2012). Epidemic vitamin D deficiency among patients in an elderly care rehabilitation facility. Dtsch Arztebl Int. 109(3): 33–8.
Seppälä J et al. (2013). Association between vitamin b12 levels and melancholic depressive symptoms: a Finnish populationbased study. BMC Psychiatry. 13(1): 145.
Gary W. Small et al. (2018). Memory and Brain Amyloid and Tau Effects of a Bioavailable Form of Curcumin in Non-

Demented Adults: A Double-Blind, Placebo-Controlled 18-Month Trial Am J Geriatr Psychiatry. 26(3): 268–277.
Solfrizzi V, Panza F, Capurso A (2003). The role of diet in cognitive decline. J Neural Transm. 110(1): 95–110.
Soto ME et al. (2012). Weight loss and rapid cognitive decline in community-dwelling patients with Alzheimer's disease. J Alzheimers Dis. 28: 647–654.
Stewart R et al. (2005). A 32-year prospective study of change in body weight and incident dementia: the Honolulu-Asia Aging Study. Arch Neurol. 62(1): 55–60.
Volkert D (2004). Ernährungszustand, Energie- und Substratstoffwechsel. Leitlinie Enterale Ernährung der DGEM und DGG. Aktuel Ernaer Med. 29: 190–197.
Volkert D et al. (2013). Leitlinien der Deutschen Gesellschaft für Ernährungsmedizin (DGEM) in Zusammenarbeit mit der GESKES, der AKE und der DGG. Klinische Ernährung in der Geriatrie. Akt Ernährungsmed. 38: e1–e48.
Volkert D et al. (2019). ESPEN guideline on clinical nutrition and hydration in geriatrics. Clin Nutr. 38: 10–47.
Volkert D (2020). Aktuelle ESPEN-Leitlinie Klinische Ernährung und Hydration in der Geriatrie. Aktuelle Ernährungsmedizin. 45(05): 348–355.
Volkert D, Weber J, Kiesswetter E, Sulz I, Hiesmayr M (2020). Ernährungssituation in Krankenhäusern und Pflegeheimen – Auswertung der nutritionDay-Daten für Deutschland. In: Deutsche Gesellschaft für Ernährung e.V. (DGE) (Hrsg). 14. DGE-Ernährungsbericht, Bd. 14. Bonn: DGE: 199–258.
Wang C et al. (2021). Weight Loss and the Risk of Dementia: A Meta-analysis of Cohort Studies. Curr Alzheimer Res. 18(2): 125–135.
Wang HX, Wahlin A, Basun H, Fastbom J, Winbald B, Fratiglioni L (2001). Vitamin B(12) and folate in relation to the development of Alzheimer's disease. Neurology. 56: 118–194.
Whitfield DR et al. (2015). Depression and synaptic zinc regulation in Alzheimer disease, dementia with lewy bodies, and Parkinson disease dementia. Am J Geriatr Psychiatry. 23(2): 141–148.
Wirth R et al. (2012). Complications and mortality after percutaneous endoscopic gastrotomy in geriatrics: a prospective multicenter observational trial. J Am Med Dir Assoc. 13(3): 228–233.
Wurtman RJ et al. (2009). Use of Phosphatide Precursors to promote synaptogenesis. Annu Rev Nutr. 29: 59–87.
Yasutake T et al. (2016) Green Tea Consumption and the Risk of Incident Dementia in Elderly Japanese: the Ohsaki Cohort 2006 Study. Am J Geriatr Psychiatry. 24(10): 881–889.

KAPITEL

15 Schlafstörungen im Alter

Lukas Frase, Dieter Riemann, Claudio L.A. Bassetti, Christoph Nissen

15.1 Definition und Epidemiologie

Schlaf- und Wachstörungen gehören zu den häufigsten klinischen Problemen. In epidemiologischen Untersuchungen berichten ca. ein Drittel der befragten Personen der Allgemeinbevölkerung zu einem gegebenen Untersuchungszeitpunkt über Schlafstörungen (Ohayon 2002). Aktuellen Schätzungen zufolge leiden ca. 12 % der Personen über 60 Jahre unter einer klinisch relevanten Schlafstörung (Zhuang et al. 2016). Entsprechend werden die Schlafstörungen in der ICD-11 zu einem eigenständigen, interdisziplinären Hauptkapitel aufgewertet. Die bisherige Aufteilung auf andere Fachgebiete, wie z. B. der Insomnie zu den psychischen Erkrankungen und des Restless-Legs-Syndroms zu den neurologischen Störungen, entfällt damit.

MERKE

Die wichtigsten Schlafstörungen sind

- die **Insomnie**, definiert durch chronische Ein- oder Durchschlafstörungen oder einen nicht erholsamen Schlaf mit Beeinträchtigungen am Tag,
- das **Restless-Legs-Syndrom,**
- nächtliche Bewegungsstörungen wie die **REM-Schlafverhaltensstörung,**
- schlafbezogene **Atemstörungen** und
- Erkrankungen mit erhöhtem Schlafbedürfnis **(Hypersomnien).**

Eine sorgfältige schlafbezogene Diagnostik und Therapie kann die **Lebensqualität** der Betroffenen verbessern. Außerdem bieten schlafbezogene Interventionen einen potenziellen Zugangsweg, die Auftretenswahrscheinlichkeit oder den Verlauf von psychischen Erkrankungen wie depressiven Störungen (Baglioni et al. 2011) und körperlichen Erkrankungen wie kardiovaskulären Erkrankungen (Riemann et al. 2015) zu mindern bzw. zu verbessern. Mit Blick auf das höhere Lebensalter ist es wichtig anzumerken, dass sich die Dauer des Schlafs **(Schlafkontinuität)** ebenso wie die Verteilung der Schlafstadien **(Schlafarchitektur)** und die Verteilung der Schlafphasen über den 24-stündigen Tag-Nacht-Rhythmus in Abhängigkeit des Alters verändern. Ältere Menschen zeigen oft eine verlängerte Einschlafzeit und häufigeres nächtliches Erwachen sowie eine erhöhte Tagesmüdigkeit mit vermehrten Tagschlafepisoden. Zudem treten physiologischerweise im Alter weniger Tiefschlaf und REM-Schlaf auf (Moraes et al. 2014). Weiterhin kommt es häufig zu zirkadianen Störungen mit einer Abkehr von einer einzigen Schlafphase in der Nacht, wie bei den meisten Erwachsenen mittleren Alters in Mitteleuropa, hin zu einem polyphasischen Schlafprofil mit Tagschlafepisoden (z. B. Mittagsschlaf) und verlängerten nächtlichen Wachphasen.

Schlafstörungen – Übersicht zum Krankheitsbild	
Punktprävalenz im Alter	Ca. 12 % der Personen über 60 Jahre
Erkrankungsgipfel	Bei den meisten Störungsbildern kontinuierlich zunehmend, oft im Kontext von Veränderungen, wie z. B. Renteneintritt oder neu aufgetretenen somatischen Erkrankungen.
Besonderheiten bei älteren Patienten	Viele Schlafstörungen treten im Alter häufiger auf, gleichzeitig führen physiologische Veränderungen des Schlafs und der Fitness am Tag im Alter zu Verunsicherung. Hier ist es oft schwer, zu unterscheiden.
Relevante Leitlinien	• S3-Leitlinie „Nicht erholsamer Schlaf/Schlafstörungen" (Mayer et al. 2009) • S2k-Leitlinie „Restless-Legs-Syndrom" (RLS) (Heidbreder 2022) • S3-Leitlinie „Insomnie bei Erwachsenen" (Spiegelhalder et al. 2025) • Europäische Leitlinie Insomnie (Riemann et al. 2023)

15.2 Diagnostisches Vorgehen

Störungen von Schlaf und Wachheit können, gerade im höheren Lebensalter, viele Ursachen haben. Zur Evaluation von Schlafstörungen empfiehlt es sich daher, einem strukturierten Algorithmus, wie beispielsweise dem klinischen **Algorithmus der Deutschen Gesellschaft für Schlafforschung und Schlafmedizin** (DGSM), zu folgen (Mayer et al. 2009) (➤ Abb. 15.1). Dieser entstammt der S3-Leitlinie „Nicht erholsamer Schlaf/Schlafstörungen".

Zunächst gilt es zu erfassen, ob eine **klinisch relevante Schlafstörung** mit einhergehender **Leistungsminderung am Tag** vorliegt. Hier gilt es zum Beispiel, eine reine **Tagesmüdigkeit** (bei der man sich wach halten kann) von einer **Tagesschläfrigkeit** mit unkontrollierbaren (imperativen) Einschlafattacken zu unterscheiden.

BOX 15.1

Selbstbeurteilungsfragebögen zur Untersuchung von erhöhter Tagesschläfrigkeit

- *Epworth* Schläfrigkeitsskala (Kendzerska et al. 2014)
- *Stanford Narcolepsy Questionnaire* (Anic-Labat et al. 1999)
- Ullanlinna Narcolepsy Scale (Hublin et al. 1994)
- *Swiss Narcolepsy Score* (Bargiotas et al. 2019)

MERKE

Im Alltag sehen sich Ärzte teils mit überzogenen Gesundheitserwartungen konfrontiert. Hier kann es notwendig sein, zu informieren, dass einzelne Nächte mit gestörtem Schlaf ein alltägliches Problem darstellen und keiner Behandlung bedürfen!

15.2.1 Schlafbezogene Verhaltensweisen

MERKE

In der Bevölkerung existiert teils die Annahme, dass für jeden Einzelnen eine kurze Schlafdauer von wenigen Stunden trainierbar und ausreichend ist. Dies ist genauso wenig zutreffend wie die Erwartung, auch im hohen Alter genauso lange und tief wie ein Jugendlicher schlafen zu können. Der **individuelle Schlafbedarf** ist angeboren und sinkt von der Kindheit über die Jugendzeit bis ins Erwachsenenalter. Im höheren Alter übersteigt er selten 6 Stunden. Wann dieser Schlafbedarf auftritt, hängt von zwei Prozessen ab. In Abhängigkeit von der Dauer und Intensität der vorhergehenden Wachheit steigt der Schlafdruck (homöostatischer Prozess), der dann mit einer endogenen tageszeitlichen Rhythmik abgeglichen wird (zirkadianer Prozess).

Eine angemessene Bettzeit ist für einen erholsamen Schlaf zu beachten. Die Bettzeit sollte ausreichend lang hinsichtlich des individuellen Schlafbedarfs sein. Dieser kann am besten aus Zeiten ohne soziale und

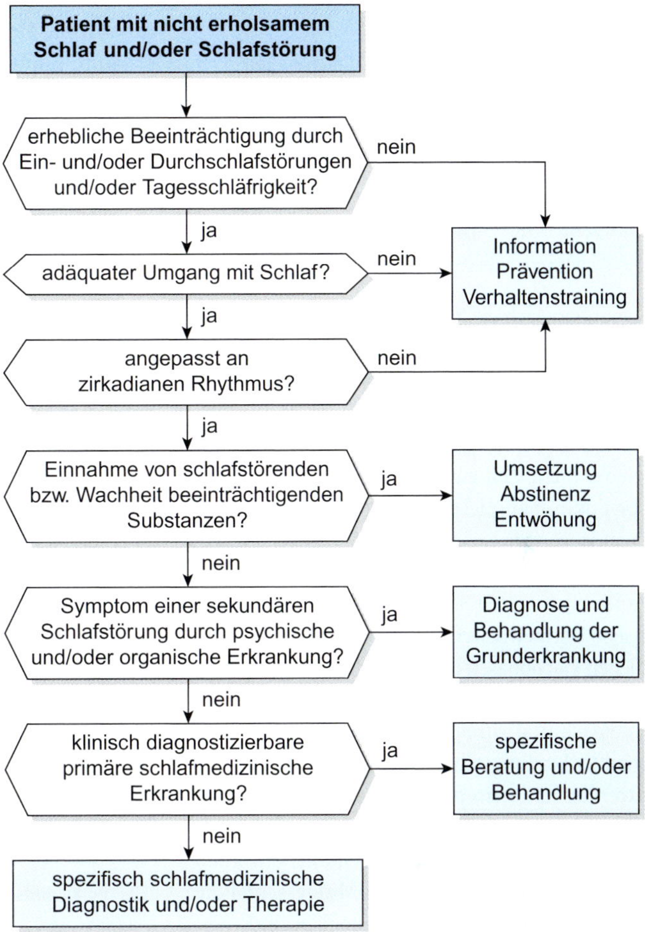

Abb. 15.1 Der klinische Algorithmus aus der S3-Leitlinie „Nicht erholsamer Schlaf/Schlafstörungen" der Deutschen Gesellschaft für Schlafforschung und Schlafmedizin (DGSM) zeigt das schrittweise diagnostische Vorgehen. [H054-004, L231]

berufliche Verpflichtungen, z. B. im Urlaub, erhoben werden. Die Bettzeit sollte die individuell mögliche Schlafdauer jedoch auch nicht überschreiten. Oft etablieren sich aus Sorge, nicht „genug" schlafen zu können, auf den ersten Blick logische Verhaltensweisen (z. B. länger im Bett zu bleiben), die jedoch die Schlafstörung eher verfestigen (Verknüpfungslernen von Wachheit und Ärger mit Schlafumgebung). Es ist daher wichtig, nach einer ausführlichen **Information über gesunden Schlaf**, die im folgenden Kasten dargestellten Ratschläge für einen gesunden Schlaf zu besprechen. Diese beinhalten die verhaltenstherapeutischen Komponenten der **Bettzeitrestriktion** und der **Stimulus-Kontrolle**, die als wirksamste einzelne Komponenten der Verhaltenstherapie bei insomnischen Schlafstörungen gelten.

PRAXISTIPP

- Regelmäßige Bettzeiten auch am Wochenende und im Urlaub einhalten. Verkürzung der Bettzeit auf die individuell berichtete tatsächliche Schlafdauer. Initial kann auch eine noch kürzere Bettzeit gewählt werden, die nach einer ausreichend hohen Schlafeffizienz wieder langsam gesteigert wird.
- Nicht wach im Bett verbleiben, beispielsweise bei nächtlichen Wachphasen oder frühem Erwachen.
- Tagschlafepisoden vermeiden, wenn eine nächtliche Schlafstörung vorliegt.
- Eine angenehme und schlaffördernde Gestaltung des Schlafzimmers vornehmen; keine Erinnerungen an Arbeit oder Belastungen, keine Wecker oder Uhren im Blickfeld des Bettes.
- Nur ein leicht verdauliches Abendessen zu sich nehmen.

- Kein abendlicher Alkohol- oder Koffeinkonsum, minimaler abendlicher Zigarettenkonsum.
- Für entspannte Abend- und Nachtstunden sorgen (z. B. nicht arbeiten, kein Leistungssport).
- Bei nächtlichem Grübeln besser vor dem Zubettgehen in einem anderen Wohnraum mögliche Sorgen durchdenken oder niederschreiben.
- Für eine morgendliche Aktivierung mit begleitender Lichtexposition und regelmäßige körperliche Betätigung am Nachmittag sorgen.

Im Alter ändern sich viele zentrale Lebensbereiche. Oft reicht die körperliche Leistungsfähigkeit nicht mehr aus, einen vollen Tag von 16 Stunden zu bestreiten. Zudem fallen mit Renteneintritt oft mehrere geregelte Beschäftigungen am Tag weg. Der Gedanke, nun endlich wieder mehr Zeit zum Schlafen zu haben, kann dann im Zusammenspiel mit einer biologisch verkürzten Schlafdauer zu frustrierenden Erfahrungen führen. Es sollte daher auf einen guten Umgang mit den Hinweisen für einen guten Schlaf, vor allem auf eine angemessene **Bettzeitrestriktion** und einen Abbau von nächtlichen Wachphasen im Bett geachtet werden. Eine Tagschlafepisode kann bei älteren Menschen jedoch physiologisch und sinnvoll sein. Vor allem bei eingeschränkter Leistungsfähigkeit aufgrund körperlicher Beschwerden kann ein **polyphasisches Ruhe- und Schlafprofil** mit Ruhephasen während des Tages alternativlos sein. Dann sollte für Verständnis geworben werden, dass nicht zusätzlich zum Mittagsschlaf die gewohnten 8 Stunden Nachtschlaf möglich sind.

MERKE

Aufgrund der biologischen Veränderungen des Schlafs im Kontrast zu einer möglicherweise niedrigeren körperlichen Leistungsfähigkeit und eingeschränktem Tätigkeitsprofil am Tag bei älteren Menschen ist die Einhaltung einer regelmäßigen und nicht zu langen Bettzeit (etwa 7 Stunden) besonders wichtig. Wach im Bett liegen sollte vermieden werden. Hierfür kann es wichtig sein, attraktive Aktivitäten am Abend und frühen Morgen zu schaffen. Eine Tagschlafepisode am Mittag kann im Sinne eines polyphasischen Ruhe- und Schlafprofils durchaus sinnvoll sein.

15.2.2 Zirkadiane Besonderheiten im Alter

Neben einer schlaf-wach-abhängigen Komponente (homöostatischer Schlafdruck) wurde schon früh die Bedeutung einer grundlegenden zirkadianen Rhythmik für die Organisation von Schlaf und Wachheit erkannt. Beim Menschen stellt der Nucleus suprachiasmaticus den wichtigsten **Taktgeber** dar. Dieser steuert nachgeschaltete Taktgeber und darüber die Wahrscheinlichkeit des gesamten Organismus, wach oder schlafend zu sein. Es gibt Hinweise auf eine **reduzierte Steuerungsstärke** dieses zentralen Regulators im Alter. Zudem finden sich altersabhängige Veränderungen in den peripher gelegenen Taktgebern bzw. in der Kommunikation zwischen diesen (Yamazaki et al. 2002). Zusammenfassend zeigt sich im hohen Lebensalter oft eine abgeschwächte zentrale, lichtabhängige Kontrolle von Schlaf und Wachheit, die in der Anamnese erfasst werden sollte. Klinisch äußert sich dies unter anderem durch eine **Verlagerung der Schlafphase** oder häufige Tagschlafepisoden bis hin zu einem verschobenen Tag-Nacht-Rhythmus. Typischerweise schlafen Betroffene früh (z. B. 18:00 Uhr) ein und wachen dann frühmorgens (zwischen 2:00 und 5:00 Uhr) auf. Neben einer schrittweisen Rückverlagerung der Schlafphase kann eine abendliche **Lichtexposition,** beispielsweise mit mäßig hellem Licht (ca. 4.000 Lux) über 2 Stunden, zu einer Verbesserung führen (Sack et al. 2007).

MERKE

Lichttherapie

Bei der Lichttherapie werden die Betroffenen über einen längeren Zeitraum (mindestens 4 Wochen) zu festgelegten Uhrzeiten für eine Dauer von 30 Minuten bis 2 Stunden durch eine spezielle Tageslichtlampe angestrahlt. Diese gibt helles Kunstlicht von einer Stärke bis zu 10.000 Lux ab. Hierdurch kann man beispielsweise die Lichtverhältnisse an einem bewölkten Sommertag simulieren. Über Photorezeptoren in der Netzhaut und den Melatonin-Signalweg kann man so einen starken Wachreiz hervorrufen, um beispielsweise den Schlaf-wach-Rhythmus zu stabilisieren oder zu verschieben.

Treten weitere destabilisierende Faktoren zum Beispiel bei einer **Demenz** hinzu, kann der **Tag-Nacht-Rhythmus** vollständig verloren werden. Zudem fallen bei älteren Menschen in Einrichtungen oft externe Zeitgeber weg, zudem werden Ratschläge für einen gesunden Schlaf nicht ausreichend beachtet. Manchmal kommt es zur abendlichen Zunahme von **Verwirrtheitszuständen** *(Sundowning)*. Es sollte daher eine multimodale Therapie mit verhaltensändernden

Maßnahmen und Lichttherapie erfolgen. Es zeigen sich Hinweise, dass die medikamentöse Gabe von Melatonin darüber hinaus die nächtliche Schlafdauer stabilisieren kann (Sack et al. 2007). Zur Beurteilung des Tag-Nacht-Rhythmus kann neben Selbstbeurteilungsfragebögen ein Aktometer zum Einsatz kommen.

BOX 15.2

Aktometrie und Schlaftagebücher

Ein **Aktometer** oder Aktigraph ist ein Messgerät zur Erfassung der Bewegungsaktivität. Er wird üblicherweise 24 Stunden pro Tag wie eine Armbanduhr am Handgelenk über einen längeren Zeitraum (mehrere Wochen) getragen. Anschließend zeigt eine computergestützte Auswertung die geschätzte Verteilung von Schlaf und Wachheit über den Tag an. Steht ein Aktometer nicht zur Verfügung oder sollen zusätzlich verhaltensabhängige Faktoren erfasst und eine Selbstbeurteilung vorgenommen werden, können **Schlaftagebücher** oder **Abend-Morgenprotokolle** verwendet werden. In diese können alle relevanten Parameter wie etwa die Zeit des Zubettgehens die geschätzte Gesamtschlafzeit eingetragen werden.

15.2.3 Schlaf und Wachheit beeinträchtigende Substanzen

Verschiedene Substanzen und Medikamente können den Schlaf, den Tag-Nacht-Rhythmus oder die Wachheit am Tage beeinträchtigen. Eine sorgfältige Anamnese und **Überprüfung der gegebenen Substanzen und Dosierungen** ist daher erforderlich (Riemann und Nissen 2011). Eine Übersicht über relevante Gruppen zeigt ➢ Tab. 15.1. Speziell Dopaminergika und sedierende Antidepressiva stellen im Alter eine häufige Ursache von Tagesschläfrigkeit dar.

MERKE

Gerade bei älteren Menschen liegt häufig eine **Polypharmazie** mit vielen Substanzen vor, die potenziell einen Einfluss auf Schlaf und Wachheit haben können. Eine sorgfältige Prüfung der jeweiligen Dosierungen und Indikationen ist daher erforderlich. Zudem kann bei manchen Stoffen eine Blutspiegelkontrolle erforderlich sein.

Tab. 15.1 Auswahl wichtiger Substanzen und Medikamente mit Einfluss auf den Schlaf

	Wirkung auf:				
Substanzgruppe	Einschlafzeit	Nächtliches Erwachen	Schlafdauer	Schlafarchitektur	Besonderheiten
Koffein	Verlängerung	-	Reduktion	Verringerung Tiefschlaf	Vigilanzsteigerung
Nikotin	Verlängerung	Steigerung	Reduktion	Verringerung Tiefschlaf	Vigilanzsteigerung, Abhängigkeitspotenzial
Alkohol	Verkürzung	In zweiter Nachthälfte Steigerung	Steigerung	Verringerung REM-Schlaf	Sedierung, Abhängigkeitspotenzial, Verschlechterung SAS
Antihypertensiva	-	Steigerung (Betablocker)Reduktion (Clonidin)	-	Verringerung REM-Schlaf (Betablocker)	Sedierung
Kortikosteroide	-	Dosisabhängige Steigerung	-	Dosisabhängige Veränderung Tiefschlaf	-
Opiatanalgetika	Verkürzung	Reduktion	Steigerung	Verringerung REM-Schlaf und Tiefschlaf	Sedierung, Abhängigkeitspotenzial, Verschlechterung SAS
Antidepressiva	Je nach Substanz Verkürzung oder Verlängerung	Je nach Substanz Steigerung oder Reduktion	Je nach Substanz Steigerung oder Reduktion	Potenzielle Verringerung REM-Schlaf	Induktion von RLS, potenzielle Sedierung oder Vigilanzsteigerung
Antipsychotika	Verkürzung	Reduktion	Steigerung	-	Sedierung
Schilddrüsenhormone	Verlängerung	Steigerung	Reduktion	-	-

SAS: Schlafapnoe-Syndrom; RLS: Restless-Legs-Syndrom

15.2.4 Symptomatische Schlafstörungen bei anderweitigen Erkrankungen

Schlafstörungen treten ebenso wie eine reduzierte Leistungsfähigkeit am Tag auch als **transdiagnostische Begleitsymptome** vieler verschiedener körperlicher Erkrankungen auf. Dabei können sie unter Umständen sogar eine höhere Bedeutung für den Patienten als andere Symptome haben. Es sollte daher neben einer ausführlichen Anamnese immer eine gründliche körperliche Untersuchung inkl. einer Blutentnahme mit den wichtigsten Laborparametern (vor allem TSH, Eisen- und Nierenstoffwechsel) erfolgen. Bei Hinweisen auf eine zugrunde liegende neurologische oder andere psychiatrische Erkrankung kann eine weiterführende Diagnostik, z. B. mittels Bildgebung oder Lumbalpunktion, weitere Klärung bringen. Auch viele psychische Erkrankungen gehen mit Veränderungen des Schlafs einher (Baglioni et al. 2016a). Die jeweils spezifischen Symptome und Behandlungen sind in den jeweiligen Kapiteln aufgeführt.

CAVE

Viele Menschen, vor allem auch ältere, sehen psychische Erkrankungen immer noch als Stigma an. Eine Schlafstörung wird als weniger stigmatisierend empfunden und dient oft zur Kontaktaufnahme. Aus diesem Grund sollte ein Bericht über einen gestörten Schlaf immer auch als potenzieller Hinweis auf das Vorliegen einer weiteren psychischen Erkrankung, wie z. B. einer Depression, gewertet werden. Zusätzlich können Schlafstörungen oder Müdigkeit Frühsymptome anderer Erkrankungen sein.

Besonders hervorgehoben werden sollten neurologische Erkrankungen mit einer erhöhten Prävalenz bei älteren Menschen, die mit Schlafstörungen einhergehen können.

Auf Schlafstörungen bei **Demenz** wurde bereits hingewiesen. Von Bedeutung, diagnostisch und neurobiologisch, ist die Beobachtung, dass ein Schlafdefizit (und somit auch Schlafstörungen) den neurodegenerativen Prozess negativ beeinflussen und dass Schlaf-wach-Störungen (u. a. Insomnie bei M. Alzheimer und REM-Schlafverhaltensstörung bei Demenz mit diffusen Lewy-Körperchen) schon im Frühstadium bzw. vor einer kognitiven Einschränkung auftreten können (Bargiotas et al. 2016; Busche et al. 2017).

Bei **Morbus Parkinson** und Parkinson-Syndromen werden bei ca. zwei Drittel der Patienten Schlaf-wach-Störungen beschrieben. Diese reichen von Schlafkontinuitätsstörungen mit fragmentiertem Nachtschlaf über Störungen der Schlafarchitektur, erhöhte Tagesmüdigkeit und -schläfrigkeit und eine Unbeweglichkeit während des Schlafs bis zu einem erhöhten Auftreten der unten genannten spezifischen Schlafstörungen RLS/PLMS, REM-Schlaf-Verhaltensstörung (RBD), (de novo) Schlafwandeln (oft mit RBD assoziiert, [Di Fabio et al. 2013]) und Schlafapnoesyndrom (SAS). Im Rahmen der Neurodegeneration, der erwähnten Schlafstörungen und der **dopaminergen Medikation** können Narkolepsie-ähnliche Störungen mit imperativen Einschlafattacken auftreten. Von Bedeutung ist die Beobachtung, dass Schlaf-wach-Störungen (speziell RBD) dem Auftreten der Parkinson-Symptomatik am Tage Jahre bis Jahrzehnte vorausgehen können (Bargiotas et al. 2016).

Als weitere Erkrankung, die mit zunehmender Hirnatrophie im Alter häufiger auftritt, steht auch eine **Epilepsie** in gegenseitiger Beeinflussung mit Schlaf. Nächtliche epileptische Anfälle unterbrechen die Schlafkontinuität mit darauf folgendem zusätzlichem Mangel an Anfallskontrolle. Zudem erleichtert NREM-Schlaf das Auftreten von Anfällen und interiktaler Aktivität, während REM-Schlaf die Auftretenswahrscheinlichkeit epileptischer Anfälle reduziert. Die Differenzierung zwischen Epilepsien (speziell der „schlaf-assoziierten hypermotorischen Epilepsie", SHE) und Parasomnien ist manchmal schwierig und verlangt eine sorgfältige video-polysomnografische Abklärung (Tinuper et al. 2016).

Die **Multiple Sklerose** hingegen wird von einer ausgeprägten Tagesmüdigkeit, gelegentlich auch von RLS und Tagesschläfrigkeit begleitet.

Patienten nach einem **Schlaganfall** leiden unter einer erhöhten Häufigkeit von schlafbezogenen Atemstörungen, Insomnie, Tagesschläfrigkeit und anderen Schlafstörungen (Baglioni et al. 2016b; Hermann und Bassetti 2016). Von Bedeutung ist die Beobachtung, dass die Schlafapnoe nicht nur Folge, sondern auch Risikofaktor für Schlaganfälle sein kann (Hermann und Bassetti 2016; Ott et al. 2017).

15.3 Spezifische Schlafstörungen

15.3.1 Insomnien

Unter dem Begriff einer Insomnie versteht man **chronische Schlafstörungen**, die zu einer anhaltenden Beeinträchtigung am Tag führen, ohne durch eine andere Ursache erklärbar zu sein. Neuerdings werden schwere Schlafstörungen auch bei Komorbidität als gesonderte Diagnose erfasst, um die hohe Bedeutung für die Lebensqualität und Behandlungswirklichkeit widerzuspiegeln (Riemann et al. 2015). Die Insomnie wird zunächst **klinisch diagnostiziert** und behandelt. Sollte eine Therapie (s. u.) nicht zum Erfolg führen und sollten die Patienten schwer belastet sein, kann eine **Polysomnografie** zur Quantifizierung der Beschwerden und zum Ausschluss einer anderen zugrunde liegenden Schlafstörung notwendig sein (➤ Box 15.3).

Insomnien – Übersicht zum Krankheitsbild	
Punktprävalenz	Um 5–10 % (Riemann et al. 2015)
Erkrankungsgipfel	Mit dem Alter zunehmend, bei über 60-Jährigen 40 % Prävalenz (Alessi und Vitiello 2011)
Besonderheiten bei älteren Patienten	Schwierigere Abgrenzung zu altersgemäß verändertem Schlafprofil, Medikation oft problematisch
Relevante Leitlinien	S3-Leitlinie „Insomnie bei Erwachsenen" (Spiegelhalder et al. 2025)

BOX 15.3

Bei der **Video-Polysomnografie** wird im Schlaflabor eine Vielzahl physiologischer Funktionen des Schlafs erfasst, um diesen zu charakterisieren und mögliche Störungen zu erkennen. Hierzu werden Hirnstromkurven (EEG), Herzrhythmus (EKG), Atemfluss (Mund und Nase), Atmungsbewegungen (Brust und Bauch), Sauerstoffgehalt des Blutes (Pulsoxymetrie), Muskelspannung (EMG Kinn und Beine), Augenbewegung (EOG) und Körperlage aufgezeichnet. Die videografische Aufzeichnung ist sehr wichtig, speziell für die richtige Deutung der Parasomnien. Bei der Fragestellung zur Differenzierung Parasomnie – Epilepsie sind zusätzliche EEG-Ableitungen (10–20 System) notwendig. Für spezielle Fragestellungen können zusätzlich Ton- und Videoaufzeichnungen, Blutdruck- und Magensäurerückflussmessungen oder andere Verfahren ergänzt werden. Die Auswertung erfolgt durch Fachkräfte und zeigt die Schlafkontinuität sowie die Aufschlüsselung der verschiedenen Schlafstadien und das Vorliegen möglicher spezifischer Schlafstörungen.

Die Therapie der Wahl bei einer Insomnie stellt die **KVT** dar. Diese integriert oben aufgeführte Hinweise für einen guten Schlaf, Entspannungsverfahren und kognitive Strategien. Sie ist in den meisten Studien in der Wirksamkeit Medikamenten überlegen und kann eine langfristige Besserung erreichen. Leider ist die Verfügbarkeit aufgrund des Personalaufwands nicht überall ausreichend (Riemann et al. 2015). Eine medikamentöse Therapie kann angeboten werden, wenn die KVT-I nicht hinreichend effektiv war oder nicht durchführbar ist. Aufgrund des schlechteren Verhältnis zwischen erwarteter Wirkung und unerwarteten Effekten sollte die Entscheidung zur medikamentösen Behandlung gerade bei älteren Patienten zurückhaltend getroffen werden. Für die medikamentöse Behandlung der Insomnie sind nur wenige Substanzen zugelassen, lediglich für die Kurzzeittherapie unter 4 Wochen liegt für **Benzodiazepine und Benzodiazepinrezeptoragonisten** eine Empfehlung der DGSM vor. Studien haben gezeigt, dass **Melatonin** bei Insomnie im höheren Lebensalter besser wirkt als bei jüngeren Menschen. Aus diesem Grund kann Melatonin in der retardierten Dosis von 2 mg/d bei Patientn ab dem 55. Lebensjahr verschrieben werden. Neu auf dem Markt ist seit 2022 **Daridorexant,** ein dualer Orexinrezeptor-Antagonist. Studien hatten eine Wirksamkeit in der Insomniebehandlung nahegelegt, Erfahrungen aus der klinischen Anwendung liegen noch nicht ausreichend vor.

Traditionell kommen in der Langzeittherapie chronischer Schlafstörungen häufig sedierende Medikamente ohne spezielle Zulassung *(Off-label)* zum Einsatz. Hier kommen vor allem **sedierende Antidepressiva** (z. B. Doxepin, Trimipramin, Mirtazapin, Trazodon) oder **sedierende niedrigpotente Antipsychotika** (z. B. Melperon, Pipamperon) infrage. Bei Patienten im höheren Lebensalter oder mit Komorbidität muss jedoch genau auf eine ausreichende Verträglichkeit geachtet werden. Es sollten regelmäßige klinische, EKG- und Laborkontrollen erfolgen. Aufgrund der vergleichsweise besserem Verträglichkeit sollten Antipsychotika vermieden werden (Frase et al. 2018; Nissen et al. 2014).

15

CAVE

Während **Benzodiazepine und Benzodiazepinrezeptoragonisten** für die **kurzzeitige Behandlung unter 2 Wochen** geeignet sind, überwiegen bei chronischen Schlafstörungen unerwünschte Wirkungen. Das wichtigste Problem der Behandlung stellt die **Toleranzentwicklung** (verminderte schlafanstoßende Wirkung) nach wenigen Wochen dar. Diese kann zu einer *(Low-Dose-)*Abhängigkeit führen, bei der das Präparat ohne Wirksamkeit, teils sogar mit verstärkter Schlafstörung unverändert weiter eingenommen wird. Es kann jedoch auch zu einer weitergehenden **Abhängigkeitsentwicklung** mit Dosissteigerung, erneutem Wirkverlust und zunehmend schlecht kontrollierbaren unerwünschten Wirkungen kommen. Vor allem bei Älteren werden unter einer Langzeittherapie häufig eine **Affektverflachung und kognitive Störungen** beobachtet. Zudem steigt ebenfalls gerade bei älteren Menschen die nächtliche **Sturzgefahr.** Nach Absetzen kommt es typischerweise zu einer **Rebound-Insomnie,** gekennzeichnet durch eine vorübergehende Verstärkung der Insomnie, bevor sich der Schlaf wieder auf dem Ausgangsniveau stabilisiert.

15.3.2 Restless-Legs-Syndrom

Beim Restless-Legs-Syndrom **(RLS),** auf Deutsch auch Syndrom der unruhigen/ruhelosen Beine oder Wittmaack-Ekbom-Syndrom genannt, handelt es sich um eine klinisch zu stellende Diagnose. Es ist eine wichtige Differenzialdiagnose der Insomnie.

RLS – Übersicht zum Krankheitsbild	
Punktprävalenz	6–12 % in der Gesamtbevölkerung, aber nur 1,5–3 % behandlungsbedürftig. Prävalenz bei 60–70-Jährigen im Vergleich zu 20–30-Jährigen etwa 2–3-mal erhöht. In ca. 50 % positive Familienanamnese (Berger und Kurth 2007).
Erkrankungsgipfel	Beschwerdebeginn oft vor dem 30. Lebensjahr, chronisch-progredienter Verlauf
Besonderheiten bei älteren Patienten	Häufiges Störungsbild im Alter, oft zunächst schwer von Insomnie abzugrenzen, sekundäres RLS bei Medikation oder internistischer Erkrankung möglich. Bei spätem Beginn (> 45 Jahre) rasche Verschlechterung möglich.
Relevante Leitlinien	S2K-Leitlinie „Restless-Legs-Syndrom (RLS)" (Heidbrenner et al. 2022)

MERKE

Ein **RLS** kann diagnostiziert werden, wenn alle der folgenden Kriterien erfüllt sind:
- Bewegungsdrang der Beine (Arme), meist in Begleitung von Missempfindungen
- Auftreten oder Verstärkung der Beschwerden in Ruhesituationen
- Besserung der Beschwerden durch Bewegung
- Zunahme der Beschwerden am Abend/in der Nacht
- Ausschluss anderweitiger Ursache

Aufgrund des therapeutischen Ansprechens auf dopaminerge oder opioerge Substanzen (s. u.) wird von einer ursächlichen Beteiligung der entsprechenden neuronalen Systeme ausgegangen. Die genaue Pathophysiologie ist jedoch nicht geklärt, neben der Bedeutung des Dopamin- und Eisenmetabolismus wird auch eine periphere Hypoxie als Ursache diskutiert. Bei Unsicherheit kann die Durchführung eines **L-Dopa-Tests** (100 mg) zur Klärung eines potenziellen Ansprechens, ein Immobilisationstest zum Nachweis unwillkürlicher Muskelzuckungen oder eine Polysomnografie zur Detektion **nächtlicher Beinbewegungen** (PLMD) erfolgen. Diese sind bei bis zu 30 % der über 50-Jährigen nachweisbar, die diagnostische Bedeutung ist daher umstritten. Zur Unterstützung bei der Diagnosestellung können Selbstbeurteilungsfragebögen helfen. Eine Polysomnografie sollte bei Patienten mit klinisch unsicherer Diagnose (sog. RLS-*mimics*), ausgeprägter Tagesmüdigkeit, -schläfrigkeit oder Therapieresistenz erwogen werden (Frase et al. 2020). Die Bestimmung des Eisenstoffwechsels (Serumferritin, Transferrinsättigung, Eisen und Eisenbindungskapazität) und des Blutbilds soll laut Leitlinie bei allen Personen mit RLS durchgeführt werden.

BOX 15.4

Folgende **Selbstbeurteilungsfragebögen** können bei der Diagnosestellung helfen:
- Internationaler Beurteilungsbogen zum Schweregrad des RLS (IRLS) (Walters et al. 2003)
- Restless Legs Syndrome-6 Scale (RLS-6) (Kohnen et al. 2016)
- Augmentation Severity Rating Scale (ASRS) (García-Borreguero et al. 2007)

Die Indikationsstellung zur medikamentösen Therapie soll die vorliegende Beeinträchtigung der Lebens- und Schlafqualität einbeziehen und so spät wie möglich erfolgen. Bei leichtem RLS und Ferritin ≤ 75 µg/l sollte zunächst eine orale Eisensubstitution und Vitamin-C-Gabe erfolgen. Bei ausbleibender Besserung kommen die **Dopaminagonisten** Pramipexol, Ropirinol und Rotigotin (ggf. Pflaster) als Monotherapie zum Einsatz.

Der Einsatz von Kombinationspräparaten aus L-Dopa und Dopa-Decarboxylase-Inhibitor (z. B. Benserazid) sollte nur intermittierend erfolgen.

Eine Tagesdosis von 100 mg L-Dopa sollte nicht überschritten werden (Augmentationsgefahr der Symptome!). Bei Spezialsituationen (u. a. bei schmerzhaften RLS, bei RLS-Beschwerden auch am Tag, bei Dopamin-Unverträglichkeit oder Impulskontrollstörungen) sowie bei Therapieresistenz kommen zudem *(off-label)* Antikonvulsiva wie Pregabalin und Gabapentin oder opioerge Substanzen zum Einsatz (hier vor allem Oxycodon/Naloxon ret.).

CAVE

Ein RLS kann auch komorbid auftreten. Bei Hinweisen auf Polyneuropathie kann daher eine Elektroneuromyografie sinnvoll sein. Zudem sollte immer ein laborchemischer Ausschluss eines **aggravierten RLS bei Eisenmangel, Niereninsuffizienz oder Schilddrüsenfunktionsstörung** erfolgen (Ziel: Ferritin > 75 µg/l, normale Nierenretentionsparameter und TSH, ggf. T3/T4). Zudem können Medikamente, die den Dopaminhaushalt beeinflussen (u. a. Neuroleptika und die meisten Antidepressiva), ein RLS verstärken. Bei Patienten mit RLS und Depression wird ein Therapieversuch mit Bupropion empfohlen.

15.3.3 Komplexe nächtliche Verhaltensstörungen

Während des Schlafs können verschiedene Störungen der normalerweise distinkten Trennung zwischen Schlaf und Wachsein auftreten. Betroffene können beispielsweise motorisch komplexe Abläufe durchlaufen, ohne bei wachem Bewusstsein zu sein. Je nach zugrunde liegendem Gehirnzustand unterscheidet man die sogenannte REM-Schlaf-Verhaltensstörung und die NREM-Schlaf-Verhaltensstörungen (Parasomnien). NREM-Schlafverhaltensstörungen treten vor allem in jüngeren Jahren auf und beinhalten Schlafwandeln, Sprechen im Schlaf und den Nachtterror (Pavor nocturnus). Die Störung tritt typischerweise ein- oder zweimal in der ersten Nachthälfte auf und die Patienten haben keine Erinnerung. Die Familienanamnese ist oft positiv. Die wichtigste Differenzialdiagnose ist die sog. Schlafassoziierte hypermotorische Epilepsie (SHE, [Tinuper et al. 2016]). Bei der REM-Schlafverhaltensstörung wird meist von den Angehörigen ein heftiges **Ausagieren von Träumen** berichtet, woraus eine teils erhebliche **Eigen- und Fremdgefährdung** resultieren kann (Olson et al. 2000). Die Störung tritt typischerweise wiederholt in der zweiten Nachthälfte auf und die Patienten haben eine Erinnerung an gewaltvolle Träume. Immer wieder kommen beide Parasomnien (u. a. im Rahmen von neurodegenerativen Erkrankungen) assoziiert vor (Di Fabio et al. 2013). In der Behandlung der Parasomnien sind die Sicherung der Schlafumgebung und die Vermeidung von Verletzungen (u. a. durch Stürze) sehr wichtig. Gegebenenfalls ist eine Separierung von Bettpartnern nicht zu vermeiden. Medikamentöse Behandlungsoptionen umfassen Melatonin (Evidenzgrad B), Clonazepam, Pramipexol, L-Dopa, Acetylcholinesterasehemmer und Rivastigmin (alle Evidenzgrad C) (Devnani und Fernandes 2015).

REM-Schlaf-Verhaltensstörung (Schenk-Syndrom) – Übersicht zum Krankheitsbild	
Punktprävalenz	0,3 % der Allgemeinbevölkerung (Ohayon und Schenck 2010), bei Alter > 70 Jahre bis 6 % (Boot et al. 2012).
Erkrankungsgipfel	Altersabhängige Zunahme vermutet, die meisten Betroffenen sind > 60 Jahre alt. Oft Männer, selten familiär.
Besonderheiten im Alter	Hohe Bedeutung als Prädiktor/Frühsymptom neurodegenerativer Erkrankungen.
Relevante Leitlinien	S3-Leitlinie „Nicht erholsamer Schlaf/Schlafstörungen" der Deutschen Gesellschaft für Schlafforschung und Schlafmedizin (Mayer et al. 2009).

MERKE

Bei Erstmanifestation einer nächtlichen Bewegungs- oder Verhaltensstörung im Erwachsenenalter sollte eine Vorstellung beim Spezialisten und im Anschluss eine Video-Polysomnografie erfolgen. Zudem ist diese indiziert (mit mehreren EEG-Ableitungen, sog. 10–20 System), wenn die Anamnese einen Verdacht auf eine REM-Schlaf-Verhaltensstörung nahelegt oder alternativ an eine Epilepsie (spez. SHE) gedacht werden muss. Zudem können Riechtestung, EEG und bildgebende Verfahren wie MRT, ggf. auch die Darstellung der Dopamintransporter (mittels FP-CIT SPECT), eine Abgrenzung zu bereits einsetzenden neurodegenerativen Erkrankungen ermöglichen.

CAVE

Die REM-Schlaf-Verhaltensstörung steht in engem Zusammenhang zum **Morbus Parkinson** und anderen α-Synukleinopathien. Es wird davon ausgegangen, dass 60–80 % der Patienten mit einer REM-Schlaf-Verhaltensstörung innerhalb von 10–20 Jahren eine neurodegenerative Erkrankung entwickeln (Claassen et al. 2010).

15.3.4 Schlafbezogene Atmungsstörungen

Während des Schlafs können Störungen der Atmung auftreten, die dann je nach Dauer als Hypopnoen oder Apnoen auftreten. Ursachen können zum einen in einer zentralnervösen Störung der Atemregulation **(zentrales Schlafapnoe-Syndrom),** zum anderen in einer Verlegung der Atemwege **(obstruktives Schlafapnoe-Syndrom)** liegen. Klinisch berichten Betroffene eine hohe Tagesmüdigkeit, vor allem auch **Tagesschläfrigkeit** bis hin zum unkontrollierbaren Einschlafen. Dies kann bspw. als „Sekundenschlaf" bei der Teilnahme am Straßenverkehr gefährlich sein. Ungewolltes Einschlafen in sozialen Situationen kann unangenehm auffallen. Häufig wird zudem über Schnarchen (über 90 % der Betroffenen), teils mit hörbaren „Aussetzern", Nykturie, Nachtschweiß, Mundtrockenheit, nächtliches Aufschrecken sowie morgendliche Kopfschmerzen oder Benommenheit geklagt.

Schlafbezogene Atmungsstörungen – Übersicht zum Krankheitsbild	
Punktprävalenz	Obstruktives Schlafapnoe-Syndrom (OSA): 9–38 % mit leichten (Apnoe-Hypopnoe-Index [AHI] > 5/h) und 6–17 % mit mindestens mittelgradigen (AHI > 15/h) Symptomen (Senaratna et al. 2017).
Erkrankungsgipfel	Mit dem Alter stark ansteigend, in manchen Studien bis zu 84 % für AHI > 5/h, 36 % für AHI > 15/h (Heinzer et al. 2015). Starke Geschlechtsunterschiede.
Besonderheiten im Alter	Sehr hohe Prävalenz im Alter, oft als „normale" Müdigkeit übersehen, hohe Komorbidität des OSAs mit internistischen und psychiatrischen Erkrankungen und Relevanz für deren Outcome.
Relevante Leitlinien	• S3-Leitlinie „Nicht erholsamer Schlaf/Schlafstörungen – Kapitel Schlafbezogene Atmungsstörungen" (Mayer et al. 2017) • S2e-Leitlinie „Obstruktive Schlafapnoe bei Erwachsenen: HNO-spezifische Therapie" • S1-Leitlinie „Schlafbezogene Atmungsstörungen bei neurologischen Erkrankungen"

CAVE

Bei Erkrankungen mit erhöhter Tagesschläfrigkeit, wie dem Schlafapnoe-Syndrom, muss immer über eine potenzielle Gefährdung im Straßenverkehr, beim Bedienen gefährlicher Maschinen oder bei potenziell gefährlichen Sportarten (z. B. Schwimmen) aufgeklärt werden. Eine erhöhte Tagesschläfrigkeit kann dazu führen, dass – mindestens bis zur Etablierung einer angemessenen Therapie – keine Fahrtüchtigkeit vorliegt.

MERKE

Ein obstruktives Schlafapnoe-Syndrom tritt häufig bei Übergewicht oder Alkoholkonsum auf. Eine Gewichtsreduktion und Abstinenz von Alkohol können die Beschwerden oft verbessern.

Nachdem andere Erkrankungen ausgeschlossen und eine sorgfältige schlafbezogene Anamnese erhoben wurden, sollte bei Verdacht auf eine schlafbezogene Atmungsstörung eine **ambulante Polygrafie** erfolgen. Bei eindeutig pathologischem Befund kann eine Therapie eingeleitet werden. Bei unklarem Ergebnis sollte ggf. eine stationäre Polysomnografieerfolgen.

Goldstandard der Therapie ist die **nächtliche Überdruckbeatmung** (*Continuous Positive Airway Pressure* [CPAP]), welche nach Einstellung der Parameter in einem Schlaflabor kontinuierlich zu Hause erfolgen kann. Für den Behandlungserfolg ist eine hohe Nutzung notwendig, die Beatmungsmaske sollte jede Nacht > 5 Stunden getragen werden (Giles et al. 2006). Oft fühlen sich Betroffene deutlich wacher und agiler. Bei leichtgradigen Symptomen können **Unterkieferprotrusionsschienen** versucht werden (Kushida et al. 2006). Operationen zur Verbesserung der Nasenatmung sollten bei entsprechendem Befund und daraus resultierender CPAP-Intoleranz erwogen werden, ähnliches gilt bei anatomisch passendem Befund für eine Vorverlagerung des Ober- und/oder

Unterkiefers (bimaxilläres Advancement). Weitere operative Behandlungsoptionen sind die Tonsillektomie mit Uvulopalatopharyngoplastik oder die Neurostimulationsverfahren des N. hypoglossus, welche jeweils bei bestimmten Patientenkollektiven indiziert sein können (Stuck et al. 2020). Eine direkte medikamentöse Behandlung des OSAS wird gegenwärtig nicht empfohlen (Mason et al. 2013), es liegen aber Substanzen mit Empfehlung zur Behandlung einer therapierefraktären Tagesmüdigkeit trotz Behandlung vor (Solriamfetol, Pitolisant; Modafinil [off-label]) (Zaremba et al. 2023).

CAVE

Ein unbehandeltes Schlafapnoe-Syndrom verschlechtert die Prognose und erhöht die Auftretenswahrscheinlichkeit kardiovaskulärer Erkrankungen wie der koronaren Herzkrankheit (Javaheri et al. 2017). Auch für Erkrankungen wie der pulmonalen Hypertonie, DM oder Nierenfunktionsstörungen wird ein ähnlicher Zusammenhang angenommen.

Das deutlich seltenere **zentrale Schlafapnoe-Syndrom** ist vor allem durch den in der Polysomnografie erkennbar fehlenden Atemantrieb abgrenzbar. Es stehen als Beschwerden ebenfalls nächtliches Aufwachen teils mit Atemnot sowie Tagesmüdigkeit im Vordergrund. Hier ist eine erweiterte Diagnostik bezüglich einer zentralnervösen Störung, wie bspw. einer neurodegenerativen Erkrankung, indiziert. Es werden von der CPAP-Behandlung abweichende Beatmungsverfahren zur Therapie verwendet.

LITERATUR

Alessi C, Vitiello MV (2011). Insomnia (primary) in older people. BMJ Clin Evid. 2011: 2302.

Anic-Labat S, Guilleminault C, Kraemer HC, Meehan J, Arrigoni J, Mignot E (1999). Validation of a cataplexy questionnaire in 983 sleep-disorders patients. Sleep 22(1): 77–87.

Baglioni C et al. (2011). Insomnia as a predictor of depression: a meta-analytic evaluation of longitudinal epidemiological studies. J Affect Disord. 135(1–3): 10–19.

Baglioni C et al. (2016a). Sleep and mental disorders: A meta-analysis of polysomnographic research. Psychol Bull. 142(9): 969–990.

Baglioni C et al. (2016b). Polysomnographic Characteristics of Sleep in Stroke. A Systematic Review and Meta-Analysis. PLoS ONE. 11(3): e0148496.

Bargiotas P et al. (2019). The Swiss Narcolepsy Scale (SNS) and its short form (sSNS) for the discrimination of narcolepsy in patients with hypersomnolence. A cohort study based on the Bern Sleep-Wake Database. J Neurol. 266(9): 2137–2143.

Bargiotas P, Schuepbach MW, Bassetti CL (2016). Sleep-wake disturbances in the premotor and early stage of Parkinson's disease. Curr Opin Neurol. 29(6): 763–772.

Benes H, Kohnen R (2009). Validation of an algorithm for the diagnosis of Restless Legs Syndrome. The Restless Legs Syndrome-Diagnostic Index (RLS-DI). Sleep Med. 10(5): 515–523.

Berger K, Kurth T (2007). RLS epidemiology-frequencies, risk factors and methods in population studies. Mov Disord. 22 Suppl 18: S420–3.

Boot BP et al. (2012). Probable rapid eye movement sleep behavior disorder increases risk for mild cognitive impairment and Parkinson disease. A population-based study. Ann Neurol. 71(1): 49–56.

Busche MA, Kekuš M, Förstl H (2017). Wie Schlaf und Alzheimer-Krankheit zusammenhängen. Insomnie, Amnesie und Amyloid. Nervenarzt. 88(3): 215–221.

Claassen DO, Josephs KA, Ahlskog JE, Silber MH, Tippmann-Peikert M, Boeve BF (2010). REM sleep behavior disorder preceding other aspects of synucleinopathies by up to half a century. Neurology. 75(6): 494–499.

Devnani P, Fernandes R (2015). Management of REM sleep behavior disorder. An evidence based review. Ann Indian Acad Neurol. 18(1): 1–5.

Di Fabio N, Poryazova R, Oberholzer M, Baumann CR, Bassetti CL (2013). Sleepwalking, REM sleep behaviour disorder and overlap parasomnia in patients with Parkinson's disease. Eur Neurol. 70(5–6): 297–303.

Frase L, Nissen C, Riemann D, Spiegelhalder K (2018). Making sleep easier. Pharmacological interventions for insomnia. Expert Opin Pharmacother. 19(13): 1465–1473.

Frase L et al. (2020). Empfehlungen zur Durchführung einer Polygraphie oder Polysomnographie im Bereich Psychiatrie und Psychotherapie. Positionspapier des DGPPN-Referats Schlafmedizin. Nervenarzt. 91: 843–853.

García-Borreguero D et al. (2007). Validation of the Augmentation Severity Rating Scale (ASRS): a multicentric, prospective study with levodopa on restless legs syndrome. Sleep Med. 8(5): 455–63.

Garcia-Borreguero D et al. (2012). European guidelines on management of restless legs syndrome. Report of a joint task force by the European Federation of Neurological Societies, the European Neurological Society and the European Sleep Research Society. Eur J Neurol. 19(11): 1385–1396.

Giles TL, Lasserson TJ, Smith BH, White J, Wright J, Cates CJ (2006). Continuous positive airways pressure for obstructive sleep apnoea in adults. Cochrane Database Syst Rev. (3); CD001106.

Heidbreder A et al. (2022). Restless Legs Syndrom, S2k-Leitlinie. In: Deutsche Gesellschaft für Neurologie und Deutsche Gesellschaft für Schlafforschung und Schlafmedizin (DGSM) (Hrsg.). Leitlinien für Diagnostik und Therapie in der Neurologie. www.dgn.org/leitlinie/restless-legs-syndrom (letzter Zugriff: 14.05.2025)

Heinzer R et al. (2015). Prevalence of sleep-disordered breathing in the general population. The HypnoLaus study. The Lancet Respiratory Medicine. 3(4): 310–318.

Hermann DM, Bassetti CL (2016). Role of sleep-disordered breathing and sleep-wake disturbances for stroke and stroke recovery. Neurology. 87(13): 1407–1416.

Hublin C, Kaprio J, Partinen M, Koskenvuo M, Heikkilä K (1994). The Ullanlinna Narcolepsy Scale. Validation of a measure of symptoms in the narcoleptic syndrome. J Sleep Res. 3(1): 52–59.

Javaheri S et al. (2017). Sleep Apnea. Types, Mechanisms, and Clinical Cardiovascular Consequences. J Am Coll Cardiol. 69(7): 841–858.

Kendzerska TB, Smith PM, Brignardello-Petersen R, Leung RS, Tomlinson GA (2014). Evaluation of the measurement properties of the Epworth sleepiness scale. A systematic review. Sleep Med Rev 18(4): 321–331.

Kohnen R, Martinez-Martin P, Benes H, Trenkwalder C, Högl B, Dunkl E, Walters AS (2016). Rating of daytime and nighttime symptoms in RLS: validation of the RLS-6 scale of restless legs syndrome/Willis-Ekbom disease. Sleep Med. 20: 116–22.

Kushida CA et al. (2006). Practice parameters for the treatment of snoring and Obstructive Sleep Apnea with oral appliances. An update for 2005. Sleep. 29(2): 240–243.

Mason M, Welsh EJ, Smith I (2013). Drug therapy for obstructive sleep apnoea in adults. Cochrane Database Syst Rev (5): CD003002.

Mayer G et al. (2017). S3-Leitlinie Nicht erholsamer Schlaf/Schlafstörungen – Kapitel „Schlafbezogene Atmungsstörungen". Somnologie. 20(S2): 97–180.

Mayer G et al. (2009). S3-Leitlinie – Nicht erholsamer Schlaf/Schlafstörungen. Deutsche Gesellschaft für Schlafforschung und Schlafmedizin (DGSM). Somnologie (Berl). (13): 4–160.

Moraes W et al. (2014). Effects of aging on sleep structure throughout adulthood. A population-based study. Sleep Med. 15(4):401–409.

Nissen C, Frase L, Hajak G, Wetter TC (2014). Hypnotika – Stand der Forschung. Nervenarzt. 85(1): 67–76.

Ohayon MM (2002). Epidemiology of insomnia: what we know and what we still need to learn. Sleep Med Rev. 6(2): 97–111.

Ohayon MM, Schenck CH (2010). Violent behavior during sleep. Prevalence, comorbidity and consequences. Sleep Med. 11(9): 941–946.

Olson EJ, Boeve BF, Silber MH (2000). Rapid eye movement sleep behaviour disorder. Demographic, clinical and laboratory findings in 93 cases. Brain. 123(Pt 2): 331–339.

Ott SR, Korostovtseva L, Schmidt M, Horvath T, Brill A-K, Bassetti CL (2017). Sleep-disordered breathing. Clinical features, pathophysiology and diagnosis. Swiss Med Wkly. 147: w14436.

Riemann D et al. (2017). S3-Leitlinie Nicht erholsamer Schlaf/Schlafstörungen. Somnologie. 21(1): 2–44.

Riemann D, Nissen C (2011). Substanzinduzierte Schlafstörungen und Schlafmittelmissbrauch. Bundesgesundheitsblatt Gesundheitsforschung Gesundheitsschutz. 54(12): 1325–1331.

Riemann D, Nissen C, Palagini L, Otte A, Perlis ML, Spiegelhalder K (2015). The neurobiology, investigation, and treatment of chronic insomnia. Lancet Neurol. 14(5): 547–558.

Riemann D et al. (2023).The European Insomnia Guideline: An update on the diagnosis and treatment of insomnia 2023. J Sleep Res. 32(6): e14035.

Sack R et al. (2007). Circadian rhythm sleep disorders. Part II, advanced sleep phase disorder, delayed sleep phase disorder, free-running disorder, and irregular sleep-wake rhythm. An American Academy of Sleep Medicine review. Sleep. 30(11): 1484–1501.

Senaratna CV et al. (2017). Prevalence of obstructive sleep apnea in the general population. A systematic review. Sleep Med Rev. 34: 70–81.

Spiegelhalder K et al. (2025). Leitlinie „Insomnie bei Erwachsenen" – Update 2025 (AWMF-Registernummer 063-003). Version 2.0. https://register.awmf.org/de/leitlinien/detail/063-003 (letzter Zugriff: 23.05.2025)

Stuck BA et al. (2020). Teil-Aktualisierung S3-Leitlinie Schlafbezogene Atmungsstörungen bei Erwachsenen. Somnologie. 24: 176–208.

Tinuper P et al. (2016). Definition and diagnostic criteria of sleep-related hypermotor epilepsy. Neurology. 86(19): 1834–1842.

Trenkwalder C (2012). Leitlinien für Diagnostik und Therapie in der Neurologie. Restless-Legs-Syndrom (RLS) und Periodic Limb Movement Disorder (PLMD). Entwicklungsstufe S1. www.restless-legs.org/wp-content/uploads/DGN-Leitfaden-RLS-2012.pdf (letzter Zugriff: 22.05.2025).

Walters AS et al. (2003). Validation of the International Restless Legs Syndrome Study Group rating scale for restless legs syndrome. Sleep Med. 4(2): 121–132.

Yamazaki S, Straume M, Tei H, Sakaki Y, Menaker M, Block GD (2002). Effects of aging on central and peripheral mammalian clocks. Proc Natl Acad Sci USA. 99(16): 10801–10806.

Zaghi S et al. (2016). Maxillomandibular Advancement for Treatment of Obstructive Sleep Apnea. A Meta-analysis. JAMA Otolaryngol Head Neck Surg. 142(1): 58–66.

Zaremba S et al. (2023). Amendment zur S3-Leitlinie Schlafbezogene Atmungsstörungen des Erwachsenen/Therapie der residualen Tagesschläfrigkeit bei obstruktiver Schlafapnoe unter Therapie. Somnologie. 27: 77–89.

Zhuang J et al. (2016). Self-reported insomnia and coronary heart disease in the elderly. Clin Exp Hypertens. 38(1): 51–55.

KAPITEL

16 Störungen der Sexualfunktion im Alter

Michael Berner, Maximilian Bröse

16.1 Einleitung

Sexualität ist ein wesentlicher Bestandteil des Lebens. Störungen in diesem Bereich können erhebliche Auswirkungen auf die Gesundheit und das Wohlbefinden haben (Leiblum 2006). Während Probleme der männlichen Sexualität schon länger im Bewusstsein der Öffentlichkeit bekannt waren und untersucht wurden, wurden weibliche sexuelle Probleme erst ab den 1990er-Jahren als wichtiges, unterschätztes Thema zunehmend untersucht (Laumann et al. 1999).

Ärzte befragen insbesondere ihre älteren Patienten häufig nicht zu diesem Thema. Nur etwa 25 % der Betroffenen suchen aktiv ärztliche Hilfe bei sexuellen Problemen. Die meisten Patienten mit sexuellen Problemen wünschen sich, dass ihr Arzt das Thema anspricht (Laumann et al. 2009). Die Kenntnis dieser Thematik ist für Ärzte sehr relevant, da ein Vorhandensein sexueller Funktionsstörungen mit einer niedrigeren Lebensqualität verknüpft ist (Laumann et al. 1999).

MERKE
Auch im Alter bleibt Sexualität für viele Menschen ein wichtiges Thema!

Entgegen der gesellschaftlich immer noch recht verbreiteten Annahme, dass die Wichtigkeit von Sexualität im Alter deutlich abnimmt und für die meisten älteren Menschen keine Rolle mehr spielt (Gott und Hinchliff 2003), haben verschiedene Untersuchungen der letzten Jahre gezeigt, dass sexuelle Aktivität ein wichtiger Teil der Lebensqualität während des gesamten Lebens bleibt (Thomas et al. 2015).

BOX 16.1

Im Prinzip beeinträchtigen sechs Faktoren die Sexualität im Alter:

- Körperliche Veränderungen (z. B. postmenopausale Veränderungen des Vaginalepithels bei der Frau oder nachlassende Erektionsstärke und Erektionswinkel beim Mann) führen zu einer Beeinträchtigung der gelebten Sexualität.
- Sexuelle Störungen, wie etwa Erektionsstörungen bei Männern oder Schmerzen beim Geschlechtsverkehr bei Frauen, nehmen aufgrund gleicher Risikofaktoren wie im Alter zunehmende Erkrankungen (v. a. endokrinologisch und kardiovaskulär) auch mit dem Alter an Häufigkeit zu.
- Die Anzahl eingenommener Medikamente steigt mit dem Alter. Viele dieser Medikamente (v. a. Psychopharmaka) beeinträchtigen wiederum die Sexualität.
- Viele Faktoren der Lebensführung (z. B. Rauchen, Ernährung, allgemeine Fitness) zeigen erst im Alter entsprechende Auswirkungen und beeinträchtigen entsprechend auch die Sexualität.
- Sexualität im Alter ist immer noch ein weitgehendes Tabuthema. Aus diesem Grund fällt es vielen Betroffenen sehr schwer, das Problem im partnerschaftlichen und ärztlichen Kontakt zu besprechen.
- Viele ältere Menschen – v. a. aufgrund unterschiedlicher Lebenserwartung bei Männern und Frauen – haben keinen Sexualpartner mehr, sodass Einsamkeit und Mangel an lebbarer Sexualität ein wesentliches Problem darstellen.

16

16.2 Lust und Sexualität im Alter

Es gibt mittlerweile verschiedene Untersuchungen zur Frage nach sexueller Aktivität im Alter. In einer schwedischen Längsschnitt-Untersuchung waren 66 % der untersuchten 70-jährigen Männer sexuell mit einem Partner aktiv (Beckman 2008). In einer großen US-amerikanischen Untersuchung waren noch 26 % der Männer in der Altersgruppe 75–85 Jahre sexuell aktiv (unter den 57–64-Jährigen waren es 73 % und bei den 65–74-Jährigen 53 %). Auch eine aktuelle chinesischen Untersuchung zeigte die Relevanz von Sexualität bis ins hohe Alter hinein (Wang 2023). Die Zahl sexuell aktiver Frauen lag dabei im Vergleich zu den Männern jeweils etwas niedriger. Dies erklärt sich am ehesten dadurch, dass sie mit geringerer Wahrscheinlichkeit einen Partner im Alter haben. So hatten in der o. g. amerikanischen Untersuchung nur noch 40 % der 75–85 Jahre alten Frauen einen Partner, während 78 % der Männer dieser Altersgruppe in einer Partnerschaft lebten (Lindau et al. 2007). In einer aktuellen Studie wird berichtet, dass 59 % der Frauen über 60 Jahre, die in einer Beziehung lebten, sexuell aktiv waren (Thomas et al. 2015).

Ob Sexualität im Alter als wichtig erachtet wird, scheint dabei auch mit dem Vorhandensein eines Partners zu korrelieren. Alleinlebende ältere Menschen bewerten Sexualität häufiger als weniger wichtig als Menschen, die in einer Beziehung leben. Letztere schreiben Sexualität auch in hohem Alter häufig noch eine relevante Bedeutung zu (Gott und Hinchliff 2003).

Sexualität im Alter wurde lange Zeit eher wenig untersucht. Im Einklang mit der klinischen Erwartung zeigt sich aber, dass sich eine aktive Sexualität mit Partner und in der gewünschten Häufigkeit positiv auf das seelische Befinden auswirken (Zhang 2020).

Störungen der Sexualfunktion – Übersicht zum Krankheitsbild	
Geschätzte Prävalenz im Alter	Etwa 50 % berichten über sexuelle Probleme. Im Alter nehmen sexuelle Probleme sukzessive zu, der Leidensdruck aber ab.
Besonderheiten bei älteren Menschen	Komorbiditäten beachten! Häufig Vergesellschaftung mit kardiovaskulären Erkrankungen, Diabetes mellitus und Depressionen. Auswirkungen der (Poly-)Pharmakotherapie beachten!
Relevante Leitlinien	Urologische/gynäkologische Leitlinien: American College of Obstetricians and Gynecologists Female sexual dysfunction. Practice Bulletin No. 213. ACOG 2019 www.acog.org/clinical/clinical-guidance/practice-bulletin/articles/2019/07/female-sexual-dysfunction
	EAU Guidelines on Sexual and Reproductive Health 2024 https://uroweb.org/guidelines/sexual-and-reproductive-health

16.3 Altern und sexuelle Dysfunktion

Im Rahmen des Alterungsprozesses wirken Veränderungen des eigenen Körpers wie Reduktion der Muskelmasse, vermehrte Faltenbildung oder verminderte Beweglichkeit auf das Selbstbild und das Gefühl der eigenen Attraktivität. Auf hormoneller Ebene nimmt bei Männern das Testosteron im Rahmen des Älterwerdens kontinuierlich ab, eine ggf. vorliegende Adipositas kann zu weiterer Reduktion des Testosteronspiegels führen. Bei Frauen kommt es im Rahmen der Menopause zu einem Abfall des Östrogens, zudem zu Veränderungen der eigenen Selbstwahrnehmung im Rahmen des Endes der eigenen Fruchtbarkeit. Ferner haben Erkrankungen wie DM, kardiovaskuläre Probleme, neurodegenerative Erkrankungen, Krebserkrankungen, orthopädische Probleme und Schmerzen, aber auch die häufige Polypharmazie im Alter einen Einfluss auf die Sexualität, da körperliche Einschränkungen und Schmerzen Libido und Ausdruck der Sexualität beeinflussen (O'Donnell et al. 2004; Howard et al. 2006). Dies bedeutet, dass Sexualität im Alter ein psychophysiologisches Gesamtgeschehen darstellt, auf das normale Alterungserscheinungen, psychologische Phänomene, Aspekte der Lebensführung und körperliche Erkrankungen Einfluss haben.

MERKE
Eine sexuelle Funktionsstörung gemäß DSM-5 besteht erst, wenn nicht nur sexuelle Probleme, sondern auch ein assoziierter Leidensdruck bestehen!

Nach den DSM-5 Kriterien muss zur Diagnose einer sexuellen Funktionsstörung sowohl **eine Einschränkung der sexuellen Funktion als auch ein persönlicher Leidensdruck** bestehen, welcher auch durch einen sekundären Partnerschaftskonflikt bedingt sein kann. Am wichtigsten sind bei Frauen Störungen des sexuellen Interesses, Erregungs- und Orgasmusstörungen. Bei Männern werden v. a. Störungen der Ejakulation, Erektionsstörungen und des sexuellen Interesses genannt (American Psychiatric Association: DSM-5. 2013). Ältere Frauen leiden am häufigsten unter Lubrikationsbeschwerden, Orgasmusproblemen und Libidoverlust. Unter den älteren Menschen über 65 Jahre berichten knapp die Hälfte über mindestens ein sexuelles Problem (Lindau et al. 2007). Insgesamt nehmen sexuelle Probleme im Alter zu. Allerdings wurde wiederholt in Studien gezeigt, dass der damit assoziierte persönliche Leidensdruck im Gegensatz dazu mit zunehmendem Alter abnimmt (Shifren et a. 2008). Gerade auch für ältere Frauen ist in der Bewertung sexueller Probleme und sexueller Zufriedenheit wichtig, ob sie in einer Beziehung sind, wie sie diese bewerten und wie es ihrem Partner gesundheitlich geht (Howard et al. 2006).

16.4 Wichtige medizinische Komorbiditäten von sexuellen Funktionsstörungen im Alter

16

16.4.1 Kardiovaskuläre Probleme

Das Auftreten einer erektilen Dysfunktion, der häufigsten sexuellen Störung beim alternden Mann, sollte als möglicher Hinweis auf eine **generalisierte endotheliale Dysfunktion** und damit auf eine Störung kleiner Gefäße gesehen werden. Ältere Männer, die sich ärztlich mit dem Leitsymptom einer erektilen Dysfunktion vorstellen, können eine ernsthafte kardiovaskuläre Grunderkrankung haben und ein erhöhtes Risiko für einen späteren Myokardinfarkt aufweisen (Basson 2007).

MERKE
Eine erektile Dysfunktion kann ein wichtiges Frühzeichen für eine kardiovaskuläre Erkrankung und ein erhöhtes Myokardinfarkt-Risiko beim älteren Mann sein und sollte deshalb bei Unklarheit kardiologisch abgeklärt werden!

Es ist zudem bekannt, dass viele der antihypertensiven bzw. kardioprotektiven Medikamente, wie z. B. Betablocker, Calciumantagonisten, ACE-Hemmer oder auch Thiazide, zu erektiler Dysfunktion führen können (Müller-Oerlinghausen 2002). Insbesondere unter Betablockern kann es dabei zu einem Libidoverlust bei Männern und Frauen kommen (Basson 2007). Hier empfiehlt sich – wie auch bei endokrinologischen Fragestellungen – immer eine gute Kooperation mit den entsprechenden Fachdisziplinen. Die relevanten Leitlinien empfehlen auch die entsprechenden grundsätzlichen Laboruntersuchungen, diese sollten allerdings individuell auf den Patienten zugeschnitten sein.

16.4.2 Diabetes mellitus

Ältere Männer mit einem DM Typ 2 leiden vermehrt unter einer erektilen Dysfunktion, laut Studien bis zu 75 %, falls der DM Typ 2 schon länger vorliegt, ein hoher BMI besteht, die Patienten rauchen oder der Blutzucker schlecht kontrolliert ist. Auch bei diesen Männern ist die fast immer parallel vorliegende kardiovaskuläre Problematik zu bedenken und abzuklären. Die Pathophysiologie der Erektionsstörungen beim DM ist multifaktoriell und beinhaltet eine endotheliale Dysfunktion und autonome Neuropathie, ferner eine reduzierte Funktionsfähigkeit der glatten Muskulatur. Da die endotheliale Nitrit-Monoxid(NO)-Produktion reduziert ist, können hier therapeutisch Phosphodiesterase-V-Inhibitoren (PDE-V-Inhibitoren) verordnet werden, sofern eine kardiale Abklärung erfolgt ist (Basin 2007).

Es gibt im Bereich sexueller Funktionsstörungen insgesamt weniger Studien zu Frauen als zu Männern. Dies betrifft auch den Bereich des DM. Neuropathien können hier Probleme in der Erregung bei Frauen verursachen (Camacho und Reyes-Ortiz 2005). Die Relevanz der vaskulären Schädigung bei Frauen ist unklarer als bei Männern. Ferner wird über eine reduzierte Lubrikation, Dyspareunie (schmerzhafter Geschlechtsverkehr), Libidoverlust und Orgasmusprobleme berichtet (Basin 2007).

16.4.3 Depressionen und andere psychiatrische Erkrankungen sowie Psychopharmakotherapie

Viele psychische Erkrankungen (z. B. affektive Störungen, Schizophrenien, Suchterkrankungen, Angsterkrankungen, Persönlichkeitsstörungen) haben entsprechende Beeinträchtigungen der Sexualität zur Folge. Die Unterscheidung, ob die Störung im Rahmen des psychiatrischen Syndroms entstanden oder eine Ursache der Pharmakotherapie ist, fällt dabei oft nicht leicht (Schmidt und Berner 2013). Depressionen und Angsterkrankungen haben dabei die größte Relevanz. Ältere Männer, die unter einer Depression leiden, beschreiben oft eine Reduktion der Libido und erektile Dysfunktion, bei Frauen ist oft der Libidoverlust führend (Basson 2007). Insgesamt beschreiben mindestens ein Drittel der Patienten mit einer Depression – ohne durchgeführte medikamentöse Therapie – sexuelle Probleme, die vor dem Beginn der Depression nicht existierten. Eine Depression ist somit als Risikofaktor für eine sexuelle Funktionsstörung zu sehen (Hartmann 2007).

MERKE

Bei depressiven Patienten kann eine sexuelle Funktionsstörung sowohl durch die Depression als auch durch deren medikamentöse Therapie entstehen bzw. durch eine Mischung aus beidem bedingt sein. Auch die Entstehung einer depressiven Symptomatik als Folge einer sexuellen Funktionsstörung ist denkbar. Das Vorliegen des Einen sollte eine Frage nach dem Anderen nach sich ziehen! Die wichtigste diagnostische Angabe ist dabei der Zeitpunkt des Auftretens der Störung (z. B. gleichzeitig mit Beginn eines serotonergen Antidepressivums). Als Faustregel sollte vor einer Behandlung der sexuellen Funktionsstörung die Remission der psychiatrischen Symptomatik abgewartet werden.

Es konnte gezeigt werden, dass Frauen mit sexuellen Problemen mehr Furcht, Versagensängste und ein niedrigeres Selbstbewusstsein aufwiesen als Frauen ohne sexuelle Probleme, wobei die Kausalkette in beide Richtungen gehen kann. Auf hormoneller Ebene wird die erhöhte Aktivität der Hypophysen-Nebennieren-Achse bei depressiven Patienten diskutiert, was zu einer chronischen Stressreaktion und in der Folge erhöhten ACTH- und Kortisol-Freisetzungen führt. Dies wiederum resultiert in einer Suppression der sexuellen Funktion. Grundsätzlich sind an der neurobiologischen Steuerung der sexuellen Aktivität im Wesentlichen neben den Sexualsteroiden Serotonin, Noradrenalin und Dopamin beteiligt (Krüger und Kneer 2017). Dies führt zu Nebenwirkungen durch Psychopharmakotherapie.

An Effekten der Pharmakotherapie auf die Sexualfunktion sind insbesondere neuroleptikabedingte Auswirkungen durch **Dopaminblockade und Erhöhung des Prolaktinspiegels** sowie durch Antidepressiva bedingte Einflüsse auf das **Serotoninsystem** relevant (Berner 2017b). Es finden sich bei trizyklischen Antidepressiva, SSRI und SNRI vor allem Orgasmusstörungen (Verzögerung des Orgasmus), in höheren Dosen auch Erregungsstörungen. Die angegebenen Inzidenzraten sind höchst unterschiedlich und können nach angewandter Methodik, Studienpopulation und Dosis für dasselbe Präparat zwischen 5 und 75 % schwanken. Inzwischen existieren hierzu mehrere umfangreiche Metaanalysen. Eine aktuellere Metaanalyse ergab Häufigkeiten zwischen 25,8 und 80,3 %.

Bewertung

Die zugelassenen antidepressiven Substanzen, bei denen sich im Hinblick auf Störungen der Sexualfunktion kein Unterschied gegenüber Placebo fand, waren Agomelatin, Bupropion, Moclobemid und Mirtazapin (Serretti und Chiesa 2009). In einer Metaanalyse derselben Autoren zu neuroleptikabedingten Auswirkungen wies Quetiapin mit 16 % die geringste Rate an Patienten mit sexuellen Störungen auf. Auch Ziprasidon, Perphenazin und Aripiprazol hatten relativ geringe Häufigkeiten (bis zu 27 %) (Serretti und Chiesa 2011).

MERKE

Hinsichtlich des Vorgehens kann es sinnvoll sein, die Remission der depressiven Symptomatik abzuwarten, bevor eine entsprechende Umstellung der Pharmakotherapie vorgenommen wird. Häufig ist der erlebte Leidensdruck durch eine sexuelle Störung während einer depressiven Phase hoch, während dies nach Remission der depressiven Symptomatik eventuell gar nicht mehr wahrgenommen wird. Neben der Möglichkeit des Wechselns auf ein anderes Präparat zur Depressionsbehandlung mit günstigeren Auswirkungen auf die Sexualität ist nur die Wirksamkeit einer zusätzlichen symptomatischen Add-on-Behandlung von Erektionsstörungen, die entweder primär bei depressiven Patienten schon vor der Depression bestanden oder auch als Auswirkung der Pharmakotherapie entstanden sind, mit Sildenafilcitrat (PDE-S-Inhibitoren, z. B. Viagra®) überzeugend klinisch belegt. An weiteren Strategien, jedoch ohne solide Evidenzbasis, werden Dosisreduktionen und sog. *Drug Holidays* diskutiert (Berner 2017b).

16.5 Sexuelle Störungen im Alter im Kontext hormoneller Veränderungen

Im Alter sinkt bei Männern jährlich die Testosteron-Produktion um 1–2 %. Bei stärkerem Abfall kann es zu Symptomen wie **Stimmungsschwankungen, verminderter Energie und Kraft und reduzierter Libido** kommen. Ursächlich kann ein primärer oder sekundärer Hypogonadismus vorliegen, wobei Letzterer bei älteren Menschen häufiger und relevanter ist. Hier ist das Serum-Testosteron niedrig, da die übergeordneten Hypophysenhormone (FSH, LH oder GnRH) niedrig sind. Ursächlich kann hier ein Hypophysentumor vorliegen, aber auch Drogen- oder Alkoholmissbrauch, regelmäßige Einnahme von Steroiden, systemische und dabei insb. auch hämatologische Erkrankungen. Eine Testosteron-Substitutionstherapie kann bei Diagnose eines Androgenmangels, d. h. bei persistierenden Symptomen und einem wiederholt deutlich erniedrigten Testosteron-Wert erwogen werden. Die genaue Bedeutung des Testosterons bei sexuellen Funktionsstörungen des Mannes ist dabei noch nicht sicher verstanden. Eine Testosteron-Substitution verbessert die Libido und erhöht die Anzahl spontaner Erektionen, jedoch ist sie keine primäre Therapie für eine erektile Dysfunktion. Für den Einsatz einer Testosteron-Ersatztherapie gibt es Kontraindikationen zu beachten, wie z. B. das Vorliegen eines Prostata-Karzinoms oder auch akuter, schwerer kardialer Probleme. Die Gabe des Testosterons kann als Pflaster, Gel oder auch als Injektion erfolgen. Während der Therapie muss ein regelmäßiges ärztliches Monitoring erfolgen (Basin 2007).

Bei Frauen kommt es im Rahmen des postmenopausalen Abfalls der Serum-Östrogen-Level zu einer vaginalen Atrophie und häufig zu **Lubrikationsstörungen, was zu einer Dyspareunie** führen kann. Diese können mit Lubrikationsgels und/oder Östrogen-Salben behandelt werden. Auch bei Frauen fallen die Testosteron-Spiegel mit zunehmendem Alter ab. Ob aber ein Androgenmangel bei Frauen in der Entstehung sexueller Dysfunktion eine Rolle spielen kann und ob eine Testosterongabe eine Option zur Steigerung der Libido sein könnte, wird kontrovers diskutiert. In Deutschland war ein Testosteron-Depotpräparat in Form eines Pflasters zur Behandlung von

Appetenzstörungen nach Hysterektomie mit Ovarektomie in Verbindung mit gleichzeitiger Östrogensubstitution zugelassen. Dieses wurde inzwischen jedoch wieder vom Markt genommen. Außerdem ergaben sich in Studien Bedenken bzgl. der Langzeit-Verträglichkeit, die noch nicht sicher geklärt ist (Davis et al. 2016; Basson 2007; Cappelletti 2016).

16.6 Sexualität unter Pflegeheimbewohnern

Der in Pflegeheimen häufig vorherrschende Mangel an Privatsphäre ist eine Barriere für Sexualität und erschwert diese zusätzlich zu den o. g. Problemen (Wylie und Kenney 2010). Analog zu den o. g. Untersuchungen älterer Menschen zeigte sich, dass auch für viele ältere Menschen in Pflegeheimen Sexualität weiterhin ein wichtiges Thema ist, wobei die Wichtigkeit des Themas sehr individuell ist und insgesamt weder unter- noch überschätzt werden sollte. Der mögliche Ausdruck von Sexualität ist dabei sehr weit und reicht von tatsächlichem Geschlechtsverkehr über Tagträume, romantische Bücher lesen bis hin zu einfachem Körperkontakt, Hand-Halten und zärtlichen Kontakten. Gerade in Anbetracht der zunehmenden körperlichen Einschränkungen des Alters und des Mangels an Privatsphäre werden die letztgenannten Ausdrucksformen mit höherem Alter und in Pflegeheimen zunehmend wichtiger (Mahieu und Gastmans 2015). Probleme entstehen oft, wenn Normvorstellungen („man sollte"/„man sollte nicht") des Pflegepersonals oder von Angehörigen mit der individuellen Ausdrucksweise gelebter Sexualität des einzelnen Bewohners aufeinanderprallen. Pflegeteams mit einer liberalen, sexuelle Wünsche zulassenden Grundhaltung können hier eine hohe Zufriedenheit der betreuten Bewohner erreichen.

16.7 Sexualität und unangemessenes sexuelles Verhalten bei Demenz und Morbus Parkinson

Eine Demenz bedeutet nicht das Ende der Sexualität des Betroffenen. Die Erkrankung kann das sexuelle Verhalten und ihren Ausdruck ändern, was für den Betroffenen, Angehörige und Betreuende schwierig und auch beschämend sein kann. Ein unangemessenes sexuelles Verhalten zeigt sich dabei nicht übermäßig häufig bei demenziellen Prozessen – die genannten Zahlen variieren sehr weit und reichen bis etwa 25 % der Erkrankten, wobei es in Pflegeheimen und Krankenhäusern häufiger auftritt. Es gibt Hinweise, dass unangemessenes sexuelles Verhalten häufiger bei vaskulären Demenzen und Dysfunktionen des Frontallappens auftritt. Allerdings kann ein derartiges Verhalten auch ohne Demenz vorkommen, z. B. nach einem Schlaganfall oder Hirntumor oder auch beim Morbus Parkinson. Gelegentlich kann beim Morbus Parkinson durch die Gabe dopaminerger Substanzen ein lange nur noch sehr eingeschränkt vorhandenes sexuelles Verlangen v. a. bei Männern wieder deutlich zunehmen, was zu erheblichen Belastungen in einer Partnerschaft führen kann. Immer sollte in individueller Beratung ein Lösungsweg erarbeitet werden. Dabei ist die Unterscheidung zwischen „angemessenem" und „unangemessenem" sexuellen Verhalten (auf verbaler oder Handlungsebene) oft schwierig. Viel hängt dabei vom Betrachtungswinkel ab und ob man den Ausdruck von Sexualität in der Demenz als „Problem" oder als „menschlich" ansieht (Tucker 2010; Bardell 2011; Mahieu und Gastmans 2015) (➤ Kap. 18.2).

MERKE

Es gibt weiterhin keine etablierten Richtlinien zur Behandlung sexuell unangemessenen Verhaltens bei Demenz. Interventionen sollten zunächst auf Verhaltensebene ansetzen oder auf medikamentöser Ebene erfolgen, es gibt Berichte über Ansätze mit verschiedenen Medikamentenklassen (s. u.). In Pflegeheimen mit ihrer oft sehr eingeschränkten Privatsphäre für die Bewohner kann ein ganz basaler Ansatz sein, dem Patienten mehr Privatsphäre zur Verfügung zu stellen, in welcher das sexuelle Verhalten ungestörter ausgelebt werden kann. Im Weiteren ist zunächst der Versuch einer psychologischen Intervention mit dem Ziel einer Verhaltensänderung zu empfehlen.

Die psychologische Intervention kann im Sinne von psychotherapeutischen Strategien der Verstärkung von erwünschtem und Reduktion von unerwünschtem Verhalten geschehen. Ferner kann versucht werden, externe Reize, die unerwünschtes Verhalten auslösen, zu entziehen oder durch Ablenkung den Fokus auf andere Reize zu setzen. Medikamentös gibt es Berichte über Behandlungsversuche mit verschiedenen Psychopharmaka wie z. B. Antipsychotika (insb. Risperidon) oder auch SSRI. Nach klinischer Erfahrung ist Sertralin unter den SSRI – aufgrund des noch akzeptablen Interaktionsprofils – oft am besten geeignet. Zum jetzigen Zeitpunkt fehlen hier aber weiterhin aussagekräftige Studien. In Deutschland ist aktuell keine pharmakologische Behandlung zur Reduktion sexuell unangemessenen Verhaltens zugelassen, es gibt auch keine Richtlinien. In der aktuellen deutschen S3-Leitlinie Demenz wird keine spezifische medikamentöse Therapie aufgrund des Fehlens belastbarer Evidenz empfohlen. Bei (pharmakologisch behandlungsbedürftigem) primär agitiertem oder aggressivem Verhalten wird zu Risperidon als erste Wahl und Haloperidol als zweite Wahl geraten, alternativ kann ein Behandlungsversuch mit Citalopram erwogen werden (*Off-Label*-Einsatz) (DGN und DGPPN 2025; Tsatali et al. 2011; Tucker 2010).

16.8 Diagnostische und therapeutische Grundsätze

Bewertung

Es gibt wenig spezifische Evidenz zur Behandlung sexueller Funktionsstörungen im Alter. Deshalb müssen die allgemein gültigen Behandlungsrichtlinien individuell adaptiert werden (Berner, 2017a). Internationale Leitlinien gibt es für Erektionsstörungen und vorzeitigen Samenerguss und weibliche sexuelle Funktionsstörungen.

Das entscheidende diagnostische Instrument ist die **Sexualanamnese**, ggf. ergänzt durch spezifische somatisch-medizinische Untersuchungsverfahren. Diese muss vor allem Entstehungsbedingungen, sexuellen Status, partnerschaftliche Faktoren und wesentliche Stationen der sexuellen Entwicklung erfassen. Wo immer möglich, sollte ein Partner einbezogen werden.

Zur Entscheidung über das weitere therapeutische Vorgehen werden genaue Angaben zur **sexuellen Symptomatik** benötigt über:

- Sexuelle Appetenz (verändertes Lustempfinden, Aversion)
- Ablauf sexueller Erregung (Erregungsstörungen bei der Frau, Erektionsstörungen beim Mann)
- Schmerzen bei sexuellem Kontakt (Dyspareunie, Vaginismus)
- Orgasmuserleben (verzögerter oder ausbleibender Orgasmus, Ejaculatio praecox)
- Sexuelle Versagensängste, Vermeiden sexueller Aktivitäten (sehr häufig anzutreffen, besonders bei Männern; Versagensängste können zum wesentlichen aufrechterhaltenden Faktor werden)

In der **Differenzialdiagnostik** sollten drei Bereiche beachtet werden:

- Differenzielle Diagnostik entsprechender Störungsbilder voneinander. Während Störungen beim Mann isoliert bestehen können, treten die Störungen bei der Frau sehr viel seltener einzeln auf.
- Differenzielle Diagnostik gegenüber anderen psychischen Störungsbildern. Sexuelle Störungen können die Folge anderer psychischer Störungen und/oder der Einnahme von Psychopharmaka sein, z. B. bei Depression, Abhängigkeit oder Essstörungen.
- Differenzielle Diagnostik gegenüber somatischen Ursachen. Vor allem bei Erektionsstörungen des älteren Mannes und bei schmerzhaften sexuellen Kontakten (Dyspareunie) bedeutsam.

Nicht jedes sexuelle Problem bedarf einer spezifischen Therapie. Ein Teil der Probleme ist allein durch Tabuisierung, Unwissenheit, fehlende Aufklärung oder sexuelle Fehleinstellung bedingt. Solche Probleme können durch beratende und entlastende Interventionen erfolgreich angegangen werden. Bei im Wesentlichen organisch bedingten Störungen der Funktion ist die körperliche Grundproblematik zu behandeln.

In der **Pharmakotherapie** stellt die Substanzklasse der PDE-S-Inhibitoren mittlerweile die Therapie der ersten Wahl bei organisch bedingten Erektionsstörungen dar. Mit Sildenafilcitrat (Viagra® und Generika), Tadalafil (Cialis® und Generika), Vardenafil (Levitra®), und Avanafil (Spedra®) sind insgesamt vier Substanzen in Deutschland zugelassen. Weiterhin ist insbesondere die Schwellkörper-Autoinjektionstherapie (sog. SKAT-Methode) bedeutsam.

Für sexuelle Funktionsstörungen existiert **ein störungsspezifisches psychotherapeutisches Vorgehen.** Allerdings ist die wissenschaftliche Absicherung für viele Verfahren nicht oder nicht auf methodisch hochwertigen kontrollierten Studien aufgebaut (Berner und Günzler 2012; Günzler und Berner 2012). Bei rein partnerschaftlichen Problemen oder Persönlichkeitsproblematiken sind möglicherweise andere spezifische Therapieverfahren indiziert.

LITERATUR

American Psychiatric Association (2013). Diagnostic and Statistical Manual of Mental Disorders. 5th ed. American Psychiatric Publishing, Inc.

Bardell A (2011). Inappropriate sexual behavior in a geriatric population. International Psychogeriatrics. 23(7): 1182–1188.

Basin S (2007). Sexual dysfunction in men and women with endocrine disorders. Lancet. 369(9561): 597–611.

Basson R (2007). Sexual sequelae of general medical conditions. Lancet. 369(9559): 409–424.

Beckman N (2008). Secular trends in self reported sexual activity and satisfaction. BMJ. 337(7662): a279.

Berner M (2017a). Psychopharmakaassoziierte sexuelle Funktionsstörungen und ihre Behandlung. Nervenarzt. 88(5): 459–465.

Berner M (2017b). Sexuelle Funktionsstörungen. In Voderholzer U, Hohagen F (Hrsg.). Therapie psychischer Störungen State-of-the-art. München: Elsevier Urban & Fischer.

Camacho ME, Reyes-Ortiz CA (2005). Sexual dysfunction in the elderly: Age or disease? International Journal of impotence Research. 17: S52–S56.

Cappelletti M (2016). Increasing women's sexual desire. The comparative effectiveness of estrogens and androgens. Horm Behav. 78: 178–193.

Davis SR, Worsley R, Miller KK, Parish SJ, Santoro N (2016). Androgens and female sexual function and dysfunction – Findings from the fourth International Consultation of Sexual Medicine. J Sex Med. 13(2): 168–178.

DGN e.V. & DGPPN e.V. (Hrsg.) (2025). S3-Leitlinie Demenzen. https://register.awmf.org/de/leitlinien/detail/038-013 (letzter Zugriff: 15.05.2025)

Gott M, Hinchliff S (2003). How important is sex in later life? The views of older people. Social Science and Medicine 56(8): 1617–1628.

Hartmann U (2007). Depression and sexual dysfunction: Aspects of a multi-faceted relationship. Psychiatr Prax. 34 Suppl 3: S314–S317.

Hatzimouratidis K, Giuliano F, Moncada I, Muneer A, Salonia A, Verze P (2016). EAU guidelines on erectile dysfunction, premature ejaculation, penile curvature and priapism. European Association of Urology, 46. www.singem.it/wp-content/uploads/2018/03/2016_EAU_Extended-Guidelines.pdf (letzter Zugriff: 23.06.2025)

Howard JR, O'Neill S, Travers S (2006).Factors affecting sexuality in older Australian women. Climacteric. 9(5): 355–367.

Krüger THC, Kneer J (2017). Neurobiologische Grundlagen der Sexualität und ihrer Probleme. Der Nervenarzt 88(5): 451–458.

Laumann EO, Paik A, Rosen RC (1999). Sexual dysfunction in the United States: Prevalence and predictors. JAMA. 281(6): 537–544.

Laumann EO, Glasser DB, Neves RXS, Moreira ED Jr, GSSAB Investigators' Group (2009). A population-based survey of sexual activity, sexual problems and associated help-seeking behavior patterns in mature adults in the United States of America. Int J Impot Res. 21(3): 171–178.

Lindau ST, Schumm LP, Laumann EO, Levinson W, O'Muircheartaigh CA, Waite LJ (2007). A study of sexuality and health among older adults in the United States. N Engl J Med. 357(8): 762–774.

Mahieu L, Gastmans C (2015). Older residents' perspectives on aged sexuality in institutionalized elderly care: a systematic literature review. Int J Nurs Stud. 52(12): 1891–1905.

O'Donnell A, Araujo AB, McKinlay JB (2004). The health of normally aging men: The Massachusetts Male Aging Study (1987–2004). Experimental Gerontol 39(7): 975–984.

Serretti A, Chiesa A (2009). Treatment-Emergent Sexual Dysfunction Related to Antidepressants: A Meta-Analysis. Journal of Clinical Psychopharmacology. 29(3): 259–266.

Serretti A, Chiesa A (2011). A meta-analysis of sexual dysfunction in psychiatric patients taking antipsychotics. Int Clin Psychopharmacol. 26(3): 130–140.

Shifren JL, Monz BU, Russo PA, Segreti A, Johannes CB (2008). Sexual problems and distress in United States women: prevalence and correlates. Obstet Gynecol. 112(5):970–978.

Thomas HN, Hess R, Thurston RC (2015). Correlates of sexual activity and satisfaction in midlife and older women. Ann Fam Med. 13(4): 336–342.

Tsatali MS, Tsolaki M, Christodoulou T, Papaliagkas V (2011). The complex nature of inappropriate sexual behavior in patients with dementia: Can we put it into a frame? Sexuality and Disability. 29(2): 143–156.

Tucker I (2010). Management of inappropriate sexual behaviors in dementia. International Psychogeriatrics. 22(5): 683–692.

Wang B et al. (2023). Sexual activity, sexual satisfaction and their correlates among older adults in China: findings from the sexual well-being (SWELL) study. Lancet Reg Health West Pac. 39: 100825.

Wylie K, Kenney G (2010). Sexual dysfunction and the ageing male. Maturitas. 65(1): 23–27.

Zhang Y, Liu H. A (2020) National Longitudinal Study of Partnered Sex, Relationship Quality, and Mental Health Among Older Adults. J Gerontol B Psychol Sci Soc Sci. 75(8): 1772–1782.

IV Krankheitsspezifische Besonderheiten bei der Behandlung älterer Patienten

KAPITEL

17 Präsentation psychiatrischer Syndrome im Alter

Oliver Tüscher

Gibt es tatsächlich **Unterschiede in der Präsentation psychiatrischer Syndrome** im Alter? Oder gar psychische Erkrankungen, die nur im Alter auftreten wie die kontrovers diskutierte Alterspsychose (Maglione et al. 2014)? Ist das Wissen über spezifische Veränderungen überhaupt diagnostisch und therapeutisch von Bedeutung? Die meisten in der Gerontopsychiatrie Tätigen würden diese Frage sicherlich spontan bejahen.

Die **aktuellen Klassifikationssysteme für psychische Erkrankungen** (ICD-11, DSM-5) jedenfalls lassen Altersunterschiede in der Präsentation psychischer Erkrankungen mit Blick auf das höhere Lebensalter – im Gegensatz zu entwicklungspsychiatrischen Krankheitsbildern – nicht oder nur in geringem Umfang erkennen (vgl. z. B. Sachdev et al. 2015). Eine Ausnahme bildet die in beiden Klassifikationssystemen **neu eingeführte Kategorie der neurokognitiven Störungen**. In der Gruppe der Demenzen wird hier nicht nur die eigentliche die Demenz definierende Symptomatik zur Klassifikation herangezogen, sondern auch Demenz- bzw. altersspezifische Verhaltens- und psychologische (emotionale) Störungen wie Apathie oder Aggression als Teil der Demenzerkrankung definiert und klassifiziert. Auch das alternative Klassifikationssystem der *Research Domain Criteria* (RDOC) sieht bislang keine altersabhängigen Unterscheidungen innerhalb der kognitiven Domänen vor. Zudem legen die großen Untersuchungen zur Prävalenz psychischer Erkrankungen auf Grundlage der klassifikatorischen Vorgängerversionen (DSM-IV; ICD-10) allenfalls eine Fortsetzung (Kessler et al. 2005) beziehungsweise Abnahme (Jacobi et al. 2014) der in aller Regel in der Kindheit beziehungsweise Jugend oder im jungen Erwachsenenalter entstehenden psychischen Erkrankungen nahe – natürlich wieder mit Ausnahme der neurokognitiven Störungen.

Im Gegensatz hierzu stehen die **Befunde neurokognitiver Altersforschung** der letzten Jahrzehnte. In den meisten kognitiven Domänen der sogenannten flüssigen Intelligenz wie Gedächtnis, psychomotorische Geschwindigkeit oder Arbeitsgedächtnis zeigen sich mit zunehmendem Alter deutliche Leistungsverluste (Park und Reuter-Lorenz 2009; Harvey et al. 2006). Dies gilt nicht für kristalline Leistungen, die in hohem Maße bildungs-, erfahrungs- und sozialisationsabhängig sind und bis ins hohe Lebensalter stabil bleiben oder sogar gesteigert werden können. Aber auch auf emotionaler Ebene zeigen sich sowohl positive als auch negative Veränderungen neurokognitiver Leistungen in Bezug auf das Auftreten depressiver Symptomatik (Brassen et al. 2008, 2011). Das Gehirn reagiert also auf den Prozess des Alterns mit einer Reihe sowohl adaptiver als auch maladaptiver Anpassungsprozesse, die sowohl hirnfunktionell als auch im Verhalten gut nachweisbar sind. Aus dieser Perspektive muss die eingangs gestellte Frage neu formuliert werden: **Wie kann es sein, dass es keine Unterschiede in der Ausprägung psychischer Erkrankungen im Alter gibt?**

Dass Alter bzw. Alterungsprozesse einen negativen wie positiven Modulator psychischer Erkrankungen und deren psychopathologischer Ausprägung im Sinne einer Altersfärbung bilden, ist eine in der psychiatrischen und psychopathologischen Forschung schon lange und immer wieder gemachte Beobachtung. So beschrieb Kleist 1913 den Typus der Involutionspsychose als ein spezifisches im Alter entstehendes paranoid-halluzinatorisches Syndrom und prägte damit die psychopathologische Klassifikation und Forschung für Jahrzehnte. Neben der Beschreibung dieser spezifischen Entitäten haben nachfolgende Autoren versucht, allgemeine Merkmale alterstypischer Modulation psychopathologischer Syndrome zu beschreiben (Ciompi 1972). Diese alterstypischen Modulationen umfassen unter anderem eine allgemeine organische Färbung auch bei nicht organischen Störungen, die Abschwächung bzw. verminderte Intensität definierter psychopathologischer Syndrome und das Überwiegen unspezifischer Restsymptome gegenüber intensiven und akuten Krankheitszuständen mit Rückgang konflikthafter sozialer Interaktionen. Klinisch imponiert die Einengung des Erlebens auf den eigenen Körper und die intimste Umgebung mit Somatisierungs- und hypochondrischen Tendenzen. Außerdem kommt es allgemein vermehrt zur Entwicklung von Angst, Depression, Unsicherheits- und Beeinträchtigungsgefühlen bis hin zu wahnhafter Symptomatik (Ciompi 1972).

MERKE

Zentrales Element der allgemeinen Merkmale alterstypischer Modulation ist eine vor allem quantitative, das Ausprägungsvolumen der Symptome betreffende Änderung psychopathologischer Syndrome. Diese unterschiedliche Ausprägung bestimmter Symptome innerhalb eines bestimmten Syndroms führt dann letztlich auch zur qualitativen Veränderung/Verschiebung psychopathologischer Syndrome im Alter. Als ein Beispiel sei hier die Depression ohne das depressive Hauptsymptom der Niedergeschlagenheit („Depression ohne Traurigkeit", Gallo J. 1997) oder das depressive Erschöpfungssyndrom, das sich durch sozialen Rückzug, Apathie und mangelnde Vitalität manifestiert (Newman et al. 2001), genannt.

Bezogen auf einzelne Syndrome bedeutet dies zum Beispiel, dass bestimmte Wahnthemen (Eifersuchtswahn des älteren Mannes, Krankheits-, Verarmungs-, nihilistischer Wahn) bei wahnhaften Syndromen oder als Komorbiditäten bei bspw. affektiven Syndromen in den Vordergrund zu rücken scheinen. Wie oben erwähnt besteht allerdings weiterhin Dissens über die Existenz eines eigenständigen psychotischen Syndroms im Alter (s. auch ➤ Kap. 20). Depressionen im Alter scheinen mit einer Akzentuierung von Apathie, dysexekutiven Symptomen und vor allem Somatisierung einherzugehen. Eine Metaanalyse zu Depressionen im Alter konnte zeigen, dass ältere depressive Erwachsene im Vergleich zu jüngeren depressiven Erwachsenen mehr Agitation, Hypochondrien sowie gastrointestinale somatische Symptome, aber weniger Schuldgefühle und Verlust des sexuellen Interesses aufweisen (Hegeman et al. 2012). Interessanterweise scheint aber weder eine höhere Belastung durch somatische Krankheiten noch ein höheres Alter zu schwereren somatischen Symptomen der Depressionen im Alter beizutragen (Hegeman et al. 2015). Bei älteren Menschen (≥ 70 Jahren) werden Depressionen möglicherweise nicht ausreichend erkannt, da sie im Vergleich zu weniger alten Menschen weniger Stimmungs- und Motivationssymptome zeigen (Hegeman et al. 2015). Dies wird durch neuere, bevölkerungsbasierte Daten unterstützt, die ein überwiegend amotivationales Syndrom der Depression im Alter nahelegen (Taiwo et al. 2023). Häufig komorbid mit der Depression im Alter treten Angststörungen mit vorwiegend körperlichen Ängsten (z. B. Sturzangst) oder sicherheitsbezogenen Ängsten (Angst vor der abendlichen Dunkelheit) auf, wobei die Einordnung als „normale" altersgerechte Veränderungen der Angst sowie das Fehlen exzessiver Ängste und Vermeidung abnehmen und so auch bei den Angststörungen wahrscheinlich unterdiagnostiziert werden (Mohlman et al. 2012). Gerontopsychiatrisch zentral ist die Ausgliederung der Zwangserkrankungen und der Belastungsstörungen aus den Angststörungen in den aktuellen Klassifikationssystemen (ICD-11; DSM-5). Insbesondere das pathologische Horten als eigenständige Entität trägt der Häufigkeit dieser Erkrankung auch außerhalb neurodegenerativer Erkrankungen Rechnung (Sachdev et al. 2015). Auch Persönlichkeiten und Persönlichkeitsstörungen verändern sich mit dem Alter, wobei sich vor allem eine Rückbildungstendenz für Cluster-B-Störungen zeigt (➤ Kap. 24). In einer Übersicht von 17 Längs- und Querschnittsstudien wird die Hypothese gestützt, dass sich Persönlichkeitsmerkmale über das gesamte Leben einer Person verändern. Neurotizismus, Extraversion und die Offenheit scheinen mit zunehmendem Alter nachzulassen, während umgekehrt Freundlichkeit und Gewissenhaftigkeit mit dem Alter zunehmen (Debast et al. 2014). Eine weitere Konsequenz dieser Abnahme der Symptomausprägung ist eine generelle Abnahme des Schweregrades definierter psychopathologischer Syndrome, die nicht selten zu einem Unterschreiten diagnostischer Grenzen *(Subsyndromal Presentations)* und damit zu einer unzureichenden Diagnose – insbesondere im DSM, die die leichte Depression „nicht kennt" – führen (Jeste et al. 2005). Dadurch wird ein erheblicher Teil der Belastung durch psychiatrische Symptome im Alter durch bestehende Diagnosekriterien nicht erfasst. Anderseits zeigen epidemiologische Studien zu subsyndromalen Störungen wie der leichten Depression deutliche funktionelle Beeinträchtigungen. Nicht zuletzt hieraus lässt sich ein dringender Bedarf zur Entwicklung altersgerechter diagnostischer Kriterien für wichtige psychiatrische Störungen sowie zum Erhalt subsyndromaler Kategorien wie die der leichten Depression auch in der DSM ableiten (Jeste et al. 2005).

Ein Bemühen um altersgerechte diagnostische Kriterien psychischer Erkrankungen hat es vor allem in der systematischen Psychopathologieforschung gegeben, wobei die hierbei entwickelten Instrumente leider bis heute nicht den routinemäßigen Einzug in den klinischen Alltag gefunden haben. Genannt sei hier für den deutschen Sprachraum das AGP-System – das Dokumentationssystem der Arbeitsgemeinschaft für Gerontopsychiatrie (Gutzmann et al. 1989). Das aus dem AMDP-System (Arbeitsgemeinschaft für Methodik und Dokumentation in der Psychiatrie 1971) entwickelte Dokumentationssystem zur systematischen Erfassung gerontopsychiatrischer Befunde umfasst neben dem psychischen Aufnahmebefund eine strukturierte Erfassung der somatischen Anamnese und trägt damit den häufigen somatischen Komorbiditäten im Alter Rechnung. Ähnlich dem AMDP wurde auch hier der Versuch unternommen, aus den mit dem psychischen und somatischen Befund erhobenen Symptomen sogenannte Syndromskalen zu bilden. Hierzu haben Gutzmann und Mitarbeiter (Gutzmann et al. 1991; Kühl et al. 1993) eine unselektierte, nicht stationäre Stichprobe von rund 600 Patienten (Durchschnittsalter von 71,2 Jahren bei einem Altersrange von 47–93 Jahren) aus ihrer Berliner gerontopsychiatrischen Ambulanz bzw. Tagesklinik faktorenanalytisch untersucht. Im Ergebnis zeigte sich, dass ein Faktormodell mit fünf Syndromen die Varianz der erfassten Symptome dieser alterspsychiatrischen Population am besten erklärt. Die meisten Symptom-Merkmale (30 von 64) ließen sich dabei auf die von den Autoren als psychoorganisches Syndrom bezeichnete Syndromskala abbilden. Diese entspricht mit großer Überlappung dem **neurokognitiven Syndrom der DSM-5 bzw. ICD-11.** Als zweithäufigstes Syndrom wurde ein **depressives Syndrom** gefolgt von einem **paranoid-halluzinatorischen Syndrom** gefunden. An vierter Stelle folgte ein psychomotorisches oder Erregtheitssyndrom und an fünfter Stelle ein Schlaf-wach-Syndrom. Diesem Ansatz blieb eine heutigen Standards entsprechende, prospektiv-empirische, repräsentative Validierung bisher versagt. Er zeigt jedoch, dass eine altersgerechte diagnostische Kategorisierung möglich und durchaus sinnvoll ist und dass im Vergleich zu den Syndromskalen der AMDP deutliche Unterschiede zu finden sind.

Diagnostisch lässt sich also die Relevanz altersspezifischer Modifikationen der Klassifikationssysteme (DSM-5, ICD-10, RDOC) gut nachweisen. Aber was ist nun die therapeutische Relevanz? Die Depression im Alter bietet auch hier wieder ein gutes Beispiel. Die altersbedingten neurobiologischen Veränderungen führen nicht nur zu einer anderen syndromalen Ausprägung der Erkrankung mit zum Beispiel im Vordergrund stehender Apathie, exekutiver Dysfunktion und Somatisierung. Sie führen auch zu einem veränderten, in der Regel schlechteren Ansprechen auf insbesondere pharmakotherapeutische Interventionen (Alexopoulos 2019). Aber gerade dieses Wissen um die altersbedingten neurobiologischen Veränderungen und deren Folgen für altersspezifische Syndrome kann genutzt werden, um zielgerichtetere und gegebenenfalls besser wirksame Therapien zu entwickeln. Beispielhaft haben dies Alexopoulos und Arean auf der Grundlage der RDOC-Systematik für eine zeit- und ressourcen-effiziente psychotherapeutische Intervention bei Depression im Alter auf der Grundlage von Verhaltensdomänen vorgeschlagen (Alexopoulos 2014). Vorläufige Ergebnisse zeigen, dass die auf die Rationale der altersspezifischen neurokognitiven Veränderungen abzielende psychotherapeutische Intervention vergleichbar effizient zu etablierten psychotherapeutische Interventionen ist (Alexopoulos et al. 2015).

Zusammenfassung

Altersbedingte Unterschiede in der Präsentation psychiatrischer Syndrome sind phänomenologisch schon lange bekannt. Dieses Wissen hat jedoch nicht zu einer systematischen Beachtung innerhalb der aktuellen Klassifikationssysteme geführt. Trotz großer wissenschaftlicher Fortschritte, die die neurokognitiven Veränderungen im Alter betreffen, fehlen verlässliche systematische Untersuchungen zur psychopathologischen Phänomenologie alterspsychiatrischer Syndrome. Diese sind jedoch notwendig, um spezifische Therapieansätze für alterspsychiatrische Erkrankungen zu entwickeln.

LITERATUR

Alexopoulos GS (2019). Mechanisms and treatment of late-life depression. Transl Psychiatry. 9(1): 188.

Alexopoulos GS, Arean P (2014). A model for streamlining psychotherapy in the RDoC era: the example of 'Engage'. Mol Psychiatry. 19(1): 14–9.

Alexopoulos GS, Raue PJ, Kiosses DN, Seirup JK, Banerjee S, Arean PA (2015). Comparing engage with PST in late-life major depression: a preliminary report. Am J Geriatr Psychiatry. 23(5): 506–13.

Ciompi L (1972). Allgemeine Psychopathologie des Alters. In: Kisker KP, Meyer JE, Müller M, et al. (Hrsg.). Psychiatrie der Gegenwart. Bd II, Teil 2, 2. Aufl. Berlin Heidelberg New York: Springer: 1001–1036.

Debast I et al. (2014). Personality traits and personality disorders in late middle and old age: Do they remain stable? A literature review. Clinical Gerontologist. 37(3): 253–271.

Gallo JJ, Rabins PV, Lyketsos CG, Tien AY, Anthony JC (1997). Depression without sadness: Functional outcomes of nondysphoric depression in later life. J AmGeriatr Soc. 45: 570–578.

Gutzmann H, Kanowski S, Krüger H, Urban R, Ciompi L (1989). Das AGP-System. Manual zur Dokumentation gerontopsychiatrischer Befunde. Berlin Heidelberg New York Tokyo: Springer.

Gutzmann H, Kühl KP, Krüger H (1991). Faktorenanalytische Untersuchung zur Struktur gerontopsychiatrischer Merkmalszusammenhänge am Beispiel des AGP-Systems: vorläufige Ergebnisse. Z Gerontopsychol-Psychiat. 4: 133–141.

Harvey PD, Reichenberg A, Bowie CR (2006). Cognition and aging in psychopathology: focus on schizophrenia and depression. Annu Rev Clin Psychol. 2: 389–409.

Hegeman JM, Kok RM, van der Mast RC, Giltay EJ (2012). Phenomenology of depression in older compared with younger adults: meta-analysis. Br J Psychiatry. 200(4): 275–81.

Hegeman JM, de Waal MW, Comijs HC, Kok RM, van der Mast RC (2015). Depression in later life: a more somatic presentation? J Affect Disord. 170: 196–202.

Jeste DV, Blazer DG, First M (2005). Aging-related diagnostic variations: need for diagnostic criteria appropriate for elderly psychiatric patients. Biol Psychiatry. 58(4):26 5–71.

Kühl KP, Krüger H, Gutzmann H (1993). Analysen zur Bildung von Syndromen im AGP-System. In: Möller HJ, Rohde A (Hrsg.). Psychische Krankheit im Alter. Berlin Heidelberg: Springer: 279–284.

Mohlman J et al. (2012). Improving recognition of late life anxiety disorders in Diagnostic and Statistical Manual of Mental Disorders, Fifth Edition: observations and recommendations of the Advisory Committee to the Lifespan Disorders Work Group. Int J Geriatr Psychiatry. 27(6): 549–56.

Newman J, Engel R, Jensen J (1991). Age differences in depressive symptom experiences. J Gerontol. 46: 224–235.

Scharfetter Ch (1971). Das AMP-System. Manual zur Dokumentation psychiatrischer Befunde. Berlin: Springer.

Taiwo Z, Tighe EL, Tone EB, Light SN, Dotson VM (2023). Distinct latent symptom profiles in late-onset depressive symptoms in community-dwelling older adults. Aging Ment Health. 27(11): 2202-2210.

KAPITEL

18 Kognitive Störungen

Egemen Savaskan, Axel Wollmer, Jens Benninghoff

18.1 Das Delir im Alter: Klinische Besonderheiten und Therapie

Egemen Savaskan

18.1.1 Definition

Das Delir ist ein ätiologisch **unspezifisches hirnorganisches Syndrom.** In der Regel ist das Delir reversibel, wenn die Ursache gefunden und behandelt werden kann.

BOX 18.1

Im neuen ICD-11, welcher ICD-10 abgelöst hat, wird Delir (6D70) wie folgt definiert:

„Ein Delir ist durch eine Störung der Aufmerksamkeit, der Orientierung und des Bewusstseins gekennzeichnet, die sich innerhalb eines kurzen Zeitraums entwickelt und sich typischerweise als erhebliche Verwirrtheit oder globale neurokognitive Beeinträchtigung mit vorübergehenden Symptomen äußert, die je nach zugrunde liegender Ursache oder Ätiologie schwanken können. Das Delir geht häufig mit Störungen des Verhaltens und der Emotionen einher und kann Beeinträchtigungen in mehreren kognitiven Bereichen umfassen. Eine Störung des Schlaf-Wach-Zyklus, einschließlich reduzierter Weckbereitschaft bei akutem Einsetzen oder völligem Schlafverlust mit Umkehrung des Schlaf-Wach-Zyklus, kann ebenfalls vorliegen. Ein Delir kann durch die direkten physiologischen Auswirkungen eines medizinischen Zustands, der nicht unter psychische Störungen, Verhaltensstörungen oder Störungen der Neuroentwicklung fällt, durch die direkten physiologischen Auswirkungen einer Substanz oder eines Medikaments, einschließlich des Entzugs, oder durch mehrere oder unbekannte ätiologische Faktoren verursacht werden.“

Akut beginnende Symptomatik und fluktuierender Verlauf sind typische Merkmale. Eine medizinische Ursache als auslösender Faktor soll identifizierbar sein. In der Regel entsteht das Delir innerhalb von wenigen Tagen und bildet sich zurück, wenn die Ursache behandelt wird. Bei längerem Verlauf und bei vorbestehender zerebraler Pathologie kann sich der Verlauf verkomplizieren. Zusätzliche Symptome wie Halluzinationen, Wahn, Depression, Angst, Reizbarkeit und Unruhe können oft beobachtet werden. Synonyme Begriffe sind „akute Verwirrtheit", „akuter exogener Reaktionstyp nach Bonhoeffer", „akute organische Psychose" und das „Durchgangssyndrom".

CAVE

Die Symptome des Delirs sind vielfältig: Neben kognitiven Störungen treten oft auch neuropsychiatrische Symptome auf. Die starke Fluktuation der Symptome kann die Diagnose erschweren.

Delir – Übersicht zum Krankheitsbild	
Punktprävalenz	Bis zu 65 % der älteren postoperativen Patienten im Krankenhaus.
Erkrankungsgipfel	Die Prävalenz steigt mit dem Alter.
Besonderheiten bei älteren Menschen	Zunahme hypoaktiver Verläufe, welche oft übersehen werden.
Relevante Leitlinien	Empfehlungen zur Prävention, Diagnostik und Therapie des Delirs im Alter. Savaskan et al., Praxis, 2016; 105(16): 941–952.

18

18.1.2 Prävalenz im Alter

Das Delir gehört bei älteren Menschen, vor allem bei von einer Demenz Betroffenen, zu den häufigsten Störungsbildern und die Mortalität ist in dieser Patientengruppe bei Nicht-Behandlung sehr hoch (Hsieh et al. 2020). Die Prävalenz steigt mit zunehmendem Alter: Außerhalb des Krankenhauses liegt sie bei 1–2 %, steigt auf 8–17 % bei älteren Personen und auf 40 % bei Bewohnern von Senioren- und Pflegeheimen (Hsieh et al. 2020). Bei Personen mit einer Demenzerkrankung kann die Prävalenz bei bis zu 22 % liegen. Bei älteren Personen, die im Vorfeld schon ein Delir hatten, erhöht sich das Risiko einer Demenzerkrankung und die Mortalität steigt.

In einer retrospektiven Studie wurde bei selbstständig lebenden Personen in der Altersgruppe 65–69 Jahre die Prävalenz für Delir mit 1,8 % angegeben und stieg bei über 85-Jährigen auf 10,1 % (Davis et al. 2014). Das Delir war mit einer Demenz-Diagnose innerhalb von 2 Jahren und erhöhter Mortalität assoziiert. Die Prävalenz des subsyndromal verlaufenden Delirs stieg von 8,2 % bei 65–69-Jährigen auf 36,1 % bei über 85-Jährigen. Die subsyndromal verlaufende Symptomatik führt sehr oft dazu, dass das Delir nicht erkannt und nicht rechtzeitig behandelt wird. 56 % der hospitalisierten Patienten mit einer Demenz entwickeln ein Delir und diese Personen zeigen ein Jahr nach der stationären Behandlung ausgeprägtere kognitive Störungen als von einer Demenz Betroffene ohne Delir (Gross et al. 2012). In den folgenden 5 Jahren der Beobachtung zeigte sich bei stationär behandelten Personen mit Demenz und Delir eine raschere Progression des kognitiven Abbaus.

Am häufigsten ist ein Delir bei älteren Personen nach chirurgischen Eingriffen: Bis zu 65 % der Fälle zeigen ein Delir, vor allem wenn vorbestehende kognitive Störungen vorhanden sind (Rudolph und Marcantonio 2011). Bei geriatrischen postoperativen Patienten steigt die Prävalenz auf bis zu 30–50 % und liegt bei stationär behandelten älteren Personen bei 10–40 % (Ryan et al. 2013; Siddiqi, House und Holmes 2006). Ein Delir verlangsamt bei diesen Personen den Heilungsprozess, führt zu kognitivem Abbau, verlängert den Krankenhausaufenthalt und trägt wesentlich zur Steigerung der stationären Kosten bei (Han et al. 2012). Die Mortalität ist bei älteren Patienten mit Delir im weiteren Verlauf deutlich erhöhter als bei Personen ohne Delir in der Vorgeschichte (Buurman et al. 2001; Leslie et al. 2005).

MERKE

Die Prävalenz des Delirs steigt mit zunehmendem Lebensalter. Bei stationär behandelten geriatrischen Patienten und postoperativ ist sie am höchsten.

18.1.3 Pathologische Veränderungen

Folgende Mechanismen tragen zur Entstehung des Delirs bei: Neurotransmitter-Veränderungen, neuronales Altern mit Veränderungen im Hirnmetabolismus und interzellulärer Signaltransduktion, stressbedingte Faktoren, Neuroinflammation und Hypoperfusion im zentralen Nervensystem (Wilson et al. 2020; Mulkey et al. 2018).

Neurotransmitter-Veränderungen sind für die Vielfalt der psychiatrischen Symptome des Delirs verantwortlich: Während Dopamin, Noradrenalin und Glutamat steigen, kommt es zu einer Abnahme vom Acetylcholin und Melatonin (Khan et al. 2011; Maldonado 2013; O'Hanlon et al. 2014; Mulkey et al. 2018). Serotonin, Histamin und GABA können ebenfalls verändert sein, entweder zunehmen oder abnehmen. Die beobachteten neuropsychiatrischen und kognitiven Symptome sind eine Folge dieser umfassenden Veränderungen, wobei **die Zunahme von Dopamin und die Abnahme von Acetylcholin** eine besondere Rolle spielen. Eine Hypoxie im zentralen Nervensystem (ZNS), eine erhöhte Stressreaktion mit Zunahme von Kortisol und eine ausgedehnte Neuroinflammation ergänzen das pathologische Bild (O'Hanlon et al. 2014; Cerejeira, Lagarto und Mukaetova-Ladinska 2014). Periphere Faktoren wie z. B. Infektionen führen über Immunmediatoren zu einer Aktivierung der Mikroglia und akuter Neuroinflammation im zentralen Nervensystem. Besonders im Alter und bei neurodegenerativen Erkrankungen kommt es zu einer Überreaktion der Mikroglia mit erhöhter Produktion der proinflammatorischen Zytokine. Neuroinflammation verstärkt neuronale und synaptische Dysfunktion sowie kognitive und behaviorale Symptome. Bei Patienten mit einem Delir sind Zytokine und Kortisol deutlich erhöht. Die neurodegenerative Pathologie kann über diesen Weg die Anfälligkeit für das Auftreten eines Delirs erhöhen.

18.1.4 Risikofaktoren

Die Ursache des Delirs ist oft nosologisch unspezifisch und multifaktoriell begründet (Inouye 1999; Inouye, Westendorp und Saczynski 2014; Inouye und Charpentier 1996; Laurila et al. 2008; Excellence NIfHaC 2010; Schor et al. 1992; Savaskan und Hasemann 2017). Für die Prävention und Therapie ist eine sorgfältige Erfassung der Risikofaktoren notwendig. Gerade bei älteren Personen können sich verschiedene ursächliche Faktoren überlappen und müssen sorgfältig evaluiert werden. Eine effektive Präventionsstrategie ist nur auf der Basis einer umfassenden Risikoanalyse möglich. Die wichtigsten Risikofaktoren sind:

- Hohes Alter (70 Jahre und älter)
- Neurodegenerative Erkrankungen
- Männliches Geschlecht
- Depression
- Seh- und Hörminderung (alle Umstände, die zu Orientierungsstörungen führen)
- Substanzabhängigkeit (vor allem Alkohol, aber auch Benzodiazepine, Hypnotika und Opiate)
- Infektionen mit Fieber
- Zerebrovaskuläre Ereignisse in der Vorgeschichte
- Dehydratation, Elektrolytstörungen (vor allem Natrium, Kalium)
- Gebrechlichkeit, Multimorbidität
- Schweregrad der einzelnen Erkrankung bei Multimorbidität
- Starke Schmerzen
- Polypharmazie
- Metabolische Störungen, Dehydratation

MERKE

Chirurgische Eingriffe bei älteren Personen sind immer mit einem höheren Delir-Risiko verbunden. Ganz einfach anmutende Maßnahmen wie das Einsetzen eines Blasenkatheters kann delirogene Wirkung haben, vor allem wenn die Katheterisierung über längere Zeit bestehen bleibt. Alle Faktoren, die zu Stress und Reizüberflutung bei älteren Personen führen, können grundsätzlich ein Delir verursachen.

Mangelernährung, Obstipation, Sturzereignisse, Traumata, Frakturen, akute Leber- und Nierenerkrankungen, Immobilität, Intoxikation, soziale Isolation, Herzinsuffizienz und -infarkt, Hypotonie und Lungenembolien sind andere, häufig beobachtete Risikofaktoren im Alter (Savaskan und Hasemann 2017). Aufgrund ihrer delirogenen Wirkung und aufgrund der im Alter häufig beobachteten Polypharmazie bei älteren Personen stellen Medikamente, insbesondere wenn sie anticholinerge Nebenwirkungen aufweisen, einen besonderen Risikofaktor dar (Excellence NIfHaC 2010; Savaskan und Hasemann 2017; HAS 2009; Miller 2004). Mit einem hohen Delir-Risiko verbunden sind vor allem

- Benzodiazepine,
- Anticholinergika,
- Antihistaminika,
- trizyklische Antidepressiva,
- H_2-Rezeptor-Antagonisten,
- Opiate (Fentanyl, Morphin) und Pethidin.

Aber auch Barbiturate, Hypnotika, Antipsychotika (insbesondere Clozapin und Olanzapin, klassische

Antipsychotika), Antiepileptika (Carbamazepin, Valproat), Antibiotika, kardiovaskuläre Medikamente (wie z. B. Digoxin, Verapamil, Nifedipin, Clonidin, Antiarrhythmika und Betablocker), Antiparkinsonika, NSAID und Anästhetika können ein Delir verursachen.

CAVE

Vermeidung von Polypharmazie, eine regelmäßige Indikationsprüfung der eingesetzten Medikamente mit Absetzversuchen bei nicht bestehender Indikation und Interaktionschecks sind Teil der Delir-Prävention und Therapie.

18.1.5 Vorhandene Leitlinien und Empfehlungen

Einige internationale Leitlinien für die Diagnose, Prävention und Therapie des Delirs stehen zur Verfügung, wobei wenige dieser Manuale sich speziell mit dem Delir im Alter auseinandersetzen:

- *NICE (National Institute for Health and Care Excellence) Clinical Guideline 103, Delirium diagnosis, prevention and management*
- *Clinical Practice Guidelines for the Management of Delirium in Older People, Melbourne, Australia, 2006*
- *Practice Guideline for the Treatment of Patients with Delirium. American Psychiatric Association, 2010*
- *Empfehlungen der Schweizer Fachgesellschaften zur Prävention, Diagnostik und Therapie des Delirs im Alter, 2016, 2017*

Eine Zusammenfassung der vorhandenen internationalen Delir-Leitlinien in einer europäischen Studie war maßgebend für die Entwicklung weiterer Leitlinien (Leentjens und Diefenbacher 2006). In der Schweiz haben die Fachgesellschaften 2016 die „Empfehlungen zur Prävention, Diagnostik und Therapie des Delirs im Alter" publiziert und 2017 als Manual herausgegeben (Savaskan und Hasemann 2017; Savaskan et al. 2016). Das Besondere an den Schweizer Empfehlungen ist, dass sie im interdisziplinären und interprofessionellen Rahmen erarbeitet worden sind und Präventionsmaßnahmen, Assessment und nicht-pharmakologische (pflegerische) Interventionsmöglichkeiten in den Vordergrund gestellt wurden.

18.1.6 Klinische Besonderheiten

Die Symptome des Delirs fluktuieren im Tagesverlauf sehr stark und nehmen in der Nacht vor allem bei älteren Personen und bei Patienten mit einer Demenzerkrankung zu (Lipkowski 1992; Lipkowski 1989). Abendliche oder nächtliche Unruhezustände mit schweren Orientierungsstörungen, die bei Demenz sehr häufig sind, können durch ein überlappendes Delir verstärkt werden. Schlaf-Wach-Rhythmusstörungen treten bei beiden Krankheitsbildern auf und können die Betreuung der Betroffenen stark beeinträchtigen. Unterbrechungen im Schlaf bis zur völligen Schlaflosigkeit sowie eine Umkehr des Schlaf-Rhythmus mit Schläfrigkeit tagsüber prägen das Bild. Albträume sind häufig und können in Halluzinationen im Wachzustand übergehen.

Aufmerksamkeits- und Kurzzeitgedächtnisstörungen stehen als kognitive Störungen im Vordergrund. Vor allem zeitliche Orientierungsstörungen sowie Wahn und Halluzinationen ergänzen das klinische Bild. Sprachstörungen können auftreten. Depression, Angst, Reizbarkeit, Euphorie, Apathie oder Ratlosigkeit sind oft beobachtete Symptome.

Klinische Subtypen des Delirs wurden früh beschrieben (Lipkowski 1990) und akzentuieren sich im Alter. **Hyperaktive, hypoaktive und gemischte Formen** des Delirs können auftreten (Savaskan und Hasemann 2017; Lipkowski 1990; O'Keeffe 1999; Meagher 2009). Bei der hyperaktiven Form prägen gesteigerte Motorik, Ruhelosigkeit, Umherwandern, Agitation, Aggressivität, Stimmungsschwankungen, psychotische Symptome und vegetative Entgleisung das klinische Bild. Die Diagnose dieses Subtyps ist nicht schwer, weil die auffällige Symptomatik schnell erkannt wird. Die hypoaktive Form des Delirs wird dagegen oft nicht erkannt, obwohl sie bei älteren Personen häufiger auftritt als bei jungen Erwachsenen (Stagno, Gibson und Breitbart 2004; Meagher et al. 2011; Peterson et al. 2006). Hier sind die reduzierte Motorik, Verlangsamung, Passivität und Apathie die vorherrschenden Symptome. Psychotische Symptome sind nicht selten, werden aber oft übersehen. Die hypoaktive Form wird unterdiagnostiziert, was durch die verspätete Zuführung zur Therapie verheerende Folgen für die Betroffenen haben kann. Die Mortalität ist bei der hypoaktiven Form höher als bei der hyperaktiven Form (Stagno, Gibson und Breitbart 2004; Meagher et al. 2011). In der gemischten Form des Delirs findet zwischen der hyperaktiven und hypoaktiven Form ein Wechsel statt, meistens sogar im Tagesverlauf. Die Veränderungen der klinischen Symptomatik zwischen den einzelnen Delir-Subtypen erschwert die Diagnostik.

MERKE

Das Delir kann in hyperaktiver, hypoaktiver und gemischter Form auftreten. Der hypoaktive Subtyp wird oft nicht erkannt, was zur Verzögerung in der Therapie führen kann, mit erhöhter Mortalität und anderen schwerwiegenden Konsequenzen für die Betroffenen.

18.1.7 Diagnostik und Assessment

Für eine kausale Therapie muss die Ursache des Delirs bekannt sein. Eine umfassende Diagnostik berücksichtigt deswegen alle potenziellen Risikofaktoren und infrage kommenden Krankheitsbilder. Die ausführliche Anamnese sollte möglichst mit Auskünften von Drittpersonen ergänzt werden, die den Betroffenen kennen. In der klinischen Untersuchung sollen internistische, neurologische und psychiatrische Aspekte der Differenzialdiagnose in Betracht gezogen werden. Erfassung der Vitalparameter, Suche nach möglichen Infektfoci und eingehende Evaluation der Haut ergänzen die Untersuchung (Savaskan und Hasemann 2017; Savaskan et al. 2016).

PRAXISTIPP

Routineuntersuchungen bei Delir (nach Savaskan und Hasemann 2017; Savaskan et al. 2016)

- Hämatogramm, CRP, Kreatinin, Elektrolyte (Natrium, Kalium, Kalzium), Leberparameter, Glukose, Vitamin B_{12} und TSH
- Urinstatus
- Blutkulturen (bei Fieber, Hypothermie und Verdacht auf bakteriellen Infekt)
- O_2-Sättigung
- Röntgen-Thorax
- Elektrokardiogramm (EKG)
- Apparative Diagnostik (Bildgebung) bei fokal neurologischen Ausfällen, nach Sturz
- EEG bei Verdacht auf einen nichtkonvulsiven Status epilepticus oder bei Verdacht auf eine Temporallappenepilepsie
- Eine Lumbalpunktion bei Status febrilis unklarer Ursache oder Verdacht auf Meningitis und Enzephalitis

Engmaschige Überwachung und Assessment sind die Basis für eine erfolgreiche Therapie. In der Literatur sind viele Assessment-Instrumente beschrieben worden: 54 Übersichtsartikel und zusätzliche 145 Publikationen befassen sich mit der Validierung verschiedener Verfahren für Ärzte und Pflegende (Savaskan und Hasemann 2017; Savaskan et al. 2016). Um die fluktuierende Symptomatik gut erfassen zu können, wird allgemein empfohlen, im Assessment einen **24-Stunden-Zeitraum** zu berücksichtigen und die am stärksten ausgeprägten Symptome zu bewerten. Bei jedem Schichtwechsel des Pflegepersonals soll die Symptomatik bei älteren Personen neu evaluiert werden. Sechs ins Deutsche übersetzte Skalen wurden für den Einsatz bei älteren Personen empfohlen (Savaskan und Hasemann 2017; Savaskan et al. 2016):

- *Delirium Observation Screening Scale* (DOS) (Peterson et al. 2006)
- *Confusion Assessment Method* (CAM) (Schuurmans, Shortridge-Baggett und Duursma 2003)
- *CAM für Intensivstation* (CAM-ICU) (Inouye et al. 1990)
- *Modified CAM for the Emergency Department* (mCAM-ED) (Guenther et al. 2010)
- *Delirium Rating Scale, Revision 1998* (DRS-R-98) (Grossmann et al. 2014)
- *Intensive Care Delirium Screening Checklist* (ICDSC) (Trzepacz et al. 2000)

Alle empfohlenen Skalen haben Vor- und Nachteile (Savaskan und Hasemann 2017; Savaskan et al. 2016): DOS ist gut im Pflegealltag einsetzbar, aber nicht sensitiv für hypoaktive Delirien. CAM, CAM-ICU, mCAM-ED und DRS-R-98 benötigen Training. CAM ist ohne strukturiertes Interview fehlerhaft. CAM-ICU und mCAM-ED haben dichotome Resultate. mCAM-ED ist leicht und schnell auf Notfallstationen einsetzbar. DRS-R-98 kann gut Schweregrad und Diagnose des Delirs erfassen. Und schließlich ist ICDSC gut für Intensivpatienten geeignet.

Zwei neue Assessment-Instrumente sind in den letzten Jahren zunehmend in die Routine gekommen:

- 4AT ist eine Fremdbeurteilungsskala, die durch Pflegende oder Angehörige ausgefüllt werden kann (Bellelli et al. 2014). Sie besteht aus vier Items über Wachheit, Orientierung, Aufmerksamkeit und akute, fluktuierende Symptomatik, und ist ohne Schulung schnell durchführbar. Die Sensitivität liegt bei 87–90 % und die Spezifität

bei 80–84 %. Sie ist gut validiert für die Erkennung von Delir bei Demenz.
- I-AgeD ist ebenfalls eine Fremdbeurteilungsskala mit einer Sensivität von 100 % und Spezifität 65 % bei Betroffenen ohne Demenz (Rhodius-Messter et al. 2013). Sie besteht aus 10 Fragen, die mit „ja" oder „nein" beantwortet werden müssen, und braucht keine Schulung.

MERKE

Die Diagnostik zielt auf rasche Ursachenfindung und Differenzialdiagnose der Risikofaktoren. Der Einsatz von Assessment-Instrumenten ist abhängig vom Setting. Sechs Skalen werden empfohlen.

BOX 18.2

Sonderfall Alkoholentzugsdelir

Während Abhängigkeitserkrankungen von härteren Drogen bei älteren Personen kaum vorhanden sind, stellt Abhängigkeit von Alkohol, Sedativa – vor allem Benzodiazepine – und Hypnotika im Alter ein großes Problem dar mit schwerwiegenden Folgeerscheinungen wie kognitiven Störungen, Sedation, Stürzen und Organschäden. Die Entwöhnungstherapie braucht lange und sollte stationär erfolgen. Ein Delir tritt im Rahmen von Absetzversuchen nach chronischer Einnahme dieser Substanzen häufig auf, oft verbunden mit Krampfanfällen. In der Therapie werden in erster Linie Benzodiazepine mit kurzer Halbwertszeit eingesetzt, um ein absetzungsbedingtes Delir und Krampfanfälle zu vermeiden. Flüssigkeitszufuhr mit Korrektur der Elektrolyte und Vitaminsubstitution – vor allem Thiamin – sind notwendig. Antipsychotika können symptomabhängig eingesetzt werden. Betablocker und α2-Agonisten können symptomlindernd wirken. Carbamazepin und Clomethiazol werden wegen ihres hohen Nebenwirkungspotenzials nicht primär empfohlen. Von Barbituraten ist Abstand zu nehmen. Begleitende, unterstützende und ressourcenorientierte Psychotherapie erhöht den Erfolg der Behandlung.

18.1.8 Prävention des Delirs im Alter

Präventive und nicht-pharmakologische Interventionen bilden die Grundlage der Therapie und sollen bei Personen mit erhöhtem Risiko fortwährend eingesetzt werden (Savaskan und Hasemann 2017; Savaskan et al. 2016). Es empfiehlt sich bei der stationären Aufnahme von älteren Personen mit erhöhtem Risiko für ein Delir, folgende Parameter festzuhalten (Savaskan und Hasemann 2017; Savaskan et al. 2016):

- Alter
- Einweisungsgrund
- Medikamente (insbesondere Benzodiazepine und Hypnotika), Polypharmazie
- Infektionen
- Kognitive Störungen
- Seh- und Hörminderung
- Nikotin- und Alkoholkonsum
- Anwendung von Fixierungsmaßnahmen
- Multimorbidität und Schweregrad der Erkrankung

Das *Delirium Risk Assessment Tool* (DRAT) hat sich in diesem Zusammenhang als ein sehr hilfreiches Instrument im Alltag erwiesen.

MERKE

Allgemeine Maßnahmen zur Delirprävention

- Auf das Tragen vorhandener Seh- und Hörhilfen achten.
- Indikations- und Interaktionsprüfung der Medikamente mit Absetzen der nicht akut notwendigen und nebenwirkungsreichen Medikamente.
- Für gute Orientierung des Betroffenen sorgen.
- Kommunikation verständlich gestalten.
- Angehörige aufklären und miteinbeziehen.
- Umgebung so gestalten, dass Reizüberflutung vermieden und Ruhe gewährleistet wird.
- Sauerstoff bei Bedarf einsetzen.
- Schmerzen behandeln.
- Harn- und Stuhlausscheidung regulieren.
- Ausreichende Ernährung sicherstellen.
- Postoperativ Betroffene rasch mobilisieren.
- Anwendung von Fixierungsmaßnahmen vermeiden.
- Einlegen eines Blasendauerkatheters möglichst vermeiden, wenn notwendig möglichst kurze Anwendung.

Die laufende Dokumentation des Delirs und des kognitiven Zustands und neuropsychiatrischer Symptome ist zu empfehlen. Eine wirksame Delir-Prävention und Diagnostik ist nur durch ein gut geschultes Behandlungsteam möglich. Deswegen sollen die betreuenden Fachpersonen regelmäßig geschult und für das Krankheitsbild Delir sensibilisiert werden. Diese Maßnahmen sollen nicht nur zur Prävention, sondern auch begleitend während der Therapie des Delirs eingesetzt werden. Der Einsatz von nicht-pharmakologischen Maßnahmen kann helfen, den Einsatz von Psychopharmaka zu vermeiden oder zu reduzieren.

MERKE

Für die Prävention und Therapie des Delirs ist ein gut geschultes interdisziplinäres und interprofessionelles Behandlungsteam notwendig, dass die engmaschige und fachgerechte Betreuung der Betroffenen gewährleisten kann. Die Präventionsmaßnahmen und nicht-pharmakologischen Interventionen sind ein wesentlicher Bestandteil der Therapie und sollen deswegen vor dem Einsatz der Medikamente und fortwährend eingesetzt werden.

18.1.9 Therapie

Die kausale Therapie des Delirs ist die Behandlung der Ursache. Eine erfolgreiche Therapie ist nur durch eine rasche Diagnose des verursachenden Faktors möglich. In der Übergangsphase können nicht-pharmakologische und pharmakologische Interventionen für eine symptomatische Therapie der Begleitsymptome notwendig sein. Dabei sollen folgende Grundsätze beachtet werden (Savaskan und Hasemann 2017; Savaskan et al. 2016; Savaskan et al. 2024):

MERKE

- Prävention und nicht-pharmakologische Maßnahmen haben Vorrang und sollen vor der Pharmakotherapie und später begleitend angeboten werden (➤ Abb. 18.1).
- Die Delir-Therapie bei älteren Personen sollte stationär durchgeführt werden.
- Die Therapie ist interdisziplinär und interprofessionell.
- Die Angehörigen/Betreuer sollen in das Therapiekonzept miteinbezogen werden.
- Eine ausführliche klinische Untersuchung und Diagnostik ist die Grundlage der Therapie, die bei persistierendem Delir wiederholt und vertieft werden soll.
- Psychopharmaka sollen zum Einsatz kommen, wenn eine symptomatische Therapie bei bestehender Selbst- und Fremdgefährdung notwendig wird und nicht-pharmakologische Interventionen nicht ausreichen. Diese soll indikationsgerecht, zeitlich limitiert in Abhängigkeit von der Symptomatik und nach klinischer Untersuchung erfolgen. Medikamenteninteraktionen und Nebenwirkungen sollen laufend überwacht werden.

Bei unruhigen Patienten mit Fremd- und Eigengefährdung und um die Diagnostik zu gewährleisten, kann Psychopharmakotherapie notwendig sein. Die Therapie wird in erster Linie beim hyperaktiven Delir mit Agitation, Aggressivität und psychotischen Symptomen eingesetzt (Savaskan und Hasemann 2017; Savaskan et al. 2016). Für den Einsatz von Psychopharmaka beim hypoaktiven Delir gibt es momentan keine ausreichende Evidenz. Beim Einsatz von Psychopharmaka sind die Grundsätze des Medikamenten-Einsatzes bei älteren Patienten und bei Demenz zu

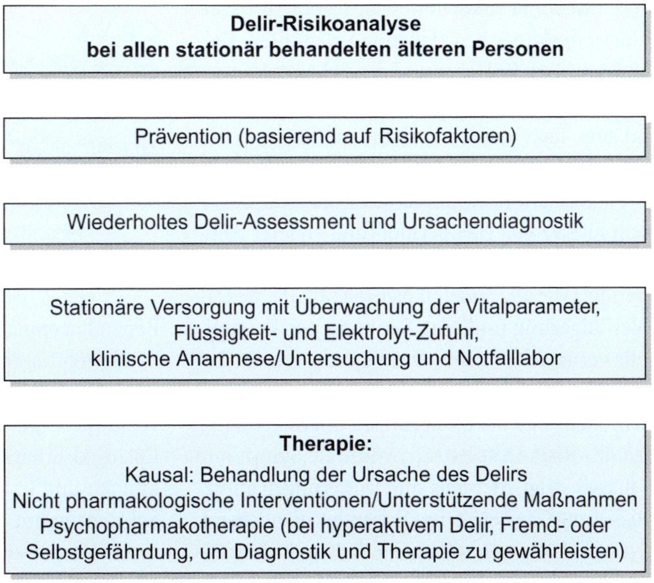

Abb. 18.1 Delirprävention und -management [L231]

beachten (Savaskan et al. 2014; Savaskan et al. 2024) (➤ Kap. 10). Mindestens tägliche Dosis-, Interaktions- und Indikationsprüfungen der eingesetzten Medikamente sind notwendig. Laborkontrollen sollen dem Einsatz vorangehen und während der Pharmakotherapie wiederholt werden. Die Nebenwirkungen der Medikamente sind laufend zu evaluieren.

Der Einsatz der Psychopharmaka ist in Abhängigkeit von den Symptomen zeitlich begrenzt zu halten. Wenn die Symptome ausklingen, sind die Medikamente schleichend abzusetzen. Plötzliches Absetzen ist zu vermeiden. Die Dosis der einzelnen Medikamente ist individuell anzupassen. Es empfiehlt sich, mit der niedrigstmöglichen Dosierung anzufangen und die Dosis dem Schweregrad der Symptome anzupassen. In der Praxis haben sich kleine Mengen verteilt auf mehrere Dosierungen am Tag bewährt und erlauben eine symptomgerechte Anpassung der Medikamentengabe.

Antipsychotika

Die bestehenden nationalen und internationalen Leitlinien und Empfehlungen bevorzugen antipsychotisch wirksame Substanzen in der symptomatischen Delir-Behandlung (Savaskan und Hasemann 2017; Savaskan et al. 2016). Bei deliranten Patienten mit psychotischen Symptomen, Agitation und Aggressivität wirken diese Substanzen gut, sind aber nur bei hyperaktivem Delir indiziert. Mit dem klassischen Antipsychotikum Haloperidol ist die klinische Erfahrung am größten. Haloperidol reduziert die Dauer und den Schweregrad des Delirs, nicht aber die Inzidenz (Kalisvaart et al. 2005). Es sind aber auch Studien vorhanden, die die Wirksamkeit in Frage stellen, und im palliativen Setting wird diese Substanz nicht empfohlen (Agar et al. 2017). Vor dem Einsatz von Haloperidol (und anderer Antipsychotika)soll ein EKG durchgeführt werden, weil Haloperidol (wie alle anderen Neuroleptika) eine QT-Zeit-Verlängerung und eine Senkung der Krampfschwelle verursachen kann. Die Tagesdosis sollte bei gebrechlichen Patienten möglichst 2 mg/Tag nicht überschreiten, weil bei Dosierungen oberhalb dieser Grenze das Risiko für extrapyramidale Symptome (EPS) massiv steigt. Meistens sind Dosierungen im Bereich 0,5–1 mg/Tag bei älteren Patienten ausreichend.

Atypische Antipsychotika wie z. B. Risperidon, Olanzapin, Quetiapin oder Ziprasidon werden zunehmend in der Delir-Behandlung eingesetzt (Savaskan und Hasemann 2017; Savaskan et al. 2016; Boettger, Henewein und Breitbart 2015; Lonergan, Britton und Luxenberg 2007). Die atypischen Antipsychotika haben im Vergleich zu Haloperidol eine niedrigere Nebenwirkungsrate, aber keine bessere Wirksamkeit. Risperidon kann Sedation und EPS verursachen. Deswegen werden maximale Tagesdosierungen von 0,5–1 mg/Tag empfohlen. Bei über 2 mg/d steigt das EPS-Risiko. Olanzapin kann vor allem bei Patienten mit Demenz Sedation und Stürze verursachen. Hier sollte die Tagesdosis 2,5–7,5 mg nicht überschreiten. Unter Quetiapin sind EPS zwar kaum vorhanden, aber diese Substanz kann durch Sedierung ein Delir verstärken. Bei höherer Dosierung kann Quetiapin zur hypotonen Dysregulation führen. Quetiapin und Clozapin kommen primär beim Delir bei Patienten mit einer Parkinson- oder Lewy-Körperchen-Demenz zum Einsatz. Für Quetiapin wird hier eine maximale Tagesdosis von 50 mg/Tag empfohlen. Clozapin wird in der Delir-Behandlung wegen des starken anticholinergen Nebenwirkungspotenzials nicht empfohlen.

Die *Off-label*-Anwendung dieser Substanzen liegt im Ermessen des behandelnden Arztes auf der Basis der klinischen Erfahrung und der vorhandenen Leitlinien. Entsprechende Maßnahmen wie Aufklärung und Dokumentation müssen eingehalten werden. Beim Einsatz von Antipsychotika wird die Mortalitätsrate insgesamt erhöht.

CAVE

Der Einsatz von Antipsychotika bei älteren und dementen Patienten ist mit einem erhöhten Risiko für Mortalität und zerebrovaskuläre Ereignisse verbunden. Deswegen darf die Therapie mit diesen Medikamenten nur zeitlich begrenzt und mit enger Indikationsstellung erfolgen.

Benzodiazepine

Benzodiazepine gehören zu den Substanzen, die am häufigsten für ein Delir verantwortlich sind. Der Einsatz dieser Medikamente kann ein Delir grundsätzlich verstärken. Sie sollten nur in Notfallsituationen, bei Entzugsdelirien im Rahmen von Abhängigkeitserkrankungen und in Situationen, wo der Einsatz anderer Substanzen mit erheblichem Risiko für den Patienten verbunden ist, eingesetzt werden (Savaskan und Hasemann 2017; Savaskan et al. 2016; Breitbart et al. 1996;

Pandharipande et al. 2006). Benzodiazepine mit kurzer Halbwertszeit wie z. B. Lorazepam oder Clonazepam sind zu bevorzugen, weil bei den Substanzen mit längerer Halbwertszeit eine Kumulationsgefahr besteht mit Verschlechterung des Delirs und mit anderen schwerwiegenden Nebenwirkungen wie z. B. Stürze. Diese Medikamente müssen langsam aufdosiert und ausgeschlichen werden, weil eine schnelle Aufdosierung oder ein rasches Absetzen ein Delir verursachen kann.

Andere Psychopharmaka

Medikamente wie Melatonin (Chakraborti, Tampi und Tampi 2015), Mianserin (Uchiyama et al. 1996), Methylphenidat (Gagnon, Low und Schneider 2005) oder Valproat (Bourgeois et al. 2005) wurden in der Delir-Therapie eingesetzt, aber die klinische Evidenz ist noch nicht ausreichend für eine Empfehlung. Eine neuere Metaanalyse zeigt, dass Melatonin und Ramelteon wirksam sind, die Delirdauer verkürzen und den Einsatz von anderen Psychopharmaka reduzieren helfen (Beaucage-Charron et al. 2022). Valproat wird aufgrund des schweren Nebenwirkungspotenzials in der Delir-Therapie nicht empfohlen.

Cholinesteraseinhibitoren werden in einigen klinischen Untersuchungen in der Prävention und Therapie des Delirs eingesetzt (Savaskan und Hasemann 2017; Savaskan et al. 2016; Sampson et al. 2007; Gamberini et al. 2009). Eine präventive, präoperative Anwendung dieser Medikamente wird nicht empfohlen. Es sind Hinweise vorhanden, dass Cholinesterasehemmer die Dauer und den Schweregrad des Delirs zwar reduzieren, aber nicht die Inzidenz. Im Allgemeinen gibt es keine ausreichende Evidenz für diese Substanzen bei dieser Indikation.

Zusammenfassung

Psychopharmaka können in Situationen, in denen eine Gefährdung für den Patienten besteht und wenn die nicht-pharmakologischen Maßnahmen nicht helfen, unter Einhaltung der Grundsätze des Psychopharmaka-Einsatzes bei älteren Personen zeitlich limitiert eingesetzt werden. Zu beachten sind die möglichen schweren Nebenwirkungen und der *Off-label*-Einsatz dieser Substanzen.

FALLBEISPIEL

Eine 72-jährige Frau wird aufgrund von psychomotorischer Unruhe, Gedächtnis-, Orientierungs- und Schlafstörungen zur Untersuchung gebracht. Die Patientin ist bei der Untersuchung bewusstseinsklar, aber zeitlich und örtlich desorientiert, im formalen Denken sprunghaft, vorbeiredend, im Affekt gereizt, rastlos und im Antrieb gesteigert.
Fremdanamnestisch ist zu erfahren, dass sie nach dem Tod des Ehemannes kürzlich eine Depression entwickelt und einen Psychiater aufgesucht habe. Zur Behandlung der Depression und der Schlafstörungen habe sie Amitriptylin und Diazepam bekommen. Aufgrund eines Harnwegsinfekts bekomme sie aktuell Norfloxacin.
Während der Untersuchung fluktuieren der Bewusstseinszustand und die kognitiven Störungen der Patientin stark. Sie ist bei der körperlichen Untersuchung leicht dehydriert, ohne neurologische Befunde. In der Bildgebung zeigen sich eine kortikale und eine Hippocampus-Atrophie. Eine neuropsychologische Testung kann nicht erfolgen.

1. **Diagnose/Differenzialdiagnose:** Verdacht auf eine demenzielle Entwicklung (Gedächtnis- und Orientierungsstörungen; Befunde in der Bildgebung; Depression und Schlafstörungen; die Diagnose muss noch mit Testpsychologie und mit Erfassung der Alltagsfähigkeiten verifiziert werden) und Verdacht auf Delir. Das Vorliegen einer Depression kann auch einzelne Symptome erklären.
2. **Hat die Patientin ein Delir?** Welche Symptome sprechen dafür? Vor allem der fluktuierende Bewusstseinszustand und die kognitiven Störungen. Außerdem die psychomotorische Unruhe, die Gedächtnis-, Orientierungs- und Schlafstörungen sowie die Antriebssteigerung.
3. **Welche Ursachen/Risikofaktoren können bei der Patientin ein Delir verursachen?** Das hohe Alter sowie die beginnende Demenz können ein Delir verursachen. Auch die Dehydratation, Amitriptylin als stark anticholinerges Antidepressivum und Diazepam als Benzodiazepin sowie die Einnahme eines Antibiotikums und der Harnwegsinfekt können das Auftreten eines Delirs erklären.

LITERATUR

Agar MR, Draper B, Caplan GA (2017). Neuroleptics for Delirium: More Research is Needed-Reply. JAMA Intern Med. 177(7): 1055–1056

Beaucage-Charron J, Rinfret J, Coveney R, Williamson D (2022). Melatonin and Ramelteon for the treatment of delirium: A systematic review and meta-analysis. J Psychosom Res. 170: 111345.

Bellelli G, Morandi A, Davis DH et al. (2014). Validation of the 4AT, a new instrument for rapid delirium screening: a study in 234 hospitalised older people. Age Ageing. 43(4): 496–502.

Boettger S, Jenewein J, Breitbart W (2015). Haloperidol, risperidone, olanzapine and aripiprazole in the management of delirium: A comparison of efficacy, safety, and side effects. Palliat Support Care. 13(4): 1079–1085.
Bourgeois J et al. (2005). Adjunctive valproic acid for delirium and/or agitation on a consultation-liason service: a report of six cases. J Neuropsychiatry Clin Neurosci. 17(2): 232–238.
Breitbart W et al. (1996). A double-blind trial of haloperidol, chlorpromazine and lorezepam in the treatment of delirium in hospitalized AIDS patients. Am J Psychiatry. 153: 231–237.
Buurman BM et al. (2001). Geriatric conditions in acutely hospitalized older patients: Prevalence and one-year survival and functional decline. PLoS One. 6 : e26951.
Cerejeira J, Lagarto L, Mukaetova-Ladinska E (2014). The immunology of delirium. Neuroimmunomodulation. 21: 72–78.
Chakraborti D, Tampi DJ, Tampi RR (2015). Melatonin and melatonin agonist for delirium in the elderly patients. Am J Alzheimers Dis Other Demen. 30(2): 119–129.
Davis DH et al. (2014). The descriptive epidemiology of delirium symptoms in a large population-based cohort study: Results from the Medical Research Council Cognitive Function and Ageing Study (MRC CFAS). BMC Geriatrics. 14: 87.
Dilling H, Mombour W, Schmidt MH (2014). World Health Organization (WHO). Internationale Klassifikation psychischer Störungen, ICD-10, Kapitel V, Klinisch-diagnostische Leitlinien, 9. Auflage. Bern: Verlag Hans Huber.
Excellence NIfHaC (2010). Delirium: diagnosis, prevention and management. Londres: National Institute for Health and Clinical Excellence.
Gagnon B, Low G, Schreier G (2005). Methylphenidate hydrochloride improves cognitive function in patients with advanced cancer and hypoactive delirium: A prospective clinical study. J Psychiatr Neurosci. 30(2): 100–107.
Gamberini M et al. (2009). Rivastigmine for the prevention of postoperative delirium in elderly patients undergoing elective cardiac surgery – a randomized controlled trial. Crit Care Med. 37(5): 1762–1768.
Gross AL, Jones RN, Habtemariam DA et al. (2012). Delirium and Long-term Cognitive Trajectory Among Persons With Dementia. Arch Int Medicine. 172(17):1324–31.
Grossmann F et al. (2014). Screening, detection and management of delirium in the emergency department – a pilot study on the feasibility of a new algorithm for use in older emergency department patients: The modified confusion assessment method for the emergency department (mcam-ed). Scand J Trauma Resusc Emerg Med. 22: 19.
Guenther U et al. (2010). Validity and reliability of the cam-icu flowsheet to diagnose delirium in surgical icu patients. J Crit Care. 25: 144–151.
Han JH et al. (2011). Delirium in older emergency department patients is an independent predictor of hospital length of stay. Acad Emerg Med. 18: 451–457.
HAS (2009). Confusion aiguë chez la personne âgée: prise en charge initiale de l'agitation Paris: Haute Autorité de Santé.
Hshieh TT, Inouye SK, Oh ES (2020). Delirium in the elderly. Clin Geriatr Med. 36(2): 183–199.
Iglseder B, Frühwald T, Jagsch C (2022). Delirium in geriatric patients. Wien Med Wochenschr. 172: 114–121.
Inouye SK (1999). Predisposing and precipitating factors for delirium in hospitalized older patients. Dement Geriatr Cogn Dis. 10(5): 393–400.
Inouye SK, Charpentier PA (1996). Precipitating factors for delirium in hospitalized elderly persons. Predictive model and interrelationship with baseline vulnerability. J Am Med Assoc. 275(11): 852–7.
Inouye SK et al. (1990). Clarifying confusion: The confusion assessment method. A new method for detection of delirium. Ann Intern Med. 113: 941–948
Inouye SK, Westendorp RG, Saczynski JS (2014). Delirium in elderly people. Lancet. 383(9920): 911–22.
Kalisvaart KJ et al. (2005). Haloperidol prophylaxis for elderly hip fracture patients at risk for delirium: a randomized, placebo-controlled study. J Am Geriatr Soc. 53(10): 1658–1666.
Khan BA et al. (2011). Biomarkers for Delirium – A review. J Am Geriatr Soc. 59: S256–S261.
Laurila JV, Laakkonen ML, Tilvis RS, Pitkäla KH. (2008). Predisposing and precipitating factors for delirium in a frail geriatric population. J Psychosom Res. 65(3): 249–54.
Leentjens AFG, Diefenbacher A (2006). A survey of delirium guidelines in Europe. J Psychosom Res. 61: 123–128.
Leslie DL et al. (2005). Premature death asscociated with delirium at 1-year follow-up. Arch Intern Med. 165 : 1657–62.
Lonergan E, Britton AM, Luxenberg L (2007). Antipsychotics for delirium. Cochrane Database Syst Rev. 18(2): CD005594.
Maldonado JR (2013). Neuropathogenesis of delirium: Review of current etiologic theories and common pathways. Am J Geriatr Psychiatr. 21: 1190–1222.
Marcantonio ER et al. (2001). Reducing delirium after hip fracture: A randomized trial. J Am Geriatr Soc. 49:516–22.
Meagher D (2009). Motor subtypes of delirium: past, present and future. Int Rev Psychiatry. 21: 59–73.
Meagher DJ et al. (2011). A longitudinal study of motor subtypes in delirium: Relationship with other phenomenology, etiology, medication exposure and prognosis. J Psychosom Res. 71: 395–403.
Miller CA (2004). What nurses need to know about drugs as a cause of delirium. Geriatr Nurs. 25(2): 124–5.
Mulkey MA, Hardin SR, Olson DM, Munro CL (2018). Pathophysiology Review: Seven Neurotransmitters Associated With Delirium. Clin Nurse Spec. 32(4): 195–211.
O'Hanlon S et al. (2014). Improving delirium care through early intervention: From bench to bedside to boardroom. J Neurol Neurosurg Psychiatry. 85: 207–213.
O'Keeffe ST (1999). Clinical subtypes of delirium in the elderly. Dement Geriatr Cogn Disord. 10: 380–385.
Pandharipande P et al. (2006). Lorezepam is an independent risk factor for transitioning to delirium in intensive care unit patients. Anesthesiology. 104(1): 21–26.
Peterson JF et al. (2006). Delirium and its motoric subtypes: A study of 614 critically ill patients. J Am Geriatr Soc. 54(3): 479–84.

Radtke FM et al. (2009). The intensive care delirium screening checklist (icdsc) – translation and validation of intensive care delirium checklist in accordance with guidelines. Anasthesiol Intensivmed Notfallmed Schmerzther. 44: 80–86.
Rhodius-Meester HFM et al. (2013). Development and validation of the Informant Assessment of Geriatric Delirium Scale (I-AGeD). Recognition of delirium in geriatric patients. Tijdschr Gerontol Geriatr. 44(5): 206–14.
Rudolph JL, Marcantonio ER (2011). Review articles: postoperative delirium: Acute change with long-term implications. Anesth Analg. 112(5): 1202–11.
Ryan DJ et al. (2013). Delirium in an adult acute hospital population: Predictors, prevalence and detection. BMJ Open. 3(1). pii: e001772.
Sampson EL et al. (2007). A randomized, double-blind, placebo-controlled trial of donepezil hydrochloride (Aricept) for reducing the incidence of postoperative delirium after elective total hip replacement. Int J Geriatr Psychiatry. 22(4): 343–349.
Savaskan E et al. (2024). Empfehlungen für die Diagnostik und Therapie der Behavioralen und Psychischen Symptome der Demenz (BPSD). Praxis. 113(2): 34–43.
Savaskan E, Hasemann W (Hrsg.) (2017). Leitlinie Delir: Empfehlungen zur Prävention, Diagnostik und Therapie des Delirs im Alter. Bern: Hogrefe.
Savaskan E et al. (2016). Empfehlungen zur Prävention, Diagnostik und Therapie des Delirs im Alter. Praxis. 105(16): 941–952.
Savaskan E et al. (2014). Empfehlungen zur Diagnostik und Therapie der behavioralen und psychologischen Symptome der Demenz (BPSD). Praxis. 103(3): 135–148.
Schor JD et al. (1992). Risk factors for delirium in hospitalized elderly. J Am Med Assoc. 267(6): 827–31.
Schuurmans MJ, Shortridge-Baggett LM, Duursma SA (2003). The delirium observation screening scale: A screening instrument for delirium. Res Theory Nurs Pract. 17: 31–50.
Siddiqi N, House AO, Holmes JD (2006). Occurrence and outcome of delirium in medical in-patients: A systematic literature review. Age Ageing. 35: 350–364.
Stagno D, Gibson C, Breitbart W (2004). The delirium subtypes: A review of prevalence, phenomenology, pathophysiology, and treatment response. Palliat Support Care. 2: 171–179.
Trzepacz P et al. (2000). Validation of the delirium rating scale-revised-98 (drs-r-98). J Psychosom Res. 48: 293–293.
Uchiyama M et al. (1996). Efficacy of mianserin on symptoms of delirium in the aged. Prog Neuropsychopharmacol Biol Psychiatry. 20(4): 651–656.
Wilson JE et al. (2020). Delirium. Nat Rev Dis Primers. 6(1): 90.
Yue J et al. (2014). NICE to HELP: Operationalizing National Institute for Health and Clinical Excellence Guidelines to Improve Practice. J Am Geriatr Soc. 62: 1–9.

18.2 Demenzen

Axel Wollmer, Jens Benninghoff

18.2.1 Einleitung

Demenzen sind erworbene, andauernde, komplexe kognitive Störungen, die mit einer funktionellen Beeinträchtigung von Alltagsaktivitäten einhergehen. Sie sind zumeist Folge einer chronischen und in der Regel progredienten primär degenerativen oder vaskulären Erkrankung des Gehirns. Daneben kommen auch funktionelle und reversible Demenzen vor.

Demenzen treten typischerweise im höheren Lebensalter auf. In der Altersgruppe der 65–69-Jährigen ist die Prävalenzrate mit gut 1,5 % noch relativ gering. Über Altersgruppen von 5 Jahren hinweg verdoppelt sich die Prävalenz etwa und liegt bei den über 90-Jährigen bei rund 30 %. Die Inzidenz beträgt 0,53 % bei den 65- bis 69-Jährigen und mehr als 12 % unter den über 90-Jähigen (➤ Kap. 2.2) (www.deutsche-alzheimer.de/).

Etwa 70 % der Demenzpatienten sind Frauen. Frauen erkranken etwas häufiger als Männer; mit ihrer höheren Lebenserwartung erreichen Frauen aber vor allem eher das Alter, in dem das Krankheitsrisiko steil ansteigt, und überleben länger mit einer Demenz.

Durch die demografische Entwicklung hin zu einem immer höheren Anteil alter und sehr alter Menschen wird die Zahl der Demenzpatienten voraussichtlich deutlich steigen. Pessimistischen Szenarien zufolge könnte sie sich bis zum Jahr 2050 verdoppeln, möglicherweise sogar verdreifachen. Dieser Entwicklung wirkt ein Rückgang der Demenz-Prävalenz bezogen auf Alterskohorten entgegen (Wu et al. 2017). Vor 25 Jahren litten relativ betrachtet noch 25 % mehr ältere Menschen an einer Demenz, als es heutzutage der Fall ist. Dazu tragen vermutlich grundsätzlich verbesserte Lebensbedingungen mit gesünderer Ernährung, gesteigerter Aktivität und effektiverer Behandlung von kardiovaskulären Risikofaktoren sowie höhere Bildung bei. Es ist aber auch vorstellbar, dass die Prävalenzraten in jüngeren Alterskohorten zum Beispiel in der Folge der COVID-19-Pandemie wieder ansteigen könnten.

Die Krankheitsdauer von Demenzen ist sehr variabel und kann einige Monate bis zu 20 Jahre betragen. Im Mittel liegt sie bei 3 bis 6 Jahren. Mit höherem Erkrankungsalter und schlechterem allgemeinen Gesundheitszustand verkürzt sich die Überlebenszeit. Sie beträgt bei Erkrankung im Alter von 65 bis 75 knapp 7 Jahre, bei Erkrankung im Alter zwischen 75 und 85 knapp 5 Jahre und bei späterem Erkrankungsalter weniger als 3 Jahre.

Demenzen betreffen einen Großteil der Patienten in gerontopsychiatrischen Stationen, Abteilungen oder Kliniken und bis fast 70 % der Bewohner von Pflegeheimen.

Die Versorgung von Demenzpatienten findet im ambulanten, teilstationären und stationären Setting statt und ist ein multiprofessionelles und interdisziplinäres Geschehen. Sie bezieht unter anderem Angehörige, Pflegende, Psychologen, Ergotherapeuten, Sozialpädagogen und Ärzte ein. Letztere umfassen Hausärzte, Psychiater, Geriater, Neurologen und Radiologen, in einigen Fällen auch Vertreter weiterer Fächer.

Demenz – Übersicht zum Krankheitsbild	
Punktprävalenz	Mit 65 Jahren sind ungefähr 1 %, mit 75 Jahren etwa 5 % und mit 90 Jahren rund 30 % der Bevölkerung von einer Demenz betroffen.
Erkrankungsgipfel	Die Inzidenz steigt mit dem Alter immer weiter an. Ein Erkrankungsgipfel wird nicht erreicht.
Besonderheiten bei älteren Menschen	Alter ist der wichtigste Risikofaktor für die Entwicklung einer Demenz. Demenzen manifestieren sich typischerweise bei älteren Menschen. Die den Demenzen zugrundeliegenden Krankheiten des Gehirns beginnen zumeist bereits im mittleren Lebensalter.
Relevante Leitlinien	• S3-Leitlinie Demenzen (Interdisziplinäre S3-Praxisleitlinien) 2025 https://register.awmf.org/de/leitlinien/detail/038-013 • Diagnostikempfehlungen Demenz Die Empfehlungen der Swiss Memory Clinics für die Diagnostik der Demenzerkrankungen – Update 2024 www.swissmemoryclinics.ch/qualitaetsentwicklung/qualitaetsstandards/diagnostik/publikationen/ • Therapieempfehlungen Demenz. Die Empfehlungen der Swiss Memory Clinics für die Therapie Demenzerkrankungen www.swissmemoryclinics.ch/qualitaetsentwicklung/qualitaetsstandards/therapie/

18.2.2 Diagnostik

Die aktuelle S3-Leitlinie „Demenzen“ der DGPPN und der Deutschen Gesellschaft für Neurologie (DGN) spricht sich für eine frühzeitige syndromale und ätiopathogenetische Abklärung neurokognitiver Störungen aus:

„Eine zeitgerechte Diagnose ist Grundlage der Behandlung, und Versorgung von Menschen mit Demenz und soll den Betroffenen ermöglicht werden.“

Tatsächlich erhält aber nur ein Bruchteil der Betroffenen eine entsprechende Diagnostik. Die diagnostische Zurückhaltung ist oft Folge eines immer noch weitverbreiteten therapeutischen Nihilismus. Dabei gibt es auch abgesehen von den jetzt aufkommenden krankheitsmodifizierenden Behandlungsmöglichkeiten gute Gründe, die für die frühzeitige Abklärung kognitiver Defizite sprechen.

In etwa 10 % der Fälle haben die kognitiven Defizite **behandelbare Ursachen** und sind wenigstens teilweise reversibel. Dabei ist die Prognose in der Regel umso besser, je früher die Behandlung erfolgt (Beispiele: Normaldruck-Hydrozephalus [NPH], Vitamin-B_{12}-Mangel, schwerere affektive Störungen, Schlafapnoe-Syndrom). Auch wenn ein primär neurodegenerativer Prozess, insbesondere eine Alzheimer-Krankheit als Ursache identifiziert wird, kann eine frühzeitige und konsequente Behandlung mit klassischen Antidementiva oder neuen Immuntherapeutika der Verschlechterung der kognitiven Funktionen und dem Auftreten von nichtkognitiven Symptomen einer Demenz symptomatisch entgegenwirken. Dadurch können Alltagskompetenzen und die Lebensqualität sowohl für die Betroffenen als auch für ihre Angehörigen stabilisiert und der Betreuungsaufwand begrenzt werden. Ängste, die mit der diagnostischen Unklarheit verbunden sind, können abgebaut, das soziale Umfeld kann gezielt beraten und unterstützt werden.

Bei Diagnosestellung in einem frühen Stadium hat der Betroffene die Chance, dank noch gut erhaltener kognitiver Funktionen die Diagnose zu verstehen und sie zu verarbeiten. Das Wissen um Diagnose und Prognose ermöglicht dem Patienten, die eigene Zukunft zum Beispiel im Hinblick auf eine zukünftige Veränderung der Wohnsituation und möglichen Pflegebedarf noch autonom zu planen und zu gestalten. Er ist noch in der Lage, eine Patientenverfügung, eine Vorsorgevollmacht und ein Testament zu verfassen oder einen Betreuer für sich einzusetzen. Gefährdungsaspekte, zum Beispiel durch aktive Teilnahme am Straßenverkehr, können erkannt und vermieden werden. Auch Behandlungsfehler, zum Beispiel in Form der Gabe von anticholinergen Medikamenten, können verhindert werden. Eine Immuntherapie der Alzheimer-Krankheit hat umso bessere Erfolgsaussichten, je früher im Krankheitsverlauf sie eingesetzt wird.

Demenz-Diagnostik umfasst auf der einen Seite die syndromale Erfassung der kognitiven Defizite, der sich aus ihnen ergebenden funktionellen Einschränkungen und begleitender neuropsychiatrischer Symptome. Auf der anderen Seite dient die Diagnostik der ätiopathogenetischen Einordnung der Demenz, also der Aufdeckung der Erkrankung des Gehirns, die den kognitiven Defiziten in der Regel zugrunde liegt.

Die separate Betrachtung dieser beiden Aspekte ist sinnvoll, weil das klinische Bild der Demenz grundsätzlich und je weiter es voranschreitet zunehmend unspezifisch im Hinblick auf seine Ursachen ist, auch wenn es zumindest zu Beginn durch das Profil der kognitiven Defizite Hinweise auf die zugrundeliegende Erkrankung liefern kann. Außerdem besteht oftmals eine zeitliche Diskrepanz zwischen dem Beginn der Erkrankung und ihrer klinischen Manifestation um Jahre bis Jahrzehnte. So fallen etwa die klinischen Frühstadien der AD, die heute Anlass zu einer Abklärung geben, in die Spätstadien der neuropathologischen Alzheimer-Krankheit. Die präklinische Diagnose der Alzheimer-Krankheit wird einen immer höheren Stellenwert bekommen, wenn gleichermaßen wirksame wie sichere Methoden einer kausalen Behandlung zur Verfügung stehen.

Demenz-Diagnostik kann und sollte bereits beim medizinischen Primärversorger, also in der Regel beim Hausarzt, beginnen und, wenn Beschwerden des Patienten, Berichte von Angehörigen oder klinische Beobachtungen auf das Vorliegen von kognitiven Defiziten hinweisen, in einer spezialisierten Einrichtung, am ehesten in der *Memory Clinic* oder Gedächtnissprechstunde einer psychiatrischen, neurologischen oder geriatrischen Klinik fortgesetzt werden.

MERKE

Maßnahmen zur Diagnostik einer Demenz erfordern immer das Einverständnis des Patienten. Die Einwilligungsfähigkeit kann durch eine demenzielle Erkrankung beeinträchtigt sein.

Für die Erfassung der Einwilligungsfähigkeit stehen standardisierte neuropsychologische Testverfahren zur Verfügung, die in Ergänzung zu klinischen Einschätzungen eine wichtige Rolle spielen (Helmchen 2015).

Der diagnostische Prozess sollte so lange fortgesetzt werden, bis eine Syndromdiagnose und, zumindest mit einer befriedigend hohen Wahrscheinlichkeit, auch eine ätiopathogenetische Diagnose gestellt werden kann (➤ Abb. 18.2).

Anamnese

Die Anamnese sollten Sie immer mit dem Patienten als **Eigenanamnese** und, wenn es eine solche gibt, mit einer Bezugsperson als **Fremdanamnese** erheben. Erste subtile Symptome werden unter Umständen nur vom betroffenen Patienten (Verschlechterung der Gedächtnisleistung, Schwierigkeiten bei der Bewältigung kognitiv anspruchsvoller Aufgaben, *Subjective Memory Impairment*) oder nur vom beobachtenden Angehörigen wahrgenommen (Wesensveränderung, Verhaltensänderung). Im weiteren Verlauf einer demenziellen Entwicklung werden Defizite vom Patienten oftmals bagatellisiert oder durch eine Fassade aus ausweichenden oder beinahe richtigen Antworten kaschiert. Im Spätstadium geht das Bewusstsein für die eigenen Defizite schließlich immer weiter verloren. Es entwickelt sich eine zunehmende Anosognosie. Da sich Innen- und Außenwahrnehmung erheblich unterscheiden können und weil mit Voranschreiten der kognitiven Defizite die Validität der eigenanamnestischen Angaben des Patienten abnimmt, hat die Fremdanamnese in der Demenz-Diagnostik einen besonderen Stellenwert.

PRAXISTIPP

Achten Sie darauf, dass das Gespräch mit dem Angehörigen das Gespräch mit dem Patienten nicht ersetzt und nur noch mit dem Angehörigen über den Patienten gesprochen wird. Bemühen Sie sich von Anfang an um eine trianguläre Arzt-Patienten-Angehörigen-Beziehung. Fragen Sie den Patienten nach seinem Einverständnis, bevor Sie den Angehörigen befragen oder Informationen über den Patienten an ihn weitergeben. Bis dahin gilt die ärztliche Schweigepflicht. Oftmals gibt der Patient ganz von alleine schon einfache an ihn gerichtete Fragen gewissermaßen zur Beantwortung an den Angehörigen weiter, indem er sich, statt die Frage selber zu beantworten, diesem zuwendet. Sie beobachten dann das *Head Turning Sign*, das vor allem bei der AD auftritt.

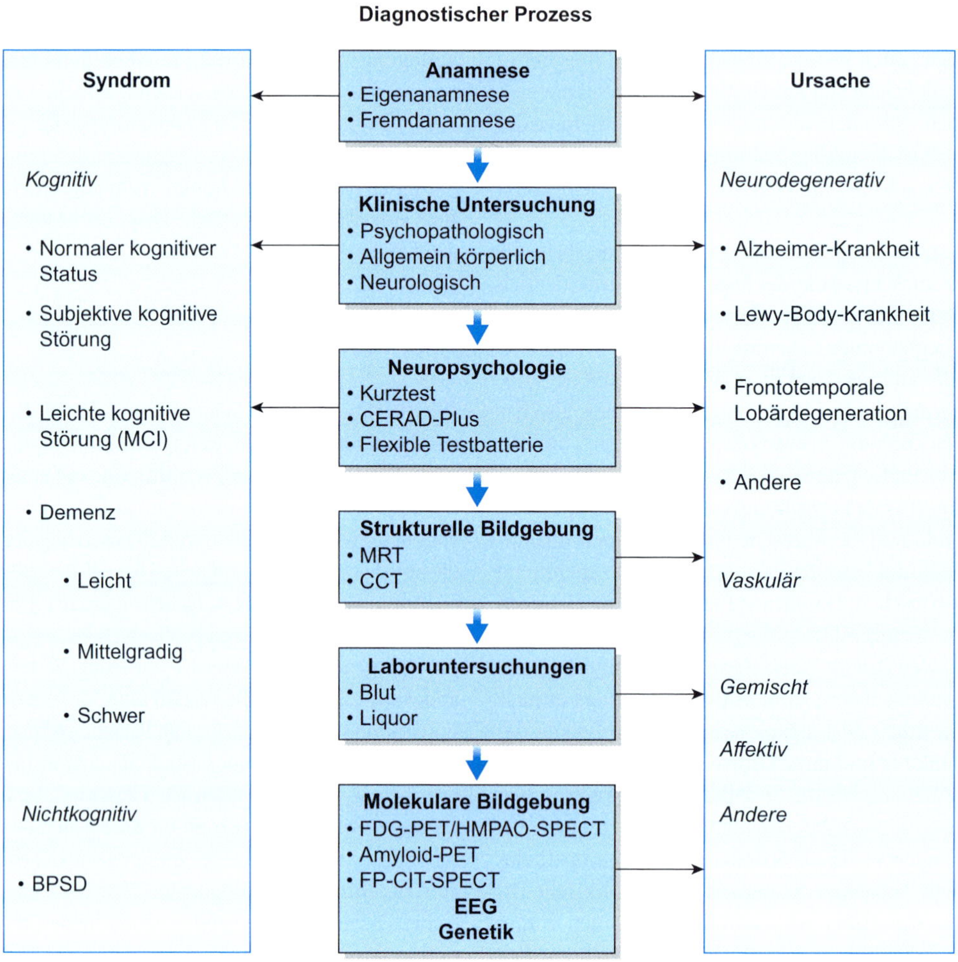

Abb. 18.2 Die diagnostischen Schritte (Mitte) liefern Informationen, die zu einer Syndromdiagnose (links) und unabhängig davon zu einer ätiopathogenetischen Diagnose (rechts) beitragen. [L231]

Lassen Sie den Patienten und seinen Angehörigen zunächst die Symptomatik schildern. Fragen Sie dann offen, später geschlossen nach. Im Rahmen der Anamneseerhebung sollten Sie sich folgende Fragen beantworten (➤ Tab. 18.1).

Klinische Untersuchung

Die klinische Untersuchung umfasst eine psychiatrische Exploration mit Erhebung eines psychopathologischen Befunds, eine allgemein körperliche und eine neurologische Untersuchung.

Psychopathologischer Befund

Mit einer strukturierten Erhebung und Dokumentation des psychopathologischen Befunds nach dem System der Arbeitsgemeinschaft für Methodik und Dokumentation in der Psychiatrie (AMDP) können die kognitiv-mnestischen Symptome der Demenz bereits grob erfasst werden. Das gilt auch für die nicht-kognitiven, verhaltensbezogenen und psychischen Symptome bei Demenz (*Behavioural and Psychological Symptoms of Dementia,* BPSD). Bei einer Demenz bestehen in Abgrenzung zum Delir zunächst keine **Bewusstseinsstörungen.** Die Patienten sind wach und bewusstseinsklar. Typischerweise bestehen

Tab. 18.1 Fragen zur Anamnese bei kognitiver Störung

Frage	Beispiel
Welche Symptome sind zuerst aufgetreten?	Gedächtnis, Sprache, Verhalten, Motorik, andere
Welche Symptome sind im Verlauf hinzugekommen?	s. o.
Wann haben die Symptome begonnen?	Vor Tagen, Wochen, Monaten, Jahren
Wie haben die Symptome begonnen?	Langsam schleichend, plötzlich
Wie ist der Verlauf?	Kontinuierlich voranschreitend, voranschreitend mit Fluktuationen, stufenförmig voranschreitend
Besteht eine Beeinträchtigung der Alltagsfunktionen?	Basal, instrumentell, komplex
Besteht eine Abhängigkeit von Unterstützung durch eine Hilfsperson?	Teilweise, vollumfänglich
Bestehen weitere psychische Symptome?	Depression, Angst, Wahn, Halluzinationen
Bestehen Verhaltenssymptome?	Agitation, Aggressivität, Stereotypien
Bestehen neurologische Symptome?	Störungen von Gang, Koordination, Visus, Geruchssinn, Schriftbild
Bestehen Schlafstörungen?	REM-Schlafstörung, Apnoe-Phasen, Ein- und Durchschlafstörungen, morgendliches Früherwachen, Tagesmüdigkeit
Wie sind Appetit und Essverhalten?	
Bestehen vegetative Symptome?	Störungen von Schlaf, Miktion, Verdauung, Orthostase
Bestehen weitere körperliche Symptome?	Dyspnoe, Angina pectoris
Haben sich Stürze ereignet?	
Bestehen Vorerkrankungen?	Psychiatrisch, neurologisch, internistisch, andere
Hat es Operationen gegeben?	Eingriff, Anästhesie
Welche Medikamente werden eingenommen?	Anticholinergika
Gibt es Substanzkonsum?	Alkohol, Tabak, andere Substanzen
Gibt es eine familiäre Belastung mit neuropsychiatrischen Erkrankungen?	Demenz ggf. mit Hinweisen auf autosomal-dominante Vererbung, neurodegenerative Erkrankungen, zerebrovaskuläre Ereignisse, affektive Störungen
Gibt es Hobbys, Neigungen, Vorlieben, Ressourcen?	Vernachlässigung, Rückzugstendenzen
Wie ist das soziale Netzwerk?	
Wie sind die finanziellen Verhältnisse?	
Wird noch aktiv Auto gefahren?	
Welcher höchste Bildungsstand wurde erreicht, welcher Beruf ausgeübt?	

Orientierungsstörungen, die mit Fortschreiten der Erkrankung zunehmen. Am vulnerabelsten und daher als Erstes und am stärksten betroffen ist die zeitliche Orientierung, gefolgt von der örtlichen und situativen Orientierung und schließlich der Orientierung zur eigenen Person. In der Rubrik **Aufmerksamkeits- und Gedächtnisstörungen** sind die Kernsymptome der Demenz, insbesondere für die AD, angesiedelt. Typischerweise treten Auffassungs- und Konzentrationsstörungen, vor allem aber zunehmende Merkfähigkeits- und Gedächtnisstörungen, insbesondere in Form von Störungen des Gedächtnisses für kurz zurückliegende Ereignisse, auf. Konfabulationen und Paramnesien können vorkommen. **Formale Denkstörungen** sind häufig. Das Denken ist insbesondere bei Lewy-Body-assoziierten und vaskulären Demenzen verlangsamt, manchmal umständlich, perseverierend, in fortgeschrittenen Krankheitsstadien auch inkohärent/zerfahren. **Wahn** kann bereits im Prodromalstadium einer Demenz-Erkrankung auftreten oder sich im Laufe einer Demenz entwickeln.

MERKE

Typisch für eine Demenz ist ein „Erklärungswahn", bei dem zum Beispiel das durch die kognitiven Defizite und Fehlhandlungen des Patienten bedingte Verlorengehen von Gegenständen external einem Diebstahl zugeschrieben wird.

Auch andere Formen des Beziehungs-, Beeinträchtigungs- und Verfolgungswahns oder Eifersuchtswahn können auftreten. Selten ist ein Capgras-Syndrom zu beobachten, bei dem der Patient in dem Wahn lebt, eine nahestehende Person sei durch einen Doppelgänger ausgetauscht worden (➤ Kap. 20).

CAVE

Fehlannahmen, die sich unmittelbar aus Gedächtnis- und Orientierungsstörungen herleiten, sollten Sie nicht als wahnhaft werten.

Sinnestäuschungen können in schweren Stadien der Demenz in Form von Illusionen und optischen Halluzinationen auftreten. Bei Auftreten in leichteren Stadien der Demenz sprechen sie für eine Lewy-Body-Krankheit. **Störungen der Affektivität** können über den gesamten Verlauf einer Demenz vom Prodromalstadium bis zum schweren Stadium auftreten. Häufig sind die Patienten ratlos, deprimiert, dysphorisch, gereizt, innerlich unruhig oder, oft bei vaskulären Demenzen, affektlabil oder affektinkontinent. **Antriebsstörungen und psychomotorische Störungen** sind häufig. Vor allem in fortgeschrittenen Stadien der Demenz sind die Patienten oftmals motorisch unruhig und es können Parakinesen in Form von Stereotypien auftreten. **Zirkadiane Besonderheiten** können in Form einer sich zum Abend hin steigernden inneren und motorischen Unruhe *(Sundowning)* auftreten. In dem von der Arbeitsgemeinschaft für Gerontopsychiatrie der AMDP für die psychopathologische Befunderhebung bei Älteren eigens entwickelten AGP-System ist zudem die Beurteilung von **Werkzeugstörungen** vorgesehen. Hier einzuordnende Aphasien, Apraxien und Agnosien sind häufige Bestandteile des demenziellen Syndroms. **Andere Störungen** sind, prodromal und in frühen Stadien der Demenz, sozialer Rückzug sowie, in späteren Krankheitsstadien, Aggressivität, mangelndes Krankheitsgefühl und mangelnde Krankheitseinsicht sowie Ablehnung der Behandlung. Die Patienten werden pflegebedürftig.

Allgemein körperliche Untersuchung

Die körperliche Untersuchung dient der Erfassung der medizinischen Rahmenbedingungen der Demenz und ihrer Behandlung. Sie kann in manchen Fällen Hinweise auf internistische Erkrankungen geben, die die Demenz bedingen oder zu ihr beitragen. Beurteilen Sie den Allgemein- und Ernährungszustand, bestimmen Sie die Vitalparameter (Blutdruck, Puls) sowie Körpergröße und Körpergewicht und untersuchen Sie die wichtigsten Organsysteme.

Neurologische Untersuchung

Die neurologische Untersuchung kann Ihnen wichtige Hinweise auf die Ätiopathogenese einer Demenz geben. Wegweisend können insbesondere Störungen des Gangbilds (z. B. kleinschrittig bei Lewy-Body-Krankheiten, breitbasig bei NPH), fokalneurologische Defizite (z. B. als Folge von vaskulären Ereignissen), Rigor und Tremor (bei Lewy-Body-Krankheiten), Hyposmie (bei Neurodegeneration, insbesondere bei Lewy-Body-Krankheiten) sein. Sensibilitätsstörungen als Korrelat einer Polyneuropathie können z. B. auf einen Vitamin-B_{12}-Mangel, einen Diabetes mellitus oder auf äthyltoxische Schäden hinweisen. Sensorische Defizite in Form einer unkorrigierten Hypakusis oder Visusminderung können das Funktionsniveau des Patienten zusätzlich zu den kognitiven Defiziten beeinträchtigen.

Neuropsychologische Untersuchungen

Neuropsychologische Untersuchungen können kognitive Defizite (Gedächtnisstörungen, Aphasie, Apraxie, Agnosie und Störungen der Exekutivfunktionen) qualitativ objektivieren und teilweise quantifizieren. Dadurch leisten sie einen entscheidenden Beitrag zur Syndrom-Diagnose. Das Profil der Defizite kann Hinweise auf die Ätiopathogenese der kognitiven Defizite geben.

PRAXISTIPP

Neuropsychologische Untersuchungen, also alle formalen Testungen der kognitiven Funktionen, sollten unbedingt in einer störungsfreien Umgebung stattfinden. Angehörige können oft den Impuls nicht unterdrücken, dem Patienten in der Testung zu helfen. Sie sollten bei der Testung deshalb möglichst nicht anwesend sein. Die Testsituation bedeutet für den Patienten zumeist eine grundsätzlich unangenehme, offene Konfrontation mit den eigenen Defiziten, was als kränkend erlebt werden und Scham vor dem Untersucher und vor dem Angehörigen auslösen kann. Sensorische Einschränkungen wie Visus- und Hörminderungen sollten durch Brille oder Hörgerät kompensiert sein.

Der Hausarzt ist in der Regel der erste Arzt, dem der Patient selbst oder einer seiner Angehörigen von kognitiven Defiziten berichtet, und sollte dann auch der Erste sein, der eine orientierende Untersuchung der kognitiven Funktionen vornimmt. Dazu stehen ihm einfache zeitökonomische Kurztests zur Verfügung, deren Durchführung und Interpretation keine fachliche Spezialisierung auf dem Gebiet der Neuropsychologie erfordern. Der bekannteste und meistangewendete Test ist der **Mini Mental Status Test** (MMST). Als relativ sprachlastiger Test kann er gut mit dem Uhrentest ergänzt werden. Beide Tests sind neben weiteren Untersuchungsinstrumenten zum Beispiel über die Homepage der *Memory Clinic* am Felix Platter Spital in Basel verfügbar (www.memoryclinic.ch/de/main-navigation/neuropsychologen/weitere-testverfahren/). Vorteile des MMST sind die allgemeine Bekanntheit des Tests und die deswegen einfache Verständigung über die Bedeutung von Testergebnissen, die Tatsache, dass die Schwere einer Alzheimer-Demenz und die Zulassung ihrer Behandlung mit Antidementiva über diesen Test definiert sind, und der Umstand, dass er bereits Bestandteil der CERAD-Testbatterie ist (s. u.). Er ist in der Erstabklärung in einem hausärztlichen Setting ausreichend und sensitiv genug, um Patienten, die an einem demenziellen Syndrom leiden, zu identifizieren. Er ist allerdings kein geeignetes Screening-Instrument, um leichtere kognitive Störungen (MCI) zu erfassen, bei denen die Kriterien eines demenziellen Syndroms noch nicht erfüllt sind. Ein etwas sensitiverer Test in der Erfassung von leichteren kognitiven Störungen ist zum Beispiel das *Montreal Cognitive Assessment* (MoCA), bei dem auch Parallelversionen verfügbar sind (www.memoryclinic.ch/de/main-navigation/neuropsychologen/weitere-testverfahren/). Ein Punktwert von ≤ 26 spricht bei diesem Test für das Vorliegen eines MCI. Mit eine Cut-off von < 24 kann die Spezifität erhöht werden (Malek-Ahmadi und Nikkhahmanesh, 2024).

Ein neueres, sehr schnell und einfach anwendbares Instrument zur Unterstützung der Entscheidung für eine weitere Abklärung ist der *BrainCheck*, bei dem subjektive Beschwerden, fremdanamnestische Angaben und der Uhrentest zusammengeführt werden. Der Test ist auch als Anwendungssoftware (App) verfügbar (www.memoryclinic.ch/de/main-navigation/aerzte-zuweiser/braincheck/).

Eine differenziertere neuropsychologische Untersuchung erfolgt in einer dafür spezialisierten Einrichtung, in der Regel in einer *Memory Clinic* oder Gedächtnissprechstunde durch einen ausgewiesenen Neuropsychologen oder zumindest unter seiner Supervision. In der klinischen Demenz-Diagnostik ist die um Tests zur Prüfung von Exekutivfunktionen erweiterte *Consortium to Establish a Registry for Alzheimer's Disease,* CERAD-Testbatterie (CERAD-Plus) Standard. Registrierte Nutzer können die Testbatterie verwenden und Testergebnisse alters-, bildungs- und geschlechtsnormiert auswerten und darstellen (www.memoryclinic.ch/de/main-navigation/neuropsychologen/cerad-plus/).

Im Allgemeinen werden Abweichungen vom jeweiligen Mittelwert um etwa 1,5 Standardabweichungen nach unten als pathologisch gewertet. Bei einer leichten Demenz liegen in der Regel zumindest einzelne Werte wenigstens 2,0 Standardabweichungen unter dem Durchschnitt, in fortgeschrittenen Stadien die meisten deutlich tiefer. Neben den Testleistungen wird auch das Verhalten in der Untersuchung bewertet. Wie aus ihrem Namen ersichtlich, ist die Testbatterie auf die Erfassung von kognitiven Defiziten bei der AD ausgerichtet.

Typische Veränderungen bei der AD sind:

- Schwierigkeiten in der semantischen Flüssigkeit, weniger in der phonematischen Flüssigkeit
- Benennstörungen
- Abgeflachte Lernkurve
- Gestörter verzögerter Abruf
- Aufgehobener *Primacy*- bei betontem *Recency*-Effekt
- Auftreten von Intrusionen beim Abruf

- Schlechtes Wiedererkennen von zuvor gelernten Wörtern als Ausdruck einer Speicherstörung
- Schwierigkeiten im *Trail Making Test B* bei besserer Leistung im *Trail Making Test A*

Abweichungen von diesem Profil können auf andere Demenz-Formen hinweisen. So sind bei **Lewy-Body-Demenz** (DLB) Aufmerksamkeit, Exekutivfunktionen sowie visuoperzeptive und -konstruktive Funktionen besonders eingeschränkt. Die Gedächtnisleistung ist besser als bei der AD. Bei Demenzen bei **frontotemporalen Lobärdegenerationen** können die mnestischen Funktionen lange erhalten bleiben. Typisch sind hier je nach Schwerpunkt der Pathologie Defizite in den exekutiven Funktionen, insbesondere reduzierte semantische und phonematische Flüssigkeit sowie Auffälligkeiten im Verhalten während der Untersuchung. Bei **depressiven Störungen** bestehen gerade bei älteren Patienten häufig kognitive Defizite. Diese sind im Vergleich zu einer AD insgesamt milder ausgeprägt. Das gilt insbesondere für sprachliche Probleme in Form von Benennstörungen und für visuokonstruktive Störungen. Beim Abruf einer gelernten Wortliste zeigen Patienten mit Depression einen *Primacy*-Effekt bei eher abgeschwächtem *Recency*-Effekt. Es besteht eine Abrufstörung bei erhaltenem Wiedererkennen von zuvor gelernten Wörtern. **Vaskuläre Demenzen** zeigen in der Regel eine Betonung von Störungen der Exekutivfunktionen und eine kognitive Verlangsamung.

18

Bei unklaren Befunden oder normwertigen Ergebnissen bei subjektiver kognitiver Verschlechterung sollten im Ermessen des Neuropsychologen weitere Tests aus einer flexiblen Testbatterie hinzugezogen werden.

Kognitive Defizite können im Querschnitt immer erst dann nachgewiesen werden, wenn negativ normabweichende Leistungen erbracht werden. Eine kognitive Verschlechterung innerhalb des Normbereichs, zum Beispiel in Form eines *Subjective Memory Impairment,* kann nur im Längsschnitt objektiviert werden. Das macht deutlich, dass der Ausschluss einer zur Demenz führenden Erkrankung allein aufgrund eines formal normalen kognitiven Status nicht möglich ist und damit auch die Entscheidung über weitere Untersuchungen nicht allein aufgrund des Abschneidens in einer neuropsychologischen Untersuchung gefällt werden kann, sondern sich immer auch nach den subjektiven Beschwerden des Patienten richten muss. **Wiederholungsuntersuchungen**, in der Regel frühestens nach 6 Monaten, können dazu beitragen, eine subjektive oder klinisch beobachtete kognitive Verschlechterung nachzuweisen, wenn zum Beispiel wegen eines hohen kognitiven Ausgangsniveaus bei der Erstuntersuchung eine noch normale Leistung erbracht worden ist. Der Verlauf kann auch bei unklarer Differenzialdiagnose zwischen Demenz und Depression, bei einem MCI oder im Hinblick auf die Wirksamkeit einer antidementiven Behandlung wichtige Informationen liefern.

MERKE

Bereits das Ausbleiben der normalerweise zu beobachtenden Verbesserung im Abschneiden bei Wiederholung eines Tests kann Ausdruck einer kognitiven Verschlechterung sein (Zehnder et al. 2007).

PRAXISTIPP

Differenzierte neuropsychologische Untersuchungen zur Demenz-Abklärung sind aufwendig für den Untersucher und belastend für den Patienten. Sie sollten deshalb nur dann durchgeführt werden, wenn ein aussagekräftiges Ergebnis erwartet werden kann, welches einen bedeutsamen Beitrag zum diagnostischen Prozess leistet. Sie sind nicht sinnvoll im Delir, bei Neueinstellung auf dämpfende Psychopharmaka und bei bereits schwerer Demenz.

Ein hilfreiches Instrument zur standardisierten Fremdeinschätzung der kognitiven Funktionen ist das *Informant Questionnaire on Cognitive Decline in the Elderly* (IQCODE). Die Ultrakurz-Version ist auch Bestandteil des *BrainCheck.* Das IQCODE ist in unterschiedlich ausführlichen Versionen verfügbar (www.memoryclinic.ch/de/main-navigation/neuropsychologen/weitere-testverfahren/).

Zur strukturierten Erfassung von Einschränkungen in den Alltagsfunktionen und des dadurch bedingten Unterstützungsbedarfs stehen ebenfalls Skalen zur Verfügung. Die basalen Alltagsfunktionen (ADL) wie Körperpflege, Anziehen oder Nahrungsaufnahme werden mit dem **Barthel-Index** erfasst. Die instrumentellen Alltagsfunktionen (IADL, Telefon, Einkaufen, Kochen, Haushalt, Wäsche, Verkehrsmittel, Medikamente, Geldgeschäfte) misst die **IADL-Skala nach Lawton und Brody.** Die *Nurses' Observation Scale for Geriatric patients* (NOSGER) deckt beide Bereiche ab.

Alle nichtkognitiven Symptome bei Demenz werden unter dem Begriff BPSD zusammengefasst.

Sie können zum Beispiel mit dem *Neuropsychiatric Inventory* (NPI) erfasst werden. Eine vertiefte Messung der für die Versorgung der Betroffenen besonders problematischen agitiert-unruhigen Symptome ist mit dem *Cohen-Mansfield Agitation Inventory* (CMAI) möglich.

Beurteilung der Fahreignung

Auch zur Klärung der Fahreignung können neuropsychologische Untersuchungen in Form von Aufmerksamkeits- und Reaktionstests beitragen (➤ Kap. 8.2).

Die Fähigkeit, ein Fahrzeug sicher zu führen, erfordert komplexe kognitive, sensorische und motorische Fähigkeiten, die im Krankheitsverlauf einer Demenz zunehmend beeinträchtigt sein können. Insbesondere Aufmerksamkeit, Reaktionsfähigkeit, Orientierung, Urteilsvermögen und Gedächtnis sind entscheidend für eine sichere Teilnahme am Straßenverkehr und können bereits in frühen Stadien der Demenz eingeschränkt sein. Vor allem bei frontotemporaler Demenz können Enthemmung und Impulsivität eine zusätzliche Gefährdung im Straßenverkehr bedingen.

Laut Begutachtungsleitlinien zur Kraftfahreignung (BASt 2014) muss bei einer Demenz individuell überprüft werden, ob die erforderlichen kognitiven und verhaltensbezogenen Voraussetzungen noch gegeben sind. Dies erfordert eine regelmäßige und sorgfältige Untersuchung. Diese sollte auch standardisierte neuropsychologische Untersuchungen von Aufmerksamkeit und Reaktionsvermögen beinhalten. In Zweifelsfällen kann eine praktische Fahrprobe Aufschluss geben (Wolter 2014).

Angehörige sollten nach Veränderungen im Fahrverhalten des Patienten gefragt werden. Als Beifahrer beobachten sie zum Beispiel auffällig langsames Fahren, Orientierungsschwierigkeiten an Kreuzungen, unentschlossenes, zögerliches Verhalten, Übersehen oder Missachten von Verkehrsschildern oder Sich-Verfahren auf bekannten Strecken. In der fremdanamnestischen Einschätzung der Fahreignung kann manchmal die Frage „Würde ich mein Kind oder Enkelkind bei ihm bzw. ihr im Auto mitfahren lassen?“ Klarheit schaffen.

Bei MCI und leichter Demenz kann eine Fahreignung weiterhin gegeben sein. Bei mittelgradiger und schwerer Demenz ist sie grundsätzlich aufgehoben. Unabhängig vom Schweregrad einer Demenz muss eine Sicherungsaufklärung erfolgen (§630c BGB Sicherungsaufklärung). Bei Nichtbefolgen eines ärztlich ausgesprochenen Fahrverbots kann es je nach Gefährdungssituation geboten sein, dies über die ärztliche Schweigepflicht hinweg behördlich zu melden und durchzusetzen.

Zerebrale Bildgebung

Bildgebende Untersuchungen leisten einen wichtigen Beitrag zur ätiopathogenetischen Demenz-Diagnostik (Narayanan und Murray 2016). In rund 30 % der Fälle ist die **strukturelle Bildgebung** diagnostisch wegweisend. Sie dient in erster Linie der Aufdeckung bzw. dem Ausschluss von kausal behandelbaren und dadurch aufhaltbaren oder reversiblen Ursachen kognitiver Störungen. Die strukturelle Bildgebung des Gehirns kann z. B. einen Tumor, einen NPH, entzündliche Veränderungen (Abszess, Herpes-Enzephalitis, limbische Enzephalitis), Korrelate einer Wernicke-Enzephalopathie oder ein Epi- oder Subduralhämatom als Ursache zu Tage fördern.

Erst in zweiter Linie dient die Bildgebung dem Nachweis von vaskulären oder trophischen Veränderungen des Gehirns als Korrelate einer ischämischen oder neurodegenerativen Ursache der kognitiven Defizite.

MERKE

Im Rahmen der Abklärung sollte immer eine strukturelle Bildgebung des Gehirns erfolgen, es sei denn, es besteht eine von vornherein fehlende Aussicht auf therapeutische Relevanz, etwa bei hochbetagten, bereits seit langer Zeit und inzwischen schwer dementen Patienten mit eingeschränkter oder aufgehobener Einwilligungsfähigkeit und Compliance. Eine Wiederholung der Bildgebung im Verlauf ist in aller Regel nicht erforderlich.

Behandelbare Pathologien, vaskuläre Läsionen und Atrophien lassen sich am besten mit einer Magnetresonanztomografie (MRT) darstellen. Diese sollte eine T1-gewichtete (Trophik, Abgrenzung von Mark und Rinde), eine T2-gewichtete (abweichender Flüssigkeitsgehalt, frische pathologische Veränderungen des Marklagers oder der Kortexstrukturen) und eine *Fluid Attenuated Inversion Recovery*(FLAIR)-Sequenz

(Marklagerveränderungen) beinhalten. Mit einer T2*-Sequenz können Mikroblutungen zum Beispiel als Folge einer Amyloidangiopathie nachgewiesen werden, was im Hinblick auf die Sicherheit der Anwendung von Immuntherapeutika in der Behandlung der Alzheimer-Krankheit gerade an Bedeutung gewinnt. Insbesondere für eine optimale Beurteilbarkeit der Trophik sollte das Gehirn in allen Ebenen (coronal, sagittal, transversal) abgebildet sein. Wenigstens eine Wichtung (in erster Linie T1-Wichtung) sollte deshalb als 3D-Sequenz gemessen werden. Eine routinemäßige Kontrastmittelgabe ist für die Demenz-Diagnostik nicht notwendig und sollte deshalb nur bei spezifischen Fragestellungen (Tumor, Entzündung) eingesetzt werden.

Bei der Beurteilung liegt ein besonderes Augenmerk auf Atrophien der mediotemporalen Strukturen (verminderte Höhe des Hippocampus, reduzierte Dicke des entorhinalen und perirhinalen Kortex mit *e vacuo* Erweiterung der Fissura choroidea und des Unterhorns des Seitenventrikels, am besten zu beurteilen mit T1 coronal, aber auch auf einer parietalen Rindenatrophie (Precuneus-Atrophie, am besten zu beurteilen mit T1 sagittal) im Hinblick auf die Alzheimer-Krankheit. Die mediotemporale Atrophie kann nach Scheltens, die parietale Atrophie nach Koedam quantifiziert werden.

Typisch für die frontotemporalen Lobärdegenerationen sind eben die namensgebenden frontalen und/oder temporalen, umschriebenen, teilweise einseitig betonten Atrophien. Für die Diagnose einer vaskulären Demenz sind disseminierte Infarkte, strategische Infarkte (am ehesten beidseitige Thalamusinfarkte) oder ausgedehnte, konfluierende Marklagerveränderungen eine zwingende Voraussetzung (am besten zu beurteilen mit FLAIR-Sequenzen, Quantifizierung nach Fazekas).

MERKE

Leichte bis mäßige leukenzephalopathische Veränderungen rechtfertigen nicht die Diagnose einer vaskulären Erkrankung als Ursache einer Demenz. Sie sind häufig auch bei einer Alzheimer-Krankheit anzutreffen.

Eine deutliche Erweiterung der inneren Liquorräume, insbesondere der Seitenventrikel mit Polkappen und vor allem vertexnah verstrichenem Kortex-Relief, weist auf einen NPH hin.

Leichte generalisierte innere wie äußere atrophische Veränderungen und periventrikulär betonte Marklagerveränderungen sind im höheren Lebensalter zwar keine physiologischen Veränderungen, müssen aber nicht notwendigerweise in Form von kognitiven Einbußen klinisch manifest werden.

Wenn kein MRT-Gerät zur Verfügung steht, wenn der Patient aus medizinischen Gründen oder mangels Absprachefähigkeit nicht lange genug still auf dem Rücken liegen kann oder bei Vorliegen von Kontraindikationen gegen eine MRT-Untersuchung wie ausgeprägte Platzangst oder Metallfremdkörper im Gewebe, aber auch einige Herzschrittmacher, bestimmte künstliche Herzklappen und manche Aneurysmaclips (im Zweifelsfall gibt der Pass zu dem jeweiligen Implantat oder der Arzt, der es eingesetzt hat, Auskunft) sollte unter Inkaufnahme von Abstrichen in der Beurteilbarkeit von mikroangiopathischen Veränderungen und trophischen Verhältnissen statt der MRT eine kraniale Computertomografie (CCT) durchgeführt werden.

Molekulare oder funktionelle bildgebende Verfahren können zur Klärung differenzialdiagnostisch unklarer Situationen und zur Frühdiagnostik bei bildmorphologisch noch intakten Gehirnstrukturen beitragen.

Das Minderbelegungsmuster in der Fluordesoxyglukose-Positronen-Emissions-Tomografie (FDG-PET) und *Hexamethylpropylenaminoxim-Single Photon Emission Computer Tomography* (HMPAO-SPECT) kann in Zweifelsfällen helfen, zwischen einer Alzheimer-Krankheit (temporoparietal), einer Lewy-Body-Krankheit (parietookzipital) und einer frontotemporalen Lobärdegeneration (frontotemporal) oder auch anderen Ursachen neurokognitiver Störungen zu unterscheiden. Die FDG-PET gilt als sensitiver als die HMPAO-SPECT. Ein regelhafter Einsatz in der Diagnostik wird nicht empfohlen.

Eine striatale Minderbelegung im 2β-Carbomethoxy-3β-(4-Iodophenyl)-N-(3-Fluoropropyl) Nortropan, FP-CIT-SPECT spricht für eine Lewy-Body-Krankheit; ein normales Belegungsmuster spricht gegen sie.

Die β-Amyloidose des Gehirns kann mit einem Amyloid-PET *in vivo* dargestellt werden. Dafür sind in Deutschland die F^{18}-markierten Liganden Florbetaben, Flutemetamol und Florbetapir zugelassen.

Es sind Kriterien für den angemessenen Einsatz der Amyloid-Bildgebung in der Demenz-Diagnostik formuliert worden (Rabinovici et al. 2025). Bei älteren Patienten kann in Ausnahmefällen eine solche Bildgebung durchgeführt werden, wenn ein anhaltendes oder voranschreitendes MCI besteht, das sich nach ausführlicher Diagnostik mit den üblichen Methoden ätiopathogenetisch nicht erklären lässt oder wenn widersprüchliche oder atypische Symptome und Befunde eine Alzheimer-Krankheit als Ursache einer Demenz nicht ausreichend klar erscheinen lassen und der durch die Untersuchung mögliche Zugewinn an diagnostischer Sicherheit einen Einfluss auf die weitere Behandlung hat. Amyloid-PET-Untersuchungen werden voraussichtlich im Rahmen der individuellen Entscheidungsfindung zur Anwendung und Wiederbeendigung einer Immuntherapie der Alzheimer-Krankheit in Zukunft eine größere Rolle spielen.

Ein wichtiger limitierender Faktor der Amyloid-Bildgebung ist der Umstand, dass auch viele kognitiv gesunde ältere Menschen einen positiven Amyloid-PET-Befund aufweisen (10 % bei den 60- bis 70-Jährigen, 25 % bei den 70- bis 80-Jährigen, > 50 % bei den 80- bis 90-Jährigen).

In einigen spezialisierten Zentren kann auch die Tau-Pathologie mit Hilfe der PET in vivo sichtbar gemacht werden.

MERKE

Ein positiver Befund im Amyloid-PET alleine beweist nicht die Alzheimer-Krankheit, ein negativer Befund schließt sie aber weitgehend aus.

Weitere Untersuchungen

Labor: Blut

Zu einer Demenz-Abklärung gehört auch eine Basis-Blutuntersuchung. Sie kann in manchen Fällen Hinweise auf Erkrankungen geben, die die Demenz bedingen, zu ihr beitragen oder für ihre Behandlung von Bedeutung sind.

Die S3-Leitlinie Demenz empfiehlt folgende Serum- bzw. Plasmauntersuchungen: Blutbild, Elektrolyte (Na, K, Ca), GOT, γ-GT, Kreatinin, Harnstoff, CRP, TSH, Vitamin B_{12}, eGFR.

PRAXISTIPP

Wenn Sie zeitnah eine Liquor-Untersuchung planen, bestimmen Sie in Vorbereitung darauf den Quick/INR-Wert und die Thrombozytenzahl gleich mit.

Bei entsprechenden Symptomen, klinischen Befunden oder anamnestischen Hinweisen können unter anderem diese Untersuchungen ergänzt werden: Differenzial-Blutbild, Blutgas-Analyse (BGA), Drogenscreening, Urinuntersuchungen, Lues-Serologie, HIV-Serologie, Konzentrationsmessungen von Phosphat, HBA1c, Homocystein, fT3, fT4, SD-Antikörper, Kortisol, Parathormon, Coeruloplasmin, Vitamin B_6, Borrelien-Serologie, Pb, Hg, Cu, Folsäure.

Inzwischen sind auch Biomarker der Alzheimer-Pathologie im Plasma messbar und erste Tests zur Bestimmung von $pTAU_{217}$, $A\beta_{42}$ und $A\beta_{40}$ sind in der EU CE-zertifiziert. Zum gegenwärtigen Zeitpunkt sollte laut S3-Leitlinie die Diagnostik der zerebralen Amyloidpathologie oder anderer neurodegenerativer Veränderungen noch nicht alleine auf blutbasierte Biomarker gestützt werden.

Labor: Liquor

In aller Regel und bei Beachtung der Empfehlungen zum technischen Vorgehen (https://dgn.org/leitlinie/lumbalpunktion-und-liquordiagnostik) ist eine Lumbalpunktion ein sicherer Eingriff. Sie bleibt aber eine invasive, unangenehme diagnostische Maßnahme, die nicht gänzlich frei von Risiken für schwerwiegende Komplikationen ist (untere Einklemmung, Blutung). Die Lumbalpunktion erfordert eine umfassende Aufklärung bei Patienten mit eingeschränkten kognitiven Funktionen. Im Alter erschweren degenerative Wirbelsäulenveränderungen manchmal die Punktion, sodass Fehlpunktionen vorkommen und Wiederholungen notwendig werden können. Zum Ausschluss eines erhöhten Hirndrucks vor einer Lumbalpunktion ist in der Regel eine bildgebende Untersuchung notwendig, die ihrerseits mit Belastungen verbunden ist. Deshalb sollte die Indikation für eine Lumbalpunktion im Rahmen einer Demenz-Diagnostik immer sorgfältig gestellt werden. Sie ist dann gegeben, wenn Anamnese oder Untersuchungsbefunde an eine entzündliche Erkrankung des Gehirns denken lassen und eine solche ausgeschlossen werden soll. Auch wenn die Bestimmung von mit neurodegenerativen Prozessen, insbesondere der Alzheimer-Krankheit assoziierten Biomarkern einen deutlichen Zugewinn an differenzialdiagnostischer Sicherheit verspricht, kann eine Liquoruntersuchung sinnvoll sein (hierfür Polypropylen-Röhrchen verwenden, um Adsorption von Aβ zu vermeiden). Auch der Verdacht auf einen schnell voranschreitenden neurodegenerativen Prozess, etwa im Rahmen einer Prion-Erkrankung, stellt eine Indikation für eine Lumbalpunktion dar. Postpunktionelle Syndrome sind bei älteren Patienten seltener als bei jüngeren. Wenn ein NPH differenzialdiagnostisch im Raum steht, sollte eine Entlastungspunktion (30–50 ml, möglichst mit Messung des Eröffnungsdrucks) durchgeführt werden. Ein Gangtest über eine kurze, definierte Strecke mit maximal möglicher Geschwindigkeit sowie ein neuropsychologischer Test zur Prüfung der Exekutivfunktionen (z. B. *Trail Making Test A und B)* sollten vor und 24, in Zweifelsfällen auch 48 und 72 Stunden nach der Punktion durchgeführt werden. Reduktionen von Schrittzahl und Zeitdauer um 20 bis 30 % und eine Verbesserung im neuropsychologischen Test von mindestens 10 % können als Ansprechen gewertet werden.

CAVE

Ein Nichtansprechen auf eine einmalige Entlastungspunktion schließt einen NPH und auch ein Profitieren von einer Shunt-Anlage nicht aus.

Die Basisdiagnostik umfasst: Zellzahl, Gesamtprotein, Laktatkonzentration, Glukose, Albuminquotient, intrathekale IgG-Produktion, oligoklonale Banden.

Für die Bestimmung der Quotienten ist auch eine weitere Blutentnahme nötig.

Eine erweiterte immunologische Diagnostik sollte bei entsprechendem klinischem Verdacht erfolgen (intrathekale IgA- und IgM-Produktion, Erregernachweis bzw. Nachweis spezifischer Antikörper bei V. a. Virusenzephalitis, Neuroborreliose, Lues, Morbus Whipple, Neurosarkoidose, Abszesse, Vaskulitiden, Metastasen, Autoimmun-Enzephalitiden bzw. -Enzephalopathien, multiple Sklerose). Eine Rücksprache mit dem untersuchenden Labor ist empfehlenswert. Eine Probe sollte möglichst lange asserviert werden, um im Laufe der Diagnostik bei weiteren Fragen auf sie zurückkommen zu können.

PRAXISTIPP

Timen Sie die Lumbalpunktion so, dass die zuvor durchgeführte Bildgebung möglichst aktuell ist, sodass Sie sie zum Ausschluss eines Hirndrucks nutzen können, vorausgesetzt, dass es in der Zwischenzeit nicht zu relevanten klinischen Veränderungen oder einem Schädel-Hirn-Trauma gekommen ist.

Die Bestimmung von Tau, an Position 181 phosphoryliertem Tau (pTau) und $A\beta_{42}$ im Liquor hat inzwischen einen festen Platz in der Demenz-Diagnostik. Es gelten die Normwerte des untersuchenden Labors. Tau ist als intrazelluläres Protein im Liquor erhöht, wenn Neuronen zugrunde gehen. Im Rahmen der Alzheimer-Krankheit, aber auch im Rahmen anderer Tauopathien wird das Tau-Protein vermehrt phosphoryliert. **Erhöhte Werte von pTau** weisen also nicht nur unspezifisch auf den Untergang von Nervenzellen, sondern auf eine primär neurodegenerative Erkrankung hin. $A\beta_{42}$ ist als extrazelluläres Peptid physiologisch im Liquor vorhanden. Bei der Alzheimer-Krankheit kommt es frühzeitig zu einem selektiven **Abfallen des Spiegels von $A\beta_{42}$ im Liquor.** Die Ursachen des Abfalls sind unklar. Möglicherweise beruht er auf der Sequestrierung von $A\beta_{42}$ im Gewebe in Form von aggregiertem β-Amyloid. Aktuell ist die Erniedrigung von $A\beta_{42}$ die früheste messbare Veränderung im Rahmen der Pathogenese der Alzheimer-Krankheit. Inzwischen wird auch die Bestimmung von $A\beta_{40}$ empfohlen, um das $A\beta_{42/40}$-Verhältnis berechnen zu können, welches eine noch zuverlässigere Detektion einer zugrundeliegenden Amyloid-Pathologie erlaubt als die alleinige Bestimmung von $A\beta_{42}$ (Vogelsang et al. 2018). Die Lumbalpunktion leistet so einen wichtigen Beitrag zur Unterscheidung von Erkrankungen innerhalb und außerhalb des Alzheimer-Spektrums nach dem AT(N)-System (Hampel et al. 2022). Dabei steht A für Amyloid-, T für Tau-Pathologie und N für Neurodegeneration.

MERKE

Die Bestimmung der mit der Alzheimer-Pathologie assoziierten Biomarker ist vor allem in der **Abgrenzung einer Demenz** als Folge einer degenerativen Erkrankung des Gehirns, insbesondere einer Alzheimer-Krankheit, **von einer funktionellen kognitiven Störung** zum Beispiel im Sinne einer depressiven Pseudodemenz sinnvoll. Außerdem kann sie entscheidend sein in der Bewertung von leichteren kognitiven Störungen, wie einem MCI. Hier spricht eine typische Befundkonstellation mit erniedrigtem $A\beta_{42}$ und erhöhten Tau- und pTau-Werten für eine Alzheimer-Krankheit als Ursache der Gedächtnisstörungen und erlaubt die Prognose einer Progredienz zu einer späteren Demenz. Ein erniedrigtes $A\beta_{42/40}$-Verhältnis ist aussagekräftiger als ein erniedrigter $A\beta_{42}$-Wert alleine.

Eine Erhöhung des Proteins 14-3-3 spricht für einen foudroyanten neurodegenerativen Prozess, wie er bei Prion-Erkrankungen vorkommt. Der Verdacht auf eine solche Erkrankung kann dann durch einen PrPSc-Aggregationsassay (*Real-Time Quaking induced Conversion*, RT QuIC) erhärtet oder entkräftet werden.

EEG

Das EEG spielt in der Demenz-Diagnostik heute nur noch eine untergeordnete Rolle. Es ist bei bestimmten Verdachtsdiagnosen indiziert (Anfallsleiden, Krampfpotenziale, Übererregbarkeit, Delir, frontale intermittierende rhythmische Delta-Aktivität [FIRDA], Delta-Rhythmus, Creutzfeldt-Jakob-Erkrankung, triphasische Potenziale, *Spike-wave*-Komplexe). Es kann helfen, kognitive Defizite im Rahmen einer degenerativen Erkrankung (hier meistens Verlangsamung des Grundrhythmus) von solchen im Rahmen einer Depression zu unterscheiden.

EKG

Ein konventionelles 12-Kanal-EKG in Ruhe sollte insbesondere im Hinblick auf eine mögliche Pharmakotherapie abgeleitet werden. Achten Sie dabei besonderes auf eine Bradykardie und Störungen der atrioventrikulären Überleitung (kann sich unter Behandlung mit Acetylcholinesterase-Inhibitoren [AchE-I] verschlechtern oder gegen eine solche Behandlung sprechen) sowie auf eine Verlängerung der QTc-Zeit (kann sich unter Behandlung mit verschiedenen Psychopharmaka verstärken und das Risiko für *Torsade-de-pointes*-Rhythmusstörungen erhöhen).

Genetik

Bei Verdacht auf eine **autosomal-dominant vererbte familiäre Demenz-Form** können eine genetische Beratung und gegebenenfalls Untersuchung auf krankheitsverursachende Mutationen in Zusammenarbeit mit einem humangenetischen Institut sinnvoll sein (betroffene Gene bei Alzheimer: *APP, PSEN1, PSEN2;* betroffene Gene bei frontotemporaler Lobärdegeneration: *MAPT, GRN, C9ORF72* u. a.). Die Bestimmung des *APOE*-Genotyps aus prognostischen oder differenzialdiagnostischen Gründen ist für den Einzelfall zu wenig aussagekräftig und daher nicht zu empfehlen, wird aber im Zusammenhang mit der Einführung der Behandlung der Alzheimer-Krankheit mit monoklonalen Antikörpern wichtig, da das Vorhandensein des *APOE* ε4-Allels, insbesondere in homozygoter Ausprägung, mit einem ungünstigen Verhältnis von Nutzen und Risiken dieser Therapie assoziiert ist und deshalb eine Kontraindikation darstellt (Cummings et al. 2023).

Syndrom-Diagnose

MERKE

Unter Berücksichtigung der leicht unterschiedlichen Demenz-Kriterien von DSM-IV, ICD und *National Institute on Aging-Alzheimer's Association* (NIA-AA) besteht das **demenzielle Syndrom** in einer **erworbenen, chronischen, komplexen kognitiven Störung,** die zumeist eine **Störung des Gedächtnisses** beinhaltet, eine **Beeinträchtigung von Alltagsfunktionen** bedingt und mit **intaktem Bewusstsein** einhergeht.

Als erworbene Störung grenzt sich die Demenz von einer entwicklungsbedingten Intelligenzminderung ab. Durch das Zeitkriterium einer Dauer von mindestens 6 Monaten und durch die fehlende Bewusstseinsstörung unterscheidet sie sich vom Delir. Mit Beteiligung mehrerer kognitiver Funktionen geht die Demenz über isolierte kognitive Störungen wie das amnestische Syndrom und durch die funktionelle Beeinträchtigung über eine leichte kognitive Störung hinaus. Die Grenzen zwischen einer leichten kognitiven Störung im Sinne eines MCI und einer Demenz sind nicht scharf, weil das Kriterium der Alltagsbeeinträchtigung nicht streng operationalisiert ist. Neben den in der Regel zugrunde gelegten ADL und IADL gibt es zum Beispiel im beruflichen Umfeld komplexe Aktivitäten des täglichen Lebens (CADL), die bereits bei milde ausgeprägten kognitiven Defiziten beeinträchtigt sein können. Das MCI kann das Gedächtnis betreffen (*amnestic* MCI) oder aussparen (*non-amnestic* MCI). Es kann sich auf eine kognitive Funktion beschränken (*single domain* MCI) oder mehrere kognitive Funktionen (*multiple domain* MCI) umfassen. Sehr leichte kognitive Defizite können sich der Objektivierung in neuropsychologischen Untersuchungen entziehen und nur als subjektive kognitive Störung *(Subjective Cognitive Impairment)* in der Regel als Störung des Gedächtnisses *(Subjective Memory Impairment)* wahrgenommen werden.

Die Demenz lässt sich anhand des Ausmaßes der kognitiven Defizite, vor allem aber nach dem Ausmaß der Selbstständigkeit bzw. Hilfsbedürftigkeit in die Grade **leicht, mittelgradig und schwer** einteilen. Bei der leichten Demenz sind die kognitiven Defizite so weit kompensierbar, dass der Patient weitgehend unabhängig leben kann. Bei der mittelgradigen Demenz sind die kognitiven Defizite so ausgeprägt, dass anspruchsvollere Aufgaben (IADL) nicht ohne Hilfe bewältigt werden. Bei der schweren Demenz ist der Patient auf kontinuierliche pflegende Hilfe angewiesen.

Neben den kognitiven Symptomen treten bei einer Demenz regelmäßig auch nichtkognitive Symptome des Verhaltens und Erlebens auf (BPSD, ➤ Kap. 18.2.4)

Die kognitive Syndrom-Diagnose ist rein deskriptiv und unabhängig von den Ursachen der kognitiven Defizite. Sie kann verbindlich auf der Basis von anamnestischen Angaben, dem psychopathologischen Befund und neuropsychologischen Untersuchungsergebnissen gestellt werden (➤ Abb. 18.3).

Ätiopathogenetische Diagnose

Die Bezeichnungen „Alzheimer-Gesellschaft“, „Memory Clinic“, „Gedächtnissprechstunde“ und „CERAD“ lassen erkennen, wie sehr Einrichtungen und Instrumente in der Demenz-Versorgung auf die AD und ihr Leitsymptom, die Gedächtnisstörung, ausgerichtet sind. Das spiegelt sich auch in der besonderen Gewichtung der Gedächtnisstörung gegenüber Störungen anderer kognitiver Domänen bei den diagnostischen Kriterien des demenziellen Syndroms wider. Wer vorwiegend unter Gedächtnisstörungen leidet,

Syndrom-Diagnose bei kognitiven Störungen

	Kognitive Beschwerden („subjektiv“)	Gedächtnisdefizit	Anderes kognitives Defizit	Mehrere kognitive Defizite	Einschränkung von Alltagsfunktionen	Hilfsbedürftigkeit	Pflegebedürftigkeit
Subjektive kognitive Störung (*subjective cognitive impairment,* SCI)							
Subjektive kognitive Störung	+	–	–	–	–	–	–
Leichte kognitive Störung (*mild cognitive impairment,* MCI)							
Amnestic MCI, *single domain*	+	+	–	–	–	–	–
Amnestic MCI, *multiple domain*	+	+	+	+	–	–	–
Non-amnestic MCI, *single domain*	±	–	+	–	–	–	–
Non-amnestic MCI, *multiple domain*	±	–	+	+	–	–	–
Demenz							
Leichte Demenz	±	±	+	+	+	–	–
Mittelgradige Demenz	±	+	+	+	+	+	–
Schwere Demenz	–	+	+	+	+	+	+

Abb. 18.3 Syndrom-Diagnose bei kognitiven Störungen [L231]

wie es bei der AD in der Regel der Fall ist, wird leichter den Weg zur richtigen Diagnose finden als jemand, der etwa bei einer Erkrankung aus dem Spektrum der frontotemporalen Lobärdegenerationen primär unter Störungen des Verhaltens oder der Sprache leidet. Das DSM-5 verzichtet bei den Kriterien für eine hier sogenannte neurokognitive Störung, anders als noch das DSM-IV bei den Kriterien für die Demenz, darauf zu fordern, dass das Gedächtnis eine von mindestens zwei gestörten kognitiven Domänen sein muss. Stattdessen muss für die Diagnose einer neurokognitiven Störung nur noch eine von sechs kognitiven Domänen (komplexe Aufmerksamkeit, exekutive Funktionen, Lernen und Gedächtnis, Sprache, perzeptuell-motorische Fähigkeiten und soziale Kognitionen) betroffen sein, die nicht zwangsläufig das Gedächtnis ist. Dadurch wird die Diagnosestellung für kognitive Störungen erleichtert, die nicht Folge einer Alzheimer-Krankheit sind.

Der Begriff neurokognitive Störungen findet sich auch als Titel der Sektion in der ICD-11 wieder der das Kapitel F0 der ICD-10 ersetzt. ➤ Tab. 18.2 gibt einen Überblick über die Änderungen in den Begrifflichkeiten im Zuge der Umstellung von ICD-10 auf ICD-11.

Die ätiopathogenetische Zuordnung kognitiver Beschwerden erfolgt in den meisten Fällen probabilistisch. Sie ist im Stadium der leichten Demenz zumeist am präzisesten. In diesem Stadium treten die typischen Merkmale der jeweiligen Demenz am deutlichsten hervor. In prädemenziellen Stadien ist die Symptomatik oftmals noch zu unausgesprochen. Patienten mit subjektiven kognitiven Störungen oder MCI können im Laufe der Zeit eine Demenz entwickeln, aber auch stabil bleiben oder sich wieder verbessern. Die Konversionsraten eines MCI zur Demenz, insbesondere einer AD, werden sehr variabel angegeben, liegen aber wahrscheinlich zwischen 5 und 10 % pro Jahr. In den fortgeschrittenen Stadien entdifferenzieren sich die klinischen Bilder zunehmend und es tragen häufig mehrere Faktoren zur Demenz bei, sodass aus Reinformen gemischte Demenzen werden. Diagnostische Sicherheit kann für die meisten im höheren Lebensalter vorkommenden Demenz-Formen erst *post mortem* anhand einer Autopsie oder in den besonders unter den älteren

Tab. 18.2 Änderungen in der Klassifikation neurokognitiver Störungen im Zuge der Umstellung von ICD-10 auf ICD-11

ICD-10	ICD-11	Neu in ICD-11
F00 – Demenz bei Alzheimer-Krankheit	**6D80.0** – Alzheimer-Krankheit, mit frühem Beginn **6D80.1** – Alzheimer-Krankheit, mit spätem Beginn **6D80.2** – Alzheimer-Krankheit, atypisch oder gemischt **6D80.Z** – Alzheimer-Krankheit, nicht näher bezeichnet	
F01 – Vaskuläre Demenz	**6D81** – Vaskuläre Demenz	
F02 – Demenz bei andernorts klassifizierten Krankheiten (z. B. Parkinson, Huntington)	**6D82** – Frontotemporale Demenz **6D83** – Lewy-Körper-Demenz **6D84** – Demenz bei Parkinson-Krankheit **6D85** – Demenz bei HIV **6D8Y/6D8Z** – Sonstige/nicht näher bezeichnete neurokognitive Störungen	Bessere Differenzierung **nach Ursache**
F03 – Nicht näher bezeichnete Demenz	**6D8Z** – Neurokognitive Störung, nicht näher bezeichnet	Neue Bezeichnung, aber klinisch ähnlich
F06.7 – Leichte kognitive Störung	**6D70** – Leichte neurokognitive Störung	Neue Bezeichnung, aber klinisch ähnlich
– (in F0 nicht explizit enthalten)	**6D71** – Amnestische Störung **6D72** – Delirium **6D73** – Substanz-/ medikamenteninduzierte neurokognitive Störung **6E0Z** – Psychische Störung infolge einer organischen Schädigung, nicht näher bezeichnet	**Differenziertere Diagnosen,** etwa für **Delir, amnestische Störung** oder **substanzinduzierte NCD**

Patienten seltenen Fällen einer autosomal-dominant vererbten Demenz-Form durch den Nachweis einer krankheitsverursachenden Mutation erreicht werden. Bei den kausal behandelbaren und partiell reversiblen kognitiven Störungen wird die Diagnose *ex juvantibus* durch das Ansprechen auf die entsprechende Behandlung bestätigt. Es kommt vor, dass eine initial gestellte Diagnose durch den weiteren Verlauf infrage gestellt wird und revidiert werden muss. Im Folgenden sind die Befunde zusammengestellt, die typischerweise bei den jeweiligen Demenz-Formen erhoben werden können.

Demenz bei Alzheimer-Krankheit

Mit über 60 % ist die AD die häufigste Demenz-Form. Mischpathologien eingerechnet, können bei bis zu 90 % der älteren Demenzpatienten Alzheimer-Veränderungen auftreten.

Sie entsteht im **Spätstadium der Alzheimer-Krankheit** nach jahre- bis jahrzehntelangem klinisch stummem Verlauf in Abhängigkeit von den individuellen kognitiven Reserven und der individuellen Resilienz gegenüber der Pathologie. Sie kann sich bereits vor dem 65. Lebensjahr manifestieren (früher Beginn), tritt aber zumeist danach in Erscheinung (später Beginn). Die Alzheimer-Krankheit ist charakterisiert durch eine β-Amyloidose und Tauopathie des Gehirns, die sich nach typischen Mustern im Gehirn ausbreiten. Im Zusammenhang damit kommt es zu einer ausgedehnten Neurodegeneration vor allem auch in medialen Strukturen des Temporallappens. Neurochemisch besteht unter anderem ein cholinerges Defizit. Familiäre, autosomal-dominant vererbte, durch Mutationen im Präsenilin-1-*(PSEN1)*, Präsenilin-2-*(PSEN2)* oder Amyloid Precursor Protein-Gen *(APP)* bedingte Formen der Alzheimer-Krankheit sind insbesondere im höheren Lebensalter selten. Bei der überwiegenden sporadischen Form der Alzheimer-Krankheit ist das *APOE*-ε4-Allel ein wichtiger genetischer Risikofaktor, der bei homozygotem Vorliegen einen Einfluss ähnlich dem einer krankheitsverursachenden Mutation hat.

Klinisch und anamnestisch stehen langsam und kontinuierlich voranschreitende Störungen des episodischen Gedächtnisses am Anfang und im Vordergrund der kognitiven Symptomatik.

Neuropsychologisch stehen bei einem typischen Patienten mit beginnender AD verbale und nonverbale episodische Neugedächtnisstörungen im Vordergrund. Auch wenn die Lernkurve zunächst noch relativ gut ist, wird das gelernte Material schnell vergessen. Deshalb ist der verzögerte freie Abruf gestört. Die Schädigung des Hippocampus führt zu einer Speicherstörung, die sich in einem beeinträchtigten Wiedererkennen des gelernten Materials äußert. Die in der Demenz-Diagnostik als Standardinstrument eingesetzte CERAD-Testbatterie ist auf die Erfassung der Alzheimer-Demenz ausgerichtet. Im Verlauf der Erkrankung kommt es zu Minderleistungen über das gesamte Spektrum der Batterie. Der Schweregrad der Alzheimer-Demenz ist anhand der erreichten Punkte im MMST definiert:

- MMST 20 bis 26 Punkte: leichte AD
- MMST 10 bis 19 Punkte: mittelgradige AD
- MMST weniger als 10 Punkte: schwere AD

Weitere Befunde:

- Die **strukturelle zerebrale Bildgebung** zeigt eine mediotemporal, teilweise auch parietal betonte kortikale Atrophie mit Verschmächtigung des Hippocampus.
- In der **funktionellen Bildgebung** zeigt sich eine temporoparietale Minderbelegung. Das Amyloid-PET ist positiv.
- Im **Liquor** ist $A\beta_{42}$ selektiv erniedrigt, die Ratio $A\beta_{42}$ zu $A\beta_{40}$ verbessert die diagnostische Aussagekraft hinsichtlich des Vorliegens einer Amyloid-Pathologie und ist damit zuverlässiger als der Wert für $A\beta_{42}$ alleine, Tau und pTau sind erhöht.
- Der Nachweis krankheitsverursachender Mutationen in den Genen *PSEN1* oder seltener *PSEN2* oder *APP* beweist die Alzheimer-Krankheit *in vivo.*
- Das Fehlen einzelner typischer Veränderungen (außer positives Amyloid-PET) schließt die Alzheimer-Krankheit nicht aus. Es gibt seltene, nicht primär amnestische Varianten von Demenzen mit Alzheimer-Pathologie: Die logopenische Form der primär progressiven Aphasie beginnt mit bzw. zeigt ihren Schwerpunkt in der Sprache mit Wortfindungsstörungen, beeinträchtigtem Nachsprechen von Sätzen und phonematischen Paraphasien. Bei der posterioren kortikalen Atrophie stehen visuospatiale Defizite einschließlich Neglekt, Leseschwierigkeiten und Sehstörungen

im Vordergrund, ein Balint-Syndrom („Seelenlähmung des Schauens") kann vorkommen (optische Ataxie, okulomotorische Apraxie und Simultanagnosie). Bei der frontalen Variante der Alzheimer-Demenz prägen exekutive Funktionsstörungen das Bild. Auch ein kortikobasales Syndrom ist möglich.

Demenz bei Lewy-Body-Krankheiten

Demenzen bei Lewy-Body-Krankheiten machen 10–15 % der Demenzen aus und können als DLB oder als Parkinson-Demenz (PDD) auftreten (Mosimann 2005a). Die Patienten sind kognitiv verlangsamt und zeigen vor allem Störungen der Aufmerksamkeit. Im Vergleich zur AD sind in der **neuropsychologischen Untersuchung** Störungen der Exekutivfunktionen und visuoperzeptiven und -konstruktiven Funktionen betont. Mnestische Störungen, und hier vor allem das beeinträchtigte Wiedererkennen, sind weniger ausgeprägt als bei der AD. Bei 80 % der Patienten treten spontane Fluktuationen der Kognition, insbesondere der Aufmerksamkeit und Wachheit mit Perioden von einigen Minuten bis mehreren Stunden auf. Auch kurze Verwirrtheitszustände sind möglich.

Bei der DLB entwickeln sich die kognitiven Defizite 1 Jahr vor bis 1 Jahr nach Auftreten von extrapyramidalmotorischen Symptomen (EPS), die bei etwa 70 % der Patienten hauptsächlich in Form von wenig lateralisierten, hypokinetisch-rigiden Symptomen und posturaler Instabilität auftreten. Letztere führt häufig zu Stürzen.

Bei der PDD entwickeln sich die kognitiven Defizite im Laufe von 10–20 Jahren nach Diagnose eines Morbus Parkinson. Bis zu 75 % der Parkinson-Patienten sind im Verlauf von einer Demenz betroffen. Als Risikofaktor für die Entwicklungen einer PDD gilt eine symmetrische Ausprägung von vorwiegend hypokinetisch-rigiden Symptomen. Diskrete kognitive Einschränkungen können bereits in der Prodromalphase des Parkinson-Syndroms entstehen (Fereshtehnejad et al. 2019).

Bei rund 60 % der Patienten kommt es schon früh im Krankheitsverlauf zu Sekunden bis Minuten anhaltenden oft komplexen, ausgestalteten optischen Halluzinationen in Form von Personen, Tieren oder größeren Objekten, die affektiv neutral oder beängstigend erlebt werden können. Sie werden mit dem bei der Krankheit stark ausgeprägten cholinergen Defizit in Verbindung gebracht und ähneln entsprechend den Halluzinationen, die im anticholinergen Delir auftreten.

REM-Schlaf-Verhaltensstörungen mit Schreien, Um-sich-Schlagen, Treten, offensichtlichem Ausagieren von Träumen und motorischer Unruhe mit möglichen Verletzungen beim Betroffenen und seinem Bettnachbarn kommen als beinahe pathognomonische Symptome oft schon viele Jahre vor den eigentlichen Symptomen der DLB oder PDD vor.

Auch eine Störung des Geruchssinns ist ein häufiges Prodrom.

Die PDD entsteht im Zuge der Ausbreitung der α-Synucleinopathie vom Hirnstamm über limbische bis in kortikale Strukturen des Gehirns, die DLB bei primär generalisierter α-Synucleinopathie. Neben den Lewy-Körperchen finden sich häufig Amyloid-Plaques mit weniger Tau-Pathologie als bei der Alzheimer-Krankheit.

Weitere Befunde:

- In der **strukturellen Bildgebung** ist die mediotemporale Atrophie weniger deutlich als bei der AD.
- Die **funktionelle Bildgebung** zeigt eine parietookzipitale Minderbelegung.
- Bei der FP-CIT-SPECT ist das Striatum minderbelegt.
- Das Amyoid-PET kann positiv sein.
- Im **Liquor** können ähnlich wie bei der AD $A\beta_{42}$ erniedrigt sowie Tau und pTau erhöht sein.

Demenzen bei frontotemporaler Lobärdegeneration

Auch wenn das Erkrankungsalter bis 85 Jahre reicht, sind Demenzen bei frontotemporaler Lobärdegeneration bei älteren Menschen eher selten. Zwar treten die meisten Fälle sporadisch auf, doch ist der Anteil familiärer Formen mit 5–10 % relativ hoch. Die Demenzen bei frontotemporaler Lobärdegeneration bilden eine Gruppe von genetisch und pathologisch und klinisch äußerst heterogenen Krankheiten mit im Wesentlichen **drei Prägnanztypen**:

- Der **Verhaltensvariante der frontotemporalen Demenz** (bvFTD).
- Der **semantischen Demenz** (svPPA).
- Der **nicht flüssigen, agrammatischen Variante der primär progressiven Aphasie** (nf-avPPA).

BvFTD und svPPA treten eher bei Männern, die nf-avPPA eher bei Frauen auf. Die Krankheitsdauer kann abweichend von den typischen 6–8 Jahren sehr kurz (etwa 2 Jahre) bis sehr lang (etwa 20 Jahre) sein.

Die bvFTD zeichnet sich durch progrediente Symptome des Verhaltens und kognitive Defizite aus. Sowohl eine Verhaltensenthemmung (bei frontoorbitaler Betonung der Pathologie) als auch eine ausgesprochene Apathie und Passivität (bei dorsolateraler Betonung der Pathologie) ist möglich.

Typische Symptome sind sozial unangemessenes Verhalten, Verlust von Umgangsformen und Anstand, impulsive, unüberlegte oder leichtsinnige Handlungen, außerdem Verlust von Empathie (soziale Kognitionen), perseverierendes, stereotypes oder zwanghaftes Verhalten, Hyperoralität und Veränderungen der Ernährungsgewohnheiten. Gepaart mit der meist fehlenden Krankheitseinsicht führen die Symptome häufig zu Konflikten mit dem sozialen Umfeld bis hin zur Delinquenz. Beziehungen werden erheblich belastet. Im Verlauf kommen sprachliche Symptome hinzu. Gedächtnisfunktionen bleiben relativ lange erhalten.

Bei der svPPA bestehen zu Beginn und im Krankheitsverlauf führend alltagsrelevante Sprachschwierigkeiten in Form von beeinträchtigtem Benennen, Einzelwortverständnis und Objektwissen. Es entwickelt sich eine lexikalische Dyslexie (Oberflächendyslexie) und Dysgraphie. Semantische Paraphasien treten auf. Später kann eine Prosopagnosie hinzukommen. Die Sprachproduktion bleibt flüssig und grammatikalisch korrekt. Im Verlauf entwickeln sich bei den meisten Patienten frontale Symptome mit Veränderungen der Persönlichkeit und des Verhaltens.

Die sprachlichen Defizite bei der nf-avPPA bestehen in einem Agrammatismus und einer Sprechapraxie mit angestrengtem, stockendem Sprechen (Telegrammstil), mit inkonsistenten Lautfehlern und Lautentstellungen (phonematischen Paraphasien) und beeinträchtigtem Verständnis syntaktisch komplexer Sätze. Im Endstadium der Krankheit kann die Sprachstörung bis zum Mutismus reichen. Gedächtnis, Denkvermögen, Orientierung und Alltagsfunktionen bleiben lange erhalten.

Weitere Befunde:

- In der **neuropsychologischen Untersuchung** zeigen sich bei der bvFTD Defizite bei Aufgaben mit exekutiver Komponente (z. B. *Trail Making Test A und B)* bei gut erhaltenen mnestischen und visuell-räumlichen Funktionen. Es fallen Störungen des Verhaltens in der Testsituation auf. Das initiale Fehlen von Gedächtnisstörungen kann dazu führen, dass die Diagnose einer Demenz-Erkrankung erst spät gestellt wird. Bei der svPPA und der nf-avPPA bestimmen die sprachlichen Defizite das Bild.
- In der **strukturellen und funktionellen Bildgebung** befinden sich Atrophien bzw. Minderbelegungen frontal (bvFTD), anterior-temporal (svPPA) oder posterior-fronto-insulär und temporal (nf-avPPA). Die Befunde können deutlich lateralisiert und relativ scharf begrenzt sein. Das Amyoid-PET ist negativ.
- Im **Liquor** sind leichte Erhöhungen von Tau typisch.

Vaskuläre Demenzen

15–20 % der Demenzen gelten als vaskulär. Reine vaskuläre Demenzen sind bei älteren Menschen jedoch selten, vaskuläre Komponenten aber häufig. Gemischte Demenzen, insbesondere solche mit einer Alzheimer-Komponente und einer vaskulären Komponente, werden auf etwa 20 % beziffert. Bei Hochbetagten werden in bis zu 80 % der Fälle vaskuläre und neurodegenerative Veränderungen gefunden, die mit unterschiedlichen Anteilen zu den kognitiven Defiziten beitragen können (Toledo et al. 2013). Es besteht nicht nur eine hohe Komorbidität von zerebrovaskulären Erkrankungen und der Alzheimer-Krankheit, sondern auch eine komplexe, funktionelle pathophysiologische Beziehung zwischen ihnen, die sich unter anderem in der breiten Überschneidung ihrer Risikofaktoren zeigt.

Die kognitiven Defizite entstehen als Folge von akuten oder sich langsam entwickelnden fokalen oder diffusen Durchblutungsstörungen des Gehirns, die zu einer zerebralen Diskonnektion führen. Sie zeigen einen variablen Verlauf, der abrupte, stufenförmige Verschlechterungen, Fluktuationen, Stillstände und leichte Besserungen aufweisen kann. Klinisch manifeste Schlaganfälle können, müssen aber nicht in der Anamnese vorkommen. Das **Auftreten von kognitiven Symptomen innerhalb von 3 Monaten nach einem Schlaganfall** spricht für einen kausalen Zusammenhang. Motorische Unsicherheiten mit Gangstörungen und Stürzen, parkinsonoide Symptome und Blasenstörungen (*urge*-Symptomatik) sind häufige Begleitsymptome. Auch psychische Symptome wie depressive Verstimmung, Affektlabilität und Affektinkontinenz können auftreten.

Weitere Befunde:

- In der **neuropsychologischen Untersuchung** zeigen sich variable Defizite.
- In der **strukturellen Bildgebung** kommen Territorialinfarkte, Lakunen in den Basalganglien und im frontalen Marklager, ausgedehnte periventrikuläre Marklagerläsionen oder beidseitige Thalamusläsionen zur Darstellung. Insbesondere Infarkte, die die dominante Gehirnhälfte betreffen, und leukenzephalopathische Veränderungen, die mindestens 25 % des Marklagers umfassen, sprechen für eine vaskuläre Ursache kognitiver Defizite.
- In der **Hachinski-Ischämie-Skala** sprechen Werte über 4 für eine vaskuläre Beteiligung, Werte ab 7 für eine vaskuläre Hauptursache.

Demenz bei NPH

Der NPH hat eine pathophysiologische Beziehung zu und eine breite Überlappung mit zerebrovaskulären Veränderungen und der Alzheimer-Krankheit (Kiefer und Unterberg 2012).

In der **strukturellen Bildgebung** zeigt sich eine deutliche Erweiterung der inneren Liquorräume, insbesondere der Seitenventrikel mit Polkappen und vor allem vertexnah verstrichenem Kortex-Relief. Angaben zur Häufigkeit des NPH variieren. Die Inzidenz wird auf unter 1 % bei den 70–80-Jährigen und auf mehr als 5 % bei den über 80-Jährigen geschätzt.

Die **Hakim-Trias aus Gangstörung, Demenz und Inkontinenz** stellt das klinische Vollbild eines NPH dar. Das Gangbild ist breitbasig, „magnetisch", kleinschrittig und verlangsamt und wird oft von rudernden Armbewegungen begleitet. Die kognitiven Defizite zeigen sich in der **neuropsychologischen Untersuchung** als Störungen der Exekutivfunktionen, Aufmerksamkeitsstörungen, kognitive Verlangsamung und mnestische Störungen. Blasenstörungen beginnen als erhöhte Miktionsfrequenz und entwickeln sich zu einer ausgeprägten Dranginkontinenz („imperativer Harndrang").

MERKE

In rund 40 % der Fälle eines NPH ist die Hakim-Trias nicht vollständig vorhanden. Es kann sogar nur eines der typischen Symptome oder eine milde Symptomatik beobachtbar sein.

Im Frühstadium, bei leichten Gangunsicherheiten, leichten kognitiven Defiziten und einer leicht erhöhten Miktionsfrequenz kann eine Shunt-Anlage eine deutliche Besserung bewirken. Besteht die Symptomatik hingegen schon länger und hat sie das Vollbild erreicht, ist allenfalls eine leichte Besserung der Gangstörung zu erwarten. Insgesamt kann für 70 % der mit einem Shunt versorgten Patienten eine Besserung wenigstens eines der drei Kardinalsymptome erwartet werden. Deshalb sollte eine auch nur komponentenhafte Beteiligung eines NPH niederschwellig in Erwägung gezogen und eine entsprechende Abklärung in Zusammenarbeit mit den Neurochirurgen angestrebt werden.

Eine klinische Verbesserung nach Entlastungspunktion kann wegweisend für die weitere Diagnostik und Therapie sein.

Kognitive Störungen durch Einflüsse von Alkohol

9–22 % der Demenzpatienten betreiben einen schädlichen Gebrauch von Alkohol und 10–24 % derjenigen, die einen schädlichen Gebrauch von Alkohol betreiben, leiden an einer Demenz (Sachdeva et al. 2016). Langfristige hochdosierte Alkoholexposition kann unter anderem durch direkte toxische Einflüsse, durch eine Begünstigung von neurovaskulären Erkrankungen (Schlaganfälle), durch mit dem Alkoholkonsum assoziierte Malnutrition (Wernicke-Enzephalopathie und Korsakoff-Syndrom), über Störungen der Leberfunktion (hepatische Enzephalopathie) und durch exzitotoxische Effekte des Alkoholentzugs zu einer kognitiven Beeinträchtigung führen. Insbesondere in Kombination mit Nikotinabusus stellt übermäßiger Alkoholkonsum einen Risikofaktor für kognitiven Abbau im Alter dar (Hagger-Johnson 2013). Es werden immer wieder unbedenkliche und möglicherweise sogar gesundheitsfördernde Dosen von Alkohol kolportiert. Ihnen werden auch protektive Eigenschaften gegen die Alzheimer-Krankheit zugeschrieben. Dabei werden aber die individuelle Alkoholtoleranz und

Vulnerabilität für alkoholbedingte Organschäden sowie deren Veränderungen im Alter kaum berücksichtigt. In letzter Zeit ist aber deutlich geworden, dass es keinen protektiven Effekt von Alkohol insgesamt gibt. Deshalb sollte Alkohol auch bei moderatem Konsum in differenzialdiagnostische Überlegungen zur Genese von kognitiven Störungen miteinbezogen werden (Topiwala et al. 2017; ➤ Kap. 19.5)

In der **neuropsychologischen Untersuchung** bestehen am ehesten visuell-räumliche Defizite und Störungen der Exekutivfunktionen bei relativ gut erhaltenen Funktionen der Sprache und des semantischen und episodischen Gedächtnisses.

In der **strukturellen Bildgebung** kann sich eine generalisierte innere und äußere Atrophie mit frontaler Betonung zeigen. Auch eine vermisbetonte zerebelläre Atrophie ist möglich.

Die direkten und indirekten Wirkungen des Alkohols können sich klinisch von leichten kognitiven Störungen bis hin zur Demenz erstrecken und sind unter Alkoholkarenz zumindest teilweise reversibel.

Depressive „Pseudodemenz"

Die Beziehung zwischen Depression und Demenz ist eng und komplex. Rezidivierende depressive Episoden sind ein möglicher Risikofaktor für die spätere Entwicklung einer AD. Depressionen manifestieren sich häufig bereits im Prodromalstadium von neurodegenerativen Erkrankungen oder treten als Begleitsymptomatik oder reaktiv häufig in der Frühphase einer demenziellen Entwicklung auf. Gerade bei älteren Menschen manifestiert sich eine Depression häufig mit kognitiven Symptomen, sodass die Depression auch eine wichtige Differenzialdiagnose zu einer primären kognitiven Störung darstellt. Viele Patienten, die sich an eine Gedächtnissprechstunde oder *Memory Clinic* wenden, haben eine Depression. Es gibt eine Reihe von Hinweisen auf eine Depression als Grund für kognitive Störungen, die helfen können, zwischen einer Depression und etwa einer Alzheimer-Krankheit als Ursache zu differenzieren. Dazu zählt, dass Patienten mit Depression als Ausdruck der im Rahmen der Störung typischen kritischen Selbstbeobachtung Fehlleistungen sehr detailliert schildern. Sie geben bei schwierigen Aufgaben in der Untersuchung schnell auf, während ein Patient mit einer Alzheimer-Krankheit eher bemüht ist, eine ausweichende oder fast richtige Antwort zu geben. Kognitive Störungen im Rahmen einer Depression können alle kognitiven Domänen betreffen und ein Ausmaß annehmen, das klinisch einem demenziellen Syndrom entspricht. Man spricht dann auch von einer depressiven „Pseudodemenz". Der Begriff ist zum einen problematisch, weil er Ausdruck der fehlenden Abstraktion von der Ätiopathogenese bei der Vergabe der syndromalen Diagnose ist. Zum anderen erweisen sich rund 70 % der initial einer Depression zugeschriebenen demenziellen Syndrome im Verlauf doch als Folge eines degenerativen Prozesses (Kang et al. 2014).

In der **neuropsychologischen Untersuchung** zeigen Patienten mit Depression im Vergleich zu den Störungen im Rahmen einer Alzheimer-Krankheit in der Regel eine mildere Leistungsminderung, die das gesamte CERAD-Plus-Profil betreffen kann. Einzig das Wiedererkennen von gelernten Wörtern unter nicht zuvor präsentierten Wörtern ist regelmäßig intakt und spricht gegen eine weiterreichende Hippocampus-Schädigung als Ursache bzw. für die affektive Genese der mnestischen Defizite, bei denen es sich somit um eine reine Abrufstörung bei intakter Speicherfunktion handelt. Auch das direkte Abzeichnen von Figuren ist in der Regel unbeeinträchtigt.

Insgesamt ist die Alzheimer-Krankheit mit Abstand die häufigste alleinige Ursache für eine klinisch relevante kognitive Störung im Alter. Selbst wenn andere Ursachen gefunden werden, ist eine Alzheimer-Pathologie in den meisten Fällen zumindest als Kofaktor beteiligt.

MERKE

Räumen Sie insbesondere bei vaskulären Veränderungen eine gemischte Ätiologie unter Beteiligung einer Alzheimer-Krankheit ein, wenn Sie nicht wichtige Argumente dagegen haben. Sie ermöglichen dem Patienten so eine indikationsgerechte Behandlung mit Antidementiva.

CAVE

Die Häufigkeit der Alzheimer-Krankheit verleitet auf der anderen Seite dazu, in diagnostisch unklaren Situationen von dieser Diagnose auszugehen. Geben Sie sich nicht zu schnell zufrieden und gehen Sie unklaren Befunden gründlich nach. Sie könnten auf eine behandelbare Ursache hinweisen.

Andere Demenz-Formen und insbesondere reversible Demenzen mit kausal behandelbaren Ursachen sind gerade bei älteren Patienten relativ selten. Solche Faktoren müssen nicht alleinige Ursache einer Demenz sein, sondern können auch zu kognitiven Defiziten bei zumindest teilweise anders bedingten Demenzen beitragen. Neben dem bereits beschriebenen NPH und direkten oder indirekten Effekten von Alkohol können unter anderem intrakranielle Hämatome, ein Vitamin-B_{12}-Mangel, Störungen der Funktion von Schild- und Nebenschilddrüse, immunologische Krankheiten, Infektionskrankheiten mit ZNS-Beteiligung, ein Schlafapnoe-Syndrom, chronisch obstruktive Lungenerkrankungen, Intoxikationen und Medikamenteneffekte relevante kognitive Defizite bedingen (Chari et al. 2017; Isaac und Larson 2014).

Darüber hinaus können weitere neurodegenerative Erkrankungen aus dem Nicht-Alzheimer-Spektrum zu einer Demenz führen (Vos et al. 2024). Neuropathologische Veränderungen wie die *Primary Age-Related Tauopathy* (PART) oder die *Limbic-predominant Age-related TDP-43 Encephalopathy* (LATE), eine Hippocampus-Sklerose sowie die Silberkornkrankheit können kognitiven, vorwiegend amnestischen Störungen bei älteren Menschen zugrundeliegen (Ramanan & Graff-Radford 2024).

BOX 18.3

Demenzielle Entwicklung am Beispiel der Alzheimer-Krankheit

Eine demenzielle Entwicklung vollzieht sich zumeist langsam schleichend über Monate bis Jahre. Dabei durchläuft sie typischerweise ein **prädemenzielles Stadium,** in dem bereits leichte kognitive Störungen, in den meisten Fällen Gedächtnisstörungen, spürbar oder auch messbar sind, ohne dass es schon zu einer relevanten Beeinträchtigung der Alltagsbewältigung kommt. Auch nichtkognitive Symptome wie depressive oder dysphorische Verstimmung, Rückzugsneigung oder Vernachlässigung von Hobbys können auftreten.

Das Stadium einer **leichten Demenz** ist erreicht, wenn im weiteren Verlauf die initialen Defizite weiter zunehmen und zu einer funktionellen Alltagsbeeinträchtigung führen. Störungen in weiteren kognitiven Funktionen wie dem planvollen Handeln, Organisieren und rationalen Urteilen, der Sprache, komplexen motorischen Abläufen oder visuell-räumliche Schwierigkeiten kommen hinzu. Die kognitiven Defizite sind noch so weit kompensierbar, dass eine weitgehend selbstständige Lebensführung möglich ist. Depression und Angst können als Reaktion auf die kognitiven Defizite auftreten.

Nach etwa 3 Jahren wird ein **mittleres Demenz-Stadium** erreicht. Gedächtnis, Denken, Planen und Handeln sowie sprachliche Kompetenzen sind deutlich gestört. Die klinische Krankheitsprogression ist in diesem Stadium meist am schnellsten. Das Störungsbewusstsein geht verloren. Alltagskompetenzen in der Haushaltsführung und teilweise auch in der Selbstpflege nehmen ab. Räumliche Orientierungsstörungen werden deutlicher. Es kommt zu Verkennungen von Umgebungsreizen und bei einigen Patienten zur Entwicklung von vorwiegend optischen Halluzinationen. Emotions- und Impulskontrolle nehmen ab und es kann zu aggressiven Durchbrüchen kommen. Motorische Unruhe mit Umherwandern nimmt zu. Verhaltensweisen wie Horten und Stereotypien können auftreten. In diesem Stadium ist die Belastung der pflegenden Bezugspersonen am höchsten. Aggressivität, Unruhe, Orientierungsstörungen und Inkontinenz können zur Dekompensation des Betreuungssystems führen.

Eine **schwere Demenz** ist meist etwa 6 Jahre nach Diagnosestellung erreicht. Jetzt sind alle kognitiven Funktionen schwer beeinträchtigt. Auch alte Gedächtnisinhalte gehen verloren und die Orientierung ist in allen Qualitäten gestört. Die Sprache ist stark verarmt und Bedürfnisse können nicht mehr verbal ausgedrückt werden. Pflegerische Zuwendung wird teilweise als Übergriff oder Bedrohung erlebt und abgewehrt. Die emotionale Kommunikation ist hingegen gut erhalten. Zirkadiane Rhythmusstörungen bis hin zur Tag-Nacht-Umkehr sind möglich. Unruhe und Stereotypien bleiben oft bestehen. Abendliche Unruhe macht sich als *Sundowning* in einer Aufbruchstimmung bemerkbar. Es können neurologische Symptome in Form von Myoklonien, Krampfanfällen oder Rigor auftreten. Demenzpatienten sterben in der Regel nicht unmittelbar an der der Demenz zugrunde liegenden Erkrankung des Gehirns, sondern an den Folgen und Komplikationen der im Stadium der schweren Demenz bis hin zur Bettlägerigkeit immer weiter abnehmenden Aktivität, am häufigsten an einer Pneumonie.

Mitteilung der Diagnose

Die Mitteilung der Diagnose sollte durch den untersuchenden Arzt in ruhiger Atmosphäre an den Patienten und einen Angehörigen erfolgen. Die Diagnose einer Demenz als Folge einer chronisch progredienten neurodegenerativen Erkrankung ist eine denkbar schlechte Nachricht, die aber in der Regel verhältnismäßig gut aufgenommen wird. Viele Patienten und ihre Angehörigen sind von der Diagnose angesichts der oft offensichtlichen Symptomatik nicht überrascht. Die Klärung kann neben einem belastenden somit auch einen erleichternden Effekt haben. Die Diagnose wirft, oft mit einer zeitlichen Verzögerung, eine Reihe von Fragen auf. Mit der Mitteilung der Diagnose sollten die unten aufgeführten Möglichkeiten der Behandlung und Beratung angeboten werden. Die Aufteilung auf zwei Termine kann sinnvoll sein.

Kinder von neu diagnostizierten Demenzpatienten fragen häufig, was die Erkrankung ihrer Eltern für ihr eigenes Risiko bedeutet, später auch eine Demenz zu entwickeln. Familiäre, das heißt autosomal-dominant vererbte Formen der Demenz sind selten, insbesondere bei einem Manifestationsalter von über 65 Jahre. Sollte der Verdacht auf eine solche Erkrankung bestehen, können eine genetische Beratung und nötigenfalls eine Untersuchung in Zusammenarbeit mit einem humangenetischen Institut angeboten werden. Auch bei den sporadischen Formen, insbesondere der Alzheimer-Demenz, ist nach dem Alter eine positive Familienanamnese der größte einzelne Risikofaktor. Allerdings hat dies keine schicksalhafte Bedeutung im Einzelfall. Die Frage nach den Möglichkeiten der Demenz-Prävention kann so beantwortet werden, dass ein körperlich, geistig und sozial aktiver Lebensstil, eine am mediterranen Vorbild orientierte Ernährung, Vermeidung von Dysstress, Behandlung von Depressionen, Ausgleich von sensorischen Defiziten und Kontrolle der kardiovaskulären Risikofaktoren als Maßnahmen der allgemeinen Gesundheitsvorsorge für ein insbesondere kardiovaskulär gesundes Altern auch protektiv gegen eine Demenz wirken können. Der Einfluss verschiedener Faktoren auf das Demenz-Risiko und die sich daraus ergebenden Möglichkeiten der Einflussnahme über die Lebensspanne werden regelmäßig evaluiert (Livingston et al. 2024). Von vorschnellen Übertragungen immer wieder als Durchbruch dargestellter experimenteller Befunde auf den Menschen zur Prophylaxe und Therapie von kognitiven Störungen ist abzuraten. Schulungsmaterial zum Thema Demenz-Prävention ist über die Deutsche Alzheimer Gesellschaft erhältlich (www.deutsche-alzheimer.de/artikel/geistig-fit-bleiben-mit-10-massnahmen-demenz-vorbeugen).

18.2.3 Therapie

Ursächliche Therapie

Kann eine behandelbare Ursache für eine Demenz identifiziert werden, sollte diese so bald wie möglich behandelt werden, um ein weiteres Voranschreiten der kognitiven Defizite zu vermeiden und die Prognose für eine Besserung oder sogar vollständige Rückbildung möglichst positiv zu beeinflussen. Die Ursachen liegen zumeist außerhalb des Fachgebiets der Psychiatrie, sodass die Versorgung des betreffenden Patienten spätestens jetzt in interdisziplinärer Zusammenarbeit mit Kollegen zum Beispiel aus der Neurologie, der Geriatrie oder der Neurochirurgie fortgesetzt werden sollte. Bei den neurodegenerativen Krankheiten sind bis heute keine kausalen Therapien verfügbar.

In letzter Zeit hat es allerdings erhebliche Fortschritte in der Entwicklung krankheitsmodifizierender, kausal wirkender Therapieformen insbesondere für die Behandlung der Alzheimer-Krankheit gegeben. Lecanemab und Donanemab sind zwei monoklonale Antikörper gegen Epitope von aggregiertem Aβ, die, als regelmäßige Infusionstherapie verabreicht, in der Lage sind, die Amyloid-Last im Gehirn drastisch zu senken und die klinische Progressionsrate der kognitiven Defizite bei Patienten mit MCI oder leichter Demenz als Folge einer Alzheimer-Krankheit über einen Zeitraum von 18 Monaten um etwa ein Drittel zu verlangsamen (Sims et al. 2023; van Dyck et al. 2023). Besonders Patienten mit gering ausgeprägter Tau-Pathologie und mit milden klinischen Symptomen scheinen von der Behandlung zu profitieren. Weibliches Geschlecht und das *APOE* ε4-Allel könnten mit einem schlechteren Therapie-Ansprechen assoziiert sein. Eine langfristig fortgesetzte oder präventiv begonnene Behandlung könnte zu größeren klinischen Effekten führen. Im Zuge der durch die Antikörper vermittelten Immunreaktion kann es zu Nebenwirkungen in Form von sogenannten *Amyloid-Related Imaging Abnormalities* (ARIA) kommen, die ödematöser (ARIA-E) oder hämorrhagischer (ARIA-H) Natur sein können. ARIA bleiben in den meisten Fällen asymptomatisch, können jedoch in einigen Fällen schwerwiegende Symptome wie Verwirrtheit, epileptische Anfälle und Hirnblutungen verursachen. Ein engmaschiges Monitoring durch regelmäßige MRT-Untersuchungen ist daher essenziell. Wegen eines erhöhten Risikos für schwerere ARIA gelten Antikoagulation, Amyloidangiopathie und Homozygotie für das *APOE* ε4-Allel als Kontraindikation für eine Behandlung mit Lecanemab und Donanemab. Inzwischen ist Lecanemab auch in Europa zugelassen (➤ Tab. 18.3).

Bei den zerebrovaskulären Veränderungen kann eine Sekundärprophylaxe durch konsequente Behand-

Tab. 18.3 Immuntherapie der Alzheimer-Krankheit mit Lecanemab

Indikation	Klinisch diagnostizierte leichte kognitive Störung *(Mild Cognitive Impairment,* MCI) oder leichte Demenz aufgrund einer Alzheimer-Krankheit mit nachgewiesener Amyloid-Pathologie (Amyloid-PET oder Biomarker im Liquor)
Kontraindikationen	ApoE ε4-Homozygotie, nicht adäquat kontrollierte Blutungsstörungen, Feststellung von intrazerebralen Blutungen einschließlich Hinweise auf eine zerebrale Amyloid-Angiopathie, laufende Therapie mit Antikoagulanzien (relative Kontraindikation)
Anwendung	Verabreichung als intravenöse (i. v.) Infusion in einer Dosis von 10 mg/kg Körpergewicht, einmal alle 2 Wochen
Nebenwirkungen	*Amyloid-related Imaging Abnormalities* (ARIA) in Form von zerebralen Ödemen (ARIA-E) oder Mikroblutungen (ARIA-H). 17 % der indikationsgerecht behandelten Patienten entwickeln ARIA, 2 % der Patienten symptomatische ARIA, 0,4 % schwerwiegende Symptome durch ARIA. Häufig infusionsbedingte Reaktionen mit Fieber, grippeähnlichen Symptomen, Übelkeit, Erbrechen, Hypotonie, Hypertonie und/oder Sauerstoffentsättigung.
Sicherheitsvorkehrungen	Regelmäßige MRT-Kontrollen, Anwendung zunächst nur im Rahmen eines *Controlled Access Program* (CAP) mit obligatorischer Teilnahme an einer *Post-Authorisation Safety Study* (PASS-Register)
Therapeutische Effekte	Weitreichender Abbau der Amyloid-Last, Verlangsamung der klinischen Progression um gut 25 % über 18 Monate
Weitere Informationen zum Medikament und seiner Anwendung sind in der Fachinformation verfügbar.	

lung der Risikofaktoren für weitere vaskuläre Ereignisse den Verlauf möglicherweise günstig beeinflussen.

Anticholinerge, aber auch andere Medikamente können zu funktionell relevanten kognitiven Einschränkungen führen und das Demenz-Risiko erhöhen. Ihre Reduktion und insbesondere die Reduktion der anticholinergen Last ist ein wichtiger Aspekt der antidementiven Behandlung (www.anticholinergicscales.es/; *Anticholinergic Cognitive Burden Scale*). So sind zum Beispiel unter den anticholinergen Urologika wegen differenzieller zentralnervöser Effekte Trospium, Darifenacin oder Fesoterodin für den Einsatz bei Patienten mit Demenz relativ gut geeignet, während Oxybutynin oder Tolterodin nicht eingesetzt werden sollten.

Symptomatische Behandlung kognitiver Symptome

Die Symptome der AD und bedingt auch der vaskulären und Lewy-Body-assoziierten Demenzen, nicht aber der Demenzen bei frontotemporaler Lobärdegeneration können durch Antidementiva behandelt werden. Antidementiva wirken nicht gegen die der Demenz zugrunde liegenden Krankheiten des Gehirns. Die durch Antidementiva im Durchschnitt erreichten symptomatischen Effekte sind eher klein. Durch eine rechtzeitig begonnene und konsequent längerfristig beibehaltene Therapie kann der Krankheitsverlauf aber günstig beeinflusst werden (Rountree et al. 2009). Vor diesem Hintergrund sind Sicherheit und Verträglichkeit von wesentlicher Bedeutung bei der Entscheidung für oder gegen eine Behandlung mit Antidementiva und ihre Fortsetzung. Vor allem in den fortgeschrittenen Krankheitsstadien sollte die Einnahme von Antidementiva unter Überwachung durch einen Angehörigen erfolgen. Die Behandlung soll nicht gegen den natürlichen Willen des Patienten erfolgen.

Acetylcholinesterase-Inhibitoren

Durch Hemmung des Abbaus von Acetylcholin im synaptischen Spalt wirken Acetylcholinesterase-Inhibitoren (AchE-I) dem cholinergen Defizit, welches als Folge der Degeneration cholinerger Neurone bei der AD besteht, entgegen.

Mit Donepezil, Rivastigmin und Galantamin stehen drei weitgehend gleichwertige AchE-I zur Verfügung. Sie sind in der Indikation „*symptomatische Behandlung der leichten bis mittelschweren Alzheimer-Demenz*" zugelassen (➤ Tab. 18.4).

Die Behandlung mit AchE-I sollte möglichst frühzeitig im Verlauf der AD begonnen werden. Eine Wirksamkeit in prädemenziellen Stadien der Alzheimer-Krankheit ist nicht belegt.

Tab. 18.4 Acetylcholinesterase-Inhibitoren im Vergleich

Substanz	Dosierung	Besonderheiten
Donepezil	Einstiegsdosis 5 mg/Tag (bereits wirksam). Dosissteigerung auf Zieldosis von 10 mg/Tag nach 1 Monat.	In den USA weitere Dosisstufe von 23 mg/Tag mit noch akzeptabler Verträglichkeit zugelassen. Einnahme am Abend empfohlen, aber nach praktischen Gesichtspunkten auch auf einen anderen Zeitpunkt verlegbar (*steady state* bei langer HWZ von 70–80 Stunden). Müdigkeit und Schlaflosigkeit als Nebenwirkungen möglich. Flüssige Darreichungsform verfügbar, mit Vorteilen zum Beispiel für Patienten mit Schluckstörungen und für feinschrittige Dosierung z. B. bei ausschleichender Beendigung der Behandlung. Wirksamkeit auch bei schwerer AD nachgewiesen, aber in dieser Indikation nicht zugelassen.
Galantamin	Einstiegsdosis 8 mg/Tag. Nach 4 Wochen Dosissteigerung auf 16 mg/Tag (bereits wirksam), abhängig von der Verträglichkeit weitere Steigerung auf 24 mg/Tag nach weiteren 4 Wochen.	Einnahme des retardierten Präparats mit dem Frühstück empfohlen. Bei Niereninsuffizienz mit Kreatinin-Clearance < 9 ml/min, bei schwerer Leberfunktionsstörung (Child-Plugh-Score > 9) und bei klinisch relevanter kombinierter Nieren- und Leberfunktionsstörung kontraindiziert. Stevens-Johnson-Syndrom als mögliche kutane Nebenwirkung beschrieben. Bei Überdosierung Intoxikationen mit cholinergen Symptomen (Übelkeit, Erbrechen, Mundtrockenheit, Halluzinationen, Schwitzen, Bradykardie) möglich.
Rivastigmin	Kapseln: Einstiegsdosis 2 × 1,5 mg/Tag. Nach zwei Wochen Steigerung auf 2 × 3 mg/Tag (bereits wirksam). Abhängig von der Verträglichkeit nach jeweils weiteren 2 Wochen Dosissteigerung auf 2 × 4,5 und 2 × 6 mg/Tag.	Auch zur Behandlung der leichten bis mittelschweren Parkinson-Demenz zugelassen. Einnahme mit den Mahlzeiten empfohlen. Häufigere und stärker ausgeprägte Nebenwirkungen als bei anderen AchE-I.
	Pflaster*: Einstiegsdosis 4,6/24 h (bereits wirksam). Nach 4 Wochen Steigerung auf 9,5 mg/24 h. Bei deutlicher Verschlechterung unter mindestens 6-monatiger, konsequenter Behandlung mit 9,5 mg/24 h weitere Dosissteigerung auf 13,3 mg/24 h möglich. Umstellung von Rivastigmin-Kapseln auf Rivastigmin-Pflaster bis oral 6 mg auf 4,6 mg/24 h, darüber auf 9,5 mg/24 h.	Verträglichkeit des Pflasters gegenüber Kapseln deutlich besser. Tägliches Aufkleben des Pflasters nach 14 Tage umfassendem Rotationsschema. Vorsicht bei starkem Untergewicht, da Wirkstoffspiegel vom Körpergewicht abhängt. Hautreizungen möglich. Bei schwerer Ausprägung oder allergischer Kontaktdermatitis Abbruch der Behandlung erforderlich. Auch Sensibilisierung gegen orales Rivastigmin möglich.

Weitere Informationen zu den einzelnen Medikamenten und ihrer Anwendung sind in den jeweiligen Fachinformationen verfügbar.

* Die Einnahme eines Medikaments in oraler Darreichungsform kann als regelmäßige Bestätigung des Einverständnisses mit der Behandlung gewertet werden. Diese Bestätigung entfällt, wenn ein Pflaster im Rahmen des Pflegeprozesses von der pflegenden Person auf den Rücken aufgeklebt wird. Das Einverständnis sollte auf anderem Wege überprüft werden.

AchE-I haben leichte bis mäßige positive Effekte auf kognitive Funktionen, Alltagskompetenz und das Auftreten von Verhaltenssymptomen bei der AD. Im Durchschnitt kommt es unter der Behandlung zunächst zu einer vorübergehenden Stabilisierung bis leichten Verbesserung der kognitiven Funktionen für einige Monate. Die unweigerlich auftretende weitere kognitive Verschlechterung ist leicht verlangsamt, sodass bei konsequent fortgesetzter Behandlung der Vorteil gegenüber dem Verlauf einer unbehandelten

AD ausgebaut werden kann. Auch bei der schweren AD sind AchE-I noch wirksam. Insbesondere für Donepezil sind positive Effekte auf Kognition, Alltagsfunktionen und klinischen Gesamteindruck beschrieben. Möglicherweise können AchE-I dazu beitragen, den Zeitpunkt der Unterbringung in einem Pflegeheim zu verzögern (Gill et al. 2009). Die Behandlung mit AchE-I sollte deshalb auch bei der schweren AD weitergeführt werden (Howard et al. 2012, 2015). Es kann sogar erwogen werden, in diesem Stadium mit der Behandlung neu zu beginnen. Die Behandlung der schweren AD mit AchE-I ist immer ein *Off-Label-*Gebrauch.

Die Wirkung von AchE-I ist dosisabhängig, deshalb sollten sie bis zur empfohlenen Maximaldosis aufdosiert werden, soweit es die Verträglichkeit erlaubt. Diese ist insgesamt gut.

MERKE

Häufigste Nebenwirkungen sind gastrointestinale Symptome wie Erbrechen, Übelkeit und Diarrhö, die vor allem in der Titrationsphase auftreten und durch langsames Aufdosieren minimiert werden können. Weitere relevante Nebenwirkungen sind Appetitlosigkeit, Schwindel, Kopfschmerzen, Bradykardie, Synkopen und Muskelkrämpfe.

Durch ihre cholinerge Wirkung können AchE-I Bradykardie, Störungen der supraventrikulären Erregungsleitung wie einen atrioventrikulären Block, eine gastroduodenale Ulkuskrankheit, obstruktive Lungenerkrankungen und die Symptome einer Parkinson-Krankheit, hier insbesondere den Tremor, verstärken. Hier ist besondere Vorsicht geboten.

CAVE

Bei einem AV-Block Grad II oder höher, bei Bradykardie mit einer Herzfrequenz von unter 50/min und bei akuter Ulkuskrankheit und gastrointestinalen Blutungen in der Anamnese sollte auf die Gabe von AchE-I verzichtet werden. Für Donepezil warnt ein Rote-Hand-Brief vor QTc-Intervallverlängerung und Torsade-de-Pointes-Rhythmusstörungen.

AchE-I können die Wirkung von Muskelrelaxanzien vom Succinylcholin-Typ verstärken. Gegebenenfalls sollte die Behandlung mit AchE-I für einen operativen Eingriff unterbrochen werden.

Die initiale Wirksamkeit einer Behandlung mit AchE-I zeigt sich in einer **Verbesserung oder wenigstens in einem Stillstand der Verschlechterung der kognitiven Funktionen,** gemessen am ehesten mit dem MMST, und/oder der Alltagskompetenz. Schreitet die Verschlechterung unter der Medikation voran oder wird diese nicht vertragen, kann die Umstellung auf einen anderen AchE-I sinnvoll sein. Da die klinische Krankheitsprogression der AD ohne Behandlung nicht immer linear verläuft und der Spontanverlauf im Einzelfall somit nicht vorhersehbar ist (im Durchschnitt Verlust von etwa 3 Punkten im MMST pro Jahr bei unbehandelten Patienten), kann auch die individuelle Wirksamkeit einer AchE-I-Behandlung nicht sicher beurteilt werden. Regelmäßige skalengestützte Verlaufskontrollen sollten trotzdem erfolgen, um nötigenfalls die Kostenübernahme durch die Krankenkassen sicherzustellen. Bei fehlendem anfänglichem Ansprechen kann der weitere Krankheitsverlauf trotzdem positiv beeinflusst werden.

Die Entscheidung zum Absetzen von AchE-I sollte demzufolge nicht allein aufgrund des Eindrucks fehlender Wirksamkeit oder des Eintritts der Erkrankung in das schwere Stadium getroffen werden. Wichtige Gründe für eine Beendigung der Behandlung mit AchE-I können Nebenwirkungen, zum Beispiel Bradykardie, Synkopen oder Gewichtsverlust, und mangelnde Therapieadhärenz etwa in Form von Verweigerung der Medikamenteneinnahme sowie der Wunsch nach Vereinfachung der Versorgung im Endstadium der Krankheit sein (Hogan 2014). Das Absetzen sollte nicht abrupt, sondern **langsam ausschleichend** erfolgen, da insbesondere unter Behandlung mit den reversiblen AchE-I (Donepezil, Galantamin) eine relevante Heraufregulation der Acetylcholinesterase möglich ist, die Entzugserscheinungen bei Wegfall der Hemmung hervorrufen kann. Auch nach einer Langzeitbehandlung und im fortgeschrittenen Stadium der Demenz kann es nach dem Absetzen von AchE-I zu einer klinischen Verschlechterung der kognitiven Funktionen kommen und das Auftreten von Verhaltenssymptomen kann begünstigt werden (O'Regan et al. 2015).

Das Absetzen sollte deshalb unter engmaschiger klinischer Beobachtung erfolgen, um eine Verschlechterung durch Wiederansetzen der Medikation frühzeitig, das heißt innerhalb weniger Wochen, abfangen und umkehren zu können, was zu einem späteren Zeitpunkt möglicherweise nicht mehr gelingt. Nach einer Unterbrechung der Behandlung von mehr als 3 Tagen sollte der AchE-I wieder neu nach dem jeweils empfohlenen Schema eindosiert werden.

Neben der Anwendung in der Behandlung der AD besteht für die orale Darreichungsform des Wirkstoffs Rivastigmin außerdem eine Zulassung für die *„symptomatische Behandlung der leichten bis mittelschweren Demenz bei Patienten mit idiopathischem Parkinson-Syndrom"*. Es gibt Wirksamkeitsnachweise für AchE-I auch bei der Lewy-Körperchen-Demenz, sodass eine *Off-label*-Behandlung erwogen werden kann. AchE-I können leichte positive Effekte auf kognitive Funktionen bei vaskulären Demenzen haben. Auch wenn es sich um eine *Off-label*-Behandlung handelt, spricht sich die S3-Leitlinie Demenzen mit einem schwachen Empfehlungsgrad sogar für den Einsatz von AchE-I bei vaskulären Demenzen aus. Bei Hinweisen auf eine gemischte Ätiologie mit vaskulärer Komponente und Anteilen einer Alzheimer-Krankheit oder fehlender Möglichkeit, Letztere auszuschließen, ist die Gabe von AchE-I (analog zur Behandlung der AD) indiziert.

Memantin

Memantin ist für die Behandlung der **mittelschweren bis schweren AD** zugelassen und hat dort einen positiven Effekt auf Kognition, Alltagsfunktion und den klinischen Gesamteindruck. Bei der leichten AD ist Memantin nicht wirksam. Es gibt keine klinischen Hinweise auf einen krankheitsmodifizierenden Effekt, etwa durch einen über den Wirkmechanismus als NMDA-Rezeptormodulator vorstellbaren Schutz gegen exzitotoxische neuronale Schädigung. Analog zu den AchE-I räumt die S3-Leitlinie Memantin einen Platz in der Behandlung vaskulärer Demenzen ein. Memantin ist ursprünglich mit einer wöchentlichen Steigerung um 5 mg/Tag auf eine Zieldosis von 20 mg/Tag, bei Niereninsuffizienz 10 mg/Tag, verteilt auf zwei Dosierungszeitpunkte gesteigert worden. Inzwischen hat sich auch eine Aufdosierung von initial 1 × 10 mg/Tag auf 1 × 20 mg/Tag nach 2 Wochen etabliert, die Anpassung bei Niereninsuffizienz bleibt. Memantin kann bei einigen Patienten leicht aktivierend, bei anderen eher dämpfend wirken. Abhängig davon kann die Gabe am Abend oder am Morgen erfolgen. Memantin ist gut verträglich. Zu den häufigeren Nebenwirkungen zählen Schwindel, Kopfschmerz, Obstipation, erhöhter Blutdruck und Schläfrigkeit, die passager sein können.

Ginkgo biloba

Der Ginkgo-biloba-Extrakt EGb 761® ist in der Dosierung einmal täglich 240 mg für das Anwendungsgebiet *„Besserung von (altersassoziierten) geistigen Leistungseinbußen und zur Verbesserung der Lebensqualität bei leichter Demenz"* zugelassen. Das Medikament ist frei verkäuflich. Erstattungsfähig ist es für die Behandlung der leichten Demenz. Als mögliche antidementiv wirksame Mechanismen von EGb 761® sind beim Menschen hypoxieprotektive Eigenschaften und eine Förderung der Durchblutung vor allem im Bereich der Mikrozirkulation nachgewiesen. Bei der leichten bis mittelschweren AD und vaskulären Demenz gibt es Hinweise für positive Effekte von EGb 761® auf kognitive Funktionen und nicht psychotische Verhaltenssymptome. Alltagsfunktionen und die Lebensqualität von betreuenden Angehörigen können dadurch verbessert werden. Positive Effekte sind auch im Stadium eines MCI beschrieben. Die Wirksamkeit von EGb 761® ist aber deutlich weniger gut abgesichert als die der AchE-I und die von Memantin. Die Anwendung von EGb 761® ist sicher und gut verträglich. Als Nebenwirkungen sind allergische Reaktionen, Magen-Darm-Beschwerden, Kopfschmerzen, Schwindel und Blutungsneigung beschrieben. Wegen Letzterer sollte EGb 761® vor operativen Eingriffen abgesetzt und bei durch Krankheit oder Medikamente bedingt bereits verstärkter Blutungsneigung zurückhaltend und mit Vorsicht eingesetzt werden. Allerdings sprechen Metaanalysen inzwischen gegen eine erhöhte Blutungsneigung unter EGb 761® (Kellermann und Kloft 2011).

Umstellen und kombinieren

Bei der leichten AD sind AchE-I, EGb 761® und Lecanemab zugelassen und können kombiniert eingesetzt werden. Bei der mittelschweren AD sind sowohl die AchE-I als auch Memantin zugelassen. Bei Neueinstellung auf ein Antidementivum kann noch ein AchE-I oder, im Hinblick auf die zulassungsgerechte Weitergabe nach Voranschreiten zur schweren AD, schon Memantin gewählt werden. Eine Umstellung einer gut vertragenen und mutmaßlich wirksamen Behandlung mit einem AchE-I auf Memantin im Stadium einer mittelschweren AD ist nicht sinnvoll. Im schweren Stadium kann sie erfolgen, um weiterhin zulassungsgerecht zu behandeln. In diesem

Stadium kann auch eine Monotherapie mit einem AchE-I, insbesondere Donepezil, sinnvoll sein (s. o.). Eine Kombinationsbehandlung mit einem AchE-I und Memantin bietet keine Vorteile und sollte nicht erfolgen (Tsoi et al. 2019).

Nicht-pharmakologische Therapien

Reminiszenztherapie

Auch nicht-pharmakologische Behandlungsverfahren können eingesetzt werden. So kann die Reminiszenztherapie über den gesamten Verlauf einer Demenz kognitive Funktionen, aber auch Stimmung und Aspekte der Lebensqualität günstig beeinflussen.

In der Reminiszenztherapie werden Begebenheiten aus der Biografie des Patienten anhand von relevanten Materialien wie Fotos, Büchern, alten Zeitungen und vertrauten Gegenständen besprochen. Dadurch können die Gedächtnisfunktionen gestärkt und ein kontinuierliches Identitätsempfinden gefördert werden.

Kognitives Training und kognitive Stimulation

Kognitive Trainings- und Stimulationsverfahren haben das Ziel, kognitive Ressourcen zu erhalten, funktionelle Einschränkungen zu kompensieren und die Lebensqualität der Betroffenen zu verbessern.

Bei MCI kann ein strukturiertes, neuropsychologisch fundiertes und anwendungsorientiertes kognitives Training, bei dem unter anderem Merkstrategien vermittelt werden, Alltagskompetenzen und kognitive Funktionen wie Gedächtnis, Aufmerksamkeit und Problemlösung nachhaltig verbessern (Li et al. 2011; Hu et al. 2021; Buschert et al. 2012).

Kognitive Stimulation kann kognitive Funktionen von Patienten mit leichter bis mittelgradiger Demenz positiv beeinflussen. Auch die Lebensqualität sowie Kommunikation und soziale Interaktion können durch kognitive Stimulation verbessert werden. Die günstigen Effekte können durchaus nachhaltig sein und die Zeit der Intervention bis zu 3 Monate überdauern. Kognitive Stimulation beinhaltet Aktivitäten, die Freude bereiten sollen und dabei allgemein das Denken, die Konzentration und das Gedächtnis anregen. Es greift auf Elemente des **Realitätsorientierungstrainings** (ROT) zurück, ohne den Patienten in für ihn unangenehmer Weise mit seinen Defiziten zu konfrontieren. Kognitive Stimulation findet üblicherweise im Gruppensetting statt. Ein Manual für 14 Therapieeinheiten ist auch in deutscher Sprache erhältlich (Stadienspezifische Kognitive Stimulation für Patienten mit leichtgradiger Alzheimer-Demenz, StaKogS).

Körperliches Training und körperliche Aktivierung

Körperliches Training in Form von Krafttraining und/oder aerobem Training kann die kognitive Leistung von Menschen mit leichter kognitiver Störung oder Demenz positiv beeinflussen. Optimale Effekte werden mit einer Trainingszeit von etwa 150 Minuten pro Woche erreicht. Schon eine allgemeine körperliche Aktivierung im Rahmen der Möglichkeiten des jeweiligen Patienten kann sich positiv auf kognitive Funktionen, Alltagsfunktionen, BPSD, Beweglichkeit und Balance auswirken und zur Sturzprävention beitragen.

Ergotherapie

Ergotherapie leistet einen wichtigen Beitrag zur Förderung und Aufrechterhaltung von Ressourcen und Alltagsfunktionen von Demenzpatienten. Sie kann im Einzel- oder Gruppensetting stattfinden. Ein Großteil der ergotherapeutischen Arbeit, der für ihren weiteren Erfolg entscheidend ist, ist der Aufbau von Beziehung und die Erzeugung von Motivation beim Patienten. Ergotherapie sollte nicht zu abstrakt sein, sondern sich auf Tätigkeiten aus dem Erfahrungsbereich und Alltag des Patienten sowie seiner Biografie beziehen. Die Ergotherapie nutzt Methoden der sensorischen Integration und Kinästhetik und fördert so die Selbstwahrnehmung. Das gelingt gut beim Malen oder beim Tanzen. Handlungsanleitungen können effektiv durch Führen, z. B. der Hand, des Patienten (*guiding* nach Affolter) gegeben werden. Eine reichhaltige Sammlung von Ideen zur Aktivierung von Demenzpatienten hält die MAKS-Therapie vor (Eichenseer und Elmar 2015).

Individuelle Anpassungen der therapeutischen Interventionen, Umweltmodifikationen und technischen Hilfen an die Ressourcen und Bedürfnisse des Patienten, kurze, eindeutige, richtungsgebende Hilfereize und die Einbindung und Schulung der pflegenden Angehörigen tragen wesentlich zum Erfolg der Ergotherapie bei (Padilla 2011; Thinnes und Padilla 2011).

18.2.4 Behavioral and Psychological Symptoms of Dementia

Symptome

Im Verlauf einer Demenz treten neben den kognitiven Störungen auch **Veränderungen im Erleben und Verhalten** auf. Die sehr heterogenen Symptome werden üblicherweise als BPSD zusammengefasst und können zum Beispiel mit der zugleich umfassenden und kompakten Kurzversion des *Neuropsychiatric Inventory* (NPI-Q) global gemessen werden (➤ Tab. 18.5)

BPSD kommen mehr oder weniger ausgeprägt in bis zu 90 % der Verläufe von Demenzen vor. Rund 50 % der Patienten zeigen wenigstens vier Symptome gleichzeitig. BPSD sind für den Patienten und sein Umfeld oft belastender als die kognitiven Symptome der Demenz. Das gilt besonders für psychotische Symptome, Aggression/Agitation und Störungen des Tag-Nacht-Rhythmus. Psychotische Symptome sind mit einem beschleunigten kognitiven Abbau und eine höhere Belastung mit BPSD insgesamt ist mit einer erhöhten Morbidität und Mortalität assoziiert.

MERKE

BPSD sind häufig Anlass für eine Krankenhauseinweisung oder die Unterbringung in einem Pflegeheim.

Tab. 18.5 Behavioral and Psychological Symptoms of Dementia (BPSD)

Verhalten	Erleben
Agitation*	Angst
Unruhe	Gereiztheit
Hyperaktivität	Depressivität
Umherlaufen	Affektive Labilität
Stereotype Handlungen	Apathie
Aggressivität	Wahn
Störungen der Nahrungsaufnahme	Halluzinationen
Störungen des Tag-Nacht-Rhythmus	
Sozial unangemessenes Verhalten	

* Agitation wird als Sammelbegriff für die von innerer und psychomotorischer Unruhe geprägten Symptome verwendet (s. NPI, CMAI)

BPSD treten in qualitativ und quantitativ unterschiedlichen Mustern bei allen Demenzformen auf. Depressive Symptome kommen bei vaskulären Demenzen, Halluzinationen bei der DLB gegenüber der AD vermehrt vor. Disinhibition und sozial unangemessenes Verhalten oder aber Apathie treten besonders bei frontotemporalen Demenzen auf. Die häufigsten BPSD bei der AD sind Apathie (ca. 70 %), Aggression/Agitation (ca. 60 %), Ängstlichkeit und Depression (jeweils ca. 50 %). Wahn und ziellose motorische Aktivitäten sind ebenfalls häufig. Bei der AD sind Ängstlichkeit und Depression vor allem am Anfang vorhanden. Im weiteren Verlauf steht Agitation im Vordergrund. Im mittleren bis schweren Stadium können Episoden mit Wahn, Halluzinationen und Aggressivität auftreten. Apathie kann über den gesamten Krankheitsverlauf hinweg bestehen und neigt dazu, zuzunehmen. Aus den kognitiven Defiziten leitet sich häufig ein ratloser Affekt ab. Die betroffenen Patienten wirken verunsichert, hilfesuchend oder verzweifelt. Der Zustand der Ratlosigkeit ähnelt einem ängstlich-depressiven Syndrom, sollte aber auch im Hinblick auf die Therapie von diesem abgegrenzt werden.

Der Verlauf von BPSD ist variabel und kann sich episodisch oder anhaltend gestalten (van der Linde et al. 2016).

Entstehungsbedingungen

BPSD entstehen in einer triangulären Interaktion zwischen den Patienten, dem Pflegenden und der Umgebung (Kales et al. 2015; ➤ Abb. 18.4).

Neurodegenerative Veränderungen betreffen auch Gehirnstrukturen, die an der Regulation von Emotionalität und Verhalten beteiligt sind. Auch vorbestehende Persönlichkeitszüge, Komorbiditäten, die Wohnsituation und die Beziehung zwischen dem Patienten und dem Pflegenden sind Grundbedingungen, die das Auftreten von BPSD beeinflussen können. Im Rahmen der Demenz abnehmende kognitive Ressourcen führen zu einer Herabsetzung der Stressschwelle sowie zu Einschränkungen in der Interaktion und Kommunikation und der Fähigkeit, sich an die Umgebung und neue Situationen anzupassen. Akute medizinische Probleme, insbesondere solche, die Schmerzen und andere Missempfindungen verursachen, oder Medikamente können BPSD auslösen, verstärken und aufrechterhalten.

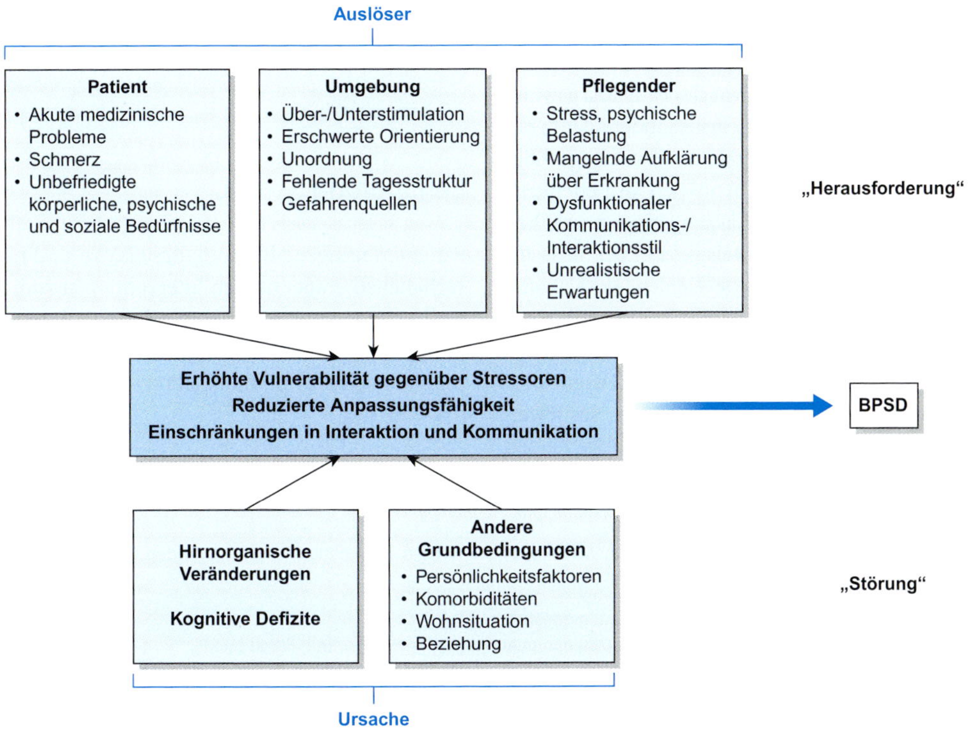

Abb. 18.4 BPSD können als „herausforderndes Verhalten" verstanden werden, bei dem das Verhaltenssymptom eine kommunikative Funktion erfüllt. Die Herausforderung für die an der Versorgung des Demenzpatienten beteiligten Personen liegt in der Identifizierung des Bedürfnisses, das durch das Symptom zum Ausdruck gebracht wird (nach Kales et al. 2015). [L231]

MERKE

Das bedürfnisbedingte Demenz-Verhaltensmodell (*Need-Driven Dementia-Compromised Behavior – Model,* NDB; Whall und Kolanowski *2004*) macht Verhaltenssymptome wie Agitation oder Aggression als Ausdruck von Bedürfnissen oder Leiden begreifbar, die vom betroffenen Patienten möglicherweise nicht mehr differenziert und spezifisch wahrgenommen, zumindest aber immer weniger verbal artikuliert werden können.

Die Symptome können somit körperliche Bedürfnisse etwa nach Essen, Trinken, Schlafen oder dem Gang zur Toilette und psychosoziale Bedürfnisse zum Beispiel in der Regulation von Nähe und Distanz ausdrücken. BPSD können auch durch Umgebungsfaktoren wie Lärm, grelles Licht, erschwerte Orientierung, mangelnde Tagesstruktur oder fehlende Stimulation und Möglichkeit zu sinnvoller Beschäftigung ausgelöst werden. Auf Seiten des Pflegenden können ein negativer Kommunikationsstil, dysfunktionale Coping-Strategien, unrealistische Erwartungen und ein hohes Stressniveau BPSD beim Patienten auslösen oder verstärken.

Der für Verhaltenssymptomatik synonym verwendete Begriff „Verhaltensstörung" betont die patienten- und krankheitsbezogenen Aspekte ihrer Entstehung und Behandlung. In letzter Zeit wird immer häufiger der Begriff des **„herausfordernden Verhaltens"** verwendet, der die Interaktion zwischen dem Patienten und seiner Umgebung in den Vordergrund stellt. Die Herausforderung für das Umfeld besteht dabei darin, sich an den Patienten anzupassen, der infolge seiner Demenz die Fähigkeit verloren hat, sich seinerseits an sein Umfeld anzupassen. Die Herausforderung für die an der Versorgung eines Demenzpatienten beteiligten Personen besteht weiterhin darin herauszufinden, welches Bedürfnis oder Leiden der Patient mit seinem Verhalten ausdrückt und welche Faktoren aufseiten des Patienten, des Pflegenden oder der Umgebung das Auftreten der Symptome bedingen. Während die Möglichkeit einer rationalen verbalen Kommunikation immer weiter abnimmt, bleiben das emotionale Erleben und die Fähigkeit zur nonverbalen Kommunikation im Verlauf einer Demenz lange bestehen. Bei der Einschätzung des Befindens des Patienten gewinnt die Verhaltensbeobachtung, insbesondere der beobachtete nonverbale emotionale Ausdruck gegenüber anamnestischen verbalen Angaben an Bedeutung (➢ Abb. 18.4). Die Einschätzung einer möglichen Schmerzbelastung ist zum Beispiel mit der Skala zur Beurteilung von Schmerzen bei Demenz (BESD) oder dem *Pain Assessment in Impaired Cognition* (PAIC15; www.paic15.de) möglich.

Dieser Prozess wird als „verstehende Diagnostik" bezeichnet und ist Voraussetzung dafür, das jeweilige Bedürfnis zu befriedigen, das jeweilige Leiden zu lindern und auslösende Faktoren auszuschalten.

MERKE

Nicht immer gelingt es, auslösende Faktoren für BPSD zu identifizieren. Dann bleibt nur, sie als Bestandteile der Krankheit zu akzeptieren und nötigenfalls symptomatisch zu behandeln (s. u.).

Behandlung

Patientenbezogene Behandlungsansätze sind neben verhaltenstherapeutischen Interventionen zum Beispiel Validation, Aromatherapie, basale Stimulation, Musiktherapie und Bewegungsförderung. Eine zentrale Rolle spielt die Kommunikation mit dem Patienten (➢ Tab. 18.6).

Tab. 18.6 Kommunikation mit kognitiv eingeschränkten Menschen – Praxistipps zum Anwenden und Weitergeben

Kommunikationsebenen	Beachten Sie die drei Ebenen der Kommunikation: • Verbale Kommunikation = Sprache • Paraverbale Kommunikation = Stimmklang, Tempo, Tonfall, Prosodie etc. • Nonverbale Kommunikation = Körpersprache Tun Sie dies beim Patienten und bei sich selbst.
Synchronie	Achten Sie auf Kongruenz Ihres verbalen und nonverbalen Ausdrucks. Dadurch verstärken Sie Ihre Ausdruckskraft und Eindeutigkeit.
Grundhaltung	Nehmen Sie eine validierende Grundhaltung ein. Erkennen Sie die durch die Erkrankung veränderte Sichtweise des Patienten an und versuchen Sie nicht, diese zu korrigieren. Konfrontieren Sie den Patienten nicht mit seinen Defiziten. Dadurch ersparen Sie ihm Verunsicherungen und Kränkungen und vermeiden Konflikte und Auseinandersetzungen mit ihm.
Sprache	Sprechen Sie in einfachen Sätzen und allgemeinverständlichen Wörtern. Teilen Sie Informationen in „kleinen Portionen" mit. Dadurch kompensieren Sie Einschränkungen des Sprachverständnisses und des Gedächtnisses des Patienten.
Sprechen	Sprechen Sie langsam und deutlich; sprechen Sie freundlich, angemessen laut, moduliert und mit eher tiefer Stimme. Dadurch nutzen Sie Ihre paraverbale Ausdruckskraft und kompensieren kognitive und sensorische Defizite des Patienten. Vermeiden Sie Parentese.
Fragen	Stellen Sie einfache, geschlossene Fragen, die mit „Ja" oder „Nein" beantwortet werden können. Dadurch erleichtern Sie es dem Patienten, Entscheidungen zu treffen, und erhalten validere Antworten.
Blickkontakt	Bemühen Sie sich, Blickkontakt mit dem Patienten aufzunehmen und zu halten. Dadurch fördern Sie Aufmerksamkeit und Konzentration und knüpfen ein persönliches Band mit dem Patienten.
Körpersprache	Achten Sie auf Mimik, Gestik und Körperhaltung des Patienten. So können Sie die Emotionen des Patienten „lesen" und nonverbale Botschaften verstehen. Setzen Sie Ihre eigene Körpersprache gezielt, aber natürlich ein. Dadurch erreichen Sie den Patienten auf einer emotionaleren Ebene und verstärken Ihre Ausdruckskraft.
Berührung	Setzen Sie Berührung angemessen ein. Dadurch können Sie bewirken, dass der Patient mit Demenz aufmerksamer und kommunikativer wird. Sie helfen ihm damit, sich auf gemeinsame Handlungen zu konzentrieren und Aktivitäten zu bewältigen. Respektieren Sie die Intimsphäre des Patienten.

Depression bei beginnender Demenz

Bei prädemenziellen Syndromen oder im Stadium einer leichten Demenz kann eine psychotherapeutische Behandlung den Prozess der Krankheitsverarbeitung unterstützen und zur Besserung von in dieser Phase häufig auftretenden reaktiven, ängstlichen oder depressiven Zustandsbildern beitragen.

Ziele einer Psychotherapie können unter anderem sein, das Selbstwertgefühl zu stützen, Gefühle von Hilflosigkeit und Abhängigkeit abzumildern, Einstellungen, Gefühle und Beziehungen zu sich selbst bzw. zu Angehörigen zu klären, Defizite zu akzeptieren und zu bewältigen, Ressourcen, Interessen, Aktivitäten und Beziehungen zu fördern und eine emotionale Stabilisierung zu erreichen.

Die Anwendbarkeit kognitiv-verhaltenstherapeutischer Methoden ist durch das Voranschreiten der kognitiven Defizite limitiert. Bei mittelschwerer Demenz können Verfahren wie die *Problem Adaptation Therapy* (PATH, Kiosses et al. 2015), bei denen Strukturierung der häuslichen Umgebung und der Einsatz von Gedächtnis und Orientierungshilfen im Mittelpunkt stehen, nicht nur zu einer Reduktion der funktionellen Beeinträchtigung, sondern auch der depressiven Symptomatik führen. Auch der Einsatz der klassischen Entspannungsverfahren kann hilfreich sein. Bewegungstherapeutische und verschiedene weitere Angebote, v. a. in der Gruppe, können die Symptome einer Depression im Rahmen einer Demenz lindern (Watt et al. 2021).

Aromatherapie

Bei Patienten mit mittelgradiger bis schwerer Demenz kann Aromatherapie leichte positive Effekte auf Verhaltenssymptome allgemein und insbesondere auf Agitation haben. Die Aromatherapie kann durch Vernebelung von Lavendelöl oder durch Hautmassage mit Melissenöl erfolgen. Dabei wird die Behandlung mit Aspekten der basalen Stimulation kombiniert. Auch das Anbieten bevorzugter Nahrung, bei Demenz oft zunehmend gerne Süßes, kann sich beruhigend auf den Patienten auswirken und sein Wohlbefinden steigern. Patienten, die rauchen, sollten Gelegenheit zum Rauchen haben.

Musiktherapie

Passive oder rezeptive Musiktherapie sollte individualisiert durch Vorspielen von **persönlich bevorzugter und biografisch positiv besetzter Musik** erfolgen und kann eine leichte Besserung von Aggressivität und Agitation bewirken. Aktive Musiktherapie im Einzelsetting oder in der Gruppe in Form von Singen, dem Spielen eines Instruments oder von Bewegung zur Musik kann BPSD, insbesondere Angst, lindern. Musiktherapie kann sich auch positiv auf kognitive Funktionen auswirken.

Bewegungsförderung

Bewegungsförderung, kombiniert mit Musik, als Tanzen, im Rahmen eines strukturierten Programms zum Bewegungstraining oder in Form von regelmäßigen langsamen Spaziergängen kann positive Effekte auf die funktionelle und kognitive Leistungsfähigkeit und auf BPSD haben.

Bewegungsdrang, ungerichtet als Umherlaufen oder zielgerichtet als Hin- oder Weglauftendenz, kann eine **wichtige Funktion im Abbau innerer Spannung und Unruhe** haben. Der Patient sollte die Möglichkeit haben, in einem ausreichend beschützten Rahmen seinem Bewegungsdrang nachzugehen. Auf Maßnahmen wie körpernahe Fixierungen, aber auch auf medikamentöse Sedierung, die den Patienten daran hindern, sich zu bewegen, sollte so weit wie möglich verzichtet werden.

Umgebungsanpassung

Die Anpassung der Umgebung an die Defizite und Bedürfnisse des Patienten kann ebenfalls einen wichtigen Beitrag zur Linderung von BPSD leisten. Klar strukturierte „ablesbare" Räume mit ausreichenden Farb- und Leuchtdichtekontrasten, redundanten Orientierungshilfen, Lärmfreiheit und eine feste Ordnung, in der jedes von möglichst wenigen Dingen seinen festen Platz hat, geben genauso Sicherheit wie die Ausschaltung von Gefahrenquellen. Dasselbe gilt für feste Routinen, Tagesstruktur und ausreichende Möglichkeiten zu sinnvoller, anregender Beschäftigung im Rahmen der noch vorhandenen Ressourcen. Diese Punkte, genauso wie helle Beleuchtung am Tag und ausreichende Abdunkelung in der Nacht, können auch zur Stabilisierung des zirkadianen Rhythmus beitragen.

Ansätze beim Pflegenden

Es gibt verschiedene Programme zur Steigerung der Kompetenz des Pflegenden im Umgang mit problematischen Situationen in der Versorgung eines Demenzpatienten. Dazu zählen unter anderem *Care of Persons with Dementia in their Environment* (COPE) und *Advancing Caregiver Training* (ACT). Das Training der Pflegenden wirkt sich nicht nur positiv auf deren Wohlbefinden aus, sondern reduziert auch signifikant das Auftreten von Verhaltenssymptomen bei den Patienten. Umfassende Aufklärung über die Krankheit des Patienten, die Korrektur von unrealistischen Erwartungen an den Patienten und eine Verbesserung der Interaktion und Kommunikation mit dem Patienten können einen wichtigen Beitrag zur Konfliktvermeidung und -deeskalation leisten. Auch Humor ist ein guter Ratgeber im Umgang mit herausforderndem Verhalten.

Es gibt keine Patentlösungen für die Behandlung von BPSD. Zahlreiche Leitlinien nennen nicht-pharmakologische Maßnahmen als Therapie der ersten Wahl. Sie sollten den Patienten, den Pflegenden und die Umgebung berücksichtigen. Solche Maßnahmen können den Bedarf einer psychopharmakologischen Behandlung deutlich senken.

MERKE

Alle nicht-pharmakologischen und pharmakologischen Behandlungsansätze sollen im Verlauf immer wieder hinsichtlich ihrer Wirksamkeit auf die Zielsymptomatik evaluiert, auf Verträglichkeit geprüft und nötigenfalls angepasst werden.

Eine ausführliche Darstellung von BPSD und den Möglichkeiten ihrer Behandlung bieten die *IPA Complete Guides to Behavioral and Psychological Symptoms of Dementia* (BPSD; www.ipa-online.org/UserFiles/file/IPA_BPSD_Specialists_Complete_Guide_Online_2015_Final.pdf)

MERKE

Medikamente sollten in der Behandlung von BPSD nur dann zum Einsatz kommen, wenn nicht medikamentöse Maßnahmen keinen Erfolg gebracht haben oder eine Akutsituation eine schnelle Symptomkontrolle notwendig macht.

Das kann der Fall sein bei einer schweren Depression, einer belastenden psychotischen Symptomatik oder Fremdgefährdung durch aggressives Verhalten. Der Einsatz von Medikamenten dient dem Wohl des Patienten, entweder unmittelbar dadurch, dass er von belastenden Symptomen befreit wird, oder mittelbar dadurch, dass seine Versorgbarkeit sichergestellt wird.

MERKE

Störungen von Arbeitsabläufen und Organisationsstrukturen an der Versorgung von Demenzpatienten beteiligter Einrichtungen durch BPSD sollten keine Indikation für eine psychopharmakologische Behandlung darstellen.

Das bloße Vorhandensein eines Symptoms ist noch kein Grund für eine Behandlung. Entscheidend ist der Leidensdruck.

Einige BPSD, wie Aggressivität, Agitation oder psychotische Symptome, können medikamentös relativ gut behandelt werden, während Symptome wie Rufen, Umherwandern, Verweigerung von pflegerischen Maßnahmen oder Disinhibition sich kaum durch Medikamente beeinflussen lassen.

CAVE

Hohe Dosen von Psychopharmaka, insbesondere von Neuroleptika und Kombinationen mehrerer solcher Medikamente, die bei Demenzpatienten immer wieder anzutreffen sind, mögen in manchen Fällen notwendig sein, sind aber oft Ausdruck des frustranen Versuchs, Symptome psychopharmakologisch zu behandeln, die auf eine solche Behandlung nicht ansprechen. Der Wirkungslosigkeit der Behandlung stehen teilweise erhebliche Risiken und Nebenwirkungen gegenüber. Dann kann ein konsequentes Auswaschen der Medikamente unter kontrollierten Bedingungen die Situation des Patienten unter Umständen deutlich verbessern.

Bei der Auswahl von Medikamenten sollte wegen des bei Demenzpatienten ohnehin schon bestehenden cholinergen Defizits auf anticholinerge Medikamente mit ihrer delirogenen Potenz und ihren möglichen negativen Einflüssen auf kognitive Funktionen so weit wie möglich verzichtet werden. Medikamentöse Sedierung sollte auf ein Minimum beschränkt bleiben, da sie die kognitive Leistung negativ beeinflussen und das Risiko von Stürzen erhöhen kann. Patienten und rechtliche Vertreter müssen über die Risiken der jeweiligen Medikamente aufgeklärt werden. Für die Behandlung kommen verschiedene Substanzklassen infrage.

Antidementiva

Die Behandlung mit Antidementiva wirkt dem Auftreten von BPSD entgegen. AchE-I können bei leichter bis mittelschwerer AD Verhaltenssymptome günstig beeinflussen. Memantin kann leichte positive Effekte bei mittelgradiger bis schwerer Demenz haben. Allerdings hat der gezielte Einsatz dieser Medikamente eigens zur Behandlung von BPSD wenig Aussicht auf Erfolg. Möglicherweise können AchE-I bei den Lewy-Body-assoziierten Demenzen optische Halluzinationen, die mit dem dort bestehenden cholinergen Defizit in Verbindung gebracht werden, lindern. Bei ratloser Affektlage können sie zur Stabilisierung der Stimmung beitragen.

Antipsychotika

Antipsychotika sind sicherlich die effektivsten Medikamente zur Behandlung von agitierten und aggressiven Verhaltenssymptomen und psychotischem Erleben bei Demenzen. Sie können auch eingesetzt werden, wenn diese im Rahmen eines Delirs auftreten. Trotzdem ist ihre Wirksamkeit begrenzt und ihre Anwendung mit Risiken und Nebenwirkungen behaftet. Es werden Substanzen mit möglichst geringen anticholinergen und extrapyramidalen Nebenwirkungen eingesetzt, die auch flüssig verabreicht werden können (➤ Tab. 18.7). Die Behandlung erfolgt in aller Regel *off-label*. Risperidon ist als Substanz mit der breitesten Wirksamkeit, dem höchsten Evidenzgrad und einer

Tab. 18.7 Antipsychotika zur Behandlung von BPSD im Vergleich

Substanz	Dosierung	Besonderheiten
Aripiprazol	2,5–15 mg/Tag 1 ×/Tag.	Weniger hypokinetisch-rigide EPS, dafür aber Akathisie und verstärkter Tremor möglich. Analog zum erfolgreichen Einsatz in der Behandlung von Tic-Störungen bei Stereotypien einen Versuch wert. Wirksam gegen Agitation und Aggression, etwas schwächere Datenlage für die Behandlung von psychotischen Symptomen.
Clozapin	12,5–50 mg/Tag 1–2 ×/Tag.	Anticholinerge Eigenschaften, aber kein EPS-Risiko. Deshalb zur Behandlung von Halluzinationen im Rahmen von Demenzen bei Lewy-Body-Krankheiten geeignet. Einsatz nur bei guter Compliance bezüglich regelmäßiger Blutbild-Kontrollen möglich.
Haloperidol	0,5–3 mg/Tag 1–2 ×/Tag.	Wirksam gegen Aggressivität, auch bei Delir einsetzbar. Hohes EPS-Potenzial. Größte Steigerung der Mortalität.
Melperon	12,5–100 mg/Tag 1–4 ×/Tag.	Niederpotentes Neuroleptikum mit guter extrapyramidaler Verträglichkeit. Keine Senkung, eher Hebung der Krampfschwelle. Zulassung zur Behandlung von Schlafstörungen, Verwirrtheitszuständen und zur Dämpfung von psychomotorischer Unruhe und Erregungszuständen u. a. bei organisch bedingter Demenz. Klinische Effekte und Einsatz ähnlich wie bei Pipamperon, wenn auch etwas schwächer. Bei kürzerer HWZ (6 Stunden) und schnellerer Anflutung (maximaler Plasmaspiegel nach 1–1,5 Stunden) besser steuerbar. Vor Behandlungsbeginn Untersuchung von Leberwerten und Differenzialblutbild. Blutbildveränderungen, in Einzelfällen Agranulozytose möglich.
Pipamperon	Einzeldosen von 10–40 mg, Tagesdosen bis 80 mg, in Ausnahmefällen bis maximal 120 mg. Größte Einzeldosis normalerweise am Abend oder zur Nacht. Bei im Verlauf des Nachmittags aufkommenden Unruhezuständen erste Dosis bereits vor Beginn der Symptomatik. 1–4 ×/Tag.	Gute extrapyramidale Verträglichkeit. Weitgehend fehlende Studiendaten, aber weitreichende Erfahrung mit dem Einsatz in der Behandlung von Demenzpatienten. Beruhigend bei reizoffenen Patienten, die durch insbesondere sich gegen Abend steigernde psychomotorische Unruhe belastet oder nicht mehr versorgbar sind. Als Bedarfsmedikation bei Unruhezuständen geeignet. Limitierende Nebenwirkungen sind übermäßige Sedierung, hypotone Kreislaufreaktionen und Ödeme. Die Aufdosierung sollte unter Blutdruckkontrollen erfolgen. Langsame Pharmakokinetik mit maximalem Plasmaspiegel nach 2 Stunden und HWZ von 17 Stunden.

Tab. 18.7 Antipsychotika zur Behandlung von BPSD im Vergleich *(Forts.)*

Substanz	Dosierung	Besonderheiten
Prothipendyl	40–80 mg in Einzelfällen bis 160 mg, 1–2 ×/Tag zur/in der Nacht.	Niederpotentes Neuroleptikum mit geringem EPS-Risiko und geringen anticholinergen Eigenschaften im typischen Dosisbereich. Als Schlafmittel mit kurzer HWZ (2–3 Stunden) und ohne Kumulations- und Abhängigkeitsgefahr geeignet. Bei Lungenerkrankungen Verschlechterung der respiratorischen Situation möglich. Hypotone Kreislaufreaktionen mit Orthostase möglich.
Quetiapin	12,5–200 mg/Tag 1–4 ×/Tag, auch in retardierter Galenik für einmal tägliche Gabe am Abend oder zur Nacht.	Selber nicht anticholinerg, aber anticholinerger Metabolit, kaum EPS, deshalb auch für die Behandlung von BPSD im Rahmen von Demenzen bei Lewy-Body-Krankheiten geeignet (Dosierung bis 100 mg/Tag). Vergleichsweise geringe Steigerung der Mortalität. Wirksam gegen Agitation, in Metaanalysen weniger klar abgesichert als etwa Risperidon oder Aripiprazol wegen heterogener und deshalb schwer vergleichbarer Studien. Niedrige Dosen auch als Bedarfsmedikation geeignet.
Risperidon	0,5–2 mg/Tag, 2 ×/Tag.	Antipsychotikum mit der besten Evidenzlage und breitesten Zulassung zur Behandlung von BPSD. Medikament der ersten Wahl bei nicht ausreichender Wirksamkeit nicht medikamentöser Maßnahmen. Wirksam gegen Aggressivität und psychotische Symptome (Zulassung für 1–6-wöchige Behandlung von anhaltender Aggression im Rahmen einer mittelgradigen bis schweren AD, die auf nicht medikamentöse Maßnahmen nicht anspricht und mit einem Gefährdungsrisiko einhergeht), auch wirksam gegen Agitation, repetitive Bewegungen und zielloses Umhergehen. Unabhängig vom Schweregrad der Demenz und den sedierenden Eigenschaften wirksam. Relativ hohes EPS-Potenzial.
Tiaprid	100–300 mg/Tag, selten bis 600 mg/Tag.	Keine Sedierung, keine kognitiven Nachteile, wenig EPS. Bei Laufunruhe, Schreien, Stereotypien, Automatismen positive Erfahrungen.
Zuclopenthixol	2–6 mg/Tag in Ausnahmefällen auch höhere Dosen 2 ×/Tag. Auch als Kurzdepot mit Wirkdauer von 3 Tagen.	Mittelpotentes Neuroleptikum mit geringen anticholinergen Eigenschaften. Reservemedikament bei mit anderen Mitteln nicht beherrschbaren aggressiven Verhaltenssymptomen. Differenzialblutbild vor Behandlungsbeginn wegen möglicher Blutbildungsstörungen durch das Medikament.

Weitere Informationen zu den einzelnen Medikamenten und ihrer Anwendung, insbesondere auch zu Risiken, Nebenwirkungen und Kontraindikationen, sind in den jeweiligen Fachinformationen verfügbar. Die angegebenen Dosen sind, soweit nicht anders ausgewiesen, typische Tagesgesamtdosen, die auf die angegebenen Dosierungszeitpunkte verteilt werden.

Zulassung in der Behandlung von BPSD Mittel der ersten Wahl. Für Aripiprazol ist die Datenlage ebenfalls gut. Haloperidol kann als evidenzbasierte Behandlung von Aggressivität eingesetzt werden.

Für Quetiapin ist ein solcher Effekt weniger klar, was im Zusammenhang mit methodisch heterogenen Studien steht. Die Effektstärken im Vergleich zu Placebo sind insgesamt klein.

PRAXISTIPP

Niederpotente klassische Antipsychotika haben sich in der Behandlung von unruhigen Verhaltenssymptomen bewährt, allerdings entspricht die spärliche Studienlage nicht den modernen Standards der evidenzbasierten Medizin. Für Melperon gibt es eine Zulassung in der Behandlung von psychomotorischer Unruhe und Erregungszuständen bei organisch bedingter Demenz.

18

CAVE

Setzen Sie möglichst keine Substanzen mit relevanten anticholinergen Eigenschaften ein und vermeiden Sie so eine Verstärkung des ohnehin bei den meisten Demenzen vorhandenen cholinergen Defizits. Das gilt auch für Olanzapin. Sedierung, orthostatische Hypotonie, QTc-Zeit-Verlängerung und extrapyramidalmotorische Nebenwirkungen, auch in Form eines Pleurothotonus (Pisa-Syndrom), können den Einsatz von Antipsychotika limitieren. Es besteht die Gefahr von Stürzen.

Der Einsatz von Antipsychotika ist mit einem breiten Spektrum an gesundheitlichen Risiken assoziiert (Mok et al. 2024). Unter Behandlung mit Antipsychotika kann der kognitive Abbau beschleunigt sein. Aus ungeklärten Gründen ist das Risiko von Demenzpatienten, unter Behandlung mit jedweden Antipsychotika einen Schlaganfall zu erleiden, etwa verdoppelt, das Sterberisiko insgesamt etwa vereineinhalbfacht. Das betrifft insbesondere die ersten Wochen der Behandlung, hält aber grundsätzlich über den gesamten Verlauf der Behandlung an. Dabei scheint Haloperidol toxischer als Risperidon und dieses wiederum toxischer als Quetiapin zu sein (Kales et al. 2012). Dabei ist zu berücksichtigen, dass bereits die Symptome wie Agitation und psychotisches Erleben, zu deren Behandlung Antipsychotika eingesetzt werden, mit einer erhöhten Mortalität und einer schlechteren Prognose einhergehen, was das mit dem Einsatz von Antipsychotika verbundene erhöhte Risiko zumindest teilweise erklärt (Lopez et al. 2013).

Die Behandlung soll mit der geringstmöglichen Dosis und über einen möglichst kurzen Zeitraum erfolgen und bezüglich Erfolg und Verträglichkeit engmaschig kontrolliert werden. Abgesehen von unspezifischen und nur bedingt erwünschten sedierenden Effekten, die meist rasch eintreten, benötigen die von diesen unabhängigen spezifischen Effekte in der Regel einige Tage, bis sie sich entfalten.

PRAXISTIPP

Nach 1 bis 2 Wochen sollten sich erste positive Effekte zeigen. Bleiben diese aus, ist ein befriedigendes Ansprechen auch im weiteren Verlauf nicht zu erwarten und Sie sollten die Therapie umstellen (Yoshida et al. 2017). Eine Beobachtungszeit von 10 Tagen auf einer adäquaten Dosis sollten Sie bei gegebener Verträglichkeit immer einhalten, bevor Sie auf ein neues Medikament umstellen oder ein zweites ergänzen. Vermeiden Sie schnelle Wechsel von einem Medikament zum nächsten, frühzeitige Überschreitungen des üblichen Dosierungsrahmens und Kombinationen mehrerer Medikamente.

BPSD können vorübergehend oder dauerhaft vorhanden sein. Dementsprechend soll besonders bei der mit Risiken und Nebenwirkungen behafteten medikamentösen Behandlung insbesondere mit Antipsychotika, sinnvollerweise in Intervallen von etwa 3 Monaten, die Notwendigkeit einer Weiterbehandlung anhand eines Reduktions- bzw. Auslassversuchs evaluiert werden. Es ist durchaus möglich, dass unter Behandlung einmal remittierte Symptome nach Absetzen der Behandlung nicht wieder auftreten. Allerdings muss vor allem bei schwerer Symptomatik mit einem Wiederauftreten gerechnet und das damit verbundene Risiko bei der langfristigen Behandlungsplanung berücksichtigt werden (Declercq et al. 2013).

CAVE

Bei Lewy-Body-assoziierten Demenzen befinden Sie sich oftmals in einem therapeutischen Dilemma: Die Behandlung der extrapyramidalmotorischen Symptome mit dopaminergen Substanzen kann das Auftreten von Halluzinationen begünstigen. Die Behandlung von Halluzinationen mit Antipsychotika kann durch die besondere Sensitivität der Patienten gegenüber diesen Medikamenten zu schweren extrapyramidalmotorischen Nebenwirkungen bis hin zum malignen neuroleptischen Syndrom führen.

Die Halluzinationen bei Lewy-Body-assoziierten Demenzen stehen im Zusammenhang mit dem bei diesen Krankheiten ausgeprägten cholinergen Defizit. Die Notwendigkeit der Behandlung der Halluzinationen ergibt sich nicht allein aus ihrem Auftreten, sondern vor allem aus einem möglicherweise von ihnen ausgehenden Leidensdruck. Die Behandlung besteht, wenn möglich

- in einer Reduktion der Parkinson-Medikation (1. Absetzen der Anticholinergika; 2. Reduktion oder Absetzen von Dopaminagonisten; 3. Reduktion von Levodopa-/Dopa-Decarboxylasehemmern auf die kleinste wirksame Dosierung),
- in der Gabe eines AchE-I und
- zur Not in der niedrig dosierten Gabe eines Neuroleptikums mit ausgezeichneter extrapyramidaler Verträglichkeit (Clozapin bis 50 mg/Tag; Quetiapin bis 100 mg/Tag; Mosimann 2005b).

Antidepressiva

Die Datenlage zur Wirksamkeit von Antidepressiva gegen depressive Symptome bei Demenz ist gemischt. Das gilt auch für die Auswirkung einer medikamentösen antidepressiven Therapie auf die kognitiven Funktionen bei Menschen mit Demenz. Der Einsatz, der mit Nebenwirkungen behaftet sein kann, sollte deshalb nur nach sorgfältiger Indikationsstellung und unter kontinuierlicher Beobachtung von Wirksamkeit und Verträglichkeit erfolgen bzw. fortgesetzt werden. Wegen ihrer anticholinergen Eigenschaften und dem damit verbundenen Nebenwirkungsprofil sollten trizyklische Antidepressiva bei Demenzpatienten nicht eingesetzt werden. Am ehesten kann eine Behandlung mit Antidepressiva im frühen Stadien der demenziellen Entwicklung erwogen werden, wenn eine klare depressive Symptomatik vorliegt, die sich von der allgemeinen Demenzsymptomatik abgrenzen lässt und die Lebensqualität und Alltagskompetenz beeinträchtigt. Auch erfolgreiche medikamentöse Behandlungen depressiver Episoden über die Lebensspanne sprechen im Einzelfall für den Einsatz von Antidepressiva in der Behandlung einer Depression bei Demenz.

Überzeugender ist die Wirksamkeit von SSRI in der Behandlung von Agitation vor allem bei leichterer Ausprägung in früheren Stadien der Demenz. Dies konnte insbesondere für Citalopram gezeigt werden *(CitAD Study)*.

CAVE

Wegen Dosisbeschränkungen bei älteren Patienten und weitreichenden Kontraindikationen in der Kombination der Substanz mit anderen Medikamenten im Zusammenhang mit verlängernden Effekten auf die QTc-Zeit ist der Einsatz von Citalopram stark limitiert. Sertralin, für welches auch positive Effekte auf Agitation dokumentiert sind, ist eine Alternative.

Agomelatin kann unter Umständen Apathie günstig beeinflussen. Niedrige Dosen von Mirtazapin oder Trazodon können zur Nacht bei Schlafstörungen verabreicht werden. Trazodon kann auch bei Unruhezuständen, insbesondere bei gedrückter, weinerlicher Affektlage hilfreich sein.

Benzodiazepine

Benzodiazepine sollten im Kontext von Demenz-Erkrankungen nur in Ausnahmefällen zur Beherrschung von akuten Krisen bei Versagen anderer Maßnahmen eingesetzt werden. Ihr Nebenwirkungsprofil mit übermäßiger Sedierung, Koordinationsstörungen, Schwindel, Sturzneigung, kognitiver Verschlechterung, Atemdepression, Gewöhnungseffekten und gelegentlich paradoxen Reaktionen kann zu einer Gefährdung des Patienten führen. Infrage kommen kleine Dosen von Lorazepam und Oxazepam.

Mangels Studiendaten ist eine evidenzbasierte Empfehlung zum Einsatz von Hypnotika bei Demenzpatienten nicht möglich. Benzodiazepine und die ihnen nahestehenden Z-Substanzen können zur Behandlung von Schlafstörungen eingesetzt werden, wenn diese für den Patienten oder Pflegenden eine erhebliche Belastung darstellen und auf Maßnahmen der Schlafhygiene nicht ausreichend angesprochen haben.

Die bei Lewy-Body-Krankheit häufig bereits lange vor motorischen oder kognitiven Symptomen auftretenden REM-Schlaf-Verhaltensstörungen können bei den meisten Patienten mit einer niedrigen Dosis Clonazepam behandelt werden. Die Wirkung tritt in der Regel innerhalb von 2 Wochen ein.

Analgetika, Antikonvulsiva und andere Substanzen

MERKE

Schmerzen sind häufige Auslöser von agitierten Verhaltenssymptomen. Die vergleichsweise spärliche Verschreibung von Analgetika an Demenzpatienten legt nahe, dass Schmerzen bei ihnen oft unerkannt und unbehandelt bleiben. Die Gabe von Analgetika kann agitierte Verhaltenssymptome günstig beeinflussen.

Das kann als Beweis *ex juvantibus* für die Rolle von Schmerzen in der Entstehung und Aufrechterhaltung der Symptomatik interpretiert werden (Husebo et al. 2016). Allerdings haben viele Schmerzmedikamente, insbesondere Opioide und Pregabalin, auch dämpfende und anxiolytische Effekte, die unabhängig von einer analgetischen Wirkung zu einer Linderung von Agitation beitragen können. Niedrige Dosen von Pregabalin können auch bei einigen Patienten mit Schrei-Symptomatik, insbesondere bei ängstlicher Affektlage, hilfreich sein. Für die Schmerzbehandlung bei Demenzpatienten gelten die **allgemeinen Prinzipien der Schmerztherapie** bei älteren Menschen bei besonderem Augenmerk auf die **Vermeidung von delirogenen Substanzen.** Analgetika sollten auch bei Demenzpatienten nicht ohne Anhaltspunkte für eine Schmerzbelastung gegeben werden.

Unter Berücksichtigung aller Nebenwirkungen und Arzneimittelinteraktionen kann Carbamazepin als Reservemedikament bei Versagen anderer Mittel in der Behandlung von Agitation und Aggression eingesetzt werden.

Bei Apathie kann eine Behandlung mit Methylphenidat in Erwägung gezogen werden, wenn es die kardiale Situation erlaubt. In der Behandlung von Schlafstörungen und Störungen der zirkadianen Rhythmik kann der Einsatz von dualen Orexinrezeptor-Antagonisten wie dem hier verfügbaren Daridorexant von Nutzen sein.

Experimentelle Ansätze zur Behandlung von Aggressivität und Agitation bei Demenz umfassen unter anderem Prazosin, Dextromethorphan/Chinidin, Melatonin-Agonisten und Δ9-Tetrahydrocannabinol.

18.2.5 Versorgungsaspekte

Die Versorgung von Patienten mit Demenz erfolgt unter Einbeziehung der pflegenden Angehörigen. Sie ist interprofessionell und interdisziplinär und erstreckt sich entlang einer Versorgungskette, die von der hausärztlichen, psychiatrischen oder neurologischen Praxis über Angebote des Krankenhauses und der Komplementäreinrichtungen bis ins Pflegeheim reicht.

Sozialpädagogische Arbeit

Sozialpädagogische Arbeit im Zusammenhang mit Demenzen richtet sich großenteils an die Angehörigen der Betroffenen. Sie beinhaltet zum einen therapeutische Interventionen wie Unterstützung im Umgang mit der Diagnose, Auffangen von Schuldgefühlen und Psychoedukation; dabei spielen systemische Therapieansätze eine besondere Rolle. Zum anderen besteht die sozialpädagogische Arbeit in der praktischen Beratung zu rechtlichen und finanziellen Fragen, bezüglich Vorsorgevollmacht, Patientenverfügung und Einsetzung eines Betreuers. Bei Bedarf vermitteln Sozialpädagogen den Kontakt zu Komplementäreinrichtungen wie Tagesstätten oder Anbietern von Tagespflege. Sie helfen bei der Beantragung eines Pflegegrads und beraten im Hinblick auf einen möglichen Umzug des Patienten in ein Pflegeheim. Dabei unterstützen sie bei der Vorauswahl oder vermitteln einen Platz. Der Sozialdienst bietet selbst Angehörigen- und Selbsthilfegruppen an und vermittelt den Kontakt zu Selbst- und Angehörigenhilfsorganisationen. Dazu zählen insbesondere die deutsche Alzheimer-Gesellschaft (https://www.deutsche-alzheimer.de/) und ihre Entsprechungen in der Schweiz (http://www.alz.ch/) und in Österreich (http://www.alzheimergesellschaft.at/) sowie die jeweiligen lokalen Alzheimer-Gesellschaften.

Pflegende Angehörige

Belastungen von Patienten und pflegenden Angehörigen bedingen sich gegenseitig. Pflegende Angehörige von Demenzpatienten haben selbst eine erhöhte psychische und somatische Morbidität und eine reduzierte Lebensqualität („Eine Krankheit, zwei Patienten"). Eine hohe Belastung des Angehörigen kann dazu beitragen, dass die Platzierung des Patienten in einem Pflegeheim notwendig wird. Die Belastung von Angehörigen kann mit Instrumenten wie der *Caregiver Burden Scale* (CBS) oder dem Berliner Inventar zur Angehörigenbelastung-Demenz (BIZA-D) erfasst werden.

MERKE

Wirksame therapeutische Interventionen beim Patienten kommen auch dem pflegenden Angehörigen zugute. Umgekehrt können Edukations- und Unterstützungsprogramme für Pflegende zur Besserung zum Beispiel von depressiven Symptomen bei Demenzpatienten beitragen.

Psychoedukative und kognitiv-verhaltenstherapeutische Interventionen mit Wissensvermittlung zur Erkrankung, Verbesserung der Kompetenz im Umgang mit Verhaltenssymptomen, Vermittlung von Bewältigungsstrategien und Entlastungsmöglichkeiten für die Angehörigen können deren Belastung reduzieren und so einen wichtigen Beitrag zur Prävention von psychischen und somatischen Erkrankungen als Folge der Pflegesituation leisten.

PRAXISTIPP

Fragen Sie den pflegenden Angehörigen, wie es ihm geht. Machen Sie ihm ein Behandlungsangebot.

Pflegende Angehörige können eine Angststörung, eine Depression oder psychosomatische Beschwerden entwickeln, denen unter anderem Überforderung und Konflikte im Zusammenhang mit der Pflegerolle, aggressive Emotionen und Impulse, narzisstische Krisen und komplizierte Trauerprozesse um den demenzkranken Angehörigen und die Beziehung zu ihm zugrunde liegen. Außerdem können Schuld- und Insuffizienzgefühle im Zusammenhang mit der Abgabe der Pflege an einen professionellen Pflegedienst oder an ein Pflegeheim auftreten. Eine psychiatrisch-psychotherapeutische Behandlung kann nötig werden. Angehörigen von Menschen mit Demenz sollte bereits bei leichter Depression oder bei Anpassungsstörung ein therapeutisches Angebot zum Beispiel in Form einer kognitiven Verhaltenstherapie in Kombination mit Beratung gemacht werden.

Pflegefachkräfte

Die Pflege eines Demenzpatienten ist nicht nur für pflegende Angehörige, sondern auch für professionelle, in einem ambulanten Pflegedienst, in einem Pflegeheim oder einem Krankenhaus tätige Pflegekräfte eine psychisch wie physisch sehr belastende Aufgabe. Insbesondere Patienten mit fortgeschrittener Demenz sind häufig unkooperativ, wenn pflegerische Handlungen an ihnen vorgenommen werden. Es sind oftmals Pflegesituationen, in denen sich agitierte und aggressive Verhaltenssymptome manifestieren. Letztere sind dabei häufig Folge situativer Verkennungen, in denen pflegerische Handlungen als unerwünschter Übergriff erlebt und verbal oder tätlich abgewehrt werden.

18

MERKE
Die Verweigerung einer pflegerischen Handlung, einer medizinischen Maßnahme oder von dargereichter Nahrung kann die letzte verbleibende Möglichkeit selbstbestimmten Handelns sein. Sie sollte unbedingt respektiert werden, solange die Konsequenzen der Verweigerung irgendwie tolerabel sind.

Der Pflegende befindet sich also auf einer Gratwanderung zwischen Respektieren des natürlichen Willens des Patienten und Sicherstellen einer pflegerischen Grundversorgung. Dabei sind professionell Pflegende nicht selten mit unrealistischen, durch ein Bild aus gesunden Tagen geprägten Erwartungen von Angehörigen an den Pflegezustand des Patienten konfrontiert.

PRAXISTIPP
Unterstützen Sie die Angehörigen darin, die Autonomie des Patienten zu respektieren und zu akzeptieren, dass er sich durch seine Krankheit verändert.

Den Pflegenden fällt neben den pflegerischen Aufgaben im engeren Sinne auch eine zentrale diagnostische und therapeutische Rolle zu. Sie betreiben großenteils die oben beschriebene „verstehende Diagnostik" von BPSD und müssen immer wieder Wege finden, problematische Situationen bei herausforderndem Verhalten aufzulösen. Informationen zur Biografie des Patienten werden großenteils von Pflegenden im Kontakt mit dem Patienten und seinen Angehörigen eingeholt. Kenntnis von persönlichen Vorlieben kann genauso helfen, beruhigend oder aufheiternd auf den Patienten einzuwirken, wie das Wissen um Aversionen oder frühere Traumata der Schlüssel zum Verständnis und zur Vermeidung kritischer Situationen sein kann. Auch die Kenntnis der sozialen Rollen des Patienten kann die Beziehungsgestaltung mit ihm und seinen Angehörigen erleichtern. Hohe Kompetenz in der Kommunikation mit kognitiv eingeschränkten Patienten bei gleichzeitiger Authentizität erleichtert den Umgang mit dem Patienten. Pflegekräfte im Krankenhaus oder Pflegeheim mit ihren professionellen Kenntnissen, Fertigkeiten und Erfahrungen und pflegende Angehörige mit ihrer engen Beziehung zu den Patienten, ihren Erfahrungen im Umgang mit ihnen und ihrer Kenntnis ihres Wesens sollten sich über die Versorgung der Patienten austauschen und sich in ihr unterstützen.

Krankenhaus und Pflegeheim

Eine Krankenhauseinweisung zu einer gerontopsychiatrischen Behandlung erfolgt in der Regel nicht wegen der kognitiven Symptomatik der Demenz, sondern wegen BPSD. Typische Gründe oder Zielsymptome einer stationären gerontopsychiatrischen Behandlung bei Demenz sind Tag-Nacht-Umkehr mit Somnolenz oder Apathie am Tag, Verkennung von Situationen oder Personen, in deren Folge notwendige Pflegemaßnahmen aggressiv abgewehrt werden, und optische Halluzinationen oder wahnhaftes Erleben, von denen ein Leidensdruck ausgeht. Außerdem können Schwierigkeiten bei der Nahrungs- und Flüssigkeitsaufnahme oder eine deutliche Verschlechterung des klinischen Gesamtbilds bis hin zu einem akuten Verwirrtheitszustand Anlass für eine Krankenhauseinweisung sein. Die Arbeitsdiagnose ist in der Regel ein „Delir bei Demenz". Die bloße Lösung oder Überbrückung eines Versorgungsproblems ist kein hinreichender Grund für einen Krankenhausaufenthalt.

MERKE

Überprüfen Sie, ob alle Alternativen zu einem Krankenhausaufenthalt ausgeschöpft sind. Gibt es die Möglichkeit einer aufsuchenden Behandlung? Verschaffen Sie sich Klarheit über das Ziel der Behandlung. Ist es realistisch?

Eine Krankenhausbehandlung ist für einen kognitiv eingeschränkten Patienten eine besondere Belastung. Das gilt nicht nur für Aufenthalte in einer somatischen Klinik für eine schlimmstenfalls operative Behandlung, bei der die Demenz nur als Nebendiagnose eine Rolle spielt, sondern auch für Aufenthalte in einer psychiatrischen Klinik, die wegen der Demenz erfolgen. Der Patient kommt aus seiner ihm bekannten Umgebung mit gewohnten Abläufen und vertrauten Personen in eine unbekannte Umgebung mit unbekannten Abläufen und fremden Personen. Hinzu kommen auf einer gerontopsychiatrischen Station die anderen Patienten, die aus ähnlichen Gründen dort sind und so zu einer gegenseitigen Verstärkung von Unruhe beitragen können. Deshalb kommt es zu Beginn der Behandlung dort oft zu einer weiteren Zunahme von unruhigen Verhaltenssymptomen, auch wenn das therapeutische Milieu und die Qualifikation des Behandlungsteams optimal darauf eingestellt sind, diesen entgegenzuwirken.

In einer solchen Akutsituation ist es manchmal unvermeidbar, den Algorithmus für die Behandlung von BPSD umzudrehen und mit einer pharmakologischen Behandlung zu beginnen. Nach einer Phase der Eingewöhnung kann diese oftmals wieder abgebaut und durch nicht medikamentöse Interventionen ersetzt werden.

PRAXISTIPP

Klären Sie Angehörige und gesetzliche Betreuer, die zu Recht erwarten, dass eine Krankenhausbehandlung zu einer Besserung der Symptome führt, über diese Zusammenhänge auf und beugen Sie so Enttäuschungen und Vorwürfen vor.

Unruhige Demenzpatienten, die umherwandern oder Hin- und Weglauftendenzen zeigen, benötigen einen beschützenden Versorgungsrahmen, der ihnen erlaubt, ihren Bewegungsdrang auszuleben, und ein absichtliches oder versehentliches Entweichen erschwert oder verhindert.

MERKE

Schaffen Sie die nötigen rechtlichen Voraussetzungen für den Aufenthalt, wenn Zweifel an der Freiwilligkeit des Patienten bestehen (➤ Kap. 8).

Auf körpernahe Fixierungen, aber auch medikamentöse Sedierung sollte so weit wie möglich verzichtet werden. Sie sind für den Patienten nicht nur belastend, sondern können auch innerhalb kurzer Zeit zu einer Dekonditionierung mit Verlust von Beweglichkeit, Muskelkraft und Koordination führen sowie das Auftreten von Komplikationen der Immobilität begünstigen. Programme wie Redufix (http://www.redufix.de/) oder der Werdenfelser Weg (http://werdenfelser-weg-original.de/) setzen sich für die Vermeidung von Fixierung ein. Es gibt eine Vielzahl von Möglichkeiten, Stürze und Sturzfolgen ohne Fixierung zu vermeiden, zum Beispiel der Einsatz von Bodenbetten, die in der Nacht so weit abgesenkt werden können, dass ein Sturz aus dem Bett ohne gravierende Folgen bleibt.

Manchmal sind Fixierungsmaßnahmen dennoch unvermeidbar, zum Beispiel, wenn der Patient sich durch unentwegtes Laufen körperlich vollkommen erschöpft, sich bei wiederholten Stürzen verletzt oder gänzlich unversorgbar ist. Aus hygienischer Sicht schwierige Behandlungssituationen können sich ergeben, wenn nicht absprachefähige, unruhige Patienten Träger von Problemkeimen (z. B. MRSA oder MRGN) sind. Bei der Belegung von Mehrbettzimmern sollte auf eine günstige Konstellation mit dem Nachbarn geachtet werden. Patienten mit aggressiven Verhaltenssymptomen sollten in einem Einzelzimmer untergebracht werden. Milieutherapeutische Aspekte wie zum Beispiel eine familienähnliche Esssituation können zur Verbesserung des Essverhaltens beitragen. Eine farbkontrastreiche Präsentation der Nahrung scheint ihre Aufnahme zu fördern.

MERKE
Bei der Entwicklung von Behandlungskonzepten im Krankenhaus ist darauf zu achten, dass sich diese auch auf die Anschlusssituation zu Hause oder im Pflegeheim übertragen lassen. Dazu sind eine realistische Einschätzung der dort verfügbaren Ressourcen und eine gute Überleitung notwendig.

Die Platzierung in einem Pflegeheim und das damit verbundene Delegieren von belastenden Interaktionen in der Pflege kann die Versorgung des Patienten verbessern, bisher pflegende Angehörige entlasten und dadurch auch die Qualität der Beziehung zwischen Patient und Angehörigem positiv beeinflussen. Bei Patienten, die keinen regelmäßigen Kontakt zu ihren Angehörigen oder überhaupt keine Angehörige haben, kann schon der Aufenthalt im Krankenhaus und später ein Wechsel in eine gemeinschaftliche Wohnform dazu führen, ihre Einsamkeit zu überwinden und zu einem sozial reicheren Leben zurückzufinden.

18

Entscheidungen am Lebensende

Die meisten Demenzen sind irreversible chronisch-progrediente Krankheiten. Patienten mit Demenz sterben nicht primär an ihrer demenziellen Erkrankung, sondern an Komplikationen wie Pneumonien, Herz-Kreislauf-Erkrankungen oder zerebrovaskulären Ereignissen. Aktuell existieren zwar valide Instrumente zur Schmerzerfassung bei Demenz (➤ Kap. 18.2.4), jedoch fehlen solche Instrumente für andere häufige belastende Symptome wie etwa Atemnot bei fortgeschrittener Demenz. Bei aktuell noch in den Anfängen stehenden krankheitsmodifizierenden Behandlungsmöglichkeiten stehen die Symptomkontrolle und die Linderung von aktuellem Leiden im Zentrum der therapeutischen Bemühungen um den Demenzpatienten. Diese grundsätzlich palliative Behandlungssituation sollte insbesondere bei Patienten mit fortgeschrittener, schwerer Demenz berücksichtigt werden, wenn es um die Indikationsstellung für potenziell belastende diagnostische und oder therapeutische Maßnahmen geht. Entscheidungen hierüber sollten individuell, geleitet vom natürlichen und mutmaßlichen Willen des Patienten, in möglichst breitem Konsens zwischen den Mitgliedern des Behandlungsteams, den Angehörigen und gesetzlichen Betreuern sowie im Einklang mit etwaigen prämorbid verfassten Verfügungen gefällt werden (➤ Kap. 6). Insbesondere verschieden Formen der künstlichen Ernährung über Magensonde oder perkutane endoskopische Gastrostomie (PEG) sollten bei fortgeschritten dementen Patienten in aller Regel vermieden werden, da sie keine günstigen Effekt auf den Leidensdruck, die Lebensqualität, den klinischen Verlauf oder die Prognose quo ad vitam haben. Zur Verbesserung der Lebensqualität von Menschen mit fortgeschrittener Demenz sollten die allgemeinen nichtmedikamentösen und medikamentösen Maßnahmen der Palliativversorgung zur Linderung der Belastung durch Schmerzen, Dyspnoe und Schluckstörungen ergriffen werden.

LITERATUR

Banerjee S et al. (2011). Sertraline or mirtazapine for depression in dementia (HTA-SADD): A randomised, multicentre, double-blind, placebo-controlled trial. Lancet. 378: 403–411.

Cummings J et al. (2023). Lecanemab: Appropriate Use Recommendations. J Prev Alzheimers Dis. 10: 362–377.

Declercq T et al. (2013). Withdrawal versus continuation of chronic antipsychotic drugs for behavioural and psychological symptoms in older people with dementia. Cochrane Database Syst Rev. 3: CD007726.

Fereshtehnejad SM, Yao C, Pelletier A, Montplaisir JY, Gagnon JF, Postuma RB (2019). Evolution of prodromal Parkinson's disease and dementia with Lewy bodies: a prospective study. Brain. 142(7): 2051–2067.

Gill SS et al. (2009). Syncope and its consequences in patients with dementia receiving cholinesterase inhibitors: A population-based cohort study. Arch Intern Med. 169: 867–73.

Hagger-Johnson G et al. (2013). Combined impact of smoking and heavy alcohol use on cognitive decline in early old age: Whitehall II prospective cohort study. Br J Psychiatry. 203: 120–125.

Hampel H et al. (2022) The AT(N) system for describing biological changes in Alzheimer's disease: a plain language summary. Neurodegener Dis Manag. 2022 Oct;12(5):231–239.

Helmchen H (2015). Forschung mit Menschen mit Demenz? Nervenarzt. 86: 1140–1147.

Hogan DB (2014). Long-term efficacy and toxicity of cholinesterase inhibitors in the treatment of Alzheimer disease. Can J Psychiatry. 59(12): 618–23.

Howard R et al. (2015). Nursing home placement in the Donepezil and Memantine in Moderate to Severe Alzheimer's Disease (DOMINO-AD) trial: secondary and post-hoc analyses. Lancet Neurol. 14: 1171–81.

Howard R et al. (2012). Donepezil and memantine for moderate-to-severe Alzheimer's disease. N Engl J Med. 366: 893–903.

Husebo BS, Achterberg W, Flo E (2016). Identifying and Managing Pain in People with Alzheimer's Disease and Other Types of Dementia: A Systematic Review. CNS Drugs. 30: 481–97.
Isaac ML, Larson EB (2014). Medical conditions with neuropsychiatric manifestations. Med Clin North Am. 98: 1193–1208.
Kales HC, Gitlin LN, Lyketsos CG (2015). Assessment and management of behavioral and psychological symptoms of dementia. BMJ. 350: h369.
Kales HC et al. (2012). Risk of mortality among individual antipsychotics in patients with dementia. Am J Psychiatry. 169: 71–79.
Kellermann AJ, Kloft C (2011) Is there a risk of bleeding associated with standardized Ginkgo biloba extract therapy? A systematic review and meta-analysis. Pharmacotherapy 31: 490–502.
Kiefer M, Unterberg A (2012). The differential diagnosis and treatment of normal-pressure hydrocephalus. Dtsch Arztebl Int. 109: 15–25.
Kiosses DN, Ravdin LD, Gross JJ, Raue P, Kotbi N, Alexopoulos GS (2015). Problem adaptation therapy for older adults with major depression and cognitive impairment: A randomized clinical trial. JAMA Psychiatry. 2015; 72: 22–30.
Livingston G et al. (2024). Dementia prevention, intervention, and care: 2024 report of the Lancet standing Commission. Lancet. 404: 572–628.
Lopez OL et al. (2013). The long-term effects of conventional and atypical antipsychotics in patients with probable Alzheimer's disease. Am J Psychiatry. 170: 1051–1058.
Malek-Ahmadi M, Nikkhahmanesh N (2024). Meta-analysis of Montreal cognitive assessment diagnostic accuracy in amnestic mild cognitive impairment. Front Psychol. 15: 1369766.
Mok PLH et al. (2024). Multiple adverse outcomes associated with antipsychotic use in people with dementia: population based matched cohort study. BMJ. 385: e076268.
Mosimann UP (2005). Klinische Manifestation und Differentialdiagnostik von Lewy-Körper-Demenz und Parkinson-Demenz. Schweiz Med Forum. 5: 891–896.
Mosimann UP (2005). Management und Therapie von Lewy-Körper-Demenz und Parkinson-Demenz. Schweiz Med Forum. 5: 919–924.
Narayanan L, Murray AD (2016). What can imaging tell us about cognitive impairment and dementia? World J Radiol. 8: 240–54.
O'Regan J, Lanctot KL, Mazereeuw G, Herrmann N (2015). Cholinesterase inhibitor discontinuation in patients with Alzheimer's disease: a meta-analysis of randomized controlled trials. J Clin Psychiatry. 76: e1424–e1431.
Padilla R (2011). Effectiveness of interventions designed to modify the activity demands of the occupations of selfcare and leisure for people with Alzheimer's disease and related dementias. Am J Occup Ther. 65: 523–531.
Rabinovici GD et al. (2025) Updated appropriate use criteria for amyloid and tau PET: A report from the Alzheimer's Association and Society for Nuclear Medicine and Molecular Imaging Workgroup. Alzheimers Dement. 21: e14338.
Ramanan VK, Graff-Radford J (2024). LATE, Hippocampal Sclerosis, and Primary Age-related Tauopathy. Continuum (Minneap Minn). 30(6): 1726–1743.
Rountree SD, Chan W, Pavlik VN, Darby EJ, Siddiqui S, Doody RS (2009). Persistent treatment with cholinesterase inhibitors and/or memantine slows clinical progression of Alzheimer disease. Alzheimers Res Ther. 1: 7.
Sachdeva A, Chandra M, Choudhary M, Dayal P, Anand KS (2016). Alcohol-Related Dementia and Neurocognitive Impairment: A Review Study. Int J High Risk Behav Addict. 5: e27976.
Sims JR et al., TRAILBLAZER-ALZ 2 Investigators (2023). Donanemab in Early Symptomatic Alzheimer Disease: The TRAILBLAZER-ALZ 2 Randomized Clinical Trial. JAMA. 330: 512-527.
Thinnes A, Padilla R (2011). Effect of educational and supportive strategies on the ability of caregivers of people with dementia to maintain participation in that role. Am J Occup Ther. 65: 541–549.
Topiwala A et al. (2017). Moderate alcohol consumption as risk factor for adverse brain outcomes and cognitive decline: Longitudinal cohort study. BMJ. 357: j2353.
Tsoi KK, Chan JY, Chan FC, Hirai HW, Kwok TC, Wong SY (2019). Monotherapy Is Good Enough for Patients with Mild-to-Moderate Alzheimer's Disease: A Network Meta-analysis of 76 Randomized Controlled Trials. Clinical pharmacology and therapeutics. 105: 121–130.
van der Linde RM, Dening T, Stephan BC, Prina AM, Evans E, Brayne C (2016). Longitudinal course of behavioural and psychological symptoms of dementia: systematic review. Br J Psychiatry. 209: 366–377.
van Dyck CH et al. (2023). Lecanemab in Early Alzheimer's Disease. N Engl J Med. 388: 9-21.
Vogelgsang J, Wedekind D, Bouter C, Klafki HW, Wiltfang J (2018). Reproducibility of Alzheimer's Disease Cerebrospinal Fluid-Biomarker Measurements under Clinical Routine Conditions. J Alzheimers Dis. 62: 203–212.
Vos SJB, Delvenne A, Jack CR Jr, Thal DR, Visser PJ (2024). The clinical importance of suspected non-Alzheimer disease pathophysiology. Nat Rev Neurol. 20: 337–346.
Watt JA et al. (2021). Comparative efficacy of interventions for reducing symptoms of depression in people with dementia: systematic review and network meta-analysis. BMJ. 372: n532.
Whall AL, Kolanowski AM (2004). The need-driven dementia-compromised behavior model – a framework for understanding the behavioral symptoms of dementia. Aging Ment Health. 8: 106–8.
Wolter DK Beginnende Demenz und Fahreignung (2014) Z Gerontol Geriatr. 47: 243–50.
Wu YT et al. (2017). The changing prevalence and incidence of dementia over time – current evidence. Nat Rev Neurol. 13: 327–339.

Yoshida K et al. (2017). Lack of early improvement with antipsychotics is a marker for subsequent nonresponse in behavioral and psychological symptoms of dementia: Analysis of CATIE-AD data. Am J Geriatr Psychiatry. S1064–7481: 30033–30037.

Zehnder AE, Bläsi S, Berres M, Spiegel R, Monsch AU (2007). Lack of practice effects on neuropsychological tests as early cognitive markers of Alzheimer disease? Am J Alzheimers Dis Other Demen. 22: 416–26.

Weiterführende Literatur

AWMF (2025). S3-Leitlinie Demenzen - Living Guideline, https://register.awmf.org/de/leitlinien/detail/038-013 (letzter Zugriff: 24.06.2025)

Eichenseer B, Gräßel E (Hrsg.) (2015). Aktivierungstherapie für Menschen mit Demenz – MAKS: motorisch – alltagspraktisch – kognitiv – spirituell. 2. Aufl. München: Elsevier Urban & Fischer.

Förstl H (2011). Demenzen in Theorie und Praxis. 3. Aufl. Berlin, Heidelberg: Springer.

Jahn T, Werheid K (2014). Demenzen Fortschritte der Neuropsychologie. Göttingen: Hogrefe.

Savaskan E et al. (2014). Empfehlungen zur Diagnostik und Therapie der behavioralen und psychologischen Symptome der Demenz (BPSD). Praxis (Bern). 103: 135–148.

KAPITEL

19

Dirk K. Wolter, Stephan Mühlig

Psychische und Verhaltensstörungen durch psychotrope Substanzen/Sucht und Substanzstörungen im Alter

19.1 Definitionen und Begriffsbestimmung

Der Begriff „Sucht“ *(Addiction)* wurde in der ICD zugunsten der Kategorien „Abhängigkeit“ und „schädlicher Gebrauch“ aufgegeben und in der Vergangenheit auf den Gebrauch psychotroper Substanzen eingegrenzt, also von Stoffen, die in signifikanter Weise und Ausprägung auf psychische Erlebensweisen und Bewusstseinszustände einwirken. Diese diagnostischen Kategorien von Substanzkonsumstörungen wurden im ICD-10-Kapitel F1.x „Psychische und Verhaltensstörungen durch psychotrope Substanzen“ für eine Anzahl definierter Wirkstoffgruppen zusammengefasst. Die **nicht stoffgebundenen Süchte** (z. B. pathologisches Spielen, exzessiver Medienkonsum, Pornografienutzungsstörung, „Kaufsucht“ etc.) wurden in der ICD-10 und im DSM-IV bislang den **Impulskontrollstörungen** zugeordnet.

Diese psychischen und Verhaltensstörungen durch psychotrope Substanzen inklusive der nicht substanzbezogenen „Verhaltenssüchte“ stellen schwerwiegende psychische Störungen mit einem breiten Spektrum von potenziell gravierenden psychischen, sozialen und körperlichen Symptomen sowie Folgeerscheinungen und Langzeitschäden dar. Überdosierungen sowie chronischer Missbrauch führen häufig zu massiven irreversiblen Organschäden, bleibenden neurokognitiven Beeinträchtigungen sowie zu ebenfalls nicht oder nur teils reversiblen substanzinduzierten psychischen Störungen (z. B. Psychosen, Manien, Depressionen, Angststörungen), die im Extremfall in anhaltende körperliche und/oder geistige Beeinträchtigung münden können.

Psychische und Verhaltensstörungen durch psychotrope Substanzen – Übersicht zum Krankheitsbild	
Wahre Prävalenz	12-Monats-Prävalenz nicht valide bestimmbar; bevölkerungsbasierte epidemiologische Daten belegen mindestens 6 % Jahresprävalenz bei 65- bis 79-Jährigen (aber hohe Dunkelziffer!)
Erkrankungsgipfel	Unbekannt, unterschiedlich für die verschiedenen Substanzen
Besonderheiten bei älteren Patienten	„Selbstbehandlung" altersassoziierter Beschwerden (z. B. Schlafstörungen) oder von Symptomen organischer Grunderkrankungen (z. B. Schmerzen) oder psychischer Komorbidität (Angst, Depression); unterschiedliche Bewertung des Phänomens der Niedrigdosisabhängigkeit; Inkaufnahme von Medikamentenmissbrauch durch Ärzte, Pflegekräfte oder Angehörige angesichts von Mängeln der pflegerischen Versorgung; altersspezifische Anpassungen der Entzugs- und Entwöhnungstherapie
Relevante Leitlinien/Leitfäden	• S3-Leitlinie Alkohol (DGPPN, DG-Sucht 2020a) Neuauflage in Vorb. • S3-Leitlinie Tabak (DGPPN et al. 2020) Neuauflage in Vorb. • S3-Leitlinie Medikamentenbezogene Störungen (DGPPN, DG-Sucht 2020b) • S3-Leitlinie Langzeitanwendung von Opioiden bei nicht tumorbedingten Schmerzen (Häuser et al. 2020) • S3-Leitlinie Behandlung von Angststörungen (Bandelow et al. 2021) • S1-Leitlinie Medikamentenübergebrauchskopfschmerz (Diener et al. 2020) • European Insomnia Guideline (Riemann et al. 2023)
	www.alterundsucht.ch/

Die ICD-10 klassifizierte die „Psychischen und Verhaltensstörungen durch psychotrope Substanzen" (F10-F19) mittels Einteilung in die Bereiche **„Substanzkonsumstörungen"** und **„Substanzinduzierte Störungen"**. „Schädlicher Gebrauch" wird definiert als Konsumverhalten, das zu einer Gesundheitsschädigung führt (körperliche und psychische Störungen), was streng genommen auf nahezu jeglichen Rauschmittelgebrauch (besonders: Zigarettenrauchen!) zutrifft. Das Abhängigkeitssyndrom nach ICD-10 basiert auf acht Kriterien (zwanghafter Konsumwunsch, verminderte Kontrollfähigkeit, körperliches Entzugssyndrom, Toleranz, Vernachlässigung anderer Aktivitäten, anhaltender Substanzkonsum trotz eindeutiger schädlicher Folgen, eingeengtes Verhaltensmuster im Umgang mit psychotropen Substanzen, Substanzgebrauch mit dem Ziel, Entzugssymptome zu mindern), von denen drei im vorangegangenen Jahr erfüllt sein müssen.

Neuerungen in Klassifikationssystemen: ICD-11 und DSM-5

In der ICD-11 werden einige substanzielle Neuerungen eingeführt. In der neuen Nomenklatur finden sich die „Süchte" im Kapitel 6C4* „Störungen durch Substanzgebrauch oder Verhaltenssüchte". Im Gegensatz zum DSM-5 wird hier die grundlegende Trennung der Diagnosekategorien „Schädliches Muster des Substanzgebrauches" (6C4*.1) und „Substanzabhängigkeit" (6C4*.2) beibehalten. Beim schädlichen Gebrauch können die konkreten Gebrauchsmuster differenzierter kategorisiert werden (kontinuierlich, episodisch, rezidivierend). Von den neuen Kriterien müssen zwei erfüllt sein, um eine Abhängigkeitsdiagnose zu begründen.

BOX 19.1

ICD-11 6C4x.2 Diagnostische Kriterien für Substanzabhängigkeit (Zus. n. WHO 2024, S. 463–464)

Eine *Abhängigkeitsdiagnose* liegt vor, wenn mindestens zwei der folgenden Kriterien eines Musters von wiederkehrendem episodischem oder kontinuierlichem Konsum einer psychoaktiven Substanz erfüllt sind:

1. Eingeschränkte Fähigkeit zur Kontrolle des Konsums (bzgl. Beginn, Häufigkeit, Intensität, Dauer, Beendigung, Kontext);

19

2. zunehmende Priorisierung des Konsums gegenüber anderen Aspekten des Lebens einschließlich der Aufrechterhaltung der Gesundheit und der täglichen Aktivitäten und Pflichten, sodass der Konsum trotz einer eingetretener Schädigung oder negativer Folgen anhalten kann;
3. neurobiologische Anpassung an die Substanz: Toleranz gegenüber den Wirkungen der Substanz oder Notwendigkeit, immer größere Mengen der Substanz zu konsumieren, um dieselbe Wirkung zu erzielen; Entzugserscheinungen nach Beendigung oder Verringerung des Konsums dieser Substanz; oder wiederholter Konsum der Substanz oder pharmakologisch ähnlicher Substanzen, um Entzugssymptome zu verhindern oder zu lindern [Hinweis: Die neurobiologischen Merkmale gelten nur für bestimmte Substanzen].

Die Merkmale der Abhängigkeit zeigen sich in der Regel über einen Zeitraum von mindestens 12 Monaten, die Diagnose kann jedoch auch gestellt werden, wenn der Konsum über einen Zeitraum von mindestens 3 Monaten kontinuierlich (täglich oder fast täglich) erfolgt.

Ergänzt werden die ICD-11-Diagnosen der substanzbezogenen Störungen um die Kategorie „Episode des schädlichen Gebrauches" (6C4*0), sodass jetzt auch gefährliche singuläre oder unregelmäßige Konsumereignisse (z. B. *„Binge Drinking"*) diagnostisch abgebildet werden können (beispielhaft für die Subkategorien s. 6C40 für Alkoholbezogene Störungen in ➤ Box 19.1). Der „riskante Gebrauch" wird nicht als diagnostizierbare Störungsdiagnose, sondern als Risikofaktor erfasst und einem anderen Kapitel (Kapitel 24 *„Factors influencing health status or contact with health services"* / *„Problems associated with health behaviours"*) zugeordnet. Der „riskante Konsum" *(Hazardous Use)* von Alkohol (QE10), von psychoaktiven Substanzen (QE11*), von Nikotin (QE12) bzw. Tabak (QE13) oder von anderen Substanzen (Qe1Y/QE1Z) stellt eine Konsumform dar, bei der durch die Menge oder die Konsumfrequenz, die Konsumart oder durch den Kontext schädliche physische oder psychische Konsequenzen für den Konsumenten oder andere Personen resultieren können, aber noch nicht eingetreten sind.

Eine substanzielle Veränderung wird mit einer deutlichen Erweiterung des Substanzklassenspektrums vorgenommen: Neu aufgenommen wurden die beiden verbreitetsten „Neuen Psychoaktiven Substanzen (NPS)", also synthetische Drogen („Designerdrogen", früher *„Legal Highs"*): „Synthetische Cannabinoide" (6C42), „Synthetische Cathinone" (ähnlich des Wirkstoffes der Cath-Pflanze). Die Kategorie „Stimulanzien" wird explizit erweitert u. a. um Methamphetamin, die „Ecstasy"-Drogen (MDMA, MDA etc.) erhalten eine eigene Kategorie (6C4C), ebenso wie die „Dissoziativa, einschließlich Ketamin und Phencyclidin" (6C4D). Die medikamentenbezogenen Störungen werden nunmehr in zwei separaten Diagnosekategorien erfasst: „Störungen durch Opioide" (6C43.*) und „Störungen durch Sedativa, Hypnotika oder Anxiolytika" (6C44.*), jeweils mit den analogen Unterkategorien. Die Definition der „Opioide" wurde präzisiert. „Störungen durch Opioide sind durch das Muster und die Folgen des Opioidgebrauchs gekennzeichnet. Opioide ist ein Oberbegriff, der die Bestandteile oder Derivate des Schlafmohns *Papaver somniferum* sowie eine Reihe von synthetischen und halbsynthetischen Substanzen, von denen einige mit Morphin verwandt und andere chemisch verschieden sind, die aber alle ihre primäre Wirkung auf den μ-Opioidrezeptor ausüben. Therapeutische Opioide werden weltweit für eine Reihe von Indikationen verordnet und sind für die Schmerzbehandlung bei Krebserkrankungen und in der Palliativmedizin unverzichtbar, werden aber auch aus nichttherapeutischen Gründen eingesetzt. In einigen Ländern sind die Morbidität und Mortalität im Zusammenhang mit therapeutischen Opioiden höher als diejenige im Zusammenhang mit Heroin. Alle Opioide können zu Opioidintoxikation, Opioidabhängigkeit und Opioidentzug führen." Zusätzlich werden „Platzhalter"-Kategorien für „sonstige näher bezeichnete psychoaktive Substanzen einschließlich Medikamenten" (6C4E) und vor allem für „unbekannte und nicht näher bezeichnete psychoaktive Substanzen" (6C4G) eingeführt, um der Dynamik auf der Angebotsseite des Drogenmarktes diagnostisch gerecht werden zu können. Interessanterweise wird das Spektrum diagnostizierbarer Störungen durch Substanzgebrauch auch auf nicht-psychoaktive Substanzen (6C4H) ausgeweitet, sodass jetzt auch der schädliche Gebrauch oder die Abhängigkeit von bspw. Laxanzien, anabolen Steroiden, Wachstumshormonen, Erythropoietin und nichtsteroidalen entzündungshemmenden Medikamenten diagnostisch-kategorial erfasst werden kann.

In einer weiteren Neuerung werden jetzt in einem eigenen Unterkapitel die „Störungen aufgrund von

Verhaltenssüchten“ den substanzgebundenen Süchten zugeordnet (6C5*). Allerdings werden aus dem Gesamtspektrum von Verhaltenssüchten zunächst nur die „Glücksspielstörung“ (6C50.*) und die „Computerspielstörung“ (6C51.*) aufgenommen (jeweils differenziert in „online“ und „offline“), nicht jedoch z. B. die exzessive Mediennutzung („Handysucht“, Social-Media-Abhängigkeit), die Pornografienutzungsstörung oder die „Kaufsucht“. Letztere müssen vorläufig weiterhin im nachfolgenden Kapitel 6C7 den sonstigen Impulskontrollstörungen (6C7Y) oder den sonstigen Zwangsstörungen (6B2Y) zugeordnet werden.

Das DSM-5 unterscheidet in einer gründlichen Revision des Kapitels „Störungen im Zusammenhang mit psychotropen Substanzen und abhängigen Verhaltensweisen“ zwar ebenfalls noch zwischen „Substanzkonsumstörungen“ und „Substanzinduzierten Störungen“, nimmt aber eine grundlegende Neuordnung vor, die die definitorische Trennung zwischen „Abhängigkeit“ und „Missbrauch“ aufhebt sowie ausgewählte nicht substanzbezogene Verhaltenssüchte (pathologisches Spielen) einbezieht. Es wird also nur noch eine Diagnose der „Substanzkonsumstörungen“ vergeben, die jeweils nach Schweregrad differenziert wird. Die diagnostischen Kriterien für eine Substanzkonsumstörung umfassen insgesamt elf Kriterien.

19

BOX 19.2

Eine Besonderheit besteht bei den **Benzodiazepinen,** da hier bereits bei Dosierungen im therapeutischen Bereich eine meist leichtgradige körperliche Abhängigkeit entstehen kann. Diese sog. **Niedrigdosisabhängigkeit** ist dadurch gekennzeichnet, dass keine Dosissteigerung erfolgt und einige der ICD-Kriterien nur bedingt anwendbar sind. Oft treten erst beim Weglassen des Medikaments Absetzsymptome auf, die auf eine Abhängigkeit schließen lassen. Im Hinblick auf **Opioidanalgetika** ist anzumerken, dass die Definition der Opioidabhängigkeit nach wie vor auf die Problematik des illegalen Heroinkonsums abzielt, aber der Abhängigkeit von Opioidanalgetika nicht gerecht wird (Wolter 2017b).

19.2 Epidemiologie

Die Übergänge vom gelegentlichen über den regelmäßigen kontrollierten, den riskanten Konsum und den schädlichen Gebrauch bzw. Missbrauch bis hin zur Abhängigkeit bzw. Sucht sind fließend und auf der Zeitachse fluktuierend. Zugangsmöglichkeiten zu Drogen und soziale Normen sind wichtige Kontextfaktoren, die zu kulturell unterschiedlichen Konsummustern mit unterschiedlichen Prävalenzraten beitragen. Gleichwohl ist unstrittig, dass die Prävalenz des Konsums, aber auch des Missbrauchs und der Abhängigkeit von Alkohol, Tabak und illegalen Drogen **im höheren Lebensalter tendenziell abnimmt.**

Beim Medikamentengebrauch ist die Sachlage hingegen komplexer: Zwar nimmt der Gebrauch von Medikamenten mit Abhängigkeitspotenzial mit dem Alter zu, der relative Anteil des missbräuchlichen Gebrauchs unter allen Dauerkonsumenten sinkt jedoch. Männer weisen bei Alkohol und Rauchen höhere Prävalenzraten von Substanzkonsumstörungen auf, Frauen bei Medikamenten. Bei den nachrückenden Kohorten der „jungen Alten“ sind Suchtprobleme häufiger als früher (Wolter 2011).

Unabhängig von der Frage, ob eine substanzbezogene Störung i. e. S. oder „nur“ ein riskanter bzw. problematischer Konsum vorliegt, sind bei älteren Menschen die pharmakologischen Aspekte von großer Bedeutung (geringere Suchtmitteltoleranz, erhöhte Sensibilität für Nebenwirkungen, Auswirkungen von Suchtmitteln auf alterstypische Erkrankungen und Wechselwirkungen mit Medikamenten). In der Diskussion über medikamentenbezogene Störungen im Alter werden diese beiden Aspekte häufig vermischt. Hinzu kommt, dass in Pflegeeinrichtungen alten Menschen besonders häufig Psychopharmaka verordnet werden, wobei vielfach die Indikation zweifelhaft ist. Hierbei handelt es sich dann aber nicht um ein Suchtproblem auf Patientenseite, sondern um eine **unsachgemäße Verordnung,** die nicht nur Medikamente mit Suchtpotenzial betrifft, sondern auch Antidepressiva und Antipsychotika (Jester et al. 2021; Kummer et al. 2024) (➤ Kap. 10).

Die Kohorte der *Baby Boomers* ist im Gegensatz zu früheren Generationen mit der gesellschaftlich akzeptierten Einstellung groß geworden, dass es für jedes Gesundheitsproblem und jede Befindlichkeitsstörung eine schnelle professionelle (= medikamentöse) Lösung gibt (*Quick-fix*-Kultur; Moloney 2017; Tompkins et al. 2017), was zu einer Zunahme des Medikamentengebrauchs führt (Yarnell et al. 2020). In dieser Generation ist zudem ein höherer Anteil mit Konsum illegaler Drogen zu verzeichnen (Lehmann und Fingerhood 2018): Die 30-Tage-Prävalenz illegalen Drogenkonsums der über 64-Jährigen lag in den USA 2020 bei 4,7 % (Lin et al. 2023). Auch Verhaltenssüchte werden im Alter häufiger: Die Lebenszeitprävalenz von pathologischem Spielen liegt bei Menschen ab 60 Jahren zwischen 0,01 % und 10,6 % und ist bei den „jungen Alten" höher als bei den „alten Alten", bei Männern höher als bei Frauen (Subramaniam et al. 2015). In der Regel liegt beim pathologischen Spielen ein *Early-onset*-Verhalten vor, das ins Alter mitgenommen wird (Hayer & Kalke 2023).

Aufgrund der hohen Komorbidität mit anderen psychischen Störungen ist der Anteil von älteren Menschen mit Suchtproblemen in psychiatrischen Institutionen größer als in der Allgemeinbevölkerung (Mühlig et al. 2008; Muehlig et al. 2011). Dieser lag bspw. in einer psychiatrischen Versorgungsklinik in Berlin bei den über 65-Jährigen bei 19,3 % (Wetterling und Junghanns 2017). Nicht zuletzt wegen der Alkoholfolgekrankheiten (Wolter 2018b) liegt auch in somatischen Krankenhäusern die Prävalenz von Suchtproblemen bei älteren Patienten deutlich über der in der Allgemeinbevölkerung (Cossmann et al. 2016; Lejoyeux et al. 2003). Auch in Altenhilfeeinrichtungen findet sich eine erhöhte Prävalenz an substanzbezogenen Störungen (Schäufele et al. 2009).

MERKE

In der **Studie zur Gesundheit Erwachsener in Deutschland** (DEGS1) wurden die Häufigkeiten von substanzbezogenen Störungen für Alkohol, Medikamente und Nikotin ermittelt, nicht aber für illegale Drogen. An **irgendeiner Substanzstörung** leiden nach den Daten des Studienzusatzmoduls „Psychische Störungen" **6 % der 65- bis 79-Jährigen** und damit weit weniger als in jeder anderen Altersklasse (> Abb. 19.1; Jacobi et al. 2014).

Die 12-Monats-Prävalenz von irgendeiner Substanzstörung liegt insgesamt bei 17 % (Männer: 19 %; Frauen: 14 %). Die höchsten Raten finden sich wiederum in der jüngsten Altersgruppe (18–34 Jahre: 23 %), kontinuierlich abnehmende Prävalenzen bei den 35–49-Jährigen (19 %) und den 50–64-Jährigen (15 %). Ein drastischer Prävalenzunterschied ist allein in der ältesten Gruppe zu verzeichnen (6 %) (> Abb. 19.1).

19.2.1 Alkoholbezogene Störungen

Klinische Daten belegen, dass auch bei älteren Personen (65+) alkoholbezogene Störungen häufig auftre-

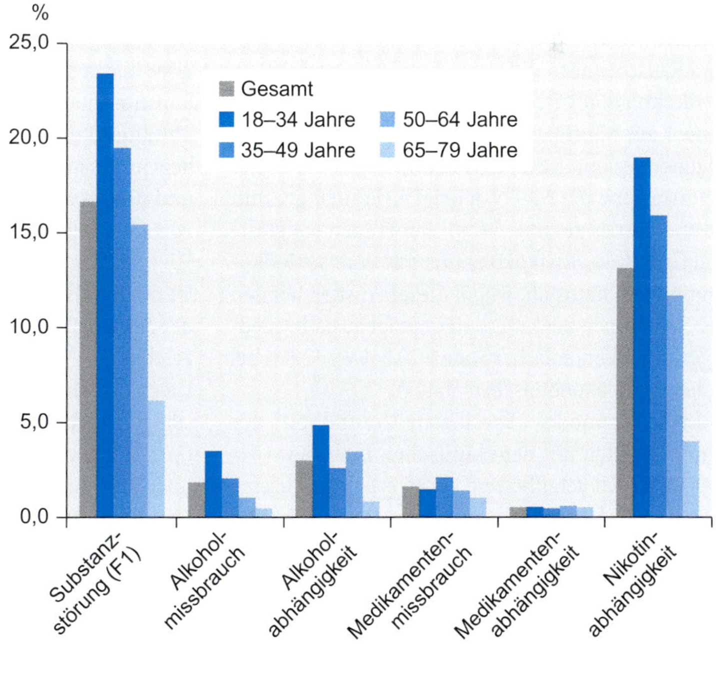

Abb. 19.1 12-Monats-Prävalenz von Substanzstörungen (mit Nikotinabhängigkeit) nach DEGS-MH [G870, L231]

ten (Weyerer und Schäufele 2017), allerdings seltener diagnostiziert und behandelt werden als bei Jüngeren (RCP, 2018). Zwar geht der Alkoholkonsum mit dem Alter zurück, doch weisen die geburtenstarken „*Boomer*"-Jahrgänge (Geburtsjahr Mitte der 1950er bis Mitte der 1960er Jahre) einen höheren durchschnittlichen Alkoholkonsum auf als Vorgängergenerationen (Meng et al. 2014; Weyerer und Schäufele 2017).

Die **Selbstangaben** zum Alkoholkonsum in Befragungsstudien sind zurückhaltend zu interpretieren, da sie häufig mit Fehleinschätzung, Verleugnung und Bagatellisierung konfundiert sind.

MERKE

Es wird geschätzt, dass 26 % der Männer und 8 % der Frauen über 60 Jahre einen problematischen Alkoholkonsum und 2–3 % aller Männer sowie 0,5–1 % aller Frauen dieser Altersstufe einen schädigenden bzw. abhängigen Alkoholkonsum betreiben (Kraus und Augustin 2005). In einer deutschen Multicenterstudie an über 75-jährigen nicht dementen Hausarztpatienten lag der Anteil der Männer mit riskantem Alkoholkonsum bei 12,1 %, bei den Frauen bei 3,6 % (Weyerer et al. 2009).

In der Hauptuntersuchung der DEGS1 wurden Alkoholkonsum und alkoholbedingte Störungen systematisch mit dem **Selbstauskunftsfragebogen AUDIT-C** (die Kurzform des *Alcohol Use Disorder Identification Test,* C steht für *consumption;* Babor et al. 2001) erfasst, welcher normalen Konsum, Risikokonsum und Rauschtrinken differenziert (Hapke et al. 2013). **Risikokonsum** tritt bei jüngeren Menschen (19–29 Jahre) am häufigsten auf (Frauen gesamt: 36 %; Männer gesamt: 54 %) und deutlich seltener in der Altersgruppe der 65–79-Jährigen (Frauen gesamt: 18 %; Männer gesamt: 34 %). Bei Frauen steigt die Häufigkeit des Risikokonsums mit dem sozioökonomischen Status an, wobei dieser Anstieg bei den 65–79-Jährigen besonders ausgeprägt ausfällt (niedriger sozioökonomischer Status: 10,8 % vs. 32,8 % bei hohem sozioökonomischen Status).

Im Zusatzmodul „Psychische Gesundheit" der Studie wurden mit dem klinischen Interview (CIDI) zusätzlich detailliertere Daten erhoben, die eine präzisere Prävalenzschätzung der Diagnosen von **Alkoholmissbrauch und Alkoholabhängigkeit** zulassen (Jacobi et al. 2014). **Alkoholmissbrauch** im 12-Monats-Zeitraum wurde in der Gesamtstichprobe lediglich bei 1,8 % festgestellt, wobei diese Diagnose in der Gruppe der 65–79-Jährigen mit 0,8 % (Männer) bzw. 0 % (Frauen) wiederum unterdurchschnittlich ausfällt. Die Diagnosekriterien für **Alkoholabhängigkeit** werden insgesamt von 3 % der Studienteilnehmer erfüllt. Diese Daten sind sehr konsistent zu den Befunden internationaler epidemiologischer Erhebungen (Volkert et al. 2013).

Regelmäßiger und übermäßiger Alkoholkonsum im hohen Lebensalter ist über den Suchtaspekt hinaus auch deshalb problematisch, weil er Folgekrankheiten hervorruft und sich negativ auf bereits bestehende körperliche Erkrankungen auswirkt (Wolter 2018b). Des Weiteren werden durch den Alkoholkonsum erwünschte und unerwünschte Arzneimittelwirkungen sowie Wirkstoffinteraktionen verstärkt, was in der Folge die Sturz- und Verletzungsrisiken erhöht. Außerdem steht der Alkoholmissbrauch bei älteren Menschen mit **depressiven Symptomen, funktionalen Beeinträchtigungen und einem erhöhten Suizidrisiko** in Zusammenhang (Kuerbis et al. 2014; Weyerer und Schäufele 2017; Wolter 2011, 2015).

19.2.2 Tabakbezogene Störungen

Wie die DEGS1 zeigt, kommt aktuelles (d. h. tägliches oder gelegentliches) Rauchen in der Altersgruppe der 65–79-Jährigen im Vergleich zu allen jüngeren Altersgruppen am seltensten vor. Im Zusatzmodul „Psychische Störungen" wurde zusätzlich zum Tabakkonsum die 12-Monats-Prävalenz für die **Nikotinabhängigkeit** ermittelt (Jacobi et al. 2014). Diese liegt insgesamt bei 13 % (Männer: 15 %; Frauen: 12 %) und nimmt über die Altersstufen kontinuierlich ab, von 19 % bei den 18–34-Jährigen auf 12 % bei den 50–64-Jährigen. In der ältesten Kohorte (65–79 Jahre) ist nochmals eine Verringerung der Prävalenzrate der Nikotinabhängigkeit um fast zwei Drittel zu verzeichnen (4 %). Dieser Alterseffekt wird durch die Daten des Mikrozensus von 2021 (D-Statis 2021) bestätigt: Die Raucherquote bei den 65- bis 70-Jährigen (16,5 %), den 70- bis 75-Jährigen (11,7 %) und den über 75-Jährigen (5,0 %) liegt deutlich unter dem Durchschnitt der jüngeren Alterskohorten (gesamt: 18,9 % ab 15 Jahren). Für den signifikanten Abfall der Raucherprävalenzen mit zunehmendem Alter ist auch, aber sicher nicht allein die Übersterblichkeit von Rauchern verantwortlich zu machen, da der Anteil der

Exraucher in den älteren Kohorten zugleich proportional zunimmt (Pabst et al. 2010).

19.2.3 Medikamentenbezogene Störungen

Zahlreiche Medikamente besitzen ein Missbrauchs- oder Abhängigkeitspotenzial, insbesondere Sedativa, Hypnotika und Anxiolytika (Benzodiazepine und die sog. Z-Substanzen), Psychostimulanzien sowie opioidhaltige Analgetika.

Laut der Deutschen Hauptstelle für Suchtgefahren (DHS) wird die Anzahl Betroffener mit *problematischem* Medikamentengebrauch auf etwa 2,9 Millionen Personen geschätzt. Dem Bericht des Drogen- und Suchtbeauftragten der Bundesregierung (2020) zufolge bewegt sich der Anteil Medikamenten*abhängiger* je nach Erhebungsjahr zwischen 3,2 % und 5,1 % der Erwachsenen. Die Generation der *Baby Boomers* zeichnet sich durch einen deutlich höheren Gebrauch von Schlaf-, Beruhigungs- und Schmerzmitteln aus als vorangegangene Alterskohorten (Lehman und Fingerhood 2018). Die längerfristige regelmäßige oder chronische Einnahme ist allerdings nicht gleichbedeutend mit dem Vorliegen einer medikamentenbezogenen Störung. Besonders kontrovers wird diese Problematik diskutiert im Hinblick auf den Gebrauch niedriger Dosen von Benzodiazepinen.

Die wahre Prävalenz des nicht-indizierten Gebrauchs psychotroper Arzneimittel wird aus mehreren Gründen unterschätzt. Benzodiazepine und Z-Substanzen werden in Deutschland zunehmend auf Privatrezepten (bis zu 30–50 %) verordnet (Grimmsmann und Himmel 2023); außerdem spielt der Bezug über das Internet eine immer größere Rolle, sodass diese in GKV-Daten und im Arzneiverordnungs-Report nicht erfasst sind. Bei Befragungsstudien ist außerdem mit *Underreporting*-Tendenzen bei den Selbstangaben zu rechnen. Dafür spricht u. a., dass sich bei der Klinikaufnahme von älteren Menschen im Blut häufig Psychopharmaka nachweisen lassen, die bei der Anamneseerhebung nicht angegeben worden waren (Tveito et al. 2014). Entsprechend dieser methodischen Probleme fallen die Schätzungen zur Häufigkeit sehr unterschiedlich aus, und auch die in Studien ermittelten Prävalenzdaten variieren zudem mit den zugrunde liegenden diagnostischen Kriterien (Lader 2011; Wolter 2011; Wolter 2017c; Zandstra et al. 2002).

CAVE

Die Identifikation von **Medikamentenmissbrauch und -abhängigkeit** ist vor dem Hintergrund der multiplen Verordnungen bei älteren Menschen extrem schwierig und naturgemäß mit einer hohen Dunkelziffer behaftet – zumal die Abhängigkeitsrisiken bei Personen im Seniorenalter in der Versorgungspraxis häufig billigend in Kauf genommen werden. Insofern ist es methodisch kaum möglich, eindeutig zwischen Arzneimittelanwendung mit begründeter medizinischer Indikation und (ärztlich toleriertem) Medikamentenmissbrauch zu differenzieren.

Benzodiazepine und Z-Substanzen

Einer Metaanalyse zufolge nehmen ca. 3 % der Gesamtbevölkerung chronisch Benzodiazepine (BZD) und Z-Substanzen ein, bei 47 % der alten Menschen mit BZD-Medikation liegt ein chronischer Gebrauch vor, wobei im Alter auch die empfohlenen Dosierungen häufiger überschritten werden (Kurko et al. 2015). Allerdings gehen in vielen Ländern die BZD-Verordnungen zurück. Dies betrifft im Wesentlichen die Anwendung als Hypnotikum, weniger die als Anxiolytikum. Diesem Rückgang steht eine Zunahme bei den Z-Drugs – aber auch bei Antidepressiva – gegenüber (Lader 2011; Ludwig et al. 2023). Der BZD-Verordnungsrückgang fällt bei alten und insbesondere hochbetagten Menschen deutlich geringer aus, die Verordnungsraten sind hier nach wie vor sehr hoch und steigen mit dem Lebensalter an. Frauen erhalten deutlich häufiger BZD und Z-Drugs (Wolter 2020). In Seniorenheimen ist der chronische Gebrauch besonders ausgeprägt, häufig sind dabei Kombinationen mit anderen psychotropen Medikamenten (Jester et al. 2021; Kummer et al. 2024). Die Autoren der niederländischen Depressions- und Angststudie NESDA konkludieren, dass es gerade die körperlich wie geistig Gebrechlichsten sind, denen am häufigsten Benzodiazepine verordnet werden (Manthey et al. 2011).

Die deutschen GKV-Daten zeigen für BZD seit Jahren und mittlerweile auch für die Z-Substanzen abnehmende Verschreibungszahlen (Buth et al. 2019; Ludwig et al. 2023); wegen der zunehmenden Verordnung auf Privatrezept sind diese Daten jedoch mit Vorsicht zu interpretieren. Nach Verschreibungsdaten aus

Norddeutschland (GKV-Abrechnungsdaten von über 80 % aller Apotheken in Norddeutschland, Rezeptdaten von rund 11 Mio. Bundesbürgern) nehmen mit dem Lebensalter Verordnungshäufigkeit und -dauer sowie der Anteil an Langzeitverordnungen zu. Im Jahr 2015 betrug der Anteil der Langzeitverordnungen in der Altersgruppe der über 75-Jährigen bei den BZD 23,7 % aller Verordnungen und bei den Z-Substanzen 25,9 %; bei den 30- bis 44-Jährigen waren es 12,1 % (BZD) bzw. 11,2 % (Z-Substanzen) (Buth et al. 2019). Langzeitverordnung und Langzeitgebrauch sind allerdings nicht a priori mit Missbrauch oder Abhängigkeit gleichzusetzen, BZD-Missbrauch ist vor allem ein Problem jüngerer Menschen (Votaw et al. 2019). Unter den älteren Hausarzt- und psychiatrischen Ambulanzpatienten mit Langzeitverschreibung von BZD haben vermutlich rund 35 % eine Abhängigkeit, wobei Hochdosisabhängigkeit im Alter sehr selten ist (Gérardin et al. 2014; Rosenqvist et al. 2024).

Opioidanalgetika

Suchtprobleme finden sich bei bis zu einem Drittel der Schmerzpatienten. Bei einer längerfristigen Behandlung mit einem Opioidanalgetikum (OA) ist jedoch die Diagnose einer Substanzabhängigkeit schwer zu stellen (➤ Tab. 19.1) . Das Missbrauchsrisiko ist gering bei Malignompatienten und bei negativer Suchtanamnese, hingegen hoch bei chronischen nicht tumorbedingten Schmerzen (CNTS) und Suchtvorgeschichte (Wolter 2017b). In den USA hat sich eine epidemische Suchtproblematik („Opioidkrise") entwickelt, deren Mortalitätsraten die aller früheren Drogenepidemien übersteigt (Manchikanti et al. 2022).

Bei weltweit steigender Verordnungshäufigkeit und zunehmenden Langzeitverordnungen (Buth et al. 2019) wird kontrovers diskutiert, wie viele der Patienten mit chronischem Gebrauch von Opioidanalgetika bei nicht tumorbedingten Schmerzen als abhängig einzustufen sind. Die Prävalenzangaben hierzu in der Literatur fallen angesichts der diagnostischen Unschärfen sehr unterschiedlich aus. Die Daten stammen weit überwiegend aus Studien in Nordamerika und sind nicht einfach auf die hiesigen Verhältnisse übertragbar, deuten aber darauf hin, dass bei schätzungsweise 15–20 % der mit OA behandelten CNTS-Patienten im mittleren Erwachsenenalter ein Missbrauchs- oder Suchtproblem besteht; im höheren Alter liegt dieser Anteil mit nicht-indiziertem Gebrauch oder Abhängigkeitscharakterdeutlich niedriger (Papaleontiou et al. 2010; Vowles et al. 2013; ausführlich in Wolter 2017b).

19.2.4 Illegale Drogen

Fast jeder dritte Bundesbürger (29 %) berichtet von Erfahrungen mit **illegalen Drogen.** Diese spielten bislang aber im höheren Lebensalter eine untergeordnete Rolle und wurden in den einschlägigen epidemiologischen Studien kaum berücksichtigt.

In der Alterskohorte der *Baby Boomers* ist verglichen mit früheren Kohorten eine deutlich höhere

Tab. 19.1 Suchtmittelassoziierte Verhaltensauffälligkeiten – ADRB (*„Aberrant Drug-Related Behaviors")* (Wolter 2017b)

Schwache Indizien	Starke Indizien
• Horten von Tabletten in Phasen geringerer Symptomatik • Beschaffung ähnlicher Medikamente bei anderen medizinischen Einrichtungen • Vehementes Einfordern höherer Dosen • Unzulässige Anwendung des Medikaments bei anderen Symptomen • Einzelne eigenmächtige Dosiserhöhungen • Einfordern ganz bestimmter Präparate • Vom Arzt nicht angestrebte psychotrope Effekte • Urin-Screening negativ (= Hinweis auf Weitergabe des verordneten Opioids)	• Verkauf/Weitergabe verschreibungspflichtiger Medikamente • Rezeptfälschung • Gleichzeitiger Konsum verwandter illegaler Drogen • Nachweis eines nicht verordneten Opioids im Urin • Nachweis von Stimulanzien im Urin • Wiederholtes „Verlieren" von Rezepten • Viele eigenmächtige Dosiserhöhungen • Entwenden oder „Leihen" von Tabletten von anderen Personen • Rezeptbeschaffung von nichtmedizinischen Quellen • Injektion oraler Zubereitungen

19

Prävalenz des illegalen Drogenkonsums festzustellen. Aufgrund der steigenden Lebenserwartung sind Drogenabhängige im Seniorenalter in großstädtischen Regionen mittlerweile keine zahlenmäßig unbedeutende Gruppe mehr. Durch substanzbedingte Voralterung und die Kumulation medizinischer Probleme, aber auch durch drogenspezifische Gewohnheiten und Verhaltensweisen stellt diese Gruppe eine besondere Herausforderung für die Gesundheitsversorgung dar (Ghantous et al. 2022; Stöver und Hößelbarth 2022; Wolter 2011). In den USA gab es zwischen 2012 und 2019 in der Altersgruppe ab 55 Jahre eine Verdopplung der Behandlungen aufgrund von Heroin- oder Kokainabhängigkeit und eine Vervierfachung der Behandlungen wegen Methamphetamingebrauch, bei der Kombination von Heroin und Methamphetamin gar eine Steigerung auf das 18-Fache (Choi et al. 2022). Die größte Verbreitung von Suchtbehandlungsfällen findet sich beim Cannabiskonsum (Lin et al. 2023), wobei im Zuge der (teilweisen) Legalisierung in manchen Ländern die Grenzen zwischen dem Konsum als Freizeitdroge und (Selbst-)Medikation verschwimmen und die Konsumformen (Applikationswege) variabler werden. Ältere Cannabiskonsumenten sind dem Risiko von unerwünschten Wirkungen in verschiedenen Organsystemen sowie von Interaktionen mit Arzneimitteln ausgesetzt (Khoury et al. 2022). Aus Deutschland liegen bislang keine belastbaren Daten für ältere Menschen vor.

Bewertung

Zusammenfassend ist festzustellen, dass hinsichtlich der Verbreitung von Sucht und Substanzstörungen im Alter von einer großen Dunkelziffer ausgegangen werden muss. Bei der Bewertung der epidemiologischen Befundlage ist zu beachten, dass die Ermittlung von Suchtprävalenzen im Alter in besonderem Maße mit dem Problem der **Unterdiagnostik** verbunden ist, weil die Symptome dieser Störungen bei alten Menschen überproportional häufig nicht erkannt, geleugnet, bagatellisiert oder fehlinterpretiert werden. Beispielsweise werden häufige Stürze, nachlassende kognitive Leistungsfähigkeit und mangelnder Antrieb oder Interesselosigkeit oft fälschlicherweise dem hohen Alter zugeschrieben oder mit Symptomen von Alterserkrankungen verwechselt, obwohl sie tatsächlich auf eine Suchterkrankung zurückzuführen sind (Wolter 2011, 2015). Zudem weisen Suchtstörungen im Alter einige Spezifika auf, die mit einem erhöhten Risikopotenzial verbunden sind: So ist z. B. die pharmakologische Suchtmitteltoleranz geringer, das Risiko von negativen Effekten auf körperliche Erkrankungen und für Arzneimittelinteraktionen oder (Sturz-)Unfälle erhöht.

19.3 Ätiologie

Psychische und Verhaltensstörungen durch psychotrope Substanzen im Alter können sowohl in Persistenz einer bereits in früheren Lebensphasen bestehenden Suchterkrankung vorliegen als auch im späteren Lebensalter neu entstehen. Begrifflich wird zwischen *Early Onset* (EO) (Beginn im jungen Alter) und *Late Onset* (LO, Beginn meist in der sechsten Lebensdekade) unterschieden (Lieb et al. 2008; McInerney et al. 2023; Wolter 2011; Wolter 2018a).

MERKE

Bei bereits vorbestehender Suchtproblematik liegen die Entstehungsbedingungen in früheren Lebensphasen und können im Alter durch spezifische Einflussfaktoren aufrechterhalten und verstärkt werden. Nicht selten tritt eine Substanzkonsumstörung im Alter bei jahrelang abstinenten bzw. unauffällig konsumierenden Personen auf, die bereits in der Vergangenheit Substanzkonsum- oder Suchterfahrung gemacht hatten. Offenbar gefährdet ein vorangegangener Substanzkonsum in früheren Altersstufen für einen Rückfall bzw. das erneute Auftreten problematischer Konsummuster im Alter.

Neben diesen früheren Suchterfahrungen sind besonders folgende **spezifische Risikofaktoren** für Substanzstörungen im Alter relevant (Geyer 2017; Kuerbis und Sacco 2014; Megherbi-Moulay et al. 2024; Wolter 2011; Wolter 2017b; Yarnell et al. 2020):

- Lange Behandlungsdauer mit Medikamenten
- Dosissteigerungen
- Psychosoziale Belastungen
- Multimorbidität
- Schlaflosigkeit sowie chronische Schmerzen

Auch **alterstypische Anpassungserfordernisse** und Verlusterfahrungen sind mit einer erhöhten **Vulnerabilität** für eine Substanzkonsumstörung assoziiert. Zu den **sozialen Prädiktoren** für Sucht im Alter zählen beispielsweise Transitionsprobleme nach dem Ausscheiden aus der Berufs- und Erwerbstätigkeit wie Verlust des sozioökonomischen Status, soziale Desintegration, finanzielle Schwierigkeiten sowie Wegfall sozialer Kontrollinstanzen (z. B. Abstinenzmotivation durch Berufstätigkeit), gesundheitsbedingte Einschränkungen von Mobilität, Aktivität und Aktionsradius, Verlust sozialer Beziehungen bis hin zu sozialer Isolation und Einsamkeit, mangelnde soziale Unterstützung, Belastung durch Pflege Angehöriger.

Diese **spezifischen Risikofaktoren** weisen darauf hin, dass von älteren Menschen sowohl Alkohol (Müller et al. 2023) als auch illegale Drogen (vor allem Cannabis oder Stimulanzien; Khoury et al. 2022; Yarnell et al. 2020), und Benzodiazepine sowie (Opioid-) Analgetika benutzt werden, um somatische oder psychische Leidenszustände sowie chronischen Stress zu lindern (Coveney et al. 2019; Ellis et al. 2021). Das Phänomen der **dysfunktionalen „Selbstbehandlung“** von körperlichen und psychischen Symptomen sowie subjektiven Belastungen und Konflikten mit legalen oder illegalen psychotropen Substanzen ist auch bei jüngeren Substanzkonsumenten bekannt, die eine höhere Rate exzessiven Konsums aufweisen als die älteren (Schepis et al. 2021). In den älteren Kohorten ist der Anteil der Dauerkonsumenten mit Abhängigkeitssyndrom geringer als bei jungen Erwachsenen (Gérardin et al. 2014; Wolter 2017b); hierin spiegeln sich der höhere Anteil indizierter Anwendung wider, der sich aus der höheren Prävalenz von somatischen Erkrankungen und der höheren Intensität von Schmerzen im Alter ergibt. Patienten im höheren und hohen Lebensalter konsumieren vermutlich in verhältnismäßig größerem Ausmaß sedierende oder analgetische Medikamente mit fragwürdiger Indikation, weil sie die verschreibungspflichtigen Medikamente eher verordnet bekommen (➤ Tab. 19.2). Dabei wird gelegentlich der Vorwurf einer „Komplizenschaft“ von Pflegepersonal, Familienangehörigen und Ärzten erhoben, die zu einer übermäßigen Verabreichung von sedierenden Medikamenten führe, um ältere Patienten ruhigzustellen und damit die Betreuungsroutinen zu vereinfachen. Nach wie vor schätzen zahlreiche Ärzte die Risiken von Benzodiazepinen gering ein und halten die einschlägigen Leitlinien für weltfremd (Cook et al. 2007).

Tab. 19.2 Beschwerdebilder, die leicht zu einer Verordnung von psychotropen Medikamenten ohne klare Indikation verleiten [W1016]

Psychische Symptome	Körperliche Symptome
• Überforderungs- und Überlastungsgefühle • Schlafstörungen • Ständige Müdigkeit und Erschöpfung • Unruhe und Nervosität • Konzentrationsstörungen • Ängste • Niedergeschlagenheit • Sorgenvolles Grübeln	• Schwindel • Herzrasen • Unspezifische Magen-Darm-Probleme • Diffuse Schmerzsymptome ohne organische Ursache • „Vegetative Beschwerden“

Bei Schmerzsyndromen lässt sich nicht eindeutig bestimmen, ab welcher Dosierung oder Verschreibungsdauer ein indizierter Gebrauch in einen Arzneimittelmissbrauch übergeht. Bei der Benzodiazepinverschreibung ließe sich die empfohlene Höchstverordnungsdauer als Kriterium heranziehen, die im Einzelfall aber ebenfalls abweichend bewertet werden kann (➤ Abb. 19.2 und ➤ Abb. 19.5).

Die Symptome einer Suchterkrankung im Alter gleichen denen bei anderen Altersgruppen. Allerdings besteht bei alten Menschen eine deutlich **verringerte Suchtmitteltoleranz,** da der veränderte Metabolismus und die altersassoziierten physiologischen Veränderungen dazu führen, dass die gleiche Alkohol- bzw. Substanzmenge zu höherer Wirkstoffkonzentration bei gleichzeitig erhöhter Vulnerabilität des zentralen Nervensystems (ZNS) führt. Das Risko für die Entwicklung somatischer und neuropsychiatrischer Folgeerkrankungen ist erhöht (Kuerbis et al. 2014; RCP 2018; Wolter 2018b).

Die erhöhte Gefahr von unerwünschten oder gefährlichen **Wirkstoffinteraktionen** bei alten Patienten mit verbreiteter Polymedikation wird verschärft durch die eigenmächtige bzw. sogar heimliche Kombination oder auch die Verwechslung von Medikamenten durch die Patienten selbst, z. B. durch unsachgemäße Kombination von Benzodiazepinen und Opioiden, die mit besonderen Risiken z. B. für Atemdepression verbunden ist. Zusätzlich werden Arzneimittelwirkungen im älteren Organismus besonders ausgeprägt und unkalkulierbar verstärkt bei gleichzeitigem Konsum

19

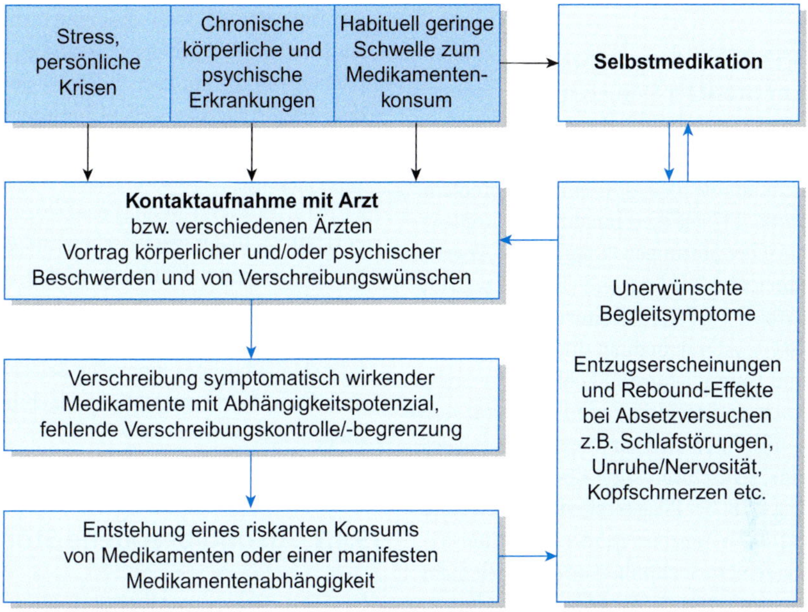

Abb. 19.2 Kreislauf des Medikamentenmissbrauchs (nach Jacobowski, Kunstmann und Schwantes) [W1016, L231]

von Alkohol oder auch illegalen Substanzen (Ilomäki et al. 2013). Insofern sind die Grenzwerte zu risikoreichem Konsum, schädigenden Konsumfolgen und Abhängigkeit bei Menschen im hohen Lebensalter aufgrund des verlangsamten Stoffwechsels und steigender Multimorbidität niedriger anzusetzen.

Bei Benzodiazepinen ist zu beachten, dass nicht nur die geläufige Unterscheidung von kurz- und langwirksamen Substanzen von Bedeutung ist, sondern auch die Berücksichtigung der Metabolisierung: Die meisten Benzodiazepine werden über Phase-1-Stoffwechselwege abgebaut, die im Alter (und bei Leberfunktionsstörungen) sehr störanfällig sind, sodass sich die Halbwertszeit auf das 3–5-Fache verlängern kann. Durch die daraus folgende Kumulation kommt es bei regelmäßiger Einnahme niedriger Dosen zu Wirkstoffkonzentrationen, die einem Hochdosiskonsum entsprechen – hierin liegt eine Erklärung dafür, dass im Alter schwere Entzugssyndrome, die der Literatur zufolge eigentlich nur bei hohen BZD-Dosen vorkommen, schon bei niedrigen Dosen auftreten können. Auch sehr kurz wirksame Benzodiazepine können durch die starken Konzentrationsschwankungen im Alter problematisch sein. Vorzuziehen sind solche Benzodiazepine, die bei kurzer bis mittlerer Halbwertszeit nur über nicht störanfällige Phase-2-Stoffwechselwege (Glukuronidierung) abgebaut werden: **Lorazepam, Oxazepam und Temazepam** (Wolter 2011; Wolter 2017c).

CAVE

In Senioren- und Pflegeheimen werden nicht selten sedierende Medikamente eingesetzt, um z. B. nächtliche Unruhe medikamentös zu behandeln. Dadurch entsteht die Gefahr, dass diese Medikation **iatrogen neue Symptome** wie Verwirrtheitszustände, kognitive Beeinträchtigungen bis zur Pseudodemenz, Tagesmüdigkeit, Schluckbeschwerden und Sturzgefahr hervorruft, die ihrerseits mit zusätzlichen Medikamenten behandelt werden *(Circulus vitiosus).*

19.4 Therapiemöglichkeiten

Substanzkonsumstörungen im Alter werden im deutschen Gesundheitsversorgungssystem **unterdiagnostiziert und -therapiert.** Mögliche Ursachen für diese **Unterinanspruchnahme** aufseiten der Betroffenen sind u. a.:

- Verleugnung und Bagatellisierung des Problems
- Scham und Angst vor Stigmatisierung und die Rechtfertigung des Substanzkonsums mit

somatischer Multimorbidität und multiplen Beschwerden
- Die vorrangige Behandlung der Symptome komorbider psychischer Störungen

Ältere Menschen, die chronisch Benzodiazepine einnehmen, kommen in ihrem Selbstverständnis häufig überhaupt nicht auf die Idee, dass ein Suchtproblem vorliegen könnte. Erfolgt die Einnahme im Kontext anderer psychischer Störungen (Depression, Angst), stehen diese meist im Vordergrund (Holzbach 2017; Wolter 2011; Wolter 2017a). Die **Unterversorgung** auf der Angebotsseite ist u. a. bedingt durch mangelnde Awareness und Unterdiagnostik, Fehlinterpretation von Symptomen und resultierende Fehldiagnosen, Therapiepessimismus, Scheu vor Thematisierung des Suchtproblems, stillschweigende Resignation oder Überforderung (z. B. bei Pflegekräften) und fehlende Unterstützung durch Angehörige oder Institutionsleitungen. Häufig fehlt in Suchthilfeeinrichtungen nicht nur das Bewusstsein für die Zielgruppe der Älteren, sondern auch das notwendige geriatrisch-gerontologische Wissen. Wegen der großen Bedeutung der Hausärzte gerade für Senioren sollte in der Primärversorgung stärker für das Screening älterer Patienten auf substanzbezogene Störungen und die Vermittlung von Therapieangeboten sensibilisiert werden (Weyerer et al. 2009; Wolter 2015).

19

Bewertung

In den einschlägigen **internationalen Therapieleitlinien** wird von der Wirksamkeit der Suchtbehandlung, wie sie für andere Altersbereiche belegt ist, auch bei älteren Personen ausgegangen. Inwieweit altersspezifisch angepasste Behandlungen für ältere Personen mit substanzbezogenen Störungen nützlich und effektiver sind als die Standardbehandlungen, ist empirisch nicht hinreichend geklärt (DGPPN, DG-Sucht 2020a). Es wurden verschiedene adaptierte Ansätze entwickelt, die die typischen Lebensbedingungen und Themen älterer Menschen (z. B. Vereinsamung, Verlusterlebnisse, veränderte Beziehungsgestaltung im Alter) stärker berücksichtigen und in denen eine geregelte Tages- und Wochenstruktur sowie Möglichkeiten zur körperlichen, intellektuellen oder kreativen Beschäftigung einbezogen werden. Es liegen Hinweise dafür vor, dass eine nicht konfrontative Vorgehensweise und eine Gruppenbehandlung mit Peers hilfreich sind, ohne dass bislang allerdings eine Überlegenheit des Peergruppenansatzes empirisch belegt ist (Bhatia et al. 2015; Geyer 2017; Kuerbis und Sacco 2013; Megherbi-Moulay et al. 2024; Savaskan et al. 2021). In der geriatrischen und gerontopsychiatrischen Behandlung werden Trainingsverfahren zur Verbesserung der Bewältigung der ADL erfolgreich eingesetzt, allerdings bislang ebenfalls ohne empirische Belege für eine spezifische Wirksamkeit in der Suchtbehandlung.

19.4.1 Alkoholbezogene Störungen

Ältere Patienten mit Alkoholproblemen sind nur selten bereit, sich ihrem Hausarzt gegenüber zu offenbaren und proaktiv das Suchthilfesystem in Anspruch zu nehmen, ohne dass gravierende Folgeerscheinungen dies erzwingen.

MERKE

Das Problem des schädlichen Alkoholkonsums und alkoholbezogener Störungen bei älteren Patienten sollte in der ambulanten primärmedizinischen Versorgung von Hausärzten und Fachärzten daher auch bei suchtunabhängigen Konsultationsanlässen **stärker beachtet und sensibel angesprochen werden,** bei mangelnder Problemeinsicht u. U. auch wiederholt und beharrlich. Den betroffenen Patienten sollten ausführliche Informationen über die bestehenden Therapieangebote vermittelt und zeit- und wohnortnahe konkrete Kontakte hergestellt werden. Im stationären Behandlungssetting besteht ebenfalls eine günstige Gelegenheit *(Window of Opportunity),* bestehende Suchtprobleme zu thematisieren und Behandlungsangebote anzubahnen. Insbesondere im Kontext akuter Gesundheitsbeschwerden ist von einer vorübergehend erhöhten Behandlungsmotivation auszugehen, die möglichst zeitnah genutzt werden sollte.

Zur Identifikation alkoholbezogener Störungen sollte zunächst das **individuelle Konsumverhalten** exploriert werden (➤ Abb. 19.3), bevor eine genauere Anamnese und Diagnosestellung anhand der ICD-10-Kriterien erfolgt.

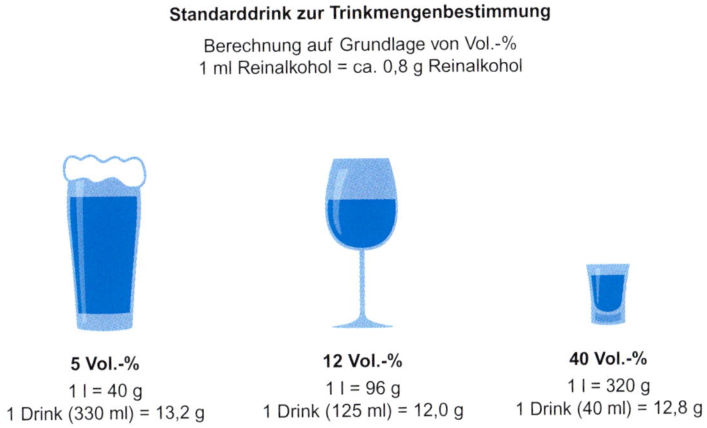

Abb. 19.3 Standarddrink zur Trinkmengenbestimmung [L231]

MERKE

Die Alkoholverträglichkeit nimmt aus physiologischen Gründen mit dem Alter ab. Jenseits der allgemeinen Empfehlung, im Alter weniger zu trinken, finden sich allerdings kaum konkrete Mengenvorgaben für ältere Menschen; den amerikanischen Richtlinien (NIAAA 2005) zufolge gelten z. B. für Männer über 65 Jahre dieselben Höchstmengen wie für Frauen unter 65 Jahren, es gibt aber keinen Grenzwert für Frauen über 65 Jahre.

Aufgrund der aktuellen Evidenzlage werden weltweit die Grenzwerte für **risikoarmen Konsum** für alle Altersgruppen nach unten korrigiert. Die Deutsche Gesellschaft für Ernährung (DGE) zieht die Obergrenze bei 27 g Alkohol pro **Woche** (Richter et al. 2024). Neben Obergrenzen für die Alkoholmenge wird von der WHO die Einhaltung von **mindestens zwei alkoholfreien Tagen** pro Woche empfohlen (Babor et al. 2001, S. 32), um dem Organismus die Möglichkeit zu geben, eine Zeitlang ohne Alkohol zu funktionieren. Die Empfehlungen gelten nur für Personen, die nicht alkoholabhängig sind. Bei bestehender Alkoholabhängigkeit ist Abstinenz geboten, das „kontrollierte Trinken" geringer Mengen gelingt Alkoholikern (auch „trockenen" Alkoholikern) in aller Regel nicht (DGPPN, DG-Sucht 2021). Die Deutsche Gesellschaft für Ernährung (DGE) formuliert in einem neuen Positionspapier eine generelle Empfehlung sogar zur radikalen Totalabstinenz: *„Alkohol ist eine psychoaktive Droge und wurde als kausaler Faktor für mehr als 200 negative gesundheitliche Folgen wie Krankheiten und Unfälle identifiziert. […] Die Ergebnisse zeigen, dass es keine potenziell gesundheitsfördernde und sichere Alkoholmenge für einen unbedenklichen Konsum gibt. Die DGE empfiehlt daher, auf alkoholische Getränke zu verzichten."* (DGE, 2024). Ähnlich konstatiert die *DHS (2023)*: *„Für die körperliche Gesundheit ist es am besten, keinen Alkohol zu trinken."*

(Temporäre) Abstinenz ist in der Suchtmedizin nicht nur ein wichtiges therapeutisches Ziel, sondern auch ein diagnostisches ebenso wie ein therapeutisches Werkzeug. Den diagnostischen Aspekt kann man pointiert so formulieren: Wer ein Problem damit hat, zwei Tage in der Woche ohne Alkohol auszukommen, der hat ein Alkoholproblem. Wer unabhängig von Alkohol ist, dem fällt es nicht schwer.

BOX 19.3

Late vs. Early onset (LO vs. EO)

Dem **LO** der alkoholbezogenen Störung wird im Vergleich zum **EO** eine höhere Behandlungsadhärenz und damit **eine bessere Prognose** zugeschrieben, da die im höheren Lebensalter (oft im Zusammenhang mit kritischen Lebensumständen) entstandene Suchtproblematik als weniger stabil und verfestigt eingestuft wird und bei Süchtigen mit Spätmanifestation meist eine höhere psychische Stabilität, eine geringe psychische Komorbidität, mehr Ressourcen und eine stärkere Resilienz bestehen als bei frühem Beginn, wodurch auch der Outcome der älteren Patienten als Gesamtheit besser erscheint (Lieb et al. 2008; McInerney et al. 2023; Wolter 2015, 2018a). Gelingt eine Veränderung der Trinkgewohnheiten bei LO-Patienten im Alter, bessern sich meist ihr Wohlbefinden sowie ihre geistige und körperliche Leistungsfähigkeit innerhalb kurzer Zeit. Evidenzbasierte spezifische Behandlungsempfehlungen für die beiden Gruppen der EO vs. LO lassen sich mangels Studien derzeit nicht formulieren (Kuerbis und Sacco 2013; DGPPN, DG-Sucht 2020a).

Insgesamt besteht nur eine schwache Evidenzbasis zur Wirksamkeit von **altersspezifischen Behandlungen älterer Menschen mit alkoholbezogenen Störungen**

(Bhatia et al. 2015). Mangels einschlägiger Studien wurden in der S3-Leitlinie die Empfehlungen zur Behandlung älterer Patienten eher auf Basis klinischer Erfahrung, Analogieübertragung und Konsensfindung formuliert als auf wissenschaftlicher Studienlage (DGPPN, DG-Sucht 2020a).

Bei Personen über 65 Jahre mit alkoholbezogenen Störungen kommen prinzipiell die gleichen psychotherapeutischen, psychosozialen und pharmakologischen Therapieverfahren und -methoden zum Einsatz wie bei Erwachsenen früherer Altersstufen, allerdings mit einigen altersspezifischen Anpassungen. In verschiedenen Studien zeigte sich, dass der kurzfristige Therapieerfolg bei Älteren ähnlich gut ist wie bei Jüngeren. Bei längeren Katamnesezeiträumen sind die Therapien bei älteren Patienten erfolgreicher als bei jüngeren (Geyer 2017; Rumpf et al. 2009; Weyerer und Schäufele 2017).

MERKE

Die zwei Phasen der Akutbehandlung (nach S3-Leitlinie)

1. **Körperlicher Entzug („Entgiftung")**
   Eine körperliche Entgiftung umfasst die Behandlung von Alkoholintoxikationen mit körperlich-neurologischen Ausfallerscheinungen und/oder von Alkoholentzugssymptomen, wie sie bei einem relevanten Anteil der alkoholabhängigen Patienten auftreten können. Ziel ist die Sicherstellung der Vitalfunktionen und die Vermeidung von Komplikationen (z. B. epileptische Anfälle oder Delirium tremens) sowie die Reduzierung/Linderung von Entzugserscheinungen.
2. **Qualifizierte Entzugsbehandlung**
   Eine qualifizierte Entzugsbehandlung stellt eine suchtpsychiatrische bzw. suchtmedizinische Akutbehandlung dar, die über die körperliche Entgiftung hinausgeht. Grundsätzlich erfolgen eine Behandlung der Intoxikations- und Entzugssymptome und eine Diagnostik und Behandlung der psychischen und somatischen Begleit- und Folgeerkrankungen. Essenziell sind störungsbezogene psycho- und soziotherapeutische sowie psychosoziale Interventionen, z. B. zur Förderung der Änderungsbereitschaft, der Änderungskompetenz und der Stabilisierung der Abstinenz.

Akutbehandlung: (Qualifizierter) Entzug

Die **medikamentöse Entzugsbehandlung** älterer Patienten entspricht prinzipiell der Standardtherapie, wobei die in der Altersmedizin üblichen Anpassungen hinsichtlich Interaktionen und Dosierung erforderlich sind (DGPPN, DG-Sucht 2020a). Die pharmakologische Behandlung des **Alkoholentzugssyndroms** zielt auf die Reduktion der akuten Entzugssymptome und der u. U. gefährlichen bis lebensbedrohlichen Komplikationen sowie auf die Verhinderung langfristiger Folgen ab. Das Alkoholentzugssyndrom erreicht innerhalb von 48 Stunden nach Absetzen des Alkohols seinen Höhepunkt, wobei die meisten körperlichen Symptome nach 4–5 Tagen, die psychischen Symptome nach einigen Wochen abklingen. Das **einfache Alkoholentzugssyndrom** ist symptomatologisch charakterisiert durch Blutdruckerhöhung, Tachykardie, Hyperhidrosis, Tremor, Muskelkrämpfe, Magenbeschwerden, Übelkeit/Erbrechen, Diarrhö, Kopf- und Rückenschmerzen zusammen mit psychomotorischer Unruhe, Schlafstörungen, Reizbarkeit, Affektlabilität, Angst und Konzentrationsstörungen. Die Übergänge zu schweren Entzugssyndromen, zum Entzugsdelir und schließlich zum Delirium tremens sind fließend. Es können Herzrhythmusstörungen, hypertensive Krisen, Elektrolytstörungen und Hypothermie/Hyperthermie auftreten. Wahrnehmungsstörungen können sich bis zu Halluzinationen steigern, auch ohne dass bereits das Vollbild eines Delirs erreicht ist. Letzteres ist unbehandelt lebensbedrohlich; ein Alkoholentzugsdelir wird nicht selten von epileptischen Anfällen eingeleitet oder begleitet. Rhabdomyolyse mit der Gefahr des Nierenversagens ist ebenso eine gefürchtete Komplikation wie die **Wernicke-Enzephalopathie,** die unbehandelt in ein **Korsakow-Syndrom** übergeht. Eine Wernicke-Enzephalopathie wird sehr häufig nicht erkannt, weil die als pathognomonisch geltende Symptomtrias aus äußeren Augenmuskelstörungen, (Rumpf-)Ataxie und kognitiven Störungen nur in einem kleinen Teil der Fälle zu beobachten ist und die Patienten darüber hinaus häufig sediert sind (Sechi und Serra 2007, Wartenberg 2019; Wijnia 2022; Wolter 2016). Zur Bestimmung der Symptomschwere hat sich international die **CIWA-Ar-Skala** (Sullivan et al. 1989) etabliert, die neben dem Bewusstseinsniveau u. a. auch vegetative Symptome und Halluzinationen erfasst. Ihre Anwendung setzt Vertrautheit mit diesem Instrument voraus, damit die Kriterien sicher bewertet werden können; bei älteren Menschen mit Herz-Kreislauf-Erkrankungen bzw. -Medikamenten kann die Anwendung problematisch sein (Wolter 2016).

PRAXISTIPP

Als **Medikamente der ersten Wahl** zur Behandlung des Alkoholentzugssyndroms und -delirs werden Benzodiazepine (in Deutschland off-label!) und Clomethiazol empfohlen. Die „Behandlung" durch die Gabe von Alkohol ist obsolet. Die alleinige Behandlung der vegetativen Symptome z. B. mit Clonidin ist aufgrund der pathophysiologischen Grundlagen (Überschießen der glutamatergen Erregung durch Wegfall der GABAergen Hemmung) ebenso wenig ausreichend wie die alleinige Gabe von Antipsychotika; Letztere sind jedoch bei psychotischen Symptomen, d. h. beim Entzugsdelir, i. d. R. unverzichtbar (Wartenberg 2019; Wolter 2016). Bereits beim Verdacht auf eine Wernicke-Enzephalopathie muss umgehend eine hoch dosierte parenterale Thiamingabe erfolgen (CAVE: keine Glukose-Infusion ohne vorherige Thiamingabe!), wobei auf eine ausreichende Magnesiumversorgung zu achten ist (Magnesium ist Kofaktor für Thiamin); vielfach wird auch die unterstützende Gabe weiterer B-Vitamine empfohlen (Sechi und Serra 2007; Wijnia 2022; Wolter 2016).

Die Schwere des Alkoholentzugssyndroms hängt weniger mit dem kalendarischen Alter zusammen als mit der aktuellen gesundheitlichen Verfassung und der Komorbidität, die deshalb bei der Entzugsbehandlung älterer Patienten im besonderen Maße zu beachten sind. Eine kompetente medizinisch-pflegerische Basisversorgung ist von grundlegender Bedeutung (Kreislauf, Ernährung, Ausgleich von Elektrolytstörungen, Prophylaxe von Verletzungen usw.). Zudem müssen bei bestehender Polymedikation alle möglichen Wirkstoffinteraktionen mit der Entzugsmedikation berücksichtigt werden. Schließlich sind Dosierung und Anwendungsdauer auf die altersspezifischen Bedingungen (Körpermasse, Metabolisierung) abzustimmen.

BOX 19.4

Für die **Akutbehandlung** gilt: Älteren Personen mit alkoholbezogenen Störungen kann niederschwellig eine stationäre Entzugsbehandlung angeboten werden. Eine **stationäre Behandlung** in Form einer **körperlichen Entgiftung oder qualifizierten Entzugsbehandlung** soll angeboten werden bei

- einem Risiko eines alkoholbedingten Entzugsanfalls und/oder Entzugsdelirs und/oder
- Vorliegen von gesundheitlichen bzw. psychosozialen Rahmenbedingungen, unter denen Alkoholabstinenz im ambulanten Setting nicht erreichbar erscheint.

Sie sollte zudem angeboten werden bei alkoholabhängigen Personen und Personen mit schädlichem Gebrauch, wenn mindestens eines der folgenden Kriterien erfüllt ist:

- Zu erwartende schwere Entzugssymptome
- Schwere und multiple somatische oder psychische Begleit- oder Folgeerkrankungen
- Suizidalität
- Fehlende soziale Unterstützung
- Misserfolg bei ambulanter Entgiftung

Eine **ambulante Entzugsbehandlung** (körperliche Entgiftung oder qualifizierte Entzugsbehandlung) kann angeboten werden, wenn keine schweren Entzugssymptome oder -komplikationen zu erwarten sind, eine hohe Adhärenz und ein unterstützendes soziales Umfeld bestehen. Eine **ambulante Entgiftung** sollte nur angeboten werden durch Ärzte mit ausreichenden Kenntnissen in der Alkoholentgiftung, der Möglichkeit engmaschiger klinischer Kontrolluntersuchungen, inkl. Verhaltensbeobachtung und organisatorischer Sicherstellung einer 24-Stunden-Erreichbarkeit eines Notfalldienstes.

Die im Anschluss an die Entgiftung erfolgende **qualifizierte Entzugsbehandlung** zielt darauf ab, die Patienten mittels Kurzinterventionen und/oder motivierender Gesprächsführung (Miller und Rollnick 2015) zur Inanspruchnahme weiterführender Hilfen zu motivieren und Kontakte in das regionale Hilfesystem bzw. in die soziale oder medizinische Suchtrehabilitation herzustellen.

In der S3-Leitlinie (DGPPN, DG-Sucht 2021) werden zahlreiche evidenzbasierte klinische Handlungsempfehlungen für die Akut- und Postakuttherapie formuliert, die jeweils auch für die Gruppe der älteren Patienten spezifiziert wurden und folgendermaßen zusammengefasst werden können: In der **primärmedizinischen Versorgung** sollen Interventionen angeboten werden, die auf Veränderung ihres Alkoholkonsums und Inanspruchnahme therapeutischer Hilfe abzielen.

Die Schlüsselempfehlung(en) zum **Einsatz von Medikamenten** in der Alkoholentzugstherapie entsprechen denen der Standardbehandlung. Bei Patienten mit einem Risiko für die Entwicklung von Entzugssymptomen oder einem individuellen Risiko für Entzugskomplikationen wie Krampfanfällen bzw. deliranten Symptomen soll eine medikamentöse Entzugsbehandlung durchgeführt werden. Die **Dauer der Behandlung** sollte sich individuell an der Schwere der Entzugserscheinungen und den körperlichen und psychischen Begleit- oder Folgeerkrankungen orientieren.

Alkoholabhängige ältere Menschen, die sich wegen ihres fortgeschrittenen Alters keinem Alkoholentzug (mehr) unterziehen wollen, sollten informiert werden über Risiken der nicht überwachten plötzlichen Trinkmengenreduktion oder eines Trinkstopps (z. B. Entzugskomplikationen) und deren Behandlungsmöglichkeiten sowie über alternative Hilfeangebote. Da eine körperliche Entgiftung allein keine hinreichende Therapie der Suchterkrankung darstellt, sollen weitere suchtmedizinische Hilfen vorgehalten bzw. vermittelt werden. Dies ist auch und gerade bei Menschen im höheren Alter sinnvoll und erforderlich, da die toxische Alkoholwirkung und die Schadensrisiken aufgrund der altersphysiologischen Veränderungen sowie wegen der häufigen somatischen Komorbiditäten und der Interaktionsrisiken bei Polymedikation besonders ausgeprägt sind. Insofern soll immer eine qualifizierte Entzugsbehandlung statt einer reinen körperlichen Entgiftung angeboten werden, insbesondere wenn der Patient weiterführenden Behandlungsmaßnahmen ambivalent gegenübersteht. Zur Erhöhung der Effektivität sollte eine qualifizierte Entzugsbehandlung in der Regel 21 Behandlungstage umfassen und ein anschließendes Entwöhnungsangebot einschließen. Es kann daher individuell auch eine längere Behandlungsdauer notwendig werden.

Eine **medikamentengestützte Alkoholentzugsbehandlung** ist einer Nichtbehandlung bezüglich der Schwere der auftretenden Entzugssymptome und der Häufigkeit von Entzugskomplikationen überlegen. Eine Pharmakotherapie des Alkoholentzugssyndroms soll daher unter Berücksichtigung von Entzugsschwere und Entzugskomplikationen erfolgen. Leichte Alkoholentzugssyndrome **können,** schwere und mittelschwere Alkoholentzugssyndrome **sollen** pharmakologisch behandelt werden. **Benzodiazepine** und **Clomethiazol** reduzieren effektiv Schwere und Häufigkeit von Entzugssymptomen und schweren Komplikationen (Delirien, Entzugskrampfanfälle) und sollen deshalb zur Behandlung des Alkoholentzugssyndroms eingesetzt werden. Für ältere Menschen sollten Benzodiazepine mit niedrigem **Kumulationsrisiko** (z. B. Oxazepam) verwendet werden. Clomethiazol sollte nur unter stationären Bedingungen zur Behandlung des Alkoholentzugssyndroms eingesetzt werden. Für die Behandlung deliranter Syndrome mit Halluzinationen, Wahnsymptomen und Agitation sollten Benzodiazepine bzw. Clomethiazol mit Antipsychotika (insbesondere Butyrophenonen wie Haloperidol) kombiniert werden, Antipsychotika sollen aber aufgrund der fehlenden eigenen Wirkung auf vegetative Entzugssymptome nicht allein gegeben werden. **Carbamazepin, Valproinsäure, Gabapentin und Oxcarbazepin** können als **Monotherapie** von leicht- bis mittelgradigen Alkoholentzugssyndromen eingesetzt werden. **Betablocker und Clonidin** eignen sich nicht zu einer Monotherapie des Alkoholentzugssyndroms, können aber ergänzend zur Behandlung von vegetativen Entzugssymptomen eingesetzt werden. Benzodiazepine sind in Deutschland zur Entzugsbehandlung nicht zugelassen (*off-label*), gelten aber weltweit als Standard, während Clomethiazol in den USA und vielen anderen Ländern nicht auf dem Markt ist. Schwere, therapierefraktäre Entzugssyndrome erfordern eine intensivmedizinische Behandlung, wobei der Einsatz von Phenobarbital notwendig werden kann (Strayer et al. 2023).

Postakutbehandlung: Entwöhnung und Psychotherapie

Nach Möglichkeit sollte bei Abhängigkeitserkrankten bei bestehender Indikation ein nahtloser Übergang in die **Postakutbehandlung** erfolgen, die in Deutschland in Form von ambulanter, teilstationärer oder stationärer Entwöhnungsbehandlung im Rahmen der medizinischen (Sucht-)Rehabilitation erfolgt (➤ Abb. 19.4).

MERKE

Die Postakuttherapie beinhaltet psychotherapeutische und psychosoziale Behandlungsmethoden, medikamentöse Rückfallprophylaxe, sozialtherapeutische und -pädagogische Interventionen sowie – bei nicht berenteten Patienten im erwerbsfähigen Alter – Maßnahmen zur Arbeitsförderung und beruflichen Wiedereingliederung und andere begleitende Beratungs- und Betreuungsangebote.

Andere Formen der Postakutbehandlung stellen Interventionen der ambulanten vertragsärztlichen Versorgung im Rahmen der Richtlinien-Psychotherapie sowie die ambulante oder stationäre psychiatrische Begleit- und Weiterbehandlung dar. Die Ziele der **Entwöhnungsbehandlung** bestehen je nach Indikation

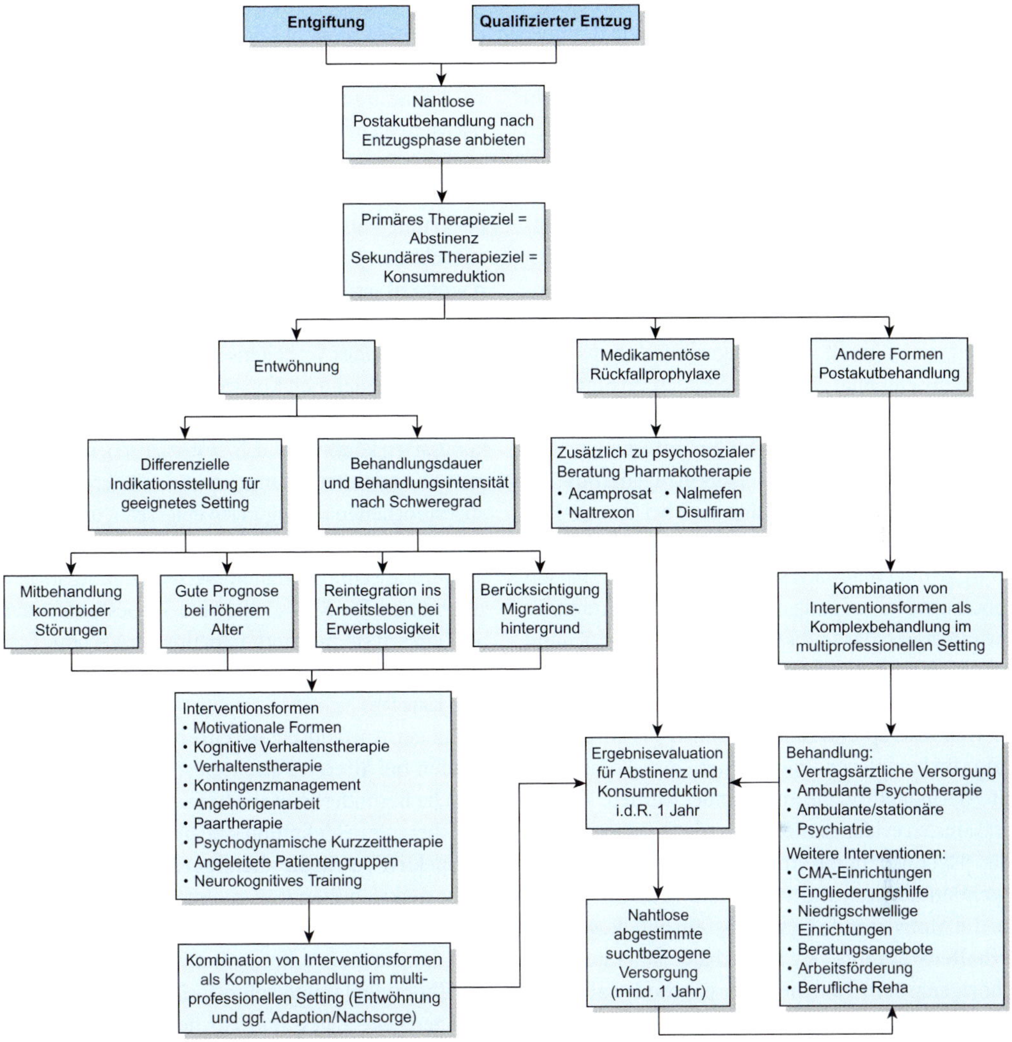

Abb. 19.4 Versorgungsalgorithmus Postakutbehandlung [T109, L231]

im Erreichen der **Totalabstinenz** als primärem Therapieziel oder einer **substanziellen Trinkmengenreduktion** und eines kontrollierten Konsums bei nicht erzielbarer Abstinenz. Bei Erreichen der Abstinenz soll diese dauerhaft werden. Konsumstabilisierung (Verminderung von Rückfallrisiko bzw. Rückfallhäufigkeit, Rückfalldauer und Rückfallschwere) stellt häufig einen notwendigen, manchmal lange dauernden Zwischenschritt dar. Weitere Behandlungsziele im Rahmen der medizinischen Rehabilitation bestehen nach dem deutschen Sozialgesetzbuch in Erhalt, Verbesserung oder Wiederherstellung der Funktions- und Leistungsfähigkeit des Abhängigkeitserkrankten und in der Förderung der Teilhabe am Arbeitsleben und am Leben in der Gesellschaft. Bei Patienten im höheren und hohen Lebensalter gilt der gleiche Versorgungsalgorithmus in der beschriebenen Kette, wobei die Rehabilitationsziele allerdings altersspezifisch zu wählen sind (soziale Partizipation statt Rückkehr in die Erwerbstätigkeit). Hinsichtlich der Wirksamkeit verschiedener psychotherapeutischer und medikamentöser Interventionsformen im Rahmen der Postakuttherapie sind keine Altersunterschiede belegt (Vogelgesang 2011). In Katamnesestudien wurde sogar ein Anstieg der Erfolgsquote in der Entwöhnungsbehandlung in der Altersgruppe der über 40-Jährigen berichtet (Missel et al. 2013).

Psychotherapeutische Interventionen spielen in der Entwöhnungsbehandlung bei alkoholbezogenen Störungen für alle Altersgruppen eine zentrale Rolle. Darunter werden eine Reihe von psychotherapeutischen Maßnahmen, Methoden und Behandlungsverfahren zusammengefasst, die zu einer dauerhaften Alkoholabstinenz oder deutlich reduziertem kontrollierten Konsum (< 50 %) verhelfen sollen. Dabei handelt es sich nicht notwendigerweise um psychotherapeutische Interventionsmethoden im Sinne der Richtlinien-Psychotherapie.

Kurzinterventionen von bis zu fünf Sitzungen bis zu je 60 Minuten Dauer zur Trinkmengenreduktion bzw. Abstinenzmotivierung sind auch bei über 65-Jährigen wirksam (Fink et al. 2005; Moore et al. 2011). Derartige Interventionen sind in der primärärztlichen ambulanten Versorgung oder in Allgemeinkrankenhäusern einsetzbar und können durch Einbeziehung von Angehörigen und Informationsmaterial ergänzt werden.

Psychotherapiemethoden können einzeln oder in Form von komplexen Programmen sowie kombiniert mit Pharmakotherapie angewendet werden. Zu den wirksamsten evidenzbasierten psychotherapeutischen oder psychosozialen Interventionsformen zählen Psychoedukation, motivationale Interventionen wie die Motivierende Gesprächsführung, **kognitive Verhaltenstherapie** (KVT), Verhaltenstherapie, Angehörigenarbeit, Paartherapie, psychodynamische Kurzzeittherapie sowie Kontingenzmanagement und Patientengruppen. **Psychoedukation** umfasst systematische, didaktisch-psychotherapeutische Maßnahmen, die dazu geeignet sind, Patienten und ihre Angehörigen über die Wirkweise, das Abhängigkeitspotenzial und die Schadensrisiken des Alkohols aufzuklären, über die resultierende alkoholbezogene Störung und deren Behandlung zu informieren, das Krankheitsverständnis und den selbstverantwortlichen Umgang mit der Störung zu fördern und sie bei der Bewältigung zu unterstützen. Die Methode der **Motivierenden Gesprächsführung** wurde im Kontext der Suchtberatung und -therapie entwickelt (Miller und Rollnick 2015). Sie wird bei Patienten eingesetzt, die keine ausreichende (intrinsische) Veränderungsbereitschaft mitbringen, um mittels unterschiedlicher Interventionstechniken und einer empathischen, nicht konfrontativen Grundhaltung eine Veränderungsbereitschaft aufzubauen. Dabei wird ohne argumentative Überzeugungsversuche zunächst in nicht wertender Weise das Konsumverhalten analysiert, um danach Diskrepanzen mit Lebenszielen herauszuarbeiten. Auf diese Weise wird der Patient darin unterstützt, eine intrinsische Aufhörmotivation aufzubauen bzw. zu stärken. Das **Kontingenzmanagement** basiert auf dem lerntheoretischen Prinzip der operanten Verstärkung und zielt darauf ab, die Häufigkeit eines Verhaltens durch seine angenehmen oder unangenehmen Konsequenzen zu beeinflussen. Beim Kontingenzmanagement werden die Verstärkungsarten kontingent, d. h. systematisch, regelmäßig, zeitnah und unter definierten und mit dem Patienten abgesprochenen Bedingungen eingesetzt, um die Häufigkeit unerwünschter Verhaltensweisen zu reduzieren und erwünschte Verhaltensweisen (z. B. Abstinenz) zu erhöhen. Die **KVT** stellt heute das bestuntersuchte und effektivste psychotherapeutische Verfahren zur Behandlung der alkoholbezogenen Störungen dar (➤ Kap. 9).

Bei der Anwendung **psychotherapeutischer Methoden bei älteren Patienten** sind einige altersspezifische Besonderheiten zu beachten (➤ Kap. 9). Bei der Therapiezieldefinition sind die begrenzte Lebensperspektive sowie die altersspezifischen Lebensziele zu berücksichtigen und zu entscheiden, inwiefern abstinenzorientierte Ziele oder Konsumstabilisierung bzw. kontrollierter Konsum anzustreben sind. Bei der Therapieplanung sollte verstärkt auf eine klare und geregelte Tages- und Wochenstruktur sowie auf ausreichende Möglichkeiten zur körperlichen, intellektuellen oder kreativen Aktivität geachtet werden. Als **adjuvante Maßnahmen** werden Sport- und Bewegungsangebote, ergotherapeutische Maßnahmen sowie Symptommanagement in altershomogenen Gruppen empfohlen (Geyer 2017; Voßmann und Geyer 2006).

Postakute Interventionen sollen gem. der S3-Leitlinie im Anschluss an die Entzugsphase als nahtlose weiterführende Behandlung angeboten werden. Bei Alkoholabhängigkeit (ICD-11: 6C.40.20) ist dann **Abstinenz** primäres Therapieziel. Kann Abstinenz nicht erreicht werden oder liegt schädlicher bzw. riskanter Konsum vor, soll eine Reduktion des Konsums (Menge, Zeit, Frequenz) im Sinne einer Schadensminimierung angestrebt werden. Komorbidität (psychisch) soll in der Postakutbehandlung berücksichtigt und mitbehandelt werden. Auch im höheren Alter soll eine Postakutbehandlung (einschließlich Entwöhnung) mit Hinweis auf die überdurchschnittlich günstige Prognose angeboten werden. Es sollte für jeden Einzelfall eine differenzielle Indikationsstellung im Hinblick auf die unterschiedlichen Settings (ambulant, ganztägig ambulant bzw. teilstationär, stationär) erfolgen. Zur **nachhaltigen Abstinenzstabilisierung und Rückfallprävention** soll anschließend nahtlos eine aufeinander abgestimmte suchtbezogene Versorgung von mindestens einem Jahr angeboten werden. Die Dauer und Intensität der Postakutbehandlung (einschließlich Entwöhnung) sollte sich individuell an der Schwere, der Komorbidität, den vorhandenen psychosozialen Beeinträchtigungen und den Folgen orientieren (Mann et al. 2016; Wolter 2011).

In der **Postakutphase** der Alkoholentwöhnungsbehandlung spielen die **psychotherapeutischen und psychosozialen Ansätze** eine zentrale Rolle. Auch älteren Personen sollen prinzipiell die gleichen empirisch begründeten Behandlungen (psychotherapeutisch, psychosozial und pharmakotherapeutisch) angeboten werden wie jüngeren, allerdings sind oft altersspezifische Modifikationen sinnvoll. In der S3-Leitlinie wird die Bedeutung einer nichtkonfrontativen Vorgehensweise ausdrücklich hervorgehoben. Kurzinterventionen sind als niedrigschwellige Maßnahme zur Reduktion von problematischem Alkoholkonsum wirksam und sollen flächendeckend umgesetzt werden. Die somatische und psychische Komorbidität soll in der Planung und Durchführung von Interventionen besonders berücksichtigt werden. Es sollen angeboten werden: Motivationale Interventionsformen, Kognitive Verhaltenstherapie, Verhaltenstherapie, Angehörigenarbeit, Paartherapie. Auch wenn Pflegebedürftigkeit (im Sinne von SGB XI – Sozialgesetzbuch) besteht, sollten die genannten suchtspezifischen Interventionen angeboten werden, zusätzlich zu den allgemeinen pflegerisch-rehabilitativen Maßnahmen, wie z. B. Trainingsverfahren zur Verbesserung der Bewältigung der ADL (Geyer 2017; Savaskan et al. 2021).

PRAXISTIPP

Zur **medikamentösen Sekundärprophylaxe**: Die Behandlung mit den im Folgenden genannten Medikamenten kann in der Postakutbehandlung begonnen und nach der Entwöhnungsbehandlung fortgeführt werden. Diese Medikamente dürfen nicht allein, sondern nur im Rahmen eines Gesamtbehandlungsplans angeboten werden. Nach Berücksichtigung von möglichen Risiken und Aufklärung hierüber können **Acamprosat** und **Naltrexon zur Förderung der Abstinenz oder zur Trinkmengenreduktion** unterstützend eingesetzt werden. Zur **Trinkmengenreduktion** kommt auch **Nalmefen** in Betracht. Zur Förderung der Abstinenz kann eine Aversionstherapie mit **Disulfiram** (Unverträglichkeitsreaktion bei gleichzeitigem Konsum von Alkohol) durchgeführt werden, wenn andere zugelassene Therapieformen nicht zum Erfolg geführt haben. Disulfiram ist allerdings für diese Indikation in Deutschland nicht mehr zugelassen und muss über eine internationale Apotheke bestellt werden (Hochsattel und Brieger 2016).

19.4.2 Tabakbezogene Störungen

Therapieziele

Zu Beginn einer Tabakentwöhnungsbehandlung muss zunächst konsensual über das angestrebte Therapieziel entschieden werden: Rauchreduktion oder Totalabstinenz. Ansätze des **kontrollierten Rauchens** bzw. der **Konsumreduktion** sind bei (älteren) Patienten mit häufigen Vorerkrankungen in Bezug auf das gesundheitliche Schädigungsrisiko allerdings nicht sinnvoll (Mühlig und Kröger 2020). Wie in einer Metaanalyse aus 141 Kohortenstudien (Hackshaw et al. 2018) berechnet, besteht für Herz-Kreislauferkrankungen kein linearer Zusammenhang zwischen Zigarettenanzahl und Morbiditätsrisiko. Das (adjustierte) KHK-Überschussrisiko eines männlichen Rauchers von einer Zigarette täglich beträgt demnach nicht 5 % (wie bei linearem Zusammenhang), sondern 53 % – ist also lediglich halb so groß – wie das eines Rauchers mit 20 Zig./d (bei Frauen 38 %). Bezüglich zerebraler Insulte liegt das Überschussrisiko für Männer mit 1 Zig./d nur um 59 % (nicht 95 %, wie bei linearem Zusammenhang zu erwarten) niedriger als bei Rauchern mit 20 Zig./d (bei Frauen: 66 % niedriger). Ähnliches gilt beispielsweise für die COPD. Für das Krebserkrankungsrisiko besteht hingegen ein klarer Zusammenhang zur konsumierten Zigarettenmenge. In der Gesamtbetrachtung sollte immer die **Total-**

abstinenz angestrebt werden. Die Entscheidung für die Schlusspunkt-Methode oder die graduelle Reduktionsmethode sollte prinzipiell den Patienten überlassen bleiben. Die Schlusspunktmethode besitzt einige Vorteile hinsichtlich der pragmatischen Umsetzung, Begleitung und Nachkontrolle des Rauchstopps. Etwa jeder zweite chronische Raucher wird nach dem Entzug zunächst wieder rückfällig. Die rückfälligen Aussteiger benötigen häufig mehrere Anläufe bis zur erfolgreichen und dauerhaften Totalabstinenz.

Viele rauchende Patienten fürchten die Totalabstinenz und präferieren den Umstieg auf die E-Zigarette. Unstrittig ist, dass die Inhalation von Aerosolen aus „Verdampfern" durch Erhitzen von sog. *Liquids* oder von Originaltabak eine weniger gesundheitsgefährdende Art der Nikotinaufnahme darstellt als das konventionelle Rauchen, u. a. weil die hochschädlichen Produkte des Verbrennungsprozesses vermieden werden (DKFZ 2020). Dauerhafter E-Zigarettengebrauch kann allerdings keineswegs als gesundheitlich unbedenklich oder gar als „gesundes Rauchen" betrachtet werden, da auch die mittels E-Zigarette inhalierten Substanzen Schädigungspotenzial besitzen und Langzeitdaten zu möglichen Spätschäden noch nicht vorliegen. Der Umstieg auf die E-Zigarette kann letztlich nur als Ultima Ratio – insbesondere für ernsthaft erkrankte Patienten – empfohlen werden, wenn ein schneller Ausstieg von der Tabakzigarette medizinisch indiziert ist und andere Entwöhnungsversuche nicht zum Erfolg geführt haben.

Evidenzlage

Klinische Studien bestätigen, dass ein Rauchstopp auch jenseits des 60. bzw. 65. Lebensjahres erfolgreich durchgeführt werden kann. Die empirisch ermittelten 6–12-Monats-Abstinenzraten schwanken zwischen 25 und 33 %, wobei ältere Raucher offenbar nach mehreren Aufhörversuchen langfristig höhere Abstinenzraten erzielen (Doolan und Froelicher 2008; Pilowsky und Wu 2015 Tait et al. 2008; Wolter 2012). In Großbritannien wurden bei der Nutzung spezieller Raucherentwöhnungsdienste sogar größere Erfolgsraten für Ältere als für Jüngere berichtet (Ferguson et al. 2005; Schofield 2006). Möglicherweise sind ältere Personen aufgrund des wachsenden Gesundheitsrisikos durch Tabakrauchen und der Zunahme tabakassoziierter Erkrankungen, Symptome und Funktionseinbußen überdurchschnittlich rauchstoppmotiviert. Andererseits steigt in den Kohorten über 60 Jahre auch der Anteil der besonders nikotinabhängigen aktiven Raucher, was darauf hindeutet, dass die hoch abhängigen älteren Suchtraucher den Ausstieg ohne professionelle Hilfe nicht schaffen und besondere Unterstützung benötigen (Darville und Hahn 2014).

Ein Rauchstopp führt auch jenseits des 65. Lebensjahres zu einer verlängerten Lebenserwartung (Gellert et al. 2013), einer deutlichen Abnahme (tabakassoziierter) Morbidität sowie zu einer Verbesserung des allgemeinen Gesundheitszustands und der Lebensqualität (Wolter 2012). Eine bloße Rauchreduktion ist nicht bzw. nur in Ausnahmefällen zu empfehlen, da **„kontrolliertes Rauchen"** nur einer kleinen Minderheit der Raucher gelingt und zudem nur sehr eingeschränkte gesundheitsprotektive Effekte aufweist (Mühlig 2015).

Insofern ist jedem Raucher unabhängig von seinem Alter ein Rauchstopp anzuraten und bei Bedarf eine professionelle Tabakentwöhnung anzubieten (Mühlig et al. 2015). Dabei ist auf Patienten- wie auf Behandlerseite dem Vorurteil zu begegnen, dass es sich im Alter nicht mehr lohne, mit dem Rauchen aufzuhören. Eine ausreichende Unterstützung beim Rauchstopp bleibt insbesondere dann aus, wenn Ärzte oder Pflegekräfte selbst rauchen (Cataldo 2007; Kerr et al. 2007; Schofield 2006), oder in Altenhilfeeinrichtungen, wo durch Diskussionen über das Rauchen Zusatzbelastungen befürchtet werden (Doolan und Froelicher 2008; Lester und Kohen 2008; Wolter 2012).

In der klinischen Forschung wird die Kategorie „ältere Personen" weit gefasst und schließt in den meisten vorliegenden Studien Personen ab 55 Jahren (55+) ein. Zudem ist die Evidenzlage zur spezifischen Wirksamkeit von Tabakentwöhnung im Alter vergleichsweise defizitär. Nach der vorliegenden empirischen Befundlage sind bei über 50-Jährigen im Prinzip die gleichen Tabakentwöhnungsverfahren und -interventionen wirksam wie in der Allgemeinpopulation und werden in den S3-Leitlinien entsprechend empfohlen. Dazu gehören in erster Linie die **psychologische Beratung** sowie die im Gruppen- und Einzelsetting durchführbare **verhaltenstherapeutische Entwöhnungsbehandlung** mit den höchsten Empfehlungsstärken (Batra et al. 2024; DGPPN et al. 2020; Pilowsky und Wu 2015; Nian et al. 2023; Patnote et al. 2021; Rigotti et al. 2022). Auch Kurzinterventionsprogramme oder Kurzberatungen und Motivierungsinterventionen sind im Hinblick auf die Abstinenzerreichung wirksam (Rupp et al. 2015). Eine besondere Problemgruppe stellen die abhängigen Raucher mit psychischer Komorbidität (Mühlig et al. 2016) dar: Obwohl diese Patienten überproportional rückfällig werden, ist ein professionell begleiteter Rauchstopp für die meisten Betroffenen hilfreich und effektiv. Zusätzlich sollte bei Bedarf und Indikation eine medikamentöse Begleitbehandlung des Tabakentzugssyndroms angeboten werden: Dazu zählen in erster Linie **Nikotinersatzprodukte** (Pflaster, Lutschtabletten, Inhaler, Kaugummis), **Vareniclin** oder **Bupropion** (Batra et al. 2024; DGPPN et al. 2020).

Besonders schmal ist die Evidenzlage zu der Frage, inwieweit altersspezifische Tabakentwöhnungsbehandlungen den Abstinenzerfolg erhöhen können. Es liegen aktuell mehrere Systematic Reviews über eine geringe Anzahl von methodisch akzeptablen RCT und kontrollierten Kohortenstudien zur Tabakentwöhnung bei Älteren vor. Zbikowski et al. (2012) untersuchten insgesamt 13 randomisiert-kontrollierte klinische Studien zur Effektivität von Tabakentwöhnungsbehandlungen bei Rauchern im Alter von 55+ Jahren. Cawkwell et al. (2015) identifizierten ebenfalls nur eine kleine Anzahl von insgesamt 12 RCT- und Kohortenstudien, die sie in ihre Metaanalyse inkludierten. Im gleichen Jahr wurde eine weitere Metaanalyse von Chen et al. (2015) publiziert, in der die Altersspanne ab 50 Jahren untersucht und 29 Studien einbezogen wurden. Alle metaanalytischen Auswertungen kommen bei schwacher Evidenzbasis und mäßiger Evidenzqualität zu dem grundsätzlichen Ergebnis, dass bei Älteren die gleichen Entzugs- und Entwöhnungstherapiemethoden erfolgreich eingesetzt werden wie im jungen und mittleren Erwachsenenalter. Abgesehen von Anpassungen in der generellen Vorgehensweise, die sich aus altersspezifischen Besonderheiten (Motivation, Selbstwirksamkeit, Multimorbidität, Metabolisierung) ergeben, lassen sich daraus einige Hinweise für spezielle Indikationen ableiten: So sind komplexe Ansätze unter Einbeziehung von Motivationselementen, Beratung und Begleitung bei älteren Menschen sowie eine Kombination von psychologischer Beratung, Medikation und langfristiger Begleitung offenbar bei Älteren besonders wirksam. In Bezug auf die pharmakologische Behandlung ist auf eine altersspezifische Auswahl, Kombination und Dosierung zu achten.

Bewertung

In der **S3-Leitlinie zur Behandlung der tabakbezogenen Störungen** (DGPPN et al. 2020) wird empfohlen, älteren Personen (55+) analog dem Vorgehen für jüngere Erwachsenen das gesamte Spektrum der evidenzbasierten Tabakentwöhnungsinterventionen anzubieten. Dazu zählen niedrigschwellige Interventionen wie ärztliche Rauchstoppmotivierung und Kurzberatung, individuelle persönliche oder Telefon- und Online-Beratungen, Smartphone-App-Trainings oder Selbsthilfemanuale. Die Tabakentwöhnungsinterventionen mit der besten Evidenzbasis und den höchsten Effektstärken sind verhaltenstherapeutische Programme im Gruppen- oder Einzelsetting. Deswegen sollen bei älteren Personen psychotherapeutische Verfahren und Beratung angeboten werden. Für die **medikamentöse Begleitbehandlung des Tabakentzugssyndroms** soll nach Berücksichtigung von möglichen allgemeinen und altersspezifischen Risiken und diesbezüglicher Aufklärung ebenfalls das ganze Spektrum der pharmakologischen Therapieoptionen mit altersgerechter Dosierungsanpassung angeboten werden. Empfohlen wird zu diesem Zweck in erster Linie die **Nikotinersatztherapie** und in zweiter Linie die Behandlung mit **Vareniclin.** In dieser Altersgruppe sollten eher **intensivere Behandlungsformen** der Tabakabhängigkeit (kombinierte Methoden inkl. psychologischer Beratung, Medikation und langfristiger Begleitung) angeboten werden.

19.4.3 Medikamentenbezogene Störungen

Zur heterogenen Gruppe der medikamentenbezogenen Störungen wurde 2020 eine neue S3-Leitlinie Medikamentenbezogene Störungen (DGPPN, DG-Sucht 2020b) veröffentlicht. Darüber hinaus liegen S3-Leitlinien zur Langzeitanwendung von Opioiden bei nicht tumorbedingten Schmerzen (Häuser et al. 2020) sowie zur Behandlung von Angststörungen (Bandelow et al. 2021) vor. Eine S1-Leilinie wurde zum Medikamentenübergebrauchskopfschmerz entwickelt (Diener et al. 2020). Das Problem Schlafstörungen im Alter wird bspw. in der *European Insomnia Guideline* (Riemann et al. 2023) thematisiert. Der Leitfaden der Bundesärztekammer (BÄK) in Zusammenarbeit mit der Arzneimittelkommission der deutschen Ärzteschaft („Medikamente – schädlicher Gebrauch und Abhängigkeit", Bühren et al. 2007) behandelt das Thema zwar eher erfahrungsbasiert, aber sehr praxisorientiert.

Ärztliche Selbstkontrolle und Qualitätsmanagement

Ärzte tragen eine besondere Verantwortung bei der Verschreibung von Medikamenten mit Suchtpotenzial. Deshalb sollten psychotrope Wirkstoffe nach dem Leitfaden der BÄK nur bei klarer Indikation, rational definierten Therapiezielen, über begrenzte Zeitspannen und nur bei regelmäßiger Überprüfung verordnet werden. Die Therapie mit psychotropen Medikamenten erfordert grundsätzlich systematische Maßnahmen der Qualitätssicherung wie z. B. genaue Dokumentation, Erinnerungssysteme und begleitende Fortbildung. Selbstverständlich muss der Patient über Wirkungen, Nebenwirkungen und Gefahrenpotenziale ausreichend aufgeklärt werden und Therapiealternativen angeboten bekommen. Bei Behandlungswünschen von Patienten mit Befindlichkeitsstörungen und/oder vielfältigen somatischen Beschwerden sind mögliche zugrunde liegende psychische Belastungen oder Störungen abzuklären. Bei Vorliegen einer psychischen Komorbidität sollte eine fachärztliche bzw. psychotherapeutische Behandlung initiiert und im Fall einer relevanten, behandlungsbedürftigen Störung nach Möglichkeit eine psychopharmakologische Behandlung mit Wirkstoffen ohne Suchtpotenzial durchgeführt werden. Besteht die Indikation für eine antidepressive oder neuroleptische Medikation, sollte der Patient ausführlich aufgeklärt und seine Compliance unterstützt werden. Bei der Behandlung gefährdeter oder abhängiger Patienten ist eine Kooperation mit Suchtexperten und -einrichtungen ratsam.

Vor der Verordnung eines Opioidanalgetikums bei Nicht-Tumorschmerzen sollte geklärt werden, inwieweit der betreffende Patient hierfür geeignet ist, und zwar sowohl im Hinblick auf die Zielsymptomatik wie auch im Hinblick auf psychische Komorbidität und Anamnese. Zur Klärung dieser Fragen hat sich die DIRE-Skala als hilfreich erwiesen (Belgrade et al. 2006; https://dggpp.de/arbeitsmaterialien; ausführlich in Wolter 2017b).

MERKE

Für die Verordnung potenziell abhängigkeitserzeugender Arzneimittelgruppen formuliert die BÄK folgende **Faustregeln**:

- Gehen Sie mit der Indikation zur Verschreibung restriktiv um!
- Verweigern Sie Gefälligkeitsverschreibungen, von deren Sinnhaftigkeit Sie nicht überzeugt sind!
- Verordnen Sie diese Medikamente nicht an Patienten mit einer Abhängigkeitsanamnese!
- Händigen Sie alle Rezepte dem Patienten stets persönlich aus!
- Vereinbaren Sie mit dem Patienten eindeutig die vorgesehene Therapiedauer!
- Überprüfen Sie die Weiterbehandlung sehr sorgfältig!
- Wählen Sie bei der Verschreibung die kleinste Packung, vermeiden Sie Überdosierungen!
- Klären Sie den Patienten über mögliche Abhängigkeitspotenziale exakt auf!
- Verweisen Sie darauf, diese Medikamente keinesfalls an Dritte weiterzugeben!
- Wurde das Medikament über längere Zeit angewandt, ist ein „Ausschleichen" der Behandlung angeraten!

Erster Schritt zur Intervention: Identifikation, Diagnostik und Ansprache

Jeder niedergelassene Arzt hat im statistischen Durchschnitt einmal täglich Kontakt mit einem manifest medikamentenabhängigen sowie einem weiteren missbrauchsgefährdeten Patienten (Bühren et al. 2007). Allerdings ist ein Arzneimittelmissbrauch bzw. eine -abhängigkeit, insbesondere bei Patienten im hohen Lebensalter, aus den oben beschriebenen Gründen nicht einfach zu erkennen. Patienten thematisieren diese Problematik in aller Regel weder von selbst, noch suchen sie deswegen proaktiv professionelle Hilfe auf, da sie ihren Medikamentenkonsum meist nicht als Suchtproblem erkennen. Patienten versprechen sich von den Arzneimitteln eine positive Wirkung und sind sich ihres Missbrauchs- und Abhängigkeitspotenzials meist nicht bewusst. Im Falle verschreibungspflichtiger Medikamente gilt den Patienten die Verordnung durch den Arzt u. U. als Unbedenklichkeitsbeweis. Selbst wenn die Betroffenen ihren Medikamentenmissbrauch/ihre Abhängigkeit erkennen, werden sie diese den Behandlern gegenüber aus Scham oder aus Angst vor Entzug oft verschweigen.

MERKE

Deshalb muss die Medikamentenproblematik durch die Behandler zunächst überhaupt erkannt werden. Als **allgemeine Hinweise** können auffällig häufige „Rezeptverluste" sowie ungewöhnliche Formen der Medikamentenbeschaffung (durch Dritte, Rezeptfälschung oder -erschleichung etc.) gelten. In Zeiten von Online-Apotheken lassen sich irreguläre oder illegale Arzneimittelbeschaffungen allerdings nicht ausreichend kontrollieren. Darüber hinaus lassen sich einige äußerlich wahrnehmbare **wirkstoffspezifische Symptome für medikamentenbezogene Störungen** heranziehen. Diagnostische Hinweise für **Missbrauch und Abhängigkeit von Benzodiazepinen,** auch im Niedrigdosiskonsumbereich, sind vor allem (Bühren et al. 2007):

- Kognitive Beeinträchtigungen (Konzentration, Gedächtnis- und Merkfähigkeit)
- Affektive Veränderungen (Gefühlsverflachung, affektive Indifferenz, dysphorisch-depressive Stimmungslage oder kritiklose Euphorie)
- Muskelschwäche und Koordinationsstörungen (Ataxie, Dysarthrie, Nystagmus) mit daraus folgendem Sturz- und Unfallrisiko
- Verwahrlosungszeichen

Diese Symptome treten bei jüngeren Menschen gewöhnlich nur bei Dosierungen oberhalb des therapeutischen Bereichs auf, bei alten Menschen aber auch bei niedrigen Dosen, wenn es aufgrund des o. a. verlangsamten Abbaus zur Kumulation und damit zu einer schleichenden Intoxikation kommt (Wolter 2011; Wolter 2017c). Bei unsachgemäßem Dauergebrauch von **Opioiden** kann es zu euphorisierender Wirkung mit der Gefahr psychischer Gewöhnung sowie zu physischer Abhängigkeit mit Entzugssymptomatik beim Absetzen oder bei Gabe eines Antagonisten kommen. Häufig wird aber auch eine dysphorische Verstimmung unter Stressbelastung mit Tendenz zur Dosiserhöhung beobachtet; die Opioidabhängigkeit bei chronischen Schmerzpatienten unterscheidet sich von der Heroinabhängigkeit bzw. (illegalen) Drogenabhängigkeit (Ballantyne et al. 2012; Wolter 2017b; Wolter 2019). Die Nebenwirkungen bei unsachgemäßer Einnahme von **Psychostimulanzien** bestehen in psychischer Abhängigkeitsentwicklung, psychotischen Reaktionen und Gewichtsabnahme bei länger dauernder Einnahme.

Liegen Hinweise auf problematischen Medikamentenkonsum vor, ist es für den behandelnden Arzt oftmals schwierig, dem Patienten gegenüber den Verdacht auf ein Arzneimittelproblem zu thematisieren. Ein mögliches Suchtproblem sollte nicht konfrontativ und entlarvend, sondern sehr behutsam und möglichst nicht wertend angesprochen werden, indem der Patient eingeladen wird, über das heikle Thema miteinander ins Gespräch zu kommen, um Reaktanz und verärgerte Reaktionen zu vermeiden. Es erweist sich als günstig, einen problematischen Benzodiazepinkonsum vom Aspekt der Nebenwirkungen aus anzugehen (Holzbach 2017). Sehr hilfreich ist der von Holzbach entwickelte **Benzo-Check,** der als Interviewleitfaden verwendet, aber auch vom Patienten allein genutzt werden kann (https://dggpp.de/arbeitsmaterialien-2/#sucht).

MERKE

Vor der Anwendung der eingangs dargestellten ICD-Diagnosekriterien können im Verdachtsfall nach Empfehlung der Bundesärztekammer anfangs einige **Screening-Fragen** gestellt werden:

- Bei welchen Beschwerden oder Störungen neigen Sie dazu, diese mit Medikamenten zu behandeln?
- Nehmen Sie hin und wieder zur Verbesserung Ihres allgemeinen Befindens oder Ihrer Stimmung Medikamente ein?
- Haben Sie schon einmal die Erfahrung gemacht, dass diese Beschwerden wieder schlimmer geworden sind, sobald Sie die Medikamente weggelassen haben?

Die weitere Exploration des Medikamentenkonsums kann mithilfe eines **Anamnesebogens** vorgenommen werden (Bühren et al. 2007).

Entzugstherapie

Die Indikation für eine Entzugsbehandlung von psychotropen Medikamenten sollte gemeinsam mit dem Patienten und unter sorgfältiger Abwägung der Pro- und Kontra-Argumente gestellt werden. Dabei ist zu prüfen, ob nicht doch eine **begründete Indikation für die (längerfristige) Behandlung mit einem**

Benzodiazepin besteht. Dies kann bei relevanten psychischen Störungen, insbesondere bei Vorliegen einer Angsterkrankung, der Fall sein (Beyer et al. 2024; Dubovsky und Marshall 2022; Wolter 2017a), lt. S3-Leitlinie zumindest in Ausnahmefällen (Bandelow et al. 2021); in der *European Insomnia Guideline* (Riemann et al. 2023) wird ausdrücklich erwähnt, dass bei Schlafstörungen nach sorgfältiger Abwägung die längerfristige Behandlung mit BZD in Betracht kommen kann, wobei eine Intervallbehandlung einer täglichen Gabe vorzuziehen ist. Entscheidend für den Erfolg jeglicher Suchttherapie sind die ausreichende und nachhaltige Therapiemotivation und Compliance des betroffenen Patienten. Eine Entzugsbehandlung darf nicht ungeplant begonnen werden. Zur Planung und Vorbereitung gehört insbesondere, sich zu vergewissern, ob der Patient ausreichend belastbar ist (wie stark die Belastung durch eine etwaige psychische Grunderkrankung ist) und ob eine Entzugsbehandlung durch sein Umfeld unterstützt wird (Wolter 2017a).

Gerade medikamentenabhängige Patienten im hohen Lebensalter haben sich oft über lange Zeiträume an die Arzneimitteleinnahme gewöhnt und glauben, ohne diese Medikation ihre Symptome (Ängste, Schlafstörungen, allgemeine Stresssymptome, chronische Schmerzen) nicht kontrollieren und ihre Funktionsfähigkeit im Alltag nicht erhalten zu können. In diesen Fällen ist es erforderlich, die Nachteile, Risiken und Belastungen eines Entzugs gegen die Schäden und Risiken des Weiterkonsums abzuwägen und zu einer konsensualen Entscheidung für oder gegen den Entzug zu gelangen. Eine Entzugsbehandlung kann erst dann gelingen, wenn der Patient von deren Sinnhaftigkeit und Erfolgsaussicht überzeugt ist und aktiv mitarbeitet. Die Förderung der Motivation gehört deshalb zu den zentralen Aufgaben; dies beinhaltet, dass der Patient, auch wenn er sich zunächst skeptisch oder ablehnend äußert, immer wieder auf das Thema angesprochen werden muss, und zwar in geeigneter, motivationsfördernder Weise (Miller und Rollnick 2015). Weiterhin ist zu bedenken, dass es zwischen völligem Absetzen und unveränderter Fortführung einer Benzodiazepin-Medikation viele Alternativen und Zwischenschritte gibt. Auch die Umstellung auf ein pharmakokinetisch günstigeres Benzodiazepin (Lorazepam, Oxazepam oder Temazepam – s. o.) und/oder eine Dosisreduktion stellen einen Erfolg dar. Fehlgeschlagene Absetzversuche sind prognostisch ungünstig. Deshalb ist individuelles Vorgehen mit sorgfältiger Indikationsstellung und umsichtiger Planung wichtig (Holzbach 2017; Wolter 2017a). Eine **Checkliste,** die alle genannten Punkte umfasst, erleichtert die Entscheidung, ob ein Entzug bzw. eine Dosisreduktion begonnen werden soll (https://dggpp.de/arbeitsmaterialien). Parallel sollten die Beschwerden und komorbiden Störungen, die zum Arzneimittelmissbrauch kausal beigetragen haben (z. B. Schlafstörungen, Angstzustände, Stress, Schmerzen, Depressionen), sorgfältig diagnostiziert und einer adäquateren Behandlung (Schlafhygiene, Verhaltenstherapie, adäquate psychopharmakologische Behandlung) zugeführt werden.

MERKE

Indikationen für einen Entzug (Bühren et al. 2007)

- Reduzierte Wirksamkeit der Medikation
- Zunahme von Angst- und Schlafstörungen unter der Medikation
- Unerwünschte Wirkungen: Medikamenten-Übergebrauch-Kopfschmerz, kognitive Funktionsbeeinträchtigungen wie Einschränkung von Gedächtnis und Merkfähigkeit, Gefühlsverflachung, Muskelschwäche und Koordinationsstörungen bei Sedativa und Hypnotika
- Weitere negative Folgeerscheinungen: Gangunsicherheiten, Sturz- und Verletzungsrisiken
- Auslösung oder Verschlimmerung einer Depression infolge der Einnahme des Medikaments

Beim **Benzodiazepinentzug** wird zwischen **Niedrig- und Hochdosisabhängigkeit** unterschieden. Niedrigdosisabhängigkeit wird definiert als BZD-Abhängigkeit bei Dosierungen im therapeutischen Bereich, ohne dass es (oder erst spät) zu Dosissteigerungen kommt. Obwohl die Definition über konkrete Dosisangaben aus pharmakokinetischen Gründen (s. u.) problematisch ist, wird zur Operationalisierung häufig eine Grenze bei 20 mg Diazepamäquivalent/Tag gezogen. Die diagnostischen Kriterien für eine Abhängigkeit sind in vielen Fällen von Niedrigdosisabhängigkeit nicht erfüllt.

Benzodiazepine sollen immer **fraktioniert ausgeschlichen** und nicht abrupt abgesetzt werden, bei **Niedrigdosisabhängigkeit** (lange Konsumzeiträume ohne Dosissteigerung) i. d. R. ambulant. Liegt noch keine Abhängigkeit, sondern ein missbräuchlicher bzw. riskanter Gebrauch vor, sind oft schon Kurzinterventionen wirksam. Wesentlich sind ein klarer Abdosierungsplan sowie eine vertrauensvolle Arzt-Patient-Beziehung. Ein Absetzen der Medikation ist auch im Alter durch den Hausarzt und auch im Seniorenheim möglich (Evrard et al. 2020; Wolter 2017a; Wolter 2017c). Die Dosis wird über einige Monate (bei langjährig Abhängigen u. U. in Etappen) schrittweise reduziert. Bei starken Symptomen sollten die Reduzierungsschritte während des Ausschleichens entsprechend modifiziert werden. Die letzte Phase der Abdosierung gestaltet sich oft am schwierigsten.

Je schneller die Medikamentenkonzentration im Körper abfällt (je kürzer die Halbwertszeit), umso rascher treten Entzugssymptome auf. Zwar gibt es einen Zusammenhang zwischen der Dauer der Einnahme bzw. der kumulativen Gesamtdosis und der Schwere des Entzugssyndroms, jedoch gibt es keine konkreten Prädiktoren für den Einzelfall. Benzodiazepinentzüge verlaufen im Alter nicht schwerer, sondern möglicherweise sogar leichter als bei jüngeren Patienten. Schwere Symptome wie epileptische Anfälle oder Delirien sind seltener als im Alkoholentzug (Eickelberg et al. 2019; Wolter 2016). Eine Übersicht über die Symptome im Benzodiazepinentzug gibt Abbildung ➤ Abb. 19.5.

Bei einer **Hochdosisabhängigkeit** bzw. einer **Komorbidität mit anderen Substanzstörungen** (z. B. Alkohol, Opioide) sollte der Entzug in der Regel stationär in einer spezialisierten Einrichtung (i. d. R. psychiatrische Klinik) begonnen werden. Ein schlechter Allgemeinzustand, somatische und psychische Komorbidität sowie eine instabile soziale Situation des Patienten können, unabhängig von der Dosis, initial eine Klinikaufnahme notwendig machen. Häufig wurden die Patienten zunächst unter einer anderen Diagnose (oft Depression) aufgenommen, und es stellt sich dann die Frage, ob ein vollständiger Entzug, eine Umstellung oder eine Dosisreduktion erfolgen soll. Die Tagesklinik stellt eine Option für die weitere Behandlung dar (Wolter 2011; Wolter 2017a).

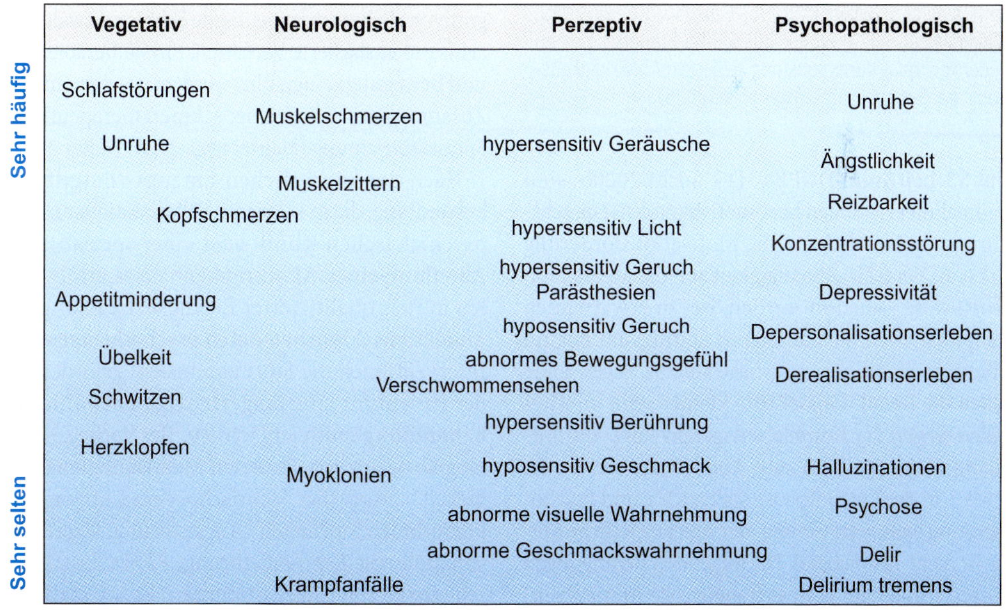

Abb. 19.5 Symptome im Benzodiazepinentzug [G871, L231]

PRAXISTIPP

Für die Durchführung gibt es unterschiedliche **Abdosierungsschemata** (Holzbach 2017; Wolter 2011; Wolter 2017a). Häufig wird empfohlen, auf ein Benzodiazepin umzustellen, mit dem der jeweilige Behandler gut vertraut ist, und mit diesem dann die Abdosierung vorzunehmen; zur Ermittlung der passenden Dosis wird eine Äquivalenztabelle benötigt (download unter https://dggpp.de/arbeitsmaterialien/).

Langwirksame Benzodiazepine mit Phase-1-Metabolisierung wie Diazepam sollten wegen der Kumulationsgefahr im Alter nicht verwendet werden. Häufig ist zur Kupierung von Absetz- bzw. Entzugssymptomen und zum Auffangen von Stimmungsschwankungen die unterstützende Gabe von Medikamenten notwendig.

Die Studienlage hierzu ist dürftig und inkonsistent (Fluyau et al. 2018). Wirksam sind Valproat, Carbamazepin und möglicherweise einige neue Antikonvulsiva wie Pregabalin, ebenso einige (vorwiegend sedierende) Antidepressiva wie Trazodon, auch für Paroxetin gibt es positive Daten. Trizyklische Antidepressiva sollten im Alter vermieden werden. Propranolol kommt bei ausgeprägten vegetativen Symptomen in Betracht. Clonidin und Buspiron sind unwirksam. In der Praxis werden häufig niederpotente Neuroleptika (Melperon, Pipamperon), zunehmend auch Quetiapin eingesetzt; hierzu liegen jedoch keine Studien vor (DGPPN, DG-Sucht 2020b; Eickelberg et al. 2019; Vinkers et al. 2024; Wolter 2016). Bei Pregabalin ist zu bedenken, dass diese Substanz selbst ein Abhängigkeitspotenzial besitzt (Zengin İspir et al. 2025).

Laut **S3-Leitlinie** (DGPPN, DG-Sucht 2020b) sind Minimalinterventionen bzw. motivierende Gesprächsführung im Hinblick auf die Motivationsförderung wirksam. Bei BZD-Abhängigkeit soll die Medikation schrittweise reduziert werden, bei zu erwartenden Komplikationen im stationären Setting; am Beginn sollte eine Stabilisierungsphase stehen, gegen Ende sollten die Reduktionsschritte kleiner sein; im Alter sollten wegen der Kumulationsgefahr kurz- bis mittellang wirksame BZD zum Abdosieren verwendet werden. In der Entzugsphase sollen KVT und Psychoedukation eingesetzt werden, der rein körperliche Entzug ist nicht ausreichend. Die folgenden Bedingungen müssen erfüllt sein: Eine vertrauensvolle Arzt-Patient-Beziehung, klare Informationen und ein eindeutiger Plan für die Dosisreduktion. Eine Nachbetreuung sollte angeboten werden. Die Widersprüchlichkeit der Befunde zu medikamentösen Interventionen ergibt sich aus der Heterogenität der Studien; zu unterscheiden ist zwischen einer Abschwächung der Entzugssymptome und einem Effekt auf die Abstinenzrate. Wirksam sind wohl Antidepressiva – mit widersprüchlichen Daten für SSRI – Carbamazepin, Valproat und wahrscheinlich Pregabalin, allesamt in Deutschland *off-label* (Evidenzgrad 3–4, nur „Kann“-Empfehlung). Psychotherapeutische Interventionen sind insbesondere wirksam, wenn sie bei speziellen Patientengruppen auf spezifische Störungen fokussieren, z. B. Angst- oder Schlafstörungen (Wolter 2011, 2017a, c).

Eine **Abhängigkeit von Medikamenten des Opioidtyps** entwickelt sich meist infolge einer ärztlichen Verordnung gegen (chronische) Schmerzsyndrome. Deshalb sind bei Patienten im hohen Lebensalter und bestehender Multimorbidität die Risiken der Opioidabhängigkeit gegen die des Entzugs abzuwägen und zu entscheiden, inwieweit eine Indikation für eine Entzugsbehandlung besteht (Wolter 2017b; Wolter 2019). Sind die Opioidanalgetika zur Behandlung der vorliegenden Grunderkrankung und Beschwerden nicht indiziert, müssen vor dem Entzug zunächst Behandlungsalternativen i. S. einer **adäquaten medikamentösen Schmerztherapie und eines nicht medikamentösen Schmerzmanagements** (z. B. kognitiv-verhaltenstherapeutische Schmerzbewältigung, achtsamkeitsbasierte Verfahren, Physiotherapie, Sport und Bewegung) eingeführt werden, gegebenenfalls in Zusammenarbeit mit einer schmerztherapeutischen Spezialeinrichtung (Häuser et al. 2020; Wolter 2017b).

Nach der körperlichen Entzugs-/Entgiftungsbehandlung, die in schweren Fällen stationär in einer psychiatrischen Klinik oder einer spezialisierten Abteilung eines Akutkrankenhauses erfolgt, sollen mittels qualifizierter Entzugsbehandlung über mindestens 2 Wochen durch psychotherapeutische Interventionen die Störungseinsicht gefördert und der Patient für eine **längerfristige Entwöhnungsbehandlung** motiviert werden. Bei Vorliegen einer langjährigen chronifizierten Medikamentenabhängigkeit, chronischer Mehrfachbeeinträchtigung oder komorbiden Störungen (Angststörung, Depression, somatoforme Schmerzstörung, PTSD, Essstörung, schwere Persönlichkeitsstörungen) ist eine **stationäre Rehabilitationsmaßnahme** indiziert. Die **Rehabilitationsziele** bei Patienten jenseits des Erwerbstätigkeitsalters fokussieren auf die Wiederherstellung der Alltagsfunktionsfähigkeit und der Teilhabe am gesellschaftlichen Leben.

19.5 Sucht und neurokognitive Störungen bzw. Demenz

Dirk K. Wolter

Das Verständnis von Demenzen wird in DSM-5 und ICD-11 im Sinne des Konzeptes der Neurokognitiven Störungen (Neurocognitive Disorders – NCD) erweitert. Gedächtnisbeeinträchtigungen sind nicht mehr unabdingbare Voraussetzungen für eine Demenzdiagnose, sodass jetzt z. B. die bei Suchterkrankungen häufigen Wesensänderungen oder Frontalhirnsyndrome diesem Bereich zugeordnet werden können, wo sie gleichberechtigt neben den „klassischen" Demenzerkrankungen stehen.

Kognitive Beeinträchtigungen kommen während des regelmäßigen Konsums von Suchtmitteln häufig vor, sie können auch unter Abstinenzbedingungen noch längere Zeit fortbestehen, sind aber zum großen Teil reversibel. Das Vollbild einer Demenz im Sinne der „alten" Definition in der ICD-10 ist selten, ebenso ist der Umfang struktureller Hirnschädigungen i. d. R. geringer als bei den klassischen neurodegenerativen Erkrankungen (M. Alzheimer etc.). Je höher das Lebensalter, umso häufiger führen mehrere Noxen gemeinsam zu einer Demenz (zerebrale Multimorbidität). Auch wenn ein Demenzkranker stark getrunken hat, darf der Alkohol nicht vorschnell als maßgebliche Demenzursache postuliert werden.

Neben Alkohol bergen Kokain, Amphetamine und Ecstasy die größten Risiken für dauerhafte strukturelle Hirnschäden, am geringsten ist die Gefahr bei BZD, Cannabis und Opioiden (Cadet et al. 2014; Dregan & Gulliford 2012; Wolter 2011; Wolter 2018b).

19.5.1 Wernicke-Korsakow-Syndrom und alkoholassoziierte Demenzen

Besondere Beachtung erfordert die Wernicke-Enzephalopathie (WE). Sie verläuft häufig oligosymptomatisch bzw. mit „atypischen" Symptomen, wird deshalb oft nicht erkannt und mündet dann unbemerkt in ein Korsakow-Syndrom (KS). Wiederholte, auch subklinische Episoden mit Kumulationseffekt sind möglich. Das KS ist ein amnestisches Syndrom, eine Beeinträchtigung des Neugedächtnisses und der Lern- bzw. Merkfähigkeit, nicht ein globales kognitives Defizit wie bei einer Demenz. Aufgrund der Ätiologie (Mangel an Vitamin B1 = Thiamin) sind von der WE nicht nur Alkoholiker bedroht, sondern auch multimorbide, kachektische alte Menschen. Viele Fälle von „plötzlicher Verschlechterung" einer Demenz dürften auf das Konto klinisch unentdeckter WE gehen. Alkoholmissbrauch und schwere Allgemeinerkrankungen (z. B. Infekte) erhöhen den Thiaminbedarf, Alkoholmissbrauch reduziert auch die Thiaminaufnahme bzw. -verwertung. Gleichwohl führt Thiaminmangel nicht immer zu einer WE, auch die individuelle Prädisposition spielt eine Rolle. Beim alkoholischen KS werden die Neugedächtniseinbußen von Frontalhirnsymptomen (Störungen von Arbeitsgedächtnis, Exekutivfunktionen, Urteilsvermögen, Kreativität und Krankheitseinsicht) und der pathognomonischen Konfabulationsneigung begleitet (Arts et al. 2017; Sechi und Serra 2007; Wijna 2022).

Die Grenzen zwischen KS einerseits und alkoholassoziierten demenziellen Syndromen andererseits sind fließend, Kombinationen häufig. Thiaminmangel hat auch unterhalb der Schwelle zur WE negative Effekte. Hinzu kommen neurotoxische Effekte des Alkohols und seines Metaboliten Acetaldehyd, oxidativer Stress, immunologische Veränderungen u. a., aber auch die Auswirkungen anderer Noxen, die bei Alkoholmissbrauch gehäuft auftreten (Mangelernährung, Hypertonie, Schädel-Hirn-Traumata usw.). Zudem werden mit zunehmendem Alter degenerative Hirnerkrankungen (z. B. Alzheimer-Krankheit) häufiger, die durch die Folgen des Alkoholmissbrauchs verschlimmert bzw. früher sichtbar werden; dabei spielen auch die bei chronischem Alkoholmissbrauch häufig feststellbaren Persönlichkeitsveränderungen sowie die soziale Deprivation eine Rolle (Wolter 2011). Alkoholassoziierte morphologische und neuropsychologische Veränderungen sind weitgehend reversibel (Nixon und Lewis 2020), und es wird diskutiert, ob Alkohol allein, ohne Thiaminmangel oder andere der genannten Faktoren, zu irreversiblen strukturellen Hirnschäden führt; ebenso wird das frühere Dogma einer besseren Prognose nichtalkoholischer WE in Frage gestellt (Arts et al. 2017). Alkoholmissbrauch ist also häufig nur ein Kofaktor in einem Ursachenbündel. So sind die klinischen Bilder überdauernder kognitiv-psychischer Veränderungen bei chronischem Alkoholmissbrauch variabel, wobei eine Vielzahl unterschiedlicher Bezeichnungen verwendet werden

(Wolter 2011). Eine „typische Alkoholdemenz“ gibt es nicht. Zunehmend wird die Bezeichnung „*Alcohol Related Brain Damage*“ als Oberbegriff für dieses Störungs-Kontinuum verwendet. Diese Syndrome spielen eine große Rolle bei Demenzen mit Beginn vor dem 65. bzw. 70. Lebensjahr, machen aber nur deutlich unter 2 % der Fälle jenseits dieser Altersgrenze aus (Cheng et al. 2017). Alkoholassoziierte kognitive Beeinträchtigungen sind im höheren Alter i. d. R. ausgeprägter und weniger gut rückbildungsfähig (Ridley et al. 2013), wobei eine vollständige Remission der neuropsychologischen Auffälligkeiten auch bei jüngeren Patienten ein Jahr Abstinenz erfordert (Powell et al. 2024).

Patienten mit einem reinen oder vorwiegenden Korsakow-Syndrom unterscheiden sich im neuropsychologischen Profil, aber auch im Verhalten deutlich von Alzheimer-Kranken: Die erstgenannten weisen mehr und vielfältigere soziale Beziehungen auf, die Letztgenannten zeichnen sich durch deutlich mehr ruheloses, agitiertes Verhalten aus, fühlen sich aber in einem Heim eher zu Hause als die Korsakow-Patienten (Oudman & Zwart 2012). Obwohl unterschiedliche Formen herausfordernden Verhaltens *(Neuropsychiatric Symptoms)* auch bei den Korsakow-Patienten häufig vorkommen, stellt die Betreuung in spezialisierten Einrichtungen für das Personal überraschenderweise keine erhebliche Herausforderung dar (Gerridzen et al. 2018).

19

Aufgrund der multifaktoriellen Genese sind kognitive Beeinträchtigungen bei alten Suchtpatienten insgesamt häufig (Monds et al. 2017). Sie beeinträchtigen – nicht zuletzt durch die Störung von Frontalhirnfunktionen (Perry und Lawrence 2017) – die Kooperationsmöglichkeiten der Patienten und führen zu schlechteren Ergebnissen suchtspezifischer Therapien (Domínguez-Salas et al. 2016), sind aber unter Abstinenzbedingungen oft zumindest teilweise reversibel, insbesondere bei Anwendung gezielter Interventionen (Manning et al. 2017).

19.5.2 Benzodiazepine und Kognition

Verschiedene sedierende Substanzen können bei regelmäßigem Gebrauch relevanter Dosen die Lernfähigkeit und damit auf Dauer die kognitive Reservekapazität beeinträchtigen. Das trifft neben Alkohol auch für Benzodiazepine (Crowe und Stranks 2018; Crowe et al. 2019) zu. Dadurch kann eine sich entwickelnde degenerative Demenzerkrankung früher klinisch manifest werden. Hierin liegt ein Grund für den in einigen (nicht in allen) Beobachtungsstudien gefundenen statistischen Zusammenhang zwischen chronischer Benzodiazepineinnahme und Demenzrisiko.

Sowohl Angst- als auch Schlafstörungen erhöhen das Demenzrisiko, beide können aber auch als Frühsymptome der klinischen Diagnose einer Demenz viele Jahre vorausgehen (Gottesman et al. 2024; Santabárbara et al. 2020), und beide werden typischerweise mit Benzodiazepinen behandelt. Eine statistische Assoziation von Benzodiazepineinnahme und Demenz darf deshalb nicht einfach als Kausalbeziehung gewertet werden (Hayakawa et al. 2023), zumal die Daten aus den Beobachtungsstudien in mehrfacher Hinsicht widersprüchlich sind (Nader und Gowing 2020; Yoon et al. 2024). Hinzu kommt, dass in der Grundlagenforschung zwar einzelne neuroadaptive Veränderungen beschrieben werden, es aber keine Belege für strukturelle Hirnschäden gibt, sondern im Gegenteil sogar Hinweise darauf, dass Benzodiazepine unter bestimmten Umständen neuroprotektiv wirken können (Burke et al. 2017; Chung et al. 2016; Ettcheto et al. 2020; Zhao et al. 2012).

LITERATUR

Andreas S et al. (2017). Prevalence of mental disorders in elderly people: the European MentDis_ICF65+ study. Br J Psychiatry. 210(2): 125–131.

Anstey KJ, von Sanden C, Salim A, O'Kearney R (2007). Smoking as a Risk Factor for Dementia and Cognitive Decline: A Meta-Analysis of Prospective Studies. Am J Epidemiol. 166: 367–378.

Anthierens S et al. (2010). Barriers to nonpharmacologic treatments for stress, anxiety, and insomnia: Family physicians' attitudes toward benzodiazepine prescribing. Can Fam Physician. 56(11): e398–406.

Appel DW, Aldrich TK (2003). Smoking cessation in the elderly. Clin Geriatr Med. 19(1): 77–100.

Arts NJ, Walvoort SJ, Kessels RP (2017) Korsakoff's syndrome: a critical review. Neuropsychiatr Dis Treat. 13: 2875–2890.

Babor T F, Higgins-Biddle JC, Saunders JB, Monteiro MG (2001). AUDIT. The Alcohol Use disorders Identification Test. Guidelines for Use in Primary Care. Geneva: WHO/MSD/MSB/01.6a. 2. Edition 2001. www.who.int/publications/i/item/WHO-MSD-MSB-01.6a (letzter Zugriff: 11.12.2024).

Ballantyne JC, Sullivan MD, Kolodny A (2012). Opioid Dependence vs Addiction: A Distinction Without a Difference? Arch Intern Med. 24; 172(17): 1342–3.
Bandelow B et al. (2021). Deutsche S3-Leitlinie Behandlung von Angststörungen, Version 2. https://register.awmf.org/assets/guidelines/051-028l_S3_Behandlung-von-Angststoerungen_2021-06.pdf (letzter Zugriff: 9.12.2024)
Batra A et al. (2016). Psycho- und Pharmakotherapie bei schädlichem Tabakgebrauch und -abhängigkeit. Nervenarzt. 87(1): 35–45.
Batra A, Lindinger P, Hanewinkel, Pankow W, Ulbricht S (2024). Tabak- und Nikotinabhängigkeit. Suchtmedizinische Reihe, Band 2. Hamm: Deutsche Hauptstelle für Suchtfragen e.V.
Belgrade MJ, Schamber CD, Lindgren BR (2006). The DIRE score: Predicting outcomes of opioid prescribing for chronic pain. J Pain. 7(9): 671–81.
Beyer C et al. (2024) Meta-analysis of the comparative efficacy of benzodiazepines and antidepressants for psychic versus somatic symptoms of generalized anxiety disorder. Compr Psychiatry. 132: 152479.
Bhatia U et al. (2015). Recent advances in treatment for older people with substance use problems: an updated systematic and narrative review. Eur Geriatr Med. 6(6): 580–586.
Bourgeois J et al. (2014). Feasibility of discontinuing chronic benzodiazepine use in nursing home residents: A pilot study. Eur J Clin Pharmacol. 70(10): 1251–1260.
Bühren A, Flenker I, Jacobowski C Kunstmann W, Schwantes U (2007). Medikamente – Schädlicher Gebrauch und Abhängigkeit: Leitfaden für die ärztliche Praxis. Bundesärztekammer. (Hrsg.). Krefeld: Deutscher Ärzte-Verlag.
Burke SL, O'Driscoll J, Alcide A, Li T (2017). Moderating risk of Alzheimer's disease through the use of anxiolytic agents. Int J Geriatr Psychiatry. 32(12): 1312–1321.
Busche MA, Kekuš M, Förstl H (2017). Wie Schlaf und Alzheimer-Krankheit zusammenhängen. Insomnie, Amnesie und Amyloid. Nervenarzt. 88(3): 215–221.
Buth S et al. (2019). Problematische Medikation von Benzodiazepinen, Z-Substanzen und Opioid-Analgetika. Analyse von Verschreibungsdaten der Gesetzlichen Krankenversicherung der Jahre 2006–2016. Dtsch Arztebl 116: 607–614.
Cadet JL, Bisagno V, Milroy CM (2014). Neuropathology of substance use disorders. Acta Neuropathol. 127(1): 91–107.
Cataldo JK (2007). Clinical implications of smoking and aging: Breaking through the barriers. J Gerontol Nurs. 3(8): 32–41.
Cawkwell PB, Blaum C, Sherman SE (2015). Pharmacological smoking cessation therapies in older adults: A review of the evidence. Drugs Aging 32(6): 443–51.
Cedernaes J et al. (2017). Candidate mechanisms underlying the association between sleep-wake disruptions and Alzheimer's disease. Sleep Med Rev. 31: 102–111.
Chen D, Wu LT (2015). Smoking Cessation Interventions for Adults Aged 50 or Older: A Systematic Review and Meta-analysis. Drug Alcohol Depend. 154: 14–24.
Cheng C et al. (2017). Alcohol-Related Dementia: A Systemic Review of Epidemiological Studies. Psychosomatics 58: 331–342.
Choi NG et al. (2022) U.S. older adults' heroin and psychostimulant use treatment admissions, 2012–2019: Sociodemographic and clinical characteristics. Drug Alcohol Depend. 231: 109256
Chung JK et al.; Alzheimer's Disease Neuroimaging Initiative (2016). Benzodiazepine Use Attenuates Cortical β-Amyloid and is Not Associated with Progressive Cognitive Decline in Nondemented Elderly Adults: A Pilot Study Using F18-Florbetapir Positron Emission Tomography. Am J Geriatr Psychiatry. 24(11): 1028–1039.
Cook JM, Marshall R, Masci C, Coyne JC (2007). Physicians' perspectives on prescribing benzodiazepines for older adults: A qualitative study. J Gen Intern Med. 22(3): 303–7.
Cossmann JC, Scherbaum N, Bonnet U (2016). Substance Addiction in Old Age. A Cross-Sectional Study in a German Hospital. GeroPsych. 29(1): 17–27.
Coveney C, Williams SJ, Gabe J (2019). Medicalisation, pharmaceuticalisation, or both? Exploring the medical management of sleeplessness as insomnia. Sociol Health Illn. 41(2): 266–284.
Crowe SF, Cammisuli DM, Stranks EK (2019). Widespread Cognitive Deficits in Alcoholism Persistent Following Prolonged Abstinence: An Updated Meta-analysis of Studies That Used Standardised Neuropsychological Assessment Tools. Arch Clin Neuropsychol. 35(1): 31–45.
Crowe SF, Stranks EK (2018). The Residual Medium and Long-term Cognitive Effects of Benzodiazepine Use: An Updated Meta-analysis. Arch Clin Neuropsychol. 33(7): 901–911.
D-Statis (2021). Mikrozensus. www.forschungsdatenzentrum.de/de/10-21242-12211-2021-00-00-1-1-1 (letzter Zugriff: 23.06.2025).
Darville A, Hahn EJ (2014). Hardcoresmokers: what do we know? Addict Behav. 39(12): 1706–1712.
de las Cuevas C, Sanz E, de la Fuente J (2003). Benzodiazepines: more « behavioural » addiction than dependence. Psychopharmacology (Berl). 167(3): 297–303.
de Souto Barreto P et al. (2013). Indicators of benzodiazepine use in nursing home residents in France: A cross-sectional study. J Am Med Dir Assoc. 14(1): 29–33.
Deutsche Hauptstelle für Suchtgefahren – DHS (2023). Empfehlungen zum Umgang mit Alkohol. www.dhs.de/fileadmin/user_upload/WK_der_DHS_-_Empfehlungen_zum_Umgang_mit_Alkohol.pdf (letzter Zugriff 11.12.2024)
Deutsches Krebsforschungszentrum – DKFZ (2020). Tabakatlas 2020. www.dkfz.de/fileadmin/user_upload/Krebspraevention/Download/pdf/Buecher_und_Berichte/2020_Tabakatlas-Deutschland-2020.pdf (letzter Zugriff: 23.06.2025).

DGPPN, DG Sucht Batra A, Hoch E, Mann K, Petersen KU (2020). S3-Leitlinie Screening, Diagnose und Behandlung des schädlichen und abhängigen Tabakkonsums. Berlin, Heidelberg Springer. https://www.awmf.org/service/awmf-aktuell/rauchen-und-tabakabhaengigkeit-screening-diagnostik-und-behandlung (letzter Zugriff: 11.12.2024).

DGPPN, DG-Sucht (2020a). S3-Leitlinie Screening, Diagnose und Behandlung alkoholbezogener Störungen. www.awmf.org/leitlinien/detail/ll/076-001.html (letzter Zugriff: 11.12.2024)

DGPPN, DG-Sucht (2020b). S3-Leitlinie Medikamentenbezogene Störungen – 1. Auflage, Version 01. 2020 https://register.awmf.org/assets/guidelines/038-025l_S3_Medikamtenbezogene-Stoerungen_2021-01.pdf (letzter Zugriff: 9.12.2024)

Diener HC et al. (2022). Kopfschmerz bei Übergebrauch von Schmerz- oder Migränemitteln (Medication Overuse Headache =MOH), S1-Leitlinie. https://register.awmf.org/assets/guidelines/030-131l_S1_Kopfschmerz-Uebergebrauch-Schmerzmittel-Migraenemittel-Medication-Overuse-Headache-MOH_2022-04.pdf (letzter Zugriff: 9.12.2024)

Domínguez-Salas S, Díaz-Batanero C, Lozano-Rojas OM, Verdejo-García A (2016). Impact of general cognition and executive function deficits on addiction treatment outcomes: Systematic review and discussion of neurocognitive pathways. Neurosci Biobehav Rev. 71: 772–801.

Doolan DM, Froelicher ES (2008). Smoking cessation interventions and older adults. Prog Cardiovasc Nurs. 23(3): 119–27.

Dregan A, Gulliford MC (2012). Is Illicit Drug Use Harmful to Cognitive Functioning in the Midadult Years? A Cohort-based Investigation. Am J Epidemiol. 175(3): 218–227.

Dubovsky SL, Marshall D (2022). Benzodiazepines Remain Important Therapeutic Options in Psychiatric Practice. Psychother Psychosom. 91: 307–334.

Eickelberg SJ, Dickinson WE, Attia RA (2019). Management of sedative-hypnotic intoxication and withdrawal. In: Miller RK, Fiellin DA, Rosenthal RN, Saitz R (Hrsg.). The ASAM Principles of Addiction Medicine. 6th ed. Philadelphia: Wolters Kluwer: 723–740.

Ellis J et al. (2023). Chronic Insomnia Disorder across Europe: Expert Opinion on Challenges and Opportunities to Improve Care. Healthcare (Basel). 11(5): 716.

Ettcheto M et al. (2020). Benzodiazepines and Related Drugs as a Risk Factor in Alzheimer's Disease Dementia. Front Aging Neurosci. 11: 344.

Evrard P, Henrard S, Foulon V et al. (2020) Benzodiazepine Use and Deprescribing in Belgian Nursing Homes: Results from the COME-ON Study. J Am Geriatr Soc 68(12): 2768–2777

Ferguson J, Bauld L, Chesterman J, Judge K (2005). The English smoking treatment services: One-year outcomes. Addiction. 100(Suppl 2): 59–69.

Fink A, Elliott MN, Tsai M, Beck JC (2005). An evaluation of an intervention to assist primary care physicians in screening and educating older patients who use alcohol. J Am Geriatr Soc. 53(11): 1937–1943.

Fluyau D, Revadigar N, Manobianco BE (2018). Challenges of the pharmacological management of benzodiazepine withdrawal, dependence, and discontinuation. Ther Adv Psychopharmacol. 8(5): 147–168.

GBD 2016 Alcohol Collaborators (2018). Alcohol use and burden for 195 countries and territories, 1990–2016: a systematic analysis for the Global Burden of Disease Study 2016. Lancet. 392(10152): 1015–1035.

Gellert C et al. (2013). Using rate advancement periods for communicating the benefits of quitting smoking to older smokers. Tob Contr. 22(4): 227–30.

Gérardin M et al. (2014). Benzodiazepines consumption: Does dependence vary with age? Subst Use Misuse. 49(11): 1417–25.

Gerridzen IJ et al. (2018) Neuropsychiatric Symptoms in People With Korsakoff Syndrome and Other Alcohol-Related Cognitive Disorders Living in Specialized Long-Term Care Facilities: Prevalence, Severity, and Associated Caregiver Distress. J Am Med Dir Assoc. 19(3): 240–247.

Geyer D (2017). Alkoholgebrauchsstörungen bei älteren Menschen. In: Supprian T, Hauke C (Hrsg.). Störungsspezifische Psychotherapie im Alter. Stuttgart: Schattauer: 146–163.

Ghantous Z, Ahmad V, Khoury R (2022). Illicit Drug Use in Older Adults: An Invisible Epidemic? Clin Geriatr Med. 38(1): 39–53.

Gottesman RF et al. (2024). Impact of Sleep Disorders and Disturbed Sleep on Brain Health: A Scientific Statement from the American Heart Association. Stroke. 55: e61–e76.

Grimmsmann T, Himmel W (2023). Privatverordnungen von Benzodiazepinen und Z-Substanzen in Ost- und Westdeutschland – eine Sekundärdatenanalyse. Gesundheitswesen. 85: 1213–1219.

Hackshaw A, Morris JK, Boniface S, Tang JL, Milenković D (2018). Low cigarette consumption and risk of coronary heart disease and stroke: meta-analysis of 141 cohort studies in 55 study reports. BMJ. 360: j5855.

Hapke U, vd Lippe E, Gaertner B (2013). Riskanter Alkoholkonsum und Rauschtrinken unter Berücksichtigung von Verletzungen und der Inanspruchnahme alkoholspezifischer medizinischer Beratung: Ergebnisse der Studie zur Gesundheit Erwachsener in Deutschland (DEGS1). Bundesgesundheitsbl. 56: 809–813.

Häuser W et al. (2020) Empfehlungen der zweiten Aktualisierung der Leitlinie LONTS. Langzeitanwendung von Opioiden bei chronischen nicht-tumorbedingten Schmerzen. Schmerz. 34(3): 204–244 https://register.awmf.org/assets/guidelines/145-003l_S3_LONTS_2020-10.pdf (letzter Zugriff: 17.12.2024).

Hayakawa T et al. (2023). Benzodiazepine-related dementia risks and protopathic biases revealed by multiple-kernel learning with electronic medical records. Digit Health. 9: 20552076231178577.

Hayer T, Kalke J (2023). Glücksspielsucht im Alter: Risikobedingungen, Entwicklungsverläufe und Präventionsansätze (GA-REP). Abschlussbericht. Bundesministerium für Gesundheit. www.bundesgesundheitsministerium.de/fileadmin/Dateien/5_Publikationen/Drogen_und_Sucht/Abschlussbericht/Abschlussbericht_GA-REP.pdf (letzter Zugriff: 23.06.2025).

Henssler J, Heinz A, Brandt L, Bschor T (2019). Absetz- und Rebound-Phänomene bei Antidepressiva. (Antidepressant withdrawal and rebound phenomena). Dtsch Arztebl Int. 116: 355–61.

Hochsattel K, Brieger P (2016). Disulfiram in der ambulanten Therapie alkoholabhängiger Menschen. Nervenarzt. 87:.506–512.

Højsted J et al. (2010). Classification and identification of opioid addiction in chronic pain patients. Eur J Pain. 14(10): 1014–20.

Holzbach R (2017). Medikamentenabhängigkeit im Alter – Handlungsleitlinien zum pflegerischen Umgang. In: Hoff T, Kuhn U, Kuhn S, Isfort M (Hrsg.). Sucht im Alter – Maßnahmen und Konzepte für die Pflege. Heidelberg: Springer: 39–54.

Ilomäki J et al. (2013). Prevalence of concomitant use of alcohol and sedative-hypnotic drugs in middle and older aged persons: A systematic review. Ann Pharmacother. 47(2): 257–68.

Isacson D (1997). Long-term Benzodiazepine use: Factors of importance and the development of individual use patterns over time – a 13-year follow-up in a Swedish community. Soc Sci Med. 44: 1871–1880.

Jacobi F et al. (2014). Twelve-month prevalence, comorbidity and correlates of mental disorders in Germany: the Mental Health Module of the German Health Interview and Examination Survey for Adults (DEGS1-MH). Int. J. Methods Psychiatr Res. 23(3): 304–319.

Jester DJ et al. (2021). Prevalence of psychotropic polypharmacy in nursing home residents with dementia: a meta-analysis. Int Psychogeriatr. 33(10): 1083–1098.

Kan CC, Breteler MHM, Zitman FG (1997). High Prevalence of Benzodiazepine Dependence in Out-Patient Users, Based on the DSM-III-R and ICD-10 Criteria. Acta Psychiatr Scand. 96: 85–93.

Kerr S, Tolson D, Lough M, Brown M (2007). An exploration of the knowledge, attitudes and practice of members of the primary care team in relation to smoking and smoking cessation in later life. Primary Health Care Research & Development. 8(01): 68–79.

Khoury R, Maliha P, Ibrahim R (2022). Cannabis Use and Misuse in Older Adults. Clin Geriatr Med. 38(1): 67–83.

Kraus L, Augustin R (2005). Repräsentativerhebung zum Gebrauch und Missbrauch psychoaktiver Substanzen bei Erwachsenen in Deutschland. Epidemiologischer Suchtsurvey 2003. Sucht. 51: 4–57.

Kuerbis A, Sacco P (2013). A Review of Existing Treatments for Substance Abuse Among the Elderly and Recommendations for Future Directions. Substance Abuse: Research and Treatment. 7: 13–37.

Kuerbis A, Sacco P, Blazer DG, Moore AA (2014). Substance abuse among older adults. Clin Geriatr Med. 30(3): 629–54.

Kummer I A et al. (2024) Polypharmacy and potentially inappropriate prescribing of benzodiazepines in older nursing home residents. Ann Med. 56(1): 2357232.

Kurko TA et al. (2015). Long-term use of benzodiazepines: Definitions, prevalence and usage patterns – a systematic review of register-based studies. Eur Psychiatry. 30(8): 1037–1047.

Lader M (2011). Benzodiazepines revisited – will we ever learn? Addiction. 106(12): 2086–109.

Lehmann SW, Fingerhood M (2018). Substance-Use Disorders in Later Life. N Engl J Med. 379: 2351–2360.

Lejoyeux M, Delaroque F, McLoughlin M, Adès J (2003). Alcohol dependence among elderly French inpatients. Am J Geriatr Psychiatry. 11(3): 360–4.

Lester PE, Kohen I (2008). Smoking in the nursing home: a case report and literature review. J Am MedDirAssoc. 9(3): 201–203.

Lieb B, Rosien M, Bonnet U, Scherbaum N (2008). Alkoholbezogene Störungen im Alter: Aktueller Stand zu Diagnostik und Therapie. Fortschr Neurol Psychiatr. 76(2): 75–83.

Lin J et al. (2023). Substance Use Disorders in the Geriatric Population: a Review and Synthesis of the Literature of a Growing Problem in a Growing Population. Curr Treat Options Psych. 10: 313–332.

Ludwig WD, Mühlbauer B, Seifert R (Hrsg.) (2023). Arzneiverordnungs-Report 2023. Berlin: Springer.

Manchikanti L et al. (2022). Fourth Wave of Opioid (Illicit Drug) Overdose Deaths and Diminishing Access to Prescription Opioids and Interventional Techniques: Cause and Effect. Pain Physician. 25: 97–124.

Manning V, Antonio Verdejo-Garcia A, Lubman DI (2017). Neurocognitive impairment in addiction and opportunities for intervention. Current Opinion in Behavioral Sciences. 13: 40–45.

Manthey L et al. (2011). Correlates of (inappropriate) benzodiazepine use: The Netherlands Study of Depression and Anxiety (NESDA). Br J Clin Pharmacol. 71(2): 263–72.

McInerney K, Best D, Cross A (2023). Characteristics of people who have received treatment for late-onset problem drinking and alcohol use disorder: A systematic review and narrative synthesis. Nord Stud Alcohol Drugs. 40(2): 100–126.

Megherbi-Moulay O et al. (2024) Alcohol use in older adults: A systematic review of biopsychosocial factors, screening tools, and treatment options. Int J Ment Health Addiction. 22(4): 2073–2115.

Meng Y et al. (2014). Trend analysis and modelling of gender-specific age, period and birth cohort effects on alcohol abstention and consumption level for drinkers in Great Britain using the General Lifestyle Survey 1984–2009. Addiction. 109(2): 206–15.

Miller WR Rollnick S (2015). Motivierende Gesprächsführung. 3. Aufl. Freiburg: Lambertus.

Missel P et al. (2013). Effektivität der stationären Suchtrehabilitation: FVS-Katamnese des Entlassjahrgangs 2010 von Fachkliniken für Alkohol- und Medikamentenabhängige. SuchtAktuell. 1/2013: 13–25.

Moloney ME (2017). 'Sometimes, it's easier to write the prescription': physician and patient accounts of the reluctant medicalisation of sleeplessness. Sociol Health Illn. 39(3): 333–348.

Monds LA et al. (2017). Cognition and adaptive functioning in older people attending drug and alcohol services. Int Psychogeriatr. 29(5): 815–823.

Moore AA et al. (2011). Primary care-based intervention to reduce at-risk drinking in older adults: A randomized controlled trial. Addiction. 106(1): 111–120.

Muehlig S (2011). Tobacco Addiction. In: T. Uehara (Ed.). Psychiatric Disorders – Trends and Developments Book 2. Rijeka: InTech Open Access publisher of Scientific Books and Journals: 403–428.

Mühlig S (2008). Smoking cessation in psychiatric patients. International Journal of Psychology. 43: 286.

Mühlig S (2015). Zur Effektivität der Ansätze zum Kontrollierten Rauchen – Ein Update. Pneumologie. 69(S01): V521.

Mühlig S et al. (2016). Psychiatrische Komorbiditäten bei tabakbedingten Störungen. Nervenarzt. 87(1): 46–52.

Mühlig S, Kröger C (2020). Tabakabhängigkeit. In: Hoyer J, Knappe S (Hrsg.). Klinische Psychologie & Psychotherapie: Lehrbuch mit Online-Materialien. 3. Aufl. Berlin, Heidelberg: Springer: 557–574.

Müller CP et al. (2023). Self-management with alcohol over lifespan: psychological mechanisms, neurobiological underpinnings, and risk assessment. Mol Psychiatry. 28(7): 2683–2696.

Nader D, Gowing L (2020). Is long-term benzodiazepine use a risk factor for cognitive decline? Results of a systematic review. J Addict. 2020: 1569456.

National Institute on Alcohol Abuse and Alcoholism - NIAAA (2005). Helping Patients Who Drink Too Much. A clinician's guide. Updated 2005 edition. Bethesda: NIAAA. https://s21151.pcdn.co/wp-content/uploads/2016/11/Helping-Patients-who-Drink-Too-Much_A-Clinicians-Guide-2017.pdf (letzter Zugriff: 23.06.2025).

NianT et al. (2023). Non-pharmacological interventions for smoking cessation: analysis of systematic reviews and meta-analyses. BMC Medicine. 21:378.

Nixon SJ, Lewis B (2020). Brain Structure and Function in Recovery. Alcohol Res. 40(3): 04.

Oslin DW et al. (2005). Treatment outcomes for alcohol dependence among middle-aged and older adults. Addictive Behavior. 30: 1430–1436.

Oudman E, Zwart E (2012). Quality of life of patients with Korsakoff's syndrome and patients with dementia: a cross-sectional study. J Am Med Dir Assoc. 13(9): 778–81.

Pabst A, Piontek D, Kraus L, Müller S (2010). Substanzkonsum und substanzbezogene Störungen: Ergebnisse des Epidemiologischen Suchtsurveys 2009. Sucht. 56(5): 327–336.

Panes A et al. (2020). Use of benzodiazepines and z-drugs not compliant with guidelines and associated factors: a population-based study. Eur Arch Psychiatry Clin Neurosci. 270(1): 3–10.

Papaleontiou M et al. (2010). Outcomes associated with opioid use in the treatment of chronic noncancer pain in older adults: A systematic review and meta-analysis. J Am Geriatr Soc. 58(7): 1353–69.

Patnode et al. (2021). Interventions for Tobacco Cessation in Adults, Including Pregnant Persons Updated Evidence Report and Systematic Review for the US Preventive Services Task Force. JAMA. 325(3): 280–298.

Perry CJ, Lawrence AJ (2017) Addiction, cognitive decline and therapy: seeking ways to escape a vicious cycle. Genes Brain Behav 16(1):205–218.

Pilowsky DJ, Wu LT (2015). Tobacco use cessation. In: Cromel,Wu LT, Rao R, CromeP (Hrsg) Substance use and older people. Chichester: Wiley-Blackwell: 212–222.

Powell A et al. (2024). Recovery of neuropsychological function following abstinence from alcohol in adults diagnosed with an alcohol use disorder: Systematic review of longitudinal studies. PLoS ONE. 19(1): e0296043.

Quinten C, Grönle-Jeuck U (2002). Die stationäre Behandlung von Alkohol- und Medikamentenabhängigkeit im höheren Lebensalter: Klinische Erfahrungen und Katamnese. In: Fachverband Sucht (Hrsg.). Die Zukunft der Suchtbehandlung: Trends und Prognosen. Geesthacht: Neuland: 433–442.

RCP (Royal College of Psychiatrists) (2018). Our invisible addicts. First Report of the Older Persons' Substance Misuse Working Group of the Royal College of Psychiatrists. College Report CR211. London. March 2018 www.rcpsych.ac.uk/docs/default-source/improving-care/better-mh-policy/college-reports/college-report-cr211.pdf (letzter Zugriff: 16.05.2025)

Richter M et al. (2024). Alkohol – Zufuhr in Deutschland, gesundheitliche sowie soziale Folgen und Ableitung von Handlungsempfehlungen. Positionspapier der Deutschen Gesellschaft für Ernährung e.V. (DGE). Ernährungs-Umschau. 71(10): online first + eSupplement.

Ridley N, Draper B, Withall A (2013). Alcohol-related dementia: an update of the evidence. Alzheimers Res Ther. 5: 3.

Riemann D et al. (2023). The European Insomnia Guideline: An update on the diagnosis and treatment of insomnia 2023. J Sleep Res. 32: e14035.

Rigotti et al. (2022). Treatment of Tobacco Smoking. A Review. JAMA. 327(6): 566–577.

Rosenqvist TW et al. (2024). Long-Term Use of Benzodiazepines and Benzodiazepine-Related Drugs: A Register-Based Danish Cohort Study on Determinants and Risk of Dose Escalation. Am J Psychiatry. 181(3): 246–254.

Rumpf HJ, John U, Hapke U, Bischof G (2009). Möglichkeiten der Intervention bei Alkoholproblemen im höheren Lebensalter. Sucht. 55(5): 301–311.

Rupp A et al. (2015). Steigerung der Effizienz der Tabakentwöhnung durch kürzere Maßnahmen? Ergebnisse der „Brief intervention study on Quitting smoking" (BisQuits). Pneumologie. 69(S01): V536.

Sabia S et al. (2012). Impact of smoking on cognitive decline in early old age: the Whitehall II cohort study. Arch Gen Psychiatry. 69(6): 627–35.

Santabárbara J et al. (2020). Does Anxiety Increase the Risk of All-Cause Dementia? An Updated Meta-Analysis of Prospective Cohort Studies. J Clin Med. 9: 1791.

Savaskan E et al. (2021). Empfehlungen für die Prävention, Diagnostik und Therapie der Abhängigkeitserkrankungen im Alter. Praxis. 110(2): 79–93.

Schäufele M, Weyerer S, Hendlmeier I, Köhler L (2009). Alkoholbezogene Störungen bei Menschen in Einrichtungen der stationären Altenhilfe: eine bundesweite repräsentative Studie. Sucht. 55(5): 292–302.

Schepis TS et al. (2021). Opioid-involved prescription drug misuse and poly-prescription drug misuse in U.S. older adults. Aging Ment Health. 25(12): 2365–2373.

Schofield I (2006). Supporting older people to quit smoking. Nursing Older People. 18(6): –33.

Sechi G, Serra A (2007). Wernicke's encephalopathy: new clinical settings and recent advances in diagnosis and management. Lancet Neurol. 6(5): 442–455.

Smith P et al. (2019). Systematic review of behavioural smoking cessation interventions for older smokers from deprived backgrounds. BMJ Open. 9: e032727.

Stockwell T et al. (2024). Why do only some cohort studies find health benefits from low volume alcohol use? A systematic review and meta-analysis of study characteristics that may bias mortality risk estimates. J Stud Alcohol Drugs. 85: 441–452.

Stöver H, Hößelbarth S (2022). Drogenkonsum/-abhängigkeit im Alter – Stigmatisierung und Ausgrenzung. In: Langer C, Drewes J, Schaarenberg D (Hrsg.). Altern mit Stigma. Gesellschaftliche und psychosoziale Perspektiven des Älterwerdens in stigmatisierten Lebenskontexten. Berlin: Springer: 105–142.

Strayer RJ et al. (2023). Emergency department management of patients with alcohol intoxication, alcohol withdrawal, and alcohol use disorder: a white paper prepared for the American Academy of Emergency Medicine. J Emerg Med. 64(4): 517–540.

Subramaniam M et al. (2015) Prevalence and determinants of gambling disorder among older adults: a systematic review. Addict Behav. 41: 199–209.

Sullivan JT et al. (1989) Assessment of alcohol withdrawal: The revised clinical institute withdrawal assessment for alcohol scale (CIWA-Ar). British Journal of Addiction to Alcohol & Other Drugs. 84(11): 1353–1357.

Tait RJ et al. (2008). Two-year outcomes from a cessation of smoking intervention in older adults. Journal of Smoking Cessation. 3(2): 101–109.

Tompkins DA, Hobelmann JG, Compton P (2017). Providing chronic pain management in the „Fifth Vital Sign" Era: Historical and treatment perspectives on a modern-day medical dilemma. Drug Alcohol Depend. 173 (Suppl 1): S11-S21.

Tveito M et al. (2014). Psychotropic medication in geriatric psychiatric patients: Use and unreported use in relation to serum concentrations. Eur J Clin Pharmacol. 70(9): 1139–45.

Vinkers CH et al. (2024). Discontinuation of psychotropic medication: a synthesis of evidence across medication classes. Mol Psychiatry. 29(8): 2575–2586.

Vogelgesang M (2011). DGRW-Update: Alkoholabhängigkeit. Rehabilitation. 50(05): 292–297.

Volkert J et al. (2013). The prevalence of mental disorders in older people in Western countries – a meta-analysis. Ageing Res Rev. 12(1): 339–53.

Voßmann U, Geyer D (2006). Abhängigkeitserkrankungen im Alter. Therapeutische Erfahrungen mit älteren Patienten. Z Gerontol Geriat. 19(4): 221–227.

Votaw VR et al. (2019). The epidemiology of benzodiazepine misuse: A systematic review. Drug Alcohol Depend. 200: 95–114.

Vowles KE et al. (2015). Rates of opioid misuse, abuse, and addiction in chronic pain: A systematic review and data synthesis. Pain. 156(4): 569–76.

Wartenberg AA (2019). Management of alcohol intoxication and withdrawal. In: Miller RK, Fiellin DA, Rosenthal RN, Saitz R. The ASAM Principles of Addiction Medicine. 6th ed. Philadelphia: Wolters Kluwer: 704–722.

Wetterling T, Junghanns K (2017). Substance Abuse in Older Psychiatric Inpatients. Sucht. 63(2): 115–121.

Weyerer S, Schäufele M (2017). Epidemiologie des Alkoholkonsums und alkoholbezogener Störungen im höheren Alter. Sucht. 63(2): 69–80.

Weyerer S et al. German AgeCoDe Study group (German Study on Ageing, Cognition, Dementia in Primary Care Patients) (2009). At-risk alcohol drinking in primary care patients aged 75 years and older. Int J Geriatr Psychiatry. 24(12): 1376–85.

Wijnia JW (2022). A Clinician's View of Wernicke-Korsakoff Syndrome. J Clin Med .11: 6755.

Wolf IK, Du Y, Knopf H (2017). Changes in prevalence of psychotropic drug use and alcohol consumption among the elderly in Germany: results of two National Health Interview and Examination Surveys 1997–99 and 2008–11. BMC Psychiatry. 17: 90.

Wolter DK (2011). Sucht im Alter, Altern und Sucht. Stuttgart: Kohlhammer.

Wolter DK (2012). Rauchen und Raucherentwöhnung im Alter. Psychotherapie im Alter. 9(2): 213–228.

Wolter DK (2015). Alkohol im Alter. Trinkgewohnheiten, risikoarmer Konsum und alkoholbezogene Störungen. Z Gerontol Geriat. 48(6): 557–570.

Wolter DK (2016): Entzugssyndrome und Entzugsdelir. In: Hewer W, Thomas C, Drach L (Hrsg.). Delir beim alten Menschen. Stuttgart: Kohlhammer: 191–208.

Wolter DK (2017a). Benzodiazepine absetzen im Alter – wann und wenn ja wie. Z Gerontol Geriat. 50(2): 115–122.

Wolter DK (2017b). Schmerzen und Schmerzmittelabhängigkeit im Alter. Die gerontopsychiatrische Perspektive. Stuttgart: Kohlhammer.
Wolter DK (2017c). Abhängigkeitspotenzial und andere Risiken von Benzodiazepinen und Z-Drugs im höheren Lebensalter. Sucht. 63(2): 81–97.
Wolter DK (2018a). Altgewordene Suchtkranke. Z Gerontol Geriat. 51(7): 758–769.
Wolter DK (2018b). Folgeerkrankungen bei Alkoholmissbrauch. CME. 15(12): 47–58.
Wolter DK (2020). Verordnungshäufigkeit, Missbrauch und Abhängigkeit von Benzodiazepinen, Z-Substanzen und Opioidanalgetika. Suchttherapie. 21: 66–75.
World Health Organization - WHO (2024). Handbook: Clinical Descriptions and Diagnostic Requirements for ICD-11 Mental, Behavioural or Neurodevelopmental Disorders. www.who.int/publications/i/item/9789240077263 (letzter Zugriff: 23.06.2025).
Yarnell S et al. (2020). Substance Use Disorders in Later Life: A Review and Synthesis of the Literature of an Emerging Public Health Concern. Am J Geriatr Psychiatry. 28(2): 226–236.
Yoon SH et al. (2024) Association Between Hypnotics and Dementia: A Mini Narrative Review. Psychiatry Investig. 21(5): 457–463.
Zandstra SM et al. (2002). Different study criteria affect the prevalence of benzodiazepine use. Social Psychiatry & Psychiatric Epidemiology. 37(3): 139–144.
Zbikowski SM et al. (2012) A review of smoking cessation interventions for smokers aged 50 and older. Maturitas. 71(2): 131–141.
Zengin Ispir G, Danışman M, Sezer Katar S (2025). A Hidden Pandemic? Abuse of Gabapentinoids: A Brief Review of Recent Studies. Curr Drug Res Rev. 17(1): 5–9.
Zhao Y et al. (2012). Beneficial effects of benzodiazepine diazepam on chronic stress-induced impairment of hippocampal structural plasticity and depression-like behavior in mice. Behav Brain Res. 228(2): 339–50.
Zhong G, et al. (2015) Smoking is associated with an increased risk of dementia: a meta-analysis of prospective cohort studies with investigation of potential effect modifiers. PLoS One 10(3): e0118333.

KAPITEL

20 Psychoseerkrankungen im höheren Lebensalter

Tillmann Supprian

20.1 Paranoid-halluzinatorische Psychosen mit Erstmanifestation im höheren Lebensalter und das Konzept der „Spätschizophrenie"

Psychoseerkrankungen – Übersicht zum Krankheitsbild	
12-Monats-Prävalenz	Spätmanifestationen (> 65. Lebensjahr) sind selten (< 1 % aller schizophrenen Psychoseerkrankungen).
Erkrankungsgipfel	20.–40. Lebensjahr.
Besonderheiten bei älteren Menschen	Spätmanifestationen (> 65. Lebensjahr) von Psychosen betreffen häufiger Frauen. Eine wichtige Differenzialdiagnose sind organische wahnhafte Störungen.
Relevante Leitlinien	• S3-Leitlinie „Schizophrenie" (DGPPN 2019, AWMF-Register Nr. 038–009) • S3-Leitlinie „Verhinderung von Zwang: Prävention und Therapie aggressiven Verhaltens bei Erwachsenen" (DGPPN 2018, AWMF-Register Nr. 038–022). • *World Federation of Societies for Biological Psychiatry (WFSBP) guidelines for biological treatment of schizophrenia – a short version for primary care* (Hasan et al. 2017)

Bereits *Bleuler* (1943) beschäftigte sich mit der Frage, ob sich schizophrene Psychosen auch im höheren Lebensalter manifestieren können, und prägte den Begriff „Spätschizophrenie". In dem Bemühen, den Begriff zunächst näher zu umschreiben, formulierte er: „*In diesem Referat sollten unter der Etikettierung, Spätschizophrenie diejenigen Psychosen zusammengefasst werden, die folgende Bedingungen erfüllen:*

- *Sie sollen erst nach dem 40. Lebensjahr ausbrechen;*
- *ihre Symptomatologie soll sich von derjenigen der Schizophrenie früherer Lebensabschnitte nicht oder doch nicht eindeutig und tiefgreifend unterscheiden;*
- *sie sollen sich weder durch das Vorhandensein eines amnestischen Syndroms noch durch begleitende eindeutige körperliche Befunde auf hirnpathologische Störungen zurückführen lassen.*"

Die Frage, ob Spätmanifestationen von Psychose-Erkrankungen als Schizophrenie eingeordnet werden können, wird seither kontrovers diskutiert (Riecher-Rössler 1997). Einigkeit besteht nur darin, dass bei später Manifestation einer Psychoseerkrankung differenzialdiagnostisch insbesondere eine **organische Ursache** ausgeschlossen werden muss, sodass neben der psychiatrischen Diagnostik auch somatische Untersuchungen angezeigt sind (Savaskan et al. 2021). Von einigen Autoren wird der Standpunkt vertreten, dass sich die späten Manifestationen von den früh auftretenden Psychosen klinisch unterscheiden. So beobachteten Häfner et al. (2001) bei älteren Psychose-Patienten einen höheren prozentualen Anteil an systematischem und paranoidem Wahn, wohingegen die Anteile an inkohärentem Denken und Ich-Störungen im Vergleich zu jüngeren Patienten geringer ausgeprägt waren. Eine klare diagnostische Trennung aufgrund eindeutig unterschiedlicher Symptomatik wird aber nicht befürwortet (Riecher-Rössler et al. 2003).

Der Vergleich von epidemiologischen Studien zu dieser Frage wird erschwert durch eine unterschiedliche Nomenklatur (Riecher-Rössler 1997), unterschiedliche diagnostische Kriterien und die Heterogenität der untersuchten klinischen Stichproben. Weitgehende Übereinstimmung besteht aber bezüglich der Beobachtung, dass Spätmanifestationen von Psychoseerkrankungen **häufiger Frauen** betreffen (Häfner et al. 2001; Vahia et al. 2010; Maglione et al. 2014; Nebhinani et al. 2014).

BOX 20.1

Bezüglich einer Altersgrenze für die Zuordnung zu Spätschizophrenien wurden verschiedene Ansätze gewählt. In der angloamerikanischen Literatur wurde eine Differenzierung in eine *Late-onset Schizophrenia* mit einer Erstmanifestation im Alter von 40 bis 60 Jahren und in eine *Very-late-onset Schizophrenia-like Psychosis* mit einer Manifestation im Alter von > 60 Jahren vorgeschlagen (Howard et al. 2000). Diese Unterteilung hat sich in der Forschung weitgehend etabliert. Insgesamt sind späte Manifestationen von Psychoseerkrankungen seltene Ereignisse. In einer älteren Untersuchung von Harris und Jeste (1988) zeigten in Bezug auf die Gesamtgruppe der Patienten mit einer schizophrenen Psychose 13 % eine Erstmanifestation im Alter von 40 bis 49 Jahren, 7 % eine Erstmanifestation im Alter von 50 bis 59 Jahren und 3 % eine Erstmanifestation im Alter von 60 Jahren und älter. Neue Untersuchungen fanden noch niedrigere Raten. So beobachteten Girard und Simard (2008) in ihrer Stichprobe eine *Late-onset Schizophrenia* (40–60 Jahre) in 1,3 % des untersuchten Kollektivs und eine *Very-late-onset Schizophrenia-like Psychosis* (> 60 Jahre) in 0,7 % der Fälle.

Die Problematik der Klassifikation von Psychoseerkrankungen beruht letztlich auf den phänomenologischen Überlappungen einerseits und den fehlenden objektiven medizinischen Befunden, die eine eindeutige nosologische Zuordnung ermöglichen würden. Es wird daher vorgeschlagen, in der Gruppe der schizophrenen Psychosen nur jene Störungen einzuordnen, deren Erstmanifestation in der Adoleszenz bzw. im jungen Erwachsenenalter auftrat. Bei Erstmanifestation einer psychotischen Symptomatik jenseits des 40. Lebensjahres sollte nur der Begriff einer psychotischen Störung verwandt werden. So spricht sich Andreasen (1999) eindeutig gegen das Konzept einer „Spätschizophrenie" *(Late-onset Schizophrenia)* aus. Sie argumentiert, dass **schizophrene Psychosen und psychotische Störungen** voneinander getrennt werden sollten. **Schizophrene Psychosen** seien durch einen Beginn in der späten Adoleszenz oder im frühen Erwachsenenalter charakterisiert. Typisch für die Gruppe von Erkrankungen sei ein relativ chronischer Verlauf mit signifikanter psychosozialer Beeinträchtigung. Patienten mit schizophrenen Psychosen entwickelten nach Einschätzung der Autorin eine typische Negativsymptomatik, bei einigen Verlaufsformen fänden sich außerdem ausgeprägte formale Denkstörungen. Im Gegensatz dazu seien **psychotische Störungen des höheren Lebensalters** zwar auch durch psychotische Positivsymptomatik wie etwa Halluzinationen und Wahnideen gekennzeichnet, hingegen fehle die Negativsymptomatik wie z. B. die Affektverflachung. Auch seien formale Denkstörungen bei diesen Krankheitsbildern nicht typisch.

Es gibt Anhaltspunkte dafür, dass schizophrene Psychosen das Risiko für die spätere Entwicklung einer Demenzerkrankung erhöhen, wobei vermutlich mehrere Faktoren zusammenwirken (frühe kognitive Störungen, niedrige kognitive Reserve, metabolisches Syndrom, kardiovaskuläre und zerebrovaskuläre Erkrankungen, neuropathologische Prozesse und ggf. auch Langzeitanwendung von Neuroleptika; Devanand et al. 2024). Auch muss leider festgestellt werden, dass Menschen mit einer schizophrenen Erkrankung eine statistisch erhöhte Mortalität im Vergleich zur gesunden Bevölkerung haben, die nicht allein auf erhöhte Suizidgefährdung zurückgeht, sondern überwiegend auf natürliche Todesursachen zurückzuführen ist, wie unerwünschte Arzneimittelwirkungen, ungesunder Lebensstil, Nikotinabusus, suboptimale Behandlung somatischer Komorbidität, beschleunigte Alterung und genetische Faktoren (Solomon et al. 2021).

20.2 Wahnhafte Störungen und die Frage einer sog. „Altersparanoia"

In der Psychopathologie spielt das Konzept der „Paranoia" eine zentrale Rolle. Es bezeichnet eine psychische Störung, die **im Kern eine Wahnbildung** trägt. In der Abgrenzung gegenüber schizophrenen Psychosen liegen bei der Paranoia keine formalen Denkstörungen, keine Affektnivellierungen, keine Negativsymptomatik und keine Halluzinationen vor. Die Patienten leiden jedoch unter einer Verzerrung der Wahrnehmung ihrer Umgebung und unter ausgeprägten inhaltlichen Denkstörungen, die lange andauern und auch lebenslang bestehen bleiben können. Meist handelt es sich um einen **Beeinträchtigungswahn** („Verfolgungswahn"), viel seltener sind ein **Eifersuchtswahn oder ein Liebeswahn.**

BOX 20.2

In der ICD-10 wird diese Symptomatik unter der F22 „Wahnhafte Störung" kodiert. Typischerweise beginnt die Erkrankung im mittleren und höheren Lebensalter. Unter der Kodierung F22.8 „Andere anhaltende wahnhafte Störungen" wird das „paranoide Zustandsbild im Involutionsalter" integriert. Hinter diesem Konzept verbirgt sich das Auftreten anhaltender wahnhafter Störungen im höheren Lebensalter, die mit anderer Nomenklatur auch als „Altersparanoia" bezeichnet worden sind. Voraussetzung für die Diagnose einer solchen wahnhaften Störung ist, dass keine organischen Ursachen identifiziert werden können, die für die Entstehung des paranoiden Syndroms verantwortlich sind. Anderenfalls müsste die Symptomatik als organisch wahnhafte (schizophreniforme) Störung (ICD 10: F06.2) verschlüsselt werden.

Für das Konzept der **„Altersparanoia"** wurde angenommen, dass soziale Isolation, sensorische Beeinträchtigungen wie Seh- und Hörbehinderungen und andere äußere Faktoren pathogenetisch bedeutsam für die Entstehung sein können. Charakteristisch für die „Altersparanoia" soll ein **monothematischer Wahn** sein, der mindestens über einen Zeitraum von

3 Monaten fortbesteht und nicht mit ausgeprägten Halluzinationen, bizarren Wahninhalten, Affektstörungen, kognitiven Störungen, Sprachveränderungen usw. einhergeht. *Janzarik* (1973) prägte den Begriff des „*Kontaktmangelparanoids*", einem paranoid-halluzinatorischen Syndrom, welches sich nach seiner Auffassung als Folge menschlicher Isolierung im höheren Alter entwickelt. Er sah hierin den „*2. Grundtypus schizophrenen Krankseins des höheren Alters*" und stellte es anderen Alterspsychosen gegenüber. Er beschrieb einen „*Typus schizophrenen Krankseins*" jenseits des 60 Lebensjahres mit paranoid-halluzinatorischer Symptomatik, der unabhängig von „*cerebralen Abbauvorgängen*" sei.

Es ist weiterhin umstritten, ob die „Altersparanoia" wirklich als eigenständige nosologische Entität aufgefasst werden kann. Zwar gibt es klinische Verläufe von wahnhaften Störungen, die sich im höheren Lebensalter manifestiert haben und über Jahre konstant blieben, ohne dass eine zusätzliche Symptomatik hinzutrat. Es zeigt sich aber, dass neurodegenerative Demenzerkrankungen wie die Demenz vom Alzheimer-Typ, aber insbesondere auch einige Verlaufsformen frontotemporaler lobärer Degenerationen (Hall und Finger 2015; Waldö et al. 2015) als Prodrom zunächst eine psychotische Symptomatik aufweisen können (Jost und Grossberg 1996).

MERKE

Eine paranoide Symptomatik kann dem Auftreten kognitiver und mnestischer Defizite bei einigen Demenzerkrankungen offenbar um Jahre vorausgehen, noch bevor sich die typischen Merkfähigkeitsstörungen andeuten, und stellt dann ein Frühsymptom der sich entwickelnden Demenzerkrankung dar (Jost und Grossberg 1996). Das Auftreten einer anhaltenden wahnhaften Störung im höheren Lebensalter sollte also stets Anlass dazu sein, die kognitive Leistungsfähigkeit und die Gedächtnisfunktionen der Patienten in der Folge sorgfältig zu beobachten.

Gedächtnisfunktionen können allerdings bei frontotemporalen lobären Degenerationen über längere Zeit unbeeinträchtigt bleiben, wohingegen bei der Alzheimer-Demenz eine typische Merkfähigkeitsstörung in der gezielten neuropsychologischen Testuntersuchung erfasst werden kann, auch wenn die Patienten in ihren Alltagskompetenzen noch nicht gravierend beeinträchtigt sind. Bei den frontotemporalen lobären Degenerationen kommt der Untersuchung von Exekutivfunktionen ein höherer Stellenwert zu. Diese sind klinisch oft schwer zu fassen und auch die Testung von Exekutivfunktionen ist anspruchsvoll. Daher kommt der Verhaltensbeobachtung im stationären Behandlungssetting eine besondere Bedeutung zu.

Leider sind Patienten mit wahnhaften Störungen gegenüber der psychiatrischen Diagnostik und Behandlung oft nicht sehr aufgeschlossen, da infolge der Wahnsymptomatik die kritische Selbstwahrnehmung und -reflexion reduziert ist und eine psychische Erkrankung als Ursache der Beschwerden in der Regel nicht anerkannt wird. Das kann dazu führen, dass sie sich einer differenzierten neuropsychologischen Untersuchung entziehen. Somit sollte die Diagnose einer „Altersparanoia" sehr zurückhaltend gestellt werden, wenn subtile kognitiv-mnestische Defizite oder Störungen von Exekutivfunktionen nicht sicher ausgeschlossen werden können.

20.3 Organische psychische Störungen

Eine Vielzahl von Hirnerkrankungen kann im höheren Lebensalter psychotische Symptome hervorrufen (Berruex und Annoni 2021). Diese werden unter dem Oberbegriff „organische psychische Störungen" eingeordnet, wenn eine nachweisbare Erkrankung als Ursache der psychiatrischen Symptomatik identifiziert werden kann. In ➤ Tab. 20.1 sind eine Reihe von organischen Ursachen aufgelistet, in deren Folge sich eine psychotische Symptomatik entwickeln kann.

In der ICD-10 werden diese Störungsbilder als „andere psychische Störungen aufgrund einer Schädigung oder Funktionsstörung des Gehirns oder einer körperlichen Erkrankung" (F06) aufgeführt. Bei dieser Gruppe von psychischen Störungen soll entweder eine primär zerebrale Erkrankung vorliegen oder aber systemische Erkrankungen, die sekundär zu zerebralen Funktionsstörungen und damit zur Verursachung der psychiatrischen Symptomatik führen. Dabei kann eine Differenzierung in „organische Halluzinose" (F06.0), „organische katatonische Störung" (F06.1) und eine „organische wahnhafte (schizophrenieforme) Störung" (F06.2) vorgenommen werden. In ➤ Tab. 20.2 werden Punkte genannt, welche die Entscheidung der

Tab. 20.1 Organische Erkrankungen als mögliche Ursachen psychotischer Symptomatik (modifiziert nach Keshavan und Kaneko 2013)

- Neurodegenerative Erkrankungen (z. B. Alzheimer-Demenz[1], frontotemporale lobäre Degenerationen[2])
- Endokrine und metabolische Erkrankungen (z. B. Hyperthyreoidismus[3], Phäochromozytom[4], Morbus Cushing[5], Vitamin-B_{12}-Mangel[6])
- Entzündliche ZNS-Erkrankungen (z. B. Neuroborreliose[7], Neurosyphilis[8,9], HIV-Enzephalopathie[10])
- Autoimmunerkrankungen (z. B. Systemischer Lupus erythematodes[11], Anti-NMDAR-Enzephalitis[12])
- Zerebrovaskuläre Erkrankungen (z. B. post-ischämische Psychosen[13])
- Hirntumoren[14,15]
- Traumatische ZNS-Verletzungen[16,17]
- Epilepsien (z. B. Temporallappen-Epilepsien[18])
- Unerwünschte medikamentöse Wirkungen (z. B. Glukokortikoide[19,20], Isoniazid[21])

[1] Murray et al. 2014; [2] Hall und Finger 2015; [3] Ozten et al. 2013; [4] Benabarre et al. 2005; [5] Rasmussen et al. 2015; [6] Payinada und Hansen 2000; [7] Roelcke et al. 1992; [8] Faden und O'Reardon 2016; [9] Güler und Leyhe 2011; [10] Nebhinani und Mattoo 2013; [11] Pego-Reigosa et al. 2008; [12] Malter und Bien 2014; [13] Kumral und Öztürk 2004; [14] Galasko et al. 1988; [15] Madhusoodanan et al. 2015; [16] Sachdev et al. 2001; [17] Fujii und Ahmed 2014; [18] Kanner und Rivas-Grajales 2016; [19] Bräuning und Bleistein 1988; [20] Lange-Asschenfeldt 2014; [21] Arya et al. 2015

Tab. 20.2 Anhaltspunkte für die Klassifikation als organische psychische Störung gemäß ICD-10 (Internationale Klassifikation psychischer Störungen 1991)

1. Nachweis einer zerebralen Erkrankung, Verletzung oder Funktionsstörung oder einer systemischen körperlichen Erkrankung, von der bekannt ist, dass sie mit einem der hier aufgeführten Syndrome einhergehen kann.
2. Ein zeitlicher Zusammenhang (Wochen oder einige Monate) zwischen der Entwicklung der zugrunde liegenden Krankheit und dem Auftreten des psychischen Syndroms.
3. Rückbildung der psychischen Störung nach Rückbildung oder Besserung der zugrunde liegenden vermuteten Ursache.
4. Kein überzeugender Beleg für eine andere Verursachung des psychischen Syndroms (wie z. B. sehr belastende Familiengeschichte oder auslösende belastende Ereignisse).

Einordnung einer organischen psychischen Störung stützen.

Epidemiologische Angaben zur Häufigkeit organischer psychischer Störungen sind nur schwer zu erhalten, da eine Differenzierung für die Vielzahl der verschiedenen Ursachen vorgenommen werden müsste. Darüber hinaus ist die Differenzierung von schizophrenen Psychosen und organischen Ursachen einer psychotischen Erkrankung mitunter schwierig, sodass häufig eine diagnostische Unsicherheit bestehen bleibt. Aus diesem theoretischen Dilemma wird es auch in absehbarer Zeit keinen Ausweg geben. So wird von einigen Autoren argumentiert, dass auch bei den schizophrenen Psychosen eine zerebrale Funktionsstörung vorliegt, deren pathogenetischer Mechanismus nur noch nicht ausreichend verstanden und durch apparative Untersuchungen noch nicht diagnostizierbar ist. Wäre die zerebrale Funktionsstörung einer schizophrenen Psychose z. B. mit bildgebenden Technologien darstellbar, müsste folgerichtig auch eine organische psychische Störung klassifiziert werden.

Unter dem Oberbegriff **„limbische Enzephalitis“** wird eine Gruppe von autoimmun vermittelten und paraneoplastischen Enzephalitiden zusammengefasst, über deren Pathogenese in den vergangenen Jahren ein erheblicher Wissenszuwachs erfolgte (Varley et al. 2023). Hervorzuheben ist insbesondere die **„Anti-NMDAR-Enzephalitis“**, weil sich diese Störung primär mit psychotischen Symptomen manifestieren kann und die organische Ursache häufig zunächst nicht erkannt wird. Hierbei handelt es sich um eine Enzephalitis mit Auto-Antikörpern gegen den NMDA-Rezeptor. Zunächst wurde das Krankheitsbild bei jungen Frauen mit Ovarialteratomen beschrieben. In der Folge wurde diese Enzephalitis aber auch bei Männern diagnostiziert. Es besteht eine Assoziation mit verschiedenen Tumorerkrankungen. Charakteristisch für diese Enzephalitisform ist das frühe Auftreten psychiatrischer Symptome (Malter und Bien 2014). Die Erkrankung kann sich durchaus auch im höheren Lebensalter manifestieren (Dalmau et al. 2008).

MERKE

Anti-NMDAR-Enzephalitis

Das klinische Syndrom ist häufig charakterisiert von schizophrenieähnlicher Symptomatik, gefolgt von deliranten Verwirrtheitssyndromen, kognitiven Störungen und Dysphasien sowie epileptischen Anfällen. Das Auftreten **fokalneurologischer Defizite und epileptischer Anfälle im Verlauf einer psychotischen Symptomatik im höheren Lebensalter** sollte also dringend den V. a. eine limbische Enzephalitis lenken und eine entsprechende Serum- und Liquoranalyse zum Nachweis spezifischer Antikörper in entsprechend spezialisierten Laboratorien nach sich ziehen.

CAVE

Akzidentelle neurologische Befunde ohne kausalen Zusammenhang mit der psychiatrischen Erkrankung dürfen nicht zur fälschlichen Einordnung einer organischen psychischen Störung führen!

Ein besonders hoher Stellenwert in der Diagnostik organischer psychischer Störungen kommt den bildgebenden Untersuchungen, insbesondere der **kranialen MRT,** zu. Leider kann diese bei einigen Patienten im höheren Lebensalter aufgrund von Kontraindikationen (z. B. Herzschrittmacher) nicht durchgeführt werden. Alternativ bietet sich dann die Durchführung einer **CCT** an, die aber bezüglich der Sensitivität bei der Erfassung von entzündlichen Prozessen der Kernspintomographie deutlich unterlegen ist. Da die Kernspintomographie höhere Anforderungen an die Kooperationsbereitschaft der Patienten stellt, kann es sein, dass in der Akutphase diese Untersuchung zunächst nicht durchgeführt werden kann. Es sollte aber angestrebt werden, im weiteren Behandlungsverlauf und ggf. nach klinischer Besserung des Befindens diese Untersuchung nachzuholen. Mittels der Kernspintomographie lässt sich eine Vielzahl von Hirnerkrankungen als Ursache organischer psychischer Störungen identifizieren. In der diagnostischen Abklärung organischer psychischer Störungen hat die Durchführung eines **EEG** einen unverändert hohen Stellenwert (DGPPN S3-Leitlinien Schizophrenie 2019). Außerdem gehören zu den Routineuntersuchungen eine klinische **Laboruntersuchung des Blutes** sowie ein **Urinstatus.** Insbesondere im Hinblick auf entzündliche ZNS-Erkrankungen kommt der **Liquordiagnostik** in der Abklärung organischer psychischer Störungen eine hohe Bedeutung zu. Diese sollte nach einer bildgebenden Untersuchung durchgeführt werden (wenn ein erhöhter Hirndruck ausgeschlossen werden konnte). Bei klinischem Verdacht auf bestimmte somatische Erkrankungen ist diese Basisdiagnostik ggf. durch spezifische Untersuchungstechniken zu erweitern. Da organische psychische Störungen auch im Zusammenhang mit dem Neubeginn bzw. der Beendigung einer Medikation im Zusammenhang stehen können, empfiehlt sich eine sorgfältige Medikamentenanamnese und ggf. Rücksprache mit den vorbehandelnden ärztlichen Kollegen.

20.4 Chronische schizophrene Psychosen im höheren Alter

In der Gerontopsychiatrie spielt die Behandlung von Patienten mit chronischen schizophrenen Psychoseerkrankungen eine wichtige Rolle. Im Verlauf langjährig bestehender chronischer schizophrener Psychosen kann sich eine **Residualsymptomatik** entwickeln, die sich durch **Antriebsstörungen, Interesselosigkeit, Affektnivellierung, Anhedonie und andere Negativsymptomatik** abzeichnen kann. Nur ein Teil von Patienten mit Psychoseerkrankungen entwickelt eine solche Residualsymptomatik. Grundsätzlich muss im Einzelfall geprüft werden, ob es sich um krankheitsbedingte Folgeerscheinungen, Hospitalisationseffekte oder sogar Folgen einer langfristigen **neuroleptischen Dauertherapie** handelt.

Seit Einführung der Neuroleptika in die Pharmakopsychiatrie schizophrener Psychosen sind inzwischen viele Jahrzehnte vergangen, sodass im klinischen Alltag Patienten beobachtet werden können, die bereits über Jahrzehnte mit Neuroleptika behandelt worden sind. Hierunter finden sich zum Teil Patienten, die langfristig auf **Depot-Neuroleptika** eingestellt worden sind. Die Anwendung von Depot-Neuroleptika sollte prinzipiell sehr kritisch hinterfragt werden. In den Zulassungsstudien sind in der Regel kaum ältere Menschen eingeschlossen worden. Es besteht also eine Diskrepanz zwischen der Häufigkeit psychotischer Störungen im höheren Lebensalter und evidenzbasierten Behandlungsempfehlungen (Reinhard und Cohen 2015). Es ist bekannt, dass die Langzeittherapie mit den älteren, sogenannten typischen Neuroleptika (wie z. B. Haloperidol-Decanoat, Fluphenazin-Decanoat, Flupentixol-Decanoat) zum Auftreten von Spätdyskinesien führen kann. Diese Dyskinesien können für die Patienten einen sehr quälenden Charakter haben, sodass in diesen Fällen eine Umstellung auf atypische Substanzen in Erwägung gezogen werden sollte. Dabei wird gelegentlich beobachtet, dass ein Absetzen einer vorbestehenden Depot-Neurolepsie mit einer passageren Verstärkung von Dyskinesien einhergehen kann. Dieser „paradoxe Effekt" sollte nicht dazu führen, das Neuroleptikum wieder aufzudosieren. In diesen Fällen sollte stattdessen erwogen werden, die Dyskinesie durch Tiaprid oder Tetrabenazin zu behandeln. Wenn die Fortführung einer langjährig bestehenden Depot-Neuroleptika-Behandlung beendet werden soll, so sollte diese nicht abrupt beendet werden, sondern zunächst sollten Dosis-Reduktionen und Verlängerung der Intervalle zwischen den Depot-Gaben erwogen werden.

MERKE

Wichtig ist in jedem Fall eine genaue Klassifikation der psychotischen Grunderkrankung. Es zeigt sich gelegentlich, dass Patienten mit zyklischen Verlaufsformen von Psychoseerkrankungen (schizoaffektive Psychosen, aber auch bipolare Psychosen mit psychotischen Symptomen) vor einigen Jahrzehnten noch mit Depot-Neuroleptika behandelt worden sind. Gerade bei diesen Verlaufsformen mit guter Remissionsneigung sollte eine **längerfristige Depot-Neuroleptika-Gabe** dringend hinterfragt werden. Es zeigt sich bei gerontopsychiatrischen Patienten immer wieder, dass eine Beendigung einer Depot-Neuroleptika-Behandlung mit einer deutlichen Verbesserung des Gangbilds einhergehen kann. Die Gabe von Substanzen wie Biperiden sollte aufgrund der anticholinergen Eigenschaften und des delirogenen Potenzials bei älteren schizophrenen Patienten nach Möglichkeit vermieden werden.

Bei chronischen schizophrenen Psychosen mit ausgeprägter Residualsymptomatik ist es im höheren Lebensalter mitunter schwierig, beginnende demenzielle Syndrome zu erkennen. Die mit der Psychoseerkrankung verbundene Negativsymptomatik und ggf. die Nebenwirkungen einer neuroleptischen Dauertherapie sowie die für chronische Schizophrenie-Erkrankungen typischen formalen Denkstörungen erschweren die Durchführbarkeit und Interpretation neuropsychologischer Testuntersuchungen im Rahmen der Demenzdiagnostik. Zum Teil finden sich bei chronischen schizophrenen Psychoseerkrankungen mit langjährigem Verlauf Hospitalisationseffekte, welche die Erkennung einer sich im höheren Lebensalter entwickelnden demenziellen Erkrankung erschweren. Es steht außer Zweifel, dass sich zusätzlich zu einer chronischen Schizophrenie im hohen Lebensalter ein demenzieller Abbauprozess vom Alzheimer-Typ bzw. mit gemischter Ätiologie entwickeln kann. Ob diese Patienten dann von einer antidementiven Behandlung mit einem Acetylcholinesterasehemmer profitieren oder damit unter Umständen psychotisches Erleben reexazerbieren könnte, ist weitgehend unbekannt. In jedem Fall sollte bezüglich der Verordnung der **glutamatmodulierenden Substanz Memantin** erhöhte Aufmerksamkeit bezüglich des Auftretens halluzinatorischer Symptomatik gelten.

20.5 Syndrome wahnhafter Missidentifikationen

20.5.1 Capgras-Syndrom

MERKE

Unter der Gruppe der im englischen Sprachraum zusammengefassten *Delusional Misidentification Syndromes*, also der Syndrome wahnhafter Missidentifikationen, werden verschiedene Ausprägungen von Personenverkennungen zusammengefasst, zu denen als bekannteste Erscheinung das sogenannte **Capgras-Syndrom** zählt. Bei dem von dem französischen Psychiater Joseph Capgras (1873 bis 1950) beschriebenen sogenannten **Doppelgänger-Wahn** sind die betroffenen Patienten der Überzeugung, dass Personen in ihrer Umgebung (meist nahe Angehörige oder Bekannte) durch andere Personen („Betrüger" oder „Schauspieler") ausgetauscht worden seien. Die betroffenen Patienten sind der Überzeugung, dass Doppelgänger mit identischem bzw. nahezu identischem äußeren Erscheinungsbild existieren würden.

Capgras-Syndrome wurden sowohl bei Patienten mit schizophrenen Psychosen beschrieben als auch bei verschiedenen organischen psychischen Störungen, v. a. im Verlauf von Demenzerkrankungen, insbesondere der **AD.** Patienten mit Capgras-Syndromen bei schizophrenen Psychoseerkrankungen sind im Allgemeinen jünger als Patienten mit Demenzerkrankungen (Josephs 2007). Die häufigste Ausprägung des Capgras-Syndroms bei Patienten mit einer Alzheimer-Demenz besteht in der Form, dass nahe Angehörige, oft der Ehepartner, nicht mehr als tatsächliche Angehörige erkannt werden. Förstl et al. (1994) berichteten in zwei Kollektiven von Demenzpatienten über das Auftreten von Capgras-Syndromen bei 16 % der beobachteten Alzheimer-Patienten. Harwood et al. (1999) berichteten eine Häufigkeit von 10 % von Capgras-Syndromen in dem von ihnen untersuchten Kollektiv von Alzheimer-Patienten und sahen einen Zusammenhang mit fortgeschrittenen Stadien der Demenz.

Vermutlich besteht ein Zusammenhang mit temporalen Funktionsstörungen und einer Prosopagnosie. Die Beeinträchtigung zur Identifikation von Gesichtern erschwert die Identifikation vertrauter Personen. Als Variante des Capgras-Syndroms finden sich auch Patienten, die einen Doppelgänger zwar wähnen, aber nicht tatsächlich sehen. Charakteristisch für die Gruppe der wahnhaften Missidentifikationen ist die Überzeugung, dass die Identität der eigenen Person oder Angehöriger bezweifelt wird und eine psychische oder physische Verwandlung vermutet wird.

20.5.2 Fregoli-Syndom

MERKE

Vom Capgras-Syndrom wird das sogenannte **Fregoli-Syndrom** unterschieden, welches seinen Namen auf einen bekannten italienischen Schauspieler und Verwandlungskünstler zurückführt. Bei dieser Missidentifkationssymptomatik sind die Betroffenen der wahnhaften Annahme, dass andere Personen in der Lage sind, **ihre äußere Gestalt laufend und rasch zu verändern.** Es wird also eine physische Veränderung bei vermeintlich erhaltener und bekannter Identität angenommen (Rentrop et al. 2002). Beim Fregoli-Syndrom findet sich typischerweise ein paranoides Verfolgungserleben verbunden mit der Vorstellung, andere Menschen würden sich verkleiden und sich in neuer Gestalt der Beobachtung und Verfolgung des Patienten widmen.

In der wissenschaftlichen Literatur sind eine Reihe weiterer Subtypen von Missidentifikationssyndromen beschrieben worden, darunter der Wahn der Intermetamorphose, bei der die Betroffenen die äußerliche (körperliche) oder psychische Verwandlung einer Person in eine andere wähnen. Auch sind Varianten des Capgras-Syndroms beschrieben worden, bei denen die Betroffenen wähnen, dass ein oder mehrere Doppelgänger des eigenen Selbst existieren (Portwich und Barocka 1998).

20.5.3 Derealisationen

Von diesen personalen Missidentifikationen zu unterscheiden sind **wahnhafte Vorstellungen, die sich auf die Umgebung beziehen** und damit eher den Derealisationen zuzuordnen sind. So kann gelegentlich beobachtet werden, dass Patienten der Meinung sind, Veränderungen in ihrer Umgebung seien vorgenommen, Gegenstände in ihrer Wohnung ausgetauscht oder heimlich verstellt worden. Bei Patienten mit einer AD wird häufig beobachtet, dass sie fremde Menschen in ihrer Wohnung wähnen (sog. *Phantom-boarder*-Phänomen), Vorgänge im Fernsehen nicht als Fiktion erkennen, sondern für real halten (sog. TV-Phänomen) und entsprechend ängstlich reagieren. In fortgeschrittenen Demenz-Stadien können die Patienten ihr eigenes Gesicht im Spiegel nicht mehr erkennen und reagieren darauf häufig ängstlich oder auch aggressiv. Das Phänomen wird in der angloamerikanischen Literatur als sog. *Mirror*-Phänomen bezeichnet.

20.6 Hypochondrischer Wahn

Hypochondrische Syndrome können sowohl eigenständig als auch als Elemente verschiedener psychiatrischer Störungsbilder in Erscheinung treten. Hypochondrische Syndrome finden sich relativ häufig im Verlauf von affektiven Störungen, insbesondere Depressionen im höheren Lebensalter. Sie können aber auch als eigenständiges psychotisches Krankheitsbild im Sinne eines hypochondrischen Wahns in Erscheinung treten. Als wahnhaftes Erkrankungsbild werden sie auch als „monosymptomatische Hypochondrie" bezeichnet (Ebel und Podoll 1998). Wichtig bei der Zuordnung monosymptomatischer Hypochondrien zur Gruppe der wahnhaften Störungen ist, dass die Kriterien einer schizophrenen, affektiven oder organischen Störung nicht erfüllt sind.

MERKE

Im höheren Lebensalter werden wahnhafte Hypochondrien als eigenständige Krankheitsbilder beobachtet, wobei eine sorgfältige Ausschlussdiagnostik organischer Prozesse notwendig ist. Von einem hypochondrischen Wahn sollte nur dann gesprochen werden, wenn medizinische Untersuchungen kein Korrelat für die geklagten Beschwerden der Patienten liefern konnten. Es muss eine offensichtliche Diskrepanz zwischen den objektiven medizinischen Befunden und den Befürchtungen des Patienten bestehen. Die Diagnose des Wahns kann nur dann gestellt werden, wenn die Betroffenen unverrückbar an ihren Vorstellungen festhalten und nach Aufklärung über objektive medizinische Befunde in ihrer Ideenbildung realitätsfern bleiben.

Mitunter kann die Abgrenzung gegenüber somatoformen Störungen sehr schwierig sein. Im höheren Lebensalter findet sich neben der wahnhaften Vorstellung, von einer unheilbaren Infektionserkrankung (z. B. HIV) befallen zu sein, recht häufig auch die Befürchtung, an einer unheilbaren Krebserkrankung zu leiden. Unter Umständen wechseln die betroffenen Patienten laufend die ärztlichen Behandler und veranlassen immer wieder somatische Untersuchungen, da sie den negativen Befunden nicht glauben. Für das Vorliegen eines hypochondrischen Wahns im höheren Lebensalter spricht darüber hinaus, wenn bizarre und medizinisch nicht plausible Übertragungswege oder Krankheitsmodelle von den Patienten vorgetragen werden, die mit biologischen und medizinischen Sachverhalten nicht mehr in Einklang zu bringen sind.

20.6.1 Eigengeruchswahn

Bei diesem Störungsbild sind die Betroffenen der wahnhaften Überzeugung, dass sie aus körperlicher Ursache einen üblen und abstoßenden Geruch absondern, der auf andere Menschen so widerwärtig wirkt, dass diese sich bewusst abwenden und fernhalten. Es wird diskutiert, ob dieses Syndrom möglicherweise eher den affektiven Störungen als den wahnhaften Störungen zuzuordnen ist. Patienten mit einem Eigengeruchswahn zeigen einen starken Leidensdruck und ausgeprägte Schamgefühle, verbunden mit einer sehr starken sozialen Rückzugstendenz. Im angloamerikanischen Sprachraum wird diese Wahnform als *Olfactory Reference Syndrome* bezeichnet (Philipps und Menard 2011).

20.6.2 Dermatozoen-Wahn

Diese Wahnform findet sich typischerweise im höheren Lebensalter und umfasst die Vorstellung, von **kleinen, meist unter der Haut lebenden Parasiten** befallen zu sein. Diese Patienten suchen oft primär dermatologische Behandlung, weisen häufig kutane Missempfindungen auf und versuchen die Behandler durch „Beweise" vom Parasitenbefall zu überzeugen, obwohl die medizinische Untersuchung dafür keine Anhaltspunkte liefert (Freudenmann und Lepping 2009). So werden kleine Hautschuppen und Kratzartefakte als vermeintliche Beweise vorgelegt. Das Syndrom kann einerseits eine rein wahnhafte Ausgestaltung zeigen, indem nur die Vorstellung von einem Parasitenbefall dominiert, andererseits kann sie mit einer taktilen Halluzinose einhergehen, manchmal verbunden mit einem starken Juckreiz und entsprechenden Kratz-Erosionen der Haut. In der ICD-10 kann das Störungsbild als **„organische Halluzinose (F06.0)"** kodiert werden, wobei es in der Mehrheit der Fälle schwierig sein dürfte, einen zugrunde liegenden organischen Prozess näher zu charakterisieren.

20.6.3 Wahnhafte Dysmorphophobie

Die Betroffenen sind der Überzeugung, dass sie in ihrer gesamten Erscheinung und Gestalt oder in Bezug auf bestimmte Körperteile **äußerlich verunstaltet** seien und damit abschreckend auf andere Menschen wirken würden. Die im angloamerikanischen Sprachraum auch als *Body Dysmorphic Disorder* bezeichnete Symptomatik ist ätiologisch wahrscheinlich heterogen und es gibt Hinweise auf eine häufige Assoziation mit Angststörungen (insbesondere der sozialen Phobie) und Zwangserkrankungen (Mufadell et al. 2013). Insofern ist die Zuordnung dieser Symptomatik zu den wahnhaften Störungen im Einzelfall kritisch zu hinterfragen.

20.7 Halluzinatorische Syndrome

20.7.1 Charles-Bonnet-Syndrom

Unter dem Begriff „Charles-Bonnet-Syndrom“ wird das Auftreten **visueller Halluzinationen ohne Vorliegen von kognitiv-mnestischen Defiziten** beschrieben. Es wurde nach dem Erstbeschreiber Charles Bonnet (1720–1793) benannt, der die Symptome zunächst bei seinem durch eine beidseitige Katarakt erblindeten Großvater Charles Lullin beschrieb, im höheren Lebensalter aber selbst daran erkrankte. Das Charles-Bonnet-Syndrom betrifft typischerweise ältere Menschen mit Visus-Beeinträchtigungen, häufig ausgelöst durch eine Katarakt, Makuladegenerationen oder vaskuläre Schädigungen bei Diabetes mellitus und ist meist beidseits ausgeprägt. Die Betroffenen leiden unter Pseudohalluzinationen, indem sie sich über den irrealen Charakter der Wahrnehmungen überwiegend im Klaren sind. Wahnhafte Symptomatik gehört somit nicht zum Charles-Bonnet-Syndrom. Differenzialdiagnostisch sind optische Halluzinationen im Rahmen schizophrener Psychosen, durch Intoxikationen und insbesondere im Verlauf deliranter Syndrome abzugrenzen. Aufgrund der lebhaften szenischen optischen Halluzinationen ist besonders die **DLB** differenzialdiagnostisch abzugrenzen.

MERKE

Charakteristisch für das Charles-Bonnet-Syndrom sind komplexe visuelle Halluzinationen von Personen und Gesichtern, manchmal auch Tieren oder bewegten Objekten wie Fahrzeugen. Die Halluzinationen werden zum Teil wie ein Film erlebt, die Personen bewegen sich und üben Handlungen aus. In der Literatur sind eine Vielzahl unterschiedlicher Halluzinationsformen berichtet worden, neben Personen und Gegenständen wurden auch einfache optische Muster und Farbhalluzinationen berichtet. Eine Verbindung mit akustischen Halluzinationen besteht typischerweise nicht, obwohl diese Frage in der Literatur kontrovers diskutiert wird (Greener 2014; Jackson und Ferencz 2009). Häufig sind die Betroffenen geängstigt und vermeiden es, über ihre Sinnestäuschungen mit Angehörigen oder Ärzten zu sprechen, da sie sich schämen und nicht für „verrückt gehalten“ werden wollen (Pang 2016). Insofern variieren Angaben zur Prävalenz sehr stark.

Es gibt keine leitliniengestützten Empfehlungen zur Behandlung des Charles-Bonnet-Syndroms. In der Literatur finden sich verschiedene kasuistische Schilderungen erfolgreicher medikamentöser Interventionen mit verschiedenen Antidepressiva, insbesondere SSRI, verschiedenen Neuroleptika und Antikonvulsiva (Pang 2016), aber auch Empfehlungen zu nicht medikamentösen Interventionen, wie Blinzeln oder wiederholtes Schließen der Augen und Aufklärung der Betroffenen und Angehörigen über die Art der Erkrankung (Issa und Yussuf 2013). In jedem Fall vorrangig ist die Behandlung der zugrunde liegenden Sehminderung. Insbesondere bei der Katarakt besteht durch die entsprechende Operation häufig die Möglichkeit einer Verbesserung des Sehvermögens und damit auch die Chance einer Rückbildung der optischen Halluzinationen. Im Hinblick auf mögliche somatische Komorbidität der meist älteren Menschen und eine kritische Nutzen-Risiko-Abwägung sollte eine voreilige Behandlung mit Neuroleptika unbedingt vermieden werden.

20.7.2 Musische Halluzinationen

Analog zu den optischen Halluzinationen bei Menschen mit einer Beeinträchtigung des Sehens finden sich bei Menschen mit einer Hörminderung gelegentlich akustische Halluzinationen in Form von Musik oder Gesang. Diese sog. musischen Halluzinationen werden nicht als unterhaltsam und wohltuend empfunden, sondern als lästig und quälend. Häufig werden monotone Marschmusik oder sich wiederholende Melodien aus Volksliedern halluziniert. Das weibliche Geschlecht soll mit ca. 70 % der Fälle häufiger betroffen sein (Evers und Ellger 2004).

Differenzialdiagnostisch abzugrenzen ist insbesondere ein **Tinnitus.** Das Auftreten musischer Halluzinationen ist im Zusammenhang mit verschiedenen neurologischen und psychiatrischen Störungsbildern beschrieben worden. Evers und Ellger (2004) haben auf der Grundlage einer Fallserie von 132 Patienten eine Unterteilung in fünf ätiologische Gruppen als Ursache der musischen Halluzinationen unternommen:

- Hypakusis
- Psychiatrische Grunderkrankung
- Fokale Hirnläsionen
- Epilepsie
- Intoxikationen

20

Die Diagnostik sollte neben einer Audiometrie auch eine Bildgebung zur Erfassung möglicher zerebrovaskulärer Prozesse und ein EEG zum Ausschluss einer Epilepsie umfassen. Therapeutisch wird bei Presbyakusis zunächst empfohlen, eine Hörhilfe zu erproben und die akustische Wahrnehmung zu verbessern (Brunner und Amedee 2015; Fenton und McRae 1989). Nicht in allen Fällen ist eine medikamentöse Behandlung erforderlich. Häufig sind eine sorgfältige Diagnostik und Aufklärung der Patienten ausreichend. Es gibt durchaus Spontanremissionen (Coebergh et al. 2015). Kasuistische Berichte weisen auf einen möglichen Nutzen von **AChE-Hemmern,** wie Rivastigmin, in der Behandlung von musischen Halluzinationen hin (Blom et al. 2015).

20.8 Therapie psychotischer Störungen im höheren Lebensalter

Die psychotherapeutische Behandlung unterscheidet sich bei älteren Menschen mit psychotischen Störungen nicht grundsätzlich von der bei jüngeren Patienten. Hingegen gibt es im Bereich der psychosozialen Interventionen, die sehr wirksam und im Gesamtbehandlungskonzept unverzichtbar sind, eine Reihe von Anpassungen, die der speziellen Lebenssituation älterer Menschen Rechnung tragen. Eine sehr gute Übersicht findet sich bei Lötscher et al. (2021).

Grundsätzlich respondieren psychotische Symptome im Rahmen schizophrener Grunderkrankungen auch im höheren Lebensalter auf eine neuroleptische Behandlung. Im Vergleich zu jüngeren Patienten ist aber noch eine größere Vorsicht zur Vermeidung unerwünschter Wirkungen und potenzieller Gefährdungen geboten (Colijn et al. 2015). Diese ergibt sich durch mehrere Faktoren, wobei insbesondere metabolische Faktoren (z. B. Einschränkung der Nieren- oder Leberfunktion), die im Alter häufige Komorbidität mit somatischen Erkrankungen sowie die häufig bestehende Polypharmazie zu beachten sind.

MERKE

Die in ihrem extrapyramidalmotorischen Nebenwirkungsspektrum günstigeren atypischen Neuroleptika sind im Vergleich zu den konventionellen typischen Neuroleptika bei der Anwendung im höheren Lebensalter in keiner Weise unbedenklich. Es hat sich gezeigt, dass auch atypische Antipsychotika das Risiko für zerebrovaskuläre Ereignisse erhöhen, sie erhöhen zudem das Risiko für plötzliche kardiale Todesfälle, Stürze und Pneumonien (Khalid und Aparasu 2024). Der Einsatz von Neuroleptika – atypisch oder typisch – sollte daher einer **sorgfältigen Nutzen-Risiko-Abwägung** folgen (S3-Behandlungsleitlinie Schizophrenie 2019). Diese Abwägung sollte schriftlich dokumentiert und begründet werden. Eine Aufklärung der Betroffenen über die potenziellen Risiken ist ebenfalls zu dokumentieren.

Die Aufklärung der Betroffenen sollte neben **dem erhöhten Risiko kardiovaskulärer Ereignisse auch extrapyramidal-motorische Symptome mit dem erhöhten Risiko von Sturzereignissen** unter einer neuroleptischen Therapie umfassen (Hewer et al. 2023). Durch Einschränkungen der Mobilität der Patienten unter einer neuroleptischen Behandlung kann außerdem das Thrombose-Risiko erhöht sein, ggf. sind Maßnahmen der Thrombose-Prophylaxe zu ergreifen.

Bewertung

Es finden sich in der Literatur nur sehr wenige konkrete Empfehlungen zur **neuroleptischen Behandlung von schizophrenen Psychosen** im höheren Lebensalter. In der **S3-Behandlungsleitlinie Schizophrenie der DGPPN** (S3-Behandlungsleitlinie Schizophrenie 2019) finden sich allgemeine Empfehlungen zur Therapie im höheren Lebensalter (zum Beispiel Empfehlung 128: *„Menschen mit einer Schizophrenie im höheren Alter [> 65 Jahre] sollte zur Behandlung von Positivsymptomen eine antipsychotische Behandlung in Monotherapie mit geringeren Dosierungen als jüngeren Patienten angeboten werden, da diese Personen eine höhere Sensibilität für Nebenwirkungen haben"*), aber keine Empfehlungen zur Substanzauswahl. Außerdem wird empfohlen, eine Überprüfung auf mögliche Interaktionen mit anderen Medikamenten vorzunehmen.

Alexopoulos et al. (2004) führten eine Expertenbefragung durch und eruierten auf dieser Grundlage Empfehlungen zur Behandlung bei *Late-life Schizophrenia.* Als Mittel der ersten Wahl *(First-line Recommendation)* wurde Risperidon (1,25–3,5 mg/Tag), als Mittel der zweiten Wahl *(Second-line Recommendation)* Quetiapin (100–300 mg/Tag), Olanzapin (7,5–15 mg/Tag) und Aripiprazol (15–30 mg/Tag) ermittelt.

Grundsätzlich ist auch im höheren Lebensalter eine Behandlung mit dem atypischen Neuroleptikum Clozapin möglich, allerdings muss bei dieser Patientengruppe insbesondere der Obstipation (mit der Gefahr eines folgenden Ileus) besondere Beachtung geschenkt werden (Barclay et al. 2024).

Die Auswahl der jeweiligen neuroleptischen Substanz sollte sich nach individuellen Faktoren richten und ggf. bestehende Komedikation sowie metabolische Bedingungen und somatische Komorbidität berücksichtigen. Die bei einigen Neuroleptika als unerwünschte Wirkung beschriebene Gewichtszunahme kann bei kachektischen älteren Patienten (z. B. bei wahnhafter Nahrungsverweigerung) durchaus ein erwünschter Behandlungseffekt sein. Psychotische Symptome im Rahmen einer **AD** werden im anglo-amerikanischen Sprachraum als BPSD zusammengefasst. Es zeigte sich, dass der Einsatz atypischer Neuroleptika keine ausreichende Wirksamkeit bei erhöhten Risiken für unerwünschte Arzneimittelwirkungen in dieser Patientengruppe zur Folge hatte (Schneider et al. 2006). Bezüglich der Bewertung der neuroleptischen Behandlung von psychotischen Symptomen bei Demenzpatienten sei auf die Übersicht von Wolter (2009) und das ➤ Kap. 18.2 verwiesen.

In ➤ Tab. 20.3 werden Grundregeln der neuroleptischen Behandlung bei psychotischen Störungen im höheren Lebensalter zusammengefasst.

Tab. 20.3 Grundregeln der neuroleptischen Behandlung im höheren Lebensalter

- *Start low–go slow:* Mit möglichst niedriger Dosierung beginnen, langsame Dosissteigerungen.
- Monotherapie mit nur einer Substanz anstreben und Polypharmazie vermeiden.
- Auf eine mögliche Sedierung als unerwünschte Wirkung und eine mögliche Verschlechterung des Gangbilds durch extrapyramidal-motorische Wirkungen achten (CAVE: Sturzgefahr!).
- Regelmäßig die Indikation und den Behandlungsverlauf überprüfen und nach Möglichkeit Absetzversuche initiieren.
- Substanzen mit starken anticholinergen Nebenwirkungen und langer Halbwertszeit vermeiden.
- Im Behandlungsverlauf den Blutdruck (CAVE: orthostatische Hypotension), das EKG (CAVE: QTc-Verlängerung) und Laborwerte (CAVE: Leber- und Nierenfunktionswerte, Blutbildungsstörungen) kontrollieren.
- Potenzielle Interaktionen bei der Kombination mit anderen Medikamenten beachten.

Bei Kontraindikationen für eine neuroleptische Pharmakotherapie oder Therapieresistenz sollte die Behandlungsoption der EKT geprüft und ggf. angeboten werden (Reinhard und Cohen 2015; Kumagaya und Halliday 2019). Neben der Pharmakotherapie darf die Bedeutung von **psychosozialen Hilfen** (Iglewicz et al. 2011) sowie eine systematische Aufklärung und Beratung der Betroffenen und insbesondere ihrer Angehörigen nicht unterschätzt werden. Leider finden sich gerade in der Gruppe älterer Menschen mit psychotischen Störungen häufig Patienten ohne Angehörige. Infolge der wahnhaften Symptomatik können sich **prekäre Lebenslagen** entwickeln, wenn sich z. B. infolge wahnhafter Situationsverkennungen Streit mit Nachbarn entwickelte, wenn Miete, Strom und Gas nicht mehr bezahlt wurden, die Wohnung daraufhin vom Vermieter gekündigt und eine Räumungsklage eingeleitet wurde, usw. Nicht selten gelangen Patienten mit wahnhaften Störungen im höheren Lebensalter dann durch Unterbringungsbeschlüsse unfreiwillig in stationäre Behandlung und stehen dann häufig einer medikamentösen Behandlung ablehnend gegenüber. In diesen Fällen wird eine **Einleitung einer gesetzlichen Betreuung** häufig unvermeidbar sein. In jedem Fall sollte bei alleinlebenden, älteren Patienten mit Psychoseerkrankungen versucht werden, Versorgungsdefizite zu identifizieren (z. B. Mangelernährung), Problemlösestrategien zu üben, soziale Kontakte zu fördern und häusliche Hilfen zu installieren.

Fallbeispiel (ICD-10 Anhaltende wahnhafte Störung F22.0)

Eine 83-jährige Witwe kam in Begleitung ihrer Tochter zur ersten stationären psychiatrischen Behandlung. Sie habe sich lt. Tochter in den vergangenen Monaten zunehmend zurückgezogen, habe kaum noch die Wohnung verlassen, erheblich an Gewicht verloren (ca. 15 kg in etwa 12 Monaten) und Streit mit Nachbarn bekommen. Sie habe die Vorstellung geäußert, die Nachbarn würden versuchen, ihr die Wohnung wegzunehmen: sie sei durch versteckte Kameras in der Wohnung ausspioniert worden, man habe sie mittels Einleitung eines unsichtbaren Gases zu vergiften versucht und auch mit „Strahlenapparaten“ zu schädigen versucht. Sie habe kein Leitungswasser mehr getrunken und auch nicht mehr das von einem Dienst gelieferte „Essen auf Rädern“ einnehmen wollen, da sie Gift darin vermutet habe.

Die Patientin sei in Kroatien geboren und aufgewachsen, habe nur 6 Jahre die Schule besucht, habe dann als Näherin gearbeitet, bis zu ihrer Hochzeit im Alter von 19 Jahren. Mit dem Ehemann sei sie im Alter von 30 Jahren nach Deutschland eingewandert, Geburt zweier Kinder, guter familiärer Zusammenhalt. Der Ehemann arbeitete im Stahlwerk, die Patientin kümmerte sich um die Kinder, keine eigene Berufstätigkeit mehr in Deutschland. Tod des Ehemanns vor ca. 15 Jahren bei Bronchialkarzinom. Die Patientin lebe seither in bescheidenen wirtschaftlichen Verhältnissen, kaum Freundschaften, regelmäßiger Kontakt nur zu den Kindern, die beide in einer anderen Stadt leben.

Die Patientin war wach, zeitlich, örtlich und situativ ausreichend gut orientiert. Im Kontaktverhalten ablehnend, Stimmung gereizt und feindselig. Formalgedanklich geordnet. Inhaltlich bestand ein ausgeprägter Beeinträchtigungswahn mit deutlicher Wahndynamik. Eindeutige Halluzinationen in der Aufnahmesituation nicht erkennbar. Konzentration leicht reduziert. Merkfähigkeit, soweit beurteilbar, unauffällig. Antrieb leicht gesteigert. Keine Krankheitseinsicht.

Die Patientin lehnte zunächst die stationäre Aufnahme ab, war wütend auf ihre Tochter, die sie lautstark in ihrer Muttersprache beschimpfte. Bei der richterlichen Anhörung wurde ein Unterbringungsbeschluss wegen nicht eindeutiger Eigen- oder Fremdgefährdung zurückgewiesen. Allerdings gelang es, die Patientin zu einem freiwilligen Verbleib auf Station zu motivieren, da sie eine Rückkehr in die Wohnung ablehnte, da sie sich dort unverändert durch Nachbarn bedroht fühlte. Diagnostik (CCT, Labor, EEG, EKG) bis auf eine leichte Anämie und grenzwertiges Vitamin B_{12} unauffällig. MMST 28 von 30 Punkten. Initial lehnte die Patientin die Einnahme einer Medikation ab. Erst nachdem es gelang, einen telefonischen Kontakt zu dem ihr langjährig bekannten Hausarzt herzustellen, willigte sie in die abendliche Einnahme von Risperidon 1 mg ein, das sie in der Folge nebenwirkungsfrei vertrug. Die zunächst misstrauische Affektlage besserte sich im Verlauf der 6-wöchigen stationären Behandlung deutlich. Sie baute guten Kontakt zum Pflegeteam auf, nahm dankbar Hilfen bei der Körperpflege an. Auch zeigte sie guten Appetit und nahm 3 kg an Gewicht zu. Letztlich entschied sie sich zum Umzug in die Wohnung ihrer Tochter.

LITERATUR

Alexopoulos GS, Streim J, Carpenter D, Docherty JP (2004). Using antipsychotics agents in older patients. Introduction: Methods, commentary and summary. J Clin PSychiatry. 65 (Suppl 2): 5–20.

Andreasen NC (1999). I don't believe in late onset schizophrenia. In: Howard R, Rabins PV, Castle DJ (Hrsg.). Late Onset Schizophrenia. Petersfield, UK: Wrightson Biomedical Publishing.

Arya S, Sukhija G, Singh H (2015). Acute psychosis after recent isoniazid initiation. J Clin Diagn Res. 9(6): VD01-VD02.

Barclay J, Tomar R, Gale T (2024) Analysis of clozapine prescribing in the over-65 s: 5-year retrospective study. BJPsych Bulletin. 31: 1–5.

Benabarre A, Bosch X, Plana MT, Lecube A, Vieta E, Cirera E, Valdés M (2005). Relapsing paranoid psychosis as the first manifestation of pheochromocytoma. J Clin Psychiatry. 66(7): 949–50.

Berruex JL & Annoni JM (2021) Organische Psychosen. In: Klöppel S, Savaskan E (Hrsg.) Psychosen im Alter. Hogrefe, Bern.

Bleuler M (1943). Die spätschizophrenen Krankheitsbilder. Fortsch Neurol Psychiatr. 15: 259–290.
Blom JD, Coebergh JAF, Lauw R, Sommer IEC (2015). Musical hallucinations treated with acetylcholinesterase inhibitors. Front Psychiatry. 6: 46.
Bräuning P, Bleistein J (1988). Kortison-induzierte Psychosen. Nervenarzt. 59 (10): 596–602.
Brunner JP, Amedee RG (2015). Musical hallucinations in a patient with presbyacusis: A case report. Ochsner Journal. 15(1): 89–91.
Coebergh JAF, Lauw RF, Bots R, Sommer IEC, Blom JD (2015). Musical hallucinations: Review of treatment effects. Front Psychol 6: 814.
Colijn MA, Nitta BH, Grossberg GT (2015). Psychosis in later life: A review and update. Harv Rev Psychiatry 23(5): 354–367.
Dalmau J et al. (2008). Anti-NMDA-receptor encephalitis: A case and analysis of the effects of antibodies. Lancet Neurol 7(12): 1091–1098.
Deutsche Gesellschaft für Psychiatrie, Psychotherapie und Nervenheilkunde DGPPN (Hrsg.) (2019). S3-Leitlinie Schizophrenie – Langfassung.
Devanand DP, Jeste DV, Stroup TS, Goldberg TE (2024) Overview of late-onset psychoses. Intern Psychogeriatrics. 36: 28–42.
Dilling H, Mombour W, Schmidt MH (Hrsg.) (1991). Internationale Klassifikation psychischer Störungen. Bern: Verlag Hans Huber.
Ebel H, Podoll K (1998). Hypochondrie, hypochondrischer Wahn und coenästhetische Psychose – differentialdiagnostische Aspekte. Nervenheilkunde. 17: 290–295.
Evers S, Ellger T (2004). The clinical spectrum of musical hallucinations. J Neurol Sci. 227: 55–65.
Faden J, O'Reardon J (2016). Misdiagnosed neurosyphilis associated with prolonged psychosis. Acta Neuropsychiatr- 28(6): 362–364.
Fenton GW, McRae DA (1989). Musical hallucinations in a deaf elderly woman. Brit J Psychiatry- 155: 401–403.
Förstl H, Besthorn C, Burns A, Geiger-Kabisch C, Levy R, Sattel A (1994) Delusional misidentifcation in Alzheimer's disease: a summary of clinical and biological aspects. Psychopathology. 27: 194–199.
Freudenmann RW, Lepping P (2009). Delusional infestation. Clinical Microbiology Reviews. 22(4): 690–732.
Fujii DE, Ahmed I (2014). Psychotic disorder caused by traumatic brain injury. Psychiatr Clin North Am. 37(1): 113–24.
Galasko D, Kwo-On-Yuen PF, Thal L (1988). Intracranial mass lesions associated with late-onset psychosis and depression. Psychiatr Clin North Am. 11(1): 151–166.
Girard C, Simard M (2008). Clinical characterization of late- and very late-onset first psychotic episode in psychiatric inpatients. Am J Geriatrc Psychiatry. 16: 478–487.
Greener M (2014). Charles Bonnet syndrome: an enigmatic neurological condition. Progress in Neurology and Psychiatry; 6–8.
Güler E, Leyhe T (2011). A late form of neurosyphilis manifesting with psychotic symptoms in old age and good response to ceftriaxone therapy. Int Psychogeriatr. 23(4): 666–669.
Häfner H, Löffler W, Riecher-Rössler A, Häfner-Ranabauer W (2001). Schizophrenie und Wahn im höheren Lebensalter. Epidemiologische und ätiologische Hypothesen. Nervenarzt. 72: 347–357.
Hall D, Finger EC (2015). Psychotic symptoms in frontotemporal dementia. Curr Neurol Neurosci Rep. 15 (7):46.
Harwood DG et al. (1999). Prevalence and correlates of Capgras syndrome in Alzheimer's disease. Int J Geriatr Psychiatry. 14(6):415–420.
Hasan A et al. (2017). World Federation of Societies of Biological Psychiatry (WFSBP) guidelines for biological treatment of schizophrenia – a short version for primary care. Int J Psychiatry Clin Pract. 21(2): 82–90.
Herrmann N, Mamdani M, Lanctôt KL (2004). Atypical antipsychotics and risk of cerebrovascular accidents. Am J Psychiatry. 161:1113–1115.
Hewer W, Sartorius A, Holthoff-Detto V (2023) Aktuelle Aspekte zur antipsychotischen Behandlung älterer Menschen mit Erkrankungen des schizophrenen Spektrums. Z Gerontol Geriat. 56: 107–112.
Holt S, Schmiedl S, Thürmann PA (2010). Potenziell inadäquate Medikation für ältere Menschen: Die PRISCUS-Liste. Dtsch Arztebl Intl. 107(31–32): 543–551.
Howard R, Rabins PV, Seeman MV, Jeste DV, and the International Late-Onset Schizophrenia Group (2000). Late-onset schizophrenia and very-late-onset schizophrenia-like psychosis: An international consensus. Am J Psychiatry. 157: 172–178.
Iglewicz A, Meeks TW, Jeste DV (2011). New wine in old bottles: late life psychosis. Psychiatry Clin North Am. 34(2) 295–318.
Issa BA, Yussuf AD (2013). Charles Bonnet syndrome, management with simple behavioral technique. Journal of Neuroscience in Rural Practice 4(1): 63–65.
Jackson ML, Ferencz J (2009). Charles Bonnet syndrome: Visual loss and hallucinations. Can Med Assoc J. 181(3–4): 175–176.
Janzarik W (1973). Über das Kontaktmangelparanoid des höheren Alters und den Syndromcharakter schizophrenen Krankseins. Nervenarzt. 44: 515–526.
Josephs KA (2007). Capgras syndrome and its relationship to neurodegenerative disease. Arch Neurol. 64(12): 1762–1766.
Jost BC, Grossberg GT (1996). The evolution of psychiatric symptoms in Alzheimer's disease: A natural history study. J Am Geriatr Soc. 44(9): 1078–1081.
Kanner AM, Rivas-Grajales AM (2016). Psychosis of epilepsy: a multifaceted neuropsychiatric disorder. CNS Spectr. 21(3):247–57.
Keshavan MS, Kaneko Y (2013). Secondary Psychosis: An update. World Psychiatry. 12(1): 4–15.

Khalid J, Aparasu RR (2024). Adverse effects associated with antipsychotic use in older adults. Expert Opin Drug Saf. 23: 1157–1171

Kumagaya D Halliday G (2019). Acute electroconvulsive therapy in the elderly with schizophrenia and schizoaffective disorder: a literature review. Australas Psychiatry. 11(4): e12361.

Kumral E, Öztürk Ö (2004). Delusional state following acute stroke. Neurology. 62: 110–113.

Lange-Asschenfeldt (2014). Unerwünschte neuropsychiatrische Arzneimittelwirkungen. In: Supprian T, Naumann M (Hrsg.). Neuropsychiatrie. Psychiatrische Symptome bei neurologischen Erkrankungen. Stuttgart: Kohlhammer.

Lötscher C, Hirsbrunner T, Vögeli S, Neyenhuys A, Roth F (2021) Psychosoziale Interventionen. In: Klöppel S, Savaskan E (Hrsg.) Psychosen im Alter. Hogrefe, Bern.

Madhusoodanan S, Ting MB, Farah T, Ugur U (2015). Psychiatric aspects of brain tumors: A review. World J Psychiatry. 5(3): 273–85.

Maglione JE, Thomas SE, Jeste DV (2014). Late-onset schizophrenia: do recent studies support categorizing LOS as a subtype of schizophrenia? Curr Opin Psychiatry. 27: 173–178.

Malter M, Bien CG (2014). Autoimmunvermittelte und paraneoplastische Enzephalitiden. In: Supprian T, Naumann M (Hrsg.). Neuropsychiatrie. Psychiatrische Symptome bei neurologischen Erkrankungen. Stuttgart: Kohlhammer.

Mufadell A, Osman OT, Almugaddam F, Jafferany M (2013). A review of body dysmorphic disorder and its presentation in different clinical settings. Prim Care Companion CNS Disord. 15(4): PCC.12r01464.

Murray PS, Kumar S, DeMichele-Sweet MAA, Sweet RA (2014). Psychosis in Alzheimer's Disease. Biol Psychiatry. 75(7): 542–552.

Nebhinani N, Mattoo SK (2013). Psychotic disorders with HIV infection: A review. German J Psychiatry. 16(1): 43–48.

Nebhinani N, Pareek V, Grover S (2014). Late-life psychosis: an overview. J Geriatr Mental Health. 1(2): 60–70.

Ozten E, Tufan AE, Cerit C, Sayar GH, Ulubil IY (2013). Delusional parasitosis with hyperthyreoidism in an elderly woman: a case report. J Med Case Rep. 7: 17.

Pang L (2016). Hallucinations experienced by visually impaired: Charles Bonnet syndrome. Optometry and Vision Science. 93: 1466–1478.

Payinda G, Hansen T (2000). Vitamin B12 deficiency manifested as psychosis without anemia. Am J Psychiatr. 157(4): 660–661.

Pego-Reigosa JM, Isenberg DA (2008). Psychosis due to systemic lupus erythematodes: Characteristics and long-term outcome of this rare manifestation of this disease. Rheumatology. 47(10): 1498–1502.

Philipps KA, Menard W (2011). Olfactory reference syndrome: Demographic and clinical features of imagined body odor. Gen Hosp Psychiatry. 33(4): 398–406.

Portwich P, Barocka A (1998). Das Capgras-Syndrom und andere Syndrome wahnhafter Verkennung. Nervenheilkunde. 17: 296–300.

Rasmussen SA, Rosebush PI, Smyth HS, Mazurek MF (2015). Cushing disease presenting as primary psychiatric illness: a case report and literature review. J Psychiatr Pract. 21(6): 449–57.

Reinhard MM, Cohen CI (2015). Late-life psychosis: diagnosis and treatment. Curr Psychiatry Rep. 17: 1–13.

Renom-Guiteras A, Meyer G, Thürmann PA (2015). The EU(7)-PIM list: A list of potentially inappropriate medications for older people consented by experts from seven European countries. Eur J Clin Pharmacol. 71: 861–875.

Rentrop M, Theml T, Förstl H (2002). Wahnhafte Missidentifikationen. Klinik, Vorkommen und neuropsychologische Modelle. Fortschr Neurol Psychiat. 70: 313–320.

Riecher-Rössler A (1997). 50 Jahre nach Manfred Bleuler. Was wissen wir heute über die Spätschizophrenie(n)? Nervenarzt. 68: 159–170.

Riecher-Rössler A, Häfner H, Häfner-Ranabauer W, Löffler W, Reinhard I (2003). Late-onset schizophrenia versus paranoid psychosis. A valid diagnostic distinction? Am J Geriatr Psychiatry. 11: 595–604.

Roelcke U, Barnett W, Wilder-Smith E, Sigmund D, Hacke W (1992). Untreated neuroborreliosis: Bannwarth's syndrome evolving into acute schizophrenia-like psychosis. A case report. J Neurol. 239(3): 129–31.

Sachdev P, Smith JS, Cathcart S (2001). Schizophrenia-like psychosis following traumatic brain injury: A chart-based descriptive and case-control study. Psychol Med. 31: 231–239.

Savaskan E, Roth F, Hirsbrunner T, Vögeli S, Lötscher C (2021). Diagnostik. In: Klöppel S, Savaskan E (Hrsg.). Psychosen im Alter. Hogrefe, Bern.

Schneider LS, Tariot PN, Dagennan KS et al. (2006). Effectiveness of atypical antipsychotic drugs in patients with Alzheimer's Disease. N Engl J Med 355: 1525–153829.

Solomon HV, Sinopoli M, DeLisi LE (2021). Ageing with schizophrenia: an update. Curr Opin Psychiatry. 34: 266–274.

Vahia IV, Palmer BW, Depp C, Fellows I, Golshan S, Kraemer HC, Jeste DV (2010). Is late-onset schizophrenia a subtype of schizophrenia? Acta Psychiatr Scand. 122: 414–426.

Varley JA, Strippel C, Handel A, Irani SR (2023). Autoimmune encephalitis: recent clinical and biological advances. J Neurol. 270: 4118–4131

Vincent A et al. (2004). Potassium channel antibody-associated encephalopathy: A potentially immunotherapy-responsive form of limbic encephalitis. Brain. 127(3): 701–712.

Waldö ML, Gustafson L, Passant U, Englund E (2015). Psychotic symptoms in frontotemporal dementia: a diagnostic dilemma? Int Psychogeriatr. 27(4): 531–539.

Wolter D (2009). Risiken von Antipsychotika im Alter, speziell bei Demenzen. Eine Übersicht. Z Gerontopsychol psychiatr. 22(1): 17–56.

KAPITEL

21 Affektive Störungen

Stefan Klöppel, Peter Brieger, Hans-Jörg Assion

21.1 Depression im Alter

Stefan Klöppel

21.1.1 Epidemiologie

Die Definition der Depression im Alter ist uneinheitlich. Häufig werden depressive Episoden **oberhalb von 60 Jahren** subsumiert (*Late-Life Depression*, LLD). Nur teilweise erfolgt eine Unterscheidung zwischen depressiven Episoden, die sich **erstmals im höheren Alter manifestieren** (*Late-Onset Depression*, LOD) und **rezidivierenden Verläufen,** die bereits in jüngeren Jahren begannen. Die Mehrzahl der Depressionen manifestiert sich erstmals vor dem 30. Lebensjahr und zeigt einen rezidivierenden Verlauf. Eine Reihe von Studien zeigt einen Rückgang schwerer depressiver Episoden mit dem höheren Lebensalter, während sich depressive Symptome, die nicht die Diagnosekriterien einer schweren Episode erfüllen, eher vermehren. Dies könnte jedoch dadurch erklärt werden, dass die Depression sich anders manifestiert und deshalb nicht in das diagnostische Schema von ICD und DSM passt. Tatsächlich zeigen entsprechende Erhebungen eine Betonung somatischer Symptome bei älteren depressiven Patienten. Entsprechend hängt die Frage der Häufigkeit von depressiven Episoden im Alter stark von den verwendeten Kriterien ab. 4–7 % der älteren Menschen leiden an einer schweren depressiven Episode (Luppa et al. 2012) (➤ Kap. 2.1).

Klinisch relevante, behandlungsbedürftige depressive Symptome, die aber nicht die Diagnosekriterien einer schweren Depression erfüllen, sind jedoch 2- bis 3-mal häufiger. In Pflegeheimen ist fast die Hälfte der Bewohner von relevanten depressiven Symptomen betroffen (Diniz und Reynolds 2014). In Entwicklungsländern scheinen sie erheblich häufiger (Zenebe et al. 2021). Eine aktuelle deutsche Studie fand eine Inzidenz depressiver Symptomatik von 3,9 pro 100 Personenjahren (95 % CI 3,6–4,2; Maier et al. 2022). Innerhalb der Gruppe der Älteren tritt eine Häufung um den Zeitpunkt der Berentung auf. Dies dürfte durch den damit verbundenen Rollenwechsel, den Rückgang von Sozialprestige und die dadurch resultierenden Veränderungen in der Partnerschaft erklärbar sein. Jenseits des 70. Lebensjahres kommt es eher zu einer Abnahme schwerer Depressionen (Byers et al. 2010). Dagegen sind hochbetagte, im Pflegeheim lebende Menschen von schweren Depressionen wieder vermehrt betroffen. Unbehandelte Depressionen sind mit einer insgesamt schlechteren körperlichen Verfassung assoziiert, was teilweise durch depressionsbedingte Inaktivität und ungünstigere Stoffwechsellage erklärt sein dürfte. Durch die erhöhte Inanspruchnahme des Gesundheitssystems entstehen rund 40 % höhere Kosten bei Depressiven im Vergleich zu Nicht-Depressiven (Luppa et al. 2008). Verschiedene Beobachtungsstudien zeigen, dass nur rund 1/3 der älteren Menschen mit Depressionen eine Therapie erhält und dass der Krankheitsverlauf umso ungünstiger ist, je älter der Betroffene ist (Roxanne et al. 2018).

Während bei jüngeren Patienten im Falle einer leichten Depression ein *Watchful Waiting* sinnvoll sein kann, verschlechtert sich eine leichte depressive Episode bei Älteren häufiger: bis zu 25 % im Verlauf (Lyness et al. 2006), bzw. 8–10 % pro Jahr (Meeks et al. 2011). Auch beim Beginn im höheren Alter besteht eine starke Tendenz zum Rezidiv: bis zu 60 % (Flint und Rifat 1999). Zudem ist die Dauer depressiver Episoden länger (nach einigen Studien bis zu 18 Monate und damit etwa 3-mal länger als bei Jüngeren). Entsprechend häufig sind chronische Depression zu diagnostizieren. Auf der anderen Seite ist die antidepressive Therapie bei Älteren häufiger mit Komplikationen (z. B. Stürzen, vaskulären Ereignissen) verbunden.

Depression – Übersicht zum Krankheitsbild	
Punktprävalenz	Bei Patienten über 75 Jahre beträgt die Wahrscheinlichkeit, an einer Major Depression zu erkranken, 4–7 % und 17–40 % für eine depressive Symptomatik. Innerhalb von Pflegeheimen besteht eine deutlich höhere Rate.
Erkrankungsgipfel	Die Mehrzahl der Depressionen manifestiert sich vor dem 30. Lebensjahr. Im höheren Alter dominieren subsyndromale Manifestationen.
Besonderheiten bei älteren Menschen	Die Erstmanifestation im höheren Alter ist häufig mit hirnstrukturellen Veränderungen verbunden.
Relevante Leitlinien	• S3-Leitlinien/Nationale Versorgungsleitlinie Unipolare Depression 2022. • Empfehlungen für Diagnostik und Therapie der Depression im Alter 2018 (für die Schweiz).

21.1.2 Diagnostik

Klinische Diagnostik

Die Diagnose einer Depression erfolgt alleine anhand **klinischer Kriterien** (aktuell noch nach ICD-10) (➤ Tab. 21.1). Eine Unterscheidung in eine für das Alter typische Form existiert nicht – weder im DSM-5- noch im ICD-11-System. Auch bei Älteren zeigen sich Cluster. Typisch ist wahnhaftes agitiertes Gedankenkreisen. Zudem sind kognitive und körperliche Symptome (z. B. Verlangsamung, gastrointestinale Symptome) stärker ausgeprägt. Längere depressive Episoden begünstigen Multimorbidität (Triolo et al. 2023).

Gegenüber ICD-10 sind die Kriterien nach ICD-11 leicht angepasst. Weiterhin gilt die Mindestdauer von zwei Wochen und das Vorhandensein der Symptome an den meisten Tagen. Hauptsymptome müssen nun den Affekt betreffen. Auch die Nebensymptome lassen sich weitgehend clustern. Neu bei den Zusatzsymptomen sind Unentschlossenheit und Hoffnungslosigkeit im Hinblick auf die Zukunft. Der Schweregrad wird nicht anhand der Summe der vorhandenen Symptome definiert, sondern anhand der Schwere

Tab. 21.1 Nicht auf das Lebensalter bezogene Depressionsdiagnostik nach ICD-11

Hauptsymptome
Affektives Cluster • Gedrückte, depressive Stimmung • Interessenverlust, Freudlosigkeit
Zusatzsymptome
Kognitives Cluster • Verminderte Konzentration und Aufmerksamkeit • Vermindertes Selbstwertgefühl und Selbstvertrauen • Hoffnungslosigkeit • Wiederkehrende Gedanken an den Tod. Suizidgedanken/-handlungen Neurovegetatives Cluster • Schlafstörungen • Verminderter/erhöhter Appetit • Psychomotorische Unruhe/Verlangsamung • Antriebsmangel, erhöhte Ermüdbarkeit

von Symptomatik und Funktionseinschränkung. Die zwischenzeitlich erwartete engere Verknüpfung der Diagnose mit biologischen Markern ist nicht erfolgt.

MERKE

Eine Unterscheidung zwischen einer ersten depressiven Episode und einer wiederkehrenden Depression ist im Hinblick auf Erhaltungstherapie und ggf. Sekundärprophylaxe wichtig. Kürzlich zurückliegende Episoden sind dabei jedoch bedeutsamer als solche, die schon Jahrzehnte vergangen sind, wobei dies auch die Anamneseerhebung erleichtert. ➤ Kap. 21.2.5 für die Abgrenzung einer gemischten Episode einer bipolaren Störung.

BOX 21.1

Angst und Depression gemischt (ICD-10: F41.2): Depression oder Angst oder beides?

Sabine Hellwig

Aufgrund der oft atypischen Manifestation einer Depression im Alter stellt die Abgrenzung einer komorbiden Angststörung (die auch die Depression maskieren kann) eine differenzialdiagnostische Schwierigkeit dar.
Im Rahmen depressiver Störungen finden sich neben krankheitsbezogenen Ängsten auch Ängste ähnlich einer generalisierten Angststörung oder Panikstörung, welche jedoch nicht die spezifischen diagnostischen Kriterien erfüllen. Auf subsyndromaler Ebene treten Depression und Angst also häufig gleichzeitig auf, was sich in einer 12-Monats-Prävalenz der unspezifischen Angststörungen (F40, F41) von 11,0 % in der Altersgruppe der 65- bis 79-Jährigen widerspiegelt (➤ Kap. 22). Angst stellt zudem einen wesentlichen, unabhängigen Risikofaktor für die Entwicklung einer depressiven Symptomatik im Alter dar (Potvin et al. 2013).
Longitudinalstudien legen nahe, dass depressive wie auch Angstsymptome eine sich abwechselnde, dynamische Ausprägung im Krankheitsverlauf erfahren, welche unter anderem abhängig vom Versorgungssetting des Patienten sind. Aufgrund des diagnostischen *Shifts* zwischen beiden Entitäten sind unspezifische Angst-Depressionssyndrome mit einer negativen Prognose verbunden, was die Notwendigkeit sorgfältiger Diagnostik unterstreicht. Prognostisch ungünstig sind das Vorhandensein autonomer Symptome (mit Sekundärfolgen wie Sturzneigung) und ein deutlich reduziertes soziales Funktionsniveau aufgrund von Ängsten (Mohlman et al. 2012). Darüber hinaus erschwert das Vorliegen einer komorbiden Angstsymptomatik bei Patienten mit Depression eine effektive Therapie (Domschke et al. 2010).
Spezifisch definierte Kriterien für einerseits Depression und andererseits Angststörungen im Alter erweisen sich in der klinischen Routine von begrenztem Nutzen, da ältere Menschen sich oft des Unterschiedes affektiver Symptome wie Angst und Depression nicht bewusst sind. Dementsprechend beinhaltet ICD-11 die diagnostische Kategorie „Gemischte depressive Störung und Angststörung". Altersangepasste Kriterien dieser Kategorie wurden in der Vergangenheit propagiert (Mohlman et al. 2012), fanden jedoch keinen Eingang in den aktuellen ICD-11. Auf pharmakotherapeutischer Ebene beinhaltet dies den primären Einsatz von Substanzen, deren Effektivität bei der Behandlung von Angststörungen UND Depressionen evident ist, z. B. SSRI, SNRI und Quetiapin (SNDRI eher vernachlässigend, ➤ Kap. 22.1.4). Bei Vorliegen der Diagnose „Angst und Depression gemischt" umfassen psychotherapeutische Interventionen neben den etablierten Verfahren zur Behandlung der Depression (➤ Kap. 21.1.5) spezifische Elemente der KVT zur Therapie der Angstkomponente wie z. B. *in vivo*-Expositionsübungen bei Sturzangst (➤ Kap. 22.2.3).

Testdiagnostik bei älteren Patienten

In Forschung und Praxis haben sich eine Reihe von Fragebögen etabliert, mit denen der Schweregrad depressiver Symptome (entspricht nicht der formalen Diagnose einer Depression nach o. g. Haupt- und Zusatzsymptomen) dokumentiert werden kann. Mit der bei jüngeren Patienten gut etablierten Depressionsskala II nach Beck (BDI II; Beck et al. 1996) sind ältere Patienten teilweise überfordert. Für Ältere entwickelte Fragebögen sollen auch die Abgrenzung zwischen depressiven Symptomen und Beeinträchtigungen aufgrund körperlicher Erkrankungen erleichtern. Verfügbar ist u. a. die geriatrische Depressionsskala (GDS) (➤ Abb. 21.1). Angstsymptome werden jedoch nicht erfasst und auch hier können körperliche Erkrankungen die Werte fälschlich erhöhen. Für die Nutzung als Entscheidungshilfe in einem Therapiealgorithmus

Geriatrische Depressionsskala (GDS)

Kreuzen Sie die entsprechende Antwort an.

1.	Sind Sie grundsätzlich mit Ihrem Leben zufrieden?	Ja [0] ☐	Nein [1] ☐
2.	Haben Sie viele von Ihren Tätigkeiten und Interessen aufgegeben?	Ja [1] ☐	Nein [0] ☐
3.	Haben Sie das Gefühl, Ihr Leben sei leer?	Ja [1] ☐	Nein [0] ☐
4.	Ist Ihnen oft langweilig?	Ja [1] ☐	Nein [0] ☐
5.	Sind Sie die meiste Zeit guter Laune?	Ja [0] ☐	Nein [1] ☐
6.	Befürchten Sie, dass Ihnen etwas Schlechtes zustoßen wird?	Ja [1] ☐	Nein [0] ☐
7.	Fühlen Sie sich die meiste Zeit glücklich?	Ja [0] ☐	Nein [1] ☐
8.	Fühlen Sie sich oft hilflos?	Ja [1] ☐	Nein [0] ☐
9.	Sind Sie lieber zu Hause, statt auszugehen und etwas zu unternehmen?	Ja [1] ☐	Nein [0] ☐
10.	Glauben Sie, dass Sie mit dem Gedächtnis mehr Schwierigkeiten haben als andere Leute?	Ja [1] ☐	Nein [0] ☐
11.	Finden Sie, es sei schön, jetzt zu leben?	Ja [0] ☐	Nein [1] ☐
12.	Kommen Sie sich in Ihrem jetzigen Zustand ziemlich wertlos vor?	Ja [1] ☐	Nein [0] ☐
13.	Fühlen Sie sich voller Energie?	Ja [0] ☐	Nein [1] ☐
14.	Finden Sie, dass Ihre Situation hoffnungslos ist?	Ja [1] ☐	Nein [0] ☐
15.	Glauben Sie, die meisten anderen Leute haben es besser als Sie?	Ja [1] ☐	Nein [0] ☐

Total Punkte: ....

0 – 5 Punkte: normal

5 – 10 Punkte: leichte bis mäßige Depression

11 – 15 Punkte: schwere Depression

Quelle: Yesavage, J., Brink, T., Rose, T., Lum, O., Huang, V., Adey, M., Leirer, O. (1983): Development and validation of a geriatric depression screening scale: a preliminary report. *J of Psych Res* 17, 37-49.

Abb. 21.1 Geriatrische Depressionsskala (GDS) [F508, L231]

erscheint die GDS zu wenig änderungssensitiv. Die Antworten auf die Items 3, 11, 12 erlauben jedoch eine Einschätzung der Suizidalität. Validiert zur Abgrenzung zwischen Depression und Alzheimer-Demenz liegt auch ein spezieller Fragebogen vor (Ihl et al. 2000).

MERKE

Sich erstmals im Alter manifestierende Depressionen gehen oft mit **hirnorganischen Veränderungen** (insb. Mikroangiopathie, Hippocampusatrophie) einher. Kognitive Verlangsamung und Apathie sowie ein insgesamt schlechteres Ansprechen auf Therapieversuche sind die Folge. Da die gleichen Hirnveränderungen auch das Demenzrisiko erhöhen, tritt klinisch eine erste depressive Episode im Alter gehäuft im Vorfeld einer beginnenden Demenz auf.

Einschätzung und Umgang mit Suizidalität

MERKE

Die Suizidgefahr steigt mit dem Alter. Ihre Einschätzung ist deshalb ein wichtiger diagnostischer Aspekt. Besonders gefährdet sind alleinstehende ältere Männer und insbesondere dann, wenn Mobilitätseinschränkungen oder chronische Schmerzen bestehen. Frühere Suizidversuche und wahnhafte Symptome erhöhen die Suizidgefahr weiter.

Bei Vorliegen von **akuter Suizidalität** ist ein Gesprächs- und Therapieangebot wichtig, welches möglichst konkret gemacht werden sollte (Wer?, Wann?, Wie erreichbar? etc.). Suizidale Patienten bedürfen einer Intensivierung des zeitlichen Engagements und der therapeutischen Bindung (Empfehlungsgrad KKP). Oft ist eine stationäre Behandlung erforderlich, die ggf. auch gegen den Willen des Patienten zu erfolgen hat. Benzodiazepine sollten bei akuter Suizidalität unter Beachtung der KI für zwei bis maximal vier Wochen angeboten werden (S3 Leitlinie_Nationale Versorungsleitlinie_Unipolare Depression 2022).

Somatische Untersuchungsverfahren

Gerade bei Älteren kann die Depression Folge einer somatischen Erkrankung oder deren medikamentöser Behandlung sein (z. B. Affektverflachung, Antriebslosigkeit durch sedierende Substanzen). Eine sorgfältige Erhebung des **körperlichen Befunds** sollte deshalb erfolgen (Empfehlungsgrad B). Eine **zerebrale Bildgebung** kann hirnorganische Begleiterkrankungen (Hippocampusatrophie, Mikroangiopathie) darstellen. Dies kann einerseits bei der Abgrenzung einer zusätzlichen neurodegenerativen Erkrankung helfen, andererseits können ausgeprägte mikroangiopathische Veränderungen die Grundlage für eine ausführliche Abklärung internistischer Risikofaktoren darstellen. Zerebrale Veränderungen prädizieren auch eine verzögerte Therapieansprache und einen insgesamt ungünstigeren Verlauf.

PRAXISTIPP

Kofaktoren einer Rückzugstendenz

Neben depressionsbedingter Antriebsstörung und Interessenlosigkeit können bei älteren Patienten auch somatische Faktoren einer sozialen Reintegration und Teilhabe im Wege stehen. Diese Faktoren sollten deshalb aktiv erfragt und ggf. behandelt werden. Besonders häufig sind:

- Inkontinenz mit der damit verbundenen Angst, die sichere Nähe der Toilette zu verlassen. Eine überaktive Blase ist oft eine wichtige Teilkomponente und ein Blasentraining kann sinnvoll sein. Bei Stress-/Belastungsinkontinenz sind eine Vielzahl von Einlagen und Windelvarianten erhältlich. Eine spezialisierte Beratung sollte angeboten werden.
- Sturzangst steht einer Teilhabe oft im Wege. Physiotherapeutisch geführtes Gleichgewichtstraining reduziert Sturzangst und Sturzfrequenz effektiv. Die Rolle der Angehörigen sollte explizit exploriert werden, da diese in gut gemeinter Sorge um den Patienten Sturzangst und Rückzugstendenz ungewollt verstärken können.
- Die Bedeutung schwerer körperlicher Erkrankungen und die Abhängigkeit von Hilfsmitteln (z. B. Rollator) führt zu offensichtlichen und oft schwer beeinflussbaren Hindernissen. In Teilbereichen sind jedoch wirksame Unterstützungsmöglichkeiten verfügbar (z. B. Rollatortraining, um mit diesem öffentliche Verkehrsmittel nutzen zu können; Verbesserung von Ernährung etc.).

21.1.3 Therapie

Vor dem Beginn jeder Therapie sollte ein Aufklärungsgespräch über die **gestellte Diagnose** und die **Behandlungsoptionen** geführt werden. Hierzu zählen verschiedene Formen der Psychotherapie und Pharmakotherapie. Da die Elektrokonvulsionstherapie (EKT) nur zur 2. Wahl bei den Therapieoptionen zählt, erscheint die unmittelbare Aufklärung über diese Therapieoption nicht sinnvoll. Suizidgedanken sollten als häufige Begleitsymptomatik dargestellt werden, um die Hemmschwelle für ein Gespräch darüber zu senken. Vielen älteren Patienten fällt es schwer, die Diagnose einer Depression anzunehmen. Es existieren oft falsche Vorstellungen bezüglich der Art der Erkrankung (einschließlich Verwechslungen mit einer Demenz), deren Prognose und den Therapiemöglichkeiten. Insbesondere stehen Antidepressiva fälschlich im Ruf, abhängig zu machen. Gerade bei schon länger andauernden und bislang erfolglosen Therapieversuchen sollten die individuellen Erfahrungen (z. B.: „Medikamente wirken bei mir nicht!" oder „Antidepressiva machen mich dick!") bei der Therapieberatung berücksichtigt werden. Ein Hinweis darauf, dass depressive Episoden auch bei langer bisheriger Dauer noch erfolgreich behandelt werden können, ist gerade in solchen Situationen wichtig. **Kognitive Symptome** sollten gezielt angesprochen werden. Diese sind häufig und bestehen oft auch lange nach der Rückbildung sonstiger Symptome der Depression weiter (Hasselbalch et al. 2011). Sie erhöhen zudem die Wahrscheinlichkeit eines Rezidivs. Sie werden von den Patienten meist selbst wahrgenommen und als Hinweis auf eine beginnende Demenz fehlgedeutet.

Beim Aufklärungsgespräch sind die kognitiven Ressourcen des Patienten zu bedenken. Oft sind kürzere Gespräche, der Einbezug der Angehörigen und die Kombination mit der Abgabe einer Broschüre effizient. Diese Broschüren bieten zum Teil auch eine Entscheidungshilfe im Hinblick auf die Therapie.

HILFREICHE LINKS

Entscheidungshilfe Depressionen: https://psychenet.de/de/psychische-gesundheit/informationen/depressionen.html
Institut für Qualität und Wirtschaftlichkeit im Gesundheitswesen, Gesundheitsinformation: https://www.gesundheitsinformation.de/depression.html
Ärztliches Zentrum für Qualität in der Medizin: www.patienten-information.de/kurzinformationen/depression

21

Angestrebt wird eine partizipative Entscheidungsfindung *(Shared Decision-Making)*, bei der Patientinnen und Patienten nicht zuletzt zur Sicherung der Compliance in die Auswahl der Medikation einbezogen werden sollen. Wie bereits ausgeführt, erscheint ein reines *Watchful Waiting* (➤ Kap. 21.1.1) im Alter wegen der Gefahr der Chronifizierung und der oft erheblichen Funktionseinschränkungen schon durch leichte Symptomschwere weniger geeignet. Eine sinnvolle, aber nicht immer praktikable Lösung besteht in der Stärkung der sozialen Netze und in der Verbesserung der sozialen Teilhabe (z. B. Begegnungsstätten, [Senioren-]Sport).

21.1.4 Medikamentöse Therapie

Eine große Netzwerk-Metaanalyse ohne Fokus auf ältere Menschen zeigt Amitriptylin als wirksamstes Antidepressivum (Cipriani et al. 2018). Im Alter ist die Substanz dennoch in der Regel ungeeignet. Es gibt Hinweise darauf, dass pauschal die Wirksamkeit der Antidepressiva im Alter reduziert ist. In der Praxis dürfte dies wesentlich durch die oft zu niedrig dosierte und zu kurze medikamentöse Behandlung erklärt sein (Massamba, Vasiliadis und Préville 2017). In Studien hingegen ist die Zeit für eine mögliche Response hingegen oft zu kurz gewählt. Dies zeigt sich darin, dass mit der Beobachtungsdauer die beobachtete Wirkstärke im Vergleich zu einer Placebobehandlung steigt.

Die Mehrzahl der Studien bei älteren Patienten fokussierte auf schwere depressive Episoden, sodass sich die Ergebnisse nicht automatisch auf andere Kategorien depressiver Störungen übertragen lassen. Mit dem Alter werden die Nebenwirkungen antidepressiver Medikamente häufiger, sodass Begleiterkrankungen und die erwartete Verträglichkeit für die Auswahl der Medikamente entscheidend sind (➤ Kap. 10). Gerade im höheren Alter besteht bei gleichem chronologischen Alter eine viel höhere Variabilität im Hinblick auf die körperliche Verfassung (biologisches Alter). Biologisch junge Alte können wie chronologisch junge Patienten behandelt werden. Unabhängig vom Wirkmechanismus erhöhen beispielsweise alle Psychopharmaka (auch solche ohne sedierende Komponente) die Sturzneigung. Zu beachten ist jedoch, dass bei älteren Depressiven Verletzungen durch Stürze zurückgehen, wenn die Depression mit Antidepressiva behandelt wird (Wang et al. 2024). Bei älteren Patienten steigern Antidepressiva und insb. die SSRI das Osteoporoserisiko (Zhou et al. 2018). Ältere Depressive erleiden zudem vermehrt Hyponatriämien und vaskuläre Ereignisse, wenn sie mit Antidepressiva behandelt werden. Gleichzeitig sinkt die Wahrscheinlichkeit für ein Ansprechen auf die Medikation insb. bei gleichzeitig vorhandenen kognitiven Beeinträchtigungen aufgrund von zerebralen Veränderungen.

Kontrolluntersuchungen (Labor, EKG etc.) sind jeweils entsprechend den Fachinformationen vor Beginn während den weiteren Behandlung durchzuführen. Zu bedenken ist, dass Hochaltrige kaum im Rahmen der grundlegenden Zulassungsstudien untersucht wurden. Noch wichtiger ist jedoch, dass gerade ältere Multimorbide und Demenzkranke ausgeschlossen wurden. Im Hinblick auf die Anfangsdosierung gibt es unterschiedliche Meinungen. Einige Autoren schlagen grundsätzlich den Beginn mit der Hälfte der Anfangsdosis vor, andere empfehlen dies nur für trizyklische Antidepressiva (TZA) bzw. für gebrechliche Patienten. Zur sinnvollen Nutzung vorhandener Ressourcen ist eine gestufte Behandlungsintensivierung sinnvoll. Nach dem Modell des *Stepped Care* können leichte bis mittlere depressive Episoden zunächst durch den Hausarzt behandelt werden. Sollte nach 6 Wochen keine ausreichende Besserung eintreten, ist die Überweisung zu einem Spezialisten ratsam (➤ Kap. 21.1.2). ➤ Abb. 21.2 schlägt einen Therapieablauf vor. Wichtiger als die Details eines Algorithmus scheint jedoch das konsequente Behandeln zu sein.

MERKE

Bei der antidepressiven Behandlung biologisch alter Patienten ist der Wirkeintritt verzögert, die Remissionsrate reduziert, die Rate von Nebenwirkungen jedoch erhöht. **Hyponatriämie** und **anticholinerge Nebenwirkungen** sind besonders relevant. Alle Substanzen erhöhen die Sturzneigung. Für Substanzen wie Bupropion, Duloxetin, Mirtazapin und SSRI werden die üblichen Anfangs- und Zieldosierungen meist gut vertragen. Falls TZA zum Einsatz kommen, sollten diese mit der Hälfte der üblichen Anfangsdosierung begonnen werden. Biologisch junge Alte können hingegen meist wie junge Patienten behandelt werden.

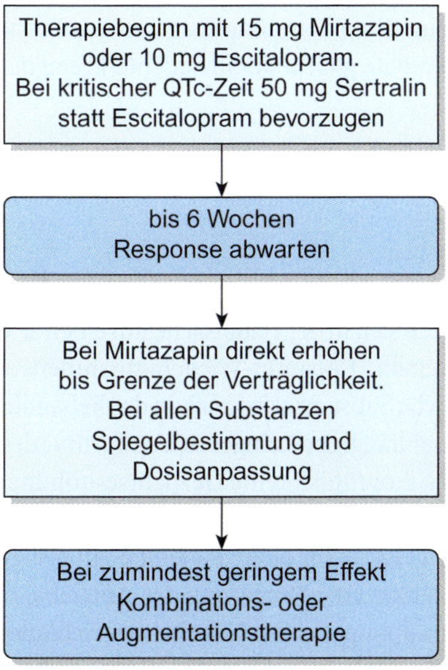

Abb. 21.2 Therapievorschlag bei bislang unbehandelter erster schwerer depressiver Episode [L231]

MERKE

Für SSRI besteht nur eine schwache positive Dosis-Wirkungs-Beziehung, die rechnerisch den Bereich bis Escitalopram 22 mg oder Sertralin bis 125 mg betrifft (Jakubovski et al. 2016). Bei wirkungsloser SSRI-Behandlung im therapeutischen Bereich sollte die Dosis nicht erhöht werden.

TZA

TZA sind auch bei Älteren gut wirksam. Aufgrund des ungünstigeren Nebenwirkungsprofils sind sie jedoch nicht die Therapieoption der 1. Wahl. Problematisch ist insbesondere die anticholinerge Wirkkomponente, die bei Älteren zu kognitiven Beeinträchtigungen (bis hin zum Delir) und Harnverhalt führen kann. Gerade bei kardialer Vorschädigung ist aber auch die Kardiotoxitität zu beachten, zudem ist die Einnahme zum Beispiel einer Wochenration in suizidaler Absicht bereits vital bedrohlich.

SSRI

SSRI sind Mittel der 1. Wahl und zeigen eine gute Verträglichkeit und Wirksamkeit. Innerhalb der Gruppe zeichnen sich besonders Escitalopram und Sertralin aus. Sertralin ist dabei etwas häufiger mit Diarrhö assoziiert, während Escitalopram genauso wie Citalopram die QTc-Zeit stärker verlängert (Wenzel-Seifert et al. 2011). Für die beiden letztgenannten Substanzen wurden deshalb die Maximaldosen für ältere Patienten reduziert. Wegen der höheren Zahl von Interaktionen sind Fluoxetin, Paroxetin und Fluvoxamin weniger geeignet.

Besonders relevant ist eine **Hyponatriämie** (auch unter selektiven Serotonin-Noradrenalin-Wiederaufnahmehemmern [SNRI]), die typischerweise in den ersten Behandlungswochen auftritt. Insbesondere zu Beginn ist die Behandlung mit SSRI mit dem Auftreten von Unruhe (teilweise auch Ängstlichkeit) verbunden. Hier kann der Einsatz von Benzodiazepinen und niederpotenten Neuroleptika vertretbar sein. Neben der Suchtkomponente sind aber eine transiente kognitive Verschlechterung und eine Sturzneigung durch die Begleitmedikation zu erwarten. Auftretendes Erbrechen ist meist auf die Anfangsphase bzw. Dosiserhöhungen durch SSRI begrenzt. Im Einzelfall kann die abendliche Gabe von Mirtazapin sich hier günstig auswirken (antihistaminerge Komponente). Klinisch relevant ist die durch SSRI auftretende **Thrombozytenaggregationshemmung.** Neueste Daten zeigen sowohl für die Vit-K-Antagonisten wie auch für direkte Antikoagulantien eine Erhöhung des Risikos schwerer Blutungen (Hospitalisierung oder Tod) durch die gleichzeitige Gabe von SSRI um 30 % (50 % für intrazerebrale Blutungen). Blutungen in der Vorgeschichte waren nicht prädiktiv (Rahman et al. 2024). Bei bestehender oraler Antikoagulation ist deshalb der bevorzugte Einsatz von SNRI zu diskutieren, für die die Blutungsneigung niedriger ist. In seltenen Fällen und dann jedoch besonders bei schwer multimorbiden Patienten können SSRI auch extrapyramidal- motorische Störungen (EPS) erzeugen. Günstige Therapiealternativen sind dann z. B. Agomelatin, aber auch MAO-Hemmer.

CAVE

Für die SSRI, aber auch für die SNRI besteht im Alter ein erhöhtes Risiko für **Hyponatriämien.** Es steigt durch eine begleitende Behandlung mit einigen Diuretika weiter an. Kontrollen sind deshalb vor Therapiebeginn und dann alle 3–4 Wochen anzuraten. Symptome sind oft unspezifisch (Schläfrigkeit und Verlangsamung, aber auch delirante Erregungszustände und Halluzinationen). Statt eine antidepressiv wirksame Behandlung zu beenden, können Flüssigkeitsrestriktion und eine Optimierung der Begleitmedikation (insb. Diuretika) versucht werden. Alternative Präparate umfassen Agomelatin und Tranylcypromin, aber auch Mirtazapin, welches nur sehr selten mit einer Hyponatriämie in Verbindung gebracht wurde.

Gemischt serotonerge und noradrenerge Wiederaufnahmehemmer

Aufgrund des dualen Wirkmechanismus von Venlafaxin und Duloxetin gegenüber SSRI wird eine etwas bessere Wirksamkeit postuliert, demgegenüber jedoch auch eine relevant schlechtere Verträglichkeit (Cipriani et al. 2018). Zu bedenken ist, dass relativ hohe Dosierungen (>> 75 mg/Tag) erforderlich sind, um die noradrenerge Wirkkomponente des dualen Wirkmechanismus überhaupt zu nutzen. Ebenso wie die TZA haben auch die SNRI eine direkte analgetische Wirkung, die weitgehend unabhängig von der antidepressiven Wirkung zu sein scheint. Entsprechend dürften sie bei gleichzeitiger Schmerzsymptomatik Vorteile bieten. Duloxetin ist zudem zugelassen für die schwere Belastungsinkontinenz bei der Frau (Präparatename Yentreve®). Die Schweizer Therapieempfehlungen der Depression im Alter (Hatzinger et al. 2018) geben Duloxetin wegen der geringer blutdrucksteigernden Wirkung den Vorzug gegenüber Venlafaxin.

Monoaminooxidase-Hemmer (MAOH)

Die Monoaminooxidase liegt in den Varianten A und B vor. Für die Behandlung der Depression relevant ist primär der Typ A, da dieser für den Abbau biogener Amine wie Serotonin, Melatonin, Noradrenalin und Dopamin wichtig ist. Beide Varianten bauen aber auch Tyramin und Tryptamin ab, welches in Nahrungsmitteln vorhanden ist und im Falle einer medikamentösen Enzymhemmung für die Nebenwirkungen (insb. Blutdrucksteigerung) verantwortlich ist. Moclobemid hemmt selektiv und reversibel (24 Stunden) die Variante A, sodass Variante B noch für den Tyraminabbau zur Verfügung steht und eine streng tyraminarme Diät nicht erforderlich (aber empfohlen) ist. Moclobemid kommt deshalb wesentlich häufiger zum Einsatz als das irreversibel hemmende Tranylcypromin. Aufgrund der fehlenden anticholinergen Komponente, der guten kardialen Verträglichkeit und der Tatsache, dass keine Hyponatriämie ausgelöst wird, sind diese Medikamente gut für ältere Patienten geeignet.

Weitere Antidepressiva

Bupropion

Es handelt sich in der Hauptsache um einen selektiven Noradrenalin-Dopamin-Wiederaufnahmehemmer. Die gleiche Substanz wird auch in der Behandlung der Nikotinabhängigkeit eingesetzt. Aufgrund des günstigen Risikoprofils (keine Gewichtserhöhung, keine Störung der Sexualfunktion, keine Verlängerung der QTc-Zeit) ist sie für ältere Patienten gut geeignet. Zu bedenken ist eine Steigerung des Antriebs, die teilweise in unangenehme Unruhe und Schlaflosigkeit übergeht, sowie die Senkung der Krampfschwelle. Bei einem Teil der Patienten tritt zudem eine Blutdruckerhöhung auf. Eine Überlegungen bei Depressionen beim Morbus Parkinson deutet sich an (Vismara et al. 2022).

Agomelatin (Valdoxan®)

Der Melatoninrezeptoragonist verstärkt indirekt auch die dopaminerge und noradrenerge Übertragung. Aufgrund der fehlenden anticholinergen Wirkkomponente bei positivem Effekt auf den Schlaf ist die Substanz insbesondere bei erfolgloser Therapie mit Mirtazapin interessant. Anders als Mirtazapin ist bei Agomelatin keine Gewichtserhöhung zu erwarten, wahrscheinlich ist Agomelatin jedoch geringer wirksam (Cipriani et al. 2018). Es kann zu einem Anstieg der Leberenzyme und zu Interaktionen mit Propranolol aber auch Ciprofloxacin kommen.

Mirtazapin

Mirtazapin verstärkt die noradrenerge und serotonerge Transmitteraktivität. Anders als bei Venlafaxin und Duloxetin handelt es sich jedoch nicht um eine Wiederaufnahmehemmung, sondern um einen α2-Rezeptor-Antagonismus. Die zusätzliche antihistaminerge Komponente von Mirtazapin sorgt für einen sedierenden Effekt. Aufgrund der fehlenden anticholinergen Wirkkomponente ist diese Substanz gut für ältere Menschen geeignet. Zu bedenken ist jedoch die mögliche Gewichtserhöhung (bei Hochaltrigen oft gewünscht) und die mögliche Auslösung eines Restless-Legs-Syndroms (RLS) sowie von Albträumen.

Johanniskraut

Bei leichter Symptomatik und Präferenz für ein pflanzlichen Präparat haben die apothekenpflichtigen Präparate einen Stellenwert.

Vortioxetin (Brintellix®)

Die Substanz wirkt auf verschiedene Serotoninrezeptoren (auch Wiederaufnahmehemmung) und dürfte darüber hinaus weitere Transmittersysteme beeinflussen. Aktuell ist es in der Schweiz, nicht aber in Deutschland erhältlich. Grundsätzlich scheint das Nebenwirkungsprofil auch für ältere Menschen günstig zu sein. Aufgrund der Wiederaufnahmehemmung von Serotonin besteht jedoch (wie für die SSRI) ein erhöhtes Blutungsrisiko.

Tianeptin (Tianeurax®)

Der Wirkmechanismus dieses in einigen Ländern bereits seit 1988 verfügbaren Antidepressivums ist weitgehend unklar. Es scheint die Serotonin-Wiederaufnahme eher zu verstärken. Das Nebenwirkungsprofil ist auch für alte Menschen günstig (nicht anticholinerg, in der Regel keine Anpassung bei Herz- und Lebererkrankungen nötig). Wegen der fehlenden sedierenden Komponente sind die Einsatzgebiete ähnlich wie bei den SSRI, die 2–3-mal tägliche Einnahme ist jedoch als Nachteil zu bedenken.

Ketamin und Esketamin (Spravato®)

Mittlerweile existieren gute Daten dieses rasch wirksamen Antidepressivums auch bei Älteren. Dies gilt sowohl für die international verbreitetere i.-v.-Applikation (Oughli et al. 2023) wie auch für das nasal applizierte Esketamin (Ochs-Ross et al. 2020). Mögliche Blutdruckspitzen gilt es zu beachten. Die Responder-Rate scheint für die i.-v.-Applikation höher zu liegen als für die nasale Applikation (48 % vs. 27 %). Für eine abschließende Bewertung ist es aber zu früh. Die Substanzklasse hat bei schwer behandelbaren Depression jedoch auch bei Älteren eindeutig einen Stellenwert.

➤ Tab. 21.2 gibt eine Übersicht über wichtige eingesetzte Medikamente mit typischen Dosierungen, während ➤ Abb. 21.3 die zu erwartenden Gewichtsveränderungen unter der Therapie darstellt.

MERKE

Bei schweren Schluckproblemen kann die Gabe von Antidepressiva in flüssiger Form nötig sein. Von den in der Tabelle genannten Substanzen existieren von den meisten SSRI entsprechende Präparationen, jedoch nicht von Substanzen mit dualem Wirkmechanismus. Von Mirtazapin sind Schmelztabletten verfügbar.

Therapieresistenz

Nur etwa die Hälfte der älteren Patienten respondiert auf das erste Antidepressivum. Hirnschädigungen und somatische Begleiterkrankungen erhöhen das Risiko. Nachfolgende Maßnahmen sind nicht streng an die

Tab. 21.2 Dosierungen von Antidepressiva. Modifiziert nach ➢ Abb. 11.2 aus Voderholzer/Hohagen: Therapie psych. Erkrankungen. 20. Aufl. 2025

Wirkstoff	Initialdosis (mg/Tag)	Standardtagesdosis (mg/Tag)	Maximaldosis (mg/Tag)
Trizyklische Antidepressiva (werden für Ältere nicht empfohlen)			
Tetrazyklische Antidepressiva			
Maprotilin[2]	50	75–150	150–225
Mianserin[2]	30	60–90	90
Chemisch andersartige Antidepressiva			
Trazodon	50–100	200–400	600 (stationär)
Selektive Serotonin-Wiederaufnahmehemmer (SSRI)			
Citalopram[1]	10–20	20	20
Escitalopram[1]	5	10	10
Fluoxetin	20	20–60	60
Fluvoxamin	100	200	300
Paroxetin	20	20	40
Sertralin	50	100	200
Glutamatmodulatoren			
Tianeptin	25	25	25
Selektive Serotonin-Noradrenalin-Wiederaufnahmehemmer (SNRI)			
Venlafaxin ret.	75	150	375
Duloxetin	60	60	120
Noradrenerg spezifisch serotonerge Antidepressiva (NaSSA)			
Mirtazapin	15	30	75
Selektive Noradrenalin-Dopamin-Wiederaufnahmehemmer (SNDRI)			
Bupropion	150	300	300
Multimodales Antidepressivum			
Vortioxetin	5	10	10
Monoaminooxidasehemmer (MAOH)			
Moclobemid	300	300–600	600
Tranylcypromin	10	20	40
Melatoninagonisten			
Agomelatin	25	25	50

[1] Die Regeldosis darf wegen einer möglichen QTc-Zeit-Verlängerung nicht überschritten werden.***Citalopram: Maximaldosis bei Patienten über 65 Jahre 20 mg/Tag; Escitalopram: Maximaldosis bei Patienten über 65 Jahre 10 mg/Tag
[2] Für ältere Patienten wird eine niedrigere Dosis empfohlen.

erfüllten Kriterien einer Therapieresistenz geknüpft, gewinnen dabei aber an Bedeutung.

Therapeutisches Drugmonitoring (TDM)

Der Stellenwert eines TDM steigt mit der Zahl der Begleiterkrankungen und -medikation und hat deshalb einen höheren Stellenwert in der Alterspsychiatrie. Typischerweise sollte es nach über 4–6 Wochen erfolgloser Behandlung mit einer adäquaten Dosis erfolgen. Dabei sollte im Steady State (nach 4–6 Halbwertszeiten, meist also 4–5 Tage nach Einstellung auf eine stabile Dosierung) der Talspiegel (vor Einnahme der nächsten Dosis) gemessen werden. Ein

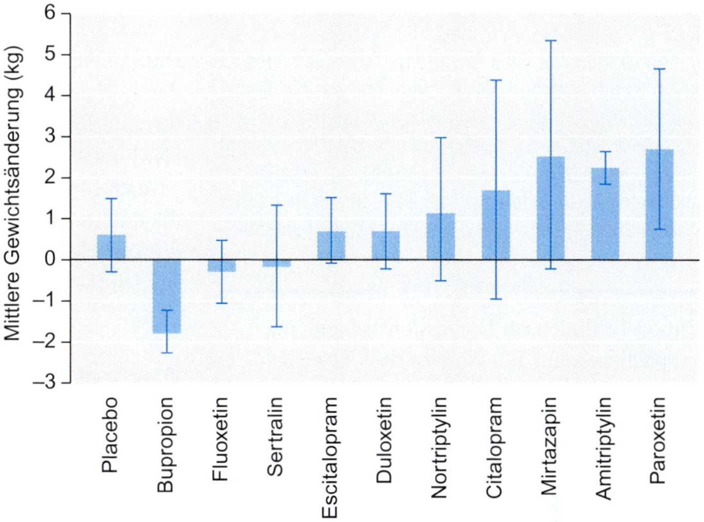

Abb. 21.3 Gewichtsveränderungen unter antidepressiver Langzeittherapie (nach 4–8 Monaten; Serretti und Mandelli 2010) [L231]

unerwartet niedriger Serumspiegel kann Zeichen für eine beschleunigte Metabolisierung, aber auch für eine eingeschränkte Compliance sein. Untere Wirksamkeitsspiegel lassen sich präzise bestimmen und sollten deshalb berücksichtigt werden. Auch bei unerwartet frühen starken Nebenwirkungen bei Langsam-Metabolisierern kann ein TDM sinnvoll sein, um einen mehrwöchigen Therapieversuch mit einer ansonsten als zu gering anzusehenden Dosis zu rechtfertigen. Es stellt aber auch ein sinnvolles Vorgehen dar, um auf Patienten einzugehen, die immer wieder sehr frühzeitig Behandlungsversuche aufgrund von Nebenwirkungen abbrechen. Eine **Genotypisierung** zur besseren Auswahl der Substanz und der Dosierung ist bislang kein Standardverfahren, da Studien bislang keine besseren Therapieerfolge durch die Genotypisierung zeigen konnte. Moderne Labore plausibilisieren den gemessenen Spiegel im Verhältnis zur verordneten Dosis, das Verhältnis der Metaboliten zueinander und bewerten evtl. die Begleitmedikation (Hiemke 2017). Bei niedrigen Blutspiegeln kann dies helfen, zwischen rascher Metabolisierung und unregelmäßiger Einnahme der Substanz zu unterscheiden.

Augmentation

Unter Augmentation versteht man die **Verstärkung der Wirksamkeit eines Antidepressivums** durch die Kombination mit einer **primär nicht antidepressiv wirksamen Substanz.** Die Augmentation ist gegenüber einem Präparatewechsel i. d. R. zu bevorzugen (Lenze et al. 2023) und beschleunigt den Wirkungseintritt, hat aber gerade bei Älteren den möglichen Nachteil vermehrter Nebenwirkungen. Die meisten Daten liegen zum Einsatz von Lithium vor, jedoch auch für (atypische) Neuroleptika (s. u.) und für eine Behandlung mit Schilddrüsenhormonen. Auch bei Nicht-Ansprache auf das primär eingesetzte Antidepressivum ist der Einsatz von Lithium zur Augmentation durchaus sinnvoll. Bei der Verwendung von **Lithium zur Augmentation** sammeln sich Hinweise, dass eine Konzentration von 0,4 mmol/l im höheren Lebensalter ausreichend ist (bei Rezidivprophylaxe 0,4–0,6 mmol/l). Eine Delphi-Befragung geht auf die wichtigsten Abwägungen ein (Christl et al. 2023).

CAVE

Unbedingt zu beachten ist dabei aber eine bei Älteren häufige Niereninsuffizienz, die bei starker Ausprägung eine Kontraindikation darstellen kann. Z. B. sollte für 80-jährige Männer die Kreatinin-Clearance (bestimmt nach der Cockgroft- oder BIS-Formel ➤ Box 10.2) mindestens 60 ml/min betragen, für 80-jährige Frauen mindestens 45 ml/min (S3-Leitlinie). Eine strikte Kontraindikation gilt jedoch erst bei Werten darunter. Eine sehr schwere Niereninsuffizienz (Kreatinin-Spiegel > 2,5 mg/dl) schreitet oft auch nach Absetzen von Lithium fort. Hier ist die Rücksprache mit Nephrologen für die Risikoabwägung wichtig. Wenn Patienten mit einer Jahrzehnte bestehenden Lithiumtherapie alt werden, ist i. d. R. eine Dosisreduktion erforderlich.

Der Lithium-Spiegel sollte zunächst wöchentlich (später alle 3–4 Wochen) bestimmt werden, zudem sind Patienten und ggf. Angehörige über die erforderlichen Verhaltensregeln zu informieren (gleichmäßige und ausreichende Flüssigkeitszufuhr etc.). Eine Reihe von Medikamenten beeinflusst den Lithium-Spiegel, oft über den Umweg der Nierenfunktion (z. B. ACE-Hemmer, NSAID, Diuretika, Antibiotika etc.). Nach Änderungen der Begleitmedikation sollte deshalb der Lithium-Spiegel erneut bestimmt werden.

Bewertung

Die S3-Leitlinien zur Depressionsbehandlung empfehlen, wenn 2–4 Wochen nach Erreichen wirksamer Lithiumspiegel keine Wirkung festzustellen ist, die Augmentation zu beenden (Empfehlungsgrad: KKP). Bei guter Ansprache sollte die Augmentation mit Lithium über 6 Monate fortgesetzt werden (Empfehlungsgrad B). Auch bei normalem Serumspiegel kann ein Tremor den Alltag erheblich beeinträchtigen. Hier besteht eine Therapieoption in der Gabe von Betablockern (z. B. Propranolol). Beim Einsatz von Lithium sind viele mögliche Interaktionen zu berücksichtigen. Nach 15 Jahren Lithiumtherapie leidet rund 1 % der Patienten an einer terminalen Niereninsuffizienz (rund 6-fach erhöhtes Risiko).

Die **Augmentation mit Antipsychotika** zeigt bei jüngeren Patienten positive Effekte für Olanzapin, Aripiprazol, Quetiapin und u. a. Risperidon. Die eingesetzten Dosierungen sind niedriger als bei der Behandlung von Psychosen. So konnte für Quetiapin beispielsweise keine Überlegenheit von 300 mg gegenüber 150 mg/Tag gezeigt werden. Gute Effekte bei therapieresistenter Depression im Alter (def. als fehlende Ansprache auf Venlafaxin) konnten auch für Aripiprazol gezeigt werden, welches metabolisch günstiger ist (Lenze et al. 2015). Zu berücksichtigen ist, dass die Augmentation mit Antipsychotika in Studien nur für die Kurzzeitbehandlung (3 Monate) untersucht ist. Es ist zu erwarten, dass bei längerer Therapie Nebenwirkungen (z. B. Gewichtserhöhung und Stoffwechselveränderungen, EPS) stärker relevant werden.

Kombinationstherapie

Die S3-Leitlinien sehen die Kombination als Methode der 1. Wahl bei fehlender Wirksamkeit der Monotherapie. Etabliert sind Kombinationen von SSRI oder SNRI mit Mirtazapin, Mianserin oder Trazodon.

Auch für ältere Patienten, die auf zusätzliche Medikamente vielleicht ungünstig reagieren, konnten die Vorteile einer Kombination mittlerweile gezeigt werden (Lenze et al. 2023).

Wechsel des Antidepressivums

Bei Therapieresistenz sind **Dosiserhöhung, Augmentation und Kombinationstherapie** vergleichsweise gut belegte Eskalationsschritte. Selbst bei jüngeren Patienten sind jedoch nur relativ wenige Daten verfügbar, die den Wechsel der Substanz unterstützen, ausgenommen bei erheblichen Nebenwirkungen. Ein einmaliger Wechsel auf einen anderen Wirkmechanismus kann jedoch erwogen werden. Im Falle eines Wechsels sind die Herstellerangaben zu beachten und ggf. ein Sicherheitsabstand einzuhalten (insb. beim Wechsel auf MAOH). Ein Wechsel auf eine **Monotherapie mit einem Antipsychotikum** ist aktuell nicht zu empfehlen, da keine der Substanzen eine Überlegenheit gegenüber Antidepressiva gezeigt hat. Zwar liegt für Quetiapin ein Wirksamkeitsnachweis im Vergleich zu Placebo vor, aber auch hierbei traten im Vergleich zu Antidepressiva vermehrt Nebenwirkungen auf.

Bewertung

Große Studien mit mehreren zehntausend Patienten aller Altersgruppen zeigen nicht, dass die Gabe von Antidepressiva zur Reduktion von Suiziden und Suizidversuchen führt (S3-Leitlinie Depression, AWMF 2022). Je älter die Patienten, desto deutlicher **führt die Gabe von Antidepressiva jedoch zu einer klaren Reduktion (etwa Halbierung) suizidaler Handlungen** (Braun et al. 2016).

21.1.5 Psychotherapie

Entsprechend den S3-Leitlinien sollte Depressiven über 65 Jahre eine Psychotherapie angeboten werden

(Empfehlungsgrad A). Vorteile einer Psychotherapie gegenüber einer medikamentösen Therapie im Hinblick auf die Wirksamkeit scheinen nicht vorzuliegen. Wirksam ist die Psychotherapie auch im Sinne einer Erhaltungstherapie nach Remission. Ein Vorteil ist das Fehlen somatischer Nebenwirkungen, jedoch sollte über die sonstigen Nebenwirkungen im Bereich der akuten Symptomatik, der Krankheitsverarbeitung, aber auch im Lebensumfeld informiert werden. Gruppentherapien haben Vorteile wegen der sozialen Kontakte. Auch allgemeine verhaltensaktivierende Therapie (Cuijpers et al. 2023) ist gut wirksam, teilweise auch kognitives Training (Woolf et al. 2022). Details zur Psychotherapie sind separat aufgeführt (➤ Kap. 9). Bei mehrmonatiger erfolgloser Psychotherapie sollte die Möglichkeit einer medikamentösen Behandlung erneut angesprochen werden.

21.1.6 Nicht invasive Hirnstimulation

Die Wirksamkeit der **EKT** übersteigt die der medikamentösen und psychotherapeutischen Therapieansätze und nimmt bis ins hohe Alter zu (Sarma et al. 2024). Dies gilt auch für Personen mit kognitiven Defiziten: Kognitive Störungen können sich im Zuge der EKT verstärken, bilden sich jedoch typischerweise innerhalb von 1–2 Monaten zurück. Schwere kardiovaskuläre Erkrankungen können wegen der auftretenden Blutdruckspitzen jedoch eine Kontraindikation bedeuten (➤ Kap. 12).

➤ Kap. 12 bzgl. der Durchführung der EKT. Substanzen wie Lithium, Clozapin und Bupropion müssen reduziert oder abgesetzt werden, um eine ungewollte Verlängerung des Anfalls zu vermeiden. Weitere Substanzen (z. B. MAOH) sollten in Abhängigkeit vom verwendeten Narkotikum und dem kardiovaskulären Profil des Patienten angepasst werden.

Auch wenn die Ansprechraten der EKT bei Älteren hoch sind (> 80 %), muss die Häufigkeit von Rückfällen bedacht werden (50–95 % über alle Altersgruppen hinweg). Eine Erhaltungstherapie ist deshalb dringend erforderlich. Die Machbarkeit und Verträglichkeit von Erhaltungs-EKT (wöchentlich bis monatlich) konnten dabei in Studien auch für Ältere gezeigt werden. Die Häufigkeit von Rückfällen halbiert sich, ähnlich wie bei einer medikamentösen Erhaltungstherapie (Jelovac et al. 2013). Systematische Erhebungen zur geeignetsten pharmakotherapeutischen Erhaltungstherapie liegen für ältere Patienten jedoch nicht vor. Aussagen zur Wirksamkeit einer psychotherapeutischen Erhaltungstherapie bei älteren Patienten können aufgrund der unklaren Datenlage nicht gemacht werden.

MERKE
Während medikamentöse Behandlung im Alter eine eher abnehmende Wirksamkeit zeigen, nimmt diese bei der EKT zu (➤ Kap. 12).

Bei der **Transkraniellen Magnetstimulation** (TMS) werden über elektromagnetische Induktion kortikale Hirnregionen stimuliert. Die Stimulation des rechten dorsolateralen präfrontalen Kortex entwickelt sich zunehmend als die Standardlokalisation der TMS bei der Depression. Zum Einsatz kommen 1–50 Hz Pulsserien über 10–30 Minuten täglich für 3–6 Wochen (➤ Kap. 12).

21.1.7 Schlafentzug, Licht- und Bewegungstherapie

Wegen der nur kurzen Wirksamkeitsdauer des **Schlafentzugs** ist dieser auch bei jüngeren Patienten primär als ergänzende Maßnahme anzusehen (Empfehlungsgrad B). **Lichttherapie** wird primär bei saisonaler Depression empfohlen (Empfehlungsgrad A). Gerade im Alter hat die Lichttherapie aufgrund der guten Verträglichkeit auch bei der nicht-saisonalen Depression einen hohen Stellenwert (Zhao et al. 2018). Bei richtiger Durchführung (7500 Lux, 60 min am Morgen) ist diese signifikant und nachhaltig wirksam. Mehrere Metaanalysen zeigen die Wirksamkeit einer **Bewegungstherapie** (Empfehlungsgrad B). Für keines der genannten Verfahren liegen jedoch belastbare Daten zu älteren Patienten vor.

21.1.8 E-Mental-Health

Eine große Zahl der Therapieangebote aus dem Bereich des E-Mental-Health fokussiert auf die Diagnostik, aber auch die Behandlung und Nachsorge von depressiven Störungen. Insbesondere Kombinationen aus persönlicher und digitaler Therapie scheinen günstig auch im Hinblick auf den Ressourcenaufwand. Weniger die Wirksamkeit als vielmehr die Anwendung stellen ein Hemmnis dar (➤ Kap. 13).

21.1.9 Mehrdimensionale Therapieansätze

Unter *Collaborative Care* versteht man eine leitlinienbasierte Versorgungsform, deren Grundelement die enge Vernetzung zwischen Hausarzt, Psychiater, Psychotherapeut, Krankenpfleger etc. darstellt. Bei diesem Ansatz sollen krankheitserhaltende Faktoren reduziert und die Wahrnehmung von Therapieangeboten gesichert werden. Für ältere Patienten mit mittelgradiger bis schwerer Depression zeigt die Unterstützung im häuslichen Rahmen bei der Medikamenteneinnahme und der Versorgungskoordination positive Effekte (Bruce et al. 2015).

Bewertung

Eine zunehmende Zahl von Studien demonstriert Vorteile einer Kombination aus Psychotherapie (z. B. Problemlösetherapie), Bewegungstherapie und einer Förderung der sozialen Integration (Janssen et al. 2023). Sofern Angehörige mit beteiligt werden, lassen sich positive Effekte auf Depressivität und kognitive Leistungen auch bei Patienten mit gleichzeitig vorhandener kognitiver Störung bis hin zur mittelgradigen Demenz zeigen (Kiosses et al. 2015). Eine Hürde stellt hierbei jedoch die lokale Etablierung entsprechender Therapiekonzepte dar.

Neben diesen Ansätzen spielen auch psychosoziale Therapien eine große Rolle. Ergotherapeuten, Fachkrankenpfleger, Sozialarbeiter und weitere Berufsgruppen sollten nach Möglichkeit integriert werden (s. a. S3-Leitlinie Psychosoziale Therapien bei schweren psychischen Erkankungen, DGPPN 2019).

BOX 21.2

Depressionsbehandlung im Pflegeheim

Bis zu 50 % der Bewohner von Pflegeheimen sind von einer Depression betroffen. Depressionen sind neben nächtlicher Unruhe der wichtigste Grund für die Aufnahme in Pflegeheime, sodass das Pflegeheim selbst nicht unbedingt als Grund der Häufung anzusehen ist. Aufgrund von Mobilitätseinschränkungen muss die psychiatrische Versorgung oft in aufsuchender Tätigkeit erfolgen und die Durchführung somatischer Untersuchungsverfahren ist aufwendiger.

21.1.10 Antidepressive Therapien bei somatischen Grundkrankheiten

Kognitive Beeinträchtigungen und Demenz

Depressive Symptome sind bei neurodegenerativen Erkrankungen häufig, insbesondere wenn wie bei der vaskulären Demenz und der Lewy-Körperchen-Demenz subkortikale Strukturen betroffen sind (➤ Tab. 21.3). Aktuelle Übersichtsarbeiten zeigen keine Wirksamkeit einer medikamentösen antidepressiven Behandlung bei Demenz (Lenouvel et al. 2024). Dies dürfte teilweise an den depressionsfördernden Hirnveränderungen liegen (insb. Mikroangiopathie), aber auch an der erschwerten Messbarkeit depressiver Symptome. Es gibt jedoch Hinweise, dass sowohl Acetylcholinesterasehemmer als auch Citalopram günstig bei ängstlich unruhigen Symptomen sind. Für Mirtazapin konnte dies in dieser Indikation nicht

21

Tab. 21.3 Häufigkeit depressiver Symptome bei neurodegenerativen Erkrankungen

Neurodegenerative Erkrankung	Häufigkeit depressiver Symptome	Häufigkeit einer schweren Depression (DSM-IV)
Alzheimer-Demenz	Bis zu 80 % im Krankheitsverlauf	Bis zu 25 %
Parkinson-Erkrankung	20–50 %. In einer Längsschnitt-Studie zeigten 18 % aller Parkinson-Patienten zum Zeitpunkt des Einschlusses depressive Symptome, 42 % innerhalb von 5 Jahren nach Einschluss und 72 % innerhalb von 10 Jahren nach Einschluss.	7–19 %
Frontotemporale Demenz	Bis zu 40 %. Oft stehen eher untypische Symptome im Vordergrund, z. B. Reizbarkeit oder sozialer Rückzug.	
Lewy-Körperchen-Demenz	Bis zu 50 %	Bis zu 30 %

gezeigt werden (Banerjee et al. 2021). Vom Einsatz anticholinerg wirksamer Antidepressiva (TZA) wird abgeraten. Im Hinblick auf den Nutzen einer isolierten Psychotherapie zeigt die aktuelle Studienlage keine klaren Daten. Zu überlegen ist der **Einsatz von EKT** auch bei Patienten mit Demenz, wobei relativ wenige Daten zur Verfügung stehen (Baruch et al. 2019). Auch bei vorhandener Demenz ist die Lichttherapie antidepressiv wirksam (Qu et al. 2023).

Chronischer Schmerz

Bei Älteren sind Schmerzen häufig Teil einer depressiven Symptomatik. Umgekehrt leiden 70 % der chronisch Schmerzkranken an depressiven Symptomen, die mit der Stärke der Depression korrelieren. Depressive Patienten mit chronischen Schmerzen sind besonders suizidgefährdet. Auf Synergien bei der Therapieauswahl ist deshalb zu achten. Eine direkte analgetische Wirkung scheinen sowohl die SNRI wie auch die TZA, aber auch Mirtazapin zu besitzen.

Kardiovaskuläre Erkrankungen

MERKE

Depression und kardiovaskuläre Erkrankung fördern sich gegenseitig, da eine Depression zu **kardiovaskulär ungünstiger Lebensweise** führt (Antriebs- und damit auch Bewegungsarmut, ungünstige Ernährung, Rauchen) und **Stresshormone** durch die Depression dauerhaft erhöht sind. Umgekehrt erhöhen vaskuläre Ereignisse (Herzinfarkt und Schlaganfall) jedoch auch die Häufigkeit von Depressionen.

Bei der Wahl geeigneter Antidepressiva sind TZA ungünstig, da sie die Wahrscheinlichkeit für einen Herzinfarkt verdoppeln (Empfehlungsgrad A). Bei der koronaren Herzkrankheit (KHK) und begleitender Depression sind SSRI Medikamente der Wahl (Empfehlungsgrad A). Unter den SSRI verursachen Citalopram und Escitalopram eher eine QTc-Verlängerung, weshalb Sertralin hier zu bevorzugen ist. Für psychotherapeutische Interventionen wie KVT sind bei depressiven Patienten mit KHK zwar nur kleine bis moderate, aber signifikante Effekte berichtet. Diese sollten deshalb angeboten werden (Empfehlungsgrad A). Ein Cochrane-Review sieht keine Datengrundlage für spezifische medikamentöse oder psychotherapeutische Empfehlungen (Tully et al. 2021).

Post-Stroke-Depression

Insgesamt sind Depressionen nach Schlaganfall mit 30 % Auftretenswahrscheinlichkeit sehr häufig und werden außerhalb psychiatrischer Kliniken in rund 80 % der Fälle übersehen. Einige Studien zeigen einen Zusammenhang zwischen der Schwere des Infarkts und der Häufigkeit von Depressionen. Am eindeutigsten scheint dies für Schlaganfall-bedingte Störungen von Sprache und Sprechen zu sein. Große Metaanalysen zeigen jedoch keinen klaren Zusammenhang zwischen der Lokalisierung des Schlaganfalls und der Häufigkeit von Depressionen (Zhan and Kong 2023).

In den ersten 5 Jahren nach einem Schlaganfall ist die Suizidrate verdoppelt. Besonders gefährdet sind jüngere Patienten (insbesondere Frauen). Dabei ist eine nur kurze stationäre Behandlung ein negativer Prädiktor, vermutlich weil dem Patienten weniger Zeit bleibt, sich im Krankenhaus mit der Erkrankung auseinanderzusetzen und sich an evtl. vorhandene Funktionseinschränkungen zu gewöhnen. Eine Verbesserung des somatischen Reha-Erfolgs durch die Behandlung einer Depression ist sehr wahrscheinlich (Verbesserung von Antriebsstörungen), aber bislang nur wenig untersucht.

Bewertung

Eine Reihe von Studien hat eine **prophylaktische Gabe von Antidepressiva** nach einem Schlaganfall untersucht. Die Gabe von Fluoxetin oder Escitalopram führt beispielsweise zu einer Halbierung der Auftretenswahrscheinlichkeit von Depressionen. Die erhöhte Wahrscheinlichkeit (relatives Risiko 1,3–1,5) für das Auftreten eines Schlaganfalls unter Therapie mit SSRI und ein erhöhtes (auch extrazerebrales) Blutungsrisiko durch die Kombination mit gerinnungshemmenden Substanzen sind jedoch zu berücksichtigen. Die Häufigkeit unerwünschter Nebenwirkungen unter Therapie mit TZA ist insgesamt jedoch höher. Zusammenfassend kann eine rein prophylaktische Gabe von Antidepressiva nach einem Schlaganfall aktuell nicht empfohlen werden (Simon et al. 2023), eine regelmäßige Prüfung der Stimmungslage sollte jedoch erfolgen (Empfehlungsgrad B).

Tumorerkrankungen

Auch bei Patienten mit Krebserkrankungen ist die Häufigkeit von Depressionen erhöht. Die vorliegenden Studien zeigen keine Unterschiede in der Wirksamkeit zwischen SSRI und TZA (Musselman et al. 2006). Auch für Mirtazapin ist von einer Wirksamkeit auszugehen. Ein Vorteil von SNRI, TZA und Mirtazapin liegt in ihrer zusätzlichen analgetischen bzw. schmerzmodulierenden Wirksamkeit. Auch in diesem Bereich wird die prophylaktische Gabe von Antidepressiva diskutiert, kann bislang aber nicht empfohlen werden.

Psychosoziale Interventionen und **Psychotherapie** sind zur Reduktion von Angst und Depression wirksam und verbessern den Umgang mit der Erkrankung und die Lebensqualität und sollten entsprechend angeboten werden (Empfehlungsgrad B). Die Überlegenheit eines spezifischen Verfahrens konnte bislang nicht gezeigt werden.

Diabetes mellitus

Bei Patienten mit Diabetes mellitus (DM) ist die Häufigkeit von Depressionen verdoppelt. Die Depression ist dabei assoziiert mit einer schlechteren Blutzuckereinstellung und einer ungünstigeren Krankheitsprognose (einschließlich vaskulärer Komplikationen). Ähnlich wie bei den kardiovaskulären Erkrankungen befördern sich DM und Depression gegenseitig, u. a. da die Depression zu einem metabolisch ungünstigeren Lebensstil führt. Auf der anderen Seite macht ein DM auch das Auftreten einer Depression wahrscheinlicher. Ob dies primär über die vermehrte Entstehung von Veränderungen der weißen Substanz im Gehirn bedingt ist (ähnlich also wie bei der Hypertonie) oder direkt durch den erhöhten Blutzucker, ist nicht genau bekannt.

Bewertung

Bei der Auswahl von Antidepressiva ist die an sich schon **ungünstige Stoffwechsellage** zu bedenken. TZA, aber auch Mirtazapin und Mianserin sind aus diesem Grund 2. Wahl, wenngleich der positive Effekt auf eine evtl. vorhandene diabetische Polyneuropathie bedacht werden sollte (Empfehlungsgrad 0). Mittel der Wahl sind die SSRI (Empfehlungsgrad A), die oft auch zu einer Reduktion des Insulinbedarfs führen. Auch für die Psychotherapie und hier insb. die KVT und psychosoziale Interventionen konnten positive Effekte auf die Depressivität und das allgemeine Funktionsniveau gezeigt werden (Empfehlungsgrad A).

Morbus Parkinson[1]

Die Depression hat beim Morbus Parkinson einen stärkeren negativen Einfluss auf die Lebensqualität als die motorischen Einschränkungen. Die depressive Symptomatik bei Morbus Parkinson ist ein genuiner Teil der Grunderkrankung, die sich durch ein Syndrom mit vorwiegendem Interessenverlust und Anhedonie sowie Ängstlichkeit als zentralen Symptomen auszeichnet und nur schwer von dem häufigen apathischen Syndrom abgrenzbar ist (DGN S3 LL Parkinson 2016). Die S3-Leitlinien zur Depressionsbehandlung sehen keine ausreichende Datenlage, um eine spezifische medikamentöse antidepressive Behandlung zu empfehlen (Empfehlungsgrad Statement). In der medikamentösen Basis-Therapie soll insbesondere auf einen suffizienten Dopaminersatz geachtet werden und erst bei optimaler Dopaminersatztherapie ergänzende antidepressive Therapieansätze genutzt werden. Die S2k-Leitlinie Parkinson-Krankheit der DGN empfiehlt insbesondere Venlafaxin und Desipramin bei schwerer Depression, bei mittelgradiger Symptomatik aber auch Mirtazapin und Citalopram (AWMF 2023). Eine Psychotherapie kann bei begleitender Depression angeboten werden (Empfehlungsgrad 0).

Erhaltungstherapie und Rezidivprophylaxe

Rezidive sind ein schwerwiegendes klinisches Problem in der Depressionsbehandlung. In mehr als der Hälfte der Fälle treten depressive Episoden rezidivierend auf. Entsprechend den S3-Leitlinien sollte deshalb die Medikation, unter der eine Remission erreicht wurde in gleicher Dosierung fortgeführt werden (Empfehlungsgrad 0). Während die Leitlinien bei

[1] Dieser Abschnitt wurde verfasst von Oliver Tüscher.

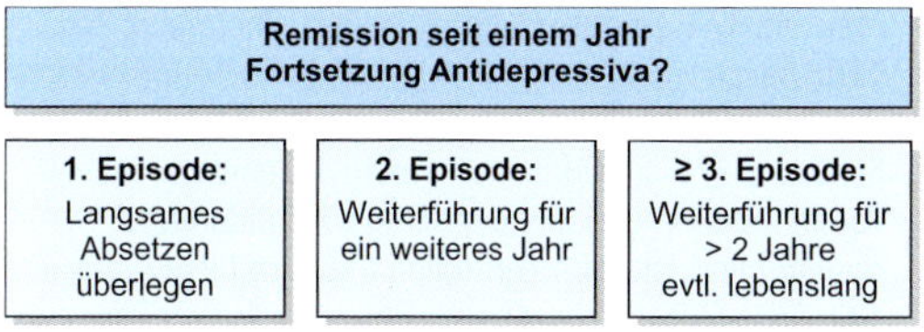

Abb. 21.4 Algorithmus zur medikamentösen Weiterbehandlung nach Remission basierend auf *„Management of Depression in Older Adults"* (Kok und Reynolds 2017) [L231]

einer ersten depressiven Episode die Fortführung über 6 Monate empfehlen, zeigt ➤ Abb. 21.4 ein für ältere Patienten angepasstes Vorgehen.

Mehr noch als bei der Erhaltungstherapie gilt es jedoch bei der Rezidivprophylaxe, die individuelle Verträglichkeit der Medikation, die Beeinträchtigung der Lebensqualität durch die ständige Medikamenteneinnahme und die Häufigkeit und Schwere bisheriger depressiver Episoden abzuwägen. Bei der Abschätzung des Risikos einer weiteren Episode sind Restsymptome (Teilremission) ein wichtiger Prädiktor. Zudem ist der Krankheitsverlauf der letzten wenigen Jahre vermutlich wichtiger als bereits Jahrzehnte zurückliegende Episoden. Es gibt Hinweise, dass auch bei einer Erstmanifestation nach dem 70. Lebensjahr eine Sekundärprophylaxe sinnvoll ist. Bei einem derartigen Verlauf kann das Auftreten der Depression mit hirnstrukturellen Veränderungen einhergehen, die trotz antidepressiver Therapie fortbestehen und deshalb auch leicht zu Rezidiven führen können. Gute prophylaktische Effekte konnten für verschiedene SSRI (z. B. Paroxetin) gezeigt werden. Während eine medikamentöse Prophylaxe in den ersten 6–12 Monaten das Rückfallrisiko halbiert, zeigen Studien mit mehr als 3 Jahren *Follow-up* keinen Nutzen mehr. Die Aussagekraft ist wegen kleiner Fallzahlen jedoch gering, sodass bei häufigen schweren Episoden auch eine lebenslange Therapie begründet werden kann (➤ Abb. 21.4). Zu berücksichtigen ist auch, dass kaum Daten zu den sehr alten Patienten (> 85 Jahre) vorliegen. Zunehmend einen Stellenwert in der Nachsorge erhalten auch E-Mental-Health-Therapien (➤ Kap. 13).

LITERATUR

AWMF (2022). S3-Leitlinie Nationale VersorgungsLeitlinie Unipolare Depression. https://register.awmf.org/de/leitlinien/detail/nvl-005 (letzter Zugriff: 20.05.2025).

AWMF (2023). S2k-Leitlinie Parkinson-Krankheit. https://register.awmf.org/de/leitlinien/detail/030-010 (letzter Zugriff: 20.05.2025).

Banerjee S (2021). Study of mirtazapine for agitated behaviours in dementia (SYMBAD): a randomised, double-blind, placebo-controlled trial. Lancet 398: 1487–1497.

Banerjee S et al. (2011). Sertraline or mirtazapine for depression in dementia (HTA-SADD): A randomised, multicentre, double-blind, placebo-controlled trial. Lancet 378: 403–411.

Baruch N, Burgess J, Pillai M, Allan CL (2019). Treatment for depression comorbid with dementia. Evidence Based Mental Health 22.

Beck AT, Steer RA, Brown GK (1996). Manual for the Beck Depression Inventory-II. Psychological Corporation San Antonio, TX.

Braun C, Bschor T, Franklin J, Baethge C (2016). Suicides and Suicide Attempts during Long-Term Treatment with Antidepressants: A Meta-Analysis of 29 Placebo-Controlled Studies Including 6,934 Patients with Major Depressive Disorder. Psychotherapy and Psychosomatics 85: 171–179.

Bruce ML et al. (2015). Clinical effectiveness of integrating depression care management into medicare home health. JAMA Intern Med 175: 55.

Byers AL, Yaffe K, Covinsky KE, Friedman MB, Bruce ML (2010). High occurrence of mood and anxiety disorders among older adults. Arch Gen Psychiatry 67: 489.

Carson AJ et al. (2000). Depression after stroke and lesion location: A systematic review. Lancet 356: 122–126.

Chen Y, Patel NC, Guo JJ, Zhan S (2007). Antidepressant prophylaxis for poststroke depression: A meta-analysis. Int Clin Psychopharmacol 22: 159–166.

Christl J et al. (2023). Lithium Therapy in Old Age: Recommendations from a Delphi Survey. Pharmacopsychiatry 56: 188–196.

Cipriani A et al. (2018). Comparative efficacy and acceptability of 21 antidepressant drugs for the acute treatment of adults with major depressive disorder: a systematic review and network meta-analysis. The Lancet 391: 13571366.

Cooper C et al. (2011). A systematic review of treatments for refractory depression in older people. Am J Psychiatry 168: 681–688.

Coupland C, Dhiman P, Morriss R, Arthur A, Barton G, Hippisley-Cox J (2011). Antidepressant use and risk of adverse outcomes in older people: Population based cohort study. BMJ 343, d4551-d4551.

Cuijpers P, Karyotaki E, Harrer M, Stikkelbroek Y (2023). Individual behavioral activation in the treatment of depression: A meta analysis. Psychother Res 33: 886–897.

DGPPN (2015). S3-Leitlinie/Nationale VersorgungsLeitlinie Unipolare Depression – Langfassung, 2. Auflage.

DGPPN (2019). S3-Leitlinie Psychosoziale Therapien bei schweren psychischen Erkrankungen. 2. A. Berlin: Springer.
Diniz BS, Butters MA, Albert SM, Dew MA, Reynolds CF (2013). Late-life depression and risk of vascular dementia and Alzheimer's disease. Systematic review and meta-analysis of community-based cohort studies. Br J Psychiatry 202: 329–335.
Domschke K, Deckert J, Arolt V, Baune BT (2010). Anxious versus non-anxious depression: difference in treatment outcome. J Psychopharmacol. 24(4):621–2.
Fishbain DA, Cutler R, Rosomoff HL, Rosomoff RS (1997). Chronic pain-associated depression: Antecedent or consequence of chronic pain? A review. Clin J Pain 13: 116–137.
Flint AJ, Rifat SL (1999). Recurrence of first-episode geriatric depression after discontinuation of maintenance antidepressants. Am J Psychiatry 156: 943–945.
Gould RL, Coulson MC, Howard RJ (2012). Cognitive behavioral therapy for depression in older people: A meta-analysis and meta-regression of randomized controlled trials. J Am Geriatr Soc 60: 1817–1830.
Hasselbalch BJ, Knorr U, Kessing LV (2011). Cognitive impairment in the remitted state of unipolar depressive disorder: A systematic review. J Affect Disord 134: 20–31.
Hiemke C (2017).Consensus Guidelines for Therapeutic Drug Monitoring in Neuropsychopharmacology: Update 2017
Ihl R et al. (2000). Development and validation of a test for early diagnosis of dementia with differentiation from depression (TFDD). Fortschr Neurol Psychiatr 68: 413–422.
Jakubovski E et al. (2016). Systematic Review and Meta-Analysis: Dose-Response Relationship of Selective Serotonin Reuptake Inhibitors in Major Depressive Disorder. Am J Psychiatrie 173(2): 17483.
Janssen NP, Voshaar RCO, Wassink-Vossen S, Hendriks G-J (2023). Functional improvement by behavioural activation for depressed older adults. European Psychiatry 66: e62.
Jelovac A, Kolshus E, McLoughlin DM (2013). Relapse following successful electroconvulsive therapy for major depression: A meta-analysis. Neuropsychopharmacology 38: 2467–2474.

21

Kiosses DN, Ravdin LD, Gross JJ, Raue P, Kotbi N, Alexopoulos GS (2015). Problem adaptation therapy for older adults with major depression and cognitive impairment: A randomized clinical trial. JAMA psychiatry 72: 22–30.
Kok RM, Heeren TJ, Nolen WA (2011). Continuing treatment of depression in the elderly: A systematic review and meta-analysis of double-blinded randomized controlled trials with antidepressants. Am J Geriatr Psychiatry 19: 249–255.
Kok RM, Reynolds CF (2017). Management of Depression in Older Adults: A Review. JAMA 317(20):2114–2122.
Laporte S et al. (2017). Bleeding risk under selective serotonin reuptake inhibitor (SSRI) antidepressants: A meta-analysis of observational studies. Pharmacol Res. 118:1932.
Lavretsky H, Reinlieb M, St. Cyr N, Siddarth P, Ercoli LM, Senturk D (2015). Citalopram, methylphenidate, or their combination in geriatric depression: A randomized, double-blind, placebo-controlled trial. Am J Psychiatry 172: 561–569.
Lenouvel E et al. (2024). Antidepressants for treating depression among older adults with dementia: A systematic review and meta-analysis. Psychiatry Res 340: 116114.
Lenze EJ et al. (2023). Antidepressant Augmentation versus Switch in Treatment-Resistant Geriatric Depression. N Engl J Med 388: 1067–1079.
Lenze EJ et al. (2015). Efficacy, safety, and tolerability of augmentation pharmacotherapy with aripiprazole for treatment-resistant depression in late life: a randomised, double-blind, placebo-controlled trial. Lancet. 2015 386(10011):2404–12
Liu B, Anderson G, Mittmann N, To T, Axcell T, Shear N (1998). Use of selective serotonin-reuptake inhibitors or tricyclic antidepressants and risk of hip fractures in elderly people. Lancet 351: 1303–1307.
Luppa M et al. (2008). Direct costs associated with depression in old age in Germany. J Affect Disord 105: 195–204.
Luppa M et al. (2012). Age- and gender-specific prevalence of depression in latest-life: Systematic review and meta-analysis. J Affect Disord 136: 212–221.
Lyness JM et al. (2006). Outcomes of minor and subsyndromal depression among elderly patients in primary care settings. Ann Intern Med 144: 496–504.
Massamba V, Vasiliadis HM, Préville M (2017). Determinants of follow-up care associated with incident antidepressant use in older adults. BMC Res Notes. 10: 419.
Meeks TW, Vahia IV, Lavretsky H, Kulkarni G, Jeste DV (2011). A tune in „a minor" can „b major": A review of epidemiology, illness course, and public health implications of subthreshold depression in older adults. J Affect Disord 129: 126–142.
Mohlman J et al. (2012). Improving recognition of late life anxiety disorders in Diagnostic and Statistical Manual of Mental Disorders, Fifth Edition: observations and recommendations of the Advisory Committee to the Lifespan Disorders Work Group. Int J Geriatr Psychiatry. 27(6):549–56.
Möller HJ, Bandelow B, Volz HP, Barnikol UB, Seifritz E, Kasper S (2016). The relevance of 'mixed anxiety and depression' as a diagnostic category in clinical practice. Eur Arch Psychiatry Clin Neurosci. 266(8):725–736.
Musselman DL et al. (2006). A double-blind, multicenter, parallel-group study of paroxetine, desipramine, or placebo in breast cancer patients (stages I, II, III, and IV) with major depression. J Clin Psychiatry 67: 288–296.
Ochs-Ross R et al. (2020). Efficacy and Safety of Esketamine Nasal Spray Plus an Oral Antidepressant in Elderly Patients With Treatment-Resistant Depression-TRANSFORM-3. Am J Geriatr Psychiatry 28: 121–141.

Oudman E (2012). Is electroconvulsive therapy (ECT) effective and safe for treatment of depression in dementia? A short review. J ECT 28: 34–38.
Pinquart M, Duberstein PR, Lyness JM (2006). Treatments for later-life depressive conditions: A meta-analytic comparison of pharmacotherapy and psychotherapy. Am J Psychiatry 163: 1493–1501.
Pollock BG et al. (1998) Serum anticholinergicity in elderly depressed patients treated with paroxetine or nortriptyline. Am J Psychiatry 155: 1110–1112.
Potvin O et al. (2013). Anxiety and 10-year risk of incident and recurrent depressive symptomatology in older adults. Depress Anxiety. 30(6):554–63.
Qu Y, Zhuang L, Zhang H, Liu C, Wang X (2023). The Effects of Light Therapy for Depression in Dementia: A Systematic Review and Meta-Analysis. J Alzheimers Dis 93: 1223–1235.
Rahman AA, Platt RW, Beradid S, Boivin J-F, Rej S, Renoux C (2024). Concomitant Use of Selective Serotonin Reuptake Inhibitors With Oral Anticoagulants and Risk of Major Bleeding. JAMA Netw Open 7: e243208.
Reynolds CF et al. (2006). Maintenance treatment of major depression in old age. N Engl J Med 354: 1130–1138.
Robinson RG et al. (2008). Escitalopram and problem-solving therapy for prevention of poststroke depression: A randomized controlled trial. JAMA 299: 2391–2400.
Rutledge T, Redwine LS, Linke SE, Mills PJ (2013). A meta-analysis of mental health treatments and cardiac rehabilitation for improving clinical outcomes and depression among patients with coronary heart disease. Psychosom Med 75: 335–349.
Sarma S et al. (2024). Clinical Outcomes of Electroconvulsive Therapy (ECT) for Depression in Older Old People Relative to Other Age Groups Across the Adult Life Span: A CARE Network Study. International Journal of Geriatric Psychiatry 39: e6133.
Schaaks R et al. (2018). Associations between age and the course of major depressive disorder: a 2-year longitudinal cohort study. The Lancet Psychiatrie 5 (7): 581590.
Schalekamp T, Klungel OH, Souverein PC, de Boer A (2008). Increased bleeding risk with concurrent use of selective serotonin reuptake inhibitors and coumarins. Arch Intern Med 168, 180.
Serretti A, Mandelli L (2010). Antidepressants and body weight. J Clin Psychiatry 71: 1259–1272.
Shin D, Oh YH, Eom C, Park SM (2014). Use of selective serotonin reuptake inhibitors and risk of stroke: A systematic review and meta-analysis. J Neurol 261: 686–695.
Simon E, Barlinn K, Siepmann T (2023). Prävention der Post-Stroke-Depression. Fortschritte der Neurologie Psychiatrie 91: 510–515.
Souery D et al. (2011). Citalopram versus desipramine in treatment resistant depression: effect of continuation or switching strategies: A randomized open study. World J Biol Psychiatry 12: 364–375.
Triolo F (2023). Late-life depression and multimorbidity trajectories: the role of symptom complexity and severity. Age and Ageing 52 :afac315.
Tully PJ et al. (2021). Psychological and pharmacological interventions for depression in patients with coronary artery disease. Cochrane Database of Systematic Reviews 12. www.cochranelibrary.com/cdsr/doi/10.1002/14651858.CD008012.pub4/full (letzter Zugriff: 20.05.2025).
UK ECT review group (2003). Efficacy and safety of electroconvulsive therapy in depressive disorders: A systematic review and meta-analysis. Lancet 361: 799–808.
Vismara et al. (2022). Clinical uses of Bupropion in patients with Parkinson's disease and comorbid depressive or neuropsychiatric symptoms: a scoping review. BMC Neurol 22: 169.
Voderholzer U, Hohagen F (Hrsg.) (2025). Therapie psychischer Erkrankungen. 20. Aufl. München: Elsevier, Urban & Fischer.
Wang GH-M, Lai EC-C, Goodin AJ, Reise RC, Shorr RI, Lo-Ciganic W-H (2024). Injurious Fall Risk Differences Among Older Adults With First-Line Depression Treatments. JAMA Network Open 7: e2435535.
Wenzel-Seifert K, Wittmann M, Haen E (2011). QTc prolongation by psychotropic drugs and the risk of Torsade de Pointes. Dtsch Arztebl Int 108: 687–693.
Wilson KCM, Mottram PG, Vassilas CA (2008). Psychotherapeutic treatments for older depressed people. Cochrane Database Syst Rev, CD004853.
Woolf C et al. (2022). A Systematic Review and Meta-Analysis of Cognitive Training in Adults with Major Depressive Disorder. Neuropsychol Rev 32: 419–437.
Wu Q, Bencaz AF, Hentz JG, Crowell MD (2012). Selective serotonin reuptake inhibitor treatment and risk of fractures: A meta-analysis of cohort and case-control studies. Osteoporos Int 23: 365–375.
Zenebe Y, Akele B, W/Selassie M, Necho M (2021). Prevalence and determinants of depression among old age: a systematic review and meta-analysis. Ann Gen Psychiatry 20: 55.
Zhan Q, Kong F (2023). Mechanisms associated with post-stroke depression and pharmacologic therapy. Front Neurol 14.
Zhao X, Ma J, Wu S, Chi I, Bai Z (2018). Light therapy for older patients with non-seasonal depression: A systematic review and meta-analysis. J Affect Disord 232: 291–299.
Zhou et al. (2018). Effect of selective serotonin reuptake inhibitors on bone mineral density: a systematic review and meta-analysis. Osteoporos Int. 29 (6): 12431251.

21.2 Bipolare Störung im Alter

Peter Brieger, Hans-Jörg Assion

Nachdem bipolare Störungen des höheren Lebensalters über lange Zeit hinweg wissenschaftlich überraschend wenig Beachtung gefunden hatten (Dols et al. 2018), wurden ab 2019 zahlreiche Ergebnisse der Global Aging & Geriatric Experiments in Bipolar Disorder Database (GAGE-BD) veröffentlicht (Sajatovic et al. 2019). Durch dieses Datennetzwerk aus 14 Zentren auf 5 Kontinenten wurden die Daten von knapp 14 000 Patienten mit Bipolarer Störung und einem Alter höher als 50 Jahre systematisch erfasst und ausgewertet (Sajatovic et al. 2022). Es ist davon auszugehen, dass in der westlichen Welt 25 % der Patienten mit bipolaren Störungen über 60 Jahre alt sind (Sajatovic et al. 2015). Geht man von einer Prävalenz der bipolaren Störung zwischen 1 % und 3 % in der Allgemeinbevölkerung aus (Grande et al. 2016), wird schnell deutlich, dass bipolar affektive Störungen bei Menschen in höherem Lebensalter alles andere als selten sind. Es gibt Berichte, dass 8–10 % der stationär behandelten psychiatrischen Patienten über 55–60 Jahre an einer bipolar affektiven Störung erkrankt sind (Dols et al. 2014).

BOX 21.3

Was sind Besonderheiten bei der Diagnosestellung „Bipolare Störung" bei älteren Menschen?

- Die Diagnosestellung affektiver Syndrome bei älteren Menschen kann mit Schwierigkeiten behaftet sein. So kann die Häufigkeit affektiver Störungen im Alter unterschätzt werden, da die etablierten diagnostischen Kriterien von ICD-10 und DSM-5 für diese Population nur begrenzt anwendbar sind. Gebrechliche Patienten in Pflegeheimen können hier beispielsweise falsch beurteilt werden, da körperliche Erkrankungen scheinbar Depressionssymptome erzeugen (z. B. rasche Erschöpfbarkeit).
- Körperliche Erkrankungen können affektive Syndrome maskieren. Ist ein manisches Syndrom eines älteren Menschen als „sekundäre Manie" Folge einer körperlichen Erkrankung, einer Medikamenten- oder Drogenwirkung oder ist ein solches Syndrom „primär" (also im Sinne der klassischen Psychopathologie: endogen)?

Letztlich lassen sich solche Fragen nur unter Berücksichtigung des Verlaufs der Störung beantworten und bedürfen außerdem einer Bewertung der aktuellen Medikation, der somatischen Befunde, der Psychopathologie und auch der Familienanamnese. Dabei gibt es keine eindeutige Festlegung, was bei bipolaren Störungen als „höheres Lebensalter" verstanden wird. Aus der Perspektive der Alterspsychiatrie werden **Altersgrenzen von 60 oder 65 Jahren** diskutiert; aus der Lebenszeitperspektive der bipolaren Störung wird wegen des frühen Ersterkrankungsalters eine **Altersgrenze von 50 Jahren** – manches Mal sogar 40 Jahren – angenommen (Sajatovic et al. 2015).

Bipolare Störung – Übersicht zum Krankheitsbild	
Punktprävalenz	Im Erwachsenenalter wird eine Lebenszeitprävalenz von 1–2 % angenommen, bei weiter gefassten Definitionen *(Soft Bipolar Spectrum)* werden auch Lebenszeitprävalenzen von bis zu 4 % berichtet. Die Punktprävalenz ist aufgrund des chronischen Verlaufs der Krankheit nicht sehr viel niedriger. Gute bevölkerungsbezogene Zahlen zu älteren Menschen liegen nicht vor.
Erkrankungsgipfel	Bipolare Störungen manifestieren sich sehr häufig vor dem 25. Lebensjahr, jedoch wird die Diagnose oft erst mit einer Latenz von 10 Jahren korrekt gestellt. Erstmanifestationen nach dem 55. Lebensjahr sind nicht sehr häufig, aber bekannt.
Besonderheiten im höheren Lebensalter	Die Erstmanifestation im höheren Alter ist häufig mit hirnstrukturellen Veränderungen oder anderen „organischen Faktoren" verbunden. Da regelhaft eine Dauertherapie (Phasenprophylaxe, z. B. Lithium) empfohlen wird, sind medikamentöse Nebenwirkungen und Interaktionen ein relevantes Thema – gerade im Alter.
Relevante Leitlinien	S3-Leitlinien von DGBS und DGPPN (letzte Version 2019 (DGBS e. V. und DGPPN e. V. 2019)

21

21.2.1 Formen bipolarer Störungen im höheren Lebensalter

Man kann vier Subtypen von bipolaren Störungen im höheren Lebensalter unterscheiden (➤ Tab. 21.4).

Patienten mit bekannten bipolaren Störungen, die alt geworden sind. Zumeist ist das Ersterkrankungsalter bipolarer Störungen früh. Oft beginnen bipolare Störungen vor dem 30. Lebensjahr, nicht selten sogar in Kindheit oder Jugend. Auch wenn Menschen mit bipolaren Störungen im Vergleich zur Allgemeinbevölkerung unter erhöhter natürlicher und unnatürlicher Mortalität leiden (Goes 2023), so erreichen doch die meisten der bipolaren Patienten ein Alter jenseits des 60. Lebensjahres. Da bipolare Störungen oft als lebenslange Erkrankungen anzusehen sind, werden auch jenseits des 60. Lebensjahres hypomane, manische, depressive und gemischte Krankheitsepisoden beobachtet. Dabei schwächt sich aber sowohl die Intensität der depressiven wie auch manischen Symptome im Lauf des Alters ab, während die somatische Komorbidität immer mehr in der Vordergrund tritt (Sajatovic et al. 2022) und die Unterscheidung zwischen Bipolar I und II gerade im Alter an Relevanz verliert (Beunders et al. 2023). Aus der GAGE-BD Studie stammt aber auch die interessante Beobachtung, dass „ältere alte" Patienten mit bipolarer Störung (definiert als > 70 Jahre) eher günstige Verlaufsparameter hatten, was dahingehend interpretiert wurde, dass so alt zu werden, ein gewisses Maß an Resilienz voraussetzt (Chen et al. 2024).

Tab. 21.4 Diagnostische Untergruppen bipolarer Störungen des höheren Lebensalters (Benninghoff und Brieger 2018)

Früh beginnende bipolare Störungen	„Alt gewordene" bipolar erkrankte Patienten mit frühem Krankheitsbeginn.
„Echte" spät beginnende bipolare Störungen	Bei einigen Patienten manifestiert sich tatsächlich eine bipolare Störung zum ersten Mal nach dem 50. Lebensjahr.
Spät beginnende bipolare Störungen mit früherem pseudounipolaren Verlauf	Nach dem 50. Lebensjahr entwickelt sich erstmalig eine manische, hypomane oder gemischte Episode, obwohl vor dem 50. Lebensjahr bereits depressive Episoden auftraten.
Sekundäre Manien	Als Folge einer somatischen Erkrankung oder einer Medikamenten- oder Drogennebenwirkung entwickelt sich ein manisches Syndrom.

Spät beginnende bipolare Störungen mit einem vorausgegangenen „pseudounipolaren" Verlauf. Manche Patienten entwickeln erst nach dem 50. Lebensjahr hypomane, manische oder gemischte Episoden, ohne dass vorher solche beobachtet wurden. Sie hatten aber vor dem 50. Lebensjahr an mindestens einer depressiven Episode gelitten. Damit stellt sich aber der gesamte Krankheitsverlauf als bipolar dar: Der vermeintlich unipolare Verlauf vor dem 50. Lebensjahr ist im Nachhinein als „pseudounipolar" zu bezeichnen (Akiskal und Pinto 1999). Jules Angst hat in einer prospektiven Kohortenstudie gezeigt, dass manische Episoden sich mit mehr oder weniger konstantem Risiko während des gesamten Lebens eines Menschen mit rezidivierender Depression manifestieren – auch nach dem 70. Lebensjahr (Angst et al. 2005) – mit einer Konversionsrate von ca. 1–1,5 % pro Jahr. Folgerichtig kann eine manische, hypomane oder gemischte Episode auch erstmalig „im Alter" auftreten.

„Echte" spät beginnende bipolare Störungen. Ein kleiner Teil der bipolaren Störungen beginnt erstmalig spät, auch wenn dies wohl selten ist. In solchen Fällen muss – per definitionem – eine hypomane, manische oder gemischte Episode erstmalig nach dem 50. Lebensjahr auftreten. Offenkundig ist damit die Abgrenzung zur spät beginnenden bipolaren Störung mit pseudounipolarem Verlauf schwierig: Oft wird es so sein, dass frühere depressive Episoden nicht erinnert werden. Auch leichtere frühere hypomane oder milde gemischte Episoden können übersehen werden.

Sekundäre Manien. Sekundäre Manien sind manische Syndrome als Folge somatischer Erkrankungen oder pharmakologischer (Neben-)Wirkungen. Es gibt zahlreiche Ursachen solcher sekundären Manien. Neben Medikamenten (z. B. Cortison, Antibiotika) sind eine Vielzahl weiterer Ursachen beschrieben. Da ältere Menschen häufiger multimorbid sind, weisen sie vermehrt Risikofaktoren auf, eine sekundäre Manie zu entwickeln.

21.2.2 Epidemiologie

Auch wenn wie dargestellt bipolare Störungen des höheren Lebensalters häufig sind, **nimmt doch die Prävalenz von bipolaren Störungen mit dem Lebensalter ab** (Dols et al. 2018). In der Allgemeinbevölkerung wurden Prävalenzzahlen von 0,4 % bei über 65-Jährigen berichtet. Dabei gibt es – wie bei den meisten alterspsychiatrischen Stichproben und anders als bei bipolaren Störungen im jüngeren Lebensalter – ein Überwiegen von Frauen, das nach Lebensalter gemäß der unterschiedlichen Lebenserwartung gestaffelt ist.

MERKE

Bipolare Störungen manifestieren sich zumeist früh: Das durchschnittliche Ersterkrankungsalter wird mit deutlich unter 30 Jahren angenommen. Dennoch kommt es bei 5–10 % aller bipolaren Patienten zu einer ersten Episode erst nach dem 50. Lebensjahr. Dabei wird diskutiert, ob früh und spät (nach dem 50. Lebensjahr) beginnende bipolare Störungen unterschiedliche Formen bipolarer Störungen sind: Früh beginnende bipolare Störungen weisen häufiger eine positive Familienanamnese auf, während es Berichte gibt, dass spät beginnende bipolare Störungen öfter mit manifesten Hirnerkrankungen (z. B. zerebrovaskulär) einhergehen (Sajatovic et al. 2015). Der Schweregrad der depressiven und manischen Symptome nimmt im Alter ab.

21.2.3 Verlauf und Ausgang

Es gibt keine klaren Hinweise darauf, dass bipolare Störungen im Alter über 65 Jahre einen wesentlich anderen psychopathologischen Verlauf nehmen als bipolare Störungen im jüngeren Alter, wenn man von den Konsequenzen physiologischer Alterungsprozesse absieht (Sajatovic et al. 2022). Wie bereits dargestellt, nimmt die Symptomschwere von manischen und depressiven Symptomen im Alter ab (Sajatovic et al. 2022) und die Unterscheidung zwischen Bipolar I und Biolar II Störung verliert (weiter) an Gewicht (Beunders et al. 2023). Das Auftreten gemischter Symptome im Sinne einer gemischten Episode (Eyler et al. 2022) geht mit einem schlechteren Krankheitsverlauf auch im Alter einher. Wird für Risikofaktoren kontrolliert, dann ergibt sich aus dem Vorhandensein einer bipolaren Störung kein signifikantes Risiko für einen kognitiven Abbau - außer bei häufigem Auftreten psychotischer Symptome (Klaus et al. 2024). Dass Suizide bei Menschen mit bipolaren Störungen des höheren Lebensalters seltener sein sollen als bei ebenso erkrankten Menschen unter 35 Jahren, wird mit einem **„Überlebenseffekt"** erklärt (Sajatovic et al. 2015).

Ältere bipolare Patienten zeigen **vermehrt somatische Erkrankungen.** Dabei zeigten sich deutlich höhere Risiken für renale, kardiovaskuläre, endokrine und muskuloskelettale Erkrankungen – Frauen sind dabei noch stärker gefährdet als Männer (Teixeira et al. 2024). Als Ursachen werden sowohl genetische wie auch psychosoziale und iatrogene Faktoren gesehen.

Zu bedenken ist, dass die Prognose sekundärer Manien bei neurologischen oder anderen somatischen Erkrankungen oder bei Medikamenten- oder Drogenwirkung sich von der Prognose „primärer" Formen bipolarer Störungen im Alter unterscheidet. In einer Untersuchung (Berrios und Bakshi 1991), in der keine Syndrome, sondern Einzelsymptome betrachtet wurden, zeigte sich, dass manische Symptome bei älteren Menschen ein Prädiktor eines schlechteren Verlaufs im Vergleich zu depressiven Symptomen waren. Die Autoren diskutieren, ob dies ein Hinweis dafür ist, dass manische Symptome enger mit Delirien verbunden sind als depressive Symptome, da das Auftreten von Delirien an und für sich ein schlechter prognostischer Prädiktor ist – sowohl für allgemeine Morbidität als auch für Mortalität im weiteren Verlauf (McCusker et al. 2002).

21.2.4 Klinik/Psychopathologie

Symptomatik und Diagnostik

Das vielgestaltige klinische Bild der bipolaren Störungen ist durch **abgrenzbare depressive, manische, hypomanische oder gemischte Episoden** gekennzeichnet. Die Diagnostik umfasst die Beurteilung des aktuellen psychopathologischen Befunds (Querschnitt) unter Berücksichtigung des Krankheitsverlaufs (Längsschnitt). Es fließen Informationen vom Patienten (Beschwerden, Vorbehandlungen, Lebensereignisse, Persönlichkeitseigenschaften, soziale Beziehungen), die Verhaltensweisen und auch die Schilderungen von Angehörigen in die Beurteilung ein. Psychometrische Skalen stehen ergänzend für die Beurteilung zur Verfügung. Die Zusatzdiagnostik umfasst bildgebende Verfahren (cMRT, CCT etc.), EEG und klinische Chemie.

Depression

Die Symptomatik einer bipolaren Depression unterscheidet sich grundsätzlich nicht von einer unipolaren Depression. Zu den Symptomen einer depressiven Episode ➤ Kap. 21.1.

Manie

MERKE

Eine Manie kennzeichnet Symptome auf **Gedächtnis-, Emotions-, Wahrnehmungs- und Verhaltensebene;** das Zeitkriterium ist eine Dauer von mindestens **1 Woche.** Symptome sind

- gehobene oder gereizte Stimmung,
- übersteigertes Selbstwertgefühl,
- gesteigerte Betriebsamkeit,
- Rededrang (Logorrhö),
- Ideenflucht,
- vermindertes Schlafbedürfnis,
- erhöhte Ablenkbarkeit,
- Aktivitäten mit möglicherweise nachteiligen Konsequenzen.

Von den üblichen klinischen Erscheinungsformen abweichende Zustände werden als atypische Manie bezeichnet. Besondere Formen der Manie sind die **psychotische oder wahnhafte Manie, katatone Manie und deliröse Manie.** In den meist schweren manischen Krankheitsphasen können sich psychotische Symptome mit üblicherweise **stimmungskongruenten Wahnsymptomen** entwickeln und auch **akustische oder optische Halluzinationen** auftreten. Wahnthemen sind sexueller oder religiöser Art, Größenideen oder Verfolgungsthemen. Manische Episoden mit **stimmungsinkongruenten psychotischen Symptomen** werden aufgrund ihrer charakteristischen Ausprägung auch als **überkochende Manie** bezeichnet.

Hypomanie

Die Hypomanie ist von geringerer Ausprägung als die Manie. Es fehlen psychotische Symptome. Während im DSM-5 vier Tage als Zeitkriterium festgelegt wurden, verlangen das ICD-10 und ICD-11 „einige Tage" für das Vorliegen einer Hypomanie. Ähnliche Zustände können durch eine antidepressive Therapie (Antidepressiva, EKT, Lichttherapie etc.), psychotrope Substanzen, organische Erkrankungen (z. B. Hyperthyreose), andere psychische Störungen (Unruhezustände, agitierte Depression, Anorexia nervosa etc.) ausgelöst werden. Diese sind von einer Hypomanie abzugrenzen. Anders als in der ICD-10 reicht ein veränderter Stimmungszustand alleine nicht für die Diagnose einer (Hypo)Manie in der ICD-11 – dort bedarf es auch einer Veränderung des Antriebs.

Mischzustände

Mischzustände werden im ICD-10 und DSM-5 vergleichsweise eng gefasst. Die ICD-10 legt fest, dass sich (hypo-)manische und depressive Symptome mischen oder im Zeitverlauf von **mehr als 2 Wochen im Wechsel** auftreten. Im DSM-5 werden neben anderen Kriterien das zeitgleiche Auftreten manischer und depressiver Symptome über mindestens eine Woche gefordert. Die Veränderungen im ICD-11 sind marginal.

Besondere Verlaufsformen

Rapid Cycling

Rapid Cycling bezeichnet einen häufigen Episodenwechsel mit **mindestens vier abgrenzbaren Episoden in einem Jahr.** Diese Verlaufsform spricht schlechter auf eine prophylaktische Therapie mit Lithium an (Bauer et al. 1994). Das Rapid Cycling hat Eingang in das DSM-5 gefunden, nicht aber in das ICD-10 oder ICD-11.

Zur Verlaufsdokumentation des Rapid Cycling empfiehlt sich die Darstellung der Krankheitsepisoden und freien Intervalle im Längsschnitt anhand einer **Life-Chart (z. B. Stimmungstagebuch).**

21.2.5 Diagnose und Differenzialdiagnose im Alter

MERKE
Die Diagnose einer **unipolaren Depression** wird nicht selten bei der Konstellation von **Schlafstörungen, Appetitlosigkeit und psychomotorischer Unruhe mit Irritierbarkeit** bei einer Person des höheren Lebensalters gestellt. Eine gemischt-manische Episode wird weniger in die Überlegungen einbezogen. Eine Verschlechterung unter Antidepressiva führt eher zur Diagnose einer **agitierten Depression**. Häufiger sollte an eine bipolare Störung gedacht werden. Die psychiatrischen Diagnosesysteme für bipolare Störungen gelten gleichermaßen über alle Altersgruppen.

Im jüngeren Lebensalter ist zwischen **bipolaren Störungen mit psychotischen Symptomen** und **psychotischen Symptomen aus dem schizophrenen Spektrum** zu unterscheiden, im höheren Lebensalter gewinnt die Differenzierung zwischen primären und sekundären Manien zunehmend an Bedeutung, was dem höheren Anteil an somatischen Erkrankungen im Alter geschuldet ist.

Bei Betroffenen des höheren Lebensalters ist jeweils auch die Möglichkeit einer **psychiatrischen Begleiterkrankung** zu berücksichtigen. Störungen durch Alkohol sowie Angst- und Panikstörungen sind aufgrund der Häufigkeit von Bedeutung. Eine differenzialdiagnostische Herausforderung stellen delirante und demenzielle Störungen dar. Sie können mit psychomotorischer Unruhe, Ablenkbarkeit, affektiver Labilität und Störungen der Urteilsfähigkeit einhergehen. Gedächtnisstörungen sind während bipolarer Krankheitsepisoden im Alter nicht selten (Sajatovic und Kales 2006).

Von den Demenzen kann die **Frontotemporale Demenz** (FTD) wegen einer nicht selten inadäquat gehobenen Stimmung bei relativ gut erhaltenen kognitiven Funktionen einer Manie ähneln (Woolley et al. 2007). Bei einer Alzheimer-Demenz hingegen kommt es wesentlich weniger zu differenzialdiagnostischen Schwierigkeiten, da bei ihr in aller Regel die kognitiven Defizite früh auftreten und den Verlauf bestimmen. Eine Übersicht über Diagnosen und Differenzialdiagnosen im Alter kann der ➤ Tab. 21.5 entnommen werden.

Es kann zu diagnostischen Schwierigkeiten kommen, wenn bei älteren Patienten mit einer bipolaren Erkrankung kognitive Einbußen auch nach Abklingen der affektiven Symptomatik bestehen bleiben. Aus der GAGE-BD Studie ergeben sich keine Hinweise, dass bipolare Störungen an sich ein Risikofaktor für kognitive Defizite sind. Die Studie konnte die protektive diesbezügliche Wirkung von Bildung und Arbeit zeigen,

Tab. 21.5 Differenzialdiagnose bipolarer Störungen im Alter (modifiziert nach Mirchandani und Young 1993)

Diagnose	Charakteristika	Kommentar
Bipolare Störung	Manie oder Hypomanie	Gemischte Zustandsbilder; Wechsel der Polarität z. T. sehr spät; psychotische Symptome können auftreten, kognitive Störungen häufig; bei später Manifestation oft leere Familienanamnese
Organische affektive Störung	Somatische/neurologische Erkrankung oder Medikamente	Oft sehr späte Manifestation bei leerer Familienanamnese; Übergang zu sekundärer Manie fließend
Schizoaffektive Störung	Affektive und schizophrene Symptome in derselben Krankheitsphase	Sehr wenige Studien zu älteren Patienten
Anhaltende wahnhafte Störung	Spät manifestierender Wahn ohne oder (seltener) mit Halluzinationen	Bei dominierender Größenwahnthematik ggf. DD schwierig
Demenz	Progrediente Einbußen an kognitiver Kompetenz (Alzheimer-Demenz, vaskuläre Demenzen); bei FTD dominieren lange die Affektstörungen	FTD kann für DD erhebliche Probleme aufwerfen! Bildgebung!
Delir	Aufmerksamkeits- und Gedächtnisstörungen bei wechselnder Bewusstseinslage	Verlaufsparameter oft charakteristisch

FTD: Frontotemporale Demenz

nicht jedoch die immer wieder zitierte von Lithium. Das Auftreten psychotischer Episoden erwies sich als Risikofaktor (Chen et al. 2024; Klaus et al. 2024).

MERKE

- Im höheren Lebensalter sind häufiger als in jüngeren Altersgruppen körperliche und psychische Begleiterkrankungen zu beachten.
- Überzufällig treten renale, kardiovaskuläre, endokrine und muskuloskeletale Erkrankungen auf.
- Frauen weisen relativ mehr somatische Komorbidität auf als Männer.
- Delirante und demenzielle Syndrome sind differenzialdiagnostisch schwierig von Symptomen einer bipolaren Störung zu unterscheiden.
- Es gibt keine überzeugende Hinweise, dass bipolare Störungen per se ein Risikofaktor für kognitiven Abbau sind.

21.2.6 Früh- und Spätmanifestationen

Schätzungsweise 10 % aller bipolaren Patienten bilden ihre Erkrankung erst nach dem 50. Lebensjahr aus (Umapathy et al. 2000). Ein Unterschied besteht zwischen den Geschlechtern, denn 50 % der Frauen haben ihre erste manische Episode nach dem 45. Lebensjahr, bei den Männern beträgt der Anteil nur etwa 30 % (Kubacki 1991).

Schweregrad und Prognose

Dank der GAGE-BD Studie ist bekannt, dass im Alter ab 50 Jahren die Häufigkeit von manischen und depressiven Episoden abnimmt, dass aber somatische Komorbidität zunimmt (Sajatovic et al. 2022, 2024). Die Unterscheidung zwischen Bipolar I und Bipolar II Störung verliert im Alter an Bedeutung (Beunders et al. 2023). Gemischte Symptome (= gleichzeitiges Auftreten von manischen und depressiven Symptomen) tritt im Alter häufiger auf. Solche Symptome gehen mit einem schwierigeren Verlauf einher (Eyler et al. 2022).

Sekundäre Manien

Bipolare Störungen mit später Manifestation entstehen häufig auf der Grundlage von organischen Hirnschädigungen. Anders verhält es sich bei den frühen Manifestationen, die in hohem Maße aufgrund genetischer Ursachen eine familiäre Häufung aufweisen. Affektive Störungen werden im Zusammenhang mit einer somatischen Ursache, z. B. einem Schlaganfall, in den Klassifikationssystemen (ICD-10, ICD-11, DSM-5) einer eigenen Kategorie und nicht den bipolaren Störungen zugeordnet, obwohl abgrenzbare Krankheitsepisoden und Remissionsphasen auf den bipolaren Verlauf hinweisen.

Der ➤ Tab. 21.6 ist eine Übersicht über die biologischen Ursachen (z. B. Medikamente oder Begleiterkrankungen) zu entnehmen, die für das Auftreten sekundärer Manien verantwortlich gemacht werden – einschließlich dem Auftreten nach Schlaganfall (Santos et al. 2011).

MERKE

Letztlich können **jede schwere körperliche Erkrankung** und eine **Vielzahl von Medikamenten** eine manische Episode bedingen. Ein zeitgleiches Auftreten der Erkrankung oder die klinische Besserung nach der Behandlung der körperlichen Erkrankung weisen auf einen Zusammenhang (z. B. parainfektiöse Manie, entgleister Bluthochdruck) hin. Viele ältere Patienten mit einer spät auftretenden Symptomatik weisen die Kriterien einer sekundären Manie auf.

Tab. 21.6 Ursachen sekundärer Manien (modifiziert nach Van Gerpen et al. 1999)

Störungskategorie	Beispiele
Systemische Erkrankungen	• Anämie • Urämie • Hyperthyreose • Vitamin-B_{12}-Defizit • Infektionen • Neoplasie
Neurologische Erkrankungen	• Vaskuläre Läsionen • Zerebrale Tumore • HIV-Enzephalopathie • Multiple Sklerose • Epilepsie • Lues Stadium IV
Medikamente	• Antidepressiva • Benzodiazepine • L-Dopa • Captopril, Enalapril • Östrogene • Kortikosteroide • Sympathomimetika

21.2.7 Behandlung der bipolaren Störung

Aspekte der Altersmedizin werden in den Leitlinien zur Behandlung bipolarer Erkrankungen bis heute nur teilweise berücksichtigt. Bei der pharmakologischen Therapie sind im höheren Lebensalter pharmakokinetische und -dynamische Besonderheiten (wie u. a. Verteilungsvolumen, Proteinbindung, Metabolisierung) zu beachten. Die veränderten zellulären Funktionen (verminderte Enzymaktivitäten) machen im Alter typischerweise eine Anpassung mit geringeren Dosierungen erforderlich. Unerwünschte Arzneimittelwirkungen nehmen im Alter zu.

Medikamentöse Therapie

Lithium

Lithium gilt als eine wirkungsvolle Therapie bei manischen und depressiven Episoden und bei der Rückfallprophylaxe bipolarer Störungen (Dols et al. 2018). Neuere Studien zeigten, dass Lithium im Alter wirksam und verträglich ist (Young et al. 2017). In Kenntnis der im Alter veränderten pharmakologischen Faktoren und dem höheren Risiko von Neben- und Wechselwirkungen kann eine Behandlung mit Lithium sinnvoll und erfolgreich sein, mehr noch bei primären als bei sekundären Manien.

MERKE

Lithiumbehandlung im Alter

Bei vergleichbarer Resorption von Lithium ist das Verteilungsvolumen im Alter höher, die renale Clearance aber vermindert. Die doppelt verlängerte Elimination verlangt eine geringere Dosis von einem Drittel bis zur Hälfte. Unter Kontrolle des Serumspiegels ist ein langsames Aufdosieren bis zum *Steady State* zu empfehlen. Neurotoxische Wirkungen (u. a. Bewusstseinsstörungen, Tremor, Ataxie) von Lithium sind üblicherweise dosisabhängig, aber auch unabhängig von der Dosishöhe möglich (Sproule et al. 2000).

Für die phasenprophylaktische Behandlung sind im Alter üblicherweise geringere Serumspiegel zwischen 0,4 bis 0,6 mmol/l ausreichend, manische Episoden machen höhere Dosierungen erforderlich. Die Evidenzlage für diese und noch niedrigere Spiegel ist insgesamt jedoch schwach (Severus et al. 2018).

Valproinsäure, Valproinat

Auch Valproinsäure ist im Alter verträglich und wirksam – wenn es auch Hinweise gibt, das seine antimanische Wirksamkeit dem des Lithium unterlegen ist (Young et al. 2017). Zu beachten sind dabei sowohl der im Alter höhere Anteil von freiem Valproat (ohne Bindung an Proteine) als auch die längere HWZ der Elimination. Die Wirkung auf das Cytochrom P 450 (Inhibition von 2D6) ist mit Blick auf die Begleitmedikation und mögliche Wechselwirkungen von Bedeutung. Müdigkeit und gelegentliche gastrointestinale Beschwerden, Zittern und Gangstörungen sind ebenso bekannt wie eine Verminderung der Thrombozyten. Schwerwiegend und sehr selten sind eine Enzephalopathie oder eine Schädigung der Leber. Als geeigneter therapeutischer Bereich gilt eine Serum-Konzentration über 50 ug/ml (Richtwert 50 bis 100 ug/ml).

Carbamazepin

Carbamazepin ist in der Behandlung des höheren Lebensalters nur dritte Wahl wegen häufiger Wechselwirkungen und möglicher neurotoxischer Effekte. Die Wirkung auf das Cytochtom P 450 (Induktion von 2D6) führt zu häufigen Interaktionen mit der Begleitmedikation. Unerwünschte neurotoxische Wirkungen (Nystagmus, Verwirrtheit, Unruhe) sind ebenso zu beachten wie Veränderungen des Blutbilds (Agranulozytose, aplastische Anämie), Allergien, Hyponatriämien oder ein Harnverhalt. Als geeigneter therapeutischer Wirkspiegel gilt ein Wert zwischen 4 bis 10 mg/l.

Lamotrigin

Lamotrigin ist für die Behandlung im höheren Lebensalter geeignet. Die Wahrscheinlichkeit für das Wiederauftreten einer erneuten depressiven Episode wird im statistischen Mittel verringert, auch wenn dazu nur wenige Untersuchungen im höheren Lebensalter (Robillard und Conn 2002) vorliegen. Das Wiederauftreten von manischen Episoden verhindert die Substanz hingegen nicht. Die Verträglichkeit ist auch im höheren Lebensalter vergleichsweise günstig. Mögliche allergische Reaktionen machen ein langsames Aufdosieren erforderlich. Eine Verminderung der Tagesdosis und Verlaufskontrollen sind bei gestörter Leber- oder Nierenfunktion geboten. Als ein geeigneter therapeutischer Wirkspiegel gilt ein Wert zwischen 3 und 14 mg/l.

Antipsychotika

Antipsychotika werden zur antimanischen Behandlung im Alter gemäß der GAGE-BD Studie bei ca. 50 % der älteren bipolaren Patienten eingesetzt (Chen et al. 2022). Antipsychotika der 1. Generation (z. B. Haloperidol) wurden bislang kaum hinsichtlich der Wirksamkeit bei der Rückfallverhinderung im höheren Lebensalter untersucht. Bekannt ist das **erhöhte Risiko von EPS** (Tremor, Parkinsonoid) durch eine langfristige Einnahme von Antipsychotika gerade im Alter (Jeste et al. 1999), schwerwiegend sind die Folgen von **Spätdyskinesien** (u. a. tardive Dyskinesien). Hinsichtlich unerwünschter EPS-Wirkungen erweisen sich die Antipsychotika der 2. Generation als günstiger, weshalb diese bevorzugt eingesetzt werden. Metabolische Wirkungen (Diabetes mellitus, kardiale Nebenwirkungen u. a.) sind bei diesen Substanzen möglich und zu beachten.

Allgemein wirken sich Antipsychotika günstig auf eine krankheitsbedingte motorische Unruhe, auf Angst oder Erregung aus und es sind antipsychotische Wirkungen, einhergehend mit einer Besserung einer gesteigerten Reizbarkeit, zu erwarten. Nachteilig können sedative Effekte und Beeinträchtigungen der Gedächtnisleistung sein. EPS-Wirkungen gehen mit einer höheren Sturz- und damit Frakturgefahr einher.

Substanzen mit einer anticholinergen Wirkung (besonders niederpotente Antipsychotika, wie z. B. Levomepromazin) sind für ältere Patienten risikoreicher, weil sie sich nachteilig auf die neuropsychologischen Leistungen auswirken. Beim älteren Mann ist ein Harnverhalt möglich. Clozapin erhöht die Rate von unerwünschten Wirkungen von Lithium und von Antipsychotika der 1. Generation. Die Kombination mit älteren SSRI (z. B. Fluvoxamin, Fluoxetin) erhöht wiederum die Serumspiegel von Clozapin.

Insgesamt wird der langfristige Einsatz von Antipsychotika bei Patienten mit bipolarer Störung aufgrund von Sicherheit und evtl. erhöhter Mortalität kritisch diskutiert (Goes 2023). Gerade bei älteren Menschen ist dies zu bedenken.

CAVE

Antipsychotika der 2. Generation erhöhen die Mortalität bei Demenzkranken und gehen mit einem **signifikant erhöhten Risiko für zerebrovaskuläre Ereignisse** einher. Die Faktoren für ein erhöhtes Schlaganfallrisiko (u. a. Bluthochdruck, TIA, Diabetes mellitus, Tabakkonsum und erhöhte Fettwerte im Serum) sind zu kontrollieren. Es gibt keine verlässlichen Hinweise auf ein höheres Risikopotenzial der Antipsychotika der 2. Generation gegenüber der 1. Generation. Folglich ist auf zerebrovaskuläre Ereignisse bei der Verordnung aller Antipsychotika – nicht nur der 2. Generation – zu achten.

MERKE

Für leichtere manische Syndrome kann im Alter ein *Mood Stabilizer* empfohlen werden. Antidepressiva sind abzusetzen, soweit möglich. Schwere manische Syndrome machen die gleichzeitige Verordnung eines Antipsychotikums und – falls erforderlich – auch eines Benzodiazepins notwendig.

- Die Behandlungsrichtlinien sind im Alter zu modifizieren und erfordern eine einschleichende Behandlung und geringere Dosen.
- Zu beachten ist, dass hypomane und gemischte Zustände oft übersehen werden.

Nicht-medikamentöse Therapie

Elektrokonvulsionsbehandung (EKT) ist eine wirksame Therapie bei bipolaren Störungen (DGBS e. V. und DGPPN e. V. 2019). Auch wenn spezifische Evidenz gering ist, wird doch EKT im Bedarfsfall auch für ältere bipolar affektiv erkrankte Menschen aus der klinischen Erfahrung heraus als wirksam angesehen (Sajatovic et al. 2015).

Die Wirksamkeit von begleitender Psychotherapie bei bipolaren Störungen ist gut belegt (Miklowitz et al. 2021). Auch ist belegt, dass integrative Versorgungsangebote mit aufsuchenden Hilfen, hoher Verbindlichkeit und Stärkung der Patientenautonomie *(Collaborative Care)* positive Effekte auf den Krankheitsverlauf bipolarer Störungen haben (van der Voort et al. 2015). Für ältere Menschen mit bipolaren Störungen fehlen spezifische Studienergebnisse. Es gibt aber Hinweise darauf, dass spezifische psychosoziale Behandlungsprogramme für ältere Menschen mit schweren psychischen Störungen *(Severe Mental Illness)* wie etwa das *Helping Older People Experience Success* (HOPES) Programm, der Standardversorgung überlegen ist. Auch für ältere Menschen mit bipolaren Störungen sind psychotherapeutische und psychosoziale Therapien somit indiziert.

Der Einbezug von Angehörigen und der Selbsthilfe ist auch gerade bei älteren Menschen mit bipolar affektiven Störungen sinnvoll und indiziert (Gielen et al. 2012). Eine wichtige Funktion hat hier die Deutsche Gesellschaft für Bipolare Störungen (DGBS – www.dgbs.de).

LITERATUR

Akiskal HS, Pinto O (1999). The evolving bipolar spectrum. Prototypes I, II, III, and IV. Psychiatr Clin North Am. 22: 517–534.

Angst J et al. (2005). Diagnostic conversion from depression to bipolar disorders: results of a long-term prospective study of hospital admissions. J Affect Disord. 84(2–3): 149–157.

Bauer MS et al. (1994). Multisite data reanalysis of the validity of rapid cycling as a course modifier for bipolar disorder in DSM-IV. Am J Psychiatry. 151(494197252): 506–515.

Benninghoff J, Brieger P (2018). [Bipolar affective disorders in senescence]. Z Gerontol Geriatr. 51(7): 751–757.

Berrios GE, Bakshi N (1991). Manic and depressive symptoms in the elderly: their relationships to treatment outcome, cognition and motor symptoms. Psychopathology. 24(1): 31–38.

Beunders AJM et al. (2023). Bipolar I and bipolar II subtypes in older age: Results from the Global Aging and Geriatric Experiments in Bipolar Disorder (GAGE-BD) project. Bipolar disorders. 25 (1): 43–55.

Chen P et al. (2022). Demographic and Clinical Characteristics of Antipsychotic Drug-Treated Older Adults with Bipolar Disorder from the Global Aging & Geriatric Experiments in Bipolar Disorder Database (GAGE-BD). Psychopharmacology bulletin. 52(2): 8–33.

Chen P et al. (2024). Sociodemographic and clinical characteristics of people with oldest older age bipolar disorder in a global sample: Results from the global aging and geriatric experiments in bipolar disorder project. International journal of geriatric psychiatry. 39(2): e6073.

DGBS e.V. und DGPPN e.V. (2019): S3-Leitlinie zur Diagnostik und Therapie Bipolarer Störungen. Langversion. www.leitlinie-bipolar.de/ (letzter Zugriff: 20.05.2025).

Dols A et al. (2018). The clinical course of late-life bipolar disorder, looking back and forward. Bipolar Disorders. 20(5): 459–469.

Dols A et al. (2014). The prevalence of late-life mania: a review. Bipolar Disorders. 16(2): 113–118.

Eyler LT et al. (2022). Symptom Severity Mixity in Older-Age Bipolar Disorder: Analyses From the Global Aging and Geriatric Experiments in Bipolar Disorder Database (GAGE-BD). The American journal of geriatric psychiatry: official journal of the American Association for Geriatric Psychiatry. 30(10): 1096–1107.

Gielen R et al. (2012). Leitlinien im Trialog erarbeiten - Chancen und Risiken [Guideline on bipolar disorders and the importance of trialogue: chances and risks]. Nervenarzt. 83(5): 587–594.

Goes FS (2023). Diagnosis and management of bipolar disorders. BMJ. 381: e073591.

Grande I et al. (2016). Bipolar disorder. Lancet. 387(10027): 1561–1572.

Jeste DV et al. (1999). Conventional vs. newer antipsychotics in elderly patients. The American journal of geriatric psychiatry: official journal of the American Association for Geriatric Psychiatry. 7(1): 70–76.

Klaus F et al. (2024). Cognition in older age bipolar disorder: An analysis of archival data across the globe. Journal of affective disorders. 355: 231–238.

Kubacki A (1991). Late onset (hypo)mania. Canadian journal of psychiatry. Revue canadienne de psychiatrie. 36(5): 389–390.

McCusker J et al. (2002). Delirium predicts 12-month mortality. Arch Intern Med. 162(4): 457–463.

Miklowitz DJ et al. (2021). Adjunctive Psychotherapy for Bipolar Disorder: A Systematic Review and Component Network Meta-analysis. JAMA psychiatry. 78(2): 141–150.

Mirchandani IC, Young RC (1993). Management of mania in the elderly: an update. Annals of clinical psychiatry: official journal of the American Academy of Clinical Psychiatrists. 5(1): 67–77.

Robillard M, Conn DK (2002). Lamotrigine use in geriatric patients with bipolar depression. Can J Psychiatry. 47(8): 767–770.

Sajatovic M et al. (2015). A report on older-age bipolar disorder from the International Society for Bipolar Disorders Task Force. Bipolar Disord. 17(7): 689–704.

Sajatovic M et al. (2024). Bipolar symptoms, somatic burden and functioning in older-age bipolar disorder: A replication study from the global aging & geriatric experiments in bipolar disorder database (GAGE-BD) project. International journal of geriatric psychiatry. 39 (3): e6057.

Sajatovic M et al. (2022). Bipolar symptoms, somatic burden, and functioning in older-age bipolar disorder: Analyses from the Global Aging & Geriatric Experiments in Bipolar Disorder Database project. Bipolar disorders. 24(2): 195–206.

Sajatovic M et al. (2019). The Global Aging & Geriatric Experiments in Bipolar Disorder Database (GAGE-BD) project: Understanding older-age bipolar disorder by combining multiple datasets. Bipolar disorders. 21(7): 642–649.

Sajatovic M, Kales HC (2006). Diagnosis and management of bipolar disorder with comorbid anxiety in the elderly. The Journal of clinical psychiatry. 67 Suppl: 121–127.

Santos CO et al. (2011). Mania and stroke: a systematic review. Cerebrovascular diseases (Basel, Switzerland). 32(1): 11–21.

Severus E et al. (2018). Efficacy and Effectiveness of Lithium in the Long-Term Treatment of Bipolar Disorders: An Update 2018. Pharmacopsychiatry. 51(5): 173–176.

Sproule BA et al. (2000). Differential pharmacokinetics of lithium in elderly patients. Drugs Aging. 16(3): 165–177.
Teixeira AL et al. (2024). Physical comorbidities of older age bipolar disorder (OABD) patients: A global replication analysis of prevalence and sex differences. General Hospital Psychiatry. 90: 6–11.
Umapathy C et al. (2000). Bipolar disorder in the elderly. Psychiatr Ann. 30: 473–480.
Van Gerpen MW et al. (1999). Mania in the geriatric patient population: a review of the literature. Am J Geriatr Psychiatry. 7(3): 188–202.
van der Voort TYG et al. (2015). Collaborative care for patients with bipolar disorder: randomised controlled trial. The British Journal of Psychiatry. 206(5): 393–400.
Woolley JD et al. (2007). Frontotemporal dementia and mania. The American Journal of Psychiatry. 164(12): 1811–1816.
Young RC et al. (2017). GERI-BD: A Randomized Double-Blind Controlled Trial of Lithium and Divalproex in the Treatment of Mania in Older Patients With Bipolar Disorder. The American Journal of Psychiatry. 174(11): 1086–1093.

KAPITEL

22 Angst- und Zwangsstörungen im Alter

Borwin Bandelow, Klaus Pfeiffer, Eric Lenouvel, Sefik Tagay, Tobias Freyer

22.1 Angst im Alter

Borwin Bandelow

Mit zunehmendem Alter nehmen begründete Ängste zu – etwa die Sorge, gebrechlich oder gar ein Pflegefall zu werden, eine lebensbedrohliche Erkrankung zu bekommen, den Lebenspartner zu verlieren oder finanziell nicht versorgt zu sein. Auch die Teilhabe am gesellschaftlichen Leben wird in den höheren Lebensjahren reduziert. Möglichkeiten, positive Lebenserfahrungen zu sammeln, zum Beispiel durch berufliche Erfolge, werden weniger. Entgegen der Erwartung ist es aber nicht so, dass die Lebenszufriedenheit generell im Alter abnimmt. Im Gegenteil: Eine Untersuchung von 340.847 Menschen in den USA ergab, dass das Wohlbefinden im Alter nicht etwa absinkt, sondern etwa ab dem 54. Lebensjahr deutlich ansteigt, wobei besonders die Abnahme von Stress zur Verbesserung der Lebensqualität beiträgt (Stone et al. 2010).

Epidemiologische Daten zeigen auch, dass Angsterkrankungen in den höheren Lebensjahrzehnten **seltener diagnostiziert** werden. Reale Ängste wie die Furcht vor dem Auftreten von Alterskrankheiten müssen von pathologischer Angst abgegrenzt werden. Pathologische Ängste – wie zum Beispiel Tierphobien, die übertriebene Furcht vor engen Räumen oder die Furcht vor Situationen, in denen man im Mittelpunkt steht – entstehen ja nicht allein durch belastende Lebensereignisse wie Arbeitsplatzverlust,

Scheidung oder chronische Erkrankungen. Sie sind zum Teil genetisch und neurobiologisch bedingt. Diese Ängste beziehen sich nicht auf Gefahren, von denen ältere Menschen häufiger betroffen sind als jüngere. Eine Ausnahme bildet dabei die generalisierte Angststörung: Bei dieser Erkrankung haben die Menschen eine übersteigerte Furcht vor realen Gefahren, wie zum Beispiel, dass den Kindern ein Unfall zustoßen oder der Ehemann am Schlaganfall sterben könnte.

Geht man davon aus, dass pathologische Angst zum Teil durch eine überschießende Erregung in Neurotransmittersystemen entsteht, deren Aufgabe die Bewertung von Gefahrensituationen ist, so kann man vermuten, dass diese Systeme – wie auch viele andere Körperfunktionen – mit zunehmendem Alter einem natürlichen „Verschleiß" unterliegen, sodass übersteigerte Reaktionen seltener werden.

Angsterkrankungen – Übersicht zum Krankheitsbild	
12-Monats-Prävalenz	11% der Personen über 65 Jahre
Erkrankungsgipfel	18.–34. Lebensjahr
Besonderheiten bei älteren Menschen	Abnahme der Angsterkrankungen im Alter
Relevante Leitlinien	• Deutsche S3-Leitlinie „Behandlung von Angststörungen" (Bandelow et al. 2021) • Leitlinie zur Behandlung von Angst-, Zwangs- und posttraumatischen Belastungsstörungen der World Federation of Societies for Biological Psychiatry (Bandelow et al. 2023)

MERKE

Gleichwohl sind Ängste im Alter immer noch häufig: 11% aller Menschen über 65 Jahre leiden unter einer Angsterkrankung. Wenn sich ältere Patienten mit Angstsymptomen vorstellen, handelt es sich dabei meist nicht um Neuerkrankungen, sondern um schon lange bestehende, chronische Angststörungen.

22.1.1 Diagnostik

Klinische Diagnostik

Die ➤ Tab. 22.1 enthält eine kurze Beschreibung der wesentlichen Angststörungen nach ICD-10. Im ICD-11 werden sich folgende Änderungen ergeben: Die Diagnosen Panikstörung und Agoraphobie können gleichzeitig vergeben werden; der Zusatz bei Agoraphobie „mit/ohne Panikstörung" fällt somit weg. Die Hypochondrie wird nun unter den Angststörungen geführt. Die „gemischte depressive und Angststörung" wird unter den depressiven Störungen eingeordnet.

Differenzialdiagnostik

Wenn Angstsymptome erst im späteren Alter neu auftreten, muss eingehend geprüft werden, ob sie nicht eher **Begleiterscheinung einer Depression** sind als Zeichen einer eigenständigen Angststörung. Im Rahmen von Depressionen treten Ängste auf, die einer Panikstörung oder einer generalisierten Angststörung ähneln können, aber auch nicht selten Krankheitsängste. Auch innerhalb der Gruppe der Angststörungen gibt es häufig Überschneidungen.

Zum **Ausschluss einer organischen Ursache** der Beschwerden sollten die in ➤ Tab. 22.2 aufgeführten Untersuchungen durchgeführt werden.

Komorbidität

Bei Angststörungen besteht ein erhöhtes Risiko für Komorbidität mit anderen Angststörungen, Depressionen, somatoformen Störungen, Suchterkrankungen und weiteren psychischen Erkrankungen. Obwohl Depressionen und Angststörungen sehr häufig gleichzeitig auftreten, hatten in einer niederländischen Studie die meisten älteren Patienten mit einer Angststörung (74%) keine komorbide Depression (Beekman et al. 2000). Obwohl Ängstlichkeit und Agitiertheit häufige Begleitsymptome einer Demenz sind, sind Angsterkrankungen bei Demenzpatienten nicht häufiger als in der allgemeinen Population älterer Menschen (Chemerinski et al. 1998).

22.1.2 Epidemiologie

Angststörungen sind die **häufigsten psychischen Erkrankungen** (Kessler et al. 2005). Die Lebenszeitprävalenz liegt nach internationalen Studien zwischen 14 und 29% (Kessler et al. 2005; Somers et al. 2006). Für Deutschland wurde für alle Angststörungen eine 12-Monats-Prävalenz von 15,3% der Bevölkerung

22

Tab. 22.1 Kurze Beschreibung der Angststörungen nach ICD-10 und ICD-11

Angststörung		Beschreibung
ICD-10	**ICD-11**	
Generalisierte Angststörung (GAS): F41.1	**Generalisierte Angststörung 6B00**	Die Patienten leiden unter den körperlichen Ausdrucksformen der Angst (Zittern, Herzrasen, Schwindel, Übelkeit, Muskelverspannungen usw.) sowie unter Konzentrationsstörungen, Nervosität, Schlafstörungen und anderen psychischen Symptomen. Im Gegensatz zur Panikstörung treten diese Symptome allerdings nicht gleichzeitig in Form eines Anfalls, sondern in wechselnder Kombination als unterschwelliger Dauerzustand auf. In der Regel können die Patienten nicht angeben, wovor sie eigentlich Angst haben. Die Patienten werden aber auch durch ständige Sorgen gequält, z. B., dass ihnen oder ihren Verwandten Unfälle zustoßen oder sie erkranken könnten.
Panikstörung: F41.0	**Panikstörung 6B01**	Plötzlich auftretende Angstanfälle mit den körperlichen Ausdrucksformen der Angst: • Herzrasen, Herzklopfen oder unregelmäßiger Herzschlag • Schwitzen • Zittern oder innerliches Beben • Gefühl der Atemnot • Gefühl zu ersticken oder Enge im Hals • Schmerzen, Druck oder Enge in der Brust • Übelkeit oder Bauchbeschwerden • Schwindel-, Unsicherheits-, Ohnmachts- oder Benommenheitsgefühle • Hitzewallungen oder Kälteschauer • Taubheits- oder Kribbelgefühle in den Extremitäten oder im Gesicht • Gefühl, dass Dinge unwirklich sind (Derealisation) oder dass man selbst „nicht richtig da" ist (Depersonalisation) • Angst, die Kontrolle zu verlieren oder „wahnsinnig zu werden" • Angst zu sterben Diese Panikattacken treten plötzlich auf und nehmen während ca. 10 Minuten an Stärke zu. Die Panikattacken können aus heiterem Himmel auftreten – in der Mehrzahl der Fälle ist jedoch die Panikstörung mit einer Agoraphobie verbunden.
Agoraphobie: F40.0 **ohne Panikstörung: F40.00** **mit Panikstörung: F40.01**	**Agoraphobie 6B02**	Bei der Agoraphobie mit Panikstörung tritt zu den beschriebenen Panikattacken die Angst vor Orten hinzu, an denen im Falle des Auftretens einer Panikattacke eine Flucht schwer möglich wäre oder peinliches Aufsehen erregen würde. Am häufigsten treten Angstanfälle in Menschenmengen, öffentlichen Verkehrsmitteln oder in engen Räumen (z. B. Fahrstühlen) auf. Angst vor dem Alleinsein ist ebenfalls häufig. Die Anwesenheit von Begleitpersonen reduziert die Angst.
Spezifische (isolierte) Phobie: F40.2	**Spezifische Phobie 6B03**	Hierbei beschränkt sich die Phobie auf einzelne, umschriebene Situationen, die sich meistens auf Gegebenheiten in der Natur beziehen (z. B. Katzenphobie, Blutphobie oder Höhenangst).
Soziale Phobie: F40.1	**Soziale Angststörung 6B05**	Die Patienten haben vor Situationen Angst, in denen sie im Mittelpunkt der Aufmerksamkeit stehen – z. B. haben sie Angst vor dem Sprechen in der Öffentlichkeit, vor Vorgesetzten, Behördengängen, Kontakten mit dem anderen Geschlecht und anderen Situationen. Dabei befürchten sie, sich peinlich oder ungeschickt zu verhalten oder negativ bewertet zu werden.
Angst und depressive Störung, gemischt: F41.2	**Gemischte depressive Störung und Angststörung 6A73**	Gleichzeitiges Bestehen von Angst und Depression, wobei weder das eine noch das andere vorherrscht. Allerdings darf die Störung nicht so stark ausgeprägt sein, dass die Kriterien einer Angststörung oder einer Depression erfüllt werden – in einem solchen Fall sollten beide Diagnosen kodiert werden, z. B. „generalisierte Angststörung und mittelgradige depressive Episode".

Tab. 22.2 Somatische Differenzialdiagnostik bei Verdacht auf Angststörung

Fachbereich	Untersuchung	Ausschluss
Allgemeinmedizinische Untersuchung	Klinische Untersuchung, RR, Puls, EKG mit Rhythmusstreifen (evtl. 24-Std.-EKG und/oder -RR), Belastungs-EKG, Laboruntersuchungen einschließlich Blutbild, Blutzucker, Elektrolyte, Schilddrüsenstatus (TSH), Röntgen-Thorax und ggf. Lungenfunktion	• Angina pectoris, Myokardinfarkt • Synkope • Kardiale Arrhythmien • Lungenerkrankungen • Hyperkaliämie • Hypokalziämie • Hypoglykämie • Insulinom • Hyperthyreose • Karzinoid • Phäochromozytom
Neurologische Untersuchung	Klinische Untersuchung, EEG, Bildgebung, Liquordiagnostik, Doppler, ggf. kranielle Bildgebung (MRT, CCT)	• Epilepsie • Vertebrobasiläre Perfusionsstörung • Chronisch entzündliche ZNS-Erkrankungen • Migräne, Migraine accompagnée
HNO-ärztliche Untersuchung	Elektronystagmografie, Videonystagmografie, kalorischer Reflextest, Vestibularisprüfung, Rotationsprüfung	• Benigner paroxysmaler Lagerungsschwindel • Periphere Vestibularisstörung • Morbus Menière

RR: Blutdruck; EKG: Elektrokardiogramm; EEG: Elektroenzephalogramm; MRT: Magnetresonanztomografie; CCT: kraniale Computertomografie

Tab. 22.3 Zwölf-Monats-Prävalenz der Angststörungen in der Bevölkerung, Studie zur Gesundheit Erwachsener in Deutschland, Robert Koch-Institut (DEGS1-MH; n = 5318) (Jacobi et al. 2014)

	Gesamt (in %)	Altersgruppe			
Angststörung		**18–34**	**35–49**	**50–64**	**65–79**
Unspezifische Angststörung (F40, F41)	15,3	18,0	16,2	15,3	11,0
Panikstörung mit/ohne Agoraphobie	2,0	1,5	2,9	2,5	0,8
Agoraphobie	4,0	4,1	4,1	4,1	3,5
Soziale Phobie	2,7	4,6	3,1	2,1	0,7
Generalisierte Angststörung (GAS)	2,2	3,3	2,0	2,3	1,3
Spezifische Phobie	10,3	12,3	9,5	10,8	8,3

errechnet (Jacobi et al. 2014) (➢ Tab. 22.3). Frauen erkranken deutlich häufiger als Männer an Angststörungen. Wie aus der Tabelle hervorgeht, sind Angsterkrankungen bei 18–34-Jährigen am häufigsten, gefolgt von der Altersgruppe 35–49 Jahre. Nach epidemiologischen Untersuchungen kommt es in der fünften Dekade zu einer deutlichen Abnahme von Angststörungen (Bandelow und Michaelis 2015a). Bei Menschen über 65 Jahre sind die Panikstörung und die soziale Phobie seltener. Patienten mit einer spezifischen Phobie lassen sich selten ärztlich oder psychologisch behandeln. Im klinischen Setting sieht man in der höheren Altersgruppe vorwiegend Patienten mit einer generalisierten Angststörung.

22.1.3 Ursachen

Angsterkrankungen werden durch ein komplexes Zusammenspiel **biologischer und psychosozialer Faktoren** verursacht. Sie entstehen, wenn eine Vulnerabilität im Sinne einer erhöhten Angstbereitschaft besteht und Faktoren wie traumatische Kindheitserfahrungen, Erziehungsstile, Modelllernen, belastende

Lebensereignisse oder Fehlkonditionierungen hinzukommen. Für alle Angststörungen wurden mittel- bis höhergradige Heritabilitäten bestimmt: Panikstörung 48% (Hettema et al. 2001), Agoraphobie 67% (Kendler et al. 1999), generalisierte Angststörung 32–38% (Dellava et al. 2011), soziale Phobie 39–56% (Isomura et al. 2015; Kendler et al. 1999) und spezifische Phobie 25–59% (Kendler et al. 1999; Van Houtem et al. 2013). Obwohl in den letzten Jahrzehnten eine Vielzahl von neurobiologischen Parametern untersucht worden sind, konnten bisher keine eindeutigen Biomarker für Angsterkrankungen identifiziert werden (Bandelow et al. 2016; 2017).

22.1.4 Therapie

Medikamentöse Therapie

Es gibt zahlreiche kontrollierte Studien zur Behandlung von Angststörungen (Bandelow et al. 2015b; 2023). Empfehlungen für die Behandlung von Angststörungen und akuten Angst- und Unruhezuständen bei Patienten über 65 Jahre sind in ➤ Tab. 22.4 aufgeführt.

Nur wenige Studien wurden mit Stichproben älterer Patienten (über 65 Jahre) durchgeführt, und diese sind älteren Datums. In einer *Post-hoc*-Analyse der älteren Patienten aus vier Studien bei Patienten mit einer GAS erwies sich Duloxetin als effektiv (Davidson et al. 2008). In einer *Post-hoc*-Analyse der älteren Patienten aus fünf GAS-Studien war Venlafaxin hinsichtlich der CGI-Response-Rate (*Clinical Global Impression Scale:* Skala zur Beurteilung des klinischen Gesamteindrucks) signifikant wirksamer als Placebo, aber nicht auf allen primären Effizienzmaßen (Katz et al. 2002). In einer kleinen Studie mit älteren Patienten war Citalopram Placebo überlegen (Lenze et al. 2005). Eine Studie ohne ausreichende Teststärke mit älteren Patienten (> 60 Jahre) mit verschiedenen Angststörungen zeigte auf einem Hauptmaß, der Hamilton-Angstskala, einen Unterschied zwischen Sertralin bzw. der KVT und einer Wartelisten-Gruppe, nicht aber auf dem zweiten Hauptmaß, dem Beck-Angst-Inventar. Die Effektstärke für Sertralin war hoch, während der Effekt der KVT gering war (Schuurmans et al. 2006). In einer Studie mit älteren Patienten war Escitalopram Placebo bezüglich der kumulativen Responserate überlegen (Lenze et al. 2009). Eine doppelblinde, placebokontrollierte Studie bewertete Pregabalin bei älteren GAD-Patienten und zeigte eine gute Wirkung und Verträglichkeit (Montgomery et al. 2008). In einer placebokontrollierten Studie bei älteren Patienten war Quetiapin wirksam (Mezhebov-

Tab. 22.4 Empfehlungen für die Behandlung von Angststörungen und akuten Angst- und Unruhezuständen bei Patienten über 65 Jahre

Medikament	Tagesdosis	
Langfristige Behandlung		Empfehlungsgrad*
SSRI/SNRI		
Sertralin	50–150 mg	A
Duloxetin	60–120 mg	A
Venlafaxin	75–225 mg	A
Wenn SSRI oder SNRI nicht ausreichend wirken oder nicht vertragen werden:		
Pregabalin (Kalziummodulator)	150–600 mg	B
Kurzfristige Behandlung akuter Angstzustände		
Melperon	25–200 mg	
Lorazepam (Benzodiazepine nur in Ausnahmefällen)	1–2,5 mg	
Psychotische Angst und Unruhe bei Delir		
Risperidon (näheres: ➤ Kap. 20)	0,5–4 mg	

* nach S3-Leitlinie Angststörungen (diese Empfehlungsgrade beziehen sich nicht speziell auf ältere Patienten
SSRI: Selektive Serotonin-Wiederaufnahmehemmer; SNRI: Selektive Serotonin-Noradrenalin-Wiederaufnahmehemmer

sky et al. 2013). Allerdings ist Quetiapin nicht für die Behandlung von Angststörungen zugelassen.

CAVE

Die Anwendung von Benzodiazepinen wird von den Leitlinien allgemein nicht empfohlen. Unter der Behandlung kann es zu Stürzen und – besonders bei dementen Patienten – zu paradoxen Reaktionen (mit Agitation, aggressivem Verhalten, Angstzuständen, Schlafstörungen u. a.) kommen. Nur in Ausnahmefällen (z. B. schwere kardiale Erkrankungen, Kontraindikationen für Standardmedikamente, Suizidalität u. a.) können Benzodiazepine unter sorgfältiger Risiko-Nutzen-Abwägung zeitlich befristet angewendet werden. Bei einer bestehenden „Niedrigdosisabhängigkeit" von einem Benzodiazepin darf das Medikament nicht abrupt abgesetzt werden.

Sedierung bei akuten Angst- und Unruhezuständen

Zur Sedierung bei akuten Angst- und Unruhezuständen werden häufig **niedrigpotente Antipsychotika** wie Melperon (25–200 mg/Tag) und Pipamperon (120–360 mg/Tag) eingesetzt, da diese Medikamente nur geringe anticholinerge Wirkungen haben. Auch Quetiapin oder der Kalziummodulator Pregabalin (in niedrigen Dosen bis 150 mg) sind geeignet. Hier ist zu beachten, dass es nach Absetzen von Pregabalin in einigen Fällen zu Entzugssymptomen gekommen ist. Nur in Ausnahmefällen sollten Benzodiazepine verwendet werden. Bei älteren Patienten mit Delir, z. B. bei Demenz, kommt es häufig zu agitierten Zuständen. Diese unterscheiden sich grundsätzlich von Angstzuständen, die im Rahmen einer Angsterkrankung oder Depression auftreten. Sie sind oft durch paranoide Vorstellungen oder Personenverkennungen gekennzeichnet. Orientierungsstörungen sind fast immer vorhanden (➤ Kap. 18.1).

22

Spezifische Probleme bei der Behandlung älterer Patienten

Bei der psychopharmakologischen Behandlung von älteren Patienten sind wegen der **häufigen Begleiterkrankungen** und einer oft bestehenden **Komedikation** einige Besonderheiten zu beachten (➤ Tab. 22.5). Nur wenige Studien wurden mit Patienten durchgeführt, bei denen eine somatische Komorbidität bestand. So zeigte sich in einer großen Studie mit 369 depressiven Patienten mit akutem Myokardinfarkt oder instabiler Angina pectoris, dass die Behandlung mit Sertralin sicher ist (Glassman et al. 2002).

Tab. 22.5 Angstmedikamente: Spezifische Probleme bei älteren Patienten

Medikamente	Spezielle Probleme
SSRI, SNRI	• Erhöhtes Risiko für Hyponatriämie bzw. SIADH • QTc-Intervall-Verlängerung bei manchen SSRI und SNRI
Pregabalin	• Dosisanpassung bei eingeschränkter Nierenfunktion erforderlich • Sturzgefahr • Kognitive Beeinträchtigungen • Fälle von Herzinsuffizienz berichtet
TZA	• Erhöhte Empfindlichkeit des cholinergen Systems • Kardiale Probleme, insbesondere Herzrhythmusstörungen • Hypotonie/orthostatische Dysregulation • Verschlechterte Kognition
Opipramol	• Hypotonie/orthostatische Dysregulation • QTc-Intervall-Verlängerung
Antipsychotika	• Erhöhte Empfindlichkeit des extrapyramidalen Systems • Erhöhte Empfindlichkeit des cholinergen Systems • Kardiale Wirkungen, einschließlich QTc-Intervall-Verlängerung bei manchen Antipsychotika • Hypotonie/orthostatische Dysregulation • Verschlechterte Kognition
Antihistaminika	• Hypotonie/orthostatische Dysregulation • Arrhythmien • QTc-Intervall-Verlängerung
Benzodiazepine	• Paradoxe Reaktion • Sturzgefahr • Kognitive Beeinträchtigungen • Verschlechterung einer chronischen Ateminsuffizienz

SSRI: selektive Serotonin-Wiederaufnahmehemmer; SNRI: selektive Serotonin-Noradrenalin-Wiederaufnahmehemmer; TZA: Trizyklische Antidepressiva

➤ Tab. 22.6 enthält Wechselwirkungen mit Benzodiazepinen und Pregabalin.

Tab. 22.6 Wechselwirkungen von Angstmedikamenten

Medikamente	Wechselwirkung mit	Folge
Benzodiazepine	• Arzneimittel, die Substrate der Enzyme CYP3A oder CYP2C19 sind (Cimetidin, Omeprazol, Disulfiram, Ketoconazol, Fluvoxamin, Fluoxetin) • ZNS-dämpfende Medikamente (Sedativa, Hypnotika, Antihistaminika, Pregabalin, Opipramol, Lithiumsalze, Antiepileptika, Anästhetika)	Verstärkte Sedierung
	Muskelrelaxanzien	Sturzgefahr durch Verstärkung der relaxierenden Wirkung
	Theophyllin	Abschwächung der sedierenden Wirkung von Diazepam
	Levodopa	Abschwächung der Wirkung von Levodopa
	Phenytoin	Hemmung des Abbaus, Verstärkung der Wirkung von Phenytoin
Pregabalin	ZNS-dämpfende Medikamente (Sedativa, Hypnotika, Antihistaminika, Opipramol, Lithiumsalze, Antiepileptika, Anästhetika)	Verstärkte Sedierung; verstärkte respiratorische Insuffizienz möglich

Psychotherapie

Während die KVT eine etablierte Behandlungsform bei Angsterkrankungen ist, ist die Evidenz für die KVT bei älteren Menschen mit Angststörungen limitiert.

Bewertung

Zur Panikstörung gibt es nur eine unkontrollierte Studie zur KVT bei älteren Patienten, in der die KVT wirksam war (Swales et al. 1996). Mehrere Studien beschäftigten sich mit KVT bei älteren Menschen (über 65 Jahre) mit GAS. Eine Studie zeigte keine Überlegenheit einer KVT gegenüber einer Wartelistenbedingung (Studie 1 bei Mohlman et al. 2003). Eine Studie zeigte Überlegenheit einer durch Lern- und Gedächtnishilfen ergänzten KVT gegenüber einer Wartelistenbedingung (Studie 2 bei Mohlman et al. 2003). Eine kleine Studie zeigte eine bessere Wirkung der KVT bei älteren Patienten als eine Kontrollgruppe mit minimalem Kontakt (Stanley et al. 2003). Eine Studie zeigte keinen Unterschied zu einer „psychologischen Placebokontrolle" (nondirektive, supportive Psychotherapie) (Stanley et al. 1996). Im Vergleich zu einer „Behandlung wie üblich" zeigte sich in einer größeren Studie kein Unterschied auf dem Hauptmaß Schweregrad der GAS (Stanley et al. 2009), aber auf anderen Skalen. In einer Studie war KVT wirksamer als die Warteliste, aber nicht besser als ein psychologisches Placebo (Wetherell et al. 2003). Hinzu kommt die oben genannte Studie von Schuurmans et al. (2006), die nur einen geringen Unterschied zwischen KVT und einer Wartelistenbedingung zeigte.

Siehe hierzu auch ➢ Kap. 9

Da Studien, die Psychotherapie mit einer Wartelisten-Kontrollbedingung vergleichen, kaum etwas über die spezifischen Psychotherapiewirkungen aussagen (Bandelow et al. 2015b), gibt es zusammenfassend keine ausreichende Evidenz hinsichtlich spezifischer Therapieeffekte einer KVT bei älteren Menschen. Dies bedeutet nicht, dass es den behandelten Patienten nicht besser geht als ohne Behandlung, sondern lediglich, dass ein großer Teil der unzweifelhaften Wirkung eines ärztlichen oder psychologischen Gesprächs auf Zuwendung und Empathie beruht.

Psychotherapien haben nach einer Metaanalyse bei Angststörungen nachhaltige Wirkungen; aber auch Patienten, die nur medikamentös behandelt waren und bei denen Medikamente abgesetzt wurden, blieben nach dem Absetzen lange gebessert (Bandelow et al 2018).

Vergleich psychotherapeutischer und pharmakologischer Behandlungen

Bewertung

Insgesamt zeigte eine große Metaanalyse aller verfügbaren Studien zur Behandlung von Angststörungen, dass medikamentöse Behandlungen höhere Effektstärken haben als Psychotherapie (die in den meisten Studien als KVT durchgeführt wurde) (Bandelow et al. 2015b). Für ältere Patienten existiert nur eine Studie, die ein Medikament und eine KVT verglich, diese oben erwähnte Studie fand für Sertralin einen besseren Effekt als für die KVT (Schuurmans et al. 2006). Für diese Untersuchung liegt eine Follow-up-Studie vor: Auch hier zeigte sich nach einem Jahr eine bessere Wirkung bei denjenigen Patienten, die die Sertralinbehandlung fortführten, als bei denen, die eine KVT erhalten hatten (Schuurmans et al. 2009).

22.1.5 Fazit

Zusammenfassung

Angsterkrankungen treten im Alter seltener auf als im mittleren Lebensalter; gleichwohl sind sie auch im Alter noch sehr häufig. ➤ Tab. 22.4 enthält Vorschläge für die Behandlung von Angststörungen und akuten Angst- und Unruhezuständen bei Patienten über 65 Jahre. Diese basieren nicht nur auf Wirksamkeitsnachweisen in klinischen Studien, sondern berücksichtigen auch die Verträglichkeit der Medikamente unter besonderer Berücksichtigung der speziellen Probleme bei älteren Patienten. Die wenigen Studien zur Behandlung mit einer KVT zeigten zwar kaum spezifische Therapieeffekte; dennoch heißt das nicht, dass auf die unspezifische Wirkung eines ärztlichen Gesprächs verzichtet werden sollte. **Einfühlsame, stützende Gespräche** sind in der Behandlung älterer Menschen mit Ängsten unerlässlich.

LITERATUR

Bandelow B, Michaelis S (2015a). Epidemiology of anxiety disorders in the 21st century. Dialogues Clin Neurosci. 17: 327–335.

Bandelow B, Reitt M, Rover C, Michaelis S, Gorlich Y, Wedekind D (2015b). Efficacy of treatments for anxiety disorders: a meta-analysis. Int Clin Psychopharmacol. 30: 183–92.

Bandelow B, Baldwin D, Abelli M et al. (2016). Biological markers for anxiety disorders, OCD and PTSD – a consensus statement. Part I: Neuroimaging and genetics. World J Biol Psychiatry. 17: 321–65.

Bandelow B, Baldwin D, Abelli M et al. (2017). Biological markers for anxiety disorders, OCD and PTSD: A consensus statement. Part II: Neurochemistry, neurophysiology and neurocognition. World J Biol Psychiatry. 18: 162–214.

Bandelow B, Sagebiel A, Belz M, Gorlich Y, Michaelis S, Wedekind D (2018). Enduring effects of psychological treatments for anxiety disorders: meta-analysis of follow-up studies. Br J Psychiatry. 212: 333–338.

Bandelow B et al. (2021). Deutsche S3-Leitlinie Behandlung von Angststörungen, Version 2. https://register.awmf.org/assets/guidelines/051-028l_S3_Behandlung-von-Angststoerungen_2021-06.pdf (letzter Zugriff: 24.06.2025)

Bandelow B et al. (2023). World Federation of Societies of Biological Psychiatry (WFSBP) guidelines for treatment of anxiety, obsessive-compulsive and posttraumatic stress disorders – Version 3. Part I: Anxiety disorders. World J Biol Psychiatry. 24: 79–117.

Beekman AT, de Beurs E, van Balkom AJ, Deeg DJ, van Dyck R, van Tilburg W (2000). Anxiety and depression in later life: Co-occurrence and communality of risk factors. Am J Psychiatry. 157: 89–95.

Chemerinski E, Petracca G, Manes F, Leiguarda R, Starkstein SE (1998). Prevalence and correlates of anxiety in Alzheimer's disease. Depress Anxiety. 7: 166–70.

Davidson J et al. (2008). Efficacy and tolerability of duloxetine in elderly patients with generalized anxiety disorder: a pooled analysis of four randomized, double-blind, placebo-controlled studies. Hum Psychopharmacol. 23: 519–26.

Dellava JE, Kendler KS, Neale MC (2011). Generalized anxiety disorder and anorexia nervosa: evidence of shared genetic variation. Depress Anxiety. 28: 728–33.

Glassman AH, O'Connor CM, Califf RM et al. (2002). Sertraline treatment of major depression in patients with acute MI or unstable angina. Jama. 288: 701–9.

Hettema JM, Neale MC, Kendler KS (2001). A review and meta-analysis of the genetic epidemiology of anxiety disorders. Am J Psychiatry 158:1568–78.

Isomura K, Boman M, Ruck C, Serlachius E, Larsson H, Lichtenstein P, Mataix-Cols D (2015). Population-based, multi-generational family clustering study of social anxiety disorder and avoidant personality disorder. Psychol Med. 45: 1581–9.

Jacobi F et al. (2014). (Mental disorders in the general population: Study on the health of adults in Germany

and the additional module mental health [DEGS1-MH]). Nervenarzt. 85: 77–87.
Katz IR, Reynolds CF, 3rd, Alexopoulos GS, Hackett D (2002). Venlafaxine ER as a treatment for generalized anxiety disorder in older adults: pooled analysis of five randomized placebo-controlled clinical trials. J Am Geriatr Soc. 50: 18–25.
Kendler KS, Karkowski LM, Prescott CA (1999). Fears and phobias: reliability and heritability. Psychol Med. 29: 539–53.
Lenze EJ et al. (2005). Efficacy and tolerability of citalopram in the treatment of late-life anxiety disorders: results from an 8-week randomized, placebo-controlled trial. Am J Psychiatry. 162: 146–50.
Lenze EJ et al. (2009). Escitalopram for older adults with generalized anxiety disorder: a randomized controlled trial. JAMA. 301: 295–303.
Mezhebovsky I, Magi K, She F, Datto C, Eriksson H (2013). Double-blind, randomized study of extended release quetiapine fumarate (quetiapine XR) monotherapy in older patients with generalized anxiety disorder. Int J Geriatr Psychiatry. 28: 615–25.
Mohlman J, Gorenstein EE, Kleber M, de Jesus M, Gorman JM, Papp LA (2003). Standard and enhanced cognitive-behavior therapy for late-life generalized anxiety disorder: two pilot investigations. Am J Geriatr Psychiatry, 11: 24–32.
Montgomery S, Chatamra K, Pauer L, Whalen E, Baldinetti F (2008). Efficacy and safety of pregabalin in elderly people with generalised anxiety disorder. Br J Psychiatry. 193: 389–94.
Schuurmans J et al. (2006). A randomized, controlled trial of the effectiveness of cognitive-behavioral therapy and sertraline versus a waitlist control group for anxiety disorders in older adults. Am J Geriatr Psychiatry. 14: 255–63.
Schuurmans J, Comijs H, Emmelkamp PM, Weijnen IJ, van den Hout M, van Dyck R (2009). Long-term effectiveness and prediction of treatment outcome in cognitive behavioral therapy and sertraline for late-life anxiety disorders. Int Psychogeriatr. 21: 1148–59.
Somers JM, Goldner EM, Waraich P, Hsu L (2006). Prevalence and incidence studies of anxiety disorders: a systematic review of the literature. Can J Psychiatry. 51: 100–13.
Stanley MA, Beck JG, Glassco JD (1996). Treatment of generalized anxiety in older adults: A preliminary comparison of cognitive-behavioral and supportive approaches. Behavior Therapy. 27: 565–581.
Stanley MA et al. (2003). Cognitive-behavioral treatment of late-life generalized anxiety disorder. J Consult Clin Psychol. 71: 309–19.
Stanley MA et al. (2009). Cognitive behavior therapy for generalized anxiety disorder among older adults in primary care: a randomized clinical trial. Jama. 301: 1460–7.
Stone AA, Schwartz JE, Broderick JE, Deaton A (2010). A snapshot of the age distribution of psychological well-being in the United States. Proc Natl Acad Sci USA. 107: 9985–90.
Swales PJ, Solfvin JF, Sheikh JI (1996). Cognitive-behavioral therapy in older panic disorder patients. American Journal of Geriatric Psychiatry. 4: 46–60.
Van Houtem CM, Laine ML, Boomsma DI, Ligthart L, van Wijk AJ, De Jongh A (2013). A review and meta-analysis of the heritability of specific phobia subtypes and corresponding fears. J Anxiety Disord. 27: 379–88.
Wetherell JL, Gatz M, Craske MG (2003). Treatment of generalized anxiety disorder in older adults. Journal of Consulting and Clinical Psychology. 71: 31–40.

22.2 Sturzangst

Klaus Pfeiffer, Eric Lenouvel

22.2.1 Hintergrund

Sturzangst bzw. die Furcht vor Stürzen *(Fear of Falling)* wurde im Jahr 1993 erstmalig als „anhaltende Sorge vor einem Sturz“ definiert, die „dazu führt, dass Menschen Aktivitäten vermeiden, die sie noch physisch ausführen können“ (Tinetti 1993).

Fast jede zweite über 60-jährige Person hat Angst davor, das Gleichgewicht zu verlieren oder zu stürzen. Sturzangst wird häufig zusammen mit einem zunehmenden Gefühl von Verletzlichkeit erlebt, begleitet von Sorgen, die eigene Unabhängigkeit zu verlieren, sich in der Öffentlichkeit zu blamieren oder anderen zur Last zu fallen. Menschen mit Sturzangst neigen zu kognitiven Verzerrungen (z. B. katastrophisierendem Denken), die dazu führen, dass die Wahrscheinlichkeit und Schwere von sturzbedingten Folgen überschätzt werden. Hieraus folgen oft eine ständige Risikobewertung und übermäßige Vermeidung von körperlichen Aktivitäten (Turen et al. 2025).

MERKE

Wenngleich Sturzangst keine eigenständige ICD-11-Diagnose darstellt, kann sie dennoch eine große Bedeutung im Leben und der Behandlung älterer Patienten haben.

Zu den Risikofaktoren für Sturzangst zählen soziodemografische Faktoren (weiblich, höheres Alter, frühere Stürze, geringe Bildung, alleinlebend), eingeschränkte körperliche Funktionen (z. B. schlechte Balance, eingeschränkte Alltagsaktivitäten, Gebrauch einer Gehhilfe, Gebrechlichkeit), chronische Erkrankungen (z. B. Diabetes, hoher BMI, Visusminderung, Schmerz, Schwerhörigkeit, Schwindel, ≥ 4 Medikamentengruppen) und psychische Faktoren (Depression, Angst) (Xiong et al. 2024).

22.2.2 Erklärungsmodelle

Da sich mit zunehmender Gebrechlichkeit *(Frailty)* bei älteren Menschen das Sturzrisiko erhöht, sollten Sturzängste nicht generell als pathologisch betrachtet werden. Mindestens ein Drittel aller Personen über 65 Jahre stürzt einmal pro Jahr, die Hälfte davon sogar mehrfach. Knapp ein Drittel der Gestürzten benötigt ärztliche Hilfe oder ist durch den Sturz zumindest kurzfristig körperlich eingeschränkt (Stevens et al. 2008). Aus diesem Grund kann bei Menschen mit hohem Sturzrisiko ein realistisches Maß an Bedenken zu stürzen durchaus protektiv sein. Wird dagegen das eigene Sturzrisiko überschätzt, kann dies zur Folge haben, dass die Kontrolle der Sturzangst zu unangemessener Vermeidung von Aktivitäten und einem übertriebenen Sicherheitsverhalten führt (z. B. übermäßig vorsichtiges Gehen). In einem Teufelskreis, in welchem die körperliche Leistungsfähigkeit und Gangsicherheit weiter abnehmen, nehmen Sturzrisiko und Sturzangst weiter zu. Darüber hinaus geht eine abnehmende körperliche Aktivität meist auch mit einer Reduktion positiver Erlebnisse und damit des psychischen Wohlbefindens einher.

In einer bevölkerungsbasierten Erhebung in Australien (Delbaere et al. 2010a) schätzten rund zwei Drittel der Befragten ihr Sturzrisiko weitgehend adäquat ein. Bei knapp einem Drittel der Personen entsprach das subjektiv wahrgenommene nicht dem individuellen physiologischen Sturzrisiko. Das Sturzrisiko wurde von 11 % der Befragten überschätzt und von 20 % unterschätzt. Das individuelle Sturzrisiko sollte bei der Bewertung von Sturzängsten deshalb immer berücksichtigt werden.

Zentrale kognitive Modelle in diesem Zusammenhang sind:

- Das **Modell zur Wahrgenommenen Kontrolle von Stürzen** (Ellmers et al. 2023a) geht davon aus, dass Reaktionen zur Gleichgewichtskontrolle im Alltag in der Regel unbewusst und ohne Gefühle von Angst und Furcht erfolgen. Triggert eine Situation und deren Bewertung jedoch das persönliche **Angstschema,** kommt es zu einer emotionalen Angstreaktion. Ausgeprägte Sorgen vor einem Sturz und dessen Folgen sowie eine erhöhte Alarmbereitschaft **(Hypervigilanz)** tragen zur Entstehung solcher Angstreaktionen wesentlich bei. Abhängig von der wahrgenommenen Kontrolle in der angstauslösenden Situation folgen entweder (gezielte willentliche) Verhaltensanpassungen oder aber eine Panikreaktion, die entsprechende Ängste, Sorgen und Vermeidungsreaktionen weiter befeuert und das Sturzrisiko erhöht.
- Das **Trauma-Modell** von Adamczewska und Nyman (2018) greift die Tatsache auf, dass sich viele ältere Menschen nach einem Sturz sturzängstlicher fühlen als zuvor. Für die Betroffenen kann ein Sturz eine traumatische Erfahrung sein, welche posttraumatische Symptome zur Folge haben kann, die denen einer Traumafolgestörung gleichen (z. B. Ängste, Verlust des Selbstvertrauens und Vermeidung von Aktivitäten und Situationen). Ängste in diesem Kontext können wiederum bewirken, dass sich eine zunächst protektive Sturzangst zu einer maladaptiven Sturzangst entwickelt. Inwieweit solche Auswirkungen abgemildert werden können, hängt in starkem Maße von der sturzbezogenen Selbstwirksamkeit ab, also der wahrgenommenen Fähigkeit einer Person, körperliche Aktivitäten auszuführen, ohne zu stürzen.

22.2.3 Anamnese und Assessments

In Zusammenhang mit Stürzen gibt es eine Vielzahl unterschiedlicher, aber verwandter psychologischer Konstrukte, die sich auf Bedenken, Ängste, Vermeidungsverhalten und Selbstwirksamkeit beziehen. Wenngleich die Übersetzung von *Fear of Falling* eigentlich Furcht vor einem Sturz heißen müsste, ist in der klinischen Praxis im deutschen Sprachraum der Begriff **Sturzangst** dennoch am gebräuchlichsten. In den World Falls Guidelines (Ellmers et al. 2023b) wird empfohlen, die weniger intensive und emotionale Formulierung **Bedenken zu stürzen** im Gespräch mit älteren Personen zu verwenden.

MERKE

Unabhängig davon, ob die Bedenken zu stürzen adaptiv oder maladaptiv sind, erfordern ausgeprägte Sturzbedenken eine Behandlung. Hierfür ist es wichtig, dass mögliche Bedenken vor einem Sturz bei allen älteren Patienten erfragt werden, unabhängig davon, ob diese gestürzt oder in ihrer Gehfähigkeit eingeschränkt sind.

Mögliche Einstiegsfragen hierfür sind zum Beispiel:

- Haben Sie manchmal Bedenken hinzufallen? Bei Personen, die bereits gestürzt sind: Wie stark sind Ihre Bedenken, dass Sie in den kommenden 12 Monaten nochmals stürzen könnten?)
- Vermeiden Sie körperliche Aktivitäten auf Grund Ihrer Bedenken zu stürzen? Wenn ja, welche?

Neben diesen Einzelfragen bietet die Verwendung eines validierten Fragebogens einen differenzierteren ersten Überblick sowie die Möglichkeit einer Verlaufskontrolle (➤ Box 22.1).

BOX 22.1

Assessments

Bedenken zu stürzen

Falls Efficacy Scale International (FES-I) (Lang-/Kurzversion: 16 bzw. 7 Fragen), deutschsprachige Versionen siehe https://sites.manchester.ac.uk/fes-i/.
Konstrukt: subjektive Einschätzung der eigenen Sturzbedenken hinsichtlich verschiedener Aktivitäten
Schwellenwerte: Werte > 23 (Langversion) bzw. > 10 (Kurzversion) deuten auf starke Bedenken zu stürzen hin (Delbaere et al. 2010b).
Anwendung: Die Kurzversion enthält keine Fragen zu besonders herausfordernden Aktivitäten (z. B. „auf einer rutschigen Oberfläche gehen") und ist deshalb bei Personen mit eingeschränkter Mobilität der Langversion vorzuziehen.
Einschränkungen: Befragte Personen sollten keine oder höchstens leichte kognitive Einschränkungen haben. Von stark mobilitätseingeschränkten oder erst teilmobilisierten Patienten können einzelne Fragen in beiden Versionen des FES-I (z. B. eine Treppe hinauf- oder hinuntergehen) oft nur hypothetisch oder gar nicht beantwortet werden. Auch scheint der Fragebogen in dieser Zielgruppe stärker mit funktionellen als mit psychologischen Parametern assoziiert zu sein (Visschedijk et al. 2015).

Kontrollüberzeugung bezüglich Stürzen

Updated Perceived Control over Falling Scale (UP-COF) (4 Fragen) (Ellmers et al. 2023a). Engl. Version ebd.
Konstrukt: subjektive Wahrnehmung einer Person, Situationen zu kontrollieren, die sein Gleichgewicht bedrohen oder herausfordern. Die Kontrollüberzeugungen beziehen sich auf die Verhaltenskontrolle (z. B. das Verhindern eines Sturzes) als auch die emotionale Regulation (z. B. den Umgang mit Angstreaktionen).
Schwellenwert: Werte < 14 stehen für eine als gering wahrgenommene Kontrolle.

Bei sturzängstlichen Patienten sollte eine ausführlichere Anamnese erfolgen, die folgende Punkte berücksichtigt:

- Symptomgeschichte (Situationen und Aktivitäten, bei denen Sturzangst empfunden wird, Vermeidungsverhalten, Konsequenzen der Sturzangst für den Alltag). Bei Patienten mit Stürzen in der Vorgeschichte sollten zusätzlich Informationen über die Umstände des Sturzes und dessen Folgen inklusive möglicher posttraumatischer Symptome erfragt werden.
- Untersuchung körperlicher Schmerzen und deren mögliche Rolle beim Sturz oder der Vermeidung von körperlichen Aktivitäten.
- Abklärung, inwieweit Sturzängste Teil einer umfassenderen Angstsymptomatik sind (z. B. generalisierte Angststörung) oder in Zusammenhang mit einer anderen psychischen Störung stehen (z. B. Depression).
- Bewertung der Risikofaktoren für zukünftige Stürze und sturzbedingte Verletzungen wie Kraft, Balance, Osteoporose, Medikamente (z. B. Selektive Serotonin-Wiederaufnahmehemmer, Gambaro et al. 2022), Schwindel, Kognition, soziale Faktoren (z. B. überprotektives Verhalten von Angehörigen) oder auch Umgebungsfaktoren (z. B. Sturzfallen), um Ängste vor Stürzen und Sturzfolgen besser einordnen zu können. Diese Einschätzung erfolgt am besten zusammen mit einem Geriater mit Hilfe eines umfänglicheren Assessments (Montero-Odasso et al. 2022).

Bei Personen, die vor dem Hintergrund ihrer funktionellen Kapazität eine übermäßige Furcht vor Stürzen oder posttraumatische Symptome nach einem Sturz zeigen, ist eine verhaltenstherapeutische Intervention sinnvoll. Bei Personen, die aufgrund ihrer körperlichen Einschränkungen objektiv ein höheres Sturzrisiko haben (*Frail, Pre-Frail*) (Lenouvel et al. 2021), sollte in jedem Fall eine Intervention zur Verbesserung von Kraft, Balance und Gehfähigkeit sowie zur Sturzprävention angeboten werden (Montero-

Odasso et al. 2022). Personen, die ihr Sturzrisiko unterschätzen (*Non-Frail, Pre-Frail*), sollten dagegen ein spezifisches Programm zur Sturzprävention mit einem intensiven Gleichgewichtstraining als Schwerpunkt erhalten (Delbaere et al. 2010a).

Fallbeispiele

Fallbeispiel 1: Trotz Gehfähigkeit weigert sich Frau S., mit dem Rollator zum Speisesaal der geriatrischen Rehabilitation zu gehen, da sie befürchtet, sie könne plötzlich große Sturzangst bekommen und Gefahr laufen hinzufallen. Sie benutze deshalb lieber den Rollstuhl, da die Krankenpfleger sich weigern würden, sie auf die gewünschte Weise zu begleiten. Bereits vor ihrem Klinikaufenthalt wurde sie selbst bei kleinsten Strecken in der Wohnung immer von ihrem Mann begleitet.

Interventionsschwerpunkte:
- Psychoedukation
- Training von Kraft und Balance (zusätzlich Selbsttraining)
- Graduelle Verringerung der Begleitung bei einfachen Gehstrecken inklusive des Einübens von Gehpausen
- Üben von Treppensteigen in Begleitung
- Unterscheidung von Aktivitäten, die mit bzw. ohne Begleitung durchgeführt werden können (Aktivitätsplanung)
- Einbezug des Ehemanns

Fallbeispiel 2: Frau K. (85 Jahre) lebt mit ihrer Cousine im betreuten Wohnen. Nachdem diese bei einem Sturz eine Hüftfraktur erleidet, verschlechtern sich deren Kognition und Mobilität so sehr, dass sie in ein Pflegeheim umziehen muss, wo sie vier Monate später verstirbt. Aus Angst, selbst zu stürzen, verlässt Frau K. daraufhin ihre Wohnung nur noch in Begleitung und vermeidet eigene Aktivitäten. Nach einem positiven Sturzangst-Assessment nimmt sie an der AGES-Gruppenintervention teil (➤ Box 22.2).

Interventionsschwerpunkte:
- Teilnahme an der AGES-Gruppenintervention und selbständiges Training außerhalb der Gruppensitzungen
- Identifikation von sturzangstauslösenden Situationen und Verhaltenszielen in interdisziplinärer Zusammenarbeit
- Besprechung der Sturzängste und Entwicklung von Strategien zum Umgang mit den Ängsten
- Regelmäßige Sturzangst-Verlaufsmessungen zur Remissionskontrolle nach Interventionsende

Sechs Monate nach Interventionsende fühlt sich Frau K. weiterhin sicher beim Gehen und weniger sturzängstlich. Sie findet, dass die Intervention ihr geholfen hat, Worte für ihre Gefühle zu finden, ihre körperliche Kraft zu stärken und aktiv zu bleiben.

22.2.4 Interventionen

Trainingsinterventionen, kognitive Verhaltenstherapie (CBT) und Kombinationen unterschiedlicher Interventionskomponenten sind die gängigen therapeutischen Ansätze zur Behandlung von Sturzangst.

Trainingsinterventionen haben zum Ziel, Kraft, Balance, Funktion und Ausdauer zu verbessern oder zu erhalten. Hierdurch soll die Gangsicherheit verbessert und die Sturzrate gesenkt werden. Hiermit wird auch ein positiver Effekt auf die sturzbezogene Selbstwirksamkeit, die Stimmung und dadurch auch die Sturzangst angestrebt (Kumar et al. 2016). Mit Ausnahme von Perturbationstrainings sollten Trainingsinterventionen 3-mal pro Woche über mindestens 3 Monate oder auch dauerhaft durchgeführt werden (Schöne et al. 2023). Bei körperlich nicht eingeschränkten älteren Menschen *(Non-Frail)* können gegebenenfalls zusätzlich Sturz-, Abfang-, Abrolltechniken sowie (reaktives) Stepping geübt werden (Schöne et al. 2023), um einen Sturz besser abfangen oder möglichst unbeschadet auf dem Boden aufkommen zu können. Vor dem Hintergrund, dass viele Menschen im höheren Alter nicht mehr oder nur unter großen Schwierigkeiten wieder selbst vom Boden aufstehen können, ist (sofern keine körperlichen Kontraindikationen vorliegen) ein gezieltes Üben des Aufstehens vom Boden mit der Backward-Chaining-Methode (Reece und Simpson 1996) sinnvoll.

Sturzangstinterventionen, die auf Methoden der **kognitiven Verhaltenstherapie (KVT)** beruhen, zielen darauf ab, dysfunktionale Gedanken und Verhaltensweisen in Bezug auf Stürze zu verändern. Edukation und kognitive Umstrukturierung sollen den Behandelten dabei helfen, eine angemessene Einschätzung des eigenen Sturz- und Verletzungsrisikos zu entwickeln. Zum Abbau von Vermeidungsverhalten und der Steigerung körperlicher Aktivität, aber auch der Verringerung des Sturzrisikos (z. B. Beseitigen von Sturzfallen) sollten realistische Ziele gesetzt werden. In diesem Zusammenhang sollten auch mögliche Schamgefühle und soziale Ängste wie zum Beispiel beim Bitten um Hilfe oder bezüglich der Nutzung von Hilfsmitteln in der Öffentlichkeit adressiert werden. Gleiches gilt für die Besprechung von Handlungsmöglichkeiten für den Fall, dass ein selbstständiges Aufstehen nach einem Sturz nicht mehr möglich ist (z. B. laut um Hilfe rufen, Klopfzeichen geben, Lagerung, warm zudecken, Hausnotruf). Liegen nach einem schwerwiegenden Sturzereignis bzw. sturzbedingten Verletzungen (z. B. Fraktur, Bewusstlosigkeit, tagelanges Liegen in der Wohnung und auf Hilfe warten) zusätzlich posttraumatische Symptome vor, sollten diese gleichfalls adressiert werden (z. B. durch wiederholte begleitete Traumexposition in sensu oder in vivo). Hierbei ist zu beachten, dass der Patient auf die Expositionsübungen gut vorbereitet wird, ausreichend belastbar ist und Sinn und Zweck des Vorgehens versteht.

Multikomponenten-Interventionen zur Sturzangst kombinieren KVT-Elemente mit Trainingsinterventionen. Eine der ersten Interventionen dieser Art war das „*A Matter of Balance*"-Programm in den USA (Tennstedt, Howland und Lachman 1998), auf dem verschiedene deutschsprachige Interventionen aufbauen (➤ Box 22.2).

Bisherige Interventionsstudien deuten darauf hin, dass KVT mit oder ohne körperliche Trainingskomponenten die Sturzangst bei älteren Menschen ohne gravierende Alltagseinschränkungen verringern kann. Möglicherweise bewirken solche Interventionen auch, dass körperliche Aktivitäten seltener vermieden und depressive Symptome reduziert werden. Unklar bleibt dagegen, ob die Häufigkeit von Stürzen durch solche Interventionen abnimmt (Lenouvel et al. 2023). Während gezielte reine Trainingsinterventionen die Anzahl von Stürzen verringern können, ist deren Wirksamkeit bezüglich Sturzangst bislang unklar (Kumar et al. 2016).

BOX 22.2

Strukturierte Multikomponenten-Programme für verschiedene Settings

Prevent Falls (Freiberger et al. 2013)
- Zielgruppe: zuhause lebende Personen mit erhöhtem Sturzrisiko oder Sturzangst
- Setting: Gruppe (ambulant)
- Dauer: 16 × 1 Stunde über 16 Wochen
- Anleitung: Physiotherapeuten, Sportwissenschaftler

Schritt-für-Schritt (Pfeiffer et al. 2020).
- Zielgruppe: Patienten in der stationären Rehabilitation mit Sturzangst oder belastenden Erinnerungen an den Sturz
- Setting: Einzel (stationär, poststationär)
- Dauer: 8 × 30–60 Min, poststationär: 3 Anrufe, 1 Hausbesuch
- Anleitung: Physiotherapeuten, Sportwissenschaftler, Supervision durch Psychologen

Aktiv gegen Sturzangst (AGES) (Lenouvel, Alpiger und Peyneshki, 2021)
- Zielgruppe: Menschen mit Pflegebedarf und Sturzangst
- Setting: Gruppe (Senioren- und Pflegeheim, ambulant)
- Dauer: 8 × 60 Minuten über 8 Wochen

Anleitung: Fachkräfte aus Gesundheitsberufen

LITERATUR

Adamczewska N, Nyman SR (2018). A New Approach to Fear of Falls From Connections With the Posttraumatic Stress Disorder Literature. Gerontol Geriatr Med. 4: 2333721418796238.

Delbaere K, Close JCT, Brodaty H, Sachdev P, Lord SR (2010a). Determinants of disparities between perceived and physiological risk of falling among elderly people: cohort study. BMJ. 341: c4165.

Delbaere K, Close JCT, Mikolaizak, AS, Sachdev PS, Brodaty H, Lord SR (2010b). The Falls Efficacy Scale International (FES-I). A comprehensive longitudinal validation study. Age Ageing. 39: 210–216.

Ellmers TJ, Wilson MR, Kal EC, Young WR (2023a). The perceived control model of falling: developing a unified framework to understand and assess maladaptive fear of falling. Age Ageing. 52(7): afad093.

Ellmers TJ et al. (2023b). Why should clinical practitioners ask about their patients' concerns about falling? Age Ageing. 52(4): afad057.

Freiberger E (2013) et al. Effects of a complex intervention on fall risk in the general practitioner setting: a cluster randomized controlled trial. Clin Interv Aging. 8: 1079–1088.

Gambaro E, Gramaglia C, Azzolina D, Campani D, Molin AD, Zeppegno P (2022). The complex associations between

late life depression, fear of falling and risk of falls. A systematic review and meta-analysis. Ageing Res Rev. 73: 101532.
Kumar A et al. (2016). Exercise for reducing fear of falling in older people living in the community: Cochrane systematic review and meta-analysis. Age Ageing. 45: 345–352.
Lenouvel E, Alpiger P, Peyneshki I (2023). Aktiv gegen Sturzangst (AGES): Erfahrungsbericht zum Pilotprojekt (2021–2023). Projektbericht zu einem Förderprojekt (ID 849) der Age-Stiftung. www.age-stiftung.ch/fileadmin/user_upload/Projekte/2021/029/2023_Age_2021_029_849.pdf (letzter Zugriff: 24.06.2025).
Lenouvel E, Novak L, Biedermann A, Kressig RW, Klöppel S (2021). Preventive treatment options for fear of falling within the Swiss healthcare system: A position paper. Z Gerontol Geriatr. 55(7): 597–602.
Lenouvel E et al. (2023). Cognitive behavioural therapy (CBT) with and without exercise to reduce fear of falling in older people living in the community. Cochrane Database Syst Rev. 11(11): CD014666.
Montero-Odasso M et al. (2022). World guidelines for falls prevention and management for older adults: a global initiative. Age and Ageing. 51: afac205.
Pfeiffer K et al. (2020). Effects of an intervention to reduce fear of falling and increase physical activity during hip and pelvic fracture rehabilitation. Age Ageing. 49(5): 771–778.
Reece AC, Simpson JM (1996). Preparing Older People to Cope after a Fall. Physiotherapy. 82: 227–235.
Schoene D et al. (2023). Empfehlungen für ein körperliches Training zur Sturzprävention bei älteren, selbständig lebenden Menschen. Osteologie. 32: 183–195.
Stevens JA, Mack KA, Paulozzi LJ, Ballesteros MF (2008). Self-reported falls and fall-related injuries among persons aged > or =65 years – United States, 2006. J. Safety Res. 39: 345–349.
Tennstedt S, Howland J, Lachman M, Peterson E, Kasten L, Jette A (1998). A randomized, controlled trial of a group intervention to reduce fear of falling and associated activity restriction in older adults. J Gerontol B Psychol Sci Soc Sci. 53: 384–392.
Tinetti ME, Richman D, Powell L (1990). Falls efficacy as a measure of fear of falling. J Gerontol. 45: 239–243.
Turen S, Ozçalık CK, Yildiz G, Tekir Mİ (2025). Fall risk and avoidance behavior due to fear of falling in elderly nursing home residents. European Journal of Clinical and Experimental Medicine. 23(1): 76–82.
Visschedijk JHM., Terwee CB, Caljouw MAA, Spruit-van Eijk M, van Balen R, Achterberg WP (2015). Reliability and validity of the Falls Efficacy Scale-International after hip fracture in patients aged ≥ 65 years. Disabil Rehabil. 37: 2225–2232.
Xiong W, Wang D, Ren W, Liu X, Wen R, Luo Y (2024). The global prevalence of and risk factors for fear of falling among older adults: a systematic review and meta-analysis. BMC Geriatr. 24(1): 321.

22.3 Traumafolgestörungen mit verzögertem Beginn

Sefik Tagay

22.3.1 Einleitung

Im Jahr 1980 wurde die Posttraumatische Belastungsstörung (*Posttraumatic Stress Disorder*, PTSD) erstmals als eigenständiges Störungsbild in das **DSM-III** aufgenommen (APA 1980). Die WHO hingegen führte die Diagnose erstmals 1993 neu in die **ICD-10** ein (WHO 1993). Unter den Traumafolgestörungen ist die PTSD klinisch und wissenschaftlich am besten untersucht (Tagay et al. 2016). In der ICD-11, die seit 2022 international in Kraft ist, wird die PTSD zusammen mit anderen Traumafolgestörungen wie der komplexen PTSD, der Anpassungsstörung und der anhaltenden Trauerstörung in die neu gebildete Gruppe der „Belastungsbezogenen Störungen" aufgenommen (WHO 2023). Körperliche und sexuelle Übergriffe, Kriegstraumata, Folter, schwere Unfälle und andere natürliche oder vom Menschen verursachte Katastrophen können zum Auslöser der PTSD werden.

MERKE

Die PTSD umfasst nach ICD-11 eine Symptomtrias (WHO 2023). Die erste Symptomgruppe der PTSD beinhaltet das Wiedererleben von intensiven, aufdringlichen Erinnerungen oder Flashbacks. Die zweite Symptomgruppe betrifft die Vermeidung von Erinnerungen sowie von Aktivitäten, Situationen oder Personen, die mit dem traumatischen Ereignis assoziiert sind. Die dritte Symptomgruppe beschreibt die anhaltende Wahrnehmung einer erhöhten gegenwärtigen Bedrohung.

Das Erscheinungsbild der PTSD zeigt sich bei älteren Menschen jedoch selten in der reinen Form, vielmehr liegt oftmals eine hohe somatische und psychische **Komorbidität, v. a. mit Depressionen und Herzerkrankungen,** bei den Betroffenen vor. Typische Anzeichen einer chronisch manifesten PTSD sind Konzentrations- und Gedächtnisschwierigkeiten, massive Schlafstörungen sowie Albträume und das Gefühl ständiger Angst und Bedrohung. Hinzu kommen Gefühle permanenter Nervosität und innerer Unruhe und eine erhöhte Schreckhaftigkeit. Spezielle Aktivitäten und Situationen, die an die traumatische Situation erinnern, werden häufig vermieden. Des Weiteren kommt es zu einer Vielzahl von somatoformen Beschwerden, wie Kopfschmerzen, Übelkeit oder Herzrasen.

Misstrauen gegenüber anderen Menschen oder Konflikte können ebenfalls Symptome einer Traumatisierung sein. Mitunter zeigen Betroffene auch antisoziales Verhalten, Aggressivität oder Impulsivität. Traumatisierte Menschen berichten häufig von lebhaften Erinnerungen an das traumatische Ereignis, die in Form von Bildern oder filmartigen Sequenzen spontan auftreten und durch bestimmte Reize ausgelöst werden. Oft entsteht dabei das Gefühl, das Ereignis nochmals zu durchleben. Gleichzeitig fühlen sich die betroffenen Personen trotz der intensiven Bilder und Erinnerungen in vielen Fällen emotional betäubt (Tagay et al. 2016).

Bislang fehlen wissenschaftliche Belege darüber, ob sich die PTSD bei Älteren anders manifestiert als bei Jüngeren bzw. ob traumatische Ereignisse unterschiedlich verarbeitet werden (Kuwert und Knaevelsrud 2013). Geriatrische Patienten sind häufig durch **Multimorbidität** gekennzeichnet. Die psychischen Beschwerden werden vielfach von neuropsychiatrischen Veränderungen im Alter überlagert (Kopf und Hewer 2014).

So ist die PTSD mit einem signifikant erhöhten Risiko für Demenzerkrankungen verbunden (Jakel 2018; Mawanda et al. 2017). Darüber hinaus wurde bei älteren Patienten mit PTSD ein erhöhtes Risiko für Bluthochdruck, Angina pectoris, Myokardinfarkte, Herzkrankheiten im Allgemeinen, gastrointestinale Erkrankungen, Gastritis, Arthrose und Diabetes mellitus Typ 2 gefunden. Auch gibt es Hinweise auf ein verfrühtes oder beschleunigtes Altern (verkürzte Telomere, erhöhte Marker von oxidativem Stress, erhöhte Inzidenz von altersassoziierten Krankheiten und Mortalität) in dieser Gruppe (Jakel 2018).

MERKE

Bei älteren Menschen können die typischen Symptome einer PTSD wie ungewollte Erinnerungen an das Ereignis, Vermeidungsverhalten, Übererregung und körperliche Beschwerden von altersbedingten Beeinträchtigungen wie Vergesslichkeit, Schmerzen oder Schlafstörungen überlagert sein.

Untersuchungen bei älteren Menschen zeigen, dass eine PTSD unterschiedliche **Verläufe** nehmen kann (Cook und O'Donnell 2005). Viele ältere Menschen haben nach den traumatischen **Erfahrungen im Krieg und in der Nachkriegszeit** zunächst keine PTSD entwickelt. Über lange Zeit haben sie unberührt davon gelebt (Radebold 2000). Im Alter können die traumatischen Erfahrungen jedoch eine bedeutsame Aktualität bekommen. Die Symptome einer PTSD können innerhalb einiger Tage, aber auch erst nach Monaten oder nach mehreren Dekaden auftreten. Eine verzögerte PTSD (engl. *Delayed-Onset PTSD* [DO-PTSD] gemäß DSM-5; APA 2013) wurde in zahlreichen Studien, vor allem an Kriegsüberlebenden bzw. Personen mit Kampferfahrung, nachgewiesen (u. a. Goodwin et al. 2012; Sorensen et al. 2016). Nach DSM-5 (APA 2013) kann eine PTSD mit verzögertem Beginn als Diagnose gestellt werden, wenn das **Traumaereignis mindestens 6 Monate** zurückliegt. Die ICD-10 (WHO 1993) sowie die neu entwickelte ICD-11 dagegen differenzieren nicht nach dem Beginn der Störung.

Wenn sich unmittelbar infolge des Traumas keine PTSD entwickelt hat, kann diese gerade bei der **Kriegskindergeneration** noch nach langer Latenzzeit erstmals auftreten, was durch eine Kumulation von verschiedenen Belastungen, Verlusterfahrungen und Entwicklungskrisen im höheren Lebensalter begünstigt wird. Ausbombung und Vertreibung zeigen bei denjenigen, die den Zweiten Weltkrieg miterlebt haben, massive Auswirkungen auf die Lebenszufriedenheit sowie auf die Anzahl der Panikattacken und die psychosoziale Funktionsfähigkeit (Brähler et al. 2004). In einer aktuellen Studie (Maytles et al. 2025) wurden Holocaust-Überlebende untersucht, wie sie auf den Terroranschlag vom 7. Oktober 2023 reagierten. An ihr nahmen 118 ältere Israelis teil, die in drei Gruppen eingeteilt wurden: Holocaust-Überlebende mit starken PTSD-Symptomen, solche mit schwachen PTSD-Symptomen sowie eine Vergleichsgruppe, die hinsichtlich relevanter Hintergrundvariablen abgeglichen wurde. Die Ergebnisse zeigen, dass Überlebende mit starken PTSD-Symptomen infolge des Holocausts nach dem Angriff verstärkt unter Angstzuständen, Depressionen und PTSD-Symptomen litten. Diese Belastungen waren ausgeprägter als bei Überlebenden mit schwachen PTSD-Symptomen und der Vergleichsgruppe, die nicht direkt dem Holocaust ausgesetzt war. Es zeigten sich jedoch keine Gruppenunterschiede hinsichtlich Aktivitätsengagement, Hoffnung und der wahrgenommenen Belastbarkeit der Gemeinschaft. Die Ergebnisse verdeutlichen, dass schwer traumatisierte Holocaust-Überlebende nach einem weiteren Massentrauma besonders belastet sind, aber zugleich auch eine bemerkenswerte Widerstandsfähigkeit zeigen.

MERKE
Personen, die in unmittelbarer Folge eines Traumas keine oder nur wenige Symptome aufweisen, können noch nach Jahrzehnten das Vollbild einer PTSD ausbilden.

22.3.2 Epidemiologie

In zwei deutschen Repräsentativerhebungen wurde die Ein-Monats-Prävalenz der PTSD bei älteren Menschen untersucht. Unter Verwendung eines Screeninginstruments nach DSM-IV betrug sie **3,4 % unter allen Teilnehmern ab 60 Jahren (Maercker et al. 2008).** Zehn Jahre später wurde mittels einer ähnlichen Methode eine Prävalenz nach ICD-11 von 1,1 % für PTSD und von 0,2 % für die komplexe PTSD in der gleichen Altersgruppe gefunden (Maercker et al. 2018). Die Autoren vermuten als Erklärung für diese Differenz, dass viele Betroffene, die den 2. Weltkrieg miterlebt haben, in der Zeit zwischen den Studien verstorben sind. In einer repräsentativen Bevölkerungsstichprobe in den USA fiel die Ein-Jahres-Prävalenz der PTSD nach DSM-5 mit 2,2 % in der Gruppe der mindestens 65-Jährigen signifikant niedriger aus als in den jüngeren Altersgruppen (4,7–5,7 %). Das Gleiche gilt für die Lebenszeitprävalenz mit 3,2 % vs. 6,6–7,1 % (Goldstein et al. 2016).

In verschiedenen **Übersichtsarbeiten** wurde der Frage nachgegangen, wie groß der Anteil der DO-PTSD an allen PTSD-Fällen ist. Dieser lag bei knapp 25 % (Utzon-Frank et al. 2014) bzw. bei rund 15 (Zivilpopulationen) bis 40 % (Kriegsveteranen, Andrews et al. 2007). Ein besonderes Risiko für die Entwicklung einer DO-PTSD weisen dabei Personen mit der Beteiligung an einem Kampfeinsatz, Mitarbeiter von Notfalldiensten (wie Feuerwehr, Rettungsdienst, Polizei) sowie Menschen auf, bei denen zuvor eine **partielle PTSD** vorlag.

22.3.3 Erklärungsmodelle

Die Ausbildung einer DO-PTSD geht auf das Zusammenspiel einer Reihe verschiedener Faktoren zurück. Das höhere Lebensalter bringt viele Veränderungen u. a. auf körperlicher, kognitiver und sozialer Ebene mit sich, die das Auftreten einer DO-PTSD begünstigen können. Mit steigendem Alter droht **der Wegfall oder die Reduzierung zahlreicher Copingstrategien und Ressourcen** wie Arbeitstätigkeit, soziale Unterstützung oder geistige und körperliche Fitness. Somit können Erinnerungen an weit zurückliegende traumatische Ereignisse nicht mehr in gleicher Weise wie früher ferngehalten werden. Je nachdem wie diese Erlebnisse zuvor verarbeitet worden sind, können solche Erinnerungen dann als sehr belastend erlebt werden und zum Auftreten von posttraumatischen Symptomen führen.

MERKE
Das Auftreten altersbedingter Beschwerden (Krankheit, mangelnde Aufmerksamkeitskontrolle) kann in Kombination mit dem Wegfall von Ressourcen (Berufstätigkeit, soziale Einbindung) zur Entwicklung einer DO-PTSD führen.

Heuft (1999) bezeichnet dies als **Traumareaktivierung,** die er deutlich von einer Retraumatisierung, einer Traumatisierung durch ein weiteres extrem belastendes Ereignis, abgrenzt. Ihm zufolge kann eine Traumareaktivierung im Alter aus drei Gründen auftreten:

- Die Betroffenen haben aufgrund von Renteneintritt und abnehmenden sozialen Verpflichtungen mehr Zeit, um bisher in ihrem Leben noch unbewältigte Dinge wahrzunehmen.
- Sie könnten einen vorbewussten Druck verspüren, noch eine unerledigte Aufgabe zu haben, der sie sich nun stellen müssen.
- Der Alterungsprozess selbst ist durch drohende **Abhängigkeit und Hilflosigkeit** für manche Personen sehr angstbesetzt und kann Gefühle von Ausgeliefertsein hervorrufen, die denen in der traumatischen Situation sehr ähnlich sind.

Floyd et al. (2002) beschäftigten sich speziell mit dem Alterungsprozess auf kognitiver Ebene als Erklärung für das späte Auftreten von PTSD-Symptomen. Sie fassten Forschungsergebnisse zusammen, nach denen ältere Menschen verstärkt Schwierigkeiten mit der **Kontrolle von Aufmerksamkeit** haben, es ihnen also schwerfällt, sich auf wichtige Informationen zu fokussieren und unwichtige auszublenden bzw. die Aufmerksamkeit gezielt von einer Sache weg hin auf eine andere zu lenken. Dadurch können belastende intrusive Erinnerungen nicht so leicht beiseitegeschoben werden und es kommt zusätzlich zu einer „Überladung" des Arbeitsgedächtnisses. Wenn auf diese Weise weniger Kapazitäten zur Verarbeitung von aktuell relevanten Informationen zur Verfügung stehen, wird die Funktionsfähigkeit der betroffenen Personen im Alltag eingeschränkt, was für diese oftmals sehr besorgniserregend ist.

Die Autoren führen weiter aus, dass auch das **episodische Gedächtnis** altersbedingten Einschränkungen unterliegt und Ereignisse aus der eigenen Biografie mit zunehmendem Alter immer schlechter erinnert werden können. Bei traumatischen Erlebnissen ist dies noch zusätzlich erschwert, da die Erinnerungen hieran häufig nur fragmentarisch vorliegen. Das führt dazu, dass die Betroffenen oftmals verschiedene Erinnerungsfragmente miteinander kombinieren oder diese ergänzen und erweitern, um sie zu einem sinnvollen Ganzen zu verbinden, wobei das Risiko der Konstruktion einer **falschen Erinnerung** besteht. Für Außenstehende, wie z. B. Therapeuten oder Pflegepersonal, ist dann nicht mehr nachvollziehbar, ob sich eine Geschichte wirklich so ereignet hat, wie von der Person berichtet, oder nicht (Floyd et al. 2002).

Während das explizite Gedächtnis also im Alter defizitärer wird, bleibt das **implizite Gedächtnis** weitgehend erhalten (Floyd et al. 2002). Aufgrund dessen können sich emotionale Reaktionen auf bestimmte Reize einstellen, ohne dass der betroffenen Person bewusst ist, warum sie gerade so empfindet, da die Bedeutung dieser Reize nicht mehr explizit repräsentiert ist. Dies kann die Betroffenen stark verunsichern und ängstigen und ihnen das Gefühl geben, die Kontrolle zu verlieren und somit von anderen abhängig zu werden.

MERKE

Körperliche Beeinträchtigungen, eine verminderte Gedächtnisleistung und eingeschränkte Funktionsfähigkeit im Alltag können Gefühle von Abhängigkeit, Hilflosigkeit und Ausgeliefertsein hervorrufen, die an das traumatische Ereignis erinnern.

Eine Identifikation verschiedener Ursachen für das Auftreten einer DO-PTSD wurde von Böwing und Schröder (2009) vorgenommen. Sie unterscheiden fünf pathogenetische Faktoren einer Traumareaktivierung:

- Körperlicher Alterungsprozess
- Kognitive Beeinträchtigungen
- Veränderungen der sozialen Situation
- Lebensrückblick
- Kriegsberichterstattung

Auf der körperlichen Ebene kommt es zunehmend zu Beeinträchtigungen, Krankheiten und Einschränkungen der Mobilität, wodurch die Betroffenen sich hilflos und ausgeliefert fühlen. Dieses Erleben erinnert nach Heuft (1999) an die ursprüngliche traumatische Situation und kann somit das Auftreten von Intrusionen fördern. Kognitiv stellt sich eine veränderte Gedächtnisorganisation ein. Die Kohärenz der Erinnerung nimmt ab, Erinnerungen treten häufiger und reichhaltiger auf. Aufgrund eines **selektiven Erinnerungsstils** treten bevorzugt Erinnerungen an das traumatische Ereignis auf, die, wie oben ausgeführt (Floyd et al. 2002), nicht mehr so gut kontrolliert werden können. Des Weiteren empfinden Menschen mit steigendem Alter häufig **Einsamkeit.** Wenn immer mehr Familienmitglieder oder Freunde sterben und auch die tägliche Begegnung mit Arbeitskollegen ausbleibt, kann ein gefühlter oder tatsächlicher Mangel an sozialen Beziehungen entstehen. Dadurch sowie durch den Wegfall von sozialen Verpflichtungen wie Berufstätigkeit und ggf. Versorgung von Kindern oder anderen Familienangehörigen können belastende Erinnerungen weniger gut in der alltäglichen Geschäftigkeit verdrängt werden. Eine weitere Ursache für das Auftreten von Traumareaktivierung im Alter sehen Böwing und Schröder (2009) in der steigenden Tendenz zum **Reminiszieren.** So blicken ältere Menschen häufig auf ihr Leben zurück, um eine Bilanz zu ziehen und einen Sinn in ihrem Leben zu finden. Dies kann zu vermehrten Erinnerungen an traumatische Ereignisse führen. Als letzter Faktor wird die Beschäftigung mit der Kriegszeit in den Medien genannt. Auf diese Weise werden Betroffene immer wieder mit vergangenen Geschehnissen konfrontiert. Auch die Berichterstattung über aktuelle Kriege kann Erinnerungen an eigene Kriegserlebnisse hervorrufen.

Nach dem Konzept des *Later-Adulthood Trauma Reengagement* (Davison et al. 2016) setzen sich viele Kriegsveteranen im höheren Alter auch ganz bewusst mit ihren Erinnerungen auseinander, um darin eine Bedeutung und einen Sinn zu finden und **Kohärenz** herzustellen. Dabei kann auf der einen Seite persönliches Wachstum erfolgen, auf der anderen Seite können aber auch eine verstärkte Symptomatik und Belastung resultieren, abhängig von den individuellen

Bewältigungsressourcen des Betroffenen und äußeren Einflüssen.

MERKE

Das gezielte Reminiszieren in Form eines Lebensrückblicks kann sowohl zu Sinnfindung und Kohärenz als auch zu psychischer Belastung und posttraumatischen Symptomen führen.

22.3.4 Behandlungsansätze

Bevor eine DO-PTSD behandelt werden kann, muss sie zunächst valide diagnostiziert werden. Dies kann sich gegebenenfalls schwierig gestalten, da ältere Menschen häufig nicht von sich aus von früheren traumatischen Erfahrungen erzählen und sie diese meistens auch nicht mit ihren aktuellen Beschwerden in Zusammenhang bringen. Statt psychische Beeinträchtigungen zu berichten, präsentieren sie häufig körperliche Symptome, wohinter auch die Angst vor einer Stigmatisierung stehen kann. Daher muss bei der Anamneseerhebung gezielt nach traumatischen Erlebnissen gefragt werden. Besonders Kriegserfahrungen werden oft nicht explizit geschildert, da sie von den Betroffenen als selbstverständlich wahrgenommen werden, auch können **Scham- oder Schuldgefühle** die Ursache für ein Nicht-Berichten sein. Daher sollten Behandler generell bei älteren Patienten die Möglichkeit einer Traumatisierung im Hinterkopf behalten und bei der Anamnese den zeitgeschichtlichen Kontext berücksichtigen (Glaesmer und Brähler 2011).

Bisher sind Therapieverfahren für PTSD noch nicht systematisch an älteren Patienten überprüft worden. Auch wird in den Behandlungsempfehlungen der S3-Leitlinie (Schäfer et al. 2019) weder zwischen PTSD mit oder ohne verzögertem Beginn noch zwischen der Therapie von jüngeren oder älteren Patienten unterschieden. Aus diesem Grund sollte zur Behandlung einer DO-PTSD zunächst auf die gängigen evaluierten Verfahren wie **Expositionstherapie, EMDR, Psychodynamisch-Imaginative Traumatherapie oder kognitiv-verhaltenstherapeutische Techniken** zurückgegriffen werden (Tagay et al. 2016). Dabei sollte vor der Durchführung einer traumafokussierten Therapie eine gründliche körperliche Untersuchung erfolgen, um z. B. eine Überlastung des Herz-Kreislauf-Systems während einer Konfrontationsbehandlung aufgrund zu starker vegetativer Erregung zu vermeiden (Hucklenbroich et al. 2014). Des Weiteren sollte gerade bei kognitiven Verfahren darauf geachtet werden, dass die Kapazitäten des Arbeitsgedächtnisses des Patienten beschränkt sein können und die Interventionen entsprechend angepasst werden. Wichtig ist auch, die Tendenz einiger älterer Patienten zur Konstruktion von falschen Erinnerungen zu berücksichtigen und somit genau darauf zu achten, keine potenziellen Ereignisse zu suggerieren (Floyd et al. 2002).

CAVE

Während der Diagnostik und Anamnese sollte gezielt nach traumatischen Ereignissen in der Lebensgeschichte gefragt werden, wobei darauf zu achten ist, keine falschen Erinnerungen beim Patienten zu provozieren. Vor der Anwendung eines traumafokussierten Therapieverfahrens müssen somatische Kontraindikationen ausgeschlossen werden. Bei der Gabe von Psychopharmaka müssen Komorbiditäten und Nebenwirkungen berücksichtigt werden, Neuroleptika oder Benzodiazepine sollten nicht angewandt werden.

Ein Behandlungsverfahren, das speziell für ältere Patienten mit Traumafolgestörungen entwickelt wurde, ist die **Lebensrückblicktherapie** (basierend auf Butler 1963). Daraus wurde eine strukturierte Therapiemethode für PTSD im höheren Alter abgeleitet (Maercker und Zöllner 2002; ➤ Kap. 9).

MERKE

In der Lebensrückblicktherapie wird die persönliche Lebensgeschichte strukturiert und bewertet, um ihre positiven Aspekte hervorzuheben und traumatische Ereignisse zu integrieren.

Therapieverfahren, die auf einem ähnlichen Prinzip beruhen wie die Lebensrückblicktherapie, sind die **Testimony Therapy** (Cienfuegos und Monelli 1983), in der das Erlebte schriftlich festgehalten wird, und die **Narrative Expositionstherapie** (Schauer et al. 2011), in der zusätzlich mit Konfrontationstechniken gearbeitet wird Dabei geht es um die Aufarbeitung des gesamten Lebensverlaufs. Bei der **Integrativen Testimonial Therapie** handelt es sich um eine internetgestützte Schreibtherapie, die sich speziell an ältere Patienten mit Kriegstraumatisierungen richtet und Elemente aus der Lebensrückblicktherapie und der *Testimony Therapy* kombiniert, wobei auch dysfunktionale Kognitionen bearbeitet werden (Knaevelsrud et al. 2014). Die Wirksamkeit dieses Verfahrens hinsichtlich einer Reduzierung der PTSD-Symptomatik sowie einer Verbesserung von Lebensqualität und Selbstwirksamkeitserleben wurde zuletzt in einer randomisiert-kontrollierten Studie nachgewiesen (Knaevelsrud et al. 2017). Darüber hinaus haben auch regelmäßige Einheiten körperlichen Trainings einen kleinen positiven Effekt auf Kognitionen, Stimmung, Intrusionen und Schlafqualität gezeigt. Der Vorteil dieser letzteren Intervention besteht darin, dass sie als wenig stigmatisierend erlebt wird und auch für Personen geeignet ist, die nicht über ihre traumatischen Erfahrungen sprechen möchten (Hall et al. 2019).

Eine psychopharmakologische Behandlung der PTSD sollte nicht als alleinige Therapie eingesetzt werden, unterstützend zu einer traumaspezifischen Psychotherapie können jedoch der S3-Leitlinie zufolge SSRIs, insbesondere Paroxetin, Fluoxetin und Venlafaxin, gegeben werden (Schäfer et al. 2019). In diesem Fall müssen unbedingt die somatischen Komorbiditäten sowie die Nebenwirkungen der Medikamente beachtet werden. Von einem Einsatz von Neuroleptika sowie von Benzodiazepinen wird daher abgeraten (Schäfer et al. 2019; Jakel 2018).

LITERATUR

Andrews B, Brewin CR, Philpott R, Stewart L (2007). Delayed-onset posttraumatic stress disorder: A systematic review of the evidence. Am J Psychiatry. 164: 1319–1326.

APA (American Psychiatric Association) (1980). Diagnostic and statistical manual of mental disorders. 3. Aufl. (DSM-III). Washington D.C.: American Psychiatric Association.

APA (American Psychiatric Association) (2013). Diagnostic and statistical manual of mental disorders. 5. Aufl. (DSM-5). Washington D.C.: American Psychiatric Association.

Böwing G, Schröder SG (2009). Spätfolgen von Kriegserlebnissen – Brückensymptome, Trauma-Reaktivierung und Retraumatisierung. Trauma & Gewalt. 3(4): 294–302.

Brähler E, Decker O, Radebold H (2004). Ausgebombt, vertrieben, vaterlos – Langzeitfolgen bei den Geburtsjahrgängen 1930–1945 in Deutschland. In: Radebold H (Hrsg.). Kindheiten im II. Weltkrieg und ihre Folgen. Gießen: Psychosozial-Verlag. 111–136.

Butler RN (1963). The life review. An interpretation of reminiscence in the aged. Psychiatry. 26: 65–76.

Cienfuegos AJ, Monelli C (1983). The testimony of political repression as a therapeutic instrument. American Journal of Orthopsychiatry. 53(1): 43–51.

Cook JM, O'Donnell C (2005). Assessment and psychological treatment of posttraumatic stress disorder in older adults. J Geriatr Psychiatry Neurol. 18: 61–71.

Davison EH, Kaiser AP, Spiro A, Moye J, King LA, King DW (2016). From Late-Onset Stress Symptomatology to Later-Adulthood Trauma Reengagement in aging combat veterans: taking a broader view. Gerontologist. 56: 14–21.

Floyd M, Rice J, Black SR (2002). Recurrence of posttraumatic stress disorder in late life: A cognitive aging perspective. Journal of Clinical Geropsychology. 8: 303–311.

Glaesmer H, Brähler E (2011). Die Langzeitfolgen des Zweiten Weltkrieges in der deutschen Bevölkerung: Epidemiologische Befunde und deren klinische Bedeutung. Psychotherapeutenjournal. 4: 346–353.

Goldstein RB, Smith SM, Chou SP et al. (2016). The epidemiology of DSM-5 posttraumatic stress disorder in the United States: results from the National Epidemiologic Survey on Alcohol and Related Conditions-III. Soc Psychiatry Psychiatr Epidemiol. 51: 1137–1148.

Goodwin L, Jones M, Rona RJ, Sundin J, Wessely S, Fear NT (2012). Prevalence of delayed-onset posttraumatic stress disorder in military personnel: Is there evidence for this disorder?: Results of a prospective UK cohort study. J Nerv Ment Dis. 200: 429–437.

Hall KS, Morey MC, Bosworth HB et al. (2019). Pilot randomized controlled trial of exercise training for older veterans with PTSD. J Behav Med. [Epub ahead of print].

Heuft G (1999). Die Bedeutung der Trauma-Reaktivierung im Alter. Z Gerontol Geriat. 32: 225–230.

Hucklenbroich K, Burgmer M, Heuft G (2014). Psychische Folgen von früheren und akuten Traumatisierungen bei Älteren. Klinische Präsentation, Diagnostik und Therapie. Z Gerontol Geriat. 47: 202–208.

Jakel RJ (2018). Posttraumatic stress disorder in the elderly. Psychiatr Clin N Am. 41: 165–175.

Knaevelsrud C, Böttche M, Pietrzak RH, Freyberger HJ, Kuwert P (2017). Efficacy and feasibility of a therapist-guided Internet-based intervention for older persons with childhood traumatization: a randomized controlled trial. Am J Geriatr Psychiatry. 25: 878–888.

Knaevelsrud C, Böttche M, Pietrzak RH, Freyberger HJ, Renneberg B, Kuwert P (2014). Integrative Testimonial Therapy – An Internet-based, therapist-assisted therapy for German elderly survivors of the World War II with posttraumatic stress symptoms. J Nerv Ment Dis. 202: 651–658.

Kuwert P, Knaevelsrud C. Gerontopsychotraumatologie (2013). In: Maercker A (Hrsg.): Posttraumatische Belastungsstörungen. Berlin, Heidelberg: Springer. 455–468.

Kopf D, Hewer W (2014). Psychotraumatologie im Alter. Z Gerontol Geriat. 47: 192–193.

Maercker A, Zöllner T (2002). Life-Review-Therapie als spezifische Form der Behandlung posttraumatischer Belastungsstörungen im Alter. Verhaltensth & Verhaltensmed. 23: 120–140.

Maercker A, Forstmeier S, Wagner B, Glaesmer H, Brähler E (2008). Posttraumatische Belastungsstörungen in Deutschland. Ergebnisse einer gesamtdeutschen epidemiologischen Untersuchung. Nervenarzt. 79: 577–586.

Maercker A, Hecker T, Augsburger M, Kliem S (2018). ICD-11 prevalence rates of posttraumatic stress disorder and complex posttraumatic stress disorder in a German nationwide sample. J Nerv Ment Dis. 206: 270–276.
Mawanda F, Wallace RB, McCoy K, Abrams TE (2017). PTSD, psychotropic medication use, and the risk of dementia among US veterans: a retrospective cohort study. J Am Geriatr Soc. 65: 1043–1050.
Maytles R, Bergman YS, Frenkel-Yosef M, Shrira A (2025). Psychological reactions of Holocaust survivors following the October 7 attack in Israel. Psychiatry Research. 343: 116305.
Radebold H (2000). Abwesende Väter. Folgen der Kriegskindheit in Psychoanalysen. Göttingen: Vandenheck & Ruprecht.
Schauer M, Neuner F, Elbert T (2011). Narrative Exposure Therapy: a short-term treatment for traumatic stress disorders. Göttingen: Hogrefe.
Schäfer I et al. (2019). S3-Leitlinien Posttraumatische Belastungsstörung. Berlin: Springer.
Sorensen HJ, Andersen SB, Karstoft KI, Madsen T (2016). The influence of pre-deployment cognitive ability on post-traumatic stress disorder symptoms and trajectories: The Danish USPER follow-up study of Afghanistan veterans. J Affect Disord. 196: 148–153.
Tagay S, Schlottbohm E, Lindner M (2016). Posttraumatische Belastungsstörung. Diagnostik, Therapie und Prävention. Stuttgart: Kohlhammer.
Utzon-Frank N, Breinegaard N, Bertelsen M et al. (2014). Occurene of delayed-onset post-traumatic stress disorder: A systematic review and meta-analysis of prospective studies. Scand J Work Environ Health. 40: 215–229.
WHO (1993). The ICD-10 Classification of Mental and Behavioural Disorders. Geneva: World Health Organization.
WHO (2023). International Statistical Classification of Diseases and related health problems. (11th ed). Geneva: World Health Organisation.

22.4 Die Zwangsstörung im höheren Lebensalter

Tobias Freyer

22

Die Zwangsstörung im höheren Lebensalter ist eine ausgesprochen wenig beachtete psychische Erkrankung. Sowohl klinisch als auch wissenschaftlich konzentriert man sich traditionell v. a. auf Jugendliche und junge Erwachsene. Dies ist u. a. darin begründet, dass das in der Regel frühe Erstmanifestationsalter und die hohe Krankheitslast häufig bereits im Kindes- und Jugendalter zum ersten Aufsuchen des Hilfssystems führen (Pinto et al. 2006).

Nach bisheriger Lehrmeinung verläuft die Erkrankung in der Regel chronisch-fluktuierend mit nur sehr geringer Remissionshäufigkeit. Aktuelle epidemiologische Daten zeigen jedoch ein differenzierteres Bild des Krankheitsverlaufs. Während die Lebenszeitprävalenz in der Gesamtbevölkerung bei etwa 2–3 % liegt, finden sich bei Menschen über 65 Jahre Prävalenzraten von 0,5–1,2 %. Interessanterweise zeigen Längsschnittstudien, dass etwa 40–60 % der Betroffenen im Verlauf ihres Lebens eine bedeutsame Symptomreduktion oder Remission erreichen (Angst et al. 2015). Dies widerspricht der lange vorherrschenden Annahme eines durchweg chronischen Verlaufs. Gleichzeitig deuten epidemiologische Daten darauf hin, dass subklinische Zwangssymptome im Alter häufiger sind als bisher angenommen (Cath et al. 2017; Pulular et al. 2013) – in betreuten Wohneinrichtungen wurden in systematischen Erhebungen bei bis zu 20 % der Bewohner klinisch relevante Zwangssymptome gefunden.

Mit der Einführung der ICD-11 wurde die diagnostische Konzeptualisierung der Zwangsstörung grundlegend überarbeitet. Die Ausgliederung in eine eigenständige Kategorie „Zwangsstörung und verwandte Störungen" trägt der neurobiologischen Eigenständigkeit des Störungsbildes Rechnung. Besonders relevant für ältere Patienten ist die neue **Spezifizierung des Einsichtsgrades** (gut, eingeschränkt, fehlend), da im Alter häufiger eine eingeschränkte Einsichtsfähigkeit vorliegt. Die explizite Aufnahme repetitiven Verhaltens neben klassischen Zwangshandlungen ermöglicht zudem eine bessere Erfassung altersassoziierter Manifestationsformen wie beispielsweise repetitives Überprüfen von Körperfunktionen oder wiederkehrendes Sammeln.

Bildgebungsstudien zeigen bei älteren Patienten mit Zwangsstörungen häufiger Anomalien in der weißen Substanz und eine reduzierte funktionelle Konnektivität zwischen orbitofrontalem Kortex und Nucleus caudatus. Diese altersspezifischen neuronalen Veränderungen könnten die klinische Beobachtung erklären, dass Zwangssymptome im Alter häufiger mit kognitiven Einschränkungen einhergehen (Moreira et al. 2017). Die differenzialdiagnostische Abgrenzung zu neurokognitiven Störungen gewinnt damit besondere Bedeutung. Während bei der klassischen Zwangsstörung die Zwangsphänomene ego-dyston erlebt werden und meist eine zumindest partielle Einsicht besteht, zeigen sich bei neurokognitiven

Störungen häufig ich-syntone repetitive Verhaltensweisen mit fehlender Krankheitseinsicht. Ein später Erkrankungsbeginn ohne Vorgeschichte zwanghafter Symptome sollte immer Anlass zu einer ausführlichen neuropsychologischen und bildgebenden Diagnostik sein (Hohagen et al. 2015).

Die aktuellen Behandlungsleitlinien empfehlen auch für ältere Patienten eine Kombinationsbehandlung aus Psychotherapie und ggf. Pharmakotherapie. In der Psychotherapie scheint eine **altersadaptierte kognitive Verhaltenstherapie** besonders zu empfehlen zu sein. Diese unterscheidet sich von dem sonst üblichen Vorgehen u. a. durch ein angepasstes Therapietempo mit kürzeren Sitzungseinheiten, vereinfachte Protokolle für Expositionsübungen, Integration von Gedächtnisstützen und Merkstrategien, stärkere Betonung des Einbezugs von Angehörigen und die besondere Berücksichtigung altersspezifischer Themen wie Verlusterlebnisse und körperliche Einschränkungen (Carmin und Wiegartz 2000).

Bei der medikamentösen Behandlung sollten, wie auch bei jüngeren Patienten mit Zwangsstörungen, in erster Linie **SSRI** zum Einsatz kommen. Es empfiehlt sich ein Beginn in niedriger Dosierung (etwa ¼ bis ½ der üblichen Startdosis), eine langsamere Aufdosierung, ein engmaschigeres Monitoring von Nebenwirkungen, die besondere Beachtung von Wechselwirkungen mit anderen Medikamenten sowie die regelmäßige Überprüfung der QTc-Zeit im EKG.

Die Prognose der Zwangsstörung im höheren Lebensalter scheint bei adäquater Behandlung nicht schlechter als bei jüngeren Patienten zu sein (Hendriks et al. 2008, Jazi und Asghar-Ali 2020). Klinische Studien zeigen auch bei älteren Patienten gute Behandlungserfolge mit der Kombinationstherapie (Skapinakis et al. 2016). Allerdings ist die Time-to-Response oft länger als bei jüngeren Patienten, was bei der Therapieplanung berücksichtigt werden sollte.

LITERATUR

Angst J, Rufer M, Fineberg N, Ajdacic-Gross V, Rössler W (2015). Zwangsstörungen vom 20.–50. Altersjahr: Prävalenz, Komorbidität und Remission. Praxis (Bern 1994). 104(24): 1323–1328.

Carmin C & Wiegartz P (2000). Successful and Unsuccessful Treatment of Obsessive-Compulsive Disorder in Older Adults. J Contemp Psychother. 30(2): 181–193.

Cath DC, Nizar K, Boomsma D, Mathews CA (2017). Age-Specific Prevalence of Hoarding and Obsessive-Compulsive Disorder: A Population-Based Study. Am J Geriatr Psychiatry. 25(3): 245–255.

Hendriks GJ, Oude Voshaar RC, Keijsers GP, Hoogduin CA, van Balkom AJ (2008). Cognitive-behavioural therapy for late-life anxiety disorders: a systematic review and meta-analysis. Acta Psychiatr Scand. 117(6): 403–11.

Hohagen F, Wahl-Kordon A, Lotz-Rambaldi W, Muche-Borowski C (2015). S3-Leitlinie Zwangsstörungen. Berlin Heidelberg: Springer.

Jazi AN, Asghar-Ali AA (2020). Obsessive-Compulsive Disorder in Older Adults: A Comprehensive Literature Review. J Psychiatr Pract. 26(3): 175–184.

Moreira PS, Marques P, Soriano-Mas C, Magalhaes R, Sousa N, Soares JM, Morgado P (2017). The neural correlates of obsessive-compulsive disorder: a multimodal perspective. Transl Psychiatry. 7(8): e1224.

Pinto A, Mancebo MC, Eisen JL, Pagano ME, Rasmussen SA (2006). The Brown Longitudinal Obsessive Compulsive Study: clinical features and symptoms of the sample at intake. J Clin Psychiatry. 67(5): 703–711.

Pulular A, Levy R, Stewart R (2013). Obsessive and Compulsive Symptoms in a National Sample of Older People: Prevalence, Comorbidity, and Associations with Cognitive Function. Am J Geriatr Psychiatry. 21: 263–271.

Skapinakis P et al. (2016). Pharmacological and psychotherapeutic interventions for management of obsessive-compulsive disorder in adults: a systematic review and network meta-analysis. The Lancet Psychiatry. 3(8): 730–739.

KAPITEL

23 Somatoforme Störungen

Christian Albus

23.1 Begriffsbestimmung

Der Begriff „somatoforme Störungen" nach ICD-10 verweist auf das Kernmerkmal aller Störungen dieser Diagnosegruppe, bei der klinisch primär **körperbezogene Beschwerden** (v. a. Schmerzen, Störungen von Organfunktionen, Erschöpfung/Müdigkeit) im Vordergrund stehen. Im Gegensatz zu „organisch" bzw. „somatisch" verursachten Erkrankungen gelingt es bei den somatoformen Störungen jedoch auch nach systematischer Abklärung nicht, Art und Ausmaß der Beschwerden durch somatische Befunde (z. B. Labor, Elektrophysiologie, Bildgebung) **hinreichend** zu erklären (BfArM 2024a).

Während die Fachdisziplinen Psychiatrie, Psychosomatik und Psychotherapie sowie Klinische Psychologie zur nosologischen Einordnung der unterschiedlichen Syndrome die **ICD-10-Nomenklatur** (WHO 1991; BfArM 2024a) bevorzugen, werden in anderen klinischen Disziplinen (z. B. Allgemein- und Familienmedizin, Innere Medizin, Neurologie, Orthopädie, Gynäkologie etc.) häufig traditionelle Oberbegriffe wie „nicht spezifische", „funktionelle" oder „psychogene" Beschwerden benutzt. Beispiele für spezifische organbezogene Syndrome sind „Reizblase", „Reizdarm" oder „Herzneurose". Näheres zu den Diagnosekriterien nach ICD-10 wird in ➤ Kap. 23.3.2 dargestellt.

Im angloamerikanischen Sprachraum existiert neben dem (früheren) Begriff *Somatization Disorder* der historische Oberbegriff *Medically Unexplained Physical Symptoms* (medizinisch unerklärbare Symptome). Beide Begriffe sind jedoch im **DSM-5** (APA 2013; Deut. Version Hrsg. von Falkai u. Wittchen 2015) nicht (mehr) verzeichnet, sondern es fand eine radikale

Veränderung statt. Analog zum DSM-5 stellt sich die neue Klassifikation im ICD-11 (WHO 2022) dar. Eine nähere Darstellung der Diagnosekriterien nach DSM-5 bzw. ICD-11 erfolgt in ➤ Box 23.1.

In der aktuell noch verfügbaren, aber laut AWMF in Überarbeitung befindlichen S3-Leitlinie (AWMF 2018) werden „somatoforme Störungen" im breiteren Kontext „funktioneller Körperbeschwerden" abgehandelt. Dieser Begriff subsumiert ein breites Spektrum an Beschwerdebildern, von vorübergehenden Befindlichkeitsstörungen über „Medically Unexplained Physical Symptoms" bis hin zu gemäß ICD-10-Kriterien definierten somatoformen Störungen. (➤ Kap. 23.3.2).

Somatoforme Störungen – Übersicht zum Krankheitsbild	
Punktprävalenz	• Widersprüchliche Daten bei über 65-Jährigen, Prävalenz aber wahrscheinlich nicht niedriger als bei Jüngeren • Allgemeinbevölkerung: 4–10 % • Hausarzt: 26–35 % • Facharzt (Somatik): bis 50 % • Psychosomatische, psychiatrische, psychotherapeutische Versorgung: > 70 %
Erkrankungsgipfel	Zwei Inzidenzgipfel, im jüngeren und mittleren Erwachsenenalter
Besonderheiten bei älteren Menschen	• Aufgrund ansteigender Multimorbidität und Multimedikation erschwerte diagnostische Abgrenzung. Dennoch ist eine Identifizierung somatoformer Beschwerdeanteile oder einer Komorbidität wichtig für Lebensqualität und Funktionsniveau. • Spezifische, für über 65-Jährige validierte Therapieempfehlungen liegen nicht vor.
Relevante Leitlinien	S3-Leitlinie „Funktionelle Körperbeschwerden" (AWMF 2018)

23.2 Epidemiologie

Die Datenlage zur Prävalenz somatoformer und funktioneller Störungen bei Menschen über 65 Jahre ist uneinheitlich; einige Studien zeigen eine höhere, andere eine gleichbleibende und weitere eine geringere Prävalenz. Insofern ist die Prävalenz nicht abschließend geklärt, somatoforme Störungen scheinen aber **nicht seltener als bei Jüngeren** zu sein (Schneider und Heuft 2011).

In Bezug auf die erwachsene Allgemeinbevölkerung kann nach zahlreichen Untersuchungen davon ausgegangen werden, dass etwa 4–10 % von nicht spezifischen, funktionellen oder somatoformen Körperbeschwerden betroffen sind (AWMF 2018). In der hausärztlichen Praxis sind 40–49 % der Patienten von mindestens einem „medizinisch unerklärbaren Symptom" betroffen, ca. 26–35 % leiden an einer diagnosefähigen somatoformen Störung (Haller et al. 2015). In somatischen Facharztpraxen oder Spezialambulanzen scheint eine noch höhere Prävalenz einer diagnosefähigen somatoformen Störung (bis 50 %) vorzuliegen (AWMF 2018). Die höchste Prävalenz findet sich im Rahmen der psychosomatischen, psychiatrischen und psychotherapeutischen Versorgung (> 70 %; AWMF 2018).

23.3 Diagnostik

23.3.1 Grundlagen

Für Erwachsene gilt, dass es durchschnittlich 3–5 Jahre dauert, bis eine funktionelle oder somatoforme Störung erkannt und eine spezifische Behandlung eingeleitet wird (separate Daten für über 65-Jährige liegen nicht vor). Bis dahin ist die Behandlung sehr häufig durch Mehrfach- und Überdiagnostik und nicht sachgerechte bzw. frustrane Behandlungsansätze geprägt. Dies hat erhebliche Konsequenzen in Bezug auf die Lebensqualität, die funktionellen Einschränkungen, das Risiko einer Chronifizierung sowie die direkten und indirekten Gesundheitskosten (AWMF 2018).

Die S3-Leitlinie „Funktionelle Körperbeschwerden" (AWMF 2018) bietet einen sehr differenzierten, instruktiven Überblick über alle diagnostischen Schritte. Dieses Kapitel fasst die wichtigsten diagnostischen Gesichtspunkte zusammen.

Zur Vermeidung der beschriebenen, eklatanten Probleme im Hinblick auf eine **Über-, Unter- und Fehlversorgung** der betroffenen Patientengruppe wird grundsätzlich eine möglichst frühzeitige **somatische und psychosoziale Simultandiagnostik** empfohlen. Diese soll zugleich **systematisch, gestuft, verantwortlich begrenzt, nicht redundant, zeitlich gestrafft und mit dem Patienten konsentiert** sein (AWMF 2018).

Dabei beeinflussen **Haltung, Denk- und Verhaltensweisen** des Behandlers sowie die **Arzt-Patient-Beziehung** das Gelingen sowohl der Diagnostik als auch der Therapie. Folgende Haltungen bzw. Verhaltensweisen werden für den diagnostischen Prozess empfohlen:

PRAXISTIPP

- Gelassene, empathische, aktiv-stützende, symptom- und bewältigungsorientierte Grundhaltung, um eine tragfähige **Arzt-Patient-Beziehung** zu etablieren.
- **Patientenorientierte Gesprächsführung**: Offene Fragen, Beschwerden ausführlich schildern lassen, emotionale und soziale Probleme und Bedürfnisse empathisch aufgreifen, aktiv nachfragen und zusammenfassen.
- Anerkennen der Realität von Beschwerden, Verständnis für die subjektive Sichtweise des Patienten zeigen.
- Sowohl körperliche Beschwerden systematisch erfassen als auch frühzeitig psychosoziale Faktoren explorieren **(„Sowohl-als-auch-Haltung")** – psychosoziale Faktoren aber nicht vorschnell als Ursache der Beschwerden deuten!
- Eigene Motivation hinsichtlich (erneuter) somatischer Diagnostik kritisch im Hinblick auf reale Wahrscheinlichkeiten prüfen und diagnostische Restunsicherheit aushalten.
- Transparenz und **partizipative Entscheidungsfindung** *(Shared Decision-Making)* hinsichtlich diagnostischer Entscheidungen.
- Befunde in verständlicher Sprache vermitteln. **Somatoforme Beschwerden als solche erklären** und zugleich den Patienten hinsichtlich seiner Sorge, an einer organischen Erkrankung zu leiden, beruhigen. **CAVE**: Niemals sagen „Sie haben nichts".

Sehr wesentlich ist darüber hinaus eine möglichst frühe Identifizierung **schwerer und abwendbar gefährlicher Krankheitsverläufe** *(Yellow* bzw. *Red Flags),* weil hier eine rasche Eskalation der therapeutischen Strategie erwogen werden muss. Näheres hierzu findet sich in ➤ Kap. 23.3.4.

23.3.2 Klinische Diagnostik

Die Diagnose einer somatoformen Störung erfolgt im deutschsprachigen und europäischen Raum anhand der **ICD-10-Kriterien** (Code F45.xx; WHO 1991; BfArM 2024a). Dabei gibt es allgemeine Diagnosekriterien, die für die ganze Diagnosegruppe gelten, und spezielle Kriterien, die nur für bestimmte Diagnosen gelten.

Allgemeine Kriterien sind die wiederholte Darbietung körperlicher Symptome in Verbindung mit hartnäckigen Forderungen nach medizinischen Untersuchungen trotz wiederholter negativer Ergebnisse und Versicherung der Ärzte, dass die Symptome nicht körperlich begründbar sind. Wenn somatische Störungen vorhanden sind, erklären sie nicht die Art und das Ausmaß der Symptome, das Leiden und die innerliche Beteiligung des Patienten. Die **speziellen Kriterien** sind in ➤ Tab. 23.1 dargestellt.

Aufgrund der teilweise wenig trennscharfen Diagnosekonstrukte des ICD-10 hat sowohl die 5. Auflage des „Diagnostischen und statistischen Manuals psychischer Störungen DSM-5" der Amerikanischen Psychiatrischen Vereinigung (APA 2013; Deut. Version herausgegeben von Falkai u. Wittchen 2015) als auch die ICD-11 (WHO 2022; Deut. Entwurfsfassung BfArM 2024c) eine radikale Veränderung vorgenommen. Die gesamte Gruppe der somatoformen Störungen wird aufgegeben und die neue Nosologie gliedert sich nur noch in zwei Hauptdiagnosen, die **„Körperliche bzw. somatische Belastungsstörung"** *(Somatic Symptom Disorder)* und die **„Krankheitsangststörung"** *(Illness Anxiety Disorder resp. Hypochondriasis)* (➤ Box 23.1). Zudem wird im DSM-5 und im ICD-11 (WHO 2022; Deut. Entwurfsfassung BfArM 2024c) nicht mehr das weitgehende Fehlen einer körperlichen Ursache für die somatischen Beschwerden gefordert, sondern diagnoseleitend sind abnorme Gedanken, Gefühle und Verhaltensweisen als Reaktion auf die körperlichen Symptome.

Tab. 23.1 Diagnosen und spezielle Diagnosekriterien gemäß ICD-10 GM 2024 (BfArM 2024a)

Code	Spezielle Diagnose/Diagnosekriterien
F45.0	**Somatisierungsstörung** • Multiple, wiederholt auftretende und häufig wechselnde körperliche Symptome, die wenigstens 2 Jahre bestehen. • Meist lange und komplizierte Patienten-Karriere. • Häufig verknüpft mit einer langdauernden Störung des sozialen, interpersonalen und familiären Verhaltens.
F45.1	**Undifferenzierte Somatisierungsstörung** • Zahlreiche unterschiedliche und hartnäckige körperliche Beschwerden, ohne dass das vollständige und typische klinische Bild einer Somatisierungsstörung erfüllt ist.
F45.2	**Hypochondrische Störung** • Beharrliche Beschäftigung mit der Möglichkeit, an einer oder mehreren schweren und fortschreitenden körperlichen Krankheiten zu leiden. • Normale oder allgemeine Körperwahrnehmungen und Symptome werden oft als abnorm und belastend interpretiert und die Aufmerksamkeit meist auf nur ein oder zwei Organe oder Organsysteme des Körpers fokussiert.
F45.3	**Somatoforme autonome Funktionsstörung** • Symptome eines Systems oder Organs, das weitgehend oder vollständig vegetativ innerviert und kontrolliert wird. Es finden sich meist zwei Symptomgruppen: • Objektivierbare Symptome der vegetativen Stimulation wie Herzklopfen, Schwitzen, Erröten, Zittern. • Subjektive Beschwerden unspezifischer und wechselnder Natur, wie flüchtige Schmerzen, Brennen, Schwere, Enge und Gefühle, aufgebläht oder auseinandergezogen zu werden, die vom Patienten einem spezifischen Organ oder System zugeordnet werden. Organsystemspezifische Untergruppen: • F45.30 Herz und Kreislaufsystem • F45.31 Oberes Verdauungssystem • F45.32 Unteres Verdauungssystem • F45.33 Atmungssystem • F45.34 Urogenitalsystem • F45.37 Mehrere Organe und Systeme • F45.38 Sonstige Organe und Systeme • F45.39 Nicht näher bezeichnetes Organ oder System
F45.40	**Anhaltende somatoforme Schmerzstörung** • Andauernder, schwerer und quälender Schmerz, der durch eine körperliche Störung nicht hinreichend erklärt werden kann. • Auftreten in Verbindung mit emotionalen Konflikten oder psychosozialen Belastungen, denen die Hauptrolle für Beginn, Schweregrad, Exazerbation oder Aufrechterhaltung der Schmerzen zukommt. • Meist beträchtlich gesteigerte persönliche oder medizinische Hilfe und Unterstützung.
F45.41	**Chronische Schmerzstörung mit somatischen und psychischen Faktoren** • Seit mindestens 6 Monaten bestehende Schmerzen in einer oder mehreren anatomischen Regionen, die ihren Ausgangspunkt in einer körperlichen Störung haben. • Psychische Faktoren haben eine wichtige Rolle für Schweregrad, Exazerbation oder Aufrechterhaltung der Schmerzen, jedoch nicht die ursächliche Rolle für deren Beginn. • Der Schmerz verursacht in klinisch bedeutsamer Weise Leiden und Beeinträchtigungen in sozialen, beruflichen oder anderen wichtigen Funktionsbereichen.
F.45.8/9	**Sonstige/nicht näher bezeichnete somatoforme Störungen** • Andere Störungen der Wahrnehmung, der Körperfunktion und des Krankheitsverhaltens, die nicht durch das vegetative Nervensystem vermittelt werden, die auf spezifische Teile oder Systeme des Körpers begrenzt sind und mit belastenden Ereignissen oder Problemen eng in Verbindung stehen.

Damit ist wichtigste Änderung vom ICD-10 hin zum DSM-5 resp. ICD-11, dass sowohl die „Körperliche bzw. somatische Belastungsstörung", als auch die „Krankheitsangststörung" auch bei körperlich verursachten somatischen Symptomen diagnostiziert werden kann. Die Vorgabe der ICD-10, dass eine somatische Ursache körperlicher Beschwerden mit hinreichender Sicherheit ausgeschlossen werden kann, bleibt zwar für die klinische Versorgung natürlich weiterhin hochrelevant, ist aber nicht mehr diagnoseleitend. Die Subtypen der ICD-10 („Somatisierungsstörung", „undifferenzierte Somatisierungsstörung", „somatoforme autonome Funktionsstörung" sowie „anhaltende somatoforme Schmerzstörung") gehen in der Diagnose „körperliche bzw. somatische Belastungsstörung" auf, wodurch die klinisch durchaus relevante Differenzierung hinsichtlich des hauptbetroffenen Organsystems verloren geht. Auch bei der „Krankheitsangststörung" nach DSM-5 bzw. ICD-11 ist der Ausschluss einer organischen Erkrankung nicht mehr diagnoseleitend, was ebenfalls deutlich von der „hypochondrischen Störung" nach ICD-10 abweicht.

BOX 23.1

DSM-5- bzw. ICD-11-Diagnosekriterien

Bei der **„Körperlichen (DSM-5) bzw. somatischen (ICD-11) Belastungsstörung"** (= eines oder mehrere psychisch sehr belastende körperliche Symptome) kann im DSM-5 unterschieden werden in einen Subtyp mit „überwiegendem Schmerz" und einen Subtyp mit „andauernden" (kürzer/länger 6 Monate) Symptomen. Ferner kann sowohl im DSM-5 als auch in der ICD-11 der Schweregrad (leicht, mittel, schwer) differenziert werden. Bei der **„Krankheitsangststörung"** (= keine oder nur geringe somatische Symptome, aber übermäßige Angst bei einer bestehenden organischen Erkrankung oder Angst, eine solche zu bekommen) kann im DSM-5 zwischen einem „hilfesuchenden" (= häufige Inanspruchnahme medizinischer Diagnostik und Maßnahmen) und einem „hilfevermeidenden" (= selten Inanspruchnahme medizinischer Hilfe) Typ unterschieden werden. Die ICD-11 ermöglicht diese Differenzierung nicht, gliedert die „Krankheitsangststörung" stattdessen in eine „Hypochondrie mit mittelmäßiger bis guter Krankheitseinsicht" und eine „Hypochondrie mit schlechter bis fehlender Krankheitseinsicht".

23.3.3 Wichtige Differenzialdiagnosen

Im ICD-10 ist die diagnostische Abgrenzung somatoformer Körperbeschwerden von primär körperlich begründeten Erkrankungen bzw. unerwünschten Wirkungen von Medikamenten eine grundsätzliche Herausforderung. Im Alter ist dieser diagnostische Prozess aufgrund der im Alter ansteigenden Multimorbidität und Multimedikation noch weiter erschwert. Dennoch ist eine sachgerechte Identifizierung somatoformer Beschwerden oder einer Komorbidität für die Lebensqualität und das Funktionsniveau der Betroffenen sehr wichtig.

Wesentliche somatische Differenzialdiagnosen zu Beginn der Diagnostik, aber auch im Verlauf einer Behandlung, können an dieser Stelle aufgrund deren Vielfalt naturgemäß nicht dargestellt werden. Für den Facharzt für Psychiatrie und Psychotherapie, Psychosomatik und Psychotherapie oder psychologischen Psychotherapeuten ist es deshalb unverzichtbar, dass er sich kollegial mit entsprechenden somatischen Fachärzten vernetzt, um eine hinreichende diagnostische Sicherheit zu erlangen.

MERKE

Basisdiagnostik

- Vollständige Anamnese aktueller und früherer körperlicher und psychischer Beschwerden (inkl. Suizidalität) sowie aktueller Medikation
- Exploration der Verlaufsmuster und etwaiger Trigger der Symptomatik
- Aktuelle Funktionsfähigkeit im Alltag und private sowie berufliche Situation
- Hinweise auf unmittelbare psychosoziale Belastungen
- Vollständige körperliche Untersuchung
- Basis-Labor inkl. Schilddrüsenfunktion (sofern nicht aktuelle Befunde vorliegen)

Die wichtigsten differenzialdiagnostisch relevanten – aber auch **häufig komorbiden** – psychischen Störungsbilder sind in ➤ Tab. 23.2 aufgelistet.

23.3.4 Erkennen von schweren Krankheitsverläufen

Patienten mit somatoformen Störungen lassen sich anhand klinisch-prognostischer Faktoren einteilen

Tab. 23.2 Differenzialdiagnostik relevanter psychischer Störungsbilder

Differenzialdiagnose	Relevante Symptome (Beispiele)
Simulation	Eine bewusste Simulation somatoformer Symptome schließt eine somatoforme Störung aus (Verdeutlichungs- und Ausgestaltungstendenzen sind hingegen häufig).
Dissoziative Störungen	Störungen der Bewegung und/oder der Empfindung (sensibel/sensorisch) oder des Bewusstseins
Depressive Störungen	Erschöpfung, Schmerzen, Schlafstörungen, Suizidalität. **CAVE**: Somatoforme Symptome sind nicht automatisch gleichzusetzen mit einer „larvierten Depression".
Angststörungen	Schwindel, Palpitationen, ausgeprägtes Vermeidungsverhalten
Suchterkrankungen	Wiederholte, steigende Einnahme von Medikamenten zur Schmerzlinderung, auffälliger Alkoholkonsum
Posttraumatische Belastungsstörung	Schreckhaftigkeit, Albträume, „Flashbacks", Gefühl emotionaler Stumpfheit
Persönlichkeitsstörungen	Auffällige Schwierigkeiten in zwischenmenschlichen Beziehungen
Sexuelle Funktionsstörungen	Libidoverlust, Erektionsstörungen
Artifizielle Störung	Unerwartet schlecht heilende Wunden
Psychotische Erkrankungen	Bizarre Ursachenvorstellungen (u. a. Vergiftungsideen), abnorme körperbezogene Wahrnehmungen (Zoenästhesien)

in Patienten mit wahrscheinlich günstigen Verläufen (*Green Flags*), Patienten mit schwereren Verläufen (*Yellow Flags*) und in solche mit erkennbar gefährlichen Verläufen (*Red Flags;* AWMF 2018). Diese Einteilung hat auch eine unmittelbare Bedeutung für die therapeutische Versorgung. ➤ Tab. 23.3 fasst Beispiele für die wichtigsten prognostischen Faktoren zusammen.

Beim Vorhandensein bzw. Auftreten von ausgewählten *Yellow Flags* bzw. immer bei *Red Flags* sollte der Behandler eine Eskalation in Richtung (teil-)stationärer Therapie in Erwägung ziehen.

Spezifische Risikofaktoren für Suizidalität bei Patienten mit somatoformen Störungen sind eine hohe Schmerzintensität, eine lange Schmerzdauer, die Art der Schmerzen (Bauchschmerzen, multilokuläre Schmerzen/Ganzkörperschmerz, Kopfschmerzen, Rückenschmerzen), komorbide Einschlafstörungen sowie Katastrophisieren der Schmerzen (AWMF 2018).

23.3.5 Zusammenfassung Diagnostik

Schaefert et. al. (2012) haben im Kontext der Vorversion der aktuellen AWMF S3-Leitlinie einen Diagnostik-Algorithmus veröffentlicht, der immer noch empfehlenswert ist. Hier wird eine **gestufte Simultandiagnostik** je nach Schweregrad der Beschwerden empfohlen (➤ Abb. 23.1). Die Abbildung ist selbsterklärend, sodass auf eine Wiederholung im Text verzichtet wird. Weitergehende Hinweise inklusive Empfehlungen zu konkreten Handlungsschritten finden sich in der S3-Leitlinie „Funktionelle Körperbeschwerden" (AWMF 2018).

Tab. 23.3 Prognostisch relevante Faktoren bei somatoformen Störungen (Beispiele, in Anlehnung an AWMF 2018)

Schutzfaktoren für günstigen Verlauf *(Green Flags)*	Indikatoren/Risikofaktoren für schwerere Verläufe *(Yellow Flags)*	Warnsignale *(Red Flags)*
• Aktive Bewältigungsstrategien, gute individuelle Ressourcen • Keine oder geringe psychosoziale Belastungen • Tragfähige Arzt-Patient-Beziehung • Keine psychische Komorbidität • Biopsychosozialer Behandlungsansatz unter Vermeidung unnötiger Diagnostik und Therapie	• Polysymptomatischer Verlauf • Häufige bzw. anhaltende Beschwerden • Mäßige bis hohe psychosoziale Belastung • Starke gesundheitsbezogene Ängste, katastrophisierendes Denken • Hohes Inanspruchnahmeverhalten, ausgeprägtes Schon- und Vermeidungsverhalten • Arbeitsunfähigkeit, sozialer Rückzug, körperliche Dekonditionierung • Psychische Komorbidität • „Schwierige" Arzt-Patient Beziehung	• Suizidalität • körperliche Folgeschäden wie Mangelernährung, Kontrakturen • Besonders schwere psychische Komorbidität • Iatrogene Schädigungen

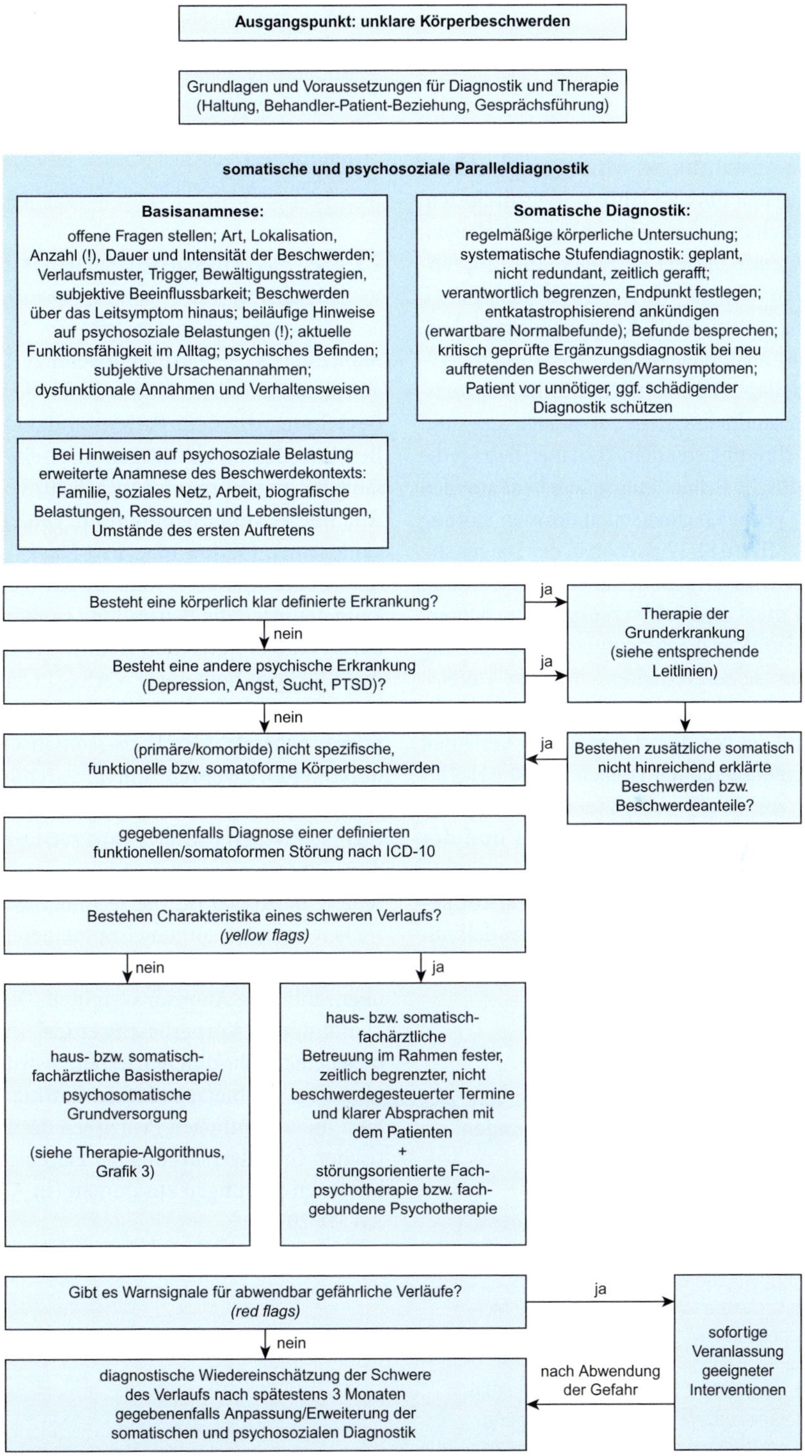

Abb. 23.1 Diagnostik-Algorithmus: Gestufte Paralleldiagnostik je nach Schweregrad der Beschwerden [F201-011, L231]

23.4 Therapie

23.4.1 Grundlagen

Den weiteren Ausführungen wird vorangeschickt, dass für Menschen über 65 Jahre keine validierten, spezifischen Behandlungsempfehlungen vorliegen. Das Nachfolgende basiert demnach auf Empfehlungen für Erwachsene, wie sie u. a. in der AWMF S3-Leitlinie „Funktionelle Körperbeschwerden" (AWMF 2018) niedergelegt sind. Aufgrund der typischen, maladaptiven Muster in der Inanspruchnahme des Gesundheitssystems, aber auch aufgrund von iatrogen-chronifizierendem Verhalten beträgt die störungsspezifische Behandlungsquote bei Patienten mit schweren Verläufen einer somatoformen Störung nur 40 % (AWMF 2018). Wie schon in der Diagnostik ist deshalb auch in der Therapie auf eine **Vermeidung von Über-, Unter- und Fehlversorgung** zu achten. Entsprechend groß ist die Bedeutung der Einstellung des Behandlers, seines Verhaltens, der Arzt-Patient-Beziehung und der Kooperation mit anderen Behandlern. Aufgrund des gerade bei schwereren Verläufen chronischen, fluktuierenden Verlaufs sind die Hauptziele der Therapie häufig weniger eine „Heilung" als eine **Verbesserung der Lebensqualität und der Funktionsfähigkeit** in Beruf und Familie.

Dabei sollte ein **schweregradgestuftes, kooperatives und koordiniertes Versorgungsmodell** mit folgenden Merkmalen zur Anwendung kommen (➤ Box 23.2; AWMF 2018).

BOX 23.2

Schweregradgestuftes und koordiniertes Versorgungsmodell bei somatoformen Störungen (AWMF 2018)

- **Schweregradgestuft.**
- Patienten mit leichteren Verläufen nach Möglichkeit vom primär behandelnden Haus/-somatischen Facharzt (Psychosomatische Grundversorgung).
- Patienten mit schweren Verläufen frühzeitige fachpsychotherapeutische Mitbeurteilung und ggf. Mitbehandlung.
- Patienten mit besonders schweren Verläufen multimodales Therapiekonzept, d. h. unter Beteiligung von psychosomatischem oder psychiatrischem Facharzt nach festem Behandlungsplan; bei mangelnder ambulanter Verfügbarkeit ist oft ein (teil-)stationäres Setting erforderlich.
- **Kooperativ**: Enge Kooperation zwischen allen Behandlern im Rahmen eines multimodalen Therapiekonzepts.
- **Koordiniert**: Vom Primärbehandler entlang eines strukturierten Gesamtbehandlungsplans.

23.4.2 Psychosomatische Grundversorgung

Manchmal ist die einzig notwendige Therapie eine gute, kontinuierliche, lang andauernde Arzt-Patient-Beziehung, die dem Patienten dabei hilft, seine Beschwerden zu bewältigen und seine Funktionsfähigkeit zu verbessern (AWMF 2018). Sofern nach Anamnese, klinischem Befund, Fehlen von Warnsymptomen (*Yellow* bzw. *Red Flags)* ein schwerer bzw. bedrohlicher Verlauf unwahrscheinlich ist, kann demnach die Behandlung primär im Rahmen der **Psychosomatischen Grundversorgung** – also nicht Fachpsychotherapie – erfolgen (AWMF 2018). Die Psychosomatische Grundversorgung sollte vom primär behandelnden Haus-/somatischen Facharzt durchgeführt werden. Entsprechende Techniken können aber auch von einem psychiatrischen/psychotherapeutischen Facharzt eingesetzt werden, sofern dieser der einzig verfügbare bzw. vom Patienten präferierte Behandler ist. Die Technik der Psychosomatischen Grundversorgung ist umfangreich publiziert worden (vgl. Bundesärztekammer 2024) und wird über zahlreiche Anbieter vermittelt. Die S3-Leitlinie „Funktionelle Körperbeschwerden" (AWMF 2018) bietet einen sehr differenzierten, instruktiven Überblick über alle therapeutischen Schritte. ➤ Box 23.3 fasst die wesentlichen Prinzipien der Psychosomatischen Grundversorgung bei Patienten mit somatoformen Störungen zusammen (in Anlehnung an AWMF 2018).

BOX 23.3

Prinzipien der Psychosomatischen Grundversorgung bei Menschen mit somatoformen Störungen (nach AWMF 2018)

- Regelmäßige, geplante, zeitlich begrenzte Konsultationen – Termine **nicht** beschwerdengesteuert.
- Aufbau einer tragfähigen, partnerschaftlichen Arbeitsbeziehung – **aber** professionelle Distanz halten.
- Gelassene, empathische, aktiv-stützende Grundhaltung und patientenorientierte Gesprächsführung – **aber** eigene unangenehme Gefühle kritisch reflektieren.
- Vermittlung von Zuversicht – **aber** Druck und Idealisierung seitens des Patienten nicht übernehmen.
- Engagement und Verbindlichkeit – **aber** Impuls zu raschem Handeln nicht unkritisch nachgeben (**CAVE**: Kritische Haltung gegenüber Krankschreibung; auf 7 Tage plus ggf. Verlängerung um weitere 7 Tage begrenzen).
- An subjektive Krankheitstheorie des Patienten anknüpfen – **aber** diese nie unkritisch übernehmen.
- Psychosoziale Aspekte diskutieren – **aber** körperliche Ebene nie aus dem Blick verlieren.
- Gemeinsames Erarbeiten psychophysiologischer Bedingungsmodelle und möglicher Handlungskonsequenzen (u. a. Problemlösen; Abbau des Schon- und Vermeidungsverhaltens, ggf. Einbezug von übenden und physikalischen Verfahren).
- Bei längeren Verläufen regelmäßige **„Bilanzierungsdialoge"**, um die Diagnose zu bestätigen und den Krankheitsverlauf, die Behandlungsversuche und Therapieziele zu überprüfen.
- Gegebenenfalls Motivation und Überweisung zu einer Fachpsychotherapie, falls die Indikation hierfür gegeben ist.

Besonders hervorzuheben ist an dieser Stelle, dass im Rahmen der Psychosomatischen Grundversorgung eine regelmäßige Evaluation des Befindens und der Befunde (**„Bilanzierungsdialoge"**) erforderlich ist. Sobald sich dabei Anhaltspunkte für einen schweren *(Yellow Flags)* und/oder abwendbar gefährlichen Verlauf *(Red Flags)* ergeben, ist umgehend eine Therapieeskalation in Richtung Fachpsychotherapie in ihren verschiedenen Gestaltformen indiziert.

23.4.3 Psychotherapie

Bewertung

Hinsichtlich der psychotherapeutischen Prinzipien sollte ein in Deutschland anerkanntes psychotherapeutisches Verfahren eingesetzt werden. Robuste Wirksamkeitsnachweise liegen für die **kognitive Verhaltenstherapie, die psychodynamische Psychotherapie sowie Hypnose/hypnotherapeutische/imaginative Verfahren** vor (AWMF 2018).

Bestimmte, in einem weiteren Sinne psychotherapeutische Verfahren wie **Psychoedukation/Gesundheitstraining, Therapeutisches Schreiben, Musiktherapie, Kunsttherapie, Biofeedback, Meditation, Achtsamkeitstraining, Achtsamkeitsbasierte Stressreduktion, autogenes Training, Tai-Chi, Qigong, Yoga** und **Feldenkrais** können im Rahmen eines erweiterten **Gesamtbehandlungsplans** Verwendung finden (AWMF 2018).

Grundsätzlich muss bei der praktischen Anwendung psychotherapeutischer Verfahren bei Menschen mit somatoformen Störungen beachtet werden, dass diese nur wirksam werden können, wenn der Psychotherapeut mit den besonderen Anforderungen dieser Patientengruppe hinsichtlich der **therapeutischen Grundhaltung** und der **Interventionstechnik** vertraut ist. Insbesondere kann häufig nicht davon ausgegangen werden, dass die Patienten a priori einen Zusammenhang zwischen ihrer Symptomatik und möglichen psychosozialen Auslösern wahrnehmen, sondern dass dies erst behutsam vorbereitet werden muss (Albus et al. 2018). Analog zu den in diesem Kapitel ausgeführten Empfehlungen zur Diagnostik und Psychosomatischen Grundversorgung, ist es entscheidend, den Patienten zunächst mit einer **gelassenen, empathischen, aktiv-stützenden Haltung** zu gewinnen. Dann folgen **symptom- und bewältigungsorientierte Interventionen** mit der Zielsetzung, die **Lebensqualität und Alltagsfunktionalität** zu verbessern.

MERKE

Allgemeine Ziele in der Psychotherapie bei somatoformen Störungen (nach AWMF 2018)

- Verhinderung von Chronifizierung und Selbstschädigung; Begleitung bei eingetretener Chronifizierung
- **Bewältigung statt Heilung** und Entwicklung eines realistischen Bildes körperlicher Gesundheit
- Erweiterung der subjektiven Krankheitstheorie in Richtung eines Verständnisses für die Wechselwirkungen zwischen Körperbeschwerden und psychosozialen Faktoren
- Förderung der Selbstwirksamkeit und mehr Teilhabe am (Arbeits-)Alltag sowie verantwortlicher Umgang mit körperlichen und psychischen Belastungsgrenzen
- Bei Bereitschaft des Patienten therapeutische Orientierung an individuellen, biografischen und persönlichkeitsbezogenen Vulnerabilitätsfaktoren

Die Entscheidung, ob eine Psychotherapie **ambulant, teilstationär oder stationär** erfolgen soll, sollte individuell entlang definierter **klinischer Kriterien** geprüft werden. Neben dem Vorhandensein der oben dargestellten *Yellow* bzw. *Red Flags* (vgl. ➤ Abb. 23.2) besteht eine Notwendigkeit stationärer oder ggf. teilstationärer Therapie insbesondere dann, wenn keine hinreichende Behandlungsmotivation für einen ambulanten Therapieprozess besteht, logistische Probleme bestehen, die erforderliche ambulante multimodale/multiprofessionelle Behandlung sicherzustellen, trotz dreimonatiger, angemessener ambulanter Behandlung keine Symptombesserung erzielt wurde oder ein Stationsmilieu als verändernder Rahmen bzw. Übungsfeld erforderlich ist (AWMF 2018).

In der stationären Psychotherapie sollte sich der oben erwähnte, individuelle **Gesamtbehandlungsplan** typischerweise im Rahmen einer **psychosomatisch-psychotherapeutischen Komplexbehandlung bei psychischen und psychosomatischen Störungen und Verhaltensstörungen bei Erwachsenen (OPS 9-63)** oder einer **psychotherapeutischen Komplexbehandlung bei psychischen und psychosomatischen Störungen und Verhaltensstörungen bei Erwachsenen (OPS 9-62)** entfalten (BfArM 2024b; Mindestmerkmale ebenda).

23.4.4 Medikation

Die einschlägigen medizinischen Fachgesellschaften haben zahlreiche Empfehlungen publiziert, ob und ggf. welche medikamentösen Behandlungsansätze zur symptomatischen Behandlung somatoformer und funktioneller Störungen des jeweiligen Gebiets verfügbar und wirksam sind (z. B. beim „Reizdarm-Syndrom"). Aufgrund der Vielzahl möglicher Ansätze wird der Punkt an dieser Stelle nicht weiter vertieft.

MERKE

Prinzipien psychotroper Pharmakotherapie bei somatoformen Störungen (nach AWMF 2018)

- Bei schmerzdominanten somatoformen Störungen (z. B. Fibromyalgiesyndrom) sind **Antidepressiva** verschiedener Wirkklassen **mit und ohne** depressivem Syndrom moderat wirksam.
- Bei **nicht schmerzdominanten** Krankheitsbildern ist eine antidepressive Therapie nur dann indiziert, wenn eine relevante psychische Komorbidität besteht.
- **Pregabalin ist bei schmerzdominanten Krankheitsbildern aufgrund signifikanter Beeinträchtigungen der Akzeptanz und Sicherheit nur bei komorbider Angststörung indiziert.**
- **Opiate, Cannabis-Präparate und Benzodiazepine sind bei somatoformen Störungen nicht indiziert und haben zudem ein hohes Suchtpotenzial.**
- **Anxiolytika, Tranquilizer** oder **Neuroleptika** sind nur in Krisensituationen oder bei entsprechender Komorbidität gerechtfertigt.
- Bei Patienten mit vorbestehender Medikation von **opioidhaltigen Analgetika** oder **Benzodiazepinen** sollte der Versuch einer Entwöhnung gemacht werden.

23.4.5 Zusammenfassung Therapie

Im Rahmen der bereits erwähnten AWMF S3-Praxisleitlinie (Schaefert et al. 2012) wurde ein Therapie-Algorithmus veröffentlicht, der die empfohlene, schweregradgestufte, kooperative und koordinierte Versorgung zusammenfasst (➤ Abb. 23.2). Die Abbildung ist selbsterklärend, sodass auf eine Wiederholung im Text verzichtet wird.

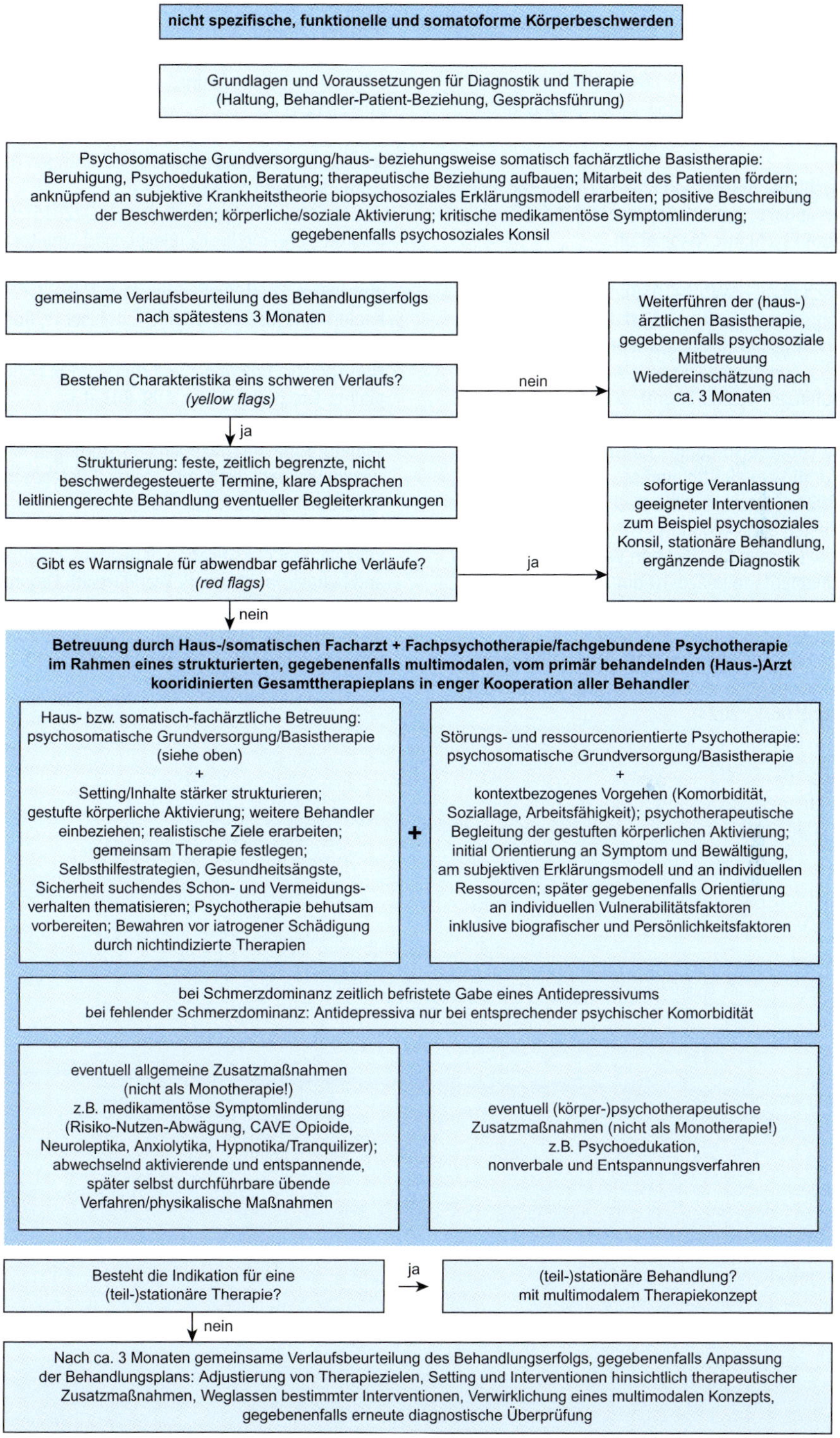

Abb. 23.2 Therapie-Algorithmus: Schweregradgestuftes, kooperatives und koordiniertes Versorgungsmodell [F201-011, L231]

LITERATUR

Albus C, Kruse J, Wöller W (2018). „Hätte ich die Beschwerden nicht, wäre alles gut". Patienten mit somatoformen Störungen. In: Wöller W, Kruse J (Hrsg.). Tiefenpsychologisch fundierte Psychotherapie – Basisbuch und Praxisleitfaden. 5. Aufl. Stuttgart, New York: Schattauer: 397–408.

American Psychiatric Association (2013). Diagnostic and statistical manual of mental disorders. 5th ed. Arlington, VA: American Psychiatric Association.

Arbeitsgemeinschaft der Wissenschaftlichen Medizinischen Fachgesellschaften – AWMF (2018). S3-Leitlinie Funktionelle Körperbeschwerden. AWMF-Reg. -Nr. 051-001. Langfassung. https://register.awmf.org/assets/guidelines/051-001l_S3_Funktionelle_Koerperbeschwerden_2018-11-abgelaufen.pdf (letzter Zugriff: 06.12.2024).

Bundesärztekammer (Hrsg.) (2024). Kursbuch Psychosomatische Grundversorgung– 3. Aufl.

Bundesinstitut für Arzneimittel und Medizinprodukte (BfArM) (2024a). Internationale statistische Klassifikation der Krankheiten und verwandter Gesundheitsprobleme 10. Revision. German Modification Version 2024. https://klassifikationen.bfarm.de/icd-10-gm/kode-suche/htmlgm2024/index.htm (letzter Zugriff: 06.12.2024).

Bundesinstitut für Arzneimittel und Medizinprodukte (BfArM) (2024b). OPS Version 2019. https://klassifikationen.bfarm.de/ops/kode-suche/htmlops2024/index.htm (letzter Zugriff 06.12.2024).

Bundesinstitut für Arzneimittel und Medizinprodukte (BfArM) (2024c). ICD-11 in Deutsch. Entwurfsfassung. www.bfarm.de/DE/Kodiersysteme/Klassifikationen/ICD/ICD-11/uebersetzung/_node.html (letzter Zugriff: 20.12.2024).

Falkai P, Wittchen HU (Hrsg.) (2015). Diagnostisches und statistisches Manual psychischer Störungen DSM-5. Göttingen, Bern, Wien: Hogrefe.

Haller H, Cramer H, Lauche R, Dodos G (2015). Somatoform disorders and medically unexplained symptoms in primary care – a systematic review and meta-analysis of prevalence. Dtsch Arztebl Int. 112: 279–87.

Schaefert R, Hausteiner-Wiehle C, Häuser W, Ronel J, Herrmann M, Henningsen R (2012). Clinical practice guideline. Non-specific, functional and somatoform bodily complaints. Dtsch Arztebl Int. 109: 803–13.

Schneider G, Heuft G (2011). Organisch nicht erklärbare somatoforme Beschwerden und Störungen im Alter: ein systematischer Literaturüberblick. Z Psychosom Med Psychother. 201; 57: 115–40.

World Health Organization (1991). Tenth revision of the international classification of diseases, chapter F: Mental and behavioral disorders. World Health Organization.

World Health Organization (2022). International classification of diseases, 11th revision. World Health Organization. https://icd.who.int/en/ (letzter Zugriff: 20.12.2024).

KAPITEL

24 Persönlichkeitsstörungen im Alter

Robert Perneczky

At sunt morosi et anxii et iracundi et difficiles senes. si quaerimus, etiam avari; sed haec morum vitia sunt, non senectutis. [...]

Aber das Alter ist mürrisch, ängstlich, jähzornig, ungefällig und, wenn wir weiterforschen, habsüchtig. Allein, dies sind Fehler des Charakters, nicht des Greisenalters.

Cicero MT: cato maior, de senectute, 44 v. Chr.

Übrigens hat doch das mürrische Wesen neben den anderen genannten Fehlern eine Entschuldigung für sich, freilich keine ganz befriedigende, gleichwohl eine solche, die nicht ganz verwerflich ist. Greise glauben, man schätze sie gering, man sehe auf sie herab, man verspotte sie. Zudem ist bei einem gebrechlichen Körper alles Anstößige empfindlich. Doch alle diese Fehler können durch gute Sitten und wissenschaftliche Bildung gemildert werden; und dies bemerkte man teils im wirklichen Leben, teils auf der Bühne an jenen Brüdern, die (bei Terenz) in den Adelphen vorkommen. Wie rau ist der eine, wie sanft der andere. So verhält sich auch die Sache. Denn so, wie nicht jeder Wein mit dem Alter sauer wird, so wird auch nicht bei jedem Menschen das Alter sauer. Den Ernst lobe ich am Greisenalter, aber wie alles andere, in gehörigem Maß; unfreundliches Wesen hingegen auf keine Weise.

Cicero, 44 v. Chr.

Im obigen Zitat zeigt Cicero Charaktermerkmale auf, die typisch für ältere Menschen sind und in stärkerer Ausprägung als psychische Störungen gelten würden. Damit sind die Grundlagen eines modernen gerontopsychiatrischen Verständnisses geschaffen, und Ciceros strenge Haltung gegenüber den Schwächen des Alters wirkt aktuell in Zeiten des demografischen Wandels mit einer zunehmend alternden Bevölkerung und Diskussionen über verlängerte Lebensarbeitszeiten und besteuerte Renten nach. Cicero betont die Selbstverantwortung des älteren Menschen und billigt nur ein geringes Verständnis für körperliche Gebrechen und soziale Ausgrenzung zu. Schwächen der Persönlichkeit werden dabei auch im Alter nicht akzeptiert.

Persönlichkeitsstörungen – Übersicht zum Krankheitsbild	
Punktprävalenz	7–62 % bei stationären und 3–13 % bei ambulanten älteren Patienten
Erkrankungsgipfel	Meist im früheren Erwachsenenalter
Besonderheiten im höheren Lebensalter	Teils ähnliche Symptomatik bei (komorbiden) neurodegenerativen Erkrankungen und Persönlichkeitsstörungen
Relevante Leitlinien	S2-Leitlinien für Persönlichkeitsstörungen

24.1 Hintergrund

Allgemein gehen wir davon aus, dass grundlegende Persönlichkeitsmerkmale über das erwachsene Leben hinweg relativ stabil sind und lediglich **geringfügige Akzentuierungen bestimmter Merkmale im Alter** auftreten (Chapman et al. 2014). Ein vermehrtes Auftreten anankastischer Charakterzüge ist beispielsweise häufig bei älteren Menschen; dies ist wohl weniger Ausdruck einer intrinsischen Änderung der Persönlichkeit als vielmehr eine Anpassung an eingeschränkte Fähigkeiten und veränderte Lebensumstände (Engels et al. 2003). Das neurobiologische Substrat der verminderten Anpassungsfähigkeit wurde in Verbindung gebracht mit zerebrovaskulärer Schädigung (Stone 1993) und verminderter Verfügbarkeit bestimmter Neurotransmitter wie Dopamin (Volkow et al. 1998).

Das Konzept der Persönlichkeitsstörungen wird von jeher kontrovers diskutiert, unabhängig vom Alter der Betroffenen. Die Differenzierung unterschiedlicher Persönlichkeitsstörungen ist häufig unbefriedigend und wiederholte diagnostische Einschätzungen bei derselben Person kommen nicht selten zu unterschiedlichen Ergebnissen (Melartin et al. 2010). Die etablierten diagnostischen Kategorien (> Box 24.1) kommen aber grundsätzlich auch beim älteren Menschen zur Anwendung. Zur Objektivierung der spezifischen Störungen stehen klinische Fragebögen und standardisierte strukturierte Interviews zur Verfügung, wie das MMPI *(Minnesota Multiphasic Personality Inventory)* und das SCID-V-PD (strukturiertes klinisches Interview für DSM-V) (First et al. 2016).

Die ICD-11 bringt grundlegende Veränderungen bei der Klassifikation von Persönlichkeitsstörungen im Vergleich zur ICD-10 mit sich (Herpertz und Hölzel 2024). Statt einer kategorischen Diagnostik anhand einer Liste von Symptomen wird nun ein dimensionales Verständnis verwendet, bei dem verschiedene Schweregrade der Beeinträchtigung von selbstbezogenen und interpersonellen Persönlichkeitsfunktionen berücksichtigt werden. Ein Profil von fünf maladaptiven Persönlichkeitsmerkmalen dient dazu, den klinischen Zustand zu charakterisieren. Eine wesentliche Neuerung ist die Aufhebung der Altersgrenze, die es ermöglicht, Persönlichkeitsstörungen über die gesamte Lebensspanne hinweg zu diagnostizieren. Dies ist besonders relevant für ältere Patienten, da die Diagnose von Persönlichkeitsstörungen somit nicht mehr an bestimmte Altersstufen gebunden ist und die oft komplexen und vielschichtigen Persönlichkeitsveränderungen im Alter besser erfasst werden können. Der Lebensspannenansatz der ICD-11 trägt dazu bei, dass ältere Menschen eine adäquatere und individuellere Diagnostik und Behandlung erhalten, was die Lebensqualität und die psychosoziale Gesundheit in dieser Lebensphase verbessern könnte.

MERKE

Eine Persönlichkeitsstörung wird dabei im Allgemeinen definiert als eine anhaltende, schwere Störung der Persönlichkeitsstruktur, bei der bestimmte Merkmale unflexibel oder wenig angepasst sind, die persönliche und soziale Funktions- und Leistungsfähigkeit beeinträchtigen und damit zu einem besonderen Leidensdruck führen (Kroessler 1990). Daher ist es zwar unwahrscheinlich, dass eine Persönlichkeitsstörung erst im fortgeschrittenen Alter auftritt, für den Diagnostizierenden eröffnet sich allerdings potenziell die Möglichkeit, sich bei der Diagnostik beim älteren Menschen auf einen langjährigen Verlauf zu stützen.

BOX 24.1

Kategorien der Persönlichkeitsstörung (PS)

	ICD-10	DSM-5
Cluster A	paranoide PS (F60.0) schizoide PS (F60.1)	paranoide PS schizoide PS schizotype PS
Cluster B	emotional instabile PS (F 60.3) histrionische PS (F60.4) dissoziale PS (F60.2)	Borderline-PS histrionische PS antisoziale PS narzisstische PS
Cluster C	ängstliche PS (F60.6) abhängige PS (F60.7) anankastische PS (F60.5) passiv-aggressive PS (F60.8)	selbstunsichere PS dependente PS zwanghafte PS (passiv-aggressive PS)

24.2 Epidemiologie

24.2.1 Prävalenz

Es liegt nur eine kleine Zahl von Studien speziell zu Persönlichkeitsstörungen im Alter vor (Lautenschlager und Förstl 2007). Auf dieser Grundlage wird die Prävalenz von Persönlichkeitsstörungen in der älteren Bevölkerung auf **7–62 % bei stationär behandelten Patienten** und **3–13 % bei ambulanten Fällen** geschätzt (van Alphen et al. 2006). Persönlichkeitsstörungen der Cluster A und C bestehen im Alter meist fort, während Störungen aus dem Cluster B durch erhöhte Mortalität im jüngeren Alter oder Mitigation eher abnehmen (Morse und Lynch 2004). Die fortbestehenden Störungen stellen einen möglichen Risikofaktor für andere psychische, somatische oder neurodegenerative Leiden dar, wie beispielsweise der Depression. Sie sind Prädiktoren eines ungünstigeren Verlaufs in Bezug auf Funktion und Remission (Abrams et al. 2001).

Bewertung

In einer englischen Untersuchung fand man etwa Hinweise auf Cluster-C-Persönlichkeitsstörungen in über 40 % von älteren Suizidopfern (Harwood et al. 2001). Eine ähnlich angelegte norwegische Studie zeigte dagegen mehr Anhaltspunkte für besonders selbstbestimmte, schizoide, kontrollierende Charaktere, die im Alter möglicherweise wegen eingeengter Lebensbedingungen Suizid verübten hatten (Kjolseth et al. 2009). Forensisch relevante Vergehen sind bei älteren Patienten mit antisozialer Persönlichkeitsstörung insgesamt eher selten; am häufigsten kommt es zu sexuellen Übergriffen (80 %; Mehrfachnennungen), Betrug (> 60 %), Körperverletzung (ca. 50 %), Mord und Totschlag (33 %), Einbruchdiebstählen und Brandstiftung (je 20 %) (van Alphen et al. 2007). Hierbei stellt sich grundsätzlich die Frage, ob angesichts der Vergehen und des forensischen Vorgehens zugrunde liegende Hirnerkrankungen mit hinreichender Sicherheit ausgeschlossen werden konnten.

Ältere Menschen mit ängstlicher oder abhängiger Persönlichkeit sind dabei eher von Missbrauch betroffen (Kurrle et al. 1991). Außerdem kommt Missbrauch häufiger bei Menschen vor, die von einer organischen Persönlichkeitsveränderung betroffen sind (Hansberry et al. 2005).

24.3 Komorbidität

Persönlichkeitsstörungen sind häufig mit **Achse-1-psychiatrischen Erkrankungen** assoziiert, was zum Teil die Schwierigkeiten des Patienten und seines unmittelbaren Umfelds einschließlich der pflegenden Person verstärkt. Der Zusammenhang zwischen Persönlichkeitsstörung und Depression wurde ausführlich beschrieben (Devanand et al. 2000).

24.3.1 Alzheimer-Demenz

Es ist seit Langem bekannt, dass sich Persönlichkeitsmerkmale im Laufe einer AD verändern, in der jüngeren Vergangenheit werden jedoch auch vorbestehende Charaktereigenschaften als Risikofaktoren der AD diskutiert. Aufgrund der unterschiedlichen Studienansätze lässt sich noch kein einheitliches Bild zusammenfügen.

Bewertung

In einer Studie wurden Patienten mit AD von ihren Lebenspartnern als vormals fröhlich und entspannt im Vergleich zu ihren Altersgenossen beschrieben (Petry et al. 1988). In anderen Studien fanden sich Hinweise auf bereits im präsymptomatischen Stadium reduzierte Initiative bis hin zur Abhängigkeit vom Partner (Bauer et al. 1995), erhöhte Rigidität und Neurotizismus (Meins und Dammast 2000), verminderte Stresstoleranz mit „Nervenzusammenbrüchen" (Henderson et al. 1992), Pessimismus und negative Lebenseinstellung (Kondo, Niino et al. 1994), Introversion (Malinchoc et al. 1997) und auf Cluster-A- und -C-Merkmale (Nicholas et al. 2010). Starker Neurotizismus im mittleren Alter ist assoziiert mit Depression im weiter fortgeschrittenen Alter, einschließlich schlechteren Behandlungserfolgen und stärker eingeschränkter Kognition. Auch Alzheimer-typische Hirnveränderungen und Demenz treten häufiger auf bei Menschen mit Neurotizismus (Terracciano et al. 2017). Eine aktuelle depressive Episode kann die Persönlichkeitsmerkmale vorübergehen verändern (Sadeq und Molinari 2017).

Das Gefühl, einsam zu sein, ist bei Personen, die später eine AD entwickeln, häufiger und stärker ausgeprägt (Wilson et al. 2007a). Außerdem gibt es Hinweise auf ein dünnes soziales Netz weit im Vorfeld der AD (Bennett et al. 2006). Personen mit erhöhtem Risiko nehmen im mittleren (Scarmeas et al. 2001) und auch im späteren Lebensalter (Wang et al. 2002) weniger häufig an geselligen Aktivitäten teil oder ziehen sich vollkommen zurück (Saczynski et al. 2006).

Die Art und Qualität der Partnerschaft über die Lebensspanne erwiesen sich als besonders wichtige Determinanten: Alleinlebende, Unverheiratete und Geschiedene weisen insgesamt ein deutlich erhöhtes Demenzrisiko auf (Hakansson et al. 2009). Als protektive Faktoren zeigten sich kognitive Reservekapazität (Perneczky et al. 2008a) – nicht unbedingt ein Persönlichkeitsmerkmal – und Gewissenhaftigkeit im Sinne von Zielorientierung, Willensstärke und Zuverlässigkeit (Wilson et al. 2007b).

MERKE

Bei all diesen Überlegungen besteht immer das Risiko, Ursache und Wirkung zu verwechseln, also dem Phänomen der reversen Kausalität zu unterliegen. Neurodegenerative Erkrankungen, darunter besonders die AD, weisen vor der Diagnosestellung einen protrahierten Verlauf auf. Persönlichkeitsveränderungen können daher **Vorboten der Erkrankung** sein und damit kein Ausdruck des Charakters oder der Risikofaktoren, sondern vielmehr erste Symptome.

Andere Demenzerkrankungen

Das Problem der reversen Kausalität betrifft auch eine Reihe anderer neurodegenerativer und zerebrovaskulärer Erkrankungen des älteren Menschen. Bei der Parkinson-Krankheit zum Beispiel ist nicht sicher zu entscheiden, welcher Prozentsatz der insgesamt sehr häufigen depressiven (40 %), psychotischen (20 %) und kognitiven (40 %) Veränderungen sich auf prämorbide Persönlichkeitsmerkmale zurückführen lässt (Riedel et al. 2010). Bei zeitlich eindeutig einzugrenzenden Ereignissen wie Hirninfarkten fällt die Unterscheidung leichter; in diesem Zusammenhang wurde gezeigt, dass vorbestehende Persönlichkeitsmerkmale wie Unleidlichkeit und Neurotizismus mit vermehrter Reizbarkeit und Agitation nach dem Schlaganfall korreliert waren (Greenop et al. 2009).

Im Rahmen der frontotemporalen Lobärdegenerationen gehören Veränderungen der sozialen Kompetenz und kommunikativer Eigenschaften zu den Kardinalsymptomen. Diese heterogene Gruppe neurodegenerativer Erkrankungen mit Schädigung vor allem des Neokortex im Frontal- und Temporallappen wird im Alter häufig diagnostisch verkannt. Die frontale Variante der FTD mit frühen Veränderungen der Persönlichkeit ist die häufigste Form (Johnson et al. 2005). Zum Bild einer langsam progredienten Soziopathie kann es bei rechtsseitiger Atrophie des frontoorbitalen und temporalen Neokortex kommen (Mendez et al. 2005). Patienten mit FTD sind nicht mehr imstande, soziale Signale (Mimik) zu begreifen und sich in andere hineinzuversetzen (engl. *Theory of Mind*) (Diehl-Schmid et al. 2007). Es kommt dadurch häufiger als bei Patienten mit AD zu Verletzungen sozialer Normen, bis hin zu kriminellen Delikten wie etwa Diebstahl. Veränderungen dieser Art stellen vor allem am Anfang der Erkrankung eine besondere Belastung für die Angehörigen dar (Diehl et al. 2006).

Bewertung

Bei morphometrischen Studien an Patienten mit neurodegenerativen Erkrankungen fanden sich Hinweise darauf, dass „agonale“ Persönlichkeitseigenschaften (Extraversion, Dominanz) bei einer Atrophie des links-dorsolateralen Präfrontalkortex und des links-frontalen Temporalpols reduziert sind, während „affiliative“ Merkmale (Nachgiebigkeit, Wärme) bei einer Atrophie des rechts-ventromedialen Präfrontalkortex und rechts-anteromedialen Temporallappens verloren gehen (Sollberger et al. 2009).

24.3.2 Therapie

Es ist nur wenig Literatur zur Behandlung von Persönlichkeitsstörungen im Alter verfügbar. Wie jedoch bereits erwähnt, sind Persönlichkeitsstörungen häufig von Achse-1-psychiatrischen Störungen begleitet. Deren effektive Behandlung kann bestimmte gestörte Persönlichkeitsmerkmale ebenfalls positiv beeinflussen.

Pharmakotherapie

Medikamente werden häufig eingesetzt, um die Komorbiditäten einer Persönlichkeitsstörung zu behandeln. Bei der Behandlung einer depressiven Symptomatik mit Antidepressiva müssen dabei die üblichen Leitlinien für ältere Menschen beachtet werden. Wegen ihres günstigen Nebenwirkungsprofils und weniger häufigen Interaktionen mit anderen Medikamenten werden dabei bevorzugt SSRI verwendet. In diesem Zusammenhang wurde berichtet, dass ältere Menschen mit Depression von der Therapie mit Antidepressiva oder elektrokonvulsiver Therapie profitieren, unabhängig davon, ob sie an einer komorbiden Persönlichkeitsstörung leiden oder nicht (Kunik et al. 1994). Es gibt jedoch auch Berichte darüber, dass eine komorbide Persönlichkeitsstörung das Ansprechen auf eine antidepressive Psychotherapie im Alter unwahrscheinlicher macht (Thompson et al. 1987). Niedrig dosierte Antipsychotika werden bei Patienten mit und ohne Persönlichkeitsstörung bei Symptomen wie Agitation und Psychose eingesetzt, wobei wegen der besseren Verträglichkeit eher atypische Antipsychotika in möglichst niedriger Dosierung verwendet werden (Gareri et al. 2014). Bei diagnostisch nur schwer von einer langanhaltenden Dysthymie unterscheidbaren Störungen der Cluster A und C (Morse und Lynch 2004) wird im Zweifel ein Behandlungsversuch mit Antidepressiva empfohlen (Monfort 1995).

Psychotherapie

Einige Aspekte einer mit hohem Leidensdruck verbundenen schlechten sozialen Integration aufgrund einer Persönlichkeitsstörung lassen sich durch **die Behandlung einer assoziierten funktionalen Störung** positiv beeinflussen. Bei Symptompersistenz trotz erfolgreicher Behandlung der komorbiden psychiatrischen Störung kann eine gezielte psychotherapeutische Intervention von Nutzen sein. Wie auch bei jüngeren Patienten mit Persönlichkeitsproblematik kann das Formen einer therapeutischen Allianz schwierig sein. Supportive, psychodynamische und kognitive Ansätze kommen je nach vorherrschender Symptomatik zur Anwendung. Dabei ist es wichtig, einen konsistenten Ansatz zu verfolgen, mit eindeutigen Grenzen und guter Kommunikation zwischen den involvierten Professionen (➤ Kap. 9).

24.3.3 Fazit

Zusammenfassung

Die vorhandene Literatur über Persönlichkeitsstörungen im Alter ist begrenzt. Es ist jedoch davon auszugehen, dass eine zunehmende Zahl von Menschen mit Störungen der Persönlichkeit ein höheres Alter erreichen wird und damit ein größerer Bedarf an angemessenen diagnostischen und therapeutischen Optionen entsteht.

LITERATUR

Abrams RC, Alexopoulos GS, Spielman LA, Klausner E, Kakuma T (2001). Personality disorder symptoms predict declines in global functioning and quality of life in elderly depressed patients. Am J Geriatr Psychiatry 9(1): 67–71.

Barrowclough C, King P, Colville J, Russell E, Burns A, Tarrier N (2001). A randomized trial of the effectiveness of cognitive-behavioral therapy and supportive counseling for anxiety symptoms in older adults. J Consult Clin Psychol 69(5): 756–762.

Bauer J, Stadtmuller G, Qualmann J, Bauer H (1995). [Premorbid psychological processes in patients with Alzheimer's disease and in patients with vascular dementia]. Z Gerontol Geriatr 28(3): 179–189.

Bennett DA, Schneider JA, Tang Y, Arnold SE, Wilson RS (2006). The effect of social networks on the relation between Alzheimer's disease pathology and level of cognitive function in old people: a longitudinal cohort study. Lancet Neurol 5(5): 406–412.

Camus V, de Mendonca Lima CA, Gaillard M, Simeone I, Wertheimer J (1997). Are personality disorders more frequent in early onset geriatric depression? J Affect Disord 46(3): 297–302.

Chapman BP, Hampson S, Clarkin J. (2014). Personality-informed interventions for healthy aging: conclusions from

a National Institute on Aging work group. Dev Psychol 50(5): 1426–1441.
Davison S (2002). Principles of managing patients with personality disorder. Adv Psychiatr Treat 15(5): 322–327.
Devanand DP (2002). Comorbid psychiatric disorders in late life depression. Biol Psychiatry 52(3): 236–242.
Devanand DP et al. (2000). Personality disorders in elderly patients with dysthymic disorder. Am J Geriatr Psychiatry 8(3): 188–195.
Diehl-Schmid J et al. (2009). Frontotemporal lobar degeneration. Fortschr Neurol Psychiatr 77(5): 295–304.
Diehl-Schmid J, Pohl C, Ruprecht C, Wagenpfeil S, Foerstl H, Kurz A (2007). The Ekman 60 Faces Test as a diagnostic instrument in frontotemporal dementia. Arch Clin Neuropsychol 22(4): 459–464.
Diehl J, Ernst J, Krapp S, Förstl H, Nedopil N, Kurz A (2006). [Misdemeanor in frontotemporal dementia]. Fortschr Neurol Psychiatr 74(4): 203–210.
Engels GI, Duijsens IJ, Haringsma R, van Putten CM (2003). Personality disorders in the elderly compared to four younger age groups: a cross-sectional study of community residents and mental health patients. J Pers Disord 17(5): 447–459.
First MB, Williams JB., Benjamin LS, Spitzer RL (2016). User's guide for the structured clinical interview for DSM-5 personality disorders (SCID-5-PD). Arlington, VA: American Psychiatric Association Publishing
Fiske A, Wetherell JL, Gatz M (2009). Depression in older adults. Annu Rev Clin Psychol 5: 363–389.
Fuchs T (1999). Patterns of relation and premorbid personality in late paraphrenia and depression. Psychopathology 32(2): 70–80.
Gareri P et al. (2014). Use of atypical antipsychotics in the elderly: a clinical review. Clin Interv Aging 9: 1363–1373.
Greenop KR, Almeida OP, Hankey GJ, van Bockxmeer F, Lautenschlager NT (2009). Premorbid personality traits are associated with post-stroke behavioral and psychological symptoms: a three-month follow-up study in Perth, Western Australia. Int Psychogeriatr 21(6): 1063–1071.
Hakansson K, Rovio S, Helkala EL, Vilska AR, Winblad B, Soininen H, Nissinen A, Mohammed AH, Kivipelto M (2009). Association between mid-life marital status and cognitive function in later life: population based cohort study. BMJ 339: b2462.
Hansberry MR, Chen E, Gorbien MJ (2005). Dementia and elder abuse. Clin Geriatr Med 21(2): 315–332.
Harwood D, Hawton K, Hope T, Jacoby R (2001). Psychiatric disorder and personality factors associated with suicide in older people: a descriptive and case-control study. Int J Geriatr Psychiatry 16(2): 155–165.
Henderson AS et al. (1992). Environmental risk factors for Alzheimer's disease: their relationship to age of onset and to familial or sporadic types. Psychol Med 22(2): 429–436.
Hepple J (2004). Psychotherapies with older people: an overview. Adv Psychiatr Treat 10(5): 371–377.
Herpertz SC, Hölzel LP (2024). Persönlichkeitsstörungen in ICD-11: Was sich geändert hat. Verhaltenstherapie 34 (2): 75–84.
Johnson JK et al. (2005). Frontotemporal lobar degeneration: demographic characteristics of 353 patients. Arch Neurol 62(6): 925–930.
Kjolseth I, Ekeberg O, Steihaug S (2009). Why do they become vulnerable when faced with the challenges of old age? Elderly people who committed suicide, described by those who knew them. Int Psychogeriatr 21(5): 903–912.
Kmietowicz Z (2004). Thousands of elderly people face abuse, says Commons report. BMJ 328(7446): 971.
Kondo K, Niino M, Shido K (1994). A case-control study of Alzheimer's disease in Japan – significance of life-styles. Dementia 5(6): 314–326.
Kroessler D (1990). Personality disorder in the elderly. Hosp Community Psychiatry 41(12): 1325–1329.
Kunik ME, Mulsant BH, Rifai AH, Sweet RA, Pasternak R, Zubenko GS (1994). Diagnostic rate of comorbid personality disorder in elderly psychiatric inpatients. Am J Psychiatry 151(4): 603–605.
Kurrle SE, Sadler PM, Cameron ID (1991). Elder abuse – an Australian case series. Med J Aust 155(3): 150–153.
Lautenschlager NT, Förstl H (2007). Personality change in old age. Curr Opin Psychiatry 20(1): 62–66.
Malinchoc M, Rocca WA, Colligan RC, Offord KP, Kokmen E (1997). Premorbid personality characteristics in Alzheimer's disease: an exploratory case-control study. Behav Neurol 10(4): 117–120.
Meins W, Dammast J (2000). Do personality traits predict the occurrence of Alzheimer's disease? Int J Geriatr Psychiatry 15(2): 120–124.
Melartin TK, Haukka J, Rytsala HJ, Jylha PJ, Isometsa ET (2010). Categorical and dimensional stability of comorbid personality disorder symptoms in DSM-IV major depressive disorder: a prospective study. J Clin Psychiatry 71(3): 287–95.
Mendez MF, Chen AK, Shapira JS, Miller BL (2005). Acquired sociopathy and frontotemporal dementia. Dement Geriatr Cogn Disord 20(2–3): 99–104.
Monfort JC (1995). The difficult elderly patient: curable hostile depression or personality disorder? Int Psychogeriatr 7 Suppl: 95–111.
Morse JQ, Lynch TR (2004). A preliminary investigation of self-reported personality disorders in late life: prevalence, predictors of depressive severity, and clinical correlates. Aging Ment Health 8(4): 307–315.
Nicholas H et al. (2010). Are abnormal premorbid personality traits associated with Alzheimer's disease? – A case-control study. Int J Geriatr Psychiatry 25(4): 345–351.
Perneczky R, Diehl-Schmid J, Förstl H, Drzezga A, May F, Kurz A (2008). Urinary incontinence and its functional anatomy in frontotemporal lobar degenerations. Eur J Nucl Med Mol Imaging 35(3): 605–610.
Perneczky R et al. (2008). Activities of daily living, cerebral glucose metabolism, and cognitive reserve in Lewy body

and Parkinson's disease. Dement Geriatr Cogn Disord 26(5): 475–481.
Petry S, Cummings JL, Hill MA, Shapira J (1988). Personality alterations in dementia of the Alzheimer type. Arch Neurol 45(11): 1187–1190.
Riedel O et al. (2010). Frequency of dementia, depression, and other neuropsychiatric symptoms in 1,449 outpatients with Parkinson's disease. J Neurol 257(7): 1073–1082.
Rokke P, Scogin F (1995). Depression treatment preferences in younger and older adults. J Clin Geropsychol 1: 243–257.
Saczynski JS et al. (2006). The effect of social engagement on incident dementia: the Honolulu-Asia Aging Study. Am J Epidemiol 163(5): 433–440.
Sadeq NA, Molinari V (2017). Personality and its relationship to depression and cognition in older adults: implications for practice. Clinical Gerontologist, 41(5): 385–398.
Sanderson WC, Wetzler S, Beck AT, Betz F (1994). Prevalence of personality disorders among patients with anxiety disorders. Psychiatry Res 51(2): 167–174.
Scarmeas N, Levy G, Tang MX, Manly J, Stern Y (2001). Influence of leisure activity on the incidence of Alzheimer's disease. Neurology 57(12): 2236–2242.
Sollberger M et al. (2009). Neural basis of interpersonal traits in neurodegenerative diseases. Neuropsychologia 47(13): 2812–2827.
Speer DC, Bates K (1992). Comorbid mental and substance disorders among older psychiatric patients. J Am Geriatr Soc 40(9): 886–890.
Stone MH (1993). Long-term outcome in personality disorders. Br J Psychiatry 162: 299–313.
Terraciano A, An Y, Sutin RA, Thambisetty M, Resnick SM. (2017). Personality change in the preclinical phase of Alzheimer disease. JAMA Psychiatry 74(12) : 1259–1265.
Thompson LW, Gallagher D, Breckenridge JS (1987). Comparative effectiveness of psychotherapies for depressed elders. J Consult Clin Psychol 55(3): 385–390.
van Alphen SP, Engelen GJ, Kuin Y, Derksen JJ (2006). The relevance of a geriatric sub-classification of personality disorders in the DSM-V. Int J Geriatr Psychiatry 21(3): 205–209.
van Alphen SP, Nijhuis PE, Oei TI (2007). Antisocial personality disorder in older adults. A qualitative study of Dutch forensic psychiatrists and forensic psychologists. Int J Geriatr Psychiatry 22(8): 813–815.
Volkow ND et al. (1998). Association between decline in brain dopamine activity with age and cognitive and motor impairment in healthy individuals. Am J Psychiatry 155(3): 344–349.
Wang HX, Karp A, Winblad B, Fratiglioni L (2002). Late-life engagement in social and leisure activities is associated with a decreased risk of dementia: a longitudinal study from the Kungsholmen project. Am J Epidemiol 155(12): 1081–1087.
Wilson RS et al. (2007). Loneliness and risk of Alzheimer disease. Arch Gen Psychiatry 64(2): 234–240.
Wilson RS, Schneider JA, Arnold SE, Bienias JL, Bennett DA (2007). Conscientiousness and the incidence of Alzheimer disease and mild cognitive impairment. Arch Gen Psychiatry 64(10): 1204–1212.

KAPITEL 25

Swantje Matthies

Aufmerksamkeitsdefizit-/Hyperaktivitätsstörung (ADHS) im Alter

25.1 ADHS als Erkrankung der Lebensspanne

Die ADHS gehört zur Gruppe der Entwicklungsstörungen und wurde über lange Jahre als Erkrankung des Kindes- und Jugendalters betrachtet. Die für die ADHS charakteristische Symptomatik besteht aus der Trias **Unaufmerksamkeit, Hyperaktivität und Impulsivität**. Bei ca. 60 % der Betroffenen persistieren Symptome bis ins Erwachsenenalter hinein. Zwar entwachsen manche Betroffene den diagnostischen Kriterien, sie sind jedoch weiterhin durch assoziierte Beschwerden und negative Konsequenzen belastet.

Die meisten Untersuchungen, die über ADHS im Erwachsenenalter durchgeführt wurden, berücksichtigten junge Erwachsene (< 40 Jahre). Über die Altersgruppe der über 60-Jährigen ist bislang nur wenig bekannt hinsichtlich des Auftretens, der Ausprägung und Präsentation von ADHS im höheren Lebensalter. ADHS wird bei Senioren nur selten diagnostiziert. Bei einem Teil der Betroffenen dürften ADHS-Symptome in der Lebensmitte gut kompensiert sein und können im Rahmen eines kognitiven Abbaus wieder mehr in den Vordergrund treten. Häufig werden ADHS-Symptome dann fälschlich als Symptome anderer psychiatrischer Erkrankungen z. B. demenzieller Erkrankungen verkannt.

25

ADHS – Übersicht zum Krankheitsbild	
Punktprävalenz	2,2–3,7 % der über 60-Jährigen
Besonderheiten im höheren Lebensalter	• Zunahme von innerer Unruhe im Vergleich zur motorischen Hyperaktivität des Kindesalters • Rückgang der Symptomschwere, jedoch Fortbestehen der negativen psychosozialen Konsequenzen in der Arbeitswelt, in Beziehungen sowie im gesundheitlichen Bereich • Behandlung im Alter erschwert durch mögliche kardiovaskuläre unerwünschte Wirkungen
Relevante Leitlinien	• S3-Leitlinien für das Kindes-, Jugend- und Erwachsenenalter (AWMF-S3-Leitlinie 2018) • International: z. B. NICE-Guidelines (National Institute of Health and Clinical Excellence 2018)

25.2 Diagnostik

Die in den Diagnosesystemen (ICD-10 und DSM-IV) zugrunde gelegten Kriterien für die drei Symptomdomänen sind für die Diagnosestellung bei Kindern ausgelegt (z. B. „steht in der Klasse oder in anderen Situationen, in denen sitzen bleiben erwartet wird, häufig auf"; „hat oft Schwierigkeiten, die Aufmerksamkeit bei Aufgaben oder beim Spielen aufrechtzuerhalten").

MERKE
Erst im DSM-5 (American Psychiatric Association 2013) wurden Beispiele für erwachsenentypische Symptomausprägungen zu den diagnostischen für Kinder ausgelegten Kriterien ergänzt. Es wird erwartet, dass ICD-11 sich im Wesentlichen an DSM-5 anlehnen wird.

In den Wender-Utah-Kriterien (Wender 1998), die bislang nicht Eingang in die offiziellen Klassifikationssysteme gefunden haben, werden im Vergleich zu DSM-5, ICD-10 und ICD-11 explizit erwachsenenspezifische Kriterien für die ADHS formuliert (➤ Tab. 25.1). Diese machen deutlich, dass bei Erwachsenen der Bereich der emotionalen Regulationsstörung oft mehr Bedeutung hat als im Kindesalter.

Tab. 25.1 Wender-Utah-Kriterien

Kriterium	Symptome
Aufmerksamkeitsstörung	Unvermögen, Gesprächen zu folgen; Ablenkbarkeit; Schwierigkeiten, sich auf Schriftliches zu konzentrieren; Vergesslichkeit; häufiges Verlieren von Gegenständen
Motorische Hyperaktivität	Gefühl innerer Unruhe; Unfähigkeit, sich zu entspannen oder sitzende Tätigkeiten durchzuhalten; dysphorische Stimmungslage bei Inaktivität
Affektlabilität	Häufige und schnelle Stimmungswechsel innerhalb von Stunden und Tagen
Desorganisiertes Verhalten	Unzureichende Planung und Organisation von Aktivitäten; planloses Wechseln von einer Aufgabe zur nächsten, ohne dass eine Aufgabe tatsächlich abgeschlossen wurde; Probleme beim Zeitmanagement
Affektkontrolle	Permanente Reizbarkeit; geringe Frustrationstoleranz; Wutausbrüche
Impulsivität	Dazwischenreden; Ungeduld; kaum überdachte Handlungen
Emotionale Überreagibilität	Kein adäquater Umgang mit alltäglichen Stressoren; überschießende oder ängstliche Reaktionen

Nach Wender PH. Attention-deficit hyperactivity disorder in adults. Psychiatr Clin North Am 1998; 21(4): 761–774.

MERKE
Die Wender-Utah-Kriterien sind erwachsenenspezifische diagnostische Kriterien für die ADHS.

Im deutschsprachigen Raum stehen folgende validierte psychometrische Verfahren zur Diagnostik zur Verfügung ➤ Tab. 25.2.

25.3 Prävalenz und Persistenz

Für das Kindes- und Jugendalter wird die Häufigkeit von ADHS in Metaanalysen auf 3,4–7,2 % (Polanczyk et al. 2015) geschätzt. Manche Autoren berichten über eine Stabilität des ADHS-Symptomprofils über die Lebensspanne (Semeijn et al. 2016). Viele Studien

Tab. 25.2 Deutschsprachige validierte Fragebögen für Erwachsene

Messinstrument	Art des Verfahrens
Adult-ADHD-Self-Report-Scale-v1.1 (ASRS)	Selbst- und Fremdbeurteilungsverfahren, WHO-autorisiert
Conners Skalen zu Aufmerksamkeit und Verhalten für Erwachsene (CAARS)	Selbst- und Fremdbeurteilungsverfahren
Homburger ADHS-Skalen für Erwachsene (HASE)	Selbst- und Fremdbeurteilungsverfahren
Integrierte Diagnose der ADHS im Erwachsenalter (IDA)	Selbst- und Fremdbeurteilungsverfahren
ADHS Screening für Erwachsene (ADHS-E)	Selbstbeurteilungsverfahren
Kölner ADHS-Test für Erwachsene (KATE)	Selbstbeurteilungsverfahren

Aus Gross S, Figge C, Matthies S, Philipsen A. ADHS im Erwachsenenalter: Diagnostik und Therapie. Nervenarzt 2015; 86(9): 1171–1178.

gehen davon aus, dass die Zahl und Ausprägung der ADHS-Symptome über die Zeit abnehmen und auch die Auswirkungen der ADHS-Symptomatik geringer werden (Michielsen et al. 2018). Jedoch bleiben bei bis zu zwei Dritteln der Betroffenen Symptome und assoziierte Beeinträchtigungen im Alltag bis ins hohe Alter bestehen (Faraone et al. 2006; Michielsen et al. 2015). Darüber hinaus sind Schwankungen der Ausprägung der Symptomatik über die Lebensspanne bei den meisten Betroffenen nachzuweisen (Sibley et al. 2021). Im Erwachsenenalter liegen die Prävalenzraten für ADHS weltweit zwischen 2,5 und 6,7 % (Song et al. 2021).

Bei Älteren stellt sich die Einschätzung der ADHS-Prävalenz aufgrund methodischer Probleme als schwierig heraus. Symptome müssen rückblickend eingeschätzt werden bei Kohorten, die eine Erziehung erhalten haben, die typische ADHS-Symptome der Kindheit **nicht als psychopathologische Dimensionen,** sondern als „Faulheit", „Verträumtheit", „Frechheit" oder gar „Dummheit" negativ bewertete. Weiterhin sind fremdanamnestische Angaben zur Kindheit bei Älteren nur bedingt erfassbar. In den letzten Jahren wurden durch unterschiedliche Studiengruppen erste Zahlen zur Prävalenz der ADHS im höheren Lebensalter publiziert. Diese liegen zwischen 2,2 und 4,8 % (Dobrosaveljevic et al. 2020). In Deutschland wurde in einer ersten Untersuchung an 296 Personen zwischen 60 und 99 Jahren die Prävalenz von ADHS auf 3,7 % eingeschätzt (Philipp-Wiegmann et al. 2016).

25.4 Komorbidität

Das Auftreten komorbider psychiatrischer Störungen wird im Verlauf einer ADHS über die Lebensspanne häufig beobachtet. Insbesondere affektive Erkrankungen und Angsterkrankungen, Suchterkrankungen und Persönlichkeitsstörungen sind häufig vergesellschaftet (Kessler et al. 2006; Müller et al. 2023). Das Risiko für Depressionen scheint bei älteren Erwachsenen mit ADHS erhöht. Dazu tragen möglicherweise eine höhere Anzahl von kritischen Lebensereignissen und Konflikten bei (Michielsen et al. 2013; Semeijn et al. 2015a).

25.5 Neuropsychologische Auffälligkeiten

Über die kognitive Leistungsfähigkeit von älteren Personen mit ADHS ist wenig bekannt. Es wurden bislang keine direkten Zusammenhänge zwischen ADHS und der Alzheimer-Erkrankung gefunden (Ivanchak et al. 2011, 2012), wobei eine aktuelle Studie über Zusammenhänge zwischen einem genetischen Risiko für ADHS und der Entwicklung von kognitiven Einschränkungen und pathophysiologischen Veränderungen einer Alzheimer-Erkrankung berichtet (Leffa et al. 2023). Unter Patienten mit **DLB** fanden sich häufiger Fälle mit vorhergehender ADHS (Golimstok et al. 2011). Bislang ist unklar, ob es pathophysiologische Zusammenhänge gibt oder ob beispielsweise frühe Symptome einer Lewy-Body-Demenz wie ADHS-Symptome imponieren. Eine aktuelle prospektive Studie über 15 Jahre fand ein erhöhtes Risiko für die Entwicklung einer DLB bei Menschen mit ADHS (Golimstok et al. 2024). Die Hypothese, dass vaskuläre Risikofaktoren, die mit ADHS verknüpft sein können, den Zusammenhang zwischen kognitiven Beeinträchtigungen im Alter und ADHS moderieren oder mediieren können, bestätigte sich nicht (Callahan et al. 2021).

Bei Kindern und jüngeren Erwachsenen mit ADHS sind **kognitive Beeinträchtigungen** gut belegt. Hypothetisch ist angenommen worden, dass im alternden Gehirn eine höhere Vulnerabilität für kognitive Beeinträchtigungen durch ADHS bestehen könnte bzw. weniger kompensatorische Fähigkeiten vorhanden sind. Allerdings konnte diese Annahme in der LASA-Studie nicht bestätigt werden. Depressive Symptome scheinen die kognitive Leistungsfähigkeit deutlicher zu beeinträchtigen als ADHS-Symptome (Semeijn et al. 2015b; Das et al. 2014). In einer neueren Studie zu den neuropsychologischen Beeinträchtigungen bei älteren Personen über 60 Jahre mit ADHS wird deutlich, dass die von ADHS Betroffenen zwar schlechter abschneiden als die gesunden Kontrollprobanden, aber besser als eine jüngere, ebenfalls von ADHS betroffene Kontrollgruppe. Dies gilt nicht für Arbeitsgedächtnis und Planungsfertigkeiten, aber für Inhibitionsfertigkeiten und Aufmerksamkeitswechsel (Thorell et al. 2017).

25.6 Differenzialdiagnose

Zahlreiche psychische und somatische Erkrankungen verursachen Konzentrationsstörungen und überlappen daher mit dem psychopathologischen Kernsymptom der ADHS. Die Diagnose der ADHS im Erwachsenenalter ist daher immer eine **Längsschnitt- und Ausschlussdiagnose.** Im höheren Alter wird die retrospektive Erfassung der Symptomatik aufgrund des größeren Zeitabstands und in Ermangelung von fremdanamnestischen Daten häufig erschwert.

ADHS tritt als **Differenzialdiagnose zu demenziellen Prozessen** insbesondere in Memory-Ambulanzen vermehrt in Erscheinung. Persistierende ADHS-Symptome bei geriatrischen Patienten können leicht als MCI verkannt werden oder die Diagnose eines solchen erschweren. Manche Autoren fordern, das Bewusstsein für die Persistenz von ADHS-Symptomen bis ins hohe Alter zu fördern und die ADHS-Diagnostik in die differenzialdiagnostische Routine von Screeningprozessen miteinzubeziehen (Fischer et al. 2012; Ivanchak et al. 2012).

25.7 Psychosoziale Auswirkungen

Negative psychosoziale Auswirkungen von ADHS in den Bereichen **Beruf, Finanzen, Organisation, Beziehungen, Gesundheit und Wohlbefinden** sind bei älteren Erwachsenen und Senioren mit ADHS belegt (Philipp-Wiegmann et al. 2016). Es wird angenommen, dass diese Beeinträchtigungen zu hohen Kosten für das Gesundheitssystem führen.

Zusammenfassung

ADHS kann bis ins hohe Alter hinein gravierende Auswirkungen auf Lebensführung, psychosoziale Bedingungen und Gesundheitsaspekte haben. ADHS sollte deswegen im differenzialdiagnostischen Screeningprozess bei psychischen Störungen im Alter Berücksichtigung finden.

25.8 Therapie

Grundlage der Behandlung der ADHS ist die **Psychoedukation** zum Krankheitsbild. Sowohl medikamentöse als auch psychotherapeutische Behandlungsansätze stehen zur Verfügung. Die Indikation zur Behandlung wird gestellt, wenn eindeutig durch die ADHS bedingte Beeinträchtigungen bestehen. Nach den *NICE-Guidelines* gilt die medikamentöse Behandlung als *First-Line-Treatment.*

25.8.1 Medikamentöse Therapie

In Deutschland sind **Methylphenidat** (MPH), Lisdexamphetamin und **Atomoxetin** zur Behandlung der ADHS im Erwachsenenalter zugelassen. Gerade die unerwünschten Nebenwirkungen im Hinblick auf das kardiovaskuläre System (Erhöhung von Puls und Blutdruck) sind im Fokus, wenn über die Behandlung älterer Betroffener nachgedacht wird. Über die medikamentöse Behandlung älterer Patienten mit ADHS-spezifischen Medikamenten ist bislang wenig bekannt. Die Response scheint ähnlich zu sein wie bei jüngeren Erwachsenen (Manor et al. 2011). Schwere kardiovaskuläre unerwünschte Ereignisse traten in der Studie von Habel et al. (2011), einer großen retrospektiven, bevölkerungsbasierten Kohortenstudie, nicht auf. Und auch eine neue Metaanalyse bestätigt dies ebenfalls für ältere Betroffene (Zhang et al. 2022). Turner et al. (2003) wiesen jedoch auf deutliche kardiovaskuläre Effekte von MPH bei Älteren hin. Eine andere aktuelle große Auswertung von WHO-Daten fand ein höheres Risiko von kardiovaskulären Erkrankungen bei Patienten, die eine ADHS-spezifische Medikation erhalten hatten (Cho et al. 2024). In einer randomisierten kontrollierten Studie, die den Effekt von Citalopram, MPH (in einer Dosierung bis 40 mg/Tag) und deren Kombination in der Behandlung von Depressionen bei Älteren untersuchte, wurden keine signifikanten unerwünschten Wirkungen der MPH-Behandlung beobachtet (Lavretsky et al. 2015). In der Gruppe, die mit der Kombination aus Citalopram und MPH behandelt wurde, fand sich eine höhere und raschere Remissionsrate der Depression.

25.8.2 Psychotherapie

Die deutschsprachigen Leitlinien zur Behandlung der ADHS im Erwachsenenalter (AWMF-S3-Leitlinie, 2018) empfehlen eine multimodale Behandlung, die auf der Grundlage von Psychoedukation eine selbstbestimmte Wahl der Behandlung erlaubt und neben medikamentösen Therapieansätzen Psychotherapie mit einschließt. Es stehen **kognitiv- und dialektisch-behaviorale sowie achtsamkeitsbasierte Behandlungskonzepte** zur Verfügung (Philipsen 2012; Lopez et al. 2018). Ein evaluiertes kognitiv-behaviorales Programm zur Behandlung der ADHS scheint auch bei älteren Patienten wirksam (Solanto et al. 2018). Spezifische Programme mit Behandlungsschwerpunkten oder Techniken für ältere Erwachsene mit ADHS sind bislang nicht veröffentlicht.

LITERATUR

AWMF-S3-Leitlinie (2018). ADHS bei Kindern, Jugendlichen und Erwachsenen. Registernummer 028-045. https://register.awmf.org/de/leitlinien/detail/028-045 (letzter Zugriff: 24.06.2025).

Callahan BL, Plamondon A, Gill S, Ismail Z (2021). Contribution of vascular risk factors to the relationship between ADHD symptoms and cognition in adults and seniors. Sci Rep. 20; 11(1): 24276.

Cho H et al. (2024). Global burden of ADHD medication-associated cardiovascular disease, 1967–2023: A comparative analysis using the WHO pharmacovigilance database. Asian J Psychiatr. 101: 104209.

Das D, Cherbuin N, Easteal S, Anstey KJ (2014). Attention Deficit/Hyperactivity Disorder symptoms and cognitive abilities in the late-life cohort of the PATH through life study. PLoS One. 9(1): e86552.

Dobrosavljevic M, Solares C, Cortese S, Andershed H, Larsson H (2020). Prevalence of attention-deficit/hyperactivity disorder in older adults: A systematic review and meta-analysis. Neurosci Biobehav Rev. 118: 282–289.

Faraone SV, Biederman J, Mick E (2006). The age-dependent decline of attention deficit hyperactivity disorder: A meta-analysis of follow-up studies. Psychol Med. 36(2): 159–165.

Fischer BL, Gunter-Hunt G, Steinhafel CH, Howell T (2012). The identification and assessment of late-life ADHD in memory clinics. J Atten Disord. 16(4): 333–338.

Golimstok A, Rojas JI, Romano M, Zurru MC, Doctorovich D, Cristiano E (2011). Previous adult attentiondeficit and hyperactivity disorder symptoms and risk of dementia with Lewy bodies: A case-control study. Eur J Neurol. 18(1): 78–84.

Golimstok Á et al. (2024). Adult Attention Deficit-Hyperactivity Disorder is associated with Lewy Body Disease and Cognitive Impairment: A prospective cohort Study With 15-year Follow-Up. Am J Geriatr Psychiatry. 32(9): 1063–1077.

Habel LA et al. (2011). ADHD medications and risk of serious cardiovascular events in young and middle-aged adults. JAMA. 306(24): 2673–2683.

Ivanchak N et al. (2011). Attention-deficit/hyperactivity disorder in childhood is associated with cognitive test profiles in the geriatric population but not with mild cognitive impairment or Alzheimer's disease. J Aging Res. 2011: 729801.

Ivanchak N, Fletcher K, Jicha GA (2012). Attention-deficit/hyperactivity disorder in older adults: Prevalence and possible connections to mild cognitive impairment. Curr Psychiatry Rep. 14(5): 552–560.

Kessler RC et al. (2006). The prevalence and correlates of adult ADHD in the United States: results from the National Comorbidity Survey Replication. Am J Psychiatry. 163(4): 716–723.

Lavretsky H, Reinlieb M, St CN, Siddarth P, Ercoli LM, Senturk D (2015). Citalopram, methylphenidate, or their combination in geriatric depression: A randomized, double-blind, placebo-controlled trial. Am J Psychiatry. 172(6): 561–569.

Leffa DT et al. (2023). Alzheimer's Disease Neuroimaging Initiative. Genetic risk for attention-deficit/hyperactivity disorder predicts cognitive decline and development of Alzheimer's disease pathophysiology in cognitively unimpaired older adults. Mol Psychiatry. 28(3):1248–1255.

Lopez PL et al. (2018). Cognitive-behavioural interventions for attention deficit hyperactivity disorder (ADHD) in adults. Cochrane Database Syst Rev 3: CD010840.

Manor I, Rozen S, Zemishlani Z, Weizman A, Zalsman G (2011). When does it end? Attention-deficit/hyperactivity disorder in the middle aged and older populations. Clin Neuropharmacol. 34(4): 148–154.

Michielsen M et al. (2018). The Burden of ADHD in Older Adults: A Qualitative Study. J Atten Disord. 22(6): 591–600.

Michielsen M et al. (2015). The relationships between ADHD and social functioning and participation in older adults in a population-based study. J Atten Disord. 19(5): 368–379.

Michielsen M, Comijs HC, Semeijn EJ, Beekman AT, Deeg DJ, Sandra Kooij JJ (2013). The comorbidity of anxiety and depressive symptoms in older adults with attention-deficit/hyperactivity disorder: a longitudinal study. J Affect Disord. 148(2–3): 220–227.

Müller M, Turner D, Barra S, Rösler M, Retz W (2023). ADHD and associated psychopathology in older adults in a German community sample. J Neural Transm (Vienna). 130(3): 313–323.

National Institute of Health and Clinical Excellence (2018). Attention deficit hyperactivity disorder: diagnosis and management. www.nice.org.uk/guidance/ng87 (letzter Zugriff: 24.06.2025).

Philipsen A (2012). Psychotherapy in adult attention deficit hyperactivity disorder: implications for treatment and research. Expert Rev Neurother. 12(10): 1217–1225.

Philipp-Wiegmann F, Retz-Junginger P, Retz W, Rosler M (2016). The intraindividual impact of ADHD on the transition of adulthood to old age. Eur Arch Psychiatry Clin Neurosci. 266(4): 367–371.

Polanczyk GV, Salum GA, Sugaya LS, Caye A, Rohde LA (2015). Annual research review: A meta-analysis of the worldwide prevalence of mental disorders in children and adolescents. J Child Psychol Psychiatry. 56(3): 345–365.

Semeijn EJ, Comijs HC, Kooij JJ, Michielsen M, Beekman AT, Deeg DJ (2015a). The role of adverse life events on depression in older adults with ADHD. J Affect Disord. 174: 574–579.

Semeijn EJ et al. (2015b). No lower cognitive functioning in older adults with attention-deficit/hyperactivity disorder. International Psychogeriatrics. 27(9):1467–1476.

Semeijn EJ et al. (2016). Lifetime stability of ADHD symptoms in older adults. Atten Defic Hyperact Disord. 8(1): 13–20.

Sibley MH et al., for the MTA Cooperative Group (2021). Variable Patterns of Remission From ADHD in the Multimodal Treatment Study of ADHD. Am J Psychiatry. 00: 1–9.

Solanto MV, Surman CB, Alvir JMJ (2018). The efficacy of cognitive-behavioral therapy for older adults with ADHD: a randomized controlled trial. Atten Defic Hyperact Disord. 10(3): 223–235.

Song P, Zha M, Yang Q, Zhang Y, Li X, Rudan I; Global Health Epidemiology Reference Group (GHERG) (2021). The prevalence of adult attention-deficit hyperactivity disorder: A global systematic review and meta-analysis. J Glob Health. 11: 04009.

Thorell LB, Holst Y, Chistiansen H, Kooij JJS, Bijlenga D, Sjöwall D (2017). Neuropsychological deficits in adults age 60 and above with attention deficit hyperactivity disorder. Eur Psychiatry. 45: 90–96.

Turner DC, Robbins TW, Clark L, Aron AR, Dowson J, Sahakian BJ (2003). Relative lack of cognitive effects of methylphenidate in elderly male volunteers. Psychopharmacology (Berl). 168(4): 455–464.

Zhang L et al. (2022). Risk of Cardiovascular Diseases Associated With Medications Used in Attention-Deficit/Hyperactivity Disorder: A Systematic Review and Meta-analysis. JAMA Netw Open. 5(11): e2243597.

KAPITEL

26 Autismus im hohen Alter

Ludger Tebartz van Elst

26.1 Autismus, Eigenschaftscluster, Störung und Erkrankung der gesamten Lebensspanne

Die sogenannten Autismus-Spektrum-Störungen (ASS) gehören gemäß DSM-5 und ICD-11 zu der Gruppe der **neuronalen und mentalen Entwicklungsstörungen** (APA 2013, 2015; WHO 2025). Neben ADHS und den ASS gehören auch die Störungen der Intelligenzentwicklung und die Tic-Störungen als dritte und vierte große Gruppe dazu (Tebartz van Elst et al. 2023). Es ist zu erwarten, dass ähnlich wie bereits bei der ADHS die ASS in den nächsten Jahren als wichtige Basisstörung bzw. Basisstruktur für sekundär sich daraus entwickelnde affektive und andere psychische Störungen erkannt werden wird (Tebartz van Elst et al. 2013; Hirschtritt et al. 2015). Das **autistische Kernsyndrom** ist dabei gekennzeichnet durch die symptomatische Trias aus **Defiziten der sozialen Wahrnehmung und Kognition, Defiziten der Kommunikation** und dem dritten Kernbereich der **Stereotypien, Routinen, Sonderinteressen und eingeengten Verhaltensweisen.** Während die ICD-10 noch die Untertypen eines **frühkindlichen Autismus** (erste Auffälligkeiten schon vor dem 3. Lebensjahr) von einem **Asperger-Syndrom** (Auffälligkeiten erst nach dem 3. Lebensjahr) und einem **atypischen Autismus** (es können nicht alle Symptombereiche in typischer Ausprägung identifiziert werden) unterscheidet (WHO 1992), so werden diese im DSM-5 und ICD-11 zum Konzept der ASS zusammengefasst (APA 2013; WHO 2025).

Bei den im Konzept einer ASS zusammengefassten psychobiologischen Eigenschaften handelt es sich um neurokognitive und psychobiologische Dispositionen, die ein Leben lang vorhanden sind. Zwar kann es sein, dass betroffene Menschen Kompensationsstrategien so gut erlernen, dass die Disposition für Außenstehende kaum noch erkannt wird. Das bedeutet aber nicht, dass sie deshalb verschwunden ist. Vor allem in Stresssituationen, im Rahmen von Depressionen oder sonstigen psychobiologischen Ausnahmesituationen brechen die Kompensationsstrategien oft zusammen und die ursprünglich vorhandene Disposition im Sinne einer Schwäche wird auch für Dritte wieder klar erkennbar.

MERKE

Autistische Defizite wie etwa Probleme beim Augenkontakt können im Kontext eines bewusst gesteuerten Kompensationsverhaltens oft gut getarnt werden. Eine solche Anpassungs- und Kompensationsleistung ist aber für die meisten Betroffenen sehr anstrengend und kann in Stresssituationen und im Kontext von Depressionen zusammenbrechen.

Autismus – Übersicht zum Krankheitsbild)	
Punktprävalenz	Wahrscheinlich 1–2 % der über 60-Jährigen
Besonderheiten im höheren Lebensalter	Je unauffälliger die Symptomatik, desto höher die Wahrscheinlichkeit, dass sie erst im Erwachsenenalter erkannt wird. In der Kinder- und Jugendpsychiatrie etablierte diagnostische Instrumente verlieren in höherem Alter zugunsten einer sehr ausführlichen Entwicklungs-eigen- und Fremdanamnese an Bedeutung. Vor allem bei sehr hochfunktionalen Patienten führen oft erst Komorbiditäten wie etwa eine Depression oder psychosoziale Konflikte zur Dekompensation, die dann die autistische Syndromatik klarer zum Vorschein bringt. Die Behandlung im Alter ist erschwert durch mögliche kardiovaskuläre unerwünschte Wirkungen.
Relevante Leitlinien	Diagnostik: S3-Leitlinien für das Kindes-, Jugend- und Erwachsenenalter (abgelaufen, befinden sich in Überarbeitung) (www.awmf.org/service/awmf-aktuell/autismus-spektrum-stoerungen-im-kindes-jugend-und-erwachsenenalter-teil-1-diagnostik).
	S3-Therapieleitlinie: www.awmf.org/service/awmf-aktuell/autismus-spektrum-stoerungen-im-kindes-jugend-und-erwachsenenalter-teil-2-therapie

26.1.1 Epidemiologie und Diagnostik

Wurde in den 1970er-Jahren noch von einem Fall auf etwa 5.000 Geburten ausgegangen (entsprechend einer Prävalenz von 0,02 %), so kommen jüngste Erhebungen auf eine Häufigkeitsrate von einem Fall auf 68 Geburten bzw. einem Fall auf 36 Kinder (CDC 2024), was einer Prävalenz von etwa 1,5 % bzw. 2,7 % entspricht (CDC 2024). Das zeigt, dass die Häufigkeit von Autismus weiter zunimmt und Autismus rein zahlenmäßig deutlich häufiger ist als etwa schizophreniforme oder epileptische Erkrankungen.

MERKE

ASS sind wahrscheinlich etwas häufiger als schizophreniforme oder epileptische Störungen. Da sie per definitionem lebenslang vorhanden sind, spielen sie zwangsläufig in der Medizin des Alters auch eine relevante Rolle.

In der Erwachsenenpsychiatrie und -psychotherapie wird Autismus) erst seit Beginn des neuen Jahrtausends intensiver thematisiert (Tebartz van Elst 2013). Da er ähnlich wie bei ADHS in der Kinder- und Jugendpsychiatrie und -psychotherapie (KJP) schon vorher intensiv beforscht wurde, hatten sich die diagnostischen Standards initial im Bereich der KJP etabliert. Dennoch muss festgehalten werden, dass die Diagnose einer ASS im Erwachsenenalter einige Besonderheiten aufweist, die schließlich dazu führten, dass die diagnostischen Standards sich unterscheiden, je nachdem in welcher Altersgruppe die Diagnose erstmalig gestellt wurde (AWMF 2016).

Entscheidend für die Diagnosestellung ist in allen Altersklassen, dass die kritischen Eigenschaften der Betroffenen bereits in der ersten Dekade der Entwicklung nachgewiesen werden können. Von besonderer Bedeutung ist daher eine sorgfältige Entwicklungsanamnese, bei der der frühen Entwicklung in den ersten 10 Lebensjahren besonderes Augenmerk geschenkt wird. Dazu sind fremdanamnestische Informationen von Eltern, Geschwistern, Kindergärtnern, Lehrern usw. sehr wichtig (Tebartz van Elst und Ebert 2024).

MERKE

Gerade in höherem und hohem Alter ist es aber oft nicht möglich, zuverlässige und authentische Informationen aus der frühen Entwicklung der Patienten zu gewinnen. Dann muss versucht werden, im Rahmen der Eigenanamnese detaillierte Beschreibungen der eigenen Entwicklungsanamnese zu sammeln (van Niekerk et al. 2011).

Allerdings ist es bei älteren und sehr alten Patienten, die sich zur möglichen Erstdiagnose vorstellen, abschließend nicht immer möglich, entsprechend zuverlässige Informationen aus der ersten Dekade zu bekommen. Dann kann oft nur noch eine Verdachtsdiagnose gestellt werden.

Eine Reihe von psychometrischen Instrumenten wird an vielen Zentren verwendet, um im Hinblick auf eine entsprechende Diagnose zu „screenen" bzw. um den diagnostischen Prozess zu stützen. Für den Kinder- und Jugendbereich haben dabei die Instrumente ADOS (Lord et al. 2000) und ADI-R (Lord et al. 1994) eine herausragende Bedeutung. Dies kann wegen der Besonderheiten der Instrumente, der diagnostischen Konstellation sowie der möglichen Differenzialdiagnosen allerdings für das Erwachsenenalter so nicht festgestellt werden (Tebartz van Elst 2015a, 2016). Hier liegt das Schwergewicht des diagnostischen Prozesses nach wie vor auf einer detaillierten und autismusspezifischen Exploration entsprechender Auffälligkeiten im psychopathologischen Querschnittsbefund sowie der Erhebung und Analyse der längsschnittlichen Entwicklungsanamnese (Tebartz van Elst und Ebert 2024).

26.1.2 Autismus zwischen Normvariante und neuropsychiatrischer Krankheit

Obwohl die kategoriale Diagnose von ASS aufgrund der Tatsache, dass man die entscheidenden autistischen Eigenschaftscluster sowohl qualitativ als auch quantitativ bis in die erste Dekade zurückverfolgen muss, eine wahrscheinlich höhere Validität hat als viele andere psychiatrische Diagnosen, muss klar betont werden, dass es sich bei den ASS nicht um ein einheitliches neuropsychiatrisches Krankheitsbild handelt. Es können primäre und sekundäre Varianten unterschieden werden (Tebartz van Elst et al. 2014; Tebartz van Elst 2015b, 2018, 2023; Tebartz van Elst und Ebert 2024). Bei den **sekundären Varianten** handelt es sich um solche, bei denen der Autismus Folge einer erkennbaren primären Hirnerkrankung ist). Zu nennen sind in diesem Zusammenhang monogenetische Ursachen wie etwa das Rett-Syndrom, das fragile-X-Syndrom oder das 22q11-Syndrom. Neben diesen genetischen sekundären Varianten des Autismus können erworbene Ursächlichkeiten identifiziert werden, etwa wenn Autismus als Folge einer Rötelnembryopathie oder einer intrauterinen Valproatexposition auftritt (Freitag et al. 2007; Jeste und Geschwind 2014). Von den sekundären Varianten zu unterscheiden sind die **primären familiären Formen** des Autismus), bei denen keine sekundären Ursächlichkeiten identifiziert werden können. Dennoch ist hier oft eine positive Familienanamnese zu erheben. Häufig finden sich dann aber bei den Angehörigen von Indexpatienten eher leichter ausgeprägte, subsyndromale Ausprägungen. Man spricht dann auch von einer autistischen Persönlichkeitsstruktur bzw. einem *Broader Autism Phenotype* (Losh et al. 2008; Piven et al. 1997). Die hier vorgestellte Unterscheidung ist deshalb von Bedeutung, weil gerade im Erwachsenenbereich häufig Menschen mit leichterer Ausprägung einer ASS vorstellig werden. Je leichter die Ausprägung und je besser die neurokognitiven Kompensationsstrategien funktionieren, desto höher die Wahrscheinlichkeit, dass eine ASS auch bis ins hohe Alter hinein nicht als solche erkannt wird. Dennoch kann – in weitgehender Analogie zum Konzept der Persönlichkeitsstörungen – ein erheblicher Leidensdruck von einer derartigen eigentlich als Normvariante zu verstehenden Form einer primären ASS ausgehen (Tebartz van Elst 2016, 2023).

MERKE

Beim sekundären Autismus ist die wahrscheinliche Ursache in Form genetischer oder erworbener Gründe erkennbar. Bei ASS, die erst im hohen Alter erkannt werden, handelt es sich meist um primäre Formen einer ASS mit hoher Funktionalität und guten Kompensationsressourcen.

26.1.3 Komorbidität und Differenzialdiagnose

Erwachsene mit hochfunktionalen ASS leiden oft an zahlreichen psychiatrischen Komorbiditäten). Dabei sind Komorbidität und Differenzialdiagnose nicht immer leicht voneinander zu trennen. Häufig werden an Zentren, an denen noch keine große Erfahrung mit dem Thema Autismus besteht, Fehldiagnosen gestellt. Wenn v. a. der hochfunktionale Autismus als solcher nicht erkannt wird, finden sich häufig Diagnosen wie

- atypische Depressionen,
- soziale Phobie und andere Angsterkrankungen,

- Schizophrenia simplex,
- schizotype Störung,
- schizoide Persönlichkeitsstörung,
- paranoide Persönlichkeitsstörung,
- narzisstische Persönlichkeitsstörung oder auch
- Borderline-Persönlichkeitsstörung.

Darüber hinaus können aber sowohl **Depressionen** als auch **Angsterkrankungen** sowie auffällige Entwicklungen der Persönlichkeit durchaus auch genuine Folgen des autistischen Syndroms sein. Nicht zuletzt sind aufgrund der meist lebenslang schwierigen Kommunikation nicht selten chronische Konflikte, Ausgrenzung und Mobbing sowie erhebliche Arbeitsplatzkonflikte Folgen einer ASS (Riedel et al. 2016; Tebartz van Elst 2015c, 2023).

26.1.4 Autistische Besonderheiten im hohen Alter

Da es sich bei Autismus) um eine lebenslang bestehende Struktur handelt – und zwar unabhängig davon, ob sie im primären oder sekundären Sinne begriffen wird –, ist die Wahrscheinlichkeit, dass sie bis ins hohe Alter hinein unentdeckt bleibt, eher gering. Dennoch kann es bei gut kompensierten Einzelfällen durchaus schwierig sein, die Diagnose auch im höheren Alter zu stellen (Heijnen-Kohl et al. 2017). Auch wird das Thema in der Erwachsenenpsychiatrie und insbesondere auch in der Psychotherapie erst in den letzten Jahren aufgegriffen, sodass viele Fachärzte und Psychotherapeuten damit noch nicht vertraut sind (Hategan et al. 2017), was nicht selten zu Fehldiagnosen insbesondere im Hinblick auf Persönlichkeitsstörungen führt (Tebartz van Elst 2019, 2023).

Häufig werden die Besonderheiten betroffener Menschen fehlgedeutet und es kommt zu den o. g. Fehldiagnosen. Nicht selten gelingt es auch gerade sehr hochfunktionalen Menschen, sich in Form von sogenannten Anker-Freunden oder Partnern sozial integriert zu halten. Insbesondere wenn solche wichtigen **Anker-Personen** wegfallen, etwa aufgrund von Tod oder Trennung oder aber im Kontext von Depressionen, können dann die zuvor gut funktionierenden Kompensationsstrategien oft dramatisch und sehr schnell völlig in sich zusammenbrechen. So kann es klinisch z. B. durchaus beobachtet werden, dass ein über Jahrzehnte gut kompensierter Mann, der etwa als Spezialist in der Arbeitswelt seine Nische gefunden hatte und sozial und im Alltag durch die sozial kompetente Partnerin zumindest halbwegs integriert blieb, nach deren Tod oder im Kontext einer dann beginnenden Depression wieder klar erkennbare autistische Besonderheiten entwickelt. Allerdings sind in solchen Konstellationen der Schweregrad und die Evidenzlage für den Diagnostiker nur selten so klar, dass retrospektiv nach aktuellen Kriterien tatsächlich eine ASS sicher gestellt werden kann. Zwar kann eine neuropsychologische Zusatzdiagnostik in dieser Konstellation hilfreich sein, doch können hier keine spezifischen Befundmuster herausgearbeitet werden, da etwa die beim Autismus häufigen dysexekutiven Symptome auch bei anderen psychischen Störungen und insbesondere Depressionen oder organischen affektiven Störungen häufig sind (Geurts, Vissers 2012). Oft kann nur noch die autistische Persönlichkeitsstruktur in einem subsyndromalen Sinne authentisch herausgearbeitet werden. Dennoch kann diese Erkenntnis von sehr großer Bedeutung für den weiteren therapeutischen Prozess und den Umgang mit dem betroffenen Menschen sein. Dabei haben jüngste Untersuchungen zeigen können, dass die Autismus-assoziierten Komorbiditäten und die damit verbundene Einschränkung der Lebensqualität auch in höherem Alter noch von großer Bedeutung sind (Roestorf et al. 2022; Yarar et al. 2022).

MERKE

Gerade bei sehr hochfunktionalen Menschen mit ASS kann es durch Wegfall von kompensierenden Bezugspersonen im Alter oder aber durch andere altersbedingte Erkrankungen wie etwa kleine Schlaganfälle oder Depressionen zur Dekompensation und dann gelegentlich auch Demaskierung von zuvor für Außenstehende kaum erkennbaren autistischen Strukturen kommen.

26.2 Therapie

Der wichtigste Schritt für die Therapie autistischer Menschen ist, die richtige Diagnose zu stellen und den Patienten darin zu unterstützen, ein angemessenes Selbstverständnis und Selbstbild zu entwickeln. Das muss nicht bedeuten, dass die eigene Besonderheit als Krankheit begriffen werden muss. Vielmehr kann das „Autistisch-Sein“ durchaus mit voller theoretischer und praktischer Berechtigung als Normvariante begriffen werden. Die Erkenntnis des So-Seins der eigenen Struktur ist aber – wie bei den Persönlichkeiten und den Persönlichkeitsstörungen – Voraussetzung dafür, angemessene Umgangsweisen mit dem eigenen Stärke-Schwäche-Cluster zu entwickeln. Meist ist die Diagnose auch für das eigene Selbstbild und das Selbstwertgefühl sehr hilfreich, weil sie es Betroffenen ermöglicht, überzeugende und valide Erklärungsmodelle für die fast regelhaft und lebenslang vorhandenen Probleme und Konflikte und das eigene Anders-Sein zu entwickeln. Dies ist nicht nur für jüngere Menschen mit Autismus wichtig, sondern ganz analog dazu auch im höheren Lebensalter (Klein und Klinger 2024).

26.2.1 Medikamentöse Therapie

Es gibt aktuell keine zugelassenen Medikamente), die die Symptome des autistischen Kernsyndroms in einem kausalen Sinne behandeln können. Bei einigen sekundären Varianten wie etwa der Tuberösen Sklerose stehen allerdings erste Substanzen zur Verfügung, die in den in diesem Fall schon weitgehend verstandenen pathophysiologischen Weg eingreifen (Kilincaslan et al. 2017). Die Substanz Risperidon hat eine begrenzte Zulassung zur Behandlung von aggressiven und autoaggressiven Verhaltensweisen bei Menschen mit ASS und geistiger Behinderung. Alle übrigen psychotropen Substanzen werden im *Off-Label*-Bereich eingesetzt. Nach klinischer Erfahrung können allerdings die unterschiedlichsten Substanzen im Einzelfall durchaus überzeugend eingesetzt werden. So hilft etwa Risperidon auch bei vielen hochfunktionalen Menschen mit Autismus oft schon in sehr geringer Dosierung von 0,25–0,5 mg überzeugend gegen eine Reizüberflutung *(Overload)* und daraus resultierende Anspannungszustände. Auch das sympatholytisch wirksame Clonidin kann in vielen Fällen überzeugen. Bei den häufigen komorbiden Aufmerksamkeitsstörungen im Sinne einer ADHS können auch Stimulanzien sehr hilfreich sein. An dieser Stelle sei im Hinblick auf Details aber auf das diesbezügliche Kapitel (➤ Kap. 25) und die weitere Fachliteratur verwiesen (Tebartz van Elst et al. 2021).

26.2.2 Psychotherapie

Da ASS) im deutschen Sprachraum gerade erst im Begriff sind, überhaupt von der Erwachsenenpsychiatrie und -psychotherapie angemessen wahrgenommen zu werden, gibt es bislang noch kaum empirische Forschung zur Wirksamkeit spezifischer therapeutischer Verfahren (Fangmeier et al. 2011). Allerdings wurde in einer DFG-geförderten, kontrollierten und einfach-verblindeten großen Phase-III-Multi-Center-Studie die Wirksamkeit des unten beschriebenen Freiburger Gruppenpsychotherapiekonzepts (Freiburger autismusspezifisches Therapiekonzept für Erwachsene, FASTER) im Vergleich zu internetbasierten sozialen Kompetenztrainings (EVA/SCOTT) und Wartegruppen analysiert (Tebartz van Elst et al. 2021). Die Ergebnisse dieser weltweit bislang größten Psychotherapiestudie bei Autismus im Erwachsenenalter werden im Laufe des Jahrs 2026 erwartet.

Bewertung

An der Universitätsklinik Freiburg wurde seit 2005 das deutschlandweit erste psychotherapeutische Gruppenprogramm für ambulante Patienten erarbeitet, welches inzwischen auch als Manual veröffentlicht wurde (z. B. Ebert et al. 2013). Ursprünglich als Gruppenkonzept entwickelt, kann es aber auch im Einzelsetting einer Psychotherapie angewandt werden. Daneben gibt es noch ein weiteres, sehr ähnlich strukturiertes Manual für eine Gruppentherapie im deutschen Sprachraum (Gawronski et al. 2013) sowie computer- und internetbasierte Trainingsmodule (Dziobek 2016). Für alle entsprechenden Interventionen steht ein empirischer Wirkungsnachweis in Form kontrollierter Studien aber noch aus. Gleiches gilt für ein erstes spezifisches stationäres Behandlungskonzept für Menschen mit hochfunktionalem Autismus und komorbiden affektiven oder anderen psychischen Störungen, welches an der Universitätsklinik Freiburg seit 2013 eingeführt wurde. Für alle entsprechenden Interventionen sind bislang unmittelbare Patienten- und Angehörigenrückmeldungen äußerst positiv, was nachvollziehbar ist, handelt es sich doch um die wenigen und einzigen strukturierten Konzepte, den Besonderheiten von ASS im Erwachsenenalter gerecht zu werden. Es ist offensichtlich, dass in diesem Bereich ein erheblicher Forschungsbedarf besteht.

26

MERKE

Weder im medikamentösen noch im psychotherapeutischen Bereich existieren zugelassene Medikamente oder Interventionsverfahren, deren Wirksamkeit nach den Prinzipien der evidenzbasierten Medizin belegt wurde. Dennoch sind sowohl medikamentöse als auch psychotherapeutische und sozialpsychiatrische Interventionen nach klinischer Erfahrung oft sehr hilfreich und können zu teilweise erheblichen Verbesserungen der Lebensqualität Betroffener und ihrer Angehörigen führen. Erste empirische Ergebnisse einer Phase-III-Gruppenpsychotherapiestudie werden für 2026 erwartet.

Zusammenfassung

Die ASS repräsentieren eine Gruppe von chronischen Erkrankungen bzw. Auffälligkeiten mit ähnlichem Phänotyp in Form des autistischen Syndroms. Aus ihrer prinzipiellen Chronizität resultiert zwangsläufig eine gewisse Relevanz für die Medizin des Alters. Sie sind häufig verbunden mit sekundär aus den strukturellen Besonderheiten betroffener Menschen resultierenden Problemen, Konflikten und sekundären Depressionen, Angsterkrankungen, Stressreaktionen oder auffälligen Entwicklungen der Persönlichkeit. Unterschieden werden können **sekundäre Varianten** in Form nosologisch klassischer, genetischer oder erworbener, neuropsychiatrischer Krankheiten von primären, komplex und multigenetisch geprägten Phänotypen im Sinne einer Normvariante. Gerade bei **primären und dann oft auch sehr hochfunktionalen Varianten** sind die Kompensationsstrategien oft so erfolgreich, dass das Anders-Sein ungeübten Diagnostikern nicht sofort auffällt. Eine besondere Bedeutung spielen dann oft sogenannte **Anker-Personen** (Partner, sehr gute Freunde, Mentoren, Vorgesetzte), die die Sonderrolle, die Betroffene in einer sozialen Gemeinschaft haben, sicherstellen und „behüten". Fallen diese weg oder kommt es aufgrund weiterer organischer Erkrankungen oder von Depressionen zu einem Zusammenbruch der zuvor erfolgreichen Kompensationsstrategien, kann sich ein entsprechender Phänotyp auch erst in höherem Alter für ungeübte Beobachter demaskieren. Die korrekte Erkenntnis der Diagnose oder auch des subsyndromalen Phänotyps ist wichtig, weil sie ein adäquates Verständnis des lebenslangen Anders-Seins und der häufig lebenslang identifizierbaren spezifischen, meist kommunikativen Probleme und Konflikte erlaubt. Sie ermöglicht die Entwicklung eines authentischen Selbstbilds und neuer funktionierender Kompensationsstrategien. Sowohl medikamentöse als auch psychotherapeutische Interventionen können in solchen Konstellationen sehr erfolgreich sein.

LITERATUR

Anney R et al. (2012). Individual common variants exert weak effects on the risk for autism spectrum disorders. Mol Genet. 21(21): 4781–92.

AWMF (2016). S3-Leitlinie Autismus-Spektrum-Störungen im Kindes-, Jugend- und Erwachsenenalter, Teil 1: Diagnostik. https://register.awmf.org/de/leitlinien/detail/028-018 (letzter Zugriff: 24.06.2025).

CDC (2024): Data and Statistics on Autism Spectrum Disorder www.cdc.gov/autism/data-research/index.html (letzter Zugriff: 17.12.2024)

Dziobek I (2016). Training sozioemotionaler Kompetenzen: Entwicklung und Evaluation einer neuen Trainingssoftware zur Verbesserung sozialkognitiver Kompetenzen (SCOTT) www.loe.fu-berlin.de/zentrum/forschung/abgeschlossen/scott/index.html (letzter Zugriff: 24.06.2025).

Ebert D, Fangmeier T, Lichtblau A, Peters J, Biscaldi-Schäfer M, Tebartz van Elst L (2013). Asperger-Autismus und hochfunktionaler Autismus bei Erwachsenen: Ein Therapiemanual der Freiburger Autismus-Studiengruppe. Göttingen: Hogrefe.

Fangmeier T, Lichtblau A, Peters J, Biscaldi-Schäfer M, Ebert D, Tebartz van Elst L (2011). Psychotherapie des Asperger-Syndroms im Erwachsenenalter. Nervenarzt. 82: 628–35.

Freitag CM (2007).The genetics of autistic disorders and its clinical relevance: a review of the literature. Mol Psychiatry. 12: 2–22.

Gandal MJ, Leppa V, Won H, Parikshak NN, Geschwind DH (2016). The road to precision psychiatry: translating genetics into disease mechanisms. Nat Neurosci. 26; 19(11): 1397–1407.

Gawronski A, Pfeiffer K, Vogeley K (2013). Hochfunktionaler Autismus im Erwachsenenalter: Verhaltenstherapeutisches Gruppenmanual. Weinheim: Beltz.

Geurts HM, Vissers ME (2012). Elderly with autism: executive functions and memory. J Autism Dev Disord. 42: 665–75.

Hategan A, Bourgeois JA, Goldberg J (2017). Aging with autism spectrum disorder: An emerging public health problem. Int Psychogeriatr. 29(4): 695–697.

Heijnen-Kohl SMJ, Kok RM, Wilting RMHJ, Rossi G, van Alphen SPJ (2017). Screening of Autism Spectrum Disorders in Geriatric Psychiatry. J Autism Dev Disord. 47: 2679–2689.

Hirschtritt ME et al. (2015). Tourette Syndrome Association International Consortium for Genetics. Lifetime prevalence, age of risk, and genetic relationships of comorbid psychiatric disorders in Tourette syndrome. JAMA Psychiatry. 72(4): 325–33.

Jeste SS, Geschwind DH (2014). Disentangling the heterogeneity of autism spectrum disorder through genetic findings. Nat Rev Neurol. 10: 74–81.

Kilincaslan A, Kok BE, Tekturk P, Yalcinkaya C, Ozkara C, Yapici Z (2017). Beneficial Effects of Everolimus on Autism and Attention-Deficit/Hyperactivity Disorder Symptoms in a Group of Patients with Tuberous Sclerosis Complex. J Child Adolesc Psychopharmacol. 27(4): 383–388.

Klein CB, Klinger LG (2024). Aging Well and Autism: A Narrative Review and Recommendations for Future Research. Healthcare (Basel). 12(12): 1207.

Lord C, Rutter M, Le Couteur A (1994). Autism Diagnostic Interview-Revised: A revised version of a diagnostic interview for caregivers of individuals with possible pervasive developmental disorders. J Autism Dev Disord. 24: 659–685.

Lord C et al. (2000). The autism diagnostic observation schedule-generic: A standard measure of social and communication deficits associated with the spectrum of autism. J Autism Dev Disord. 30: 205–223.

Losh M, Childress D, Lam K, Piven J (2008). Defining key features of the broad autism phenotype. Am J Med Genet. Part B. 147B: 424–433.

Piven J, Palmer P, Jacobi D, Childress D, Arndt S (1997). Broader autism phenotype: Evidence from a family history study of multiple-incidence autism families. Am J Psychiatry. 154: 185–190.

Riedel A, Schröck C, Ebert D, Fangmeier T, Bubl E, Tebartz van Elst L (2016). Well Educated Unemployed – On Education, Employment and Comorbidities in Adults with High-Functioning Autism Spectrum Disorders in Germany. Psychiatr Prax. 43(1): 38–44.

Roestorf A, Howlin P, Bowler DM (2022). Ageing and autism: A longitudinal follow-up study of mental health and quality of life in autistic adults. Front Psychol. 13: 741213.

SFARI (2016). https://gene.sfari.org/autdb/HG_Home.do (letzter Zugriff: 24.06.2025).

Talkowski ME, Minikel EV, Gusella JF (2014). Autism spectrum disorder genetics: Diverse genes with diverse clinical outcomes. Harv Rev Psychiatry. 22(2): 65–75.

Tebartz van Elst L, Pick M, Biscaldi M, Fangmeier T, Riedel A (2013). High-functioning autism spectrum disorder as a basic disorder in adult psychiatry and psychotherapy: Psychopathological presentation, clinical relevance and therapeutic concepts. Eur Arch Psychiatry Clin Neurosci. 263 Suppl 2: 189–96.

Tebartz van Elst L et al. (2014). Disturbed cingulate glutamate metabolism in adults with high-functioning autism spectrum disorder: Evidence in support of the excitatory/inhibitory imbalance hypothesis. Mol Psychiatry. 19(12): 1314–25.

Tebartz van Elst L (2019). Hochfunktionaler Autismus bei Erwachsenen. Fortschr Neurol Psychiatr. 87: 381–397.

Tebartz van Elst L (Hrsg.) (2013). Das Asperger Syndrom im Erwachsenenalter und andere hochfunktionale Autismus-Spektrum-Störungen. Berlin: Med Wiss Verlagsgesellschaft.

Tebartz van Elst L (Hrsg.) (2015). Das Asperger Syndrom im Erwachsenenalter und andere hochfunktionale Autismus-Spektrum-Störungen. 2. Aufl. Berlin: Med Wiss Verlagsgesellschaft.

Tebartz van Elst L (2018). Autismus und ADHS. Zwischen Normvariante, Persönlichkeitsstörung und neuropsychiatrischer Krankheit. 2. Aufl. Stuttgart: Kohlhammer.

Tebartz van Elst L (2023). Autismus, ADHS und Tics. Zwischen Normvariante, Persönlichkeitsstörung und neuropsychiatrischer Krankheit. 3. Aufl. Stuttgart: Kohlhammer

Tebartz van Elst L, Perlov E (2013). Epilepsy & Psyche. Psychische Störungen bei Epilepsie. Epileptische Phänomene in der Psychiatrie. Stuttgart: Kohlhammer.

Tebartz van Elst L (2015a). Freiheit als psychobiologische Errungenschaft und neurokognitiver Auftrag. Stuttgart: Kohlhammer.

Tebartz van Elst L (2021). Medikamentöse Therapie im Erwachsenenalter. In: Tebartz van Elst L (Hrsg.). Autismus-Spektrum-Störungen im Erwachsenenalter. 3. Aufl. Berlin: Med Wiss Verlagsgesellschaft.

Tebartz van Elst L et al. (2021) FASTER and SCOTT&EVA trainings for adults with high-functioning autism spectrum disorder (ASD): study protocol for a randomized controlled trial. Trials. 22(1): 261.

Tebartz van Elst L, Biscaldi-Schäfer M, Lahmann C, Riedel A, Zeeck A (Hrsg) (2023). Entwicklungsstörungen. Interdisziplinäre Perspektiven aus der Psychiatrie, Psychotherpaie und Psychosomatik des Kinders-, Jugend- und Erwachsenenalters. Stuttgart: Kohlhammer.

Tebartz van Elst L, Schramm E, Berger M (Hrsg) (2024). Psychiatrie und Psychotherapie. Klinik und Therapie psychischer Erkrankungen. 7. Aufl. München: Elsevier.

van Niekerk ME, Groen W, Vissers CT, van Driel-de Jong D, Kan CC, Oude Voshaar RC (2011). Diagnosing autism spectrum disorders in elderly people. Int Psychogeriatr. 23(5): 700–10.

Weltgesundheitsorganisation (WHO) (1992). Dilling H, Mombour W, Schmidt MH (Hrsg.) Internationale Klassifikation psychischer Störungen. ICD-10. Bern: Verlag Hans Huber.

WHO (World Health Organization). International Classification of Diseases. Version: 2025. https://icd.who.int/browse11/l-m/en (letzter Zugriff: 24.06.2025).

Yarar EZ, Roestorf A, Spain D, Howlin P, Bowler D, Charlton R, Happé F (2022). Aging and autism: Do measures of autism symptoms, co-occurring mental health conditions, or quality of life differ between younger and older autistic adults? Autism Res. 15(8): 1482–1494.

Register